封面设计：张卫红

地方税系研究

DIFANG SHUIXI YANJIU

ISBN 978-7-5058-6231-9
F·5492 定价：22.00元

地方税系研究

▲ 邓子基 等著

经济科学出版社

地方税系研究

DIFANG SHUIXI YANJIU

DIFANG SHUIXI YANJIU

▲ 邓子基

经济科学

现代急症诊断治疗学

北京协和医院

主编　徐腾达　于学忠

参加编写人员（按姓氏拼音为序）

杜铁宽　费允云　顾　明　郭树彬　郭宪立　韩　红
扈　琳　黄　慧　霍　红　霍书花　蒋　健　金　滢
黎　波　李金鹏　李星海　李　毅　梁　璐　梁　睿
林经才　刘继海　刘业成　柳　涛　齐志伟　强　华
邵孝鉷　石汉文　苏建玲　谭小月　田英平　佟　飞
王厚力　王良录　王亚轩　文利平　吴海燕　徐　军
徐腾达　薛　华　张燕萍　赵家良　周玉淑　朱华栋

中国协和医科大学出版社

图书在版编目（CIP）数据

现代急症诊断治疗学／徐腾达，于学忠主编．—北京：中国协和医科大学出版社，2007.6
ISBN 978-7-81072-890-4

Ⅰ．现…　Ⅱ．①徐…②于…　Ⅲ．急性病-诊疗　Ⅳ．R495.7

中国版本图书馆 CIP 数据核字（2007）第 021059 号

现代急症诊断治疗学

主　　编：徐腾达　于学忠
责任编辑：吴桂梅　王　炜　曲　源

出版发行：中国协和医科大学出版社
（北京东单三条九号　邮编 100730　电话 65260378）
网　　址：www.pumcp.com
经　　销：新华书店总店北京发行所
印　　刷：北京丽源印刷厂

开　　本：889×1194 毫米　1/16 开
印　　张：33.25
字　　数：900 千字
版　　次：2007 年 7 月第一版　2007 年 7 月第一次印刷
印　　数：1—3000
定　　价：100.00 元

ISBN 978-7-81072-890-4/R·883

序

急诊是临床的最前线。接待的急症或急伤病人常处于生命险境，必须分秒必争地抢救，需快速诊断和急救。医师所根据的主要是病人的主要症状和体征，由此进行必要的辅助检查，作出诊断，并实行施救。不能慢条斯理地把症状系统化，进行归类，方予处理，而是针对症状的发生，探索它的病理生理变化，给予相应紧急处理。由于急诊工作的这些特殊性质，它就成为临床医学的一门独立学科，是最年轻的学科。

北京协和医院是我国最早设立急诊科的医院，也是我国被授以设立急诊医学研究生培训点的医院之一。本书主编之一于学忠教授，就是这个点培训出来的优秀生。另一主编徐腾达副教授，则是医学院毕业后直接到急诊科接受训练的急诊医学专业医师。他们均掌握精确的急诊诊疗技术，并积累了丰富的临床经验。编写的这部急诊医学专著，是以急诊病人的主要症状为经纬，并包括了急诊科的组织管理、急诊病人的信息收集以及急诊危重病人的评分等级等重要内容。这些内容在其他急诊专著中常付缺如。这部急诊专著问世，无疑将对我国急诊医学起着巨大的推进作用。特为序。

2007 年 4 月

前　言

急诊医学在三十余年的发展进程中，逐渐形成了一套独特的、完整的理论体系和专业队伍。急诊医学与其他医学专业相比，最大的特点是急诊医学临床决策（Decision Making）的特殊性，具体来说，在急诊科以问题（症状）为导向，利用有限的资料，在尽可能短时间内做出临床决策。急诊医学是应用临床决策最频繁的医学专业学科。

本书分为两篇46章，第一篇总论，第二篇常见急症诊断和治疗。在第一篇中，系统阐述急诊医学的特点，急诊医学的组织管理，病人信息收集与评估，急诊分诊与危重病评分系统，多任务时急诊处理原则，突发群体伤亡事件的处理。“急诊医学临床决策”是承上启下的一章，探讨急诊医学临床决策的特点、决策方法、优缺点等。第二篇主要为常见急症的诊断与治疗，围绕如何进行临床决策展开深入讨论。

本书主要由中国医学科学院北京协和医院三十余位临床经验丰富的医师撰写。写作过程中，我们参阅了大量国内外文献，加入了《2005年心肺复苏指南》的最新观点；此外，我们主要的参考资料还包括Marx JA医学博士所著的《Rosen's Emergency Medicine：Concepts and Clinical Practice》（2006，6th）。著作中的每一份流程图我们都制成彩图，让图片变得更加漂亮，但更重要的是这增加了文章的可读性。

感谢美国马里兰大学Veronica Pei主治医生、英国Bristol大学Guo Shigong医生和北京协和医院质量监督与管理中心的王仲主任对本书提出许多宝贵的意见。衷心感谢北京协和医院急诊科全体同仁的大力支持。最后要感谢我家人的理解和爱心。

徐腾达

2007年4月于北京

目　　录

第一篇　总　　论

第二篇　常见急诊问题处理

第一篇　总　论

第一章　我国急诊医学特点

世界上多数国家认可急诊医学是一门独立的临床医学二级学科。急诊医学主要是研究外伤和突发医学问题的发生发展规律，研究的对象为发生外伤和突发医学问题的病人；研究的主要内容：病人的转运、分诊、初始评估、稳定、诊断、治疗和预防决策，以及急诊医学教学和管理等方面；研究的领域包括：院前（现场急救）、医院急诊科（急诊病人的处置）、危重病监护室（危重症病人的复苏、初始评估和稳定）、灾害医学应急预案、中毒救治和预防等。

由上可知，急诊医学是一门非常有特色的医学专业学科，急诊医学的水平在一定程度上综合反映了一所医院甚至一个国家临床医学的总体水平。本章的主要内容是探讨我国急诊医学的专业特点，认识自身的不足和优势，更有利于今后的长足进步。

一、急诊医学发展历史

急诊医学发展历史相对比较短。在急诊医学成为一门独立学科之前，临床各学科均有各自的急诊专业组，进行本专科病人的急救处理。但随着医学科学的进步和全球城市化的快速发展（对急诊医学的需求迅猛增加），发现上述模式已经不能适应人们日益增加的健康保健的需求，因此在政府的支持下，急诊医学服务体系（emergency medical service system，EMSS）和急救网络日趋完善，院内急诊科作为急诊医疗的主体也在政府和医院的支持下发展壮大，形成有自身特色的理论、教学和管理体系以及独特的运行模式，在这样的背景下急诊医学（emergency medicine）作为一门独立的二级临床学科诞生了。1979 年，国际上正式承认急诊医学是医学专业领域中的第 23 门专科。

1980 年，我国卫生部颁发了“加强城市急救工作”的文件。次年卫生部医政司召开了在综合医院组建急诊科的讨论会，主题是“综合性医院成立急诊科的措施和步骤”，北京协和医院急诊室主管邵孝铁参加了这次会议。1983 年，北京协和医院时任院长陈敏章教授批准在医院设立独立的急诊科，成立我国第一个医院内急诊科，邵孝铁大夫为第一任主任。1985 年北京协和医院获准设立“急诊医学临床硕士研究生”培训点，可能是我国第一个急诊医学临床硕士研究生点。邵孝铁教授同时还担任中华医学会急诊医学分会第一届（1987 ~ 1990 年）和第二届（1990 ~ 1994 年）主任委员。此外，邵孝铁教授和蒋朱明教授合作主编了我国第一部急诊医学大型专著《急诊临床》（1985 年），此后又相继主编了《急诊医学》、《现代急诊医学》、《危重症鉴别诊断学》等多部大型专著，可以说他为我国现代急诊医学发展做出了巨大的贡献。

我国从 1983 年，建立第一批急诊科至今仅二十余年时间，急诊医学在我国发展很快，急诊队伍也不断壮大，成立了中华医学会急诊医学分会（全国性的学术组织），有《中国急救医学杂志》、《中华急诊医学杂志》等专业杂志。但到目前为止，我国急诊医学在不同的地区、不同医疗机构发展很不均衡，还有很多医院急诊科仅仅是管理上的独立学科，急诊科的运作基本上是依赖其他专科，更不用说急诊医学的教学和科研的发展了。

二、我国急诊医学目前所处的地位

总的来说，我国急诊医学目前还处在发展中阶段（表 1－1）。在这一阶段，“急诊医学是一门独立的医学专业，需要相应专科化的医生”这一观念得到国内多数医生和政策制定者的认同，并以急诊医学专业模式运行，有固定的急诊专科医生，建立全国性的急诊医学组织，出版急诊医学专业杂志等。但仍有些方面处在不发达阶段，如没有急诊医学专科医师培养计划，没有专业证书考试和专业准入制度，没有完整的急诊医学理论体系，甚至连病人多半也是坐私家车、出租车或公共汽车来急诊就诊。

在一个成熟的急诊医学服务体系中，系统发展越趋完善，急诊医学领域得到明显的扩展。急诊医生开始发展急诊医学学术体系，如全国性的急救网络和病例数据库（如创伤、中毒病例），急诊医学亚专业（如院前急救、小儿急诊、中毒学、灾害医学、运动医学等）的研究，完善的急诊医学专科医师培养计划、资格考试和准入制度比较，更加科学和合理的急诊医学管理系统（如质量控制、同行评议、危险管理、费用－效益分析和提高病人满意度等方面措施）。我们离成熟的急诊医疗服务体系尚有明显的差距。

表 1－1 国际急诊医疗服务体系的分级及其特点

		不发达	发展中	成 熟
急诊医学专业体系	全国性组织	无	有	有
	住院医师培训	无	有	有
	专业资格证书考试	无	有	有
	专业官方是否承认	无	有	有
急诊医学专业学术	专业杂志	无	有	有
	专业研究	无	有	有
	急诊医学数据库	无	无	有
	亚专业训练	无	无	有
急诊病人处理体系	急诊医生	其他专业医生	急诊专科医师	急诊专科医师
	急诊科主任	其他专业医生	急诊专科医生	急诊专科医生
	院前急救	私家车/出租车	院前急救/EMTs	院前急救/EMTs、EPs
	完善院前转运体系	无	无	有

三、急诊医生专业范畴

与其他专科医师不同，急诊医生专业范畴有其独特性，急诊医生须运用有限的医疗资源完成下述工作：危重病病人的紧急评估和问题；许多内科和外科紧急问题的评估和最初的治疗；许多创伤病人的非手术性处置；门诊病人常见问题的处理。提供全天 24 小时服务，同时要考虑病人的医疗负担和社会效益。

急诊医生一般不负责下述几个方面问题：不应负责病人的手术工作（紧急手术除外）；不应承担住院病人的医疗工作；不应肩负病人的长期随访工作（学术研究除外）；也不与其他专科医生竞争病

例资源。

具体地说，急诊医生的工作范围包括：院前急救、病人的初始评估和稳定、扼要地询问病史和查体、了解病人的一般情况（如年龄、性别、家庭关系、既往病史、过敏史等）、伦理学问题的思考、诊断性检查、诊断和鉴别诊断、治疗干预、药物治疗、留观和反复评价、会诊和病人安置、文件记录、急诊科管理和教学决策、多任务时病人的处理等。

近年来，随着急诊医学的发展，急诊医生的工作任务扩展到：急诊医学教学和预防、急诊医学基础和临床研究、损伤预防、医学继续教育、灾害医学和 MCI（multiple casualty infiltrate，群体伤亡事件）管理、中毒处理和中毒咨询、危险化学品和生物恐怖事件的处理、医院和 EMS（emergency medical services）管理等。

了解急诊医生的角色，对于在急诊工作的年轻医师来说至关重要。我们需要摆正位置，了解自己该做什么，不该做什么，正视我们目前所面临的困难（如急诊病人不断地增加；为急诊预留的病床一再缩减；病人的支付能力在下降；面临诉讼的压力有增无减），才能更好地服务于临床。

四、"急诊医学"和"急救医学"的理解

《中华内科杂志》编辑曾邀请邵孝铁教授撰写一篇介绍"急诊医学"的论文，因为邵孝铁教授曾先后两次被卫生部派出参加 WHO 主办的有关急诊医学国际会议。当时邵孝铁教授将"emergency medicine"译成"急救医学"。论文题目就是"急救医学"。由于这是一门新兴学科，邵教授不敢贸然将其送出发表，就请张孝骞教授审阅。他改动一些内容，并把题目改为："急诊医学"。张孝骞说"急诊医学"包括的范围广，"急救"是急诊医学的一种重要临床救治手段，如同手术是外科的最重要诊治手段一样，但我们不能将"外科学"改名（或等同）为"手术学"。

尽管这件事过去了 20 年，但到现在国内仍有很多医生把急诊医学和急救医学混为一谈，尤其是一些院前急救的专家，甚至认为应该把急诊医学改为急救医学，在媒体、专业杂志呼吁"不能把急救医学狭义地理解为急诊医学"。殊不知，急诊医学发展到现在，急诊医学专业领域已经远远超越"（院前）急救"，涵盖医疗、教学、研究、管理等诸多方面，国际上甚至在多年前就已经承认中毒学、灾害医学、运动医学等急诊医学亚专业。

纵然，"急诊医学"称不上是十分华丽的辞藻，也没有像"急救医学"那样的先声夺人，但"内科学、外科学、儿科学、妇产科学"等其他专科的名称无一例外都很朴实，但也没有因之而妨碍其学科发展。一个学科的发展最重要的是认识到自身的专业特点和专业领域，这样才能得到公众和医学界的认同，才能吸引年轻医生立志于从事急诊医学专业。

五、急诊医学的一些专业特点

（一）急诊医学与其他二级临床学科区别　伴随着医学科学的进步以及人们认识的不断深化、临床诊疗技术的发展以及由此带来的专科分科越来越细，导致现有的医学模式越来越不能满足人民群众的需要。现在的医学专科无一例外地以人体各个系统为基础，又根据是否需要手术为界限进行划分，如不需要手术的呼吸系统疾病归为呼吸内科，需要手术的则划归为胸外科，不需要手术的消化系统疾病属于消化内科，需要手术的则归为普通外科，作此类推，等等。

这种分科模式的优点是使相关领域的医学工作者能够更专，对某一疾病进行更为深入的研究，如患者每次患病均为某一系统的单一疾病，既无其他系统基础疾病又无并发症，这一模式无疑是最好的。但临床实际情况并非如此，很多患者往往有多系统器官的功能障碍，所以该模式就暴露了它的最大缺陷：忽略了人的整体性，只见树木不见森林，只能发现和处理与自己专业相关的某一系统疾病，而对身体的整体功能状态却缺乏应有的知识进行诊断与处理，从而导致严重后果。

这种情况下急诊医学的出现无疑给人耳目一新的感觉，如果把各学科比喻为一根根相互平行的纵向线条的话，急诊医学则是与其相互垂直的横向线条，与其相互交叉又互不覆盖。急诊医学不以传统

学科所依据的按系统划分作为分科基础，而是以提供及时的紧急医疗救援服务作为自己的立身之本。对急诊医学的这种特殊需求，又赋予了它鲜明的“社会属性”，它的服务范围不只局限于院内，而是涵盖了院前急救、灾害医学、院内急诊及加强治疗等领域，这套系统又称为急诊医学服务体系（emergency medical service system，EMSS）。

在这方面其他传统学科是无法比拟的，到目前为止，任何其他学科都局限于院内，更没有形成一个从院前到院内的完善服务体系。在具体工作模式上，急诊医学在提供紧急医疗服务时不但吸收了现代医学的精髓，而且克服了传统学科的分科过细的缺点，将人体各器官视为一个不可分割的整体，认为身体的状态有赖于维持各系统功能的平衡状态，对疾病的诊疗不应只强调某一器官而应兼顾整体。同时急诊医学特别重视时效性，推崇早期识别、早期干预，要在第一时间发现并判断出威胁患者生命安全的隐患给予及时处理。

可以说急诊医学经过二十年的发展，原来不明确的急诊医学特征已经展示出来，急诊医学已成长为从专业知识、临床思维、诊疗技术等方面与各传统专科相互交叉且具有自己独特的鲜明专业特征的一门医学新专业。根据以上特点不难看出，急诊医学绝不是一个“边缘学科”，也不是所谓的“多学科”，急诊医学无论从哪一方面讲（理论基础、职能、组织形式等）都是临床医学领域的一个“大学科”或者说是“主流科室”，但不可否认的是急诊医学仍然是一个新兴学科，为了更好的服务于人民群众，有很多问题需要进一步研究探讨，很多方面需要进一步完善，毋庸置疑急诊医学也是当今最具发展潜力、最有光明前途的学科之一。急诊医学的出现与发展适应了社会的发展，任何力量都不能阻止其在临床医学领域的崛起。

（二）急诊医学中尤其强调时间的紧迫性　从急诊医学的“急”字上可看出急诊医学强烈的时间性。不管是院前急救，还是灾难现场紧急医学救援以及院内急诊，急诊医学所服务的对象都是急需医学帮助的病人和伤员，而各种急、危、重病人和伤员的救治都有一个“黄金时段”，在此“黄金时段”给予必要的救治，可以最大程度地降低救治对象的病死率，所以说抓住“黄金时段”是抢救成功的关键。

例如，急性心肌梗死病人的死亡率以及远期预后与溶栓、PCI（percutaneous coronary intervention，经皮冠脉介入疗法）时间密切相关；脑梗死的溶栓治疗有一个明确的时间窗；严重的全身性感染与感染性休克开始积极的干预时间越早，病人的病死率下降越明显；严重创伤病人的“黄金时段”为伤后数分钟至数小时，随着抢救时间的延迟，病死率大幅度上升；再如急诊常常遇见的室颤病人，时间每过一分钟，转复成功率就下降10%。以上例子充分说明时间对急诊医学的重要性。

时间的概念对于其他传统科室可能没有如此之强，当然所有的疾病都是开始干预的时间越早治愈率就越高，但毕竟时间的延误不一定导致患者的生命危险，所以在其他学科就有“择期入院”、“择期手术”、“门诊预约”、“预约检查”之说，临床工作时间上也不需要24小时开放。

对急诊医学而言，“时间就是生命”，一分一秒都不可延误。为了满足急诊医学这种对“时间性”的特殊要求，这就要求急诊医学科组织结构及布局合理，全天候开放，管理科学，抢救仪器到位，抢救程序在科学合理的基础上最大程度地简洁，以便于操作和实行。所有的急诊医务工作者都具备各种急症救治的时间窗的理念，基础知识掌握牢固，抢救技术娴熟且反应迅速，能够抓住“黄金时段”，提高抢救的成功率。

（三）急诊医学临床思维和临床决策的特殊性　急诊医学所涉及的领域广，远超过其他临床医学专业，急诊医生在值班时，常面临大量的临床诊断和治疗问题（甚至还包括急诊管理、临床环境和教学决策等问题），要求急诊医生在资料和时间有限、病因诊断不明的情况下，做出合理的处置，这时急诊专科医师的临床决策能力和急诊思维尤显重要。

临床上，其他专科在思维与决策过程有一定的共性：即更为关注病理解剖诊断，强调针对病因进行治疗，这种临床思维与决策模式不适合于急诊医学因为急诊医学有很强的时间性，而病因诊断往往需要相当长的时间。鉴于此，急诊医学针对急危重症病人较为强调对目前患者体内病理生理状况的了解，了解各脏器功能的状况以及各脏器功能间关联，抓住目前最可能致命的、最严重的问题，同时注意寻找急性加重的诱因，并采用最简捷、最有效的措施，在最短的时间内用最快的速度进行干预，为进一步专科治疗赢得了时间和机会。

我们可以将急诊科和其他专科对病人处理的临床思维分别形容成“先开枪后瞄准”和“先瞄准后开枪”，这形象地体现出急诊医学较为特殊的临床思维与决策。“先瞄准后开枪”指先寻找病因，明确诊断，然后进行治疗；“先开枪后瞄准”指先针对危及病人生命安全的情况进行快速干预，待生命体征平稳后再进一步寻找病因，有针对性地进行治疗。

为了满足急诊医学这种特殊的临床思维和临床决策模式，急诊医学科必须培训所有的急诊医务工作者善于从现象发现本质，在临床工作中不放过任何蛛丝马迹，能够发现危及患者生命安全的最为危险的因素。同其他学科相比，这也要求急诊从业人员具备广博的知识面。广博的知识面是急诊医学医务工作者的基础。

（四）急诊医学与院前急救和突发公共卫生事件关系密切　近年来突发公共卫生事件大有愈演愈烈之势，这里面既有人为的恐怖事件，也有自然灾害事件，当然更有重大传染病事件、重大食物和职业中毒事件等。对于这些突发公共卫生事件，院前急救和灾害现场紧急医疗救援对急诊医学来说责无旁贷，所以急诊医学从业人员要随时做好准备。为了应付可能的突发公共卫生事件，要求急诊医务工作者要：

1. 关心时事，从每天的时事节目中、新闻网站上、疾病控制中心的简报上及时了解全球范围内的公共卫生事件，及时查阅其相关资料。

2. 对突发公共卫生事件的流行病学、临床表现、检查及治疗手段等知识要充分了解，一旦在工作中碰到可疑病人能够在第一时间予以确诊。

3. 了解所在地的准备情况，及时提出专业性建议，一旦发现该类患者知道那家医院是定点医院，如何转送等。

4. 了解如何防护，准备必要的防护设备。防护对急诊医务工作者是最重要的，因为这类病人几乎毫无例外地都会首先选择看急诊，如果急诊医务工作者不提高警惕，不懂得如何防护，就可能会被传染，2003 年的 SARS（severe acute respiratory syndrome）疫情就是一个典型的例子。

综上所述，急诊医学和突发公共卫生事件关系密切，因此急诊科医生应有较强的识别并应急处理突发公共卫生事件的能力，提高对突发公共卫生患者的救治能力，预防重大传染病疫情的流行和蔓延。

（五）必须具备很强的团队精神　从事急诊医学工作，每天都要跟很多部门打交道，如内科、外科、妇儿科、感染科、放射科、检验科、医政部门、公安部门等；要处理好各种复杂人际关系，如医患关系、医护关系、医生之间关系、与上级领导/其他科室同事关系等。如果没有很强的团队合作精神，很难展开急救工作；如果没有处理好各种关系，整天处在紧张状态，同事也不与其合作，工作的效率可想而知。

临床工作中难免会磕磕碰碰，遇到不顺心的事，这时急诊医生可采用深吸气等自我调节措施，及时调整心态，切记不要把情绪带到临床工作中去。

急诊医生应该具备良好的团队精神，这是急诊医生必须具备的三大技能之一（另两个为临床技能和沟通交流的技能），也是考核急诊专科医生临床工作能力的主要指标。

（六）培养我国急诊医学专科医师任务的艰巨性　我国的急诊医学理论体系尚未成形，但在临床实践过程中，国际上急诊医学的理论体系已日趋完善，研究范畴也渐明确；同时也不乏权威性的急诊医学教材，如《Rosen's Emergency Medicine：Concepts and Clinical Practice》（第 6 版；John A. Marx；2006），JAMA 对此书的评价是“令人印象深刻的杰作……每个急诊医学图书馆应必备此书”；另一本权威急诊医学专著是《Emergency Medicine：A Comprehensive Study Guide》（第 6 版；Judith E Tintinalli；2003）。因此，借鉴国外先进经验，发展中国的急诊医学理论体系并不十分困难。

困难在于：如何培养我国急诊医学专科医师？

这是一个系统工程，需要各种配套制度（包括人事制度、住院医师规范化培养制度、福利制度、考核制度、准入制度等），合格的急诊住院医师培训基地，需要完备的可行的教学计划（如核心课程是什么?）。我国目前还没有正规开展急诊医学专科医师培养计划，图 1－1 是我们的急诊专科医师培养过程设想。

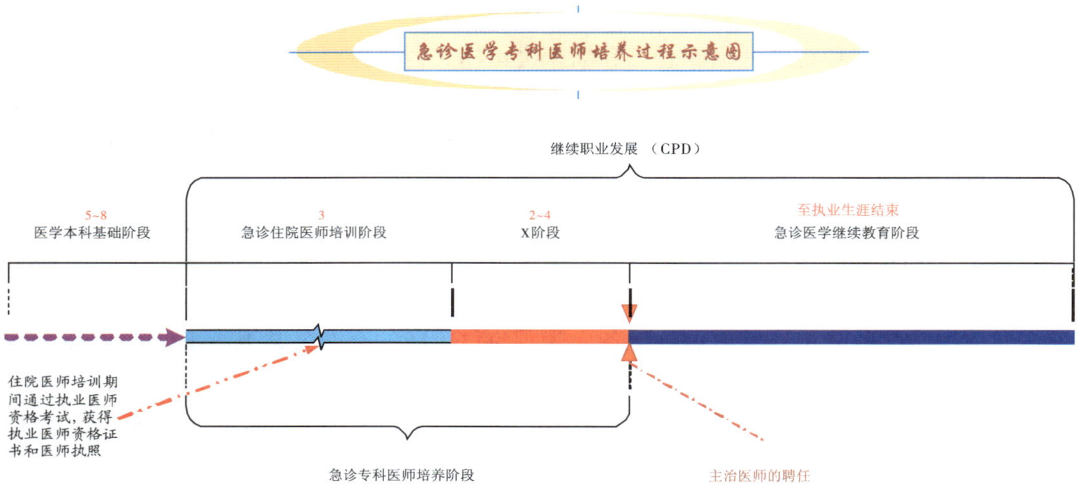

图 1－1 急诊医学专科医师培养过程设想

六、小结

虽然急诊医学是一门新兴学科，但却是一门临床医学的主要学科，它与传统专业的关系分工不同、各专业是互相补充和衔接，各有侧重，但不能互相替代。经过二十年的发展，急诊医学已初步显现了自己独特临床专业特点，但它仍然处于成长过程中的婴儿阶段，要使其发展壮大，必须给以爱护、扶持。这就要求我们的政府，我们的医院，充分认识急诊医学在临床医学中的位置，从政策上给予支持，制定相关的准入制度、专科医师培养制度、福利待遇制度、风险分摊制度等，促进急诊医学在我国的发展。

（于学忠）

第二章　急诊科组织和管理

过去的20年里，随着社会经济的进步、城市人口的迅速膨胀（如1000万人口以上城市20世纪70年代中为5个，现在则有20个），世界各国对急诊医疗需求持续增加，到急诊科就诊的危重病病人数量也持续增多。事实上，包括中国在内的许多国家和地区，急诊科已逐渐成为医院中最繁忙、最拥挤的科室。作为年轻的医学专业，急诊医学正面临着新的挑战——切实提高急诊医疗质量。

目前国内绝大多数医院都设有急诊科（室），但各单位急诊的运行和管理模式千差万别，急诊临床一线医师素质参差不齐、缺乏专业训练，很大程度上加剧了急诊科工作环境的恶化，提高医疗质量成为海市蜃楼。急诊工作中每小时十余次地被打断，急诊住院医生也很难从中得到相应的专业训练。提高急诊科组织和管理水平的重要性日益凸现。

一、提高急诊科组织和管理水平的重要性

急诊医学是一门独立的专业，它包括院前急救、医院急诊科、重病监护病房（室）三大部分。急诊科是医院第一线，是抢救急、危、重病人的重要阵地，急诊工作的好坏直接关系到病人的生命安危，它是医院科学管理水平和医疗技术水平的集中反映。现在我国医疗机构各级管理者意识到急诊医学是一门新兴的独立学科，但无论从管理体制、医疗体制和设备建设等方面，仍然是薄弱环节。因此，积极探索适应我国基本国情的急诊医学建设和管理，是摆在广大医院管理工作者面前的重要课题。

它的重要性主要体现在：

1. 营造良好有序的急诊就医环境，提升病人和医护工作者的满意度。
2. 提高看病效率，有助于提升急诊科影响力和声誉。
3. 减少错误和医疗纠纷的发生率；提高急诊医疗质量。
4. 有助于急诊医学学科发展和急诊专科医师的培养。
5. 一个有组织、有效率的急诊科直接体现医院的综合水平和文明程度，是医院的窗口。

二、世界各国急诊科运行模式

世界各国急诊（医院内急诊科）运行的模式差异很大，甚至在一些国家内部不同急诊科也有不同模式。在过去的30年里，国际上主要形成3个医院内急诊运行模式（表2－1）：急诊医学专业模式、多学科模式、跨专业模式，这3个模式的主要区别在于提供急诊医疗服务的医生的类型不同。另外，在一些资源贫乏的地区，由“赤脚医生”提供的急诊医疗服务模式仍不失为一种不错的选择。

（一）急诊医学专业模式　多数国家（如美国、澳大利亚、加拿大、英国、香港、新加坡等国及我国台湾省）采用了专业急诊医学模式，是当今世界发展最为迅速、影响最深最广的急诊运行模式。它是由经过急诊临床专业训练的急诊医生提供急诊医疗服务。这一模式的最主要的特点是急诊医学作为独立的医学专业存在，急诊医生有自己的专业方向——急诊医学。

急诊医学专业模式的优势在于：带着各种病症来急诊科的病人是不分科的，需要急诊医生具备处理各类医学急症的能力；医疗机构只需提供一组医生来解决所有医学急症；急诊医学作为一门医学专业有助于吸引和挽留医学生和年轻医生从事急诊临床工作，以利于急诊医疗质量的提高；作为一门医学专业，有利于促进急诊医学研究、教育和培训。

（二）多学科模式　为数不少的国家，特别是西欧（如法国、德国等国家），他们采用多学科模式作为院内急诊运行模式，在这一模式下，由来自不同医学专业的医师提供急诊医疗服务。多学科模

式的主要特点是急诊医学不是一门独立的医学专业。在急诊临床工作的医生通常是麻醉科医生、内科医生、外科医生、妇产科和儿科医生。总的来说，这一模式在世界上的影响力在逐渐减弱。在过去的20年里，没有一个国家在制定新的急诊医疗服务模式时，采用这个模式。

表2－1 急诊运行模式和急诊医生背景

	急诊医学专业模式	多学科模式	跨专业模式
主要特点	➢ 急诊医学是作为独立的医学专业存在 ➢ 急诊医生有自己的专业方向：急诊医学	➢ 急诊医学不是一门独立的医学专业 ➢ 医生的专业方向：其他临床学科	➢ 急诊医学可能是一门独立的医学专业 ➢ 急诊医生专业方向：其他专业＋急诊医学
代表国家	➢ 美国、加拿大、英国、新加坡等国	➢ 法国、德国等	➢ 比利时、日本、约旦、以色列等国
急诊医生	➢ 受过规范化的急诊住院医师培训 ➢ 急诊医学专科医生承担主要临床工作 ➢ 有成熟的急诊医学专科医师培养制度	➢ 未受过规范化急诊住院医师培训 ➢ 急诊临床工作主要由其他科室的医生（如麻醉科、内科、外科等）承担	➢ 急诊医生最初已完成其他医学专业训练 ➢ 再接受急诊医学教育和培训（如参加急诊医学进修、研究生教育、培训项目等）
优点	➢ 符合急诊临床工作的特点 ➢ 及时处理各类医学急症，提高医疗质量 ➢ 吸引和挽留年轻医生从事急诊临床工作 ➢ 有利于促进急诊医学研究、教育和培训	➢ 在无规范化急诊住院医师培训项目时，能有足够的医师从事急诊临床工作 ➢ 和其他专科联系密切，专科病人能及时收住入院，得到相应的专科处理	➢ 不同专业背景的医师聚在急诊工作，可以相互学习，相互弥补来完成医疗工作 ➢ 医生的特点一专多能，急诊队伍比较稳定
缺点	➢ 专业特点不明，易与其他专科发生矛盾 ➢ 急诊医生要掌握的知识点太多，尤其是在病人不能及时被收住入院时	➢ 缺乏救治患者的整体性和时效性 ➢ 延误抢救患者的最佳时期 ➢ 容易造成推诿病人，产生医疗纠纷	➢ 医生在临床工作和学术研究时时常会把思维停留在他们原来的医学专业方向上 ➢ 急诊理念不强，可能会限制急诊医学发展
前景	➢ 当前绝大多数国家制定新的（医院内）急诊运行模式时均采用这一模式	➢ 这一模式在世界上的影响力在减弱 ➢ 过去20年里，没有一个国家在制定新的急诊运行模式时采用这一模式	➢ 这一模式的影响力有待进一步评估 ➢ 可以作为急诊医学专业模式的补充

（三）跨专业模式　一些国家（如比利时、日本、约旦、以色列等国）采用跨专业模式作为其医院内急诊运行模式。在这一模式下，急诊工作的医生最初已经完成其他医学专业训练，再通过培训项目、进修项目或读研究生等方式，接受急诊医学教育和训练。与专业模式相比，跨专业模式的优势在于：在缺乏正规的急诊医学住院医师培训项目时，能有足够的医师从事急诊临床工作；另一个优点是不同专业的临床医师聚在急诊工作，可以相互学习，相互弥补来完成医疗工作。然而，这一模式很可能会限制急诊医学的发展，因为医生在临床工作和学术研究时时常会把思维停留在他们原来的医学专业方向上。

现在绝大多数国家制定新的医院内急诊运行模式时采用急诊医学专业模式。研究发现各国在发展急诊医学专业模式时，进程非常相似：由一些感兴趣的医生组建国家第一个（或第一批）急诊科，然后，这些医生组织全国性的组织和住院医师培训项目，接下来发展专业资格证书考试，建立专业杂志，并得到政府的承认——急诊医学为独立的医学专业。这一现象表明急诊医学的发展模式并不受国家和文化差异的影响，一个成熟的先进的急诊医学体系（急诊医学学会、住院医师培训项目、专业证书考试、急诊科管理等），可以作为其他国家发展的榜样。

但目前没有哪个国家的急诊运行模式堪称完美，各国都有自己的特色，如美国、我国台湾地区、韩国的急诊医生具备行床旁超声检查的能力，日本急诊科可行急诊上消化道内镜、超声心动图检查，卡塔尔大医院急诊科可行便携式 CT 检查，在约旦有些医院急诊 24 小时可行 MRI 检查。在中国，急诊医学运行模式目前看来短时间内很难统一，也不可能照搬某个国家，如我们可以学习美国急诊住院医师培训方法、急诊医学理念（急诊医学是一门独立的专业学科）等，但美国的院前急救体系（存在大量医疗资源的闲置和浪费）不一定适合我们。

三、急诊科组建

（一）组织机构　必须依据本地区、本单位急诊工作的任务、特点和规律等条件制定。急诊科组织机构建设主要有两种类型：一类是把急诊业务作为医院门诊业务的一部分，在医院门诊部内设立急诊室、由门诊部统一管理。另一类是建立独立的急诊科或急诊部，以利于加强急诊业务，提高管理水平，与门诊部关系是同级平行关系。后者是国家卫生部（84）卫医司字第 36 号“关于发布《医院急诊科〈室〉建设方案〈试行〉》的通知”中提出的要求。

1．急诊科组织机构　急诊科为独立科室，直接隶属院长领导。实行科主任负责制。设行政主任 1 名，由热心急诊医学并具有一定管理水平的德才兼备的专家担任。设副主任 1 ~ 3 名分管急诊科医、教、研。

急诊科各区域（急诊诊区、抢救室、急诊观察室等）实行主治医师负责制，主治医师岗位主要由急诊医学专科主治医师承担，人员紧张时可从相关的临床科室中，选派责任心强、技术熟练、身体健康的主治医师以上人员作为急诊科专职的主治医师和技术骨干，主要负责相关区域的临床和管理工作，组织指挥重危病人救治，参与急诊科的科研和教学工作。

急诊住院医师的培养是急诊医学当前最迫切的任务。目前多数医院住院医师主要来自其他临床科室，由相关的临床科室选派具有 3 年以上临床经验的住院医师承担急诊日常工作。部分医院从大学应届毕业生中选拔医学生充实到急诊科，但如果没有标准化的住院医师培训课程和相关配套制度（急诊住院医师培训机构资质认证等），无法保证急诊住院医师的培训质量。

2．急诊室组织机构　由门诊部指派一名副主任主管急诊室工作。并在主管业务院长的领导下，成立医院急诊领导小组加强急诊工作。成员由医务科、门诊部、内科、外科、儿科、神经科、五官科、妇产科、麻醉科、护理部等科室主任以及急诊室护士长组成。急诊室医师由各专科派出，受急诊室和各临床科室的双重领导。

（二）专业设置　急诊专业设置应根据医院所处的地理位置、急诊病谱、医院的技术专长和上级机关分配任务来确定。一般综合性医院应设立内科、外科、儿科急诊，实行 24 小时开放坐班应诊制。根据本地区急诊病谱的构成，有条件的医院还可增设神经内科、脑外伤、创伤骨科等分科急诊室，以提高专科救治成功率，实行 24 小时应诊。对急诊数量不多，但又不可缺少的专科，如妇产科、耳鼻喉科、口腔科、眼科等，可由门诊或病房值班医师兼管，做到随叫随到，以上科室在急诊高峰时间应到急诊科坐班应诊。

（三）人员配备　急诊科人员配备应根据急诊工作量、专业设置、区域设计、设备条件、学科发展需要等因素，由急诊科主任来确定，并报主管领导批准。须注意下列事项：

急诊医师必须有 3 年以上的临床经验，责任心强、服务态度好。急诊医师要坚守岗位，保证随叫随到，研究生、进修医师和实习医师不能单独值班。

急诊医师应固定或相对固定。亦可定期轮换，以半年到一年轮换一次为宜。要坚持新老交替，相互衔接的原则，保证急诊医师的质量。

急诊护理单元应单独设立，人员配备要强调身体素质好、服务态度好、护理技术好。

急诊科医务人员必须掌握急、危、重病人抢救的业务技术和生命支持治疗，并定期考核，督促他们学习业务技术。

急诊科需配备适量的保安和勤杂人员，保证急诊秩序良好和环境整洁。

（四）位置与布局　医院急诊科接待的多是突发性急、危、重病人，一切治疗秩序都应以“急”为中心，所以急诊科的位置与布局，要以应急出发。急诊标志极为重要，要使就诊者易于寻找。标志必须突出、醒目，白天须有指路标志，夜间须有指路灯光标明急诊科位置，以方便病人就诊。综合性医院急诊科必须有独立的区域，有单独出入口，运送病人的车辆可直接开到入口处，设计时最好有专门的急救通道。急诊科的门内大厅宜宽敞，以利较多的病人和家属作短暂候诊或停留。分诊台应设在大厅明显位置，便于病人寻找。室内采光要好，空气要流通，水、电、气要保证，有关场所要设公用电话，有条件医院应设中央氧气和吸引系统。

急诊科应设有挂号处、候诊区、分诊台、诊室、抢救室、观察室、输液室、治疗室、隔离室、心电图室、石膏间、清创室、检验室、B 超室、X 线和 CT 检查室、急诊药房。为保证急诊工作顺利有序进行，急诊系统中应设有挂号、收费、取药、住院处等。有条件的医院应设有重症监护室（critical care unit，CCU）和急诊手术室、值班室、更衣室、储存室、家属休息室、饮用水（开水）间、杂用间、污物清洗室、污物处理室、公用电话间及厕所等。

1. 分诊台　设在急诊候诊室内，备有诊察台和各种常用的医疗器械，并设有一定数量的候诊椅和洗手消毒设备。可能情况下分诊台与各科诊室之间应设立遥控对话装置，以便及时通知各科医师进行抢救。

2. 诊室　综合性医院内应设有内、外、儿、神经、妇产、五官、眼科等专科诊室与治疗室。儿科诊室应与成人诊室隔离，避免交叉感染。建议在诊室标牌上不写某某专科，如外科诊室，而改用数字表示，如第一诊室。

3. 抢救室　空间要宽敞，以便在搬运病人时有回旋余地。室内除备有必要的诊察用具与设备外，尚需按各科特点备有急救所需的器械与抢救物品，并做到定期清洁消毒和抢救设备定期检查。

4. 治疗室　位置应设在各科诊室的中心部位，有利于对病人进行各种治疗。室内设有诊察床、治疗车、注射盘及消毒用品，室内应有空气消毒及小手术照明设备。

5. 清创室　位置应紧靠外科诊察室，内设有诊察床、清创台。清创所需的一切用物要备齐。如各种消毒液、清创缝合包、敷料、洗手池以及照明灯等。

6. 隔离室　遇到传染病人，预诊护士及时通知专科医师到隔离室内诊治，凡确诊为传染病者应及时转送专科医院，或作必要的隔离治疗。

7. 观察室　室内设备与要求和普通住院病室相同。

（五）器材与药品

1. 器材　按卫生部规定急诊科应备有“五机八包”。五机为呼吸机、心电图机、电动吸引器、电动洗胃机和除颤起搏器；八包为腰穿包、气管切开包、静脉切开包（深静脉穿刺套装）、清创缝合包、输液包、输血包、导尿包和胸腔穿刺包。

2. 药品　急救药品的范围主要包括：中枢神经兴奋剂、升压药、降压药、强心药、利尿及脱水药，抗心律失常药、血管扩张药、解痉药、镇静药、镇痛类药、解热药、止血剂、解毒药、止喘止咳类药、激素类药、局部麻醉药、纠正水、电解质和酸碱失衡药剂、抗生素类药等。

四、急诊科管理

（一）急诊工作质量管理　衡量急诊工作管理质量主要有八项指标。

1. 医护人员服务态度、医德医风。应做到热情、礼貌、主动、周到，急病人所急，想病人所想。

2．严格的时间概念，诸如医务人员的接诊时间、抢救开始时间、进行治疗处理的时间、重要药物给药时间、留察后确诊的时间、病情开始稳定的时间、转入院的时间等都应认真准确记录。因为时间长短是评定其工作效率、医护质量和管理水平的主要标准之一。

3．抢救的成功率，可根据医院的技术水平拟定常见危重病人的抢救成功率作为抢救成功指标。

4．医疗仪器、药品要经常保持性能良好齐全。有固定的存放位置，处于备用状态，要严格地执行交接班制度，有专人负责。

5．急诊科各种抢救工作记录、表格、病历等填写清楚完整、及时、真实。

6．急诊科要制定常见急诊的抢救程序，医务人员要有过硬的基本功，能熟练地操作抢救仪器和排除一般故障。

7．急诊抢救工作组织要严密，具有良好应变应急能力，工作井然有序，真正做到人员在岗、各尽其责、密切配合、忙而不乱。

8．制定医疗事故防患措施，杜绝医疗事故或差错的发生。

（二）预检、分诊质量管理　预检、分诊工作应由有经验的护士主持，预检目的是区别一般急诊病人与危重病人，传染病人与非传染病人。一般急诊要分清轻、重、缓、急，依次就诊。预检是一项重要、复杂而细致的工作，预检人员应了解病情，重点检查体征。根据病情需要填写血、尿、便等检验申请单。遇到急、危、重病应作紧急处理，做到“三先三后”，即先进抢救室后分科、先行抢救后作必要检查，先作紧急处理后补办就诊手续。各有关科室要积极主动配合。

对于短时间内反复急诊或辗转几个医院都不收治的急诊病人，即使其临床表现可能不符合急诊条件，也应高度重视，予以适当处理，避免贻误病情。遇到严重工伤事故或集体中毒等灾害事故，应立即通知院领导组织抢救，遇有涉及刑事案件者应向保卫部门报告。

在预检、分诊中遇到困难时，应由护士长或请有关医师共同会诊解决，提高预检分诊质量。

（三）岗位责任制管理　为了确保24小时应诊，急诊人员应严格执行岗位责任制。参加急诊工作的医务人员应责任心强、有3年以上临床或护理实际工作经验，能处理常见病、多发病，并经科主任（护士长）审查合格。实习医生和实习护士不能单独值急诊班。进修医生应根据业务水平，经考核和医务科批准，方可参加值班。

值班人员应坚守工作岗位，不得擅离职守。因事需暂时离开时，应向值班护士报告去向和时间。值班人员不得自行换班或请人代班。有特殊情况需换班或请人代班，必须经总住院医师批准（护士须经护士长批准），在落实好代班人员后才可离开。

8小时值班制，医护人员执行坐班应诊制，夜间不得睡觉。12小时值班制医护人员处理完病人后可在指定地点休息。有急诊病人时必须随叫随到。

内、外、儿、神经科急诊值班医师不能由病房值班医师兼。需要兼病房值班的急诊值班医师，上班时必须到急诊科签到，并把值班地点写在去向牌上，应有固定地点，便于一呼即到，若需离开固定地点，应随时将去向通知急诊室的值班护士。

放射科、检验科、药房等医技科室应指派急诊值班人员。

遇到大批抢救病人同时就诊时，应立即报请科主任、医务科或院领导，组织抢救。

（四）首诊负责制管理　急诊科必须认真贯彻首诊负责制，凡第一个接待急诊病人的医院、科室和医师称为首诊医院、首诊科室和首诊医师。

首诊医师发现涉及他科的或确系他科诊治范围的病人时，应询问病史，进行体检的同时，写好病历，并进行必要的紧急处理。然后，才能请有关科室会诊或转科。

凡遇多发伤或诊断不明的病人，首诊医师应承担主要诊治责任，并请有关科室会诊。如病人确需转科，且病情允许时，由首诊医师负责联系安排。

如需转院，且病情允许搬动时，由首诊医师向医务科或院总值班汇报，落实好接收医院和科室后方可转院。首诊科室医师应写好转院病历，并由医护人员陪送，以免途中发生意外。

转院一定要掌握好指标。只有在本院无诊治条件或病情急需住院而本院又无床位时，且病情允许，才可考虑转院。

（五）危重病人抢救的组织管理　抢救危重病人应按照病情严重程度和复杂情况决定如何组织抢救工作。一般抢救由有关科室急诊医师和当班护士负责；危重病人的抢救应由该科急诊主治医师组织抢救。

如遇大批病人、严重复合伤等情况时，应先抢救后挂号，并由分诊护士立即通知科主任、医务科、总值班或分管院长，由医院组织有关医师共同抢救。

参加抢救的医护人员要严肃认真、积极主动、听从指挥。既有明确分工，又要密切协作，避免忙乱。抢救工作中遇有诊断、治疗、技术操作等方面的困难时，应及时请求上级医师，上级医师要随叫随到。一切抢救工作均要做好记录，要求及时、准确、清楚、扼要、完整，必须注明执行时间。口头医嘱要准确、清楚，尤其是药名、剂量、给药途径与时间等，护士要复述一遍，避免有误，及时记录于病历上，并补开处方。

各种抢救药品、物品要实行“四定”，即定数量、定地点、定人管理、定期检查。各类仪器要保证性能良好。急诊抢救物品一律不外借，值班护士要班班交接，并作记录。用后放回原处，清理补充。各种急救药品的安瓿、输液空瓶、输血空袋等用完后应暂时保留，以便统计与查对，避免医疗差错。

首诊医师迅速检查伤情后，立即通知各有关科室会诊，同时进行抗休克、止血、包扎、固定等处理，护士应立即配合医师抢救。有关人员接到抢救多发伤伤员通知后，应立即赶到急诊抢救室。伤员以伤情类型决定收入哪科。伤情复杂一时难以明确者，主持会诊的医师或急诊科主任有权决定收治科室。病情允许搬动时，应由医务人员送至手术室或病房。病人经抢救，病情稳定或需转入病房、手术室治疗时，急诊室应派人护送。病情不允许搬动者，需专人看护或经常巡视。对已经住院的急诊病人应定期随访，以利提高救治水平。

大型抢救结束时，参加抢救人员应进行总结，通常由急诊主管医师组织，内容包括病人到院后抢救是否及时、正确，组织是否得力，医护配合如何，有何经验与教训等。为达到急诊抢救工作有备无患，医务人员熟练抢救技术的目的，急诊科平时应对常见急诊，重危伤病员制订抢救预案和切实可行抢救常规。并定期组织检查和考核。

（六）急诊病历书写管理　急诊病历书写要简明扼要、重点突出、及时准确、字迹清楚。病员的姓名、年龄、性别、职业、原籍、工作单位、住所、过敏史等一般由挂号室填写。体检既要全面仔细、又要重点突出，及时记录。体检主要内容包括：一般状态及生命体征的记录，神态、体温、脉搏、呼吸、血压、瞳孔等的记录，应写具体数据，不能以“正常”代替，尤其是心脏和肺部查体时。中毒病人应写明服毒时间，毒物名称、剂量、来院时间；急性腹痛的病人，应记录腹痛时间、部位、疼痛性质等症状、体征。

急诊病历中各类医嘱、病情记录，交换班，病员来、离院，病人死亡均应记录时间。因抢救当时来不及记录者，必须认真、及时补记。实习医师的病历、处方等必须经上级医师复核签字后才能有效。

凡在急诊科的危重病人，经过积极抢救治疗无效而死亡者，都要组织病例讨论。死亡病例讨论会，由急诊科主任主持，科内全体医护人员参加，必要时可邀请病理科、放射科等有关科室参加。讨论过程中，要充分发扬技术民主，讨论应有记录，可以全部或摘要归入病历内，总结经验教训，提高医疗护理质量。建立死亡病例登记簿，并及时上报医务科和院领导。死亡病历不交给家属或单位，由急诊科统一保管。

需要住院检查和治疗的急诊病员，在病历上填写住院原因和初步诊断。对转诊病人应负责转诊病历摘要。急诊病历书写一般应在4小时内完成。

（七）急诊会诊管理　急诊科对疑难病员应及时申请会诊，并将会诊目的填写在病历上，被邀请的医生应立即到达急诊室参加会诊，并将会诊结果和意见写在病历上。会诊中要详细检查，发扬技术民主，明确提出会诊意见，主持人要进行小结，认真组织实施。

（八）急诊查房管理　急诊科如设有观察室和监护室应严格执行三级查房制度。科主任、主任医师或主治医师查房，住院医师、护士长和有关人员参加。科主任、主任医师查房每周 1～2 次，主治医师每日一次，查房一般在上午进行，住院医师对所管病人每日至少查房二次。

对危重病人，住院医师应随时观察病情变化，及时处理。必要时，可请总住院医师、主治医师、科主任、主任医师诊视病人。

查房前医护人员要做好准备工作，如病历、X 线片、各项检查报告及所需用的检查器材等。

查房时要自上而下逐级严格要求。经管的住院医师要简要报告病历、目前病情并提问需要解决的问题。主任或主治医师可根据情况做必要的检查和病情分析，并作出肯定性的指示。

（九）加强请示汇报　急诊工作涉及面广，政策性强，责任重大。因此，医护人员应增强法制观念，加强请示汇报。遇有下列情况，医护人员应立即向有关主管部门汇报。

1. 遇有大批外伤、中毒、特殊意外伤害、重症多发伤员等病员来诊。

2. 英雄模范、社会知名人士、国外友人等特殊人群。

3. 涉及法律问题的伤病员。

4. 急诊病人转院需向院值班室报告，联系好收治医院后方可转出。

5. 急诊医师遇到危重疑难病症或处理有困难时，应向上级医师汇报。

6. 发生医疗差错或医疗事故时，当班医师应立即向上级医师报告，积极采取补救措施。

（十）急诊管理须知

1. 以一切有利于抢救病人为根本原则。工作中的各项规章制度都是为了有利于抢救病人，但因急诊工作比较复杂，条文规定不可能把千变万化的情况完全包括进去。因此在抢救工作中，既要按制度办事，又要机动灵活。

2. 分清轻重缓急，做到急症急治。急诊病人病情不同、表现各异，任何时候都要把“急、危、重”病人的抢救放在首位，克服麻痹和懈怠思想。对一般情况较差、无人陪伴的病人更应提高警惕，勿延误抢救时机。

3. 切忌只看局部病情，忽视整体的狭隘思维方式。尤其在抢救多发伤员及复杂的危重病人时，应有整体观念，不得以“我科无特殊情况”或“我科无特殊处理”等为由，推诿、不积极参加抢救。

4. 切忌诊断与治疗脱节，坚持边检查边抢救。对一般情况较差，生命指征不稳定的危重疑难病人，诊断未明时，应及时采取抗休克、补液、吸氧等应急措施，不能消极地等待化验及检查报告，以免丧失抢救时机。

5. 病情估计实事求是，留有余地。急诊病人病情复杂、变化快，有时难以预料。因此，在向病人和家属交代病情时，不要轻易下“没问题”或“没危险”的结论。以免病情万一突变，家属毫无思想准备而引起医疗纠纷。

6. 重视病人和家属的主诉。一般说来，病人的病情，本人和家属最清楚。留察病人的病情变化，陪伴家属观察得比较仔细，因此，诊疗过程中应注意倾听病人和家属的陈述，有人反映病情或呼唤时，应及时前往查看，不允许主观臆断、自以为是，不耐烦甚至训斥病人和家属。

7. 不得在病人或家属面前讨论病情或议论同行及外院的诊治行为。疾病有一个发生发展和演变过程。疾病的诊治，医务人员之间有不同意见是正常的，但在病人或家属面前议论，有时就会引起一些不必要的麻烦和误解，更不得当着病员和家属的面指责同行或外院。

8. 认真学习、虚心请教，切忌不懂装懂、自以为是。急诊科遇到疑难、危重病人多，是提高医疗技术水平的好场所。医护人员要认真学习和实践。遇到不懂的问题，不会处理没把握的病人时，一定要及时向上级医师求教，决不能不懂装懂，以免贻误病人病情。

五、急诊科管理质量评价

急诊病员流动性大、急诊工作时间性强，因此急诊质量控制不可能像住院病人那样逐项进行质量评价，只能用抽样检查方法进行评价和统计。可参照以下方面进行质量评价。

1. 服务质量　医护人员应按照急诊工作人员的医德规范要求，做到主动、热情、耐心、周到，反对“生、冷、顶、推”。

2. 工作质量　围绕“快、准、好”的要求，加强质量控制。快：从分诊、接诊、检查、处理、抢救、留院观察、转归等各个环节来评价工作效率。准：要求分诊、诊断、处理准确率高，漏诊、误诊率低。好：医疗文书质量高、药品仪器完好率高、抢救成功率高。

3. 诊疗质量　应对不同层次的医院提出不同的质量指标。具体可参照卫生部颁布《医院分级管理标准》，结合本单位实际制订。

主要标准有：①急诊分诊准确率达到90%以上；②急诊抢救成功率达到80%以上；③心肌梗死病人死亡率降至10%以下；④首次救援率高，即重危病人呼救信号发出后，在城市15min内或在农村30min内救护人员到达现场所进行的第一次援救。以每100例呼救病人中首次救援例数为准；⑤留观察室病人的诊断符合率达90%；⑥病历、病程记录和护理记录及时、准确、完整；⑦尽量减少差错、杜绝责任事故；⑧急救器材、药品齐全，完好率100%。

六、提高急诊病人处理效率

急诊科、急诊医生只是整个系统的一部分，要解决急诊科的拥挤现象、提高急诊病人处理效率，不单是急诊科的问题，更是全医院的问题。其影响因素众多，甚至包括如何将急诊病人送至医院各个病房，但最主要还是需要提高急诊科组织和管理水平。

（一）影响急诊病人处理效率因素

1. 传统因素　目前我国急诊医学还处在发展中阶段（表1-1），许多方面甚至还处在初级阶段。缺乏急诊住院医师培训项目，急诊专科医师不多，只有极少经过急诊医学专业训练，大部分在急诊工作的医师由各专业科室选派来急诊科工作，人员不固定，不能形成有效的管理和系统的培训。

2. 系统问题

（1）很多综合性大医院的住院病人日益增多，造成床位紧张，急诊病人无法及时收住入院，大量病人留在急诊观察室；以某医院急诊科为例，2005年共接诊病人118800例，其中2160例病人进入急诊抢救室，仅435例病人（20%）收住入院，更不要说大量滞留在急诊的留观病人了。

（2）医院病床越来越专科化（甚至专病化），病房医师不愿意收与本专业“不相关”的病人。急诊病人往往比较复杂，有多系统的问题或诊断未明，是各专科病房拒收的主要原因。

（3）病人维权意识日益增强，医疗风险有增无减，尤其急诊病人医疗风险非常高，病情危急，病房往往不愿意收急诊病人。

（4）多数医院急诊科医师没有权力开住院证。

（5）实际工作中没有合理利用急诊科，主要表现在：①急诊留观区域有许多需要住院而没有收住入院病人，平均留观时间远远超过24h；②因住院目的许多非急诊病人到急诊科就诊；③门诊病人被告知：门诊快下班了，去急诊；④病人因“白天上班没有时间”更愿意选择夜间或节假日来急诊就诊。

3. 医院资源问题　大部分医院领导认为急诊科室不可或缺，但仍不愿意花精力来解决急诊科的难题。医院在辅助科室（检验科、放射科、后勤科室——标本转送部门、呼吸治疗中心）调配、病房床位安排、手术室手术台安排、重症监护病房床位安排等方面没有向急诊倾斜。

4. 急诊系统问题　急诊病人处理流程主要包括：前期工作（登记、分诊、候诊），急诊病人的诊治，病人的去向。其影响因素方方面面，主要有：

（1）急诊设计低效率。

（2）急诊分诊系统不健全。

（3）急诊信息系统缺乏。

（4）急诊辅助设施（检验科、放射科、药房等）不完善。

（5）人员紧张，急诊排班不合理，没有备班。某一医生缺岗时，或急诊科短时间内来大量病人时，就很被动。

（6）急诊医生在处理病人时高度可变性、随意性（没有相应诊疗常规）。

（7）急诊医师不能正确理解急诊医学理念。

5．政策因素和病人经济因素

（二）提高急诊病人处理效率

1．前期工作（登记、分诊、候诊）　改善服务态度和帮助数据收集（病人一般资料、主诉、症状、生命体征、血糖、心电图等），危重病病人在床旁登记和就诊。

2．提高医生工作效率

（1）制订临床治疗草案和指南，减少病人处理的随意性。

（2）有条件医院增加助理医师、记录员、志愿者来辅助医生，以减少医生工作量。

（3）提供各种快速检测和治疗手段：如快速床旁血糖、电解质检测，快速心肌损伤标志物、β－尿钠肽检测帮助医生迅速对胸痛和呼吸困难做出判断。

（4）规范化交接班制度。

3．辅助科室　配合急诊工作，快速检测、及时报告。

4．明确病人的安置（去向）

（1）明确留观指征、住院和出院指征。

（2）急诊内部床位要统一协调。

（3）有条件者可增加一个住院协调员，帮助联系病房。

（4）医院内要有机动床位，必要时允许走廊加床。

（5）增加非专科化床位，如普通内科病房。

（6）病人离开急诊后快速整理好床铺（<30min）。

（7）急诊优先住院权，可以出院的病人尽早出院（出院等候室）。

5．完善病历信息系统和通讯设施

（1）病人的去向电子化追踪、电子化记录。

（2）可实时获得病人既往病历资料、基本情况。

（3）病人重要的信息一定要及时通知到主治医师，如异常心电图、重要实验室数据、不利的结果、不同意的签字单、团队问题、辅助设备/设施故障、病人的投诉等。

6．急诊科设计要合理

（1）急诊科需要每隔5～10年重新设计和装修。

（2）要有独立的急救车通道，急救通道要有明确的标记，危重症病人能迅速及时得到处理。

（3）设计时最好留有病人去污间，清洁病人，便于治疗。

（4）尽可能增加病人容量、区域分流要合理；急诊区域必须包括：监护病房、创伤抢救间、隔离房、处置室、儿科区域、留观区域、谈话室、辅助科室等。

（5）诊室的光线要好。

（6）要考虑到特殊的病人（如老年病人、传染性疾病病人）。

（7）考虑到信息系统的布线问题。

（8）能随时获得去ICU（itensive care unit）、手术室的电梯。

（林才经　徐腾达）

第三章 急诊病人的信息收集与评估

急诊病人的特点：临床表现不典型、诊断不明、病情不清、变化迅速，因此急诊工作方式及程序有别于普通门诊和病房。急诊处理病人的程序是首先迅速识别，稳定生命指征，其后再明确诊断和病人处理与治疗。迅速识别和判断病情是首位，并应贯穿于整个诊治过程中。准确的病情判断又取决于迅速、及时、全面的急诊病人信息收集与评估。本节主要介绍急诊病人的信息收集的基本原则以及急诊病人病情的评估。

一、急诊病人的信息收集

信息收集是人们根据一定的需求，对信息源中的特定信息感知、辨析、选择、追索的过程。急诊病人的信息收集特点要求医生在有限的时间内全面而又迅速的信息收集，其信息源不仅仅来之于病人的生命体征、病史、体格检查及实验室检查，还应包括现场救援人员、当前时期的流行病学信息等。在急诊病人的信息收集中应掌握以下 6 大原则：

1. 先行性原则　对急症病人首先是掌握生命指征，因为突发的急症病情是不稳定的，可能是致命性的，确定诊断固然重要，但往往在未确诊前，生命指征已有变化，所以应先救命后治病，一边稳定生命指征，一边确定诊断，即“先开枪后瞄准”的急诊临床理念。

2. 针对性原则　首先问诊要抓住重点，条理分明。病史采集一般应从主诉开始，要以主诉症状为重点，先由简易问题询问开始，逐步深入进行有目的、有层次、有顺序地询问，把主诉症状问深问透，然后再针对与鉴别诊断相关的阳性或阴性症状进行询问。病史采集过程中，病人所谈内容一定要紧密围绕病情，不要离题太远。其次辅助检查的原则应根据病史及物理检查的提示，做出针对性的辅助检查，提高辅助检查的阳性率。

3. 系统性原则　近年来由于先进的诊断仪器不断问世，人们对病史与体格检查愈来愈不重视，势必导致病人信息收集缺乏系统性，病史与体格检查仍应是疾病诊断的主要基石。有研究表明约 80% 的急诊病人通过病史和查体即可获得诊断。病史采集不仅仅局限于现病史而且还应包括该病的诊疗经过，如是否到医院看过？作过哪些检查？治疗情况和疗效如何？以及与该病有关的其他病史，如既往病史、个人史、月经史、婚姻生育史和家族史等。

4. 反复与准确原则　急诊环境下，很难在极短的时间内准确的收集到病人信息，其原因存在于医生和病人两方面。医生方面是病人多、任务重，没有时间精雕细刻，开始可能只有一个大体概念；病人方面是起病急，情绪紧张，不能详尽地叙述病史，对意识不清的病人，每个家属叙述亦不尽相同，所以必须反复询问、反复查看，特别对诊断不清的病人。

5. 多渠道原则　急诊信息收集不仅仅来之于病人的生命体征、病史、体格检查及实验室检查，对于急诊医疗人员还应能借助社会公共卫生信息，提高重大疫情、集体中毒等突发公共卫生事件识别和认识。

6. 收集与分析相结合的原则　急诊的临床工作中为得到更为全面准确地临床信息，应遵循边收集边分析再收集的原则。首先在分析急诊病人病情时，应以按照自重到轻的思路，亦就是先排除致命性疾病。如腹痛，先排除宫外孕及其他血管、脏器破裂的疾病，坏死性胰腺炎、胃穿孔、化脓性胆管炎等；如胸痛，应先考虑心肌梗死、主动脉夹层、肺栓塞、张力性气胸、食管裂孔疝和肋骨骨折等。同时针对性的收集支持或排除性的临床信息，以免把致命疾病漏诊，同时也有利于减少医疗纠纷的发生。

其次应用正反诊断思路。临床工作中，通常运用从资料（病史、体征及辅助检查）到疾病，复杂病例需要从资料到综合征，再到疾病；然后再从疾病回到资料，就是说假如是某种疾病，现有资料是否能完全解释，哪些资料可解释，哪些资料不能解释，对不能解释的问题需要继续检查，这样达到正确诊断。在诊断中应有正反两方面证据，千万不能臆测性否定。

二、急诊病人的评估

急诊病人的判断与评估是急诊工作的重中之重，同时也一直是急诊工作的难题。美国“急诊医学临床模式”主要有三项内容：①评估病人的危重程度；②提供急诊医疗服务所必须要做的工作；③列举常见病状、症状及疾病表现。

评估病人危重程度是“模式”中三项主要内容之一。通过对疾病的评估可以将病人分为以下四条界限：即死与非即死，致命与非致命，器质性与功能性，传染与非传染，以利于临床决策与处理。

（一）以症状导向型来评估疾病的危重程度

1．第一组症状属危重病症　如心脏骤停、窒息、休克、昏迷等。

2．第二组症状属危重或重症　如脱水、低血压、多发创伤、偏瘫或截瘫、喘息、腹膜炎、呼吸困难、气短、咯血、喉鸣。

3．第三组症状危重、重症或轻症　如发热、意识改变、头痛、胸痛、背痛、腹痛、晕厥、全身出血、直肠出血、便血、阴道出血、红斑、中毒等。在本组症状中，鉴别症状是否致病是关键的问题。

（二）脏器功能评估

1．呼吸功能评估　呼吸异常包括呼吸困难、呼吸窘迫、呼吸急促及呼吸节律异常。在四大生命体征中，呼吸异常常不被重视，其原因可能是量化程度不如血压、心率明显。

（1）最危急的呼吸困难是喉头梗阻　①表现：吸气性呼吸困难、三凹征、失音；②病因：喉炎、喉头水肿（过敏）、声带息肉、误咽等；③处理：气管插管、环甲膜穿刺。

（2）端坐呼吸的诊断与处理　常见于急性左心衰竭、哮喘、气胸。最常见是心肺疾病，约占90%，在诊断心力衰竭和呼吸衰竭时应先排除肺压缩，如气胸、胸腔积液等，因为处理原则不同，而张力性气胸可在短时间内死亡，气胸为突发、张力性气胸呈进行性加重，应密切监护病人，数呼吸次数，气胸的主要体征是患侧呼吸音减低，如呼吸音减低伴叩诊过清音或鼓音，即可诊断，而张力性气胸是浊鼓音，如鼓腮后的叩诊音。应立即做胸腔穿刺排气，因为在搬运或检查时可发生呼吸心跳骤停。

（3）易并发急性肺损伤及ARDS的几种疾病

1）肺炎　肺炎合并呼吸困难表明病情危重。要注意特殊人群患病情况。中华医学会呼吸分会所制定的“重症肺炎标准”：①意识障碍；②呼吸频率 >30 次/分；③$PO_2<60mmHg$、$PO_2/FiO_2<300$；④血压 $<90/60mmHg$；⑤X线胸片显示双侧或多叶受累：或入院48小时内病变扩大≥50%；⑥少尿，尿量 $<20ml/h$ 或 $80ml/4h$，或急性肾功衰竭需要透析。

本标准的各项内容绝大多数是大家所熟悉的危重指征，而我们从临床感知所提出的呼吸次数与实际相符，应强调的是在院前可以最先检查的是呼吸次数，然后才能转到医院去作其他各项检查，所以检测呼吸频率是判断病情的先导。

2）急性重症胰腺炎　急性胰腺炎判断病情轻重是很重要的，因重症型或坏死型胰腺炎死亡率高，而肺脏是最易受损伤的器官。对急性胰腺炎一定要监测呼吸频率，最好做血气检查，如有 PCO_2 降低，则提示过度通气，应引起重视，特别是老年病人。同时可推测，对急腹症病人如有呼吸急促，应考虑急性胰腺炎，因为此病最易发生肺损伤。

（4）原因不明的呼吸困难应想到心包疾病和肺栓塞

1）心包疾病　所谓原因不明是指除外一般的心肺疾病、血液及神经系统疾病所致的呼吸困难，应想到心包疾病。

2）肺栓塞 这是一个常见病，在美国每年约65万例，为第3位住院病人死因，尸检中60%可见本病，误诊率70%，它是深静脉血栓（DVT）的合并症，DVT约60%～80%合并肺栓塞。过去常以“胸痛、咯血、呼吸困难”三大症状对号入位，但临床上很少有如此典型病人。由于对本病的认识不断提高，现代化诊断手段的不断进步，确诊率明显增加。

2. 循环状态评估 休克是常见危重急症，急诊科医师应随时注意识别。目前认为休克是组织细胞对氧需求及氧利用障碍，表现为组织缺氧，如四肢厥冷、冷汗、指压痕、呼吸急促、心率加快、少尿、血压下降、脉压缩小，早期血压可正常，甚至升高。发现愈早，预后愈好。

目前，在急诊科、手术室、ICU常常把主要生命体征血压、心率、尿量的正常作为创伤休克、失血性休克、感染性休克病人复苏的目标。然而把相对正常的血压、心率、尿量作为标准值得商榷。现将有关评估休克的参数列举如下：

（1）传统参数（血压、心率、尿量）：大多数临床医师将血压、心率、尿量作为判断灌注是否充分的证据。面对晚期创伤生命支持的病人，以上参数可能能够作为灌注不足的标志，然而很多病人，他们处于代偿性休克（组织灌注不足，但血压、心率、尿量处于正常）状态，因为血流分配不均虽生命体征正常，但组织灌注不足。此时，应用以上参数就不全面。

（2）心排出量：数项研究探讨了以心输出量单独作为休克的评估参数，而对感染性休克并非如此，没有更多的数据证实其可以作为休克复苏终点的标志。将心输出量与其他更多的心脏指标共同考虑，或许更有价值。

（3）混合静脉血氧饱和度（mixed venous oxygen saturation，SvO_2）：SvO_2反映血液灌注组织之后的含氧。在典型情况下，如果组织灌注不足则SvO_2下降（因为氧摄取增加），高灌注则SvO_2升高。理论上SvO_2升高似乎意味着细胞不再需要更多的氧，可是事实上并非总是如此。在很多情况下，比如感染性中毒性休克，组织可能无法摄取通过的氧。此时，静脉血氧饱和度较高，不是由于细胞氧供充足，而是它们不能摄取所需的氧。

（4）氧输/氧耗（oxygen delivery/consumption）：身体处于休克时，组织氧输出现不足，产生氧债。休克复苏过程中细胞需要对灌注不足时的氧债进行补偿，理论上需要将氧输提高到超常水平。

Shoemaker和他的同事发现，危重手术病人存活者具备较高的氧输和氧耗。存活者达到如下参数：心脏指数$>4.5\ L/(min \cdot m^2)$，氧输指数$>60ml/(min \cdot m^2)$，氧耗指数$>170ml/(min \cdot m^2)$。因此认为：如果危重外科病人的氧输指数和氧耗指数提高到以上水平，存活率可能性会得以提高。

（5）血乳酸浓度（blood lactate，BL）：无氧代谢（anaerobic metabolism）期间，在乳酸脱氢酶的作用下，每摩尔的乳酸产生2摩尔的ATP。除红细胞外所有细胞都能消耗和转化乳酸，或还原成糖，或氧化成二氧化碳和水。肝脏和肾皮质是乳酸转化的最重要的器官，分别为50%和30%。因此测量血乳酸可以判断全身无氧代谢的状况。血乳酸不仅可以作为判断休克严重程度的良好标志，而且可用于判断病人的预后。

（6）胃粘膜pH（gastric mucosal pH [pHi]）：胃粘膜是休克发生时血液分流导致灌注不足的最早的部位之一，也是复苏后最晚得到充足灌注的部位之一，因此它是测量区域灌注情况的理想部位。粘膜pH可被间接测量。假定动脉血气HCO_3等于胃内HCO_3那么胃粘膜pH可以用下列公式计算：

$$pHi = pKa - \log(HCO_3)/(Pco_2)$$

有许多有关胃粘膜的研究，然而结果不一致。许多关于创伤病人、脓毒血症病人和其他ICU病人的观察研究发现，死亡率增加与低pHi有关。因此pHi可能是判断病人预后的一项标志。

3. 意识状态评估 意识状态评估GCS（昏迷）评分利用模糊数学原理，将意识等级评估转化为量化评估。正常值为15分，可表示为E4V5M6。意识与GCS的相关性：9～15分意识处于嗜睡或清醒状态，4～8分意识处于蒙眬或浅昏迷状态，3分以下意识处于深昏迷状态（参见“昏迷”一章）。

（三）创伤病人的评估

1. 初级评估（ABCDE）　急诊外伤病人评估与治疗的优先次序是基于伤害程度、生命体征是否稳定和受伤机制来决定。因此，外伤病人的初步处置应包括快速初级评估，稳定生命体征，详细再评估病人及初步确定治疗。此种外伤初步评估与处置程序，主要架构在 ABC 的优先级和为了及早辨认出致命性的问题，特别在院前急救阶段最为重要。

A：维持呼吸道通畅及保护颈椎

B：维持呼吸及换气功能

C：维持循环及控制出血

D：评估神智状况

E：裸露伤患及防止失温

给予病人适当的急救处理后，生命体征应会有改善，例如：呼吸频率、脉搏、脉压、血压、血气分析、体温和尿量等等，这些生命征象的数值应在完成初级评估后立即开始持续监测以尽早发现病情变化。放射学检查及其他辅助工具在初级评估及急救处置中，尤其在院内急救阶段可以用来帮助诊断，但不可以延误病人的急救时机。其中三个位置 X 线片对多处创伤病人相当重要：侧位颈椎、胸部及骨盆。侧位颈椎 X 线片可以帮助检测颈椎的伤害，胸部 X 线片可以检测胸部潜在危及生命的损伤，骨盆 X 线片可以检测骨盆是否有骨折，以利尽早给予输血治疗。诊断性腹腔灌洗术及腹部超声检查，是诊断腹内出血的良好辅助工具。

2. 次级评估

在初级评估（ABCDE）完成、复苏建立及病人生命体征稳定后才开始次级评估。创伤病人之次级评估是“从头到脚”的彻底检查，包含完整病史、体格检查、以及所有生命体征之再次评估。要在适当的时机进行 X 线片检查、实验室检查、超声检查、计算机断层扫瞄、诊断性腹腔灌洗术，或其他特殊检查。

外伤病患需经常重复评估以确保不遗漏病变，并且可以发现之前的问题是否恶化。当起初致命的伤害已被处置，其余的非致命问题及相对不严重的伤害可能会变得明显。潜在的内科问题可能会严重影响病患最终的愈后，必须保持高度警觉。

（四）各种评分系统在急诊病人评估中的应用　以“轻、中、重”评价疾病严重程度的方法太粗糙，不能准确反映疾病严重程度及迅速变化，即使同一个病人，不同医生或护士的判断结果可能有很大出入。危重疾病严重程度评分是根据疾病的一些重要症状、体征和生理参数等进行加权或赋值，从而量化评价危重疾病严重程度。

疾病评分系统大致分为疾病特异性和疾病非特异性评分。前者主要包括急性胰腺炎的 Ranson 评分、创伤评分、Murray 的肺损伤评分等，特点是针对单一的疾病，各种不同疾病的评分系统之间无法作相互比较，但与传统疾病非特异性评分系统相比，能更好地反映病人的病情与预后；后者的特点是可广泛用于不同的疾病的评估，适宜在原发疾病不同的病人间进行比较。如急性生理和慢性健康评分（acute physiological and chronic health evalution，APACHE，详见表 4－2），对疾病严重程度和预后的估计与疾病特异性评分大致相似。

（徐　军）

第四章　急诊分诊和危重病评分系统

分诊（triage）是用来决定病人就诊时间先后顺序的一种很简短的临床评价方法，根据病人病情的轻重缓急给予最严重的病人优先提供治疗，合理分配医疗资源。分诊最早在战场上应用，根据病情的轻重缓急把伤员分送到适当的地方进行治疗。急诊分诊早在1900年就出现在大城市医院，然而当时并未广泛应用于急诊科。现在一些国家相关法律规定，所有病人都必须得到医疗照顾，急诊不得拒收病人，而不论病人的病情轻重、医疗保险或经济地位状况如何，这种背景下分诊尤其显得重要。

在野外，分诊主要决定病人被转运的速度/先后和被转运的医疗机构。这时分诊通常基于对病人在短时间内生命体征的简短评估，除了生命体征之外，病人的整体外观、疾病或受伤的病史以及精神的状态都是重要的分诊的依据。在急诊科，这些简短的评价常不足以作出决定，分诊时应该有更多的详细的筛选检查。

一、急诊分诊现状

各国通用的方式是，急诊科制定相关标准，分诊护士对病人的病情作出简短的临床评价，然后依据病人病情的轻重缓急安排优先诊疗次序，合理分配医疗资源，为公众提供更加优质的急诊医疗服务。伴随急诊医学的发展，现代急诊分诊的概念不再是简单的“分科诊治”，而是要判断病人病情的危重程度。

在美国、日本、欧洲等发达国家和我国的香港地区，急诊室都有完善的分诊制度与分诊标准，公众通过媒体了解到此项医院管理规定，理解并自觉依从急诊分诊。在我国，大型医院都有急诊分诊护士，但多数医院尚无明确的分诊标准，也没有通过媒体在社会推广与宣传，取得公众的理解与支持。

为促进我国城市急诊病人对急诊分诊的认知、认可程度，我们应着手加强对急诊分诊的研究和媒体宣传的力度。

二、急诊分诊的个体差异性

目前国内大多数医院设有急诊科，但各家医院急诊规模、疾病谱、急诊内部结构均不相同，尤其在各三甲医院，急诊病人多、病种复杂、急诊环境嘈杂，加之工作人员相对欠缺、制度执行不到位等现状，容易发生病情危重病人不能立即得到诊治，工作繁忙时易发生漏诊、误诊，从而产生医疗纠纷。

因此，各医院应因地制宜，建立和健全自己的急诊分诊制度和标准，对急诊的病人进行分诊和评估，切实降低医疗差错和病情的延误。下面是我院（北京协和医院）的急诊现况，北京协和医院急诊分诊标准（表4－1），供参考。

1．病人多，非“急症”诊病人也不少

（1）急诊＝小号医院，急诊＝小门诊　病人去门诊看病，存在很多问题：如挂号难、住院等待时间长、很多时候门诊不能解决病人的实际困难，还有一些病人因为门诊医药费报销困难、或白天（门诊时间）工作需要不能来看病，因此很多应该看门诊病人，选择来急诊就诊。这类病人占20%左右。

（2）病员滞留严重　因为住院难，有住院需求的病人不能及时入院，大量滞留在急诊，目前急诊留观病人的平均留观时间超过7～10天；其他因素有门诊内镜术后、介入治疗术后的病人须短期在急诊留观；部分急诊医生留观指征把握不严；病人不愿意去二级医院进一步诊治。

2．工作人员相对缺乏　从2000年～2006年，我院急诊就诊病人的数量增加了30%～40%，远远超过了医护人员增加的比例。目前我院急诊科每年就诊人数高达110000～120000人/次，尤其是节假日，急诊科工作压力非常大。

3. 急诊的不确定性　急诊就诊病人、留观病员数量、病种、病情都具有很大的不确定性，日就诊量可相差100～150人/次，抢救室工作繁忙时病患可达17人，“轻闲”时仅3～4人。尤其是在发生突发重大公共卫生事件时，如集体食物中毒、一氧化碳中毒，建筑物倒塌等群死群伤事件时，短时间内就有数十人来急诊就诊，此时要求有熟练的急诊分诊技术和相应的灾害应急预案。

4. 医院准备尚欠不足　医院尚未制订群体伤亡事件（MCI）应急预案，平时急诊能正常运行，但在发生MCI时间，急诊科无权调动其他科室资源，而医院又无专门机制来应对突发事件。

急诊的病人进行有效的分诊和评估能提高看病的效率，减少错误的发生，创建一个安静的就医环境，建立一个有组织、有效率的急诊，最终达到提高医疗质量的目地。各医院应根据自身的特点，建立急诊病人处理流程和分诊标准，同时要制订好发生各种MCI时的应急预案，以备不时之需。

三、医生在急诊分诊中的角色

急诊分诊的任务在各国一般由急诊护士执行，也没有研究表明急诊医生分诊的效果明显优于急诊护士分诊。因此很多医生认为，分诊工作跟急诊医生无关，其实不然，急诊医生至少在下述几个方面参与分诊工作：

1. 参与分诊标准的制订　一个科的急诊分诊标准的制订必须有医生参与和主导，因为医生比护士更走在医学研究的前沿，有更多的机会接触最新的观点。

2. 参与制订群体伤亡事件应急预案　一个科的MCI应急预案应由院主管领导主持，急诊科医生起草，各辅助科室协助完成。一旦发生MCI时，应由急诊医生来主导分诊工作。

3. 参与和配合分诊工作　急诊科繁忙时段，病人大量停留在急诊候诊室，拥挤的急诊科甚至没有空余的床位。研究表明，这时急诊医生参与分诊工作，如帮助护士提前开出辅助检查，在病人床旁进行相应的处理，可显著提高急诊工作效率，降低病人平均等待时间和急诊科诊断、治疗时间，提高病人的满意度。

四、分诊类型

（一）院前分诊　院前分诊主要包括：

1. 创伤类分诊　可建立全国通用的对受伤病人进行紧急处理的分诊标准，决定病人将被运送到哪家医院，决定哪个事故需要送到创伤中心进行治疗，哪个能在当地医院得到救治。一些国家在院前分诊通常将以下几种因素联合考虑：①受伤机制；②解剖学标准；③医学标准。

2. 灾难分诊　灾难医学的分诊有助于我们迅速地从众多的受伤人员中确认伤情最为严重的病人。传统的分诊系统试图根据病人的病情分类，以决定他们是先治疗还是先运送。及时分诊和治疗主要根据病人能否行走、精神状态如何及有无通气缺乏或毛细血管灌注不足这些表现决定。病人通常用不同颜色编码的标签标注（图6－1）：①红色－紧急；②黄色－迫切；③绿色－非迫切；④黑色－已经死亡或受到很严重的伤害并且没有生存希望。

（二）急诊分诊　任何国家的急诊科（室），对刚到达的病人都常规先行分诊。在大医院，分诊由两个或三个护士进行，她们可以同时为待诊的病人提供照顾。在较小的社区医院，分诊可以由其他护士兼顾。早期有研究比较医生与护士分诊对病人预后的影响，结果显示对病人预后只有很小差别。但最近研究结果表明，那些有经验的临床医生在紧急情况下可以为病人提供最好的分诊。

1. 经典的急诊分诊标准　经典的急诊分诊系统把病人至少划分成3～4级，常分为紧急、迫切、半迫切及非迫切，一些急诊室选择使用数字或颜色来分诊分类。通常这些分类如下：

（1）分类Ⅰ（明显的紧急情况）：医生必须尽可能快地处理病人。病例中包括心脏骤停、急性的严重的胸前区疼痛、大量呕血、意识丧失和血压不稳等。

（2）分类Ⅱ（强烈提示需急救的情况）：病人将由一位医生进行完整的检查评估和治疗。病例中包括突然呼吸困难、急性剧烈的腹部疼痛、急性的胸前区疼痛、心律失常及严重的疼痛等。

(3) 分类Ⅲ（必须要考虑到的潜在的紧急情况）：一些紧急情况不能被最初筛选检查出来，医生必须仔细检查这类就诊的所有病人。一些病人开始似乎没有很严重的主诉，但研究显示其中25%的病人有高危情况需要紧急治疗，然而，明确这些潜在的高危情况很困难。病人来急诊就诊，医生应给予及时的治疗。病例中包括腹部疼痛、高热、急性后背疼痛、非常严重的损伤、较大或很危险的撕裂伤等。

(4) 分类Ⅳ（非紧急的）：没有理由考虑这些病人有紧急情况和可能发展为高危状态。看医生是定期的或者无须看。病例包括来开药、粉刺、轻微的上呼吸道症状、轻微的咽痛、来测血压、肿块等。记住，不管症状多么轻，如果他们要求处理或评估，仍然要给予医学筛选检查。

2. 台北的急诊分诊标准　在台北医院，依照病情危急程度划分为4级优先处理程序：

第1优先：有生命危险，需立即急救者。

第2优先：不需立即急救，但病况严重者。

第3优先：病况稳定，但需治疗者。

第4优先：病情轻微或可至门诊治疗者。

3. 北京协和医院急诊分诊标准　表4－1为我院急诊分诊标准。调查显示，Ⅲ类病人认可的等候时间中位数是10min，与分诊标准的30min存在显著性差异；Ⅳ类病人认可的等候时间中位数也是10min，与分诊标准的120min差异非常显著，而这两类病人的认可等候时间无差异，表明轻症病人仍拒绝较长时间的等候。在医疗资源有限的情况下，为保证第Ⅲ类病人能及时得到诊治，确有必要在急诊执行分诊制度。

表4－1　北京协和医院急诊分诊标准

类　别	定　义	分　诊
Ⅰ类（危急）	生命体征不稳定，必须立刻进行抢救治疗 心跳呼吸骤停 有或紧急需要气管插管 休克 昏迷（GCS＜9） 惊厥 复合伤 急救车转来明确心梗 血糖＜60 mg/dl	立即安排病人进入抢救室
Ⅱ类（危重）	生命体征不稳定，有潜在生命危险状态 内脏性胸痛，气促，含服硝酸甘油不缓解 心电图提示急性心肌梗死 呼吸窘迫，非慢性梗阻性肺疾病病人 SaO_2＜90% 活动性出血	立即监护重要生命体征，安排病人优先诊治（＜10min）
Ⅲ类（紧急）	生命体征稳定，有病情恶化的危险 如：急性哮喘，但血压、脉搏稳定 剧烈腹痛	安排急诊流水优先诊治（＜30min）
Ⅳ类（不紧急）	有急诊情况但病情稳定；生命体征稳定	安排急诊流水顺序就诊（2h内） 护士每30min评估候诊病人病情 除非病情变化，否则候诊时间较长
Ⅴ类（非急诊）	病人的医疗问题不属于真正的急诊范畴 可在其他医疗场所包括社区医院、门诊等解决。如慢性背痛、月经不调、长期皮肤病症、更换敷料等	病人无需急诊处理 如要求在急诊处理，可等待就诊

五、急诊分诊时特别注意点

所有分诊相关资料（如就诊时间，生命体征等）都必须记录，这些记录的内容一定要在病人的病历中有记载。

急诊分诊标准还须配合创伤、非创伤分区，依病情需要而将病人安置于急救区、诊疗区及留观区，部分危重病病人可转入加强治疗中心。大城市的一些教学医院还对特殊病人进行详细规定，如划分成年人病区、儿科病区、创伤病区、妇产科病人病区等。例如，规定孕 20 ~ 22 周以上的孕妇可从急诊室直接转到医院的产科，病人一旦到达医院的产科，立即给她们做适当的病历记录，进行必要的检查，更有利于病人病情的稳定。

在急诊分诊时下列类型的病例应引起足够的重视：

1. 优先分诊的儿童、老人、身体有残疾或是有智力障碍的病人，频繁就诊的病人，再次就诊的病人，在其他医疗机构就诊过的病人。

2. 需要引起警觉的　有虐待或攻击倾向的病人，受酒精影响的病人。

另外，有的急诊室现在使用计算机帮助护士进行分诊。由分诊护士应用这些系统，将病人的生命体征、主诉、其他关键症状，输入计算机，计算机将病人分到适当分诊类别。但计算机也可能作出错误的决定，应允许护士不执行计算机决定，而把病人分到更急的分类中。少数医院还自行设计了一些计算机软件进行分诊。

急诊分诊有很大风险，但它还没得到应有的重视。大医院里主要问题之一是分诊护士对病人进行的分诊太简短，太匆忙，很难从细微症状中挑拣出某些高危疾病。病人病情可以是持续变化的，分诊护士应注意病人病情的动态变化过程。那些被分诊为非迫切的病人，应在待诊两个小时以内在原有的基础上被重新评估。如果急诊室有长时间候诊的病人，应该有不间断持续的反复评估。

六、急诊分诊陷阱

1. 忽略病人严重疼痛的主诉　有严重的疼痛的病人应该分在高危水平，并且很快由急诊医生进行治疗。如病人主诉有严重的胸痛、腹痛，由于被分到候诊室，可导致严重后果。进行分诊的人不应该判定病人是否有可能夸大他们的疼痛。

2. 忽略高危主诉　例如胸部疼痛、腹痛、严重的头痛。这些病人应该马上得到处理，以防明显和潜在严重后果的发生。

3. 生命体征的数据不够　每一位病人都必须测量体温，如果他们的临床症状有变化，就一定要重复测量。呼吸频率必须认真地数。

4. 分诊和筛选检查记录不完全　适当的病历记录很重要，并且为病人以后就诊，提供一些资料。

5. 开始“错误”分诊没有及时纠正　急诊分诊没有百分百的正确，有时一些高危病人被分到了候诊室，在等候过程中应反复评估生命体征，使病人能及时得到处理。

七、病情评估和分诊的依据

（一）病人的一般情况

1. 来院方式　步行、他人搀扶，轮椅或平车。不能行走大多处于高危状态，有明显的急诊情况。

2. 体位　自主体位、被动体位、强迫体位。出现被动体位、强迫体位的病人提示有明显的急诊情况。

3. 体形及营养状态　肥胖、消瘦。对于极度消瘦的病人应警惕容量不足，此类病人有严重营养不良，多合并长期或严重疾病或肿瘤。

4. 意识状态　对嗜睡、昏睡、昏迷、谵妄的病人应有足够的警惕。

5. 语调与语态　声嘶提示喉返神经麻痹及咽喉声带水肿，短期内出现的此类症状的病人可能有上气道梗阻。哮喘时语不成句、单字提示重症哮喘，应紧急处理。

6．面容与表情 急性病容、慢性病容、苦笑面容。观察面容及表情对疾病的诊断和病情的评估也具有提示作用。

（二）病人的生命体征 生命体征是评价生命活动质量的重要征象，如出现紊乱应有足够的警惕。

1．体温 高热、低体温提示体温调节中枢功能严重紊乱，可能有重症感染或严重疾病存在。

2．呼吸 “三凹征”提示上气道梗阻；节律变化如潮式呼吸、间歇呼吸提示病情严重。频率≥30次/分且呼吸动度浅者提示呼吸肌麻痹、严重腹部膨隆（肠梗阻或大量腹水）或较重的肺部疾病（肺炎、胸膜炎、胸腔积液、气胸）；Kussmaul呼吸提示酮症酸中毒。

3．心率及脉搏 心率<50次/分警惕严重的房室传导阻滞可能合并血流动力学障碍，心率>120次/分无论有无心脏相关主诉都应行心电图检查除外快速性心律失常。心律不齐应行心电图检查明确有无频发室性期前收缩、房颤的发生。

4．血压 低血压、高血压危象。

5．疼痛 现在疼痛被认为是第五大生命体征。

（三）评价主诉 注意有无高危的急诊症状？如严重的头痛、胸痛、腹痛、呼吸困难、晕厥、突发的肢体活动障碍、抽搐等，记录这些症状的严重程度、持续时间、伴随症状。

各种常见主诉应警惕的严重疾病：

以“上呼吸道感染症状”为主诉：病人如伴有胸闷、胸痛、呼吸困难、憋气声嘶、下肢水肿、夜间不能平卧、头痛等应警惕心肌炎、心包炎、喉头声带水肿、急性肾炎、脑膜炎、脑炎的诊断。

以头晕为主诉：警惕小脑/脑干病变。

以头痛为主诉：警惕脑膜炎、蛛网膜下腔出血/脑出血。

以高血压为主诉：警惕高血压危象、颅内病变、主动脉夹层。

以胸痛为主诉：警惕急性冠状动脉综合征（acute coronary syndrome，ACS）、急性心肌梗死（acute myccardial infarction，AMI）、主动脉夹层、气胸、肺脓肿、胸膜炎。

以腹痛为主诉：警惕急腹症、妇科急症。

以呼吸困难为主诉：警惕上气道梗阻、气胸、肺栓塞、心功能衰竭。

（四）辅助检查结果 急诊能查的辅助检查不多，作为一名急诊医生应学会用有限的检查尽快评估病情，作出处理。急诊病人病情变化快，应及时复查相关检查，注意其动态变化，往往动态变化较某一指标异常更有临床意义。

1．血常规 $WBC < 2 \times 10^9/L$、粒缺、严重的贫血、$PLT < 2 \times 10^9/L$都需要足够的重视。血常规的动态变化对病情更有意义。

2．尿常规 大量尿蛋白提示较重的肾脏病变。

3．肝功和肾功 它们的变化提示肝脏、肾脏的功能情况，能反映是否有相应器官功能衰竭的发生。

4．血糖 低血糖或血糖>300mg/dl应积极处理。

5．电解质 血钾>6.5mmol/L或<2.0mmol/L、血钠>160mmol/L或<120mmol/L、血钙>3.5mmol/L都有可能出现生命危险，应积极处理。

6．血气 pH<7.20，PaO_2较基础值明显下降或<50mmHg，$PaCO_2$较基础值升高20mmHg（哮喘病人$PaCO_2 \geq$ 40mmHg），乳酸>11mg/dl都提示病情危重。

7．X线胸片 严重的肺部感染，胸腔积液、气胸应积极处理，X线胸片难以解释的低氧血症要考虑肺栓塞、卡氏肺孢菌感染。

8．心电图 严重的心律失常要尽快处理；冠状T波可能为心肌梗死的超急性期改变或严重高钾血症应警惕；怀疑心肌梗死的病人应予以心电监护，尽快冠脉造影明确诊断并挽救心肌。

9. 心肌酶　能提示心肌梗死的发生，但应注意各个指标升高及持续的时间。横纹肌溶解时 CK > 4000U/L 就有可能发生急性肾功能衰竭。

八、危重病严重程度评分及其临床意义

以“轻、中、重”评价疾病严重程度的方法太粗糙，不能准确反映疾病严重程度及迅速变化，即使同一个病人，不同的医生或护士的判断结果可能有很大出入。

危重疾病严重程度评分是根据疾病的一些重要症状、体征和生理参数等进行加权或赋值，从而量化评价危重疾病严重程度。危重疾病严重程度评分方法不仅能客观评价危重病人面临死亡或严重并发症的危险，还广泛用于评价治疗措施、资源利用、质量控制、床位周转和使用率、医疗费用、病愈后生活质量、残疾状况、医疗和护理工作量、医院和科室管理、领导决策等，甚至还用来评价继续医学教育、训练及效果，在学术交流方面也有了统一的“尺子”。这已成为临床研究的新范畴。

在欧美等国家，为危重疾病进行评分非常流行和广泛，甚至已成为常规，近年，也受到我国许多学者和临床工作者的重视。目前，这些评分方法由手算发展至电子计算，并开发相应的 PC、Plam、Pocket PC 软件，使危重疾病严重程度评价更加精确、迅速和普及。

危重疾病评分方法适用于急诊的危重病人、创伤病人、手术后病人，能够动态判断疾病的严重程度、预测并发症和死亡的危险性。

（一）急性生理功能和慢性健康状况评分系统Ⅱ、Ⅲ（acute physiology and chronic health evaluation Ⅱ、Ⅲ，简称 APACHE Ⅱ、Ⅲ）

APACHE Ⅱ、Ⅲ用来评价疾病的严重程度和预测病人的预后或死亡的危险性. 其中 APACHE Ⅱ、Ⅲ最为流行也较权威。APACHE II 是 APACHE 的修正版本，由急性生理参数、慢性健康状况、年龄等组成。分值范围为 0～71，分值越高病情越重。APACHE Ⅱ公式中引用了 45 种急性疾病的权值。在 APACHE Ⅱ的基础上产生了 APACHE Ⅲ。APACHE Ⅲ不仅修改了 APACHE Ⅱ的权重，且急性生理参数由 12 项增至 20 项，公式中急性疾病由 45 种增加至 78 种，还引用了病人治疗场所的权重。APACHE Ⅲ的效力较 APACHE Ⅱ明显改善，但目前由于某些原因，APACHE Ⅱ的使用最为广泛。APACHE Ⅱ具体评分表及评分办法见表 4－2。

APACHE　Ⅱ评分方法：

1. 组成

（1）急性生理评分（acute physiology score，APS）。

（2）年龄（age points）。

（3）慢性健康状况（chronic health points）。

2. 数据采集

（1）急性生理数据采自进入急诊抢救室后第一个 24 小时。

（2）生理数据应取最差值。

3. 注意

（1）器官功能不全或免疫抑制必须在发病前。

（2）免疫抑制：①免疫治疗（免疫抑制剂、化疗、放疗、长程、大剂量激素）；②严重影响免疫功能疾病（如恶性淋巴瘤、白血病、获得性免疫缺陷综合征（acquired immune deficiency syndrome，AIDS）。

（3）肝功能不全：①活检证实肝硬化；②门脉高压；③门脉高压导致的上消化道出血；④肝衰竭，肝昏迷或肝性脑病病史。

（4）心血管功能不全：纽约心脏协会分级Ⅳ级。

（5）呼吸功能不全：①慢性限制性、阻塞性或血管性疾病；②曾发现慢性缺氧、CO_2 潴留、继发性红细胞增多症、严重肺动脉高压；③呼吸机依赖。

（6）肾功能不全：慢性透析。

4．计算方法　APACHE Ⅱ评分＝急性生理评分＋年龄计分＋慢性健康状况计分　最低分：0，最高分：71

意义：评分增加伴随增高的院内死亡风险。

表 4－2　APACHE Ⅱ（acute physiological chronic health evaluation）

	4	3	2	1	0	1	2	3	4	分数 A
体温(℃)	≥41	39.0～40.9		38.5～38.9	36.0～38.4	34.0～35.9	32.0～33.9	30.0～31.9	≤29.9	
MBP	≥160	130～159	110～129		70～109		50～69		≤49	
HR	≥180	140～179	110～139		70～109		55～69	40～54	≤39	
R	≥50	35～49		25～34	12～24	10～11	6～9		≤5	
PaO_2 if FiO_2 <50%					>70	61～70		55～60	<55	
$AaDO_2$ if FiO_2 ≥50%	≥500	350～499	<200～3499		<200					
动脉 pH	≥7.7	7.60～7.69		7.5～7.59	7.33～7.49		7.25～7.32	7.15～7.24	<7.15	
HCO_3(无血气时)	≥52	41.0～51.9		32～40.9	21.3～31.9		18～21.9	15～17.9	≤15	
Serum Na	≥180	160～179	155～159	150～154	130～149		120～129	111～119	≤110	
Serum K	≥7	6.0～6.9		5.5～5.9	3.5～5.4	3～3.4	2.5～2.9		<2.5	
Cr(ARF×2)	≥3.5	2.0～3.4	1.5～1.9		0.6～1.4		<0.6			
RBC 比容	≥60		50～59.9	46～49.9	30～45.9		20～29.9		<20	
WBC 计数	≥40		20～39.9	15～19.9	3～14.9		1～2.9	<1		
GCS	E：	V：		M：		GCS＝（　　）		15－GCS＝		
Total score A(APS)										
年龄	<44	45～54	55～64	65～74	>75	分数 B				
分数	0	2	3	5	6					
慢性健康状态	无脏器衰竭		脏器衰竭 & 接受择期手术			脏衰 & 接受急诊手术或不能手术				
分数	0		2			5				
Total　APACHE II　Score　（A＋B＋C）										

* 脏器衰竭：肺慢性梗阻性疾病（chronicobstractive palmonary disorder，COPD），低氧、高 $PaCO_2$、肺动脉压＞40mmHg、机械通气；心－NYHA Ⅳ级，肝－肝硬化、门脉高压、食管静脉曲张、肝衰、肝昏迷；肾功能衰竭－血透；免疫－免疫缺陷

（二）急性呼吸窘迫综合征评分方法［（alute resplratory distress syndrom score，ARDS）］　急性呼吸窘迫综合征评分方法由 Moore FA 根据 Murray JF 的方法修订而成。主要用于早期发现和处理 ARDS，在危重病的救治中应用广泛。同时，它是 MODS score 的成分之一。

（三）弥散性血管内凝血评分方法（DIC score）。

（四）多系统功能不全评分方法（MODS score）　MODS score 由 Sauaia A，Moore EE 于 1994 年发布，它的成分包括心、肺、肝、肾功能。用于评价疾病的严重程度。每天或每项医护措施前后都可为病人进行评价，能够早期发现 MODS，并能动态观察疾病变化趋势、药物疗效、医护措施的效果，制定和修正医疗护理计划。

（五）昏迷程度评分方法（Glasgow coma scale，简称 GCS）　GCS 问世较早，后来稍有修正。GCS 是评价中枢神经系统损害的方法，根据睁眼反应、运动反应和语言反应取值，分值范围 3～15 分，分值越低，神经系统损害越重。GCS 应用最为普遍，并不局限于神经内外科，ICU、CCU 及临床各科，凡是有脑或神经学损害的病人都适用。为了能在插管病人（无法语言表达）中确切反映神经学改变的程度，Rutledge 对其进行了修正。

GCS 评分方法见“昏迷”一章。

（六）24h－ICU 评分法（24h－point system） 24h－ICU 评分法是采用参数最少的最简单预测创伤后 ICU 病人（或急诊抢救室病人）死亡率的方法。

24h－ICU 评分法意即：入 ICU 后 24 小时的 GCS、PO_2/FiO_2 和液体入量（反映心功能）的数据。作者用 24h－ICU 评分法对来自于 6 个一级创伤中心的 2414 例病人进行研究，并与 TRISS、APACH Ⅱ、Ⅲ进行比较，认为它预测死亡率的效力仅次于 APACH Ⅲ，而优于 TRISS、APACH Ⅱ，且对颅脑损伤也较适合。

（七）Ransom 急性胰腺炎评分 Ransom 急性胰腺炎评分是较常用的预测胰腺炎病人死亡率的方法。具体评分表及评分办法见表 4－3。

表 4－3 Ranson 评分

来诊时		来诊 48 小时	
年龄	>55	RBC 压积下降	>10%
白细胞	$>16\times10^9/L/cm^3$	BUN 上升	>5mg/dl
血糖	>200mg/dl	Ca	<8mg/dl
LDH	>350U/L	碱缺失	>4mmol/L
AST	>250U/L	估计失液量	>6L
		PaO_2	<60mmHg

注：凡是有表中所列的 10 种情况之一都计 1 分，没有则计 0 分。

1．评分＝（入院分值）＋（入院后第一个 24 小时分值）

2．临床意义

（1）最低分：0

（2）最高分：10

（3）分数越高死亡率越高（表 4－6）

表 4－4 Ranson 评分和预后

评 分	死亡率
<=2	1%
3~4	15%
5~6	40%
>=7	100%

* <3 分为轻症 >3 分病重 >5 分预后差

（4）优于 TRISS、APACH Ⅱ，且对颅脑损伤也较适合。

3．限制 受病因及治疗影响。

（黎 波 王厚力）

第五章　急诊室多任务时病人处理原则

急诊室是医院里最不寻常的部门。每时每刻都有你想不到的、最危重的病人被送入急诊室。你可能必须以每 5~10min 诊治一个病人的速度连续工作，有时甚至是同时抢救 2~3 个甚至更多的危重病人。对于一名急诊医生来说，最危急的时刻不是遇到了一个最危急的急症病人，而是几个危重病人接踵而至。

每一个病人和他们的家属都希望得到最快和最好的治疗，我们最近的调查结果显示，不管病情轻重，每一类病人均认为他们可以容忍的等待时间是十分钟，每个病人都认为自己是急症，需要优先处理。事实上我们不可能同时处理每个病人，因此在有多个病人或多种任务需要处理时，急诊医生必须掌握分类和处理的技巧。

一、进行多任务处理的基础

1. 扎实的业务基础　急诊医生必须努力提高自身业务水平，掌握常见危重症的诊断治疗特点，才能做到处乱不惊，面临多种病患时准确处理。另一个关键问题是，要熟悉急救过程中的每一个环节，年轻急诊医生需要反复演练。

2. 充沛的精神和体力状态　面对多个病人时，如果没有充沛的精神和体力，无法完成高强度的急诊工作，甚至会导致医疗差错和纠纷的产生。因此，上班前一定要保持良好的身心状态。

3. 急诊用品设备要处在最佳状态　急诊用品和设备，特别是抢救用品，一定在接班前保证处在最佳状态，最好是专人负责检查，例如心电图机、监护仪、除颤仪、抢救车等，一定要注意每一个细节，甚至包括氧气管的接头是否配套、负压吸引器是否工作；当接诊多个病人时，如果这些用品和设备不能及时到位，势必影响救治的时间，导致效率下降。

4. 团队合作精神　急诊的工作是建立在团队合作的基础之上，包括医生之间、医护之间、医疗与医技科室之间、以及和行政、保安人员之间的合作，出现任何关系之间的不协调，都会影响对多任务处理的效率。

5. 建立各种危重症的处理流程　在急诊科工作的年轻医师要熟悉各种危重症的抢救流程，如室颤的处理流程、过敏性休克的处理流程等。抢救流程对急诊医生来说有两个好处：①在抢救过程中做到忙而不乱，心里知道下一步该做什么；②节省脑力，尤其是值班医生十分疲倦时。本书第二部分章节中的一些流程图供大家参考。

6. 建立应急预案　出现重大交通、安全事故或突发公共卫生事件时，事先建立的紧急预案可以使大家有条不紊地进行分类处理，统一指挥，及时合理地调配人员和资源。

二、多任务时病人优先分类的原则

1. ABC 原则　急诊医生的金科玉律就是 ABC（airway 呼吸道、breath 呼吸、circulation 循环）。每一位急诊医生都必须明白，当大批的病人进入急诊室，首先要做的是判断和稳定病人的 ABC。在接诊多个病人时，首先评价病人的 ABC，凡 ABC 任何一项的功能衰竭和不稳定，都为最优先处理的对象。

2. 假定重病的原则　有时病人的诊断并不明确，甚至牵涉到好几种可能，而不同的可能又与不同的检查与治疗有关，而时间紧迫，大量的病人在候诊，我们何去何从呢？此时我们要做最坏的打算，但做最佳的准备，即假设病人是众多原因中最糟的状况，而给予针对此状况的最佳处置，这才是病人的最佳利益。

3. 重病在先的原则　在多个生命体征平稳的病人中，要根据主诉初步判断疾病可能的轻重，优先处理可能的重病，例如 3 个同时就诊的中年病人，ABC 均稳定，主诉分别为剧烈胸痛、剧烈头痛和发热，那么处理原则就是：指挥护士和实习医生为怀疑急性冠状动脉综合征的胸痛病人吸氧、建立静脉通路、检查心电图；询问头痛病人病史，联系头颅 CT 检查；对发热病人的处理则可以稍微滞后。这同时也要求急诊医生一定要熟悉各种重症典型的和不典型的临床表现，在多个病人中发现重病的可能。

4. 快处置的原则　急诊室不是住院部，我们不可能也没有必要把每一个病人的诊断搞清楚，重要的是维持病人的生命体征，防止病情进一步恶化，为下一步治疗争取时间。特别是面对多个病人时，不要把时间全部花费在一个病人身上，即使这个病人的病情最重，我们也要留心其他病人，以免漏诊潜在的重病患者。因此，要对每个病人做出快速处理。

5. 提高效率的原则　处理多种任务的情况时，一定要合理安排时间、步骤，加强处理措施的目的性和针对性，避免处理完一个病人再处理另一个病人的情况出现，合理调配手中的人力物力资源，所谓“十指并用”，要在最短的时间内使每个病人都得到初步的检查和处置，然后再进行进一步的处理。

6. 及时求助的原则　不要做自己力所不能及的工作；一旦在处理多种任务时有问题，要及时请上级医生和专科医师来指导协助。

急诊工作是一个充满挑战的行业，同时处置多个危重病人或多种任务是急诊的技能巅峰，急诊医生的应急能力就是表现在处理多种任务的技巧之上，以上这些原则，希望对急诊医生的工作提供有益的帮助。

（梁　璐）

第六章 灾害医学和突发群体性伤亡事件

第一节 灾害医学概述

一、灾害的定义

灾害是指对人类健康和社会经济造成巨大破坏，多数是突如其来，如台风、洪水灾害、海啸等，也有缓慢的，如旱灾。

如未对社会和人群产生损害，那么只能认为是一种突发的自然现象。灾害的破坏程度常超出本地区所能承受的救援能力，需要外来协助，甚至需要国际援助。国际灾害医学专家给灾害下的定义是："超出受灾地区现有资源承受能力的人类生态环境的破坏"。

灾害大体分自然灾害和人为两大类（表6－1）。

表6－1 灾害分类

自然灾害	人为灾害
洪水灾害	火灾
地震	爆炸
飓风（台风）、海啸	枪战、战争
暴风雪	（人群）受惊吓蜂拥相互踩踏事件
火山爆发、非人为火灾	建筑物倒塌（建筑、桥梁等）
龙卷风	交通事故（包括空难、海难）
山崩	工业事故（化学危险品）
雪崩	大规模杀伤性武器（核、生物、化学）
陨石坠落	大范围停电事故
其他	其他

自然界的灾害如洪水、地震、台风、大火（特别是森林火灾）、旱灾、虫灾、泥石流等。自然灾害是不可抗拒的，但如果防灾准备不足，人为因素对灾害的加重不容忽视。如2005年，"卡特里娜"飓风袭击美国新奥尔良，政府在灾害的应急反应能力方面暴露了严重的问题。

人为的灾害，最残酷的是战争，尤其是近几年，大规模杀伤性武器被恐怖分子用来恐怖袭击的可能在不断增加，对人类构成巨大危险。还有一种人为的灾害，看来不显眼，但每时每刻每地都在发生，因这种容易被忽视的现象，也可称之为"意外事故"，每年死伤的总人数并不少于一次战争，这就是道路交通事故（road traffic accidents，RTA）。据世界卫生组织（WHO）的统计，全世界每年死于RTA的总人数50～70万，我国每年死于RTA的总人数占全世界的1/10。因此RTA是一个不容忽视的人为灾害。RTA加上空难、海难、工伤事故和暴力所致死伤的人数，在全球更为巨大。据WHO在1993年报告（由WHO总干事中岛宏报告），每年平均有350万人死于工业事故、日常生活中出现的意外（包括RTA、空难、海难、铁路交通事故）和暴力。受伤的人数为死亡人数的100～500倍。

因此，意外事故对人群造成的损害甚于自然灾害。

二、防灾准备

防灾不是防止自然灾害，现代科学技术尚无法防止一次地震、台风等的发生。但是可以做到减轻灾害造成的伤亡和损失，这是我们医务人员和国家行政人员以及其他有关人员通力合作的目标。在1993年4月7日由卫生部外事司和医政司等合办的“世界卫生日”，提出“善待生命——预防意外伤亡和暴力”，说明意外事故不能等闲视之。防灾和减灾（disaster preparedness and mitigation），预防和减轻受灾伤亡的人数和受伤后的致残率是联合国提出的20世纪最后10年的重点工作。从医务人员的立场看，主要做到两大项工作：

（一）救护灾害时遭受伤害的人群　平时以院前救护站或急救中心培训基础维持受伤人员生命的技能较妥：基本维持生命（basic life support，BLS）、止血、四肢骨折临时固定、补充有效血容量、以及供氧、止痛等简易疗法。这批培训的急救医士或（和）护士是第一批送往灾区的医疗队。我国卫生部已在上海设立了“急救医师培训班”。培养的急救医士既适用于平时的急救工作，又能赶赴灾区与灾区原有的医疗组织合作，共同抢救受灾人员，亦能单独进行抢救工作。

（二）准备救灾需用的器材和药物　救灾医疗队可按任务的紧急程度分为几批负有不同抢救任务的医疗队。

1．第1批救灾医疗队　最早一批的主要任务是赶赴灾区，进行寻找掩埋在倒塌的建筑下，或泥土下的受害者。然后根据受害者遭受伤害的程度及受伤部位，实施分类，也就是“分诊（triage）”。按受害者的伤害程度和受伤部位分级：最轻的可在现场进行救治；比较重的，需立即止血、初步清创、初步固定四肢骨折等；严重的受伤者，应进行基础生命维持。

根据这最早一批救灾医疗队的任务，应配备：止血带、止血镊、止血钳、局部消毒器械和敷料、固定骨折的小夹板、颈托、口咽通气管、简易呼吸器、开口器、气管插管镜、足踏吸痰器、气管插管（各种型号）、氧气桶、输液器和注射器（均为一次性使用，注射器型号和针头等应配齐）、静脉输液留置管、吸氧管、手提除颤器（如有条件亦可配备自动除颤器）、杠杆式闭胸心脏按压机（或气动式）等器械。每种器械件数按需要自行调整（根据灾区面积和受灾人数估计），不作硬性规定。

抢救药物：肾上腺素、阿托品、多巴胺、利多卡因、溴苄胺、碳酸氢钠、纳洛酮等。镇痛药：吗啡、哌替定等（有麻醉药处方权的医师开具）。

抗生素：青霉素（附带过敏皮试液）、庆大霉素、卡那霉素、头孢拉定（先锋Ⅵ）、头孢呋新酯（西力欣）、头孢噻肟等。

消毒剂：70%乙醇、2%碘酊等。

静脉输液用液体：5%葡萄糖、5%葡萄糖氯化钠、林格液、5%碳酸氢钠液、右旋糖酐40（低分子右旋糖酐）、706代血浆等。

分诊识别伤情程度标牌：采用编号，标牌内注明受伤部位，受伤性质（如骨折、烧伤等），基本生命体征，四周用不同颜色表明伤情程度：红色为最重，急需抢救，并立即转送基地医院；黄色为次重，现场抢救，处理伤口，矫正骨折对位，用石膏固定，输液，必要时用抗生素；绿色为较轻，可在现场处理，第一批救护队已作了处理，可复查一次。黑色为伤员已死亡等待死体处理专业队来处理。

救护车：一般有3种车型：日常用救护车、指挥车和活动加强监护医疗车（mobile ICU）。如车身够长够大，可在救护车内做手术。

2．第二批救灾医疗队　组成人员（表6－2）。

表 6－2 救灾医疗队组成人员参考

人员	名额	人员	名额
队长	正副各 1 名	眼科	1
外科	3	耳鼻喉	1
内科	2	药剂师	1
麻醉科	1	放射科	1
妇科	1	护士	2
儿科	1	炊事员	1

第二批救灾医疗队的主要任务：

（1）根据第一批分诊后伤员，按照分诊标牌的伤员伤情轻重程度，进行分级抢救。

（2）需立即手术的伤员，就地在消毒好的帐篷或救护车中进行手术。根据伤情轻重安排在现场帐篷中继续治疗或转送至“后方医院”。

第二批医疗队的器械：

（1）手术包（普外、创伤、脑外、泌外、妇科）。

（2）平车（可代替手术床，最理想的是平车四个支架可以收缩、放下，可作担架，搬动伤员十分方便）。

（3）帐篷（最好用“充气帐篷”，便于携带，用附件小电动机充气，帐篷即升起，内用金属支架固定。在水灾或地震灾区使用既方便又快速。这种充气帐篷曾在德国慕尼黑见到救护队表演时使用过（据闻我国已有厂家在制造）。

（4）固定骨折的支架、绷带、石膏粉、固定脊椎骨折的石膏马甲、颈托等。

（5）第一批救灾医疗队所用的部分器械，如输液器、注射器、针头、静脉输液留置管、除颤器、氧气桶等。此外，还应配备体外或临时搏器。

第二批救灾医疗队需带的药物：

基本上和第一批相同。但需增加手术时用的局部和全身麻醉剂和抗生素的品种、以及人血浆白蛋白、硝普钠、硝酸甘油（口含和静脉滴注剂）、多巴酚丁胺、去乙酰毛花苷丙（西地兰）、地高辛、尼可刹米、山梗菜碱、胺碘酮、普罗帕酮、维拉帕米等。

药物主要分类：镇痛、镇静、麻醉、拟交感胺类、乙酰胆碱拮抗剂、抗生素、其他如心血管病、呼吸系统病、消化系统病和神经精神系统用药、抗过敏、抗疟疾、肾上腺皮质激素、利尿、眼科和耳鼻喉科常用药。

3. 第三批救灾医疗队　这批医疗队可与第二批同行或稍晚到达灾区。主要任务是对灾区进行全面勘察和消毒，特别是对水灾地区。未被水淹的灾区邻近部分和洪水已退去的灾区，都需进行彻底调查，包括水井、水塘、厕所、居民区等地区。本批医疗队应由传染病或流行病专家为主要领导成员，辅以若干卫生工程人员。主要任务是消毒与灭杀有害昆虫和鼠类：

（1）灾区环境清理和消毒　应发动灾区群众，一方面宣传基本卫生知识，一方面共同清理环境，并开展广泛的消毒工作，特别对水井、饮水塘、伙房、厕所等处要加强消毒，必要时需新水井和公共厕所。常用的水源消毒剂为 CJ－高效毒净；环境消毒一般用 5% 甲酚皂溶液。

（2）杀虫和灭鼠　洪涝灾区的主要害虫是蚊蝇。

常用的室内杀虫药：①2.5% 凯素灵　用水稀释 100 倍，灭蚊用量 $5ml/m^2$，灭家蝇用量 $10ml/m^2$；②5% 奋斗呐可湿性粉剂　用水稀稀 200 倍，用量 $5ml/m^2$；③敌敌畏　50%～80% 乳油喷雾，0.1% 浓度，用量 $20ml/m^2$。

常用于室外杀虫药：①2.5% 蚊蝇净　500g 加水 500ml，用于水塘或水坑；②1% 浓度敌敌畏　用于厕所灭蛆，0.5g/m²；③50%马拉硫磷乳油　用于稻田和水塘灭蚊。用量 50～100ml/亩，喷雾。

其他还有：80%敌百虫、50%杀螟松乳油、50%～80%倍硫磷乳油等。

常用于灭鼠的药物：敌鼠纳、氯敌鼠、杀鼠醚、杀鼠隆等。

第三批救灾医疗队还应配备尸体处理专业队。

三、现场抢救程度

最早抢救受害者的是当地的医护工作人员。灾情过大就需要外来支援。第一批救灾医疗队到灾区后，首要任务是“寻找和抢救”，寻找受害者，并进行分诊和初步维持生命的抢救，为每一位受害者，挂上“伤情程度识别标牌”。第二批救灾医疗队到达后，立即支起帐篷，按照第一批的分诊，按轻重进行救治。并决定留在现场或转送至离灾区稍远的医院，继续治疗。第三批主要是消毒环境并处理死亡的受害者。尸体均应先消毒，然后掩埋。埋尸场周围 $1000m^2$ 和场上空气 $2400m^2$ 的范围均需消毒。

防灾、救灾和救治受灾的人群，以及对灾区环境的严格消毒和杀灭有害昆虫及鼠类，主要目的是“大灾之后无大疫”。

日常生活中的 RTA 等认为灾害的预防工作是一项很繁复的多行业（包括市政部门、机动车制造厂家、医务专家等）共同协作的工作，例如改进城市交通建设和交通规章制度，改进机动车的防止发生事故的装备等。大多由医务专家和机动车设计工程师合作改进。

第二节　突发群体伤亡事件

一、群体伤亡事件定义

灾害是指事件（自然或人为）发生后，需求（包括医疗在内的各种需求）超过所能提供的资源（反应能力），即需求 > 资源。群体伤亡事件（mass casualty incident，MCI）是指伤亡事件的规模超出现场急救、转运或医院的处理能力（MCI = 医疗需求 > 医疗资源），它是灾害（或事件）发生后，出现大量伤亡病例（包括疾病、外伤、失踪、死亡），伤亡病例的医疗需求超过了现有的医疗资源。

判断一个事件是否是 MCI，取决于医疗机构的能力。如一个交通事故现场，有 5 个致死性外伤病例和 10 个普通外伤病例，需要急救，如果事件发生在偏远的郊区，对当地的医疗机构来说，远超出了他们的能力，事件可以被认为是灾害或群体伤亡事件；然而，如果事件发生在大城市，有经验丰富的院前急救队伍，有先进的创伤外科中心和足够的医疗资源，这一事件，很可能没有超出当地医疗机构的能力，不构成 MCI。

二、群体伤亡事件处理程序

概括地来说，群体伤亡事件（或灾害）的现场急救和病人处理可用“DISASTER”几个字母来描述（表 6－3），它是标准的现场或医疗机构病人组织和管理方法。处理的标准化有助于各现场急救单位间（EMS、急诊医生、警察、武警、消防员、志愿者）协调统一，也有利于灾难医学培训。

1. 发觉事件（detect）　报告事件是否为群体伤亡事件（需求 > 资源）？引起原因是什么？觉察 MCI 是建立有效快速反应的最重要一步。有些事件比较容易发现，如洪水、龙卷风；有些事件容易发现，但起因不明（如工厂发生爆炸，但不知道是意外事故，还是人为恐怖事件）；有些事件经过很长一段时间后才被发现（如生物恐怖事件，病人得了感染性疾病，来医院就诊后被警觉的医生发现）。急诊医生要警惕核（放射性）、生物化学恐怖事件的发生，对创伤病人尤其要警惕。一旦发现可疑病人，立即启动应急预案，发出警报。

表 6－3 MCI 处理程序

"DISASTER" 内容	意 义
是灾害或 MCI（需求 > 我们的资源）吗？——是	
D——detect	发现事件（灾害）的原因是什么？
I——incident command	需要成立灾害指挥中心吗？谁来指挥？
S——scene security and safety	急救现场安全吗？
A——assess hazards	事件可能危害是什么？
S——support	还需要哪些支持？
T——triage and treatment	需要分诊吗？需要哪些处理措施？
E——evacuation	病人需要疏散和转运到另外一个地方？
R——recovery	病人恢复需要注意哪些事项？

2. 事件指挥系统（incident command system，ICS） 需要成立指挥中心吗？设在现场还是在比较安全的地方？MCI 指挥系统最初来自消防队火灾急救时，大量灾害和 MCI 的危机处理，证实成立 ICS 是十分有效的。ICS 必须职责明确、结构统一、指挥系统和通讯系统畅通。急诊科须建立灾害应急预案，明确 ICS 结构和成员；在 MCI 现场，一般由强力部门或消防队组织成立 ICS。

ICS 组成包括：指挥（IC），下属计划组（thinkers）、后勤组（getters）、执行组（doers）、财务组（payers）。

（1）MCI 指挥：需要知道：MCI 时间、地点，伤亡数量、类型、需要哪些物资，熟悉参与急救机构的能力（在事件发生前就要掌握），评估到各医院时间，排除污染的方法，最新信息。

（2）计划组和后勤组：计划组功能包括：监督应急预案的制定，提供可供选择的方案，定期提供预报，督促计划的执行。后勤组职责：人员、设备、辅助材料、食物、其他各种服务和通讯支持。

（3）执行组：根据需要可以成立各个分组（如医学组，转运、联络、消防、公共健康组等）和任命各分组负责人。主要职责：遵从指挥中心指示，建立不同 MCI 预案（MCI 第 1 小时，第 2～8 小时，8 小时后的管理的目标是什么？），指挥各分组工作，监管执行情况。

现场医学组组长一般是 EMS 医生，医学组的职能：制订分诊和排序决策，帮助转运人员决策，帮助执行组官员决策。现场医生的主要角色是现场医学顾问，进行医学相关问题的临床决策，但不应该是现场指挥，指挥由最先进入现场的部门（如警察部门、消防队）来担任更合适。

3. 安全保证（Safety and Security） 急救现场安全吗？必须要考虑到现场的各种安全问题（如地形地貌、风向等），否则会造成更多的危害。如果 MCI 现场存在安全问题，必须在相应机构（如警察、消防部门）控制后医护人员才能进入现场。

MCI 急救最重要的一点是——首先要保护自己和医疗团队安全，其次是保护公众，然后才是保护病人，最后则是保护环境。急救者进入现场之前要经过培训，要有精神准备，想到可能的各种情景，并能处理遇到的危机。这有助于减少急性应急障碍、创伤后精神紧张性障碍（PTSD），如避免"警笛－心理障碍"。需要注意的是：不要因为情况紧急，而超速行驶，这是非常危险而于事无补的行为。

4. 危险性评价（assess） MCI 发生后，可能有哪些危险（化学生物危险品危害、毒气泄漏、火灾、爆炸、暴力、暴动、不稳定建筑物、不利的风向、异常天气、狙击手等）？我需要请别人帮忙评价吗（如放射性毒物评价）？在现场可能有多种危险因素存在需要大家警觉，如飞机坠毁，部分进入建筑物中，电线掉在地上，建筑物着火，产生有害的气体。

有时，在急救人员到达现场一段时间后，一些危害才表现出来，因此需要在现场持续评估可能危险。如大楼倒塌、多个狙击手（或恐怖分子）、定时炸弹、哑弹等情况下。当然，不管何种因素导致的 MCI，个人防护远比确定危险因素来得重要，比如在不同的场合，需应用不同的个人防护装备（PEE）。

5．支持（support）　需要哪些支持（当地政府或国家财政、设备支持、军队、医疗机构、志愿者等）？有时 MCI 的急救需要多方支持，人员方面需要：警察、消防员、院前急救人员、医院工作人员、医生、工程师、拆弹专家、核物理学家、地震专家、气象学家、流行病学专家、社会工作者等。简易房需要准备：指挥中心、病人集中区、病人处置室、家属等候区、工作人员休息室、淋浴室、食物准备室、陈尸处等。可能需要工具有：救护车、救火车、直升机、推土机、起重机、包括四驱越野汽车等其他运载工具等。

MCI/灾害急救一般不接收没有经过培训的志愿者，原则上也不主张社会大众自发捐献实物（直接告诉媒体现在救灾缺什么或建议把捐物改为捐钱），这和传统观念有明显冲突，因为需要花宝贵的时间对大量没有标签的物品进行分类；没有足够的存贮空间；捐献没有标签的实物容易被恐怖分子利用（如捐献有毒的食物）；没有作好准备志愿者往往易受伤害，而且消耗水、食品和帐篷。

6．分诊和治疗（triage and treatment）　在 MCI，所有的病人不可能都被马上处理，需要系统的方法决定哪些病人需要紧急处理，利用有限的资源，挽救尽可能多的生命。这一方法就是通常所说的分诊，这时分诊定义为依据病情严重程度和存活的可能性对病人进行排序（sort）。现场的处理可以是非常基本的（如包扎、固定），也可以很先进（如移动 ICU），这取决于医疗资源。注意记录好受害者的医疗文件。

有多种 MCI 分诊方法：标签法、分类法、颜色标记法、符号法等。最好医院和其他机构通用一种方法，迅速把分诊标签标在病人身上，如写在病人脸上或套在病人手腕上（不要别在衣服上）。具体分诊方法通常采用“MASS”分诊法，即：

M——move 能听到，且能走路的人，走到指定区域（ID－me 分类——绿色，无须紧急处理）；余下的受害者请动一下胳膊或腿（ID－me 分类——黄色）。

这两类能活动的病人分到相对轻的区域（如绿区、黄区），但要再次或动态评价这类病人，发现需要紧急处理的病人（红色）。

A——assess 评价所有受害者，优先评价和帮助那些没有活动的受害者（ID－me 最初分类——红色）；其次评价那些不能走路但能活动胳膊或腿的受害者；最后评价那些走路进入绿色区域的受害者；其依据是研究显示，GCS 评分中运动部分是创伤病人死亡率最好的预测指标。

S——sort 用“ID－me”方法分类病人。

S——send 优先运送标记为红色的病人。

受害者病情轻重分类，“ID－me”分类：

I——immediate（红色）危及生命的外伤，但可以治疗，需要紧急处理。

D——delay（黄色）潜在严重损伤，但尚稳定，允许短期等待医学处理。

M——minimal（绿色）轻微病变，允许等较长时间再行医学处理。

E——expectant（黑色）预期死亡病人：打开气道没有自主呼吸病人，或致命性外伤病人。

D——dead（灰色）已经死亡病人。

“ID－me”分类方法可参考 Start 分诊法（图 6－1）。

最初的分诊目标是拣出能活动的病人（简称 move 组，这组病人病情相对较轻），当然部分重病人可能被分到 move，这时需要第二步评价（assess），来作个体评价（这时优先考虑不能活动的受害者），用“ID－me”分类法挑出被分到 Move 组的重病人。

7．疏散和转运（evacuation）　实施急救者需要知道：如何疏散受害者？送他们去哪儿？这是 MCI 处理的短期目标。

各医院和高楼大厦都要有疏散预案，建筑物内要有多条逃生通道。发生 MCI 后，要按 MASS 分诊模式尽快疏散和转运受害者（包括受害者家属、群众），以免二次损伤和增加危险化学品的暴露。注意要在疏散前对（沾染放射性物质、生物化学危险品的）受害者去污染，否则会污染救护车、医院、公共场合。

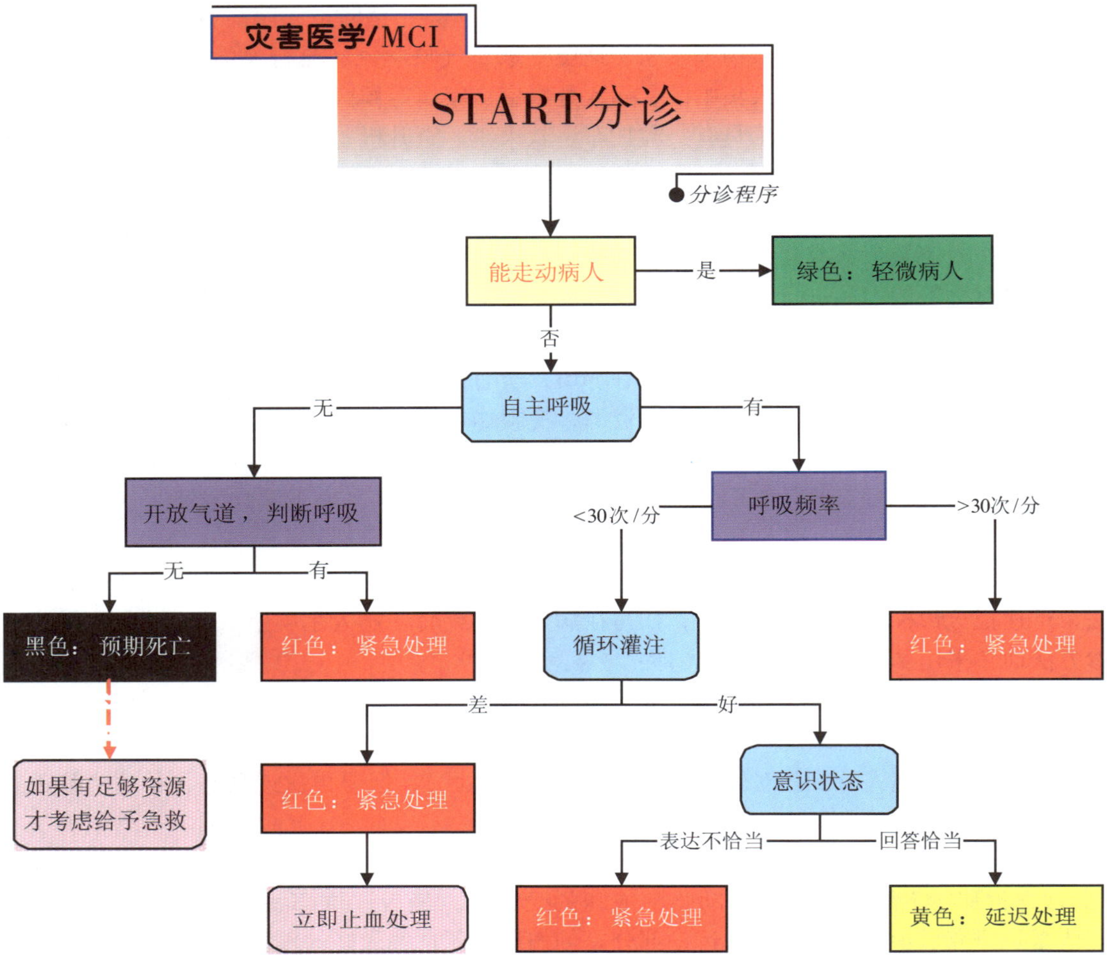

图 6－1 群体伤亡事件发生时 Start 分诊法

如果转运受害者的交通工具不足，可以考虑运送“红标”病人（需要紧急处理）同时，在同一辆救护车上增加转运 1 个或多个绿标病人，采取灵活的方式尽快疏散病人。

8. 恢复（recovery） 急救人员需要明确：存在哪些恢复相关问题？这是 MCI 处理的长期目标，最小化灾害对个体和国家的影响。

MCI 发生后，需要恢复的不仅仅是事件受害者，还包括其家属、救护人员、公众，甚至还包括整个国家地区经济和自然资源的恢复。如帮助受害者搭建临时住所，为他们提供食物、干净水、衣服、卫生实施，提供便利的交通和教学实施。

但 MCI 后的恢复对整个国家和个体来说都是非常困难的。如造成近 30 万人罹难的 2004 年印度洋地震海啸，至今仍有很多灾区的经济生活、自然环境尚未恢复至海啸前。同样受害者事件后应急相关问题（如物质滥用、睡眠障碍、食欲改变、过度警觉等）也往往很严重，甚至影响工作和家庭生活，需要进行恰当干预，使 MCI 对受害者的影响最小化。

三、小结

灾害和群体伤亡事件（MCI）的特点是（医疗）需求 >（医疗）资源。MCI 处理可循 D-I-S-A-S-T-E-R 流程，这一流程适于自然灾害、创伤和爆炸事件、核武器爆炸和放射性损伤、生物恐怖事件和化学恐怖事件等所致的 MCI 时。MCI 处理时受害者的分诊尤其重要，为了各施救单位统一协调，分诊一般采用 MASS 方法，给现场受害者标以红（I）、黄（D）、绿（M）、黑（E）等醒目标记。

掌握 MCI 的处理不是急诊医生根据自己爱好的选项，而是在履行一个急诊医生和国家公民应尽的义务。各医院和急诊科都应制定自己的 MCI 应急预案（或灾害应急计划），并定期讨论预案中需要改进的地方，以备不时之需。

第三节 灾害给人类和环境的危害和对策

除了火山爆发，几乎所有的自然灾害都在我国发生过，最严重的当属洪水，自古以来，始终威胁着我国广大的地域，国家和人民遭受的损失有时非常巨大和严重。历史上记载的洪灾可以追溯到 4000 年前的大禹治水。1949 年解放以后，政府一直重视防范洪灾，治理淮河修堤坝、疏河道，每年都需花费大量资金来防洪，至今尚不能根治，因为这是很多因素造成的，如毁灭长江大河上游的大批原始森林，水土不能保持，使下游河道淤塞，雨水过多时，就会酿成洪水泛滥。1991 年和 1998 年长江的特大洪灾就是明显的例子，损失巨大。地震、森林火灾和台风均造成人群伤害和城市环境的严重破坏，损失有时不易估算。为了防备和减轻灾后的损失，应做到以下几项：

一、加强灾害医疗救援管理的研究

灾害医疗救援在较大程度上是政府主持和管理的。管理水平主要体现在以下三个方面：

1. 急救医疗网络建设　包括院前和院内急救的建设，如现代化的急救器械、通讯设备、先进的多功能救护车，训练高素质和高技能的急救专业人员。

2. 制定各类灾害的医疗救援预案，并在平时就组织好相应的救灾医疗预备队和储备好各种救灾器械和药物（包括消毒环境和杀灭害虫、有害动物的药物）。

3. 提高灾区现场抢救指挥能力。

二、加强各类灾害医疗救援的学术研究

灾害事故医疗救援主要涉及到生命体征的急救与支持，如保持气道通畅或人工呼吸；对休克或心脏骤停者设法维持循环，包括实施现场心肺复苏；对创伤出血，给予止血、包扎、抗休克措施；骨折的固定；严重烧伤、多发创伤、挤压伤的应急处理等。上述许多治疗方法都比较成熟，早已列为常规，当然继续研究，求得改进与发展也是需要的。主要研究内容应侧重于各类不同灾害造成伤亡的特殊性，研究在各种特殊条件下怎样有效地进行医疗救援。这些研究包括灾害医学及与灾害医学有关的边缘学科，还涉及到非医学的其他学科，譬如在一偏僻地区发生了火车撞车事件，大批伤员被困在变形的车厢里，动弹不得，根本无法对病人进行抢救，医务人员即使赶到现场也会束手无策。怎么办？单靠常规医务力量是无法进行医疗救援的，必须首先设法使病人解脱出来才能进行抢救。为此，就必须动用特殊的切割工具，有时还不得不使用起重吊车，搬送病人时可能要使用特殊的担架以及特殊的固定器材。如果事故发生地点交通困难，救护车无法开进来，还不得不通过其他方法，包括使用直升机来运送病人。有的病人病情危重不宜长途转运，急需立即进行复苏或紧急手术，则应选择距离现场最近的医疗点，建立临时抢救中心。此时，野战医院体制将会发挥重大作用。凡此种种，就是在特殊条件下进行有效的医疗救援所必需的措施。在医疗救援实践中还会遇到许多意想不到的问题，只有通过实践不断总结不断研讨，才能提高医疗救援水平，又如地震，其直接伤害有砸击、压埋、各种创伤、挤压伤、窒息，还有各种次生或续发灾害，如火灾引起灼伤，水灾引起淹溺，毒气泄漏，放射性损伤、冻伤，精神失常，盲目跳楼致伤等等。还会遇到许多特殊问题，如怎样保护水源不受污染，如何消灭苍蝇，灾后住房如何重建（防震）等都值得研讨。当遇到特大洪涝灾害时，大批人畜伤亡，有淹溺致死，有因建筑物倒塌压伤、有土埋而窒息，有触电致伤，有被毒蛇咬伤，溺水也有干性溺水

(喉痉挛、窒息)、淡水溺水(低氧血症、溶血、肾衰)咸水溺水(肺水肿、ARDS)。洪涝灾害时水源污染，各种传染病流行，如急性胃肠炎、痢疾、伤寒、肝炎、脑炎、钩端螺旋体病、出血热都会成倍增多。其他灾害，如空难、海难、大楼火灾、毒气泄漏、群体性中毒等，均有各自的特殊性。如何进行有效的医疗救援，都要求我们通过实践不断总结研讨，进行广泛经验交流，特别是组织专题研讨会，对灾害特点、致伤规律、怎样有效组织医疗救援、如何减灾防灾等进行深入研讨，对以往医疗救援经验认真进行总结，整理成册，陆续出版各类灾害事故医疗救援专辑，这对发展我国灾害医学，提高医疗救援水平，将是一大贡献。

(蒋　健　邵孝铁　徐腾达)

第七章　急诊医学临床决策

最重要的急诊临床工作不是诊断性检查或药物处方、急诊操作，而是急诊医学临床决策（decision making）。针对面临的急诊临床问题，利用有限的资料，在尽可能短时间内做出临床决策是急诊医学独特之处。

在所有的医学专业中，急诊医学是临床决策应用最频繁的学科之一，而且诊断的不确定性也是最高的。急诊医生在临床工作中需要运用急诊诊疗技术整合大量医学信息作出科学的临床决策。最近国外的一项调查表明急诊医生在这方面的训练非常少；而在我国，可以说现在这方面是空白，极少有文献讨论临床决策过程，很少有急诊医生对“缺乏经验的医学生是如何成长为一名经验丰富的医学专家?”这类话题有浓厚的兴趣。

本章主要内容介绍急诊医生常用临床决策方法，及它们各自的优缺点，旨在提高急诊医学临床决策水平，减少决策失误，更好地培训急诊医学专业的住院医师，提高急诊医学教学水准。

一、急诊医学临床决策的特殊性

1. 时间压力大　一般一个内科医师收集病史、完整查体的时间是2h。而有经验的急诊医生则被要求在尽可能短的时间内做出初步诊断和处理意见，稳定病人，如心脏骤停（室颤）病人，每晚一分钟除颤，死亡率增加7%～10%；如胸痛病人要求10min内完成一份12导联心电图若需要，60min内开始溶栓。

2. 高风险、高赌注　一般情况下，留给急诊医生的时间非常有限，无法在处理检查时“撒大网”，病人总希望医生能尽早解决他的问题，但如果决策错误将产生严重的后果。

3. 信息不充足　急诊病人往往存在信息严重不足问题，如一异位妊娠破裂出血的病人，凌晨1时，因急性下腹痛3h来急诊就诊，妇产科医师考虑诊断不除外异位妊娠，建议查盆腔B超、尿hCG检查，但病人因为腹腔出血，肾灌注不足致无尿，上述两项检查很可能不能顺利地进行。

4. 不确定性　急诊医学的特点之一是具有高度不确定性。

（1）目标不清楚　不同于其他专科，急诊病人的主要问题在刚开始时往往不十分清楚，如一学生20岁，因发热1天来急诊就诊，先看发热门诊，医生发现病人有腹泻表现，建议病人看肠道门诊，肠道门诊检查除外菌痢、霍乱，建议看普通急诊，最后诊断病人是急性阑尾炎，术中发现已经穿孔。

（2）动态变化　急诊病人的病情往往是动态变化的。如一7岁男孩，因误服40片“复合维生素片”1h来诊，入院检查无特殊异常，3h后患儿出现恶心、呕吐、腹泻等表现，并很快进入昏迷状态，最后诊断是急性铁中毒。这类无起始症状型中毒尤其要引起重视。

（3）信息过量引起的不确定性　当今有经验的医生在临床实践中需要近200万条信息。医学会、杂志社在不遗余力地制定和推出各种版本的临床指南、临床试验结果、荟萃分析结果。循证医学宣传铺天盖地，同时也在不停地推出各种矛盾的结果，增加了临床决策的难度。

5. 医学问题的复杂性　相同的医学问题如发生在不同的人身上，临床决策过程可完全不同，如同样是支气管扩张、大咯血的急诊病例：

第一个病例：56岁男性，支气管扩张和吸烟病史，因大咯血4h来诊（咯血量1h超过150ml），外院用药（垂体后叶素、立止血、酚妥拉明等）治疗无效，大咯血危及生命。传统PPD皮试、胸部CT、纤维支气管镜检查显然不考虑，应行DSA，明确出血部位，进行栓塞治疗。病人出血停止后收住入院，后CT证实病人患中央型肺癌。

第二个病例：28 岁女性，支气管扩张病史 5 年，孕 38 周，因大咯血 5h 来诊，到我院抢救室时病人神志清楚，左侧卧位，1min 咯 2 ~4 口鲜血，心电监护显示 SPO_2 为 91%。这个病人的急诊处理决策是什么呢？母亲现在面临危险（窒息、缺氧），需要紧急止血，但胎儿现在处境同样危险，存在宫内窘迫。当务之急是 DSA，栓塞止血？还是先终止妊娠？实际抢救过程是：给病人插入双腔支气管导管，保护一侧肺，立即剖宫产终止妊娠；然后行 DSA，栓塞止血。结果非常顺利，母子平安。

可见急诊医学临床决策过程并非教科书中写得那样简单。

6. 面临的急需临床决策的任务多　相比其他任何专业的医生，急诊医生每天要面临的临床决策的任务要多得多，很多时候还同时发生多个任务（在大学医学中心急诊科占 10% ~20% 的时间），很多急诊医生具备同时处理 5 ~7 个病人的能力。通过多任务的训练，急诊医生可以显著提高临床决策效率。

7. 强调临床决策共性和个体化　急诊医学的特点要求急诊医生有很高超的决策技巧，扎实的专业临床基本功，在繁忙的急诊工作中节省脑力，减少职业压力。由于医学问题的复杂性，不应忽视病人的个体化、人性化治疗，特别是在病人的临床表现不典型时。

二、急诊医学临床决策现况

诊断和处理急诊医学问题需要：医学基础知识 + 一组急诊医学决策方法。由于急诊医学专业的特殊性，急诊医生常面临大量的临床诊断和治疗问题（还有急诊管理和教学等问题），某种程度上他们是最主要的和最快速的临床决策者，而在嘈杂的急诊环境中进行有效的临床决策显得尤为重要。问题是急诊医生是如何做出临床决策的？

许多有经验的急诊医生可以在有限的时间内根据极少量的医学信息来进行复杂的临床决策，使诊断和处理效率最大化，但是他们很少对自己的决策思路进行总结和审视。即使是最好的老师也会感到把这些临床决策思维向医学生讲授非常困难。为更快地提高医学生和年轻急诊住院医师的临床决策水平，我们有必要对急诊医学临床决策方法进行系统地探讨，并把它纳入急诊医学教学。

三、急诊医学经典临床决策过程

经典的急诊医学临床决策过程（表 7 -1）。

除了传统的诊断和处理决策（直接解决病人的临床问题）外，急诊医学的决策还包括：急诊管理决策、急诊教学决策、福利决策和急诊病例反馈决策等。

表 7 -1　急诊医生临床工作时经典的决策过程

诊断和病人处理决策

分诊策略：哪些病人应该优先诊治？

稳定策略：为稳定病人需要什么样的干预？

诊断策略：作出诊断需要哪些临床资料？

治疗策略：将需要何种治疗手段？

安置策略：病人需要住院吗？住哪儿？

其他决策

管理决策：维护安全的工作环境（对病人和工作人员）需要做什么样的调整（如病人的转移、通过救护车运送或出院等）？

教学决策：我该告知病人多少关于他（她）病情的信息？当病人病症有重要发现时，该怎么安排医学生、住院医师、其他工作人员的临床教学，以及决定什么时候安排他们来看病人？在急诊很忙时，急诊主治医师应该挤出时间来参与教学吗？

人际关系：当与护士、会诊人员、病人、病人家属发生矛盾时我该怎么做？

福利决策：什么时候和什么场合我可以去冲澡、午间（夜间）休息、洗手，以及来点幽默调剂一下情绪？

反馈决策：我们今天给病人作出的临床决定是否准确？我下次是否需要改进？如果需要，如何改进？做的诊断性试验是否有助于临床决策？

四、急诊临床决策方法

急诊病人诊治过程中，医学调查和临床决策是其中最重要的两个方面，后两者合称：临床推理。

（一）医学调查　包括急诊医学问题的识别和运用各种技能收集临床资料，即收集相关病史资料，查体和诊断学检查等。

（二）临床决策　是指应用收集来的医学数据，对急诊医学问题进行评价、诊断和处理的过程，形成正确的处理步骤。

急诊医师的诊断和处理临床决策过程存在很大风险，即使是一个小错误也可能导致高死亡率和高致残率。

认知专家对医学专家的诊断和处理能力进行了详细的分析和研究，形成下列急诊医学临床决策方法：①模式识别临床决策；②运用规则临床决策；③假设－演绎法临床决策；④自然反应（naturalistic）或事件驱动临床决策。急诊专科医生应熟练运用以上四种决策方法，并根据临床情况来选择决策方法。

1. 模式识别过程进行临床决策　“模式识别”（或“以技能为基础模式”）决策方法是最低水平层级的临床决策。模式识别必须有急诊问题的信息包记忆储备。随着临床经验的积累，急诊医生记忆中存储越来越多的信息包，可以整合病人的病史和体检结果等信息，这样就能立刻作出一个模式识别，即“从病人进急诊大门时就可作出诊断”。最经典的模式识别方法的病例是：一个严重腹痛、血尿、大汗的病人步行进入急诊，即立即可作出肾绞痛的诊断。

模式识别临床决策的特点是：很少包括病理或生理学知识，富含关于这个疾病的临床相关信息，它的转归，相关的体征和症状等；病人的诊断线索和潜在病因诊断都很清楚，是经历过很多病例，经验积累的基础上产生；无须有意识地努力，这类临床决策是完全是潜意识的，操作简明，进程迅速。

模式识别临床决策方法的缺点是：过早下诊断性结论，下错误的诊断，即“锚定”偏倚；急诊医生易忽视额外资料的收集，即确认偏倚；这两个偏倚可产生灾难性后果。如严重腹痛、血尿、大汗，要考虑肾绞痛的可能，但过早的诊断性结论，易漏诊腹主动脉瘤，后者可出现类似临床表现，它的漏诊是致命性的。

2. 运用规则（rule－using）进行临床决策　更高层级的临床决策是“运用规则”的能力，需要对临床问题有更强的理解，而不仅仅是通过记忆和“模式识别”。这一层级的临床决策，解决类似临床问题，可通过先前记录的法则（如果X则Y）进行。这些法则包括启发式方法、流程图、临床径路（如顺序气管插管处理流程）。

急诊医生遇到不典型的临床问题或少见的症候群时，先前并没有相应的处理这一类问题的记忆，这时急诊医生可以运用医学指南、启发式方法和临床流程图等方法，对临床症状、体征、诊断性检查结果进行鉴别和处理。高级心脏生命支持（ACLS）课程时，要求医生严格遵循规定的操作流程或手册，简化临床决策，最大化减少人为错误的几率。

运用规则临床决策的优缺点（表7－2）。

3. 运用假设－演绎方法进行临床决策　最高层级、最常用的临床决策方法。通过使用先前的知识和技能解决问题，并建立新的解决方法（knowledge－based）。医生须通过有意识地、整合分析现有的知识，开创新的解决问题的方案。

假设－演绎方法过程：从病人和环境那里搜集的原始资料，迅速提出诊断假设；其次，数据收集策略被用于采集相关病史，查体和诊断性检查；根据诊断性检查结果和临床过程确定或拒绝假设诊断；过程中提出新的诊断假设（假设精练）；最后，医生从几个假设诊断中选择和确定最可能的诊断（假设确认），注意这最后一步并不总是非常重要的，在急诊排除（假设的）诊断同样具有非常重要的临床意义。

假设－演绎法进程示意图（图7－1）。为了便于记忆，一些专家把之归纳为“STEP”（图7－2）。

假设－演绎法临床决策的优点包括：富有弹性；产生新的诊断假设；避免过早的确定或否定，例如给出并不符合实际情况的一个诊断，导致临床决策过程中断。主要的缺点包括：不易用于教学；产生错误的（诊断）假设和过早中止诊断假设，可使病人陷入危险的境地。

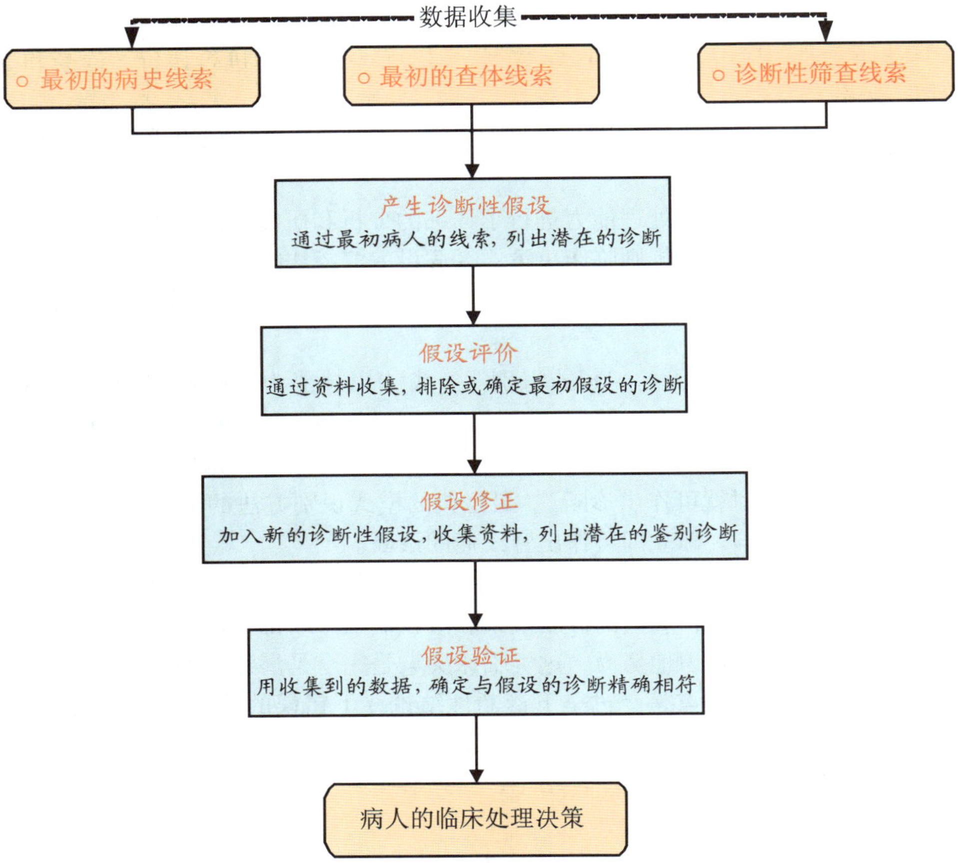

图 7－1　假设－演绎法决策过程

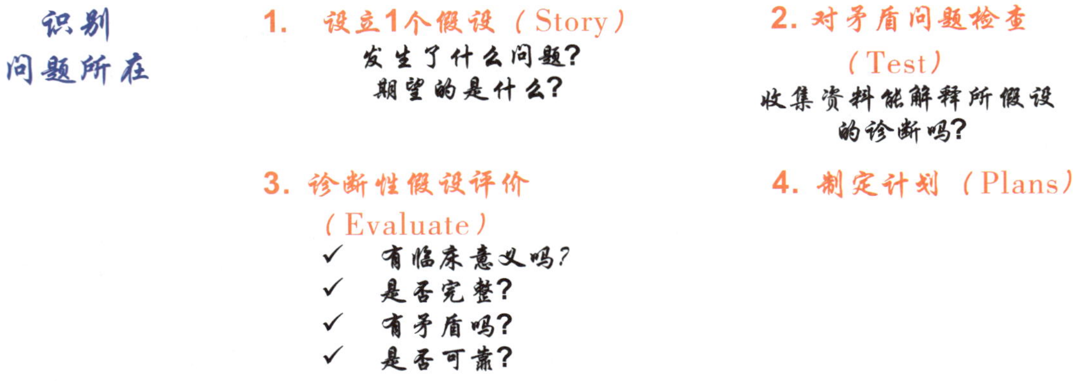

图 7－2　STEP 法临床决策

4．自然反应（naturalistic）或事件驱动（event－driven）方法　自然反应（或事件驱使）临床决策方法的特点是急诊医生在病人诊断还没有确定之前就给予病人症状或体征针对性治疗。如急诊昏迷病人在确定诊断之前，急诊医生可采取下列措施：开放和保护气道，吸氧，建立静脉通路，心脏监护，给予50%葡萄糖、纳洛酮等。

这类临床决策方法在急诊医学实践中，非常常见。急诊医生更重视临床处理过程，而不是可能的诊断，危重病患者往往在进入ICU时，还没有确诊。事件驱动临床决策通常要求急诊科医生排除可能出现的最坏的情况，快速评价和稳定病人，而不是确定诊断。一旦对干预措施有一个令人满意的反应，下一步就是明确诊断。

5. 急诊医学临床决策方法间比较　经验不足的急诊医生对各类急诊问题缺乏清晰的轮廓，可能会（事无巨细地）详尽地询问病史和查体，以备鉴别诊断时用，也不能有针对性地选择一些诊断性检查，而是采用“撒大网”方法。而经验丰富的急诊医生，如果他们在遇到一位病情复杂，病人诊断也不符合他们记忆中的任何诊断标准时，会利用病史/查体/诊断性检查或试验性治疗等方面来评估病人患危及生命疾病的可能性。

医生行医生涯早期，病人的临床问题需要医生用最高层次的临床诊断决策（假设－演绎法），随后逐渐过渡到模式识别临床决策方法，后者较少需要有意识的思考和心理过程。通过模式识别、流程图和临床路径等决策方法，急诊医生可以更快速，以较少的脑力劳动处理病因不明的病人。

各临床决策方法的优缺点比较（表7－2）。

表7－2　各类临床决策方法的优缺点

临床决策方法	主要缺点	主要优点
假设－演绎法	错误假设可使病人陷入危险的境地 过早下结论可导致错误的结果 教给学生很困难	富有弹性
流程图	弹性差 无独立思考的空间	容易教学 给病人标准化处理
模式识别	“锚定”偏倚 “确定”偏倚	快速评价和处理病人 快速制定治疗计划
排除最危险问题	不完整的鉴别诊断 不利于少见病的诊断 过度检查 无对照的临床实践 数值相关偏倚	识别危重症的可能性增加
进行彻底研究	过度使用资源 浪费时间	得到完全评价
事件驱动	如果假设错误，将非常危险 潜在低效率	有弹性 适应急诊的环境

五、急诊医学诊断和治疗决策的启发法

一些急诊医学临床决策专家制定了许多指导诊断和处理临床决策的启发式方法（启发法），表7－3和图7－3。图7－3是急诊医学决策流程图模板，概括地描述了急诊医学临床决策的基本过程。

六、急诊医学临床决策的主要影响因素

概括地来说，影响急诊医学临床决策的主要因素包括以下三个方面：

1. 医生的个人特点　如表7－4所示注重情感类型医生，易受负面情绪的影响；而精神运动方面特长型医生，易出现注意力不集中，自以为是，因此要熟悉不同类型医生的优缺点，因材施教。

2. 医疗条件因素 各单位应根据自身条件，制定适合自己的各类急诊问题的临床决策方法和流程图/规则，了解最新的处理指南。

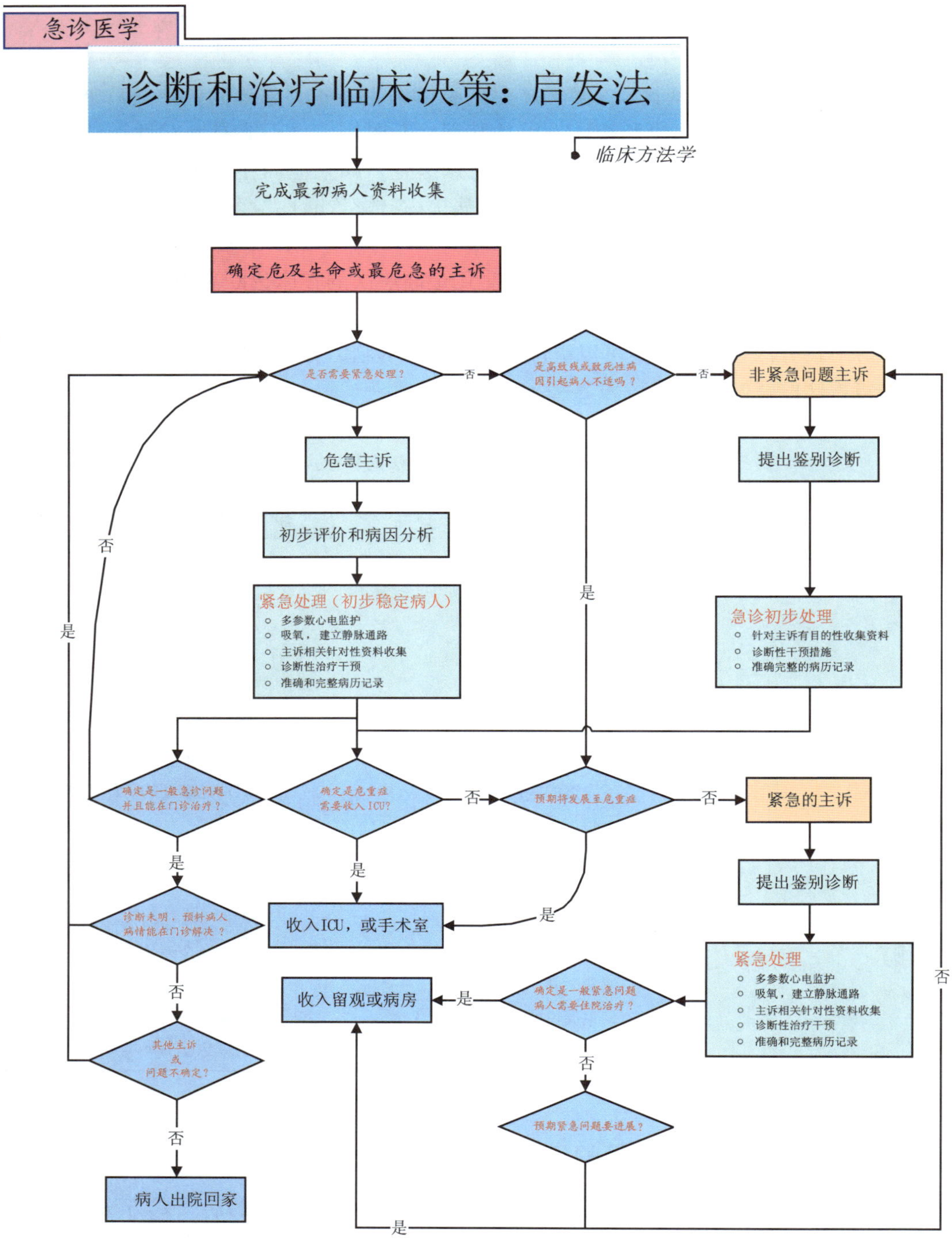

图 7－3 急诊医学临床决策过程示图

3. 经济刺激 经济刺激决定急诊医生的行为，如急诊医生按服务、按人头收费，与劳务费挂上钩时，急诊医生则愿意接诊更多的病人，但给每个病人提供相对少的医疗服务。如不论工作量，都付给急诊医生同样的工资，他们会尽可能少地接诊病人。管理者应制定相应的策略，提高全体急诊医生的工作效率。

表7-3　急诊医学最佳临床决策的启发法

坐在病人床边收集完整病史
连贯的全身体格检查
危及生命问题假设和最有可能诊断假设
使用数据库信息和专家系统拓宽诊断假设
收集数据，确定或排除危及生命问题，然后确定或排除假设诊断
运用便利的临床决策流程图（如胸痛流程图），尽可能避免无目的检查
开针对性检查：能排除或确定假设诊断的检查；影响病人处置的检查
临床规则决策方法（如流程图）中的诊断性检查
运用临床指南和特殊治疗方案，在值班时节省脑力
允许2~3min时间在脑中回顾一下每个病人的处理过程（此时不要被打扰）
安置病人时（如住院时、出院时），脑中回顾一下整个处理过程
过度应急和愤怒时避免做临床决策，用1~2min时间冷静一下，然后再重新组织，作临床决策
手头上最多不能超过4~5个还没有做出决定（决策）的病人；不再接新病人，安置手头病人
运用循证医学技术和分析个体特征，做出合理的决定
理解“证据”的局限性，评估诊断性检查、治疗计划是否确实有效，病人预后如何

七、急诊医学临床决策过程中的失误

在非常拥挤、环境嘈杂的急诊科忙碌的急诊医生很容易出现临床决策失误。这些失误多为诊断错误，诊断错误的原因多种多样，但是大多数错误看起来是在临床推理过程中出现了认知错误。对临床错误进行分析，研究显示急诊医生应多了解急诊医学临床决策。

急诊医学常见临床决策失误（表7-4）。

表7-4　急诊医学常见临床决策失误

决策领域	致临床决策失误，方法学方面的缺点
注重情感类型医生：态度，沟通	害怕或愤怒：可导致负面、冲动或不合理的行为 性格刻板、孤僻 态度问题：无端指责病人等
有精神运动方面特长医生：技术型（外科型）	注意力不集中：易出现三心二意 易受习惯驱使：自以为是，潜意识的行为（哪怕是错误的行为） 不恰当的技术（不愿意改进）可导致死亡率、致残率增高
（一）医学调查（数据收集）	病史和查体不当，收集资料有误 只看（或查）自己想看的，“忽视其他线索” 容易“撒大网”：开些对诊治（或排除假设）没帮助的检查 不系统，没有目的性，“想到哪儿查哪儿”
（二）诊断性临床决策	
1. 模式识别	发生偏差：潜意识，很熟悉的模式被不适当应用 突然停顿：突然想不起来，导致遗漏和不足 注意力太集中在某个信息，或某些方面，尽管还有其他资料 压力太大：最近刚学到的东西，被旧的很熟悉的知识取代 线索丢失：倾向于只识别那些旧的记忆 记忆偏差：依赖已经了解先前的经验，忽视其他可能性
2. 规则应用/启发法	使用错误的启发法：选择错误的临床规则或临床径路 选择启发法/流程图正确：但进入流程图中流程方向不对 选择代表症状（临床表现）有误：忽视不典型的临床表现 无效的规则/启发法：凭第一印象作临床决策

续 表

决策领域	致临床决策失误，方法学方面的缺点
3. 假设－演绎法	
（1）假设产生	产生错误的假设：思路不广，局限于较窄的诊断范围 内容和场合偏倚：认为“癔症”病史的病人一定是在装病 只考虑明显的东西：如认定病人是溃疡病，而漏了 ACS 存在 由于病人的精神病诊断而忽视这类病人的其他医学问题 “赌博倍率问题”：某些疾病发生可能性很低，因而错误地估计 “锚定”：接受先前给病人的“标签”，不对别人的诊断产生怀疑 “阴阳平衡”：认为病人处理已经很完美，没有什么好补充的
（2）假设评价	错误的假设评价：错误的假设被确定或排除 “先前的暗示”：由于先前的标签，错误地解释病史、检查结果
（3）假设修正	错误的假设修正：不能列出假设诊断表解释收集到的资料结果 过度自信：不质疑所选目标的可靠性
（4）假设验证	错误的假设验证：不能用“确认”的诊断来合理解释资料 虽然有线索，要考虑罕见病诊断，但不继续追踪 过早下结论：不考虑到其他问题可能，提前下结论
（三）临床处理决策	过于谨慎，在结果出来前不愿意接受好的，很可能的假设诊断

八、提高急诊医学决策水平

认知学家在研究有经验的临床医生的思维过程，发现这些医生把一组组信息整理成信息包储存在记忆中，巧妙处理和产生诊断假设。例如呼吸困难、低氧血症、胸痛病人，就会考虑肺栓塞（假设），某些特殊的检查就会明显升高（D－二聚体），如果检查结果正常，假设就会被放弃或作较大的修改。

1. 熟练掌握假设－演绎法　一个优秀的急诊医生，并不采用固定的临床决策模式，从一开始，他们产生、修正、放弃诊断假设，他们的病史询问和查体很有针对性，处于对某些特殊问题（假设）的考虑，每一个问题引导急诊医生排除其他诊断的可能性，直到找到答案。

2. 熟悉急诊医学各病症规则　掌握所面对的急诊问题的临床指南、流程图、处理程序等，根据所在医疗机构的特点修订诊断和处理流程图，使之更加实用。

3. 做好急诊医学教学　急诊医学临床决策的教学的困难性在于：有经验的临床医生对他们的思维过程的洞察力很小，因为他们的许多临床决定是潜意识的（模式识别法），极少有急诊医生研究临床决策方法和过程。

4. 尽最大可能减少临床决策失误　表 7－4 所示的急诊医学各类临床决策方法存在的缺点和可能发生决策失误的地方。科学的临床决策面临的最大障碍是“一个先前的诊断”（标签），先入为主，往往容易跟着别人的思路走。

5. 重视急诊科的金科玉律

（1）高危病人：好斗、暴力倾向病人，酒精和药物滥用病人，精神病人，精神萎靡病人。

（2）高危诊断：急性心肌梗死、肺栓塞、张力性气胸、主动脉夹层、颅内出血、气道/食管异物、中毒外伤病人、异位妊娠、睾丸扭转、过敏反应等。

九、特殊问题

1. 如何识别有生命危险的病人　每一位来急诊的病人都应该被认为有紧急病症（虽然只有 10%～20% 的急诊病人是真正的急症），急诊医生的首要任务是明确危胁病人生命的问题是什么？要判断病人是否有生命危险，在急诊科早期，主要通过以下三个方面：

（1）病人的主诉。

（2）一组完整和准确的生命体征：一定要比较现场生命体征和到达急诊科后的生命体征。注意“正常的”生命体征，有时候是不正常的，比如消化道大出血病人，心率60次/分。

（3）对病人进行扼要查体：主要通过望诊、听诊、触诊的方法。对危及生命的问题，强调早期发现，不要过度依赖于辅助检查和高精尖仪器，可以说，一个张力性气胸的病人，通过X线检查才诊断，那是有问题的。

2. 如何决定病人住院或留观　决定病人是否需要住院或留观的因素：病人的病情（病情的严重程度、是否有传染性）、能否排除危及生命的问题、医疗机构的能力（是否有能力治疗该病人、是否应转院、转院途中是否有危险）、病人在不住院的情况下出现异常能否及时随诊。令人遗憾的是，在急诊科有很多病人因为经济因素、病房床位少等原因不能及时收住入院。

3. 如何制定流程图　“急诊问题”处理流程图反映急诊医学临床决策过程，不单指某一个病人怎么决策，而是指某一类病症的诊断和处理策略，针对个人还要强调个体化因素和环境因素，比如经皮冠脉成形术治疗急性冠脉综合征，如果病人所在医疗机构不具备24小时开放的心导管室，或心脏专科医师不能在90min内开始PCI（percataneoas coronary intervention，经皮冠脉介入疗法），或病人不同意手术等因素，此时即使病人有PCI指征，也无法做出行PCI决定。还如上消化道大出血的病人，如在白天出现，则应急诊胃镜检查和治疗；但如发生在后半夜，现在的观点不主张急诊胃镜。

可见临床决策过程非常复杂，受很多因素的影响。流程图供临床一线医生参考，熟悉各类医学问题的处理思路，减少误诊、漏诊，出现危及生命问题能及时发现和处理。切忌不切实际照搬照抄，否则临床决策时选择错误的规则，或流程选择错误，将带来巨大的医疗风险。

临床上流程图一般最先部分是：急诊症状（或问题）的初步评价和稳定；然后是病因分析过程，最后是病因处理。不需要列出全部可能的诊断，但应列出危及生命的问题，考虑到严重的问题，也包含适当的处理意见。

（徐腾达）

第二篇　常见急诊问题处理

第八章　心脏骤停和心肺复苏

从古到今，人类不断地同死亡做斗争，并在实践中不断创新、不断研究，但由于科学发展的局限性，直至本世纪初，心肺复苏（cardiopalmonary resuscitation，CPR）的研究才取得了长足的进步，并推广到临床，普及到社会，成为被广大临床医务工作者及群众所掌握的一种科学方法，也就是我们所说的现代心肺复苏，使很多心脏骤停病人死而复生。

1936年，前苏联神经外科医师 Negovsky 首先提出了“复生”这个名词，并对终末状态、濒死状态和临床死亡进行了重要的病理生理学研究。在他的领导下，他的实验室成功地建立了 CPR 动物模型，并在动物身上进行了胸外心脏按压和电除颤，遗憾的是当时并未将这些研究成果推广并应用到临床。

直至20世纪50年代，心肺复苏的研究才取得长足进步并逐渐应用于临床。1954年，Zoll 和 Kouwenhoven 成功地研究出了一种体外电休克除颤技术，1956年，Zoll 首次报道应用电除颤技术成功抢救一例心室颤动病人。1960年，Kouwenhoven 报道胸外心脏按压成功。至此，50年代提出了现代呼吸复苏，即口对口呼吸法，60年代出现的胸外心脏按压，加上50年代的体外电击除颤法，构成现代复苏的三大要素，从而建立了现代心肺复苏术，并系统地提出了现代心肺复苏的基本程序：即基础生命支持（BLS），高级生命支持（ALS）和长程生命支持（PLS）。

1985年，第四届全美复苏会议对过去的 CPR 标准进行了评价和修改，鉴于脑复苏的重要性，特别提出了脑复苏的概念，从而诞生了心肺脑复苏（CPCR），随胸泵及脑复苏概念的产生及研究的不断深入，现在已发展成一门新学科：复苏学（resuscitatology）。

2005年发表的心肺复苏指南，进一步规范了心脏骤停病人的抢救程序。

第一节　基础生命支持

基础生命支持（BLS）包括识别心脏骤停（指心脏病病人或非心脏病病人，在未能估计到的时间内心搏呼吸突然停止）、心脏事件、卒中、气道异物梗阻，心肺复苏（ABC）和体外除颤（D）应用。

基础生命支持的处理流程（图8－1）。

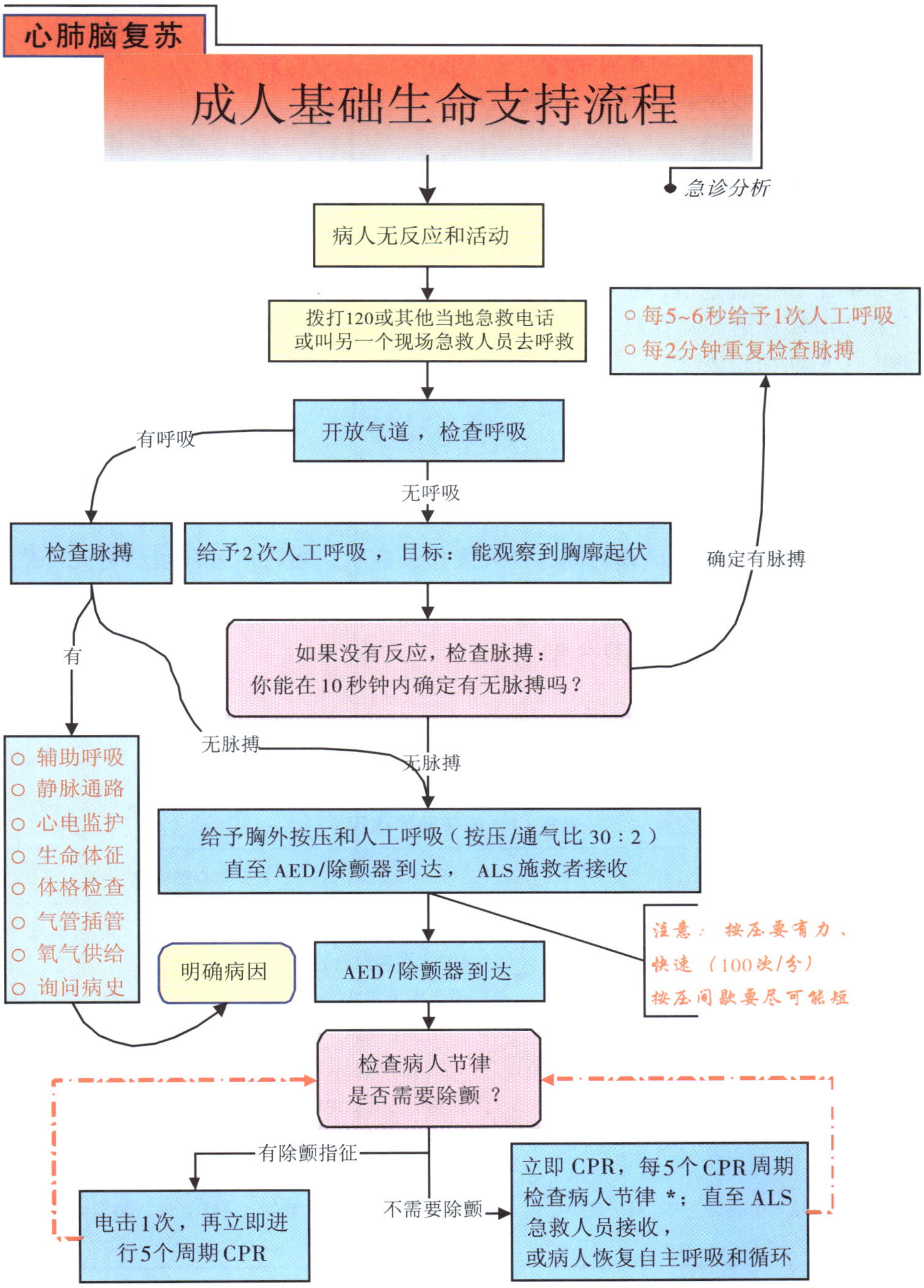

图 8－1　成人基础生命支持流程

（注："成人"指 >8 岁，* 一个 CPR 周期包括 30 次心脏按压和 2 次人工呼吸；ALS：高级生命支持，CPR：心肺复苏）

一、心脏骤停的判定

（一）判定要点

1．意识突然丧失。

2．大动脉（颈动脉和股动脉）摸不到搏动。

根据这两项即可作出临床判定。

（二）其他表现

1. 呼吸停止或抽搐样呼吸

（1）将面部贴近病人的鼻部，感觉呼吸时气流。

（2）听病人是否有呼吸声。

（3）看胸廓有无起伏。

2. 瞳孔散大固定

（1）常于停搏后45s才出现瞳孔散大。

（2）1～2min后才出现瞳孔固定。

（3）部分在心脏骤停后无瞳孔散大。

（4）不能作为早期诊断依据。

3. 全身发绀。

4. 心电图表现为心室颤动、无脉电活动或心室停搏。

（三）问诊要点

1. 不适宜花时间详细询问病史。

2. 扼要询问目击者 发作到就诊时间；病人发作前症状，当时所处环境；有无外伤史；心脏病史；药物、化学品中毒史。

二、心脏骤停的病因和心电图分型

（一）心脏骤停的常见原因及高危因素

1. 心脏骤停病因 包括心脏病变与非心脏病变（表8－1）。

表8－1 心脏骤停病因

心脏病变	非心脏病变
冠心病，心肌梗死，特别是伴有休克、肺水肿及恶性室性心律失常	阻塞性肺疾患、大块或大量肺栓塞（静脉栓塞、气栓、脂肪栓）、各种原因的窒息等
心肌炎、心肌病	颅内疾患常见脑内出血及蛛网膜下腔出血、颅内感染
风心病及各种心瓣膜病	消化道急症如大出血、穿孔及急性出血坏死性胰腺炎等
先心病如法乐四联症、艾森曼格综合征及先天性传导障碍	严重电解质及酸碱平衡失调如严重酸中毒、高血钾、低血钾
严重心律失常如恶性室性期前收缩、室速、室颤、长Q－T综合征	药物中毒及毒物中毒、溺水、电击、自缢
细菌性心内膜炎	各种休克、严重创伤、内分泌病急症
心脏肿瘤如左心房球形血栓及粘液瘤、大动脉瘤破裂	其他：麻醉及手术意外，医疗意外，如心包胸腔穿刺、小脑延髓池穿刺等

按照年龄分析病因：婴幼儿以呼吸道感染为多见，青年人以心肌疾病为多见，老年人以冠心病和脑卒中多见。按照心脏骤停的基本特点分析，一是电衰竭，包括心搏停止，心室颤动及电机械分离；二是动力衰竭，中枢者有心肌动力衰竭及心包压塞，周围性者有大动脉破裂及大面积肺栓塞。

2. 心脏骤停的高危因素 临床上常见的心脏骤停的危险因素有：室上性心律失常，冠心病的易患因素如高脂、高血压、高血糖及吸烟，过度劳累、情绪激动、饱餐、饮酒等。心跳停搏先兆心电图表现有：缓慢心律失常、室性心律失常、心动过速、Q－T间期延长、ST－T改变、U波异常、束支传导阻滞、尖端扭转室速。

（二）心脏骤停的心电图分型 临床上根据心脏骤停后的心电图变化，可将心脏骤停心电图分为三型：

1．心室颤动（图8－2）　在临床一般死亡中占30%，在猝死中占90%。此时心肌发生不协调、快速而紊乱的连续颤动。心电图上QRS波群与T波均不能辨别，代之以连续的不定形心室颤动波。心室扑动也是死亡心电图的表现，单纯室扑少见，且很快转变为室颤或两者同时存在。心室扑动心电图表现为振幅相同、快慢规则、顶端及下端均成钝圆形，无法区别QRS与ST－T波。

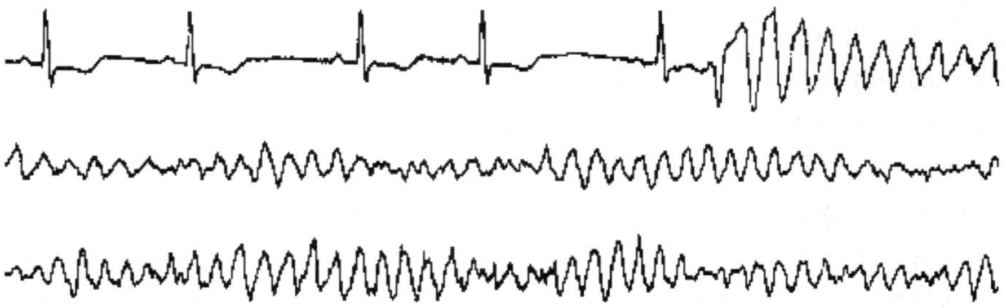

图8－2　心室颤动

2．心电－机械分离　常是心脏处于“极度泵衰竭”状态，心脏已无收缩能力，无心搏出量，即使采用心脏起搏救治也不能获得效果。心电图表现为等电位线，有正常或宽而畸形、振幅较低的QRS波群，频率多在30次/分以下。这种表现是机械停搏而非心电静止，为死亡率极高的一种心电图表现。

3．心室停搏　心肌完全失去电活动能力，心电图上表现为一条直线。常为窦性、房性、结性冲动不能达到心室，且心室内起搏点不能发出冲动。常发生在室上速进行颈静脉按摩或行直流电击后，也可发生于心室扑动、心室颤动和严重逸搏心律后。

心脏骤停的三种类型中以心室颤动最为多见，其他两种少见。

三、气道阻塞的常见病因、判断和处理

（一）气道阻塞的病因　呼吸道阻塞系指呼吸器官（口、鼻、咽、喉、气管、支气管、细支气管和肺泡）的任何部发生阻塞或狭窄，阻碍气体交换，或呼吸道邻近器官病变引起的呼吸道阻塞，以至发生阻塞性呼吸困难的总称。

1．舌后坠　完全性气道阻塞最常见的原因。病人意识丧失后舌肌松弛，如病人的头部处于屈曲位或中位，则松弛的舌肌和颈部肌肉不能把舌根和会厌抬离咽后壁，使之正好覆盖于喉开口处，从而引起气道阻塞。

2．呼吸道异物　外源性异物如经口误入的鱼骨、豆果、塑料笔套、金属类物等；内源性异物如牙齿、血块、脓液、呕吐物等。异物嵌顿后引起呼吸困难，并可继发感染，造成化脓性炎症。

3．其他气道阻塞原因

（1）急性炎症：急性喉炎、急性会厌炎、急性喉气管支气管炎。

（2）粘膜肿胀使气道变狭窄。

（3）气道内形成痂皮及假膜，影响气流通畅。

（4）气管内炎性渗出物阻塞。

（5）特殊感染性肉芽肿：喉部、气管内结核、梅毒、麻风、真菌和硬皮病等可发生肉芽肿和或继发感染，也可发生瘢痕收缩使管腔狭窄。咽喉部邻近组织严重感染、咽后脓肿、喉脓肿及甲状腺肿大也可造成阻塞。

（6）肿瘤：喉部及气管内的肿瘤可阻塞气道，气道邻近组织的肿瘤如甲状腺肿瘤及食管肿瘤也可侵袭气道。

（7）外伤与创伤：喉部及气管的挫伤、挤压伤、切伤、腐蚀伤及电与放射线等的烧伤，早期引起粘膜肿胀或合并软骨损伤、骨折、移位等，后期可因瘢痕挛缩或合并粘连造成气道梗阻。

（8）各种咽喉疾病引起的声带瘫痪。

（9）气道水肿及痉挛：如血管源性水肿、过敏反应等，支气管镜检查或插管时间过长，手术损伤等。

（二）气道阻塞的判断　临床上根据气道阻塞的程度，将气道阻塞分为气道完全阻塞和部分阻塞两种。完全性阻塞时，如不立刻予以纠正，在5～10min内即可引起呼吸停止和心脏骤停。部分性阻塞应立即查明阻塞部位和阻塞原因，及时进行纠正，避免导致脑水肿或肺水肿及进而引起的心跳呼吸骤停。中度部分气道阻塞如支气管痉挛（哮喘危象），当病人精疲力竭或阻塞加剧时出现窒息，随着低氧血症与高碳酸血症的加剧，必将导致继发性呼吸暂停及心跳停止。

昏迷病人，由于舌肌松弛，覆盖于气道口上，可造成气道完全阻塞。此外，应认真检查口腔有无异物，是否由于误吸造成了呼吸道阻塞。如昏迷病人有自主呼吸，吸气时有锁骨上区和肋间区的内陷，但肺部听不到呼吸音，无胸廓扩张，可判断呼吸道完全阻塞。以上体征不明显时，可试行正压通气，如吹气时阻力很大，且无胸廓起伏运动，说明气道已完全阻塞。

吸气性呼吸困难是大气道阻塞的重要表现，严重者烦躁不安，可有出冷汗、脉细数、苍白发绀等；固定的吸气性喘鸣为梗阻的显著症状；可出现吸气性软组织凹陷，并可有声音嘶哑等。结合病史及血气不难做出诊断。必要时气道阻塞原因可通过间接喉镜、鼻镜、支气管镜检查，以及咽部、气管、胸部X线摄片、断层扫描及CT辅助检查。

与成人不同，引起儿童呼吸道梗阻最常见为异物，以不完全性梗阻较为多见。此外，小儿患会厌炎和喉炎时喉头水肿也可以引起呼吸道梗阻。儿童在进食或玩耍时突然噎住并有咳嗽、呕吐或呼吸时有高音调嘈杂声，说明有异物进入气道。较大的儿童还可表现出呼吸道梗噎时普遍特有的“窘迫姿势”，即用拇指和示指抓住自己的颈部，面部通红，颈静脉怒张等。气道部分阻塞时，患儿表现为咳嗽，并有喘息声及吸气时三凹症。鸡鸣音说明存在喉痉挛，哮鸣音提示支气管狭窄，有特殊的咯咯声说明有气道异物。

四、心肺复苏术——基础生命支持

心肺复苏中A、B、C分别指的是气道、通气和循环，首先需要判断病人有无反应、呼吸和循环体征，如果发现无任何反应，应首先求救EMS系统，即尽快启动EMS系统。如果有2名急救者，一名立即实施CPR，另一名快速求救。有条件时，可考虑实施D，即除颤。

A 开放气道

1．徒手开放气道方法　昏迷病人气道阻塞的常见原因为舌后坠，所以保持呼吸道畅通的关键是解除舌肌对呼吸道的堵塞。具体做法是：首先，将病人置于合适的体位，正确的抢救体位是仰卧位，病人头、颈、躯干平卧无扭曲，双手放于躯干两侧。如病人摔倒时面部朝下，应小心转动病人，并使病人全身各部成一个整体。转动时尤其要注意保护头部，可以一手托住颈部，另一手扶着肩部，使病人平稳地转动至仰卧位，以防止可能出现的颈椎损伤。

体位摆好后即可按照下列三种方法施行徒手开放气道术，使头极度后仰。对疑有颈椎骨折者，保持头颈脊柱一直线并使头适度后仰张口。徒手畅通气道手法：

（1）仰头举颏法（图8－3）：抢救者左手掌根放在伤病员前额处，用力下压使头部后仰，右手的示指与中指并拢放在伤病员下颌骨处，向上抬起下颌。操作时要注意手指不要压迫病人颈前部颏下软组织，以免压迫气管。此方法不适于可疑颈椎骨折的病人。

（2）仰头抬颈法：伤病员仰卧，撤除枕头，抢救者一手放在伤病员前额，向后向下按压，使头后仰，另一手托住伤病员颈部向上抬颈。此法亦不适于可疑颈椎骨折的病人。

（3）仰头拉颌法：抢救者在伤病员头侧，双肘位于伤病员背部同一水平上，用双手抓住伤病员两侧下颌角，向上牵拉，使下颌向前同时使头部后仰，两手拇指可将下唇下推，打开口腔。头部后仰的程度要求下颌角与耳垂连线和地面垂直。

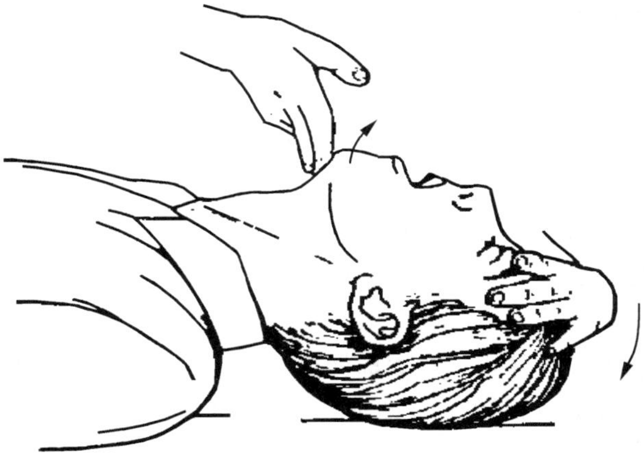

图 8－3 仰头举颏法

2. 徒手清除气道异物

当清醒病人突然不能讲话、咳嗽，并有窘迫窒息症状，或在头后仰或三步法开放气道（仰头、开口、托下颌）后，仍不能进行有效正压通气，吹气有阻力或胸廓不能抬起，应考虑气道异物或分泌物阻塞。

成人呼吸道梗阻的急救方法——Heimlich 法（图 8－4）：如为呼吸道异物引起的呼吸道梗阻，对成人主要采取腹部挤压法进行急救，其具体操作如下：对清醒（立位）的异物阻塞气道病人，抢救者站在病人背后，两臂环绕伤病员的腰，一手握拳，拇指侧顶住其脐上 2cm，远离剑突，另一手抱拳，连续向内、向上猛压 6～10 次，然后，站在病人面前，一手拇指与其他四指将嘴撬开，抓住舌头从咽后部拉开，另一手食指沿颊内侧探入咽喉取出异物。此法不适宜于孕妇病人。

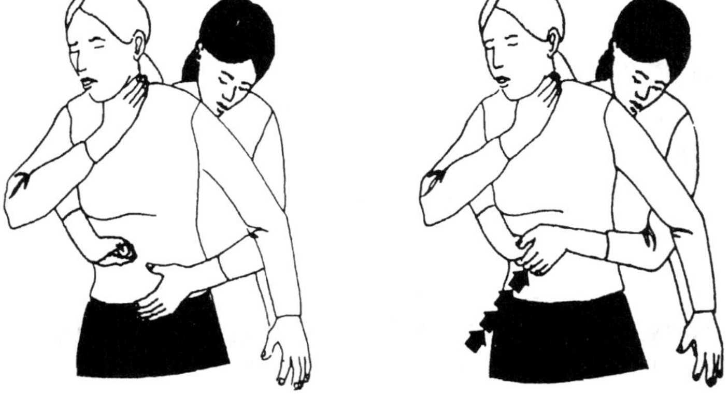

图 8－4 腹部冲击法（Heimlich 法）

对异物阻塞气道的昏迷（卧位）病人，抢救者应首先将病人摆放为仰卧位，然后跪在病人大腿左侧或骑跪在病人两大腿外侧，一手掌跟顶住病人脐上 2cm，远离剑突，另一手放在第一只手手背上，连续向上向腹内猛压6～10次，再用拇指与其他四指撬起舌颏，另一手沿颊内侧探入咽喉取出异物。

强迫病人开口的方法：

（1）双指交叉：适合牙关中度松弛者，在病人头顶或一侧，两示指从口角处插入口腔内顶住下牙齿，两拇指与示指交叉顶住上牙齿，打开口腔。

（2）齿后插入：适合于牙关紧闭者，用一示指从口角插入，经颊部与牙齿间进入口腔，一直伸到上下臼齿之间将口打开。

（3）舌－下颌上提：用于牙关完全松弛者，将拇指深入口咽部，抬起舌根，其余四指抓住下颌骨上提即可。

采取上述方法同时积极准备器械以便行更有效的处理，常用器械有喉镜、压舌板、开口器、手术钳，通过器械直接取出或吸出异物，直至做口咽插管、气管插管、环甲膜穿刺或切开。

B　呼吸支持

如呼吸道畅通，判断病人呼吸停止，应立即做口对口人工呼吸或口对鼻人工呼吸。无论何种人工呼吸（口对口、口对面罩、球囊－面罩、球囊对高级气道）均应吹气1秒以上，保证有足够量的气体进入并使胸廓有明显的提高。

1. 口对口人工呼吸（图8－5）

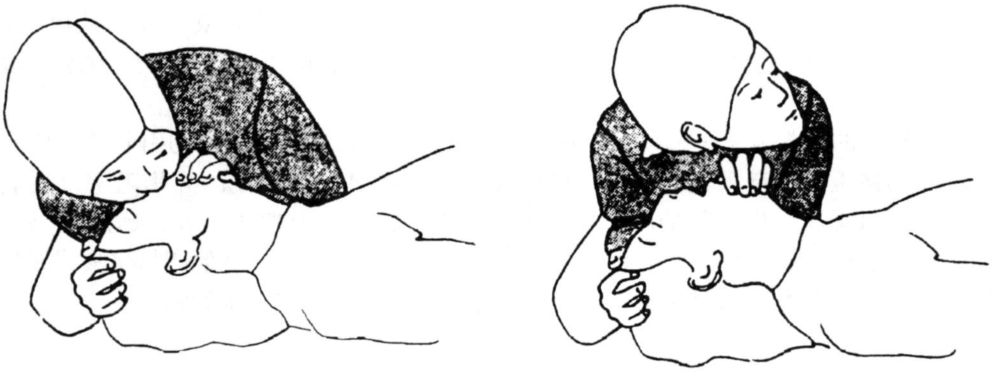

图8－5　口对口人工呼吸

（1）在保持呼吸道畅通和病人口部张开的位置进行。

（2）抢救者用按于前额一手的拇指和示指捏闭病人鼻孔。

（3）抢救开始时先缓慢吹气两口，以扩张萎陷的肺，并检查气道开放效果。

（4）抢救者深吸一口气，张开口紧贴病人口部，以封闭病人的口周围（婴幼儿可连同鼻一块包住，不使漏气）。

（5）用力向病人口内呼气，直至病人胸廓上抬。

（6）一次呼气完毕，应立即与病人口部脱离，轻轻抬起头部，眼视病人胸部，吸入新鲜空气，以便做下一次人工呼吸，同时放松捏病人鼻部的手，以便于病人从鼻孔出气，此时病人胸部向下塌陷，有气流从口鼻呼出。

如果病人有脉搏，成人吹气频率为10～12次/分，儿童15次/分，婴儿20次/分。2005年国际心肺复苏指南提出不论单人还是双人复苏胸外按压与人工呼吸的比例均为30∶2。每次吹气要持续1s以上，让气体完全排出后再重新吹气，2min后检查颈动脉搏动和节律，直至病人复苏成功，或死亡，或准备做气管插管。

2. 口对鼻呼气　若病人有口腔外伤或其他原因致口腔不能打开，可采用口对鼻吹气，其操作方法是：首先开放病人气道，头后仰，用手托住病人下颌使其口闭住。深吸一口气，用口包住病人鼻部，用力向病人鼻孔内吹气，直到胸部抬起，吹气后将病人口部张开，让气体呼出。如吹气有效，则可见到病人的胸部随吹气而起伏，并能感觉到气流呼出。

3. 口对辅助器吹气　口对口通气或口对鼻通气在一些特殊情况下使人难以接受，如怕感染传染病，同时直接口对口通气容易给人视觉上不愉快的感觉，还有的民族由于伦理学上的原因，不允许进行口对口或口对鼻吹气。那么，有没有一种可靠的方法来替代口对口或口对鼻通气呢？这成为一个比较实际的讨论课题。就目前来讲，临床上常用的替代方法有经口咽管或带氧面罩吹气。作为直接行人工吹气的口咽管多为“S”形管，过去通气和呼气均经过管的外口，现在经过改进的“S”形管有一单独的呼气活瓣。

人工吹气时抢救者将“S”形管放入病人口咽部，深吸气后用口含住“S形”管的外口吹气即可，病人呼气时经单独的呼气口呼出，从而预防了传染病的发生。口咽管如插入清醒或轻度昏迷病人口中时有可能引起呃逆、喉痉挛和呕吐，要注意预防。使用带氧面罩代替口对口或口对鼻通气效果并不优越，它的优点是带有一氧气入口，在进行经面罩人工吹气时可向病人提供50%～100%浓度的氧。为便于及时发现呕吐和通气情况，带氧面罩一般为透明，可密封于口腔周围，带有一氧气入口和呼吸进出口、充气垫和呼气活瓣。操作时让病人头后仰，下压下唇使口张开，将面罩覆盖整个口和鼻部并用双手固定好，抢救者深吸一口气，经呼吸进出口吹入面罩至病人胸廓抬起为止，然后将嘴离开面罩，病人呼出气通过活瓣活动而呼出。此方法不能长时间使用，应尽早行气管插管或咽部置管。

4. 口对口通气如何防止胃胀气？

口对口或口对鼻吹气时如吹气量过小，特别是每次吹气量小于800ml时，通气量则不足，不能有效地解决病人的供氧问题，但如吹气量过大（大于1200ml），吹气时间过快，则可造成咽部压力过大，气体进入食管和胃。虽然正常情况下少量气体进入食管和胃是无害的，但进入胃的气量过大，则可引起胃胀气，胀气严重时，一方面造成膈肌抬高，肺扩张障碍，容量减少，进而影响肺通气量，不能取得口对口或口对鼻吹气的理想效果；另一方面，由于胃胀气引起的胃扩张可导致呕吐、反流和误吸，造成严重后果那么，如何有效地防止吹气时胃胀气呢？一般地说，决定吹气时是否引起胃胀气主要由以下因素决定：

（1）气道阻力。

（2）肺及胸廓顺应性。

（3）下食管括约肌张力。

（4）最大吸气压。

为了解决以上因素对口对口或口对鼻吹气的影响，防止胃胀气的发生，可采取以下措施：

（1）吹气时间要长，气流速度要慢，会使最大吸气压降低。

（2）提倡用2次慢吹气代替传统的4次递增吹气。

（3）环状软骨加压法，即吹气时轻压环状软骨，使食管闭塞，阻止气流经食管进入胃。

（4）相对来说，口对鼻吹气较口对口吹气气流速度慢，吹气时间长，所以发生胃胀气的情况较少，故情况允许时可用口对鼻吹气代替口对口吹气。

假如病人已发生胃胀气，抢救者可用手按压上腹部，以利于胃内气体的排出，如有反流或呕吐，要将病人头部侧向一旁，防止呕吐物误吸。

C 循环支持

循环支持又称人工循环，指用人工方法促使血液在血管内流动，并使人工呼吸后带有新鲜氧气的血液从肺部血管流向心脏，再经动脉供给全身主要脏器，以维持重要器官的功能。

1. 判断心脏是否停止　经口对口人工呼吸两次，如病人仍处于昏迷状态，应立即判断病人心跳是否已经停止，具体方法是：

（1）保持开放气道的位置下，抢救者一手置于病人前额，另一手在靠近抢救者一侧触摸颈动脉。

（2）可用示指及中指指尖先触及气管正中部位，然后向旁滑移2～3cm，在胸锁乳突肌内侧轻轻触摸颈动脉搏动。

如触摸不到颈动脉搏动，说明心跳已经停止，应立即进行闭胸心脏按压。

2．闭胸心脏按压操作要领（图8－6） 过去称胸外心脏按压，现在为了和开胸心脏按压对应，改称为闭胸心脏按压。闭胸心脏按压的操作步骤：

（1）病人仰卧于硬板床或地上，如为软床，身下应放一木板，以保证按压有效，但不要为了找木板而延误抢救时间。

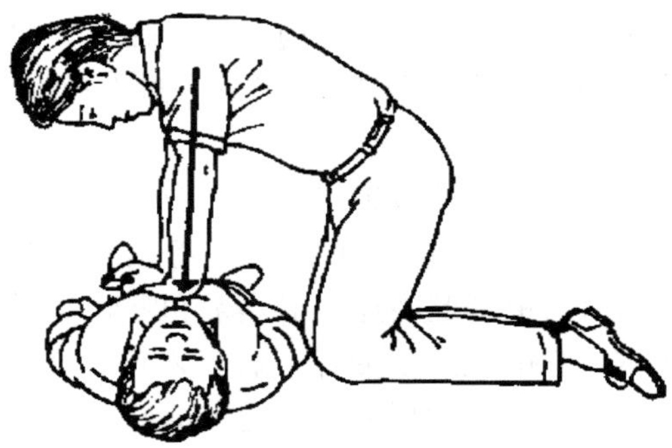

图8－6 胸外按压

（2）抢救者体位：抢救者应紧靠病人胸部一侧，一般为其右侧，为保证按压时力量垂直作用于胸骨，抢救者可根据病人所处位置的高低采用跪式或用脚凳等不同体位。

（3）按压部位：正确的按压部位是胸骨中、下1/3交界处，定位：胸部正中两乳头之间，即把手掌放在胸部正中双乳头之间的胸骨上，另一只手重叠压在此手背上，肘关节伸直，借助身体之力向下按压。

抢救者双肘关节伸直，双肩在病人胸骨上方正中，肩、臂和手保持垂直用力向下按压，肘关节不能弯曲。

按压深度：4～5cm。

按压频率：按压快速，有力，100次/分左右，按压与放松时间大致相等。

人工呼吸与胸外心脏按压比例：2∶30。

（4）儿童闭胸心脏按压标准：按压部位、按压频率与成人相同，但按压深度为3cm，动作要平稳，不可用力过猛。如闭胸心脏的对象是婴儿，其操作与成人及儿童有一定区别。婴儿的按压部位在胸骨上两乳头连线与胸骨正中线交界点下一横指，抢救者用中指和无名指按压，按压深度为2cm，按压频率100次/分以上。

3．闭胸心脏按压注意事项和常见错误手法

闭胸心脏按压操作不标准，常会导致并发症的发生。

（1）按压部位不正确：按压部位偏下时则受压部位为剑突，可致剑突受压折断，肝脏受冲击破裂或胃部受压导致呕吐；定位向两侧偏移或按压时手指没有翘起时易致肋骨骨折及连枷胸，导致气胸、血胸。所以按压前一定要按照标准的方法进行定位，手掌根部的长轴应与肋骨的长轴平行，不要偏向一侧，手指、手心翘起，避免接触和按压肋骨或肋软骨。

（2）抢救者按压时肘部弯曲：导致用力不垂直，按压力量不足，按压深度达不到4～5cm。正确的方法是抢救者双臂绷直，双肩在病人胸骨上方正中，垂直向下用力按压，按压时可利用髋关节为支点，以肩、臂部力量向下按压。

（3）冲击式按压、猛压、按压放松时抬手离开胸骨定位点，导致下次按压部位错误等情况，均可引起骨折。正确的方法是按压平稳，垂直用力向下，有规律地进行，不能间断，不能左右摇摆，不能冲击式地猛压。按压与放松时间应大致相等。放松时定位的手掌根部不要离开胸骨定位点，但应尽量放松，使胸骨不承受任何压力，否则，心脏则不能充分舒张，从而导致血液回流障碍，影响心脏按压的效果。此外，按压时要注意不要不自主的加快或放慢按压动作，两手掌也不要交叉放置，一定要重叠放置，否则影响按压效果。判断按压是否有效：如按标准手法进行操作，应能触及病人颈动脉搏动。

D 除颤

自动体外除颤（AED） BLS 现在包括进行 AED。治疗心室颤动（VF）是提高急救存活率最重大的进步之一，及时电除颤又是救治心脏骤停最重要的决定性因素。据报道，实施公众除颤（PAD）计划后，病人的存活率可达到49%，这是以往最有效急救医疗服务（EMS）系统救治存活率的2倍。如果把自动体外除颤（AED）也作为一项基本生命支持（BLS）技术，那么BLS就包括生存链前三个环节：早期到达现场，早期CPR，早期电除颤。AED作为新的复苏观念和技术，扩大了除颤器使用人员范围，缩短了心跳停止至除颤所需要的时间，并使电除颤真正成为BLS的一项内容。

第二节 成人高级生命支持

高级心脏生命支持（advanced life support，ALS）应尽早开始，如条件具备，抢救人员及抢救药品充足，最好与BLS同步进行，据有关资料报道，两者开始的早晚与复苏的成功率有密切关系（表8－2）（开始时间从心脏骤停算起）：

表8－2 开始复苏时间与复苏成功率

BLS 开始时间（min）	ALS 开始时间（min）	复苏成功率（%）
0～4	0～8	43
0～4	16	1
8～12	8～16	0
12	12	0

（此表引自 JAMA 1979；241：1905）

BLS的主要目的是提供大脑和其他主要脏器所需的最低血供，使其不至发展为不可逆损伤。ALS则是通过运用辅助设备和特殊技术维持更有效的血液循环和通气，尽最大努力恢复病人的自主心跳与呼吸。

一、人工气道的建立

（一）咽部置管 咽部插管主要包括口咽通气管和鼻咽通气管，主要适用于舌后坠，分泌物、呕吐物、血凝块或其他异物如义齿脱落等机械因素引起的上呼吸道部分或完全梗阻，而又不能长时间坚持抬下颌和张口两个徒手开放气道步骤，从病情上讲又不适宜于做气管内插管，更无必要做气管切开的病人。咽部插管的主要步骤为：首先清除口腔异物及分泌物，徒手开放气道，保持头后仰并偏向一侧，然后放入鼻咽管或口咽管。鼻咽管为一柔软的橡胶或塑料制品，在插入鼻腔前可先用润滑油或麻醉液润滑，鼻腔充分湿润后经一侧鼻孔慢慢插入，出后鼻孔后抵达咽喉部，直至感觉鼻咽管管尖已通过鼻咽部后面的转角，再向前送管，直到气流通过最佳位置，此时按压胸部可见气流从导管内冲出，证明导管位置正确。注意鼻咽管不要置入过深，以免引起喉痉挛或进入食管。口咽管操作与鼻咽管略有不同，此管型号有成人、儿童和婴儿之分，一般由塑料或橡胶制成，带有一定弧度，操作前应根据病人的情况选用不同型号。插管时病人取仰卧位，先采用“双指交叉法”或“齿后插指法”、“舌－下颌上提法”等方法强迫张口，然后置管于舌体上，管的凸面先向下，插入后再旋转至适当位置，使凹面向下直达咽部，有气流冲出或吹气时胸廓抬起则证明位置正确。另外也可采用压舌板压住舌根，直视下置入口咽管。操作过程中要避免粗暴，否则极易损伤牙齿、口唇、舌体及咽后壁，也不要将舌根过度向后推，以免引起气道阻塞。此法适用于牙关有一定松弛度的昏迷病人。为避免交叉感染及病人的唾液反流，目前推荐使用有单向活瓣的新型号S形口咽通气管，插管的方法同上。

（二）阻塞食管通气管 阻塞食管通气法具有操作简单，迅速（仅需5s，而气管插管一般需30min）；成功率高（90%，气管插管为50%）；声带观察不到或有呕吐物时可操作；颈椎损伤时也可使用等优点。主要适用于牙关松弛，昏迷或呼吸停止而又不能或不允许行气管插管的病人，或没有经过气管插管训练的人采用。由于食管已被阻塞，行正压通气时可防止胃液反流和减少胃充气。常用的阻塞食管通气管是一个大口径的圆管，和气管导管的口径相似，外套一个可移动的面罩，其远端为一个封闭的圆形盲端，有一个食管内充气囊，充气时可阻塞食管。在相当于下咽部水平的管上有许多小孔，正压通气时，由于封闭盲端的作用，食管阻塞，气体不能进入食管和胃，而通过这些管上的小孔将空气和氧送入喉和气管。面罩主要用来防止在正压通气时气体从口鼻漏出。改良的阻塞食管通气管由两根不同长度的管道组成，长管的远端和短管的近端各有一个气囊。长管插入食管，充气后阻塞食管，短管到达咽部，充气后阻塞咽喉部，正压通气时，气体经短管进气道。虽然阻塞食管通气管具有很多优点，但它不可能代替气管内插管，因为它不可能在任何条件下都起到确切地控制或保证气道的作用。其临床使用价值不如气管内插管，缺点在于面罩难以紧密固定，不能控制喉痉挛，且不能行经气管支气管吸引，不能防止上呼吸道异物及血液进入肺部。另外，阻塞食管通气管只能用于深昏迷、呼吸停止、心脏骤停的病人，它不适用于16岁以下和吞服腐蚀剂、有食管疾病史或清醒的病人，因此目前主要用于院外急救。行阻塞食管通气管的具体操作方法如下：行阻塞食管通气管插管时，先将面罩移向近端，病人取仰卧位，头取中位后仰，操作者一手持导管，一手张开病人的口，在舌背上将导管顺势插入食管。确定位置无误后给食管套囊充气，并把面罩紧密覆盖于病人口唇上，即可试行正压通气。通气时头保持后仰位。如病人的反射逐步恢复，导管可以一直保留到病人清醒和自主呼吸恢复，至少要保留到上呼吸道恢复保护性反射如咳嗽及吞咽反射，以免拔管时引起胃液反流。行阻塞食管通气管插管一定要选择好适应证，千万不要对清醒的有自主呼吸的头部外伤病人使用阻塞食管通气管，因为插管反射引起的喉痉挛、呕吐和紧张可造成颅内压升高和颅内出血。目前在临床上使用的还有一种新型的紧急通气导管，即食管－气管联合导管。它是一种双腔导管，同时具有食管阻塞导管和常规气管插管的功能，既可插入食管，也可插入气管，通常我们将一管称做“气管型”导管，另一管称为“食管型”导管。两者在结构上有很大差别，“气管型”导管前端为一开口，而“食管型”前端为一封闭盲端，在咽喉部位水平管上有许多小孔。联合导管在末端及咽喉部各有一个套囊，充气后可分别阻塞食管、气管或咽喉部。如插管时联合导管进入气管，则可通过“气管型”导管末端的开口直接进行加压通气，如进入食管，也可通过“食管型”导管咽喉部位的小孔进行通气，同时，“气管型”导管则可插入胃部，充当胃管，必要时用来抽吸胃液。插管的方法与食管阻塞导管相同。

（三）喉罩 喉罩是一种新型的畅通呼吸道方法，1983年由英国麻醉医师Brain发明。它由一根通气导管和一个卵圆形硅胶可充气罩两部分组成。喉罩用于保持呼吸道畅通方面安全可靠，操作简便，副作用少。需要时可直接将喉罩插入喉头，然后向气罩内注入适量空气，充气罩即可成为密封圈而覆盖住喉头，然后在喉罩通气管内置入气管导管，同人工通气装置连接即可进行通气。具体操作过程如下：操作前根据病人情况，选取相应的喉罩型号。按其体积大小，一般分为1～4号，1号和2号适用于新生儿和儿童，3～4号适用于成人。选好喉罩型号后，要进一步检查喉罩气囊是否漏气，然后排空气体，在喉罩上涂一些利多卡因胶冻，以便于插入。病人取仰卧位，操作者将喉罩罩囊沿病人上腭和舌体间的间隙轻轻插入，直至感觉有阻力为止，当然，如有条件，也可借助喉镜在直视下插入。按照喉罩的规格大小，向囊内注入空气，使罩囊充涨，覆盖喉头，试行通气时不漏气即可，最后，放入牙垫并固定喉罩。若喉罩置入位置不准确，可因喉罩堵塞呼吸道反而引起呼吸道梗阻，如充气不足，使咽喉部不能完全封闭，也可导致胃内容物反流和误吸，所以操作时一定要细心，喉罩放好后要认真检查位置是否正确，并严格掌握适应证（肠麻痹、过度肥胖及COPD病人应禁用），作好术前准备以及避免高水平正压通气。

（四）球囊面罩装置（简易呼吸器）辅助通气　球囊面罩是急诊最常用辅助通气装置（图 8－7），尤其在气管插管前。它可提供正压通气，球囊充气容量约 1000ml，足以使肺充分膨胀，但急救中挤压气囊难保不漏气，单人复苏时易出现通气不足，双人复苏时效果较好。成人球囊面罩通气特点：①有入口阀门，允许最大氧气流量 30L/min；②有氧气存贮器，能保证提供高浓度氧气；③具有非再呼吸出口阀门。

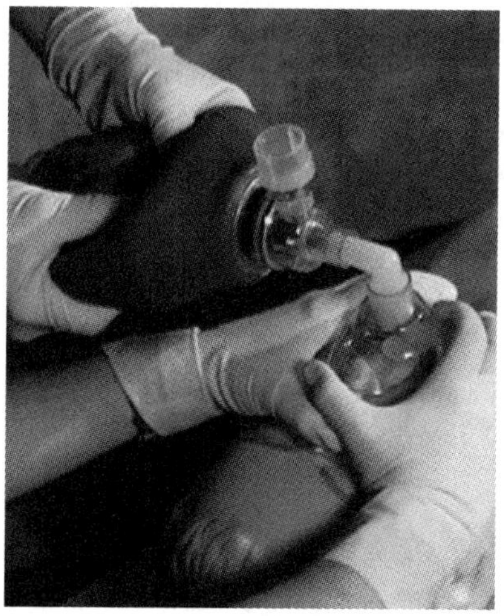

图 8－7　球囊面罩装置辅助通气

如仅单人提供呼吸支持，病人头后仰打开气道，一手压住面罩，一手挤压球囊，并观察通气是否充分。双人球囊－面罩通气效果更好，如还有第三人，可通气时压住环状软骨，防止气体充入胃内。

（五）气管插管　为保证心跳呼吸骤停病人的心、脑及其他重要器官的氧供，条件具备时，对适合进行气管插管者要及早进行。

一般来说，作为一项有效的治疗措施，气管插管既适用于昏迷病人，也适用于清醒病人。具体的说，其适应证包括：心跳呼吸骤停者；昏迷病人为防止呕吐物误吸；呼吸衰竭病人经药物治疗无效需行机械通气；气管支气管分泌物过多不能自行排出者；喉反射缺如；长时间全麻或使用肌松剂的大手术；各种原因引起通气障碍者如上呼吸道梗阻、咳痰无力、气道内肿瘤、重症肌无力、多发性肋骨骨折等。

虽然气管插管可确保呼吸道的畅通，但在实施过程中需要一定的器械，且要求具备很强的操作技术，尤其是那些有牙关紧闭，喉部畸形的病人来说，操作难度会更大。进行 CPR 时，由于胸外心脏按压和口对口吹气造成咽部压力增加引起胃胀气，容易造成反流和误吸，这也要求尽可能快地完成气管插管，但如果操作粗暴或技术不够熟练，则可引起口、唇、咽喉、牙齿等损伤，清醒病人还可因此刺激咽喉导致呛咳，甚至喉痉挛，反而加重缺氧和呼吸道阻塞，故气管插管不能作为畅通呼吸道的首选方法，而且，在一些情况下气管插管还可能成为禁忌证，如急性咽峡炎、气管粘膜下水肿，有出血倾向者或主动脉瘤侵犯气管者。

气管插管是一项很强的技术操作，操作过程中病人随时可能发生意外，插管后也可能引起很多并发症，因此操作前除需作好器械方面的准备外，要向病人家属交代病情，以及此项操作可能出现的问题及对病人预后的影响等。器械方面，插管前要认真准备所需的物品。一般情况下，气管插管应备好：

1．喉镜　由镜片和镜柄两部分组成。镜柄为一圆柱形的结构体，内置两节 2 号电池，顶端有一凹槽，可与不同型号的镜片相连接，二者连接后，电源自动接通。镜片有直形和弯形之分，临床上多采用弯形。为满足不同年龄、身高病人的需要，镜片又分为大、中、小三个型号，在镜片的顶端有一小灯泡，操作者手握镜柄将镜片插入口腔将舌体移开后便可看到声门，此时即可放入气管导管。

2．气管导管　由特殊的医用橡胶或聚乙烯塑料制成的有弹性、光滑、质地柔软、可塑性强的圆形管道，其顶端备有一气囊，准备插管成功后充气封闭气管导管与气管之间的腔隙。根据气管导管的内径将其分为不同的型号，每一号之间相差 0.5mm，行气管插管时根据插管途径、病人性别、身高、体重等因素选用。

3．导管芯　临床上一般选用有弹性的易弯曲的粗金属丝制成，行气管插管时将其放入气管导管以使气管导管保持一定形状。注意导管芯不能露出气管导管外，以免损伤咽喉及气管。

4．接头　为连接气管导管与机械通气装置管道的结合点，要求接触点紧密牢固，不易脱落。

5．牙垫　气管插管成功后为防止病人的牙齿咬磨气管导管而设，临床上多采用空心的硬质塑料制成，一边带有凹槽，与气管导管绑在一起，位于病人的上下牙床之间，然后用胶布固定。

6. 注射器 用以插管成功后将气管导管顶端的充气套囊充气，给入的气体量达到气囊松紧适度即可。

7. 负压吸引器 负压吸引能清除口咽部分泌物及异物以利于插管时视野。

气管插管的具体操作方法包括经口进行气管内插管（图8-8）和经鼻进行气管插管（图8-9）两种，相对来说，急救时在明视下行经口气管插管较经鼻气管插管操作简便迅速，成功率高、安全、损伤小。经口气管插管的主要步骤有：

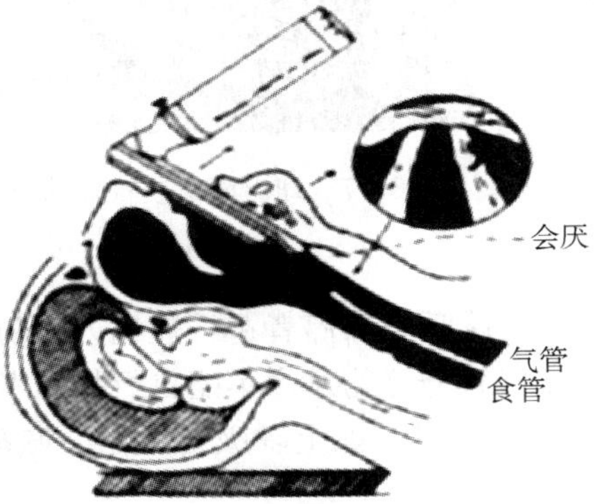

图8-8 气管插管图

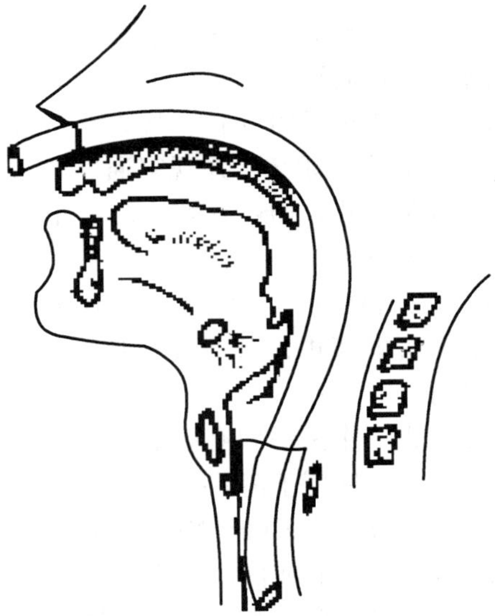

图8-9 经鼻气管插管

（1）选择适当规格的气管导管，用注射器检查充气套囊是否漏气，气管导管前端和套囊涂好润滑剂，导管内放入导丝，根据需要将气管导管弯成一定形状。

（2）气管导管准备好后，选择合适形状和大小的喉镜镜片，并检查光源。

（3）病人取仰卧位，以环枕关节为转折点尽量后仰，使镜片和气管在一条直线上。

（4）给病人吸100%纯氧2~3min，血氧饱和度保持在100%，插管时暂停通气，对呼吸停止者直接进行操作。

（5）操作者用右手拇、示指交叉拨开病人上下齿，使之强迫开口，左手紧握喉镜柄，把镜片送入病人口腔的右角向左推开舌体，使镜片的开放侧没有舌体阻挡视线（切勿把口唇压在镜片与牙齿之间，以免造成损伤），然后，缓缓地把镜片沿中线向前推进，暴露病人的口、腭垂、咽和会厌，如为直形镜片，此时可直接挑起会厌，弯形镜片可在会厌和舌跟之间，挑起会厌，暴露声门。

（6）操作者用右手从病人右口角将气管导管沿着镜片插入口腔并对准声门送入气管内，由助手帮助将导丝拔除，继续将导管向前送入一定深度。注意气管导管不可送入过深以防止进入右侧主支气管造成单侧通气。操作过程中如声门暴露不满意，可请助手从颈部向后轻压喉部或向某一侧轻推以取得最佳视野。

（7）放置牙垫将喉镜取出。气囊充气后，立即用弹性气囊-活瓣-面罩装置或紧闭式麻醉机通气和给氧，通气时观察胸廓有无起伏，或用听诊器听诊以判断气管导管的位置正确无误。

（8）固定牙垫与气管导管。一般情况下用胶布固定于口唇旁即可，但如脸上有胡须或潮湿，可先用一条干燥的绷带绕过颈部至两侧面颊部，再把导管固定其上。

经鼻气管插管一般情况下不用于心肺复苏病人，因其需要盲插，相对来说较经口气管插管困难且费时，有可能造成损伤，并有可能将鼻腔的细菌带入气管甚至血液，引起严重后果。故目前主要用于张口困难，下颌活动受限，颈部损伤，头不能后仰，或口腔内损伤难以行经口气管插管等情况。用此方法病人易于耐受，对需长时间保留气管导管者也可采用。经鼻气管插管要求技术水平高，需有一定经验者进行操作。同时要注意，头部外伤疑有颅底骨折者禁止使用经鼻气管插管。经鼻气管插管的具体步骤如下：

（1）选择通畅侧的鼻腔，如两侧鼻腔均通畅，则一般选择右侧鼻腔较为方便，鼻孔内滴入血管收缩剂如1%麻黄素或肾上腺素使鼻腔血管收缩鼻道扩大，同时滴入1%～2%利多卡因或1%地卡因行鼻腔表面麻醉，清醒病人也可在下咽部、喉部和气管喷洒表面麻醉剂，以减少不适。

（2）病人取仰卧位，头稍后仰，枕部抬高，选用软质、弯曲带气囊的导管，充分润滑后经处理过的一侧鼻腔轻轻插入，导管斜面对向鼻中隔，避免损伤鼻甲，导管沿鼻底部出后鼻孔。

（3）如病人能张口，则可行明视下经鼻气管插管，此时，操作者左手持喉镜暴露声门，右手拿插管钳置入口腔内夹住导管慢慢送入气管。

（4）如为昏迷病人，有牙关紧闭，并有自主呼吸，此时可行经鼻盲插。操作者右手握住气管导管，耳贴近导管外口，左右旋转导管向前推进，左手不断调整病人头部，如气管导管的开口对准了声门，此时即能听到气流从导管内喷出或有呛咳，在病人吸气时迅速将气管导管送入气管，操作时可用示指和拇指压住环状软骨以利导管进入喉，并有利于操作者判断导管尖是否误入了会厌前窝或梨状隐窝。

若由于生理结构异常如颈组织僵硬、颈短粗、下颌后缩、下颌凸出、头部不能后仰、口腔狭小和舌过大等造成常规插管困难时，可采用困难插管的方法。困难插管的方法如下：

（1）清醒病人，估计插管有困难，但由于一些特殊情况如需要长期机械通气、严重肺功能不全、需要做全身麻醉等需要插管时，插管前要向病人解释清楚，争取病人的合作。术前给予少量镇静剂让病人安静，但不能给肌松剂，同时可少量应用阿托品类制剂以减少咽喉部分泌物。然后在舌背、舌根、软腭、咽喉及声门部位喷洒1%～2%利多卡因或1%地卡因做表面麻醉。最后利用环甲膜穿刺做气管内麻醉。在表面麻醉后轻轻向口腔放入喉镜，此时很难见到声门，可将气管导管选择稍细一些，内置导丝使气管导管弯成一“J”字形，明视下将导管插入会厌下，同时认真听气管导管开口处有无气流声，如有气流，说明导管已接近声门，可于病人吸气时将导管送入气管，助手拔除导丝后，继续将导管向前推进到合适位置。试行吹气证明位置无误后，放置牙垫并进行固定。清醒病人的插管非常困难，所以要求技术熟练，动作轻柔，插管前如有反流或呕吐应予以吸引。

（2）手指盲探插管　此方法适用于：

1）深昏迷而不宜使用喉镜时。

2）颈部脊髓损伤，头部不能过分后仰也不能使用喉镜时。

3）分泌物太多喉镜视野不清。

操作时病人取仰卧位或坐位，操作者在进行表面麻醉后将左手示指沿病人口角伸入口腔通过舌根部最后抵达会厌下端，然后将会厌压离舌根，右手将气管导管伸入口腔，在左手示指引导下接近声门，听到气流后，在病人吸气时插入气管。

气管插管是一项机械操作技术，在操作过程中有可能伤及口唇、舌、牙齿、咽、扁桃体、喉等，严重者可引起牙齿脱落，喉头水肿等，经鼻气管插管时也可引起鼻粘膜损伤出血等，这些并发症均与操作粗暴有关，故行气管插管时要动作轻柔。如果在操作过程中气管导管误入食管可引起胃胀气等并发症，所以插管成功后应立即做通气实验，判断气管导管是否真的在气管内或是否插入过深进入右侧主支气管。如通气时双肺听诊呼吸音对称清晰，胸廓起伏明显，腹部无膨隆，说明气管导管位置正确。如仅有右肺呼吸音，则气管导管可能插入过深，造成单侧通气。如吹气时胸廓无反应，只有腹部膨隆，听诊肺部完全没有呼吸音，说明气管导管误入食管，这是气管插管过程中最严重的并发症，如未及时发现，几分钟便可导致严重缺氧，心脏骤停。插管成功后，由于留置时间过长，也可能发生导管受压、扭曲、分泌物阻塞、气囊过度充气、管腔狭窄、导管脱落、单侧肺通气以及由于长时间受压，造成气管支气管粘膜损伤等，所以，为了防止由于长时间置管而发生并发症，必要时应及早行气管切开。另外，在气管导管拔出后也可引起一些并发症，长期插管拔管后可引起失音、咽喉炎、喉部溃疡和肉芽形成等，由于分泌物刺激，气管导管做为异物的刺激、以及感染，拔管后还可发生喉痉挛和喉头水肿。不管在插管什么时间发生并发症，一定要及时采取相应措施进行治疗，能够预防的要提前采取措施防止并发症的发生。

（六）光导纤维支气管镜插管　由于生理变异，相关解剖结构异常而预料到行气管插管有困难时，或病人有自主呼吸但需要插管时，可选用经光导纤维支气管镜引导进行气管插管。纤维支气管镜是内科的一种常用诊断与治疗器械，由镜体、冷光源和附属设备三部分组成。临床上常用的纤维支气管镜长约50～60cm，外径6～8mm。进行纤维支气管镜引导的气管插管时，病人取仰卧位，肩部略垫高，而后行口咽部分的表面麻醉。操作者站于病人头侧，先将镜体与冷光源接通，外涂液体石蜡或1%地卡因甘油润滑其插入部，再将气管导管套在插入部外。然后，左手握住控制器，右手夹住插入部，经鼻或经口将镜体连同气管导管插入口腔。经鼻时先将导管从鼻孔插入达口咽部，再将吸引器的特制接头接上，进行临时通气和供氧。纤维镜由吸引器口插入经鼻气管导管前部前进到会厌，先将纤维镜送入声门之间，再将套在镜体上的气管导管向里插入，直至进入气管，并确定好导管的深度。经口插入较简单，操作时先用手将把病人的舌体推开，然后插入纤维镜，进入口腔后左右旋转导管，调节控制器使顶端对准声门，待病人吸气时插入声门，随即在将气管导管经声门送入气管。最后，退出纤维镜，放置牙垫并固定气管导管。行纤维镜引导下的气管插管同时还可利用纤维镜吸引气管内的分泌物和取出异物等。

（七）环甲膜切开术　当由于某些情况不能进行气管插管而又必须迅速地建立人工气道时，环甲膜切开术不失为一个比较好的方法。其主要适应证包括：

1. 各种原因所致的气道完全阻塞需立刻给氧、吸痰或人工通气。

2. 因异物、喉头水肿、喉痉挛、会厌软骨炎及气道肿瘤导致呼吸道部分阻塞而呼吸严重困难，需立即建立人工气道。

3. 昏迷病人牙关紧闭而不能行气管插管，或有颈椎骨折不能行气管插管者。

因儿童环甲膜切开有引起声门狭窄的危险，故在情况允许时应尽量选择正规的气管切开术。环甲膜切开为一种创伤性操作，要由有经验的医师进行。操作前准备好手术用刀、钳等，尽量选择对喉损伤较小的气管套管。

主要操作步骤如下：病人取仰卧位，两肩垫高20～30cm以充分暴露颈部。术者站于病人左侧，用左手于喉结节下方2～3cm处触及环甲凹陷，右手紧握钳把，然后在明视下依次切开皮肤及环甲膜，有落空感后稍稍撑开钳把，取出刀片，将钳头向病人头部倾斜并沿气管长轴向下方推进，然后换用左手持固定器，右手将气管导管于钳头两叶间插入气管，固定于颈部。环甲膜切开留置导管最好不要超过48h，特殊情况下可适当延长，但要做好局部护理，不要发生切口感染。

（八）环甲膜穿刺　环甲膜穿刺法主要用于现场急救。当病人因颈部或颌面部外伤或其他原因导致上呼吸道完全或部分阻塞但尚有自主呼吸时，在手法开放气道的同时，为争取抢救时机，可行环甲膜穿刺术（图8－10）。

此法简便易行，无禁忌证和不良后果，且畅通呼吸道的效果非常好，所以医务人员应熟练掌握。

其主要操作步骤为：术前准备好16号针头，病人仰卧位，头尽量后仰，用左手示指扪清甲状软骨与环状软骨间的环甲膜，右手将16号针头在环甲膜上垂直刺下，当感觉有落空感并有气体冲出，同时病人的上呼吸道阻塞症状明显改善或解除，说明穿刺成功。环甲膜穿刺还可用于喷射通气，做此用途时须将16号针换成一带有套管的穿刺针，穿刺成功后将针芯取出，套管与喷射呼吸器相连即可进行喷射通气。需要注意的是，由于喷射通气的呼出气要经自然气道排出，故上呼吸道要部分开放（不完全

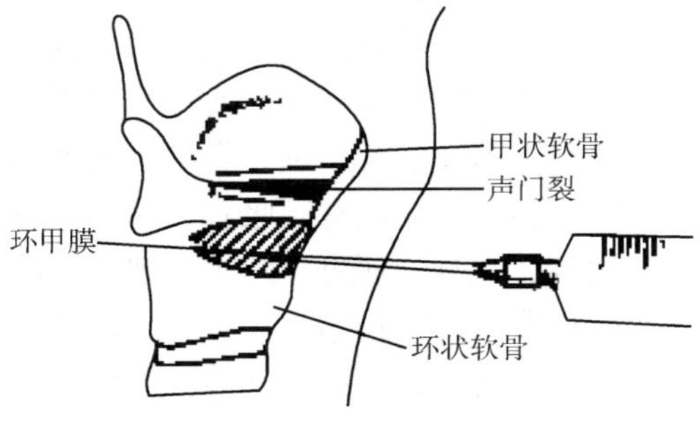

图8－10　环甲膜穿刺术

阻塞）才行，如上呼吸道完全阻塞，必须同时另穿刺一粗针头作排气用，并可用作间断吸引。其常见并发症有吹气过度至肺破裂、穿刺部位出血、穿刺不到位引起皮下气肿等，但这些并发症均可通过提高操作技术而避免，如穿刺部位出血较多应采取措施止血，防止血液反流入气管内。环甲膜穿刺喷气仅作为救急措施，必要时或情况许可时应及早行气管插管或环甲膜切开置管。

（九）气管切开　气管切开术的目的是为了长期进行气道管理。一般来说，气管插管需保留7～10天以上时，或病人神志清醒但需长时间维持机械通气，均应行气管切开术。同气管插管相比，气管切开置管防止了气管插管长时间对气管的压迫而导致气管粘膜损伤及发生食管气管瘘的可能，而且由于气管切开置管避开了口咽部的自然弯曲，吸痰更加容易，分泌物排出更加彻底。术前准备：手术刀、剪、止血钳等手术器械和气管导管等。操作程序：

1. 病人仰卧位，肩部垫高使头尽量后仰，身体要躺正，气管保持正中位置。

2. 常规消毒铺巾，局部麻醉。

3. 自环状软骨下缘至胸骨上凹做正中切口，依次切开皮肤、皮下组织。

4. 用拉钩将胸骨舌骨肌和胸骨甲状肌向两侧拉开，暴露气管前壁及甲状腺峡部，然后，将甲状腺峡部向上游离，进而显露第3、4、5气管软骨环，用尖刀向上切开第3、4软骨环，用止血钳将切开的气管向两侧撑开。

5. 吸出分泌物，将选择好的带导管芯的气管导管置入，快速拔出导管芯，插入内套管，在颈部固定。

气管导管的气囊根据情况必要时充气。气管切开毕竟是一种创伤性操作，常见的并发症有伤口出血、喉头水肿、伤口及肺部感染等，手术中如损伤甲状腺还可影响其功能，操作不好时可形成气道狭窄、变形等。

（十）经皮穿刺扩张放置气管导管术　也称经皮气管造口（或切开）术，经皮扩张气管切开术是一种微创的、快捷的急救技术，是21世纪国际ICU的新进展之一，是近年国内外才开展的一项新技术，并发症少，适合于ICU的危重病人，尤其是需要紧急进行气管切开的病人，在ICU人工气道建立中有很大的应用价值。

主要操作步骤如下：

1. 病人仰卧，头后仰。

2. 选择第2、3气管软骨环间隙作为穿刺点。

3. 在穿刺点切开皮肤（1cm横切口），用血管钳稍作钝性分离皮下组织。

4. 注射器（带鞘管）内充入1～2ml水，刺入气管。如果回抽注射器时有气泡，说明已进入气管（图8－11）。

5. 将导丝插入注射器鞘管，进入气管（Seldinger导引穿刺技术），移去注射器，将导丝前端留在气管内（图8－12）。

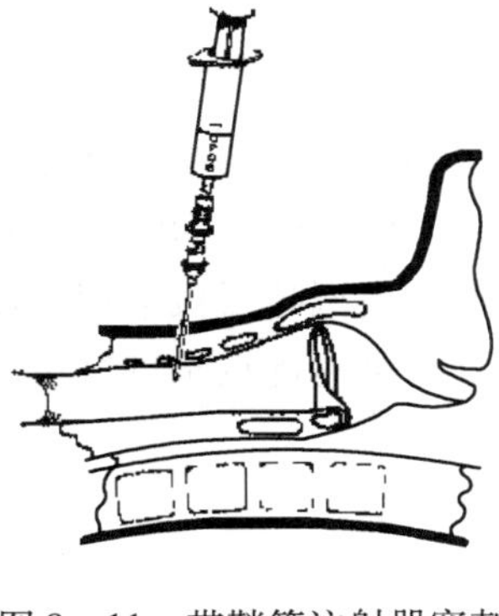

图8－11　带鞘管注射器穿刺

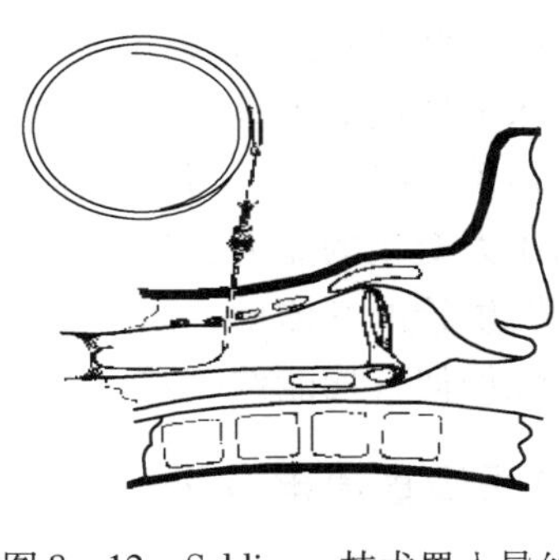

图8－12　Seldinger技术置入导丝

6. 用皮肤扩张器扩张皮下组织（图 8－13）。

7. 气切钳扩张皮下组织：合拢气切钳（带小孔），沿导丝滑入，当钳尖端接触气管前壁时，撑开气切钳，扩张皮下组织后，取出气切钳（图 8－14）。

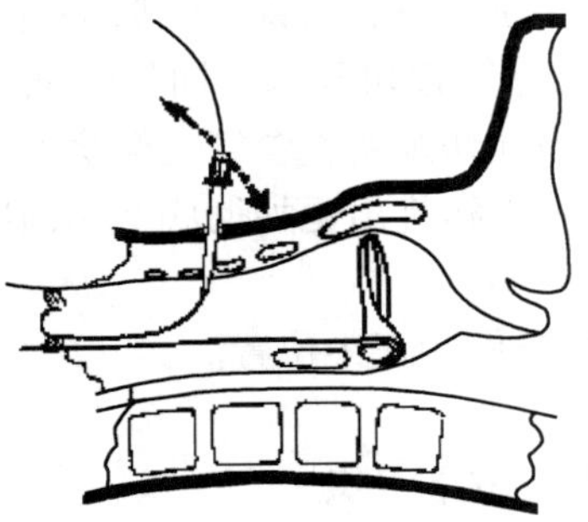

图 8－13　皮肤扩张器扩张皮下组织

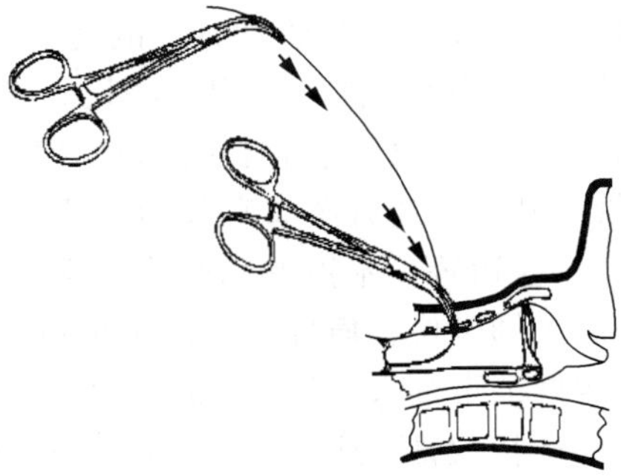

图 8－14　气切钳扩张皮下组织

8. 最后沿导丝导入气管套管（图 8－15），拔出导丝及套管内芯，确认套管在气管内，固定套管即告手术完成。

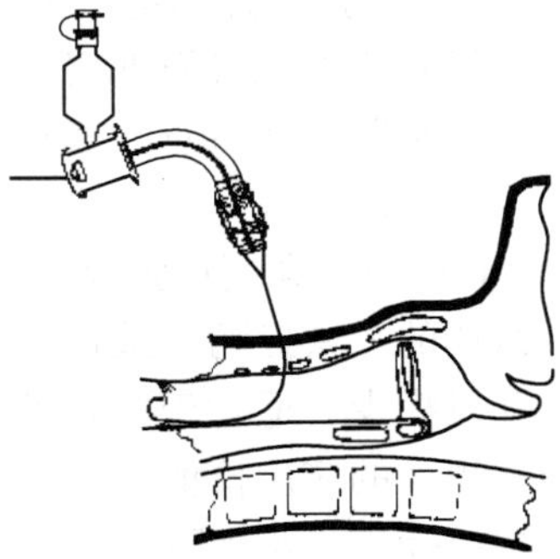

图 8－15　沿导丝导入气管套管

二、机械通气

呼吸停止或昏迷病人仅靠口对口或口对鼻人工通气是不够的。口对口或口对鼻人工通气的目的是解决病人的紧急供氧问题，避免因长时间缺氧造成心、脑等重要器官的不可逆损伤，一旦条件具备，应立即建立人工气道并使用呼吸机进行机械通气，确保机体对氧的需求。目前临床上使用的呼吸机种类繁多，究竟什么类型的呼吸机更适合心肺复苏的病人，概括起来说，所有用于心肺复苏的呼吸机必须可以提供准确的气体量和吸入气氧浓度，同时有可靠的监护报警系统来保证病人的安全。具体的说，呼吸机必须具备：

1. 不同的呼吸模式，能提供控制呼吸、辅助呼吸、同步呼吸及压力支持通气等。
2. 潮气量、呼吸频率、气道压力、吸呼比等在一定范围内可调节。
3. 可调节氧气浓度。
4. 各种报警装置。
5. 湿化、温化及雾化装置。
6. 最好有一叹气装置。
7. 有呼出气体净化器和细菌滤器等。

现在临床上使用的呼吸机有压力切换型和容量切换型呼吸机两种。压力切换型呼吸机是依靠高压气体驱动，预置切换压力，当气道压超过预置的压力时，机器就自动由吹气转为呼气，它具有较好的感受气道内压力变化的能力，与病人的呼吸有较好的同步性。容量切换型呼吸机采用机械驱动，操作者可预先设置供给的气体量，达到该气量时自动转为呼气，这种呼吸机的优点是供气量准确，不管病人的肺顺应性如何，均能按照需要满足病人的供氧。

三、非同步直流电除颤

1. 单向波非同步直流电除颤　心脏骤停的流行病学研究显示，80% 左右的心脏骤停类型为心室颤动，而终止室颤最迅速、最有效的方法即电除颤，故目前临床上有人主张一旦发现心脏骤停，即应行盲目电除颤。

现在观点认为如果 1 次电击未能终止室颤，则再次电击增加的益处也很有限；2005 复苏指南推荐在 1 次电击除颤后立即恢复 CPR，而不是以前所指 3 次电击。关于电除颤的理想能量仍无定论，但有一点是确定的，能量越小对心肌的损害也越小，如能量超过 400J，病人就可能发生心肌坏死。目前临床上主张一开始即用高能量——360J（单向波），如仍然为室颤，则下一次或以后的除颤剂量仍是 360J，简化急救程序。

操作过程：

（1）除颤前予以溴苄胺 5～10mg/kg 或利多卡因 1～2mg/kg，以提高室颤阈值，可取得较高成功率，降低复发率（2005 复苏指南并未推荐）。

（2）将适量的导电糊涂到除颤器电极板上和病人胸部（也可用盐水纱布，但不能太湿）。打开除颤器电源并设置到非同步位置，调节除颤器能量至所需读数并开始充电。

（3）用较大压力将一个电极板置于右锁骨下胸骨右侧，另一电极板放在左乳头的左下方，尽量使胸壁与电极板紧密接触，以减少肺容积和电阻。

（4）充电至所需能量（360J）后两手同时按压放电开关。

（5）不应在电击除颤后立即检查患者脉搏和心跳，而应是重新恢复 CPR，5 组 CPR（2min）后再检查脉搏和心律，必要时再进行另一次电击除颤。

（6）如室颤为细颤，除颤前应予以 0.1% 肾上腺素 1ml，使之转为粗颤再行电除颤。

2. 双相波非同步直流电除颤　1996 年美国学者首次使用了双相波电除颤器，该仪器为阻抗补偿双相衰减指数（biphasic truncated exponential，BTE）波形，释放 150J 的非递增性电流。通过调整第一阶段的斜抬期和第二阶段的相对持续期可获得阻抗补偿，总的时程为 20ms。动物试验证实了这种波形优于单相的衰减指数波形。临床研究比较 BTE 波形的 115J 和 130J 能量与 MDS 波形 200J 及 360J，结果短时间的室颤，第一次电击时低能量 BTE 波形（115J 和 130J）与高能量 MDS（200J）同样有效，而 115J 和 130J 的 BTE 电除颤与 200J 的 MDS 电除颤相比，前者心电图 ST 段的变化更小。另一项临床研究比较了 MDS 波和衰减正弦曲线双相波（Gurich），结果证实双相波终止短时的室颤或室速的效果优于 MDS 波形。

现在生产的 AED 和除颤器几乎都是双向波除颤器，使用直线双向波型除颤首次除颤能量为 120J，使用双向方形波时除颤能量为 150～200J，后续除颤能量相同和选择更高能量；如不清楚厂家提供的除颤能量范围，则可选择 200J。

传统上，除颤是根据“焦耳”即除颤使用的电能量来进行论述的。但这是有局限性和误导性的，因为能量有几种组成成分，每种成分在除颤时起着特殊的作用。1 个焦耳包括发放的电流量，电流流通持续时间及驱动电流通过胸部组织的电压。电流，即电子流，实际上终止心律失常的本质是足够的电流。能量用焦耳为单位计量，用于描述除颤器必须做多少功以产生电流脉冲；而对某些除颤器而言，设定的能量并不表示发放能量的实际量。除颤器显示的心室除颤或心房电复律的焦耳数并不等同于通过心肌的电流量。更重要的是，没有充分数据证明能量（焦耳）与电击诱发心脏损伤的潜在危险有关。与危险直接相关联的是电流量的大小。美国心脏协会（AHA）与欧洲复苏协会（ERC）建议较好方式是用“电流做为除颤基本衡量因素”的方式来衡量是否给病人发放适宜电击。单相波除颤的最佳电流剂量似乎在 30～40A；对双相波除颤的剂量研究正在进行中。

四、紧急心脏起搏

人工心脏起搏系统是利用外源性电流间断发放电脉冲，导致心肌除极，促进心脏机械性收缩。严重心动过缓、心脏骤停而心脏尚有氧合作用时，有节律的低电压刺激能保持心脏搏动，但心肌缺氧或酸中毒的难治性电－机械分离对起搏不起反应。起搏的适应证包括：

临时起搏起搏器用于紧急情况下为争取时间，或估计短期内病变可恢复的缓慢心律失常，如急性心肌梗死合并高度房室或三支阻滞并发阿－斯综合征，心肌炎、心肌病、药物中毒、电解质紊乱引起的严重心动过缓；用于预防性保护性起搏，如无症状房室传导阻滞或严重心律失常病人施行大手术时，心脏直视手术时，术中出现Ⅲ°房室传导阻滞者，以及安装心脏永久起搏器之前；顽固性心动过速药物及电复律失败，或对电击有禁忌证者可用超速抑制。

永久起搏适用于各种原因所致的不可逆的心脏起搏或传导功能障碍如心脏传导阻滞及 SSS 综合征伴心源性晕厥发作或充血性心衰、心绞痛及进行性氮质血症；其他如颈动脉窦性晕厥合并心动过缓等。对于顽固的致命心律失常，可选用能自动除颤，或能自动进行超速抑制的高精密起搏器。

对于心脏停搏，在心肺复苏的基础上应考虑立即进行无创体外起搏，体外起搏器是通过两个圆盘形皮肤电极，用 25 ~150V 直流电刺激 2 ~3 ms，频率 75 次/分，阴极置于心尖上方（V_5 位置），阳极放在胸骨左缘第 3 肋间。但由于所需电流大，引起胸壁肌肉抽搐及局部疼痛且起搏效果不很确切，已基本不用；可选用经胸壁直接刺激心肌起搏法。一旦条件许可，立即改用经静脉心内膜电极起搏法。

紧急经静脉临时心脏起搏术前应做好术前准备。术前准备包括家属签字，检查起搏器及所用电极与导线，检查凝血机制，准备液路、抢救药品及监护器，备皮，用镇静药。

临时性经静脉起搏操作方法：

1. 在心电图提示下通过锁骨下静脉（或颈内静脉、前臂静脉或股静脉）插入导管至右房或右室，插入的单电极为负极，阳电极置于皮肤上。而双极电极均送入右心。若在心房起搏，则将电极紧靠右房上 1/3 及上腔静脉口下方，如有房室传导阻滞应行右室起搏，即送至右室心尖部，嵌入肌小梁固定。心内膜电极的定位应经过 X 线透视，导管电极在右房内要有一小弯度，电极远端在右心房中部水平横过脊柱向左，表示电极已进入右心室，透视下导管顶端指向前方，说明导管在右心室，指向后方则在冠状窦，为避免导管误入冠状窦，可将导管插到肺动脉然后再拉回右心室。

2. 将双极导管末端负极和心电图 V_1 相连，记录心腔内心电图：如在右房，P 波倒置；右室腔内心电图呈 rS 型伴 S－T 段抬高，体表心电图呈左束支阻滞图形；如为右束支阻滞图形，则可能误入冠状窦或电极穿透心肌。

3. 测定起搏阈值，先用 5 ~10mA 电流，然后逐渐将强度减少至用最小即为起搏阈值，通常为 0.5 ~1.0mA，一般不超过 1.5mA。起搏阈值越低，表明电极安置越好。然后用高于阈值 1 倍以上强度起搏。

4. 起搏成功后，让病人改变体位，咳嗽及深呼吸，并核实导管端没有脱位，固定在右心尖部，最后缝合固定包扎。

5. 如果病情危急不允许搬动，即在床旁无 X 线透视下进行盲目插管。将双极导管末端连接心电图胸前导联进行监测：当导管到达右房上部，P 波倒置振幅增大，QRS 波群呈 qR 型，T 波倒置；导管到右房中部，P 波双向，QRS 波群呈 QR 型，T 波倒置；导管通过三尖瓣，P 波直立，QRS 波群呈 rR 型，导管紧贴右室内膜时出现 S－T 段抬高。

紧急心脏起搏需注意的是，由于起搏器本身的结构特点：具有感知和起搏两个独立的功能，所以在起搏术中可单独或同时出现以上障碍，比较常见的起搏功能障碍有：

1. 起搏信号振幅改变　幅度增高见于双极系统中绝缘系统不良而漏电；幅度减低比较多见，是由于双极系统中脉冲发生器失灵、电极之间短路或部分导线折断；起搏脉冲信号的额面轴发生改变见于心内膜导管电极移位；呼吸运动也可使电轴发生轻微改变。

2. 起搏脉冲外出阻滞　当自身心率下降时，起搏脉冲按时出现，但心室不被应激或间歇应激。

心电图表现脉冲信号后 QRS 间歇出现甚至无 QRS 波，见于：

1. 导管电极与心内膜接触不良甚至脱离。

2. Q－T 间期延长或脉冲落在心室的不应期内。

3. 心肌因缺氧、酸中毒、电解质紊乱导致心肌应激性下降，对脉冲刺激反应性下降。

4. 导线在体内部分绝缘系统部分破裂漏电。

5. 起搏器输出电压或电流强度不足，或起搏阈值增高。纠正方法：增加电量输出强度，检查导管电极位置，导线是否漏电，更换电池或进一步处理。

6. 起搏脉冲消失　原因有导线断裂、起搏输出端与导线连接分离、脉冲发生器构件失调、电池耗竭。

判断起搏感知功能障碍，必须在心电图中同时记录到起搏心律与自主心律。遇到感知障碍，调整起搏器的感知灵敏度即可纠治。常见感知功能障碍有：

1. 感知过度　起搏器感知后的逸搏间期明显长于预定逸搏间期，甚至导致心脏不适当地抑制而出现临床症状。常见于起搏器感知其后电位及生理电压如 T 波；导线断裂或连接松弛也可产生假信号及外界磁场干扰，导致起搏不规则。

2. 感知消失　在起搏器不应期外提早出现的自主心律其后未见起搏逸搏间期，心电图显示提早出现的自主心律呈插入型期前收缩。常见原因为起搏电极与起搏器正负极接反、电池耗竭或起搏电路构件故障。

3. 感知功能减退　起搏器对其不应期外提早出现的自主心律有时能感知，有时不能，或感知后下一个起搏脉冲推迟出现，且自主 QRS 至该起搏脉冲的间距，短于起搏器原定的逸搏间期。常见于自主 QRS 电压太低或电池耗竭。

五、复苏药物

（一）给药途径

1. 静脉内给药　心肺复苏开始后，应尽快建立静脉通路，以供输液及用药之需。初期复苏期间一般多采用上腔静脉系统内静脉给药。

2. 经气管支气管树给药　如一时静脉通道不能建立而气管插管已成功时，可将复苏药物以静脉用量的 1～2 倍加等渗盐水稀释至 10ml 左右经气管插管注入气管支气管树，因肺内丰富的毛细血管网，药物作用速度和静脉内给药无明显区别。

3. 心内注射　因心内注射可刺破胸膜引起气胸，损伤心脏及冠状动脉，心内注射时胸外心脏按压必须停止等缺点，故临床上不主张心内注射。在特殊情况下必须经心内注射给药时为减少并发症，可采用剑突旁径路（穿刺针自剑突左侧刺入，向上后方推进）将复苏药物静脉用量的半量注入心内。

注意碳酸氢钠不能经气管、支气管树或心内注射给药，因其碱性可引起支气管粘膜和肺泡的损伤，抑制心肌功能。

（二）一线复苏药物

1. 肾上腺素　最古老，最有效，应用最广泛的儿茶酚胺类药物，兼有 α 及 β 受体的兴奋作用。其 α 受体作用可使全身外周血管收缩（不包括冠状血管及脑血管），进而增加主动脉舒张压，改善心肌及脑的血液灌注，促使自主心搏的恢复。肾上腺素的 β 受体作用在心肺复苏过程中因可增加心肌耗氧量，故弊大于利，但若自主心跳一旦恢复，因其可提高心肌的收缩力，增加心排出量，改善全身及脑的血液供应，故又变得有益。另外，肾上腺素可以改变细室颤为粗室颤，有利于早期实施电除颤。肾上腺素适用于各种类型的心脏骤停。

标准用法：室颤和无脉性室速时，标准剂量 1 毫克/次，iv/io（静脉途径/骨髓腔内给药），如未建立 iv/io 通路，气管内给药 2～2.5mg，每 3～5min 重复，到目前为止并没有大规模临床试验证实大剂量肾上腺素提高存活率和有助于神经系统恢复。

2. 血管加压素　血管加压素作为新的复苏一线药物，实际上是一种抗利尿激素，主要是通过直接刺激平滑肌 V_1 受体收缩周围血管而发挥作用。当给药剂量远远大于其发挥抗利尿激素效应时，它将作为一种非肾上腺素能样的周围血管收缩药发挥作用。CPR 时血管加压素与 V_1 受体作用后可引起周围皮肤、骨骼肌、小肠和脂肪血管的强烈收缩，而对冠脉血管和肾血管床的收缩作用相对较轻，对脑血管亦有扩张作用。血管加压素是一种有效的血管收缩药，可以用来治疗伴有顽固性休克的室颤病人，可作为除肾上腺素外的另一种备选药物。血管加压素可能对心跳停搏和电－机械分离有效，对于应用肾上腺素后仍未恢复心率的病人，应用该药可能有效，但无足够的资料来评价血管加压素对这类病人的有效性和安全性。

2005年心肺复苏指南推荐用法：室颤与无脉性室速时，40U，iv/io，单剂。与肾上腺素作用相同，可以替代第一剂（或之后）肾上腺素。心室停搏和PEA时，一组大样本研究显示血管加压素（较肾上腺素）增加PEA病人存活率，但不能显著改善神经系统功能恢复。

3．阿托品　具有副交感神经拮抗作用，通过解除迷走神经的张力加速窦房率和改善房室传导。在复苏中主要用于心脏停搏和电－机械分离。

剂量：1.0mg经静脉注射或稀释后气管内给药，3～5min后可重复同等剂量，不超过3剂。阿托品可使室上起搏点异常兴奋，心率加速，心肌耗氧量增加，梗死范围扩大，甚至可发生室速或室颤。故自主心跳一旦恢复且心率较快时一定要慎用。

4．胺碘酮　静脉使用胺碘酮的作用复杂，可作用于钠、钾和钙通道，并且对α受体和β受体均有阻滞作用，可用于房性和室性心律失常。首选用于初始治疗的血流动力学稳定的宽的QRS心动过速，也用于有心功不全的病人。

病人对CPR、除颤、肾上腺素、血管加压素无反应时可考虑使用，临床研究证实胺碘酮可提高这类病人的存活率。

用法：首剂300mg，iv/io，如无效，可追加150mg。

5．利多卡因　为治疗室性心律失常的首选药。它可通过抑制心肌缺血部位的传导性，改善正常心肌区域的传导性，使室颤阈值提高，心室不应期的不均匀性降低，且对血流动力学影响小。适用于室性颤动。

用于室颤或无脉室速的病人。3组随机对照研究显示，和胺碘酮相比，ROSC（自主呼吸循环恢复）率低，且更易发生心室停搏，可作为胺碘酮的替代品。

用法：1～1.5mg/kg，首剂，间隔5～10 min增加0.5～0.75mg/kg，最大3mg/kg，iv。

6．硫酸镁　用于尖端扭转型室速。

用法：1～2g，用5%葡萄糖10ml稀释，5～20min内，iv/io。

（三）二线复苏药物　碳酸氢钠：很长时间以来一直作为心肺复苏时的一线用药，用药目的主要是纠正组织内酸中毒。但现在的观点认为，在心跳呼吸骤停早期，主要是由于呼吸停止所继发的呼吸性酸中毒，如过早给予碳酸氢钠则可引起不利反应。因为：

1．碳酸氢钠在体内可致短暂的碱中毒，使氧解离曲线左移，减少血红蛋白中氧的释放，加重组织的缺氧。

2．电解质平衡紊乱，降低游离钙和非游离钙之比，使血清中钾离子进入细胞内。

3．诱发恶性心律失常，并产生高血钠，增加血浆渗透压。

4．碳酸氢钠本身可直接抑制心脏功能，并降低儿茶酚胺的活性。

5．碳酸氢钠在体内分解产生CO_2　一般来说，药物生成的CO_2需用更大的过度通气方可排出，而且CO_2较碳酸氢根和氢离子更易通过血脑屏障，若未采用过度通气将CO_2呼出，当给予碳酸氢钠使血的pH升高时，由于碳酸氢钠分解产物CO_2经血脑屏障弥散入脑，脑的pH非但没有升高，相反却明显降低，最终导致脑水肿。

由于以上原因，有的学者主张不应积极地使用碳酸氢钠，除非在有效通气及胸外心脏按压10min后pH仍低于7.2或心脏骤停前已存在代谢性酸中毒或伴有严重的高钾血症。

六、纠正心跳呼吸骤停后酸中毒的措施

心跳呼吸骤停后，由于体内蓄积的CO_2不能经呼吸道呼出，所以，在心跳呼吸骤停后的5～10min内，以呼吸性酸中毒为主，如在此期间内迅速建立人工气道并实施有效的人工通气，呼吸性酸

中毒大都能够缓解；但如未及时采取措施纠正呼吸性酸中毒，则特征性地出现静脉系统中 CO_2 分压升高，使 CO_2 从血液弥散至心肌细胞和脑细胞，造成心肌功能和大脑功能受到抑制，同时由于机体在缺血缺氧条件下主要依靠糖酵解产生 ATP，导致代谢产物乳酸堆积，最终在呼吸性酸中毒的基础上并发代谢性酸中毒。代谢性酸中毒的害处：

1. 可加重体内血管扩张，增加毛细血管的通透性。
2. 电解质的紊乱。
3. 拮抗儿茶酚胺，发生传导阻滞。
4. 降低心肌细胞的室颤阈值并直接抑制心肌功能。

从以上酸中毒的发展过程可以看出，心跳呼吸骤停后机体首先发生呼气性酸中毒，其次才是代谢性酸中毒，在此情况下，必须采取切实措施来纠正呼吸性酸中毒。具体措施包括：迅速有效的解除呼吸道梗阻和建立有效通气。

七、开胸心肺复苏的指征和方法

（一）指征　由经过训练，有一定技能经验和设备的医生进行开胸 CPR 是安全的，且血流动力学较胸外 CPR 为佳。但如心脏骤停超过 16min 又未进行 CPR 者，或为慢性呼吸系统疾病，癌症晚期，尿毒症病人不作开胸 CPR。

（二）适应证

1. 经适当的短暂体外心肺复苏后，仍不能产生人工的颈或股动脉搏动，无自主循环恢复，应尽快进行开胸心肺复苏。
2. 胸廓和脊柱畸形，严重肺气肿不能胸外按压者。
3. 胸部严重创伤，多根多处肋骨骨折、连枷胸、张力性气胸。
4. 心脏贯通伤、挤压伤、疑有心包压塞以及心胸外科手术后的病人。
5. 疑有大的肺栓塞，开胸方法可以打碎或取去栓子，可迅速进行体外循环。
6. 若为体温低导致心脏骤停，开胸心肺复苏可以用温盐水直接加温心脏，这对除颤是必要的。
7. 当胸廓已经打开（如在手术室里的病人）。

（三）操作步骤

1. 医师进行气管插管并持续正压通气。
2. 可不消毒进行直接开胸。左胸第 4 肋间前外侧切口，直接快速切开皮肤、肌肉、胸膜而进胸。
3. 用胸腔撑开器撑开胸腔暴露心包，如暴露欠佳，可用刀切断第 5 肋软骨。
4. 沿膈神经前方 2cm 纵行切开心包，右手直接进行心脏按压。
5. 按压同时观察皮肤颜色、动脉搏动及呼吸瞳孔情况。
6. 需要除颤时，电极板用盐水纱布包裹并带有绝缘把手，置一电极于心脏后的左室上，另一电极位于心脏前表面，开始用 0.5J /kg，无效时逐步增加能量。

（四）挤压方法

1. 单手心脏挤压　右手拇指放在心脏前面右心室前壁，其余四指并拢深入心脏后面紧贴左心室后壁，握住心脏，拇指与其余四指对合，有节律挤压，速率 60 次/分。挤压时不可用指尖，因易损伤较薄的右室壁造成穿孔大出血。
2. 双手心脏挤压　单手挤压手疲劳时可改为双手挤压，术者右手置于左心室后壁，左手放在右心室前壁双手合拢挤压心脏。开胸后可不切开心包行心脏挤压，但效果较差，一般可作为切开心包前过渡，不要中断心脏挤压时间。

八、小结

成人高级生命支持处理流程（图 8－16）。

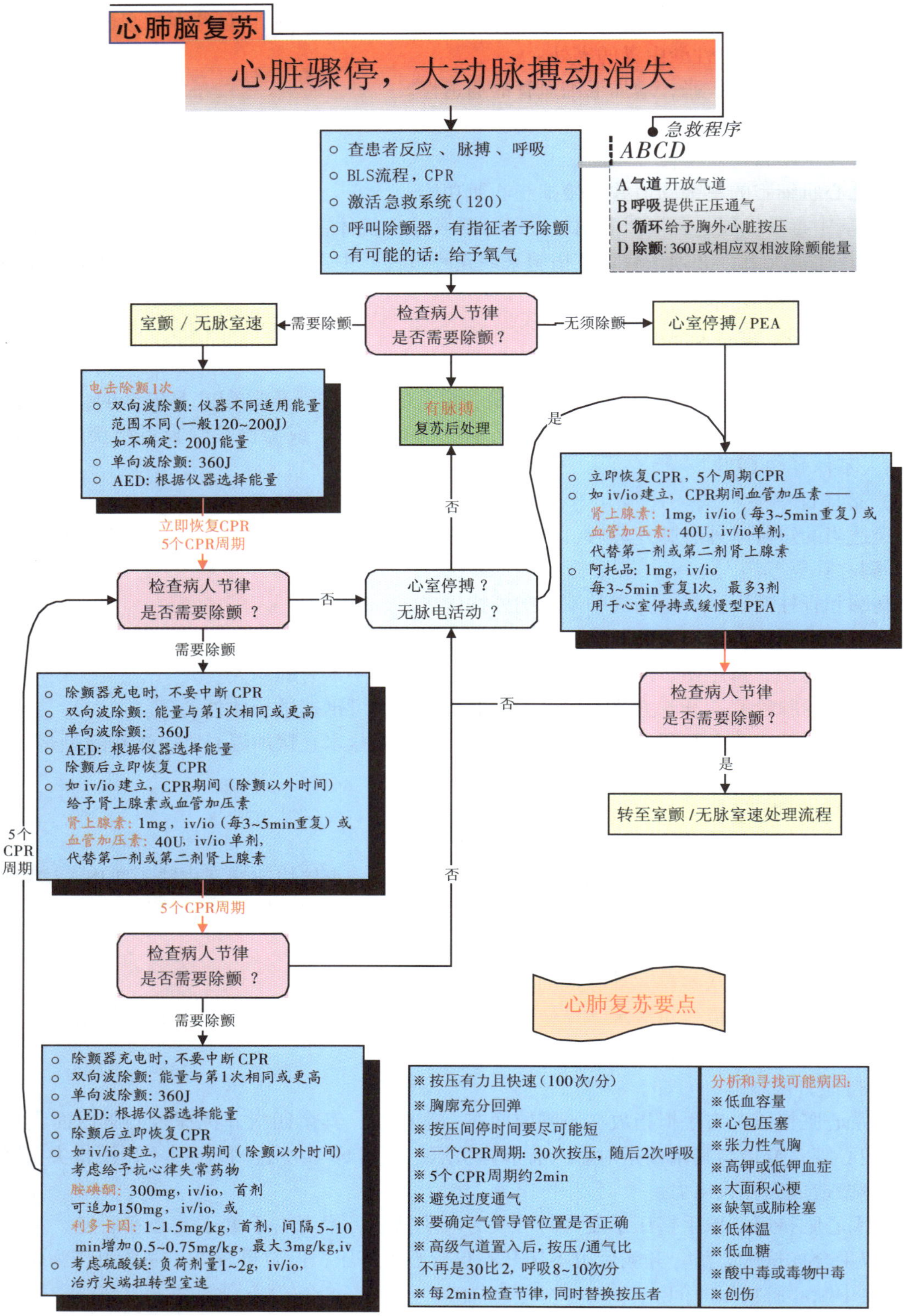

图 8－16　成人高级心脏生命支持

第三节　长程生命支持

心肺复苏取得初步成功后，病人必须住进 ICU，在严密监护下继续接受治疗，即为长程生命支持（prolonged life support，PLS）。PLS 包括：

一、维持循环功能

继续给予心电监护，及时处理各种突发情况。根据病人情况，选用强心、抗心律失常及血管活性药物，适当输血补液，对血液动力学不稳定的心动过缓病人，应使用临时心脏起搏器，尽最大努力确保循环功能的相对稳定。以维持心、肾、脑等重要器官的血液灌注。

二、维持呼吸功能

监测动脉血气变化情况，根据血气分析结果，调整有效通气指标及吸氧浓度，以保证组织的供气。对疑有吸入性肺炎、气胸、肺水肿或 ARDS 的病人应进行胸部 X 线或 CT 检查，并采取相应治疗措施。

三、维持水、电解质平衡及酸碱平衡

心肺复苏成功后继续监测体内水、电解质及酸碱平衡变化情况，纠正可能出现的水、电解质失衡及酸碱失衡。

四、监测肾功能

监测尿量及肾功能变化，以防因心、肺停止继发急性肾功能衰竭，根据肾功能需要调整相关药物的剂量。

五、监测颅压

为保证中枢神经系统功能恢复，应随时监测颅压变化，使其保持在 8.0 kPa（15mmHg）以下，必要时可静脉应用甘露醇、速尿降低颅压。机械通气时可通过调节通气，使 $PaCO_2$ 保持在 2.60～3.33kPa（20～25mmHg），可预防颅内压升高。必要时可给予一定量的皮质激素，通过稳定细胞膜防止脑水肿及促进水肿的吸收。

六、胃肠系统

病情允许时应尽早恢复胃肠营养，必要时插管予以鼻饲。不能进食时应通过胃肠外营养（PN）保证病人的营养。

七、脑复苏的措施（见脑复苏一节）

心肺复苏的病人约 50% 死于中枢神经系统损伤，20%～50% 生存者有不同程度的脑损伤。基于此，脑复苏的研究越来越受到重视。

第四节　儿童和新生儿 CPR

在心肺复苏中，我们称小于 1 岁者为婴儿，1～8 岁者为儿童，对这些病人须采取特殊的急救方法。8 岁以上的儿童则采用与成人相同的心肺复苏法。婴儿与儿童的心肺复苏术与成人的基本相同，

也是保持呼吸道通畅、人工呼吸、人工循环。在新生儿和儿童中，心脏骤停的原因是多样化的；最常见的是交通事故、溺水、烧伤、中毒、SIDS，异物造成的气道阻塞和窒息，呼吸道或呼吸系统的感染以及先天性心脏病。成人主要是继发于严重的冠状动脉疾病，绝大部分合并恶性的室性心动过速性心律失常。儿童常见的是低氧血症和气道阻塞，造成慢性心律失常和心脏停搏，而其中仅有 10% 的心律不齐是室性心动过速性心律失常。由于与成人不同，儿童恶性的室性心动心律失常不是常见的原因，因此常规的、快速的去除纤颤通常不是最急迫要解决的问题。

体重必须得到准确的测量和评估，以便计算用药的剂量。药物剂量以毫克计，并根据药物浓度换算为毫升，这个过程经常延误时间，以至可能造成严重的错误。

表 8-3 Apgar 评分表

体征	评分标准*		
	0	1	2
皮肤颜色	青紫或苍白	身体粉红，四肢青紫	全身粉红
心率	无	<100 次/分	>100 分
呼吸	缺乏	不规律，慢	正常，哭声响
对导管插鼻/触觉刺激的反射性反应	无	面部动作，如皱眉	打喷嚏，咳嗽
肌肉张力	松弛	四肢略屈曲	四肢能活动

* 生后 5 分钟评分 7~10 为正常；4~6 为中度窒息；0~3 为重度窒息

一、新生儿的评价和生命维护

新生儿的评价常采用 Apgar 评分系统（表 8-3）。评分的项目部分是依据生理的成熟度，如皮肤颜色、肌肉张力、对鼻导管插鼻的反射性反应；生后 5min 评分 7~10 分为正常，4~6 分为中，0~3 分为低。低 Apgar 评分不仅是产后窒息的指征，也与是否发生长期的神经功能障碍有关。新生儿长时间（10min 以上）的低 Apgar 评分，在 1 年内死亡率增高，即使存活也有脑瘫的可能。

新生儿最初的支持包括：连续的评估和迅速的气道状态评估和维护，排除梗阻，并给予吸引、通气和给氧。对新生儿的触觉刺激（如弹脚心、摩擦后背）是促进规律性、自主性呼吸所必需的，必要时应给氧，面罩给氧速度为 10L/min，直接用氧气管给氧的速度为 5L/min。

二、基础生命支持

A——airway 儿童心肺复苏法开始同成人一样先判定意识是否消失。然后判定呼吸是否停止，抢救者看不见患儿胸腹抬起，感觉不到或听不到呼气时的气流声，应立即打开气道，马上进行呼吸急救。

B——breathing 抢救者的嘴必须将婴儿的口及鼻一起盖严；如对象为儿童就像对成人一样，捏住鼻子，套住嘴进行人工呼吸。吹气时先迅速连续的呼气两口，以便打开阻塞的小的气道和肺泡，避免肺脏回缩。吹气的力量以胸廓上升为度，人工呼吸的频率，婴儿为 20 次/分，儿童为 15 次/分。

C——circulation 一旦打开了气道和进行了两次吹气后，就必须检查脉搏。婴儿一般检查肱动脉，位于上臂内侧肘与肩的中点。婴儿胸外按压的部位在胸骨中部，两乳头之间的连线上，儿童的按压部位较婴儿为低，成人则更低。婴儿用中、示两个手指进行按压，胸骨下陷深度为 1.5~2.5cm；100 次/分。对儿童用一只手掌根，下陷深度为 2.5~4.0cm；每分钟 80 次。2005 年心肺复苏指南指出所有年龄段的病人（新生儿除外，新生儿 CPR 中所指出生后第一小时还没有离开医院的新生儿）心脏按压和人工呼吸的比例均为 30:2。

三、进一步生命支持

（一）气道 上呼吸道解剖与成人不同的是：头大，脸小，下颌骨、鼻和颈相对短小；舌头相对于口腔是大的；喉的位置较高，角度更前倾；会厌长，最狭窄的部分在环状软骨下声带处，因而可在儿童应用无套管的气管内插管（与成人不同），使气道内敏感的粘膜的损害降低到最小程度。气管插管和面罩须根据年龄选择合适的尺寸（表8－4）。

表8－4 儿科复苏指导——机械方法

年龄(岁)		早产儿	足月	6～12	1	2	3	4	5	6	7	8	9	10	11	12	13	14	15	16
体重(kg)		≤2	3.5	7	10	12	14	16	18	20	22	25	28	30	35	40	45	50	55	60
通气次数/分(V)		40/60 *	40/60 *	20/25 *	20/25*	20/25*	20/25*	20/25*	20/25*	20/25*	20/25*	20/25*	20/25*	20/25*	20/25*	20/25*	20/25*	20/25*	20/25*	20/25*
按压次数/分(C)		30(V)+/90C	30(V)+/90C	100	100	100	100	100	100	100	100	100	80	80	80	80	80	80	80	80
按压技术		拇指按压，双手环抱胸部或两手指		两手指按压	←单手→								←单手→							
气道尺寸(Portex)cm		000 3.5	000 3.5	00 5	00 5	0 6	0 6	7	7	7	7	7	7	7	7	7	8	8	8	8
面罩使用Laerdal尺寸或同等规格		圆形 00 ∣ 0/1		Rendell－Baker#1型		Rendell－Baker#2型		←圆顶帽袖口式面罩#3→						←圆顶帽袖口式面罩#4→						
通气囊内充100%的纯氧		婴儿Laerdal 240ml		←儿童Laerdal 500ml→									←成人Laerdal 1600ml→							
喉镜的规格		Miller 0直柄或同等规格		1	1	1	1	2	2	2	2	3	3	3	3	3	3	3	3	3
				←直型(多用)或弯型→								←弯型或直型→								
ETT规格(Portex)mm		2.5	3	3.5	4	4.5	4.5	5	5	5.5	5.5	6	6	6	6	6.5	6.5	6.5	6.5	7
吸引管	直接口咽	10F	10F	儿科扁桃腺吸引		←成人扁桃腺吸引→														
	经ETT	6F	←8F→					←10F→												
除颤(WS)儿科电极(根据HP 43100A除颤器)	剂量(2ws/kg)	3	7	10	20	20	30	30	30	50	50	50	50	70	70	70	100	100	200	200
	频率	←如无反应，给予最大剂量X2→																		
	最大剂量(4ws/kg)	10	20	30	50‡	50‡	50‡	70‡	70‡	100‡	100‡	100‡	100‡	100‡	150‡	150‡	200‡	200‡	300‡	300‡
心复律(WS)儿科电极(根据HP43100A除颤器)	同步休克(0.5ws/kg)	2	2	3	5‡	5‡	7‡	7‡	10‡	10‡	10‡	10‡	10‡	20‡	20‡	20‡	20‡	30‡	30‡	30‡
	频率	←根据以后需要缓慢增加剂量，直至最大剂量→																		
	最大剂量(1ws/kg)	2	5	5	10‡	10‡	10‡	20‡	20‡	20‡	20‡	20‡	30‡	30‡	30‡	50‡	50‡	50‡	70‡	70‡

* 头部损伤和窒息率提高25%（50%为早产儿和足月儿）
\+ 通气停止
=使用成人电极
ETT＝气管内插管；F＝French；ws＝瓦秒

（二）建立血管通路 医生应掌握在各种部位建立血管通路的技术，因为有些不常用的部位在特殊情况下却很重要（如烧伤或创伤后）。虽然理论上对于各年龄段，中心静脉插管都是最常采用的，但新手却很难成功，准备两只大口径的插管以供选择。推荐选择经股静脉、颈静脉、锁骨下静脉穿刺以及隐静脉切开。对于输注血液、胶质液、晶体液，所有的CPR药物以及持续的药物输液，在6岁以下小儿采取胫骨骨髓腔留针是安全而有效的。新生儿，需建立紧急血管通路时，采用脐静脉套管插入的方法相对较简单。

（三）心脏除颤和心律转复 心脏除颤很少用，因为室颤很少见，在除颤之前应先抗休克。除颤时，必须选择合适的电极尺寸：新生儿和婴儿（0～12个月）需用儿科的电极板；学龄前儿童、学龄儿童和青少年需用成人的电极板。并给予合适的除颤“剂量”。但是很多通常用于儿科CPR的除颤机的能量设置为标准的大增值，不可能在休克时根据体重进行准确的校正，因此应对除颤功能量设置的数值和范围进行评估，尽量设置合适的级别增值。

心律复位用于治疗有症状的快速室上性和室性心律失常，但对于新生儿和幼小儿童十分困难，因为他们的需要剂量仅是成人的1/2～1/10，所以最好从最低的推荐剂量开始，逐渐增大，直至预期疗效出现。

四、心脏骤停后期的评价和治疗

成功的CPR之后，紧接着必须考虑多器官功能衰竭的病生理学。测体温，维持中性温度环境，导尿管集尿监测尿量，插鼻胃管（特别是行气管插管的病人）是很重要的。用修订后的Glasgow昏迷量表评价神经系统功能，维持代谢性内环境稳定，维持心血管稳定，继续治疗相关的疾病，转入NICU进一步监护治疗，防止多器官功能不全的发生。

第五节　复苏中的一些特殊问题

特殊情况下的心跳、呼吸停止，需要复苏者，调整方法进行复苏。这些特殊情况包括：创伤性心脏骤停，低血容量，心包压塞，淹溺及触电事故时出现的心跳呼吸停止。急救人员要仔细注意在各种情况、复苏强度和技术的不同点。

一、创伤性心脏骤停的急救与复苏

创伤后心脏骤停应与原发性的心脏骤停一样按照BLS与ALS救治。在创伤复苏时“初期评估”是必须的，快速评估、稳定气道、呼吸和循环，必须预测、快速确定和立即治疗危及生命的情况，建立有效的气道、供氧、通气和循环。

严重创伤常伴有以下潜在导致心肺功能恶化的原因：

1. 伴发于心血管损伤的严重中枢神经系统损伤。
2. 中枢神经损伤、气道阻塞、胸腔开放或气道塌陷断裂导致呼吸系统障碍而致低血氧。
3. 重要脏器的直接损伤，如心脏、大动脉、肺、肝。
4. 潜在的医源性或其他情况导致的损伤，如电击伤。
5. 张力性气胸或心包压塞导致心排出量减少。
6. 失血导致低血容量使携氧能力下降。
7. 寒冷环境导致的继发性低体温。

因此对创伤性心脏骤停的复苏的同时应迅速评估以上潜在心肺功能恶化因素并积极进行纠正。抢救者应寻找并封闭明显的开放性气胸，开放性气胸封闭后，可能会出现张力性气胸，所以必须进行减压。血胸也影响通气和胸部伸展，采用输血和胸腔闭式引流来治疗血胸，如果出血严重、持续，考虑外科治疗。如果病人有连枷胸，那么通气不足以维持氧供，可以通过正压通气来治疗连枷胸。胸廓切开心脏按摩无法改善院外钝性创伤性心脏骤停的预后，但可以拯救穿透性胸部创伤病人的生命，尤其是心脏穿透伤，及时给穿透性病人容量补充同时，应立即开胸直接处理心脏情况，例如心包压塞、胸腔内外的出血。当穿透伤在左胸或穿透伤伴发低心排出和心包压塞症状时（颈静脉怒张、低血压、心音遥远）时，应考虑心脏穿透性损伤。严重无法控制的出血或心、胸、腹损伤时很难复苏，这时需外科手术治疗，适应证如下：

1. 容量复苏后血流动力学不稳定。

2. 过多的胸腔引流量（总量 >1.5 ~2.0L 或连续 >300ml/h）。
3. X 线胸片示大量血胸。
4. 可疑心脏损伤。
5. 腹部枪击伤。
6. 腹膜刺激征阳性（尤其有持续出血）。
7. 严重实质脏器或肠损伤。

二、低血容量下心脏骤停的急救与复苏

常见引起低血容量原因有：严重腹泻、剧烈呕吐、大量排尿或广泛烧伤时大量丢失水、电解质或血浆；食管静脉曲张破裂出血、胃肠道溃疡引起大量内出血；肌肉挫伤、骨折、肝脾破裂引起的创伤性休克及大面积烧伤等。低血容量性休克是体内或血管内大量丢失血液、血浆或体液，引起有效血容量急剧减少所致的血压降低和微循环障碍，因此低血容量下心脏骤停复苏成功的基础在于迅速补充血容量以促进循环功能的恢复。迅速有效的血容量补充应遵循扩充血容量、携氧和止血功能三个方面，避免顾此失彼的问题。

（一）恢复有效循环血容量　复苏的液体分为晶体和胶体溶液两大类。晶体溶液有等渗和高渗溶液，胶体溶液有人工和天然之分。等渗溶液相当于细胞外液，是在抢救低容量性休克病人时常用的基本溶液，即恢复有效循环血容量是以维持细胞外液为主要目的。常用的等渗溶液用 0.9% 氯化钠溶液、乳酸复方氯化钠溶液等。目前使用的高渗溶液主要是 7.5% 氯化钠溶液，它的优点是适用于急诊抢救，有扩充血浆容量，增加回心血量，升高血压，扩张小动脉，增加心脏收缩力量和利尿等作用，维持时间 2h 左右。虽然价格便宜，使用方便，但一次不能大量使用，用量 4ml/kg 为宜。

人工胶体溶液有右旋糖酐、羟乙基淀粉、尿联明胶或琥珀明胶等，这类溶液依据分子量大小可分为中或低分子量溶液。用胶体溶液纠正低血容量性休克，主要是争取抢救时间，维持或扩充血容量。实践证明是很有效的方法。

天然胶体溶液中包括血浆，新鲜冷冻血浆、白蛋白等。现在输血的机会越来越少，因为它是一种落后的浪费血源的方法，越来越多的是采用成分输血。输入血液和血液制品，最大的问题是传染疾病和免疫功能抑制。

（二）维持血液携带氧的功能　晶体溶液和人工胶体溶液都缺乏携氧的功能。由于扩充容量、降低血液粘度、血液稀释后改善微循环，可改善对组织供氧。但是红细胞比容不能低于 0.2，达此下线应补充红细胞或其他可以携氧的溶液，如氟碳、无基质血红蛋白、人造红细胞、交联血红蛋白和遗传工程人体血红蛋白等。

（三）维持正常止血功能　晶体溶液、人工胶体溶液都不含血小板和凝血因子，天然胶体中库存全血的血小板和凝血因子也大都被破坏。中等度（300ml）以下失血的治疗，临床上输血输液不存在问题，但严重失血（ >3000ml）时的救治，大量输入不含凝血因子和血小板的溶液，会发生凝血功能障碍。

此外在积极液体复苏的同时可予以应用适当的升压药物，增高冠状动脉灌注压，提高复苏的成功率。对于经积极容量复苏血流动力学仍不稳定者应针对病因进行外科手术治疗。

三、心包压塞下心脏骤停的急救与复苏

心包压塞时心包内容积压力关系有一临界点。在此临界点之前随心包内填塞的液体容量的增加压力增加不明显此时心排量仅轻微减少；当心包内填塞的液体容量逐渐增加达到临界点时，心包内的压力迅速上升，心脏受压，影响心脏扩张，导致心脏舒张功不全，腔静脉回心血量减少，从而心排量急剧下降，因此有时抽去少量的心包积液、积血，就可能恢复心脏的充盈和心排出量，使循环功能恢复。否则病人可因心排出量锐减以至死亡。

心包压塞的临床表现为颈静脉怒张、低血压、心音遥远。引起心包压塞的原因有：感染性（如结核）、非感染性（如风湿性、尿毒症性）和创伤性（如心脏穿透性损伤）。鉴于心包压塞对循环恢复影响，解除心包压塞是提高复苏的关键所在，其方法有：心包穿刺，心包穿刺持续引流及心包开窗引流等。但心脏穿透性损伤、心包内存在活动性出血等情况下，应立即外科手术治疗。

四、溺水病人心脏骤停的急救与复苏

溺水最严重的后果是低氧血症，缺氧持续时间长短是决定预后的关键因素，因此要尽快恢复供氧、通气、灌注。现场立即复苏对于溺水后存活及神经系统功能恢复是必须的，这要求现场目击者提供心肺复苏和即时接通急救医疗服务系统。那些到达医院后存在自主呼吸和循环的病人通常预后均较好。缺氧可以产生多器官损害和并发症，包括缺氧性脑病、急性呼吸窘迫综合征。这些并发症与病人复苏后治疗有关，溺水者可发生原发或继发性低温。标准基础生命支持顺序不更改，但溺水病人心肺复苏时有一些问题需要注意和强调：

（一）水中急救　抢救溺水病人时，救援人员应使用一些运输工具（船、救生筏、碎浪艇、漂浮装置），尽快到达病人处，救援人员必须时刻注意自身安全，减少自身及病人危险。所有病人都应视为可能潜在脊髓损伤，应给予治疗，固定颈、胸椎。溺水病人脊髓损伤可能与跳水及相关娱乐设施有特殊关系，当无目击者时，对溺水者应按可疑脊髓损伤处理。呼吸救治应尽快进行，病人被移出水面后方可进行胸外按压，除非病人极小可被救援人员前臂托起或使用漂浮装置，在水中不可能完成胸外按压。正确使用水中漂浮装置复苏需经过训练。

（二）呼吸救治　对溺水病人治疗首要措施是立即口对口（或口对鼻）人工呼吸，立即开始呼吸救治与生存成正相关。一旦病人的气道可以开放，营救者安全能够保证，就要开始呼吸救治，这通常在病人处于浅水中或移出水面后完成。如果在水中救援人员捏住病人鼻孔、支持头部、开放气道有困难，可采用口对鼻呼吸取代口对口呼吸。此时不必清除气道内误吸水分，一些病人因喉痉挛或屏气未误吸任何水，大多数溺死病人仅误吸少量水，且水被快速吸收入循环。

（三）胸外心脏按压　将病人移出水面后立即开始检查循环指征，一般救援人员将检查普通循环指征（呼吸、咳嗽、或对呼吸救治的反应性运动）；医疗人员将检查包括中心脉搏在内的循环指征。在病人溺水，特别是合并低温时脉搏很难发现。如无循环指征，立即开始胸外按压，但不能在水中完成；如无循环指征，应使用自动除颤仪评估，出现可除颤心律应努力除颤，室颤病人出现低温且核心体温低于30℃给予最多3次除颤，假如3次除颤无效，转回基础生命支持，直到核心体温升至30℃以上为止。

五、触电病人心脏骤停的急救与复苏

电击伤病人可能有各种损伤，从间断的麻木到由高压、强电流造成的心跳停止。决定电击伤严重程度的因素包括：传输能量的大小、电压、电阻性、电流类型、接触时间和电流路径。虽然家用电流足可以致死（美国、加拿大110V，欧、亚、澳大利亚220V），但高强度电流将导致更严重的损伤。与大多数家用的60赫兹或更高频率电流接触，可致肌肉强直性收缩而阻止从电源脱离，因而导致长时间暴露于电流下，另外交流电频率的改变使其很容易作用于心电周期，引发室颤，类似于R－on－T现象。穿胸电流（如手→手通路）较肢体电流（手→足，足→足）通路更易致死，主要因为电流直接影响或引起冠脉痉挛，导致心肌损伤。

触电病人心跳呼吸骤停的机制：呼吸停止可能由多种机制引起，电流通过大脑、造成呼吸中枢功能的抑制；电流引起膈或胸壁肌肉的痉挛性收缩，呼吸肌的长时间麻痹，可持续到电击中止后数分钟。如果呼吸停止、心跳停止就可能出现，电击伤的基本原因是心肺功能骤停，电击可直接导致室颤或心室收缩停止、不同强度电流可导致其他严重的心律失常，包括室颤、室速。

抢救者必须使伤者立即脱离电击，确定伤者心脏、呼吸状况，电击后伤者呼吸、循环或两者都会迅速衰竭。可出现窒息、意识丧失、循环衰竭。复苏的指征（适应证）是广泛的，甚至包括那些出现死亡征象的人，该类病人预后难以预测，因为电击的强度和时间未知。然而伤者多为年轻人，多无心肺疾患，如能立即提供心肺功能支持，生存希望很大。如果自发性呼吸、循环消失，按照常规 ABCD 技术原则急救，包括 EMS 系统应用，快速 CPR，和使用 AED，对心搏停止或室颤病人可行心电图监测。保证呼吸道通畅，提供通气和足够的氧气。

触电后的心脏骤停复苏的调整：如果伤者有头或颈部创伤，救治中要注意保护脊髓。电击伤通常引起相关的创伤，包括脊髓损伤、肌肉痉挛、强直引起的骨折；对于面部、嘴、颈前烧伤病人来讲保持呼吸道通畅很困难，迅速出现的软组织肿胀可使气道插管很困难，因此在气道阻塞症状出现前就应进行插管；电击伤病人常伴有低血容量休克和严重组织损伤，迅速输注液体是抗休克和纠正体液丢失的有效措施，液体输入应当充足，保持足够尿量，以利于组织损伤、破坏产生的肌球蛋白、钾和其他副产物的排出。

第六节　脑　复　苏

心脏骤停时全脑立即处于一种缺血缺氧状态，心脏自主循环恢复后再灌注损伤，脑组织则又发生一系列继发性病理生理改变，都可造成脑功能损害。因此，早在 20 世纪 60 年代就开始强调心脏骤停后脑功能恢复的重要性，把它看成与恢复心脏自主循环同等重要。尽管如此，大多数心肺脑复苏病人没有恢复神志就已去世，而复苏后长期存活病人中更有高达 10% ~30% 留有永久性脑功能损害。基于此，脑复苏的研究越来越受到重视。对复苏后所遗留的“植物人”尚缺乏有效的治疗手段。特别是在“脑死亡法”尚未正式颁布实施的发展中国家，“植物人”必将给社会、家庭带来沉重的精神和物质负担。人们日益认识到心肺复苏的同时必须重视脑功能的恢复，脑复苏是心肺复苏的最终目标，并因此将逆转临床死亡（clinic death）的全过程统称为心肺脑复苏（cardiopulmonary cerebral resuscitation，CPCR）。

从复苏开始就应不失时机的加强脑复苏，并贯穿于脑复苏的全过程，脑复苏是心肺复苏最后成败的关键。但脑贮备功能极差，脑血流小于 15ml/（min · 100g）超过 1 ~2h，脑电活动消失；脑血流小于 10ml/（min · 100g）时，离子泵衰竭，脑细胞死亡，因此脑复苏困难重重。在过去的一二十年里，大量的研究也集中在“心脏骤停后脑功能损害的病理生理研究”、“如何改善心肺脑复苏病人神经系统功能?”、“怎样准确预测这些病人的神经病学预后?”等。

一、心脏骤停后神经系统受损表现

心脏骤停产生神经系统功能损害，病人可表现为相应的神经系统体征。通过神经系统检查，能确定脑损害的部位、评估脑损害的严重程度、观察和掌握病情变化，并据此及时给予有效的治疗。神经系统体征的出现与消失是判断脑复苏预后的重要依据。心脏骤停后神经功能评价（包括神经体征、和电生理检查）是预测病人神经病学预后的最有帮助的早期指标，尽管脑影像学检查和一些血液、脑脊液实验室指标也有一定预测价值。

（一）神经系统功能受损的基础　大脑严重依赖脑血流持续提供氧气和葡萄糖，脑血流与脑代谢密切相关，维持神经细胞电生理功能和细胞内稳态。在心脏骤停后几秒钟内，脑氧储备耗尽，导致氧化磷酸化作用和电生理功能停止；几分钟后开始无氧酵解，在此期间乳酸水平显著增高，导致细胞内酸中毒。由此产生：正常的细胞代谢被打破、大量复杂的生化反应引起细胞内钙增加、细胞外兴奋性氨基酸递质增加、细胞膜破裂，形成一个易于产生自由基和破坏细胞的环境。

如果在心脏骤停后 5min 内开始心肺脑复苏恢复脑血流，运用现代的复苏技术和复苏后监护，病人可恢复正常的神经系统功能，把脑组织学损害降到无或最低限度。然而如心脏骤停持续较长时间，细胞缺血性损害和神经系统功能障碍将接踵而来。

自主循环恢复后，作为复苏后综合征的一部分，显著的继发性神经系统功能损害将出现。主要由于以下4个原因：①尽管体循环自主循环恢复正常，但局部和全脑血流仍然处于紊乱状态；②氧相关兴奋性毒素、自由基、钙介导神经元损害；③其他原因导致全身紊乱对大脑产生负影响，如反复心脏骤停、其他心肺功能异常、代谢紊乱等；④血管内皮素和血液系统固有成分相互反应，导致脑血管微循环发生紊乱。

对缺血缺氧损害大脑中各成分的易脆性并非一致。一般而言，神经元较其他类型细胞更易受损。海马Ammon角的CA_1、CA_4区的锥状神经元、脑浦肯野细胞，中间大、小纹状体神经元、脑皮质3、5和6层锥状细胞及主要动脉周围脑组织最易受损。神经系统的缺血缺氧损害与相应区域神经元易脆性相关。海马损伤常导致记忆困难，特别是储存和恢复近期信息的能力减退（顺行性遗忘）；纹状体损害可导致运动异常，如舞蹈手足徐动症、帕金森综合征；小脑损害可导致四肢和躯干共济失调；边缘区和新皮质区弥散性损害可导致视物困难或皮质盲、上肢或下肢或双侧肢体无力、语言困难。缺血缺氧程度越深，脑损伤和神经功能障碍程度越广泛、越严重；同时缺血缺氧对病人造成神经功能损害存在个体差异，一些心脏骤停病人可很快清醒，恢复正常或接近正常神经功能，而另一些经过长时间CPR可能永远不能从昏迷中苏醒过来，进入脑死亡或持续植物状态；还有一些病人经历一段时间昏迷后苏醒，但留有永久性神经系统功能损害（从轻度的记忆缺陷，到严重的完全丧失日常生活自理能力）。

（二）临床表现

1．生命体征改变

（1）意识障碍：意识障碍程度的准确判定对心脏骤停的诊断和心肺复苏后病人预后的分析非常重要。心肺复苏后缺血缺氧性脑病可引起不同程度的意识障碍，轻则病人烦躁、嗜睡，重则出现深昏迷。其作用机制为脑水肿颅内高压致丘脑和脑干受压变形和异位扭曲，导致脑干网状结构上行激动系统功能受损；脑干供血动脉被挤压或扭曲导致脑干的血液循环障碍。此外脑水肿时外源性或内源性毒素干扰神经元的氧化作用及酶系统，使其功能降低。意识障碍是脑水肿急性颅内压增高的危险信号，昏迷越深说明脑水肿越重，预后越差。

（2）呼吸功能障碍：位于延髓中线两侧网状结构中的呼吸中枢，在脑桥以上直至大脑皮层的较高级呼吸中枢的调节和整合作用下，保证呼吸运动具有节律性，从而保证足够的肺通气量。脑水肿和颅内高压时，这一机制受到损害，出现呼吸频率、节律的改变，呼吸变深变慢。但不同部位的呼吸中枢对呼吸有着特殊的影响，根据呼吸频率节律的改变有助于判断脑损害的部位。如大脑广泛性损害则出现潮式呼吸（即Cheyne－Strokes呼吸，表现为呼吸逐渐加深加快，达高峰后变浅变慢）；中脑被盖部损害可表现为中枢神经源性过度呼吸（深快而均匀的过度通气）；脑桥首端被盖部损害出现长吸气式呼吸（表现为充分吸气后呼吸暂停）；脑桥尾端被盖部损害表现为丛集式呼吸（4～5次不规则呼吸后呼吸暂停）；延髓呼吸中枢受损时表现为共济失调式呼吸（呼吸变浅变慢而且不规律，间以不规则的呼吸暂停，严重时为叹息样呼吸，最后呼吸停止），此多为延髓呼吸中枢受压和血液循环障碍所致。

（3）循环障碍：循环中枢位于桥脑和延髓网状结构中，间脑和皮层亦参与其功能调节。脑水肿伴有严重颅内高压时加重脑组织缺血缺氧，常有血压升高，脉搏变慢而洪大，收缩压可上升至200mmHg，心率可减慢至40次/分，这是由于延髓循环中枢对缺血缺氧反射性代偿作用，以及延髓迷走神经中枢受刺激。后期则因延髓衰竭而致血压下降、脉速而弱。

（4）体温调节障碍：体温调节中枢位于下丘脑。严重的脑水肿和颅内压增高时，由于下丘脑受压和（或）移位，其血液循环改变，功能受损而出现体温调节障碍，往往体温升高。若体温调节中枢遭到破坏，则出现中枢性高热。

2．神经系统受损体征

（1）脑干反射（brain stem reflex）：评价脑干反射对预测神经病学结局非常有用，瞳孔对光反射是其中最重要的预测指标，即使在心脏骤停早期瞳孔对光反射的消失也提示病人预后较差的标志。Levy等研究报道，在心肺复苏后6h评价病人瞳孔对光反射，瞳孔对光反射消失的53例病人中没有1

例预后良好，1 年后病人不是死亡就是处于植物状态；但需要注意的是，统计学显示，95% 可信区间允许约 7% 的瞳孔对光反射消失病人预后良好。随后一研究显示，在心肺复苏病人恢复自主循环后迅速检查病人瞳孔反应，89 例无瞳孔反应病人中有 16 例（18%）在心脏骤停后 12 个月仍恢复良好；但持续 3 天无瞳孔反应的 18 例病人中，无一例结局好于植物状态。同样，心脏骤停后二、三天其他脑神经反射消失也提示病人预后不佳。

（2）瞳孔的改变：除外麻醉镇静药等对瞳孔的影响，瞳孔大小的改变对脑疝的形成判断有重要价值。两瞳孔等大，但有扩大或缩小，光反射迟钝或消失常提示脑干病变。若两侧瞳孔不等大，出现一侧扩大多提示脑干损伤严重或天幕疝。脑疝早期由于动眼神经的刺激性损害，瞳孔可缩小，或忽大忽小，天幕疝形成早期此改变尤为明显；一旦天幕疝形成，同侧动眼神经损害麻痹时则瞳孔扩大，对光反射消失。双侧瞳孔同时持续扩大、光反射消失提示枕骨大孔疝形成。

（3）眼球的位置及运动：眼球运动测定方法包括眼手动试验、眼前庭反射等。当中脑上、下丘水平眼球垂直运动中枢受损，则出现双眼球向上或向下凝视麻痹。当第二额回后端或对侧脑壳侧视中枢毁坏性病变时，则双眼向一侧注视。双眼球呈钟摆样运动提示脑干受损，双眼球浮动说明脑干水肿。如果眼球运动消失则是预后不良的恶兆。

（4）眼外肌麻痹：脑水肿颅内高压时，脑组织压迫展神经使之麻痹，则眼球为向内凝视，视物成双相（复视）。急性颅内高压影响到海绵窦或因海绵窦的血栓性静脉炎时，病侧的眼球突出，各眼外肌麻痹，眼球居中间位置，瞳孔扩大，同时出现球结膜充血水肿，前额静脉怒张。

（5）脑膜刺激征：昏迷病人必须检查脑膜刺激征。急性枕骨大孔疝形成时，则出现颈项强直，头位固定，但克氏征可不明显。在检查脑膜刺激征时值得注意的是：对颅高压的病人屈颈时力量要轻，适度而至，否则当有枕骨大孔疝形成时，过度屈颈会引起呼吸停止。

（6）锥体束征：脑水肿和（或）颅内高压时肢体可出现一些不典型锥体束征，如肌张力改变，不恒定的病理反射。病理征从无到有并非表示病情恶化，有时为昏迷解除过程中出现的过渡状态，表示皮层下抑制解除而皮层尚处于抑制状态，是病情好转的表现。病理反射从有到无提示病情好转。当皮层运动区受损时则出现偏瘫，部分病人出现癫痫发作。

（7）运动反应（motor responses）：在心肺复苏早期，运动反应在预测神经系统预后中的价值没有脑干反射那么重要，但这一体征在后期显得越来越重要。Levy 等研究显示，病人运动反应能力越差预后越差，心脏骤停后运动反应能力差（仅肢体出现退缩反应、甚至更差）的 70 例病人中，没有 1 例能独立生活。Edgren 等也报道，在心脏骤停心肺复苏后 3 天，无运动反应的 43 例病人最后均死亡或处于植物状态。

（8）缺氧后肌阵挛（postanoxic myoclonus）：是心脏骤停后常见体征，以四肢或躯干肌肉短暂、不同步抽搐为特征。一旦肌阵挛发作无显著特点且抽搐强而有力，则提示病人脑功能损害严重、预后很差。在一个 107 例心脏骤停心肺复苏的研究中，所有 40 例出现无显著特点、反复肌阵挛发作（肌阵挛持续状态）的病人均死亡或苏醒失败。缺氧后肌阵挛是复苏后常见问题，可在整个急性期持续存在，严重干扰护理和机械通气，对病人家属也相当痛苦，治疗上也非常困难，必要时可考虑使用神经肌肉松弛剂以便于监护、治疗。

幸运的是癫痫发作并非是缺血缺氧昏迷后常见问题，但时有发生，一旦发作应考虑给予抗惊厥药。

（9）颅内高压综合征和脑疝形成：脑水肿早期，由于脑组织、脑脊液、血液三者相互协调达到相对平衡，起到短时间代偿作用，颅内压增高不明显。如脑水肿继续发展超过了颅腔所能代偿的极限，势必产生颅内高压的相应临床症状，即颅内高压综合征。脑水肿严重时，颅内高压发展到颅内无缓冲余地时，必然促使某些脑组织向阻力小的方向移动即形成脑疝。脑疝形成反过来加重脑水肿和颅内高压，形成恶性循环，从而引起复杂而严重的临床征象。

1）颅内高压综合征：侧卧位腰椎穿刺测量脑脊液压力时，如压力超过 $200mmH_2O$（正常为 70～

$180mmH_2O$）即为颅内压增高，颅内高压的典型临床表现为颅内高压三联征：头痛、呕吐、视盘水肿。另外头晕、眩晕、复视、反应性脉搏变慢、血压增高、意识障碍也较常见。

视盘水肿对颅内压的增高具有诊断价值。颅内高压时，视盘鞘内脊髓液回流和静脉回流发生障碍而出现视神经乳头改变（早期视盘鼻侧边缘消失、视网膜静脉增粗与搏动消失，逐渐发展为中心凹消失、视盘隆起、静脉迂曲、周围有火焰状出血），眼底静脉瘀血、搏动消失，视网膜水肿、渗出、出血等变化。延续较久的视盘水肿可继发视神经萎缩及视力减退。但要注意急性颅内压增高不一定出现视盘水肿。

2）脑疝形成：脑水肿引起颅内压持续增高时，升高的颅内压可引起脑移位、脑室变形、使部分脑组织嵌入颅脑内的分隔（大脑镰、小脑天幕）和颅骨孔道（如枕骨大孔等）导致脑疝形成（herniation）。脑疝形成致使脑干、脑神经和血管受压从而引起一系列紧急的临床综合征。临床上以天幕裂孔疝和枕骨大孔疝多见。这两种脑疝多在颅内压急剧增高的情况下形成，生命体征可立即发生显著改变。

①天幕裂孔疝：又称天幕疝、小脑幕切迹疝、颞叶海马钩回疝，系颅内高压导致颞叶的海马钩回经小脑天幕孔向下膨出。临床上海马钩回疝可产生以下严重后果：①同侧动眼神经在穿过小脑天幕裂孔处受压，引起同侧瞳孔一过性缩小，继之散大固定，及同侧眼上视和内视障碍；②中脑及脑干受压后移，可导致意识丧失；导水管变狭，脑脊液循环受阻加剧颅内压的升高；血管牵伸过度，引起中脑和桥脑上部出血梗死，可导致昏迷死亡；③中脑侧移，使对侧中脑的大脑脚被推移受压于该侧小脑天幕锐利的游离缘上，形成 Kernohan 切迹。严重时该处脑组织（含锥体索）出血坏死，导致肢体瘫痪，引起假定位征；④压迫大脑后动脉引起同侧枕叶距状裂脑组织出血性梗死。一般病人很快出现意识障碍，并迅速进入昏迷，有时病人可突然出现昏迷。呼吸开始加深加快，继而进一步加深变慢，最后变浅变慢直到最终停止。血压急骤增高，收缩压可高达 26kPa 以上。典型的体征为 Weber 综合征表现：同侧动眼神经麻痹，瞳孔扩大（直径多在 6mm 以上），光反射消失；对侧上、下肢出现锥体束征，肌张力增高、腱反射亢进，病理征阳性；如对侧大脑脚被推移受压，则出现四肢锥体束征。部分病人还出现去大脑强直发作。

②枕骨大孔疝：又称小脑扁桃体疝，主要由于颅内高压将小脑和延髓推向枕骨大孔并向下移位而形成小脑扁桃体疝。由于延髓受压，生命中枢及网状结构受损。临床表现为双侧瞳孔先缩小，后迅速扩大，光反射消失。呼吸缓慢，不规则呈共济失调样呼吸，并可出现突然呼吸停止，紧接着心跳停止。可出现双侧锥体束征，部分病人可出现去大脑强直。

二、心肺脑复苏后中枢神经系统恢复过程

对心肺复苏后中枢神经系统恢复过程及其神经细胞机制目前我们仍然知之甚少。现有的有限的资料表明复苏的进程基本上是按照：①解剖水平自下而上的恢复；②低级向高级过渡，也就是说从生理功能在种系发生上比较古老而又为生命必需的基本功能首先恢复的顺序。

中枢神经系统首先恢复的是延髓；恢复自主呼吸后继之瞳孔对光反射恢复，表示中脑开始有功能；接着是咳嗽、吞咽、角膜反射和痛觉反射的恢复；随之出现四肢屈伸活动和听觉，听觉恢复是大脑皮层恢复的信号；呼吸反应的出现意味着病人行将清醒，最后才是视觉和共济功能的恢复。

1. 脑功能恢复的大致规律如下　心跳恢复→呼吸恢复→瞳孔对光反射出现→腱反射出现→眼泪、吞咽、咳嗽反射出现→角膜反射出现→痛觉反射出现→头部转动、眼球转动→听觉出现→呼唤反应→四肢活动→清醒能讲话→腹壁提睾反射出现→视觉恢复。

2. 人类高级神经活动恢复过程如下　强直→木僵→感觉性失语→口齿不清→空间和时间定向障碍→记忆力、智力、特殊行为恢复。复苏后 2 周高级神经活动恢复的速度减慢。

但是要注意，抢救过程中有时使用低温冬眠、镇静药物、肌松药等措施，或病人有毒理学异常，有些反应或反射不能如期反映出来，甚至掩盖了对某些反应的观察，在临床上造成假象或混杂因素，因此不管上述出现先后、迟早，只要在恢复，都有完全脑复苏的可能，不能轻易放弃。

三、脑复苏措施

（一）全身支持疗法　心肺复苏术的各个环节均是脑复苏的基本措施，心脏骤停后必须尽快进行标准心肺复苏，保证脑组织代谢所需最低血供。复苏成功后要采取有效措施使颅外器官功能保持相对稳定，此乃脑复苏的基本措施。

1. 循环支持改善脑组织的血液灌注　提高脑组织的血液灌注压，是改善脑组织的血液灌注的关键。为达到此目的，可通过快速补液，适当应用血管活性药物来提高血压，且可避免脑组织产生灶性无血现象。关于最适血压水平及维持时间，目前尚无定论。一般认为恢复并维持正常或稍高于正常的动脉血压。但有一点是确定的，长时间动脉高压对脑组织是有害的，尤其不宜超过自动调节点的上限（平均动脉压 130～150mmHg）。

2. 呼吸支持及控制　低动脉血气 CO_2 分压可引起脑血管收缩，据估计动脉血气 CO_2 分压每下降 1mmHg，可使脑血流下降 2%，从而进一步减少血流使脑缺血恶化，因而目前脑复苏中并不主张使用辅助过度通气。为预防过度通气引起的颅内压增高和脑缺血恶化，故对神志不清的病人使用机械呼吸器，并同时使用肌松剂，将血气维持在 pH：7.35～7.45，$PaCO_2$ 在 25～35mmHg，PaO_2 在 100mmHg 以上。

（二）脑组织支持疗法

1. 亚低温疗法　肺复苏时选择性头部降温在我国应用已久，其理论基础是：①低温可降低脑组织的基础代谢率，据研究体温每下降 1℃，基础代谢率可降低约 7%，脑血流减少 6.7%，颅内压、脑脊液压和静脉压下降 5.5%，脑容积减少 4.1%，因而有利于改善脑水肿，减慢缺氧时 ATP 的消耗和乳酸血症的发展，进而提高脑组织对缺血缺氧的耐受能力；②低温促进镁离子由细胞外进入细胞内，减少钙离子内流，有利于稳定细胞膜和血管平滑肌的收缩。

临床上常用的降温要求如下：①降温开始的时间越早越好，尽量赶在脑水肿形成之前；②全身体表降温与头部重点降温相结合，首先可用空调控制室温，身下置冰毯，然后可在前额、颈部及腋窝和腹股沟处放置冰袋来降温；③降温的程度以达浅低温（33～35℃）为宜，体温过低可引起心律失常和血压降低；④降温的持续时间，目前尚无统一说法，在实际应用中应根据病人的具体情况来决定，如复苏成功，病人意识恢复，当然没有必要继续进行降温，但如仅自主呼吸和心跳恢复而病人尚处于昏迷之中，则降温时间不妨长一些。

2. 渗透疗法——脱水剂的选择和应用　一般以甘露醇、山梨醇为首选药物，20% 甘露醇 250ml，iv，q8h。必要时并用糖皮质激素（具有稳定细胞膜的作用，清除自由基、减轻毛细血管通透性，提高肾血流量和肾小球滤过率，减少醛固酮和抗利尿激素分泌而有利于利尿和减轻脑水肿）。地塞米松 5～10mg，iv q6～8h，连用 2～3 日，一般不超过 4 日。对于严重脑水肿或伴有心功能不全、肺水肿者，宜用呋塞半等利尿剂，呋塞米 40～80mg 稀释后静推，qd～tid，待病情改善后可改用 50% 葡萄糖 40～60ml，iv，q4～6h，也可与甘露醇交替使用，伴有血容量不足或低蛋白血症者，可选用 25% 人体白蛋白或血浆、706 代血浆等。

3. 巴比妥类药物的应用　巴比妥类药对脑组织保护的主要机制是能降低脑代谢率。它可选择性的降低突触传导耗能，同时维持细胞基本代谢所需能量。此外，巴比妥盐还可稳定溶酶体膜，抑制自由基反应，降低细胞内钙离子浓度，目前已广泛应用于脑复苏中。在脑完全缺血时，应用硫喷妥钠和戊巴比妥的血浆浓度 3～5mg/dl，不能抑制脑内活动与代谢，而在重新灌注的脑复苏综合征的多病灶缺血时，巴比妥盐对脑活动与代谢抑制，有利于脑复苏，目前已广泛应用于临床。但也有的实验及临床调查结果认为巴比妥盐对心脏停搏的治疗效果并无特别益处，故不推荐常规使用，但可及早选用麻醉剂量的巴比妥盐，主要是在 CPR 后用于镇静、抗癫痫、控制通气、减轻脑应激，使监测下的颅内压恢复正常。临床医师必须知道大剂量硫喷妥钠或巴比妥有明显的扩血管和心脏抑制作用，尤其在心脏病和血容量不足的病人中，剂量不易掌握。常规用麻醉剂量为硫喷妥钠或戊巴比妥 2～5mg/kg。

4. 高压及高浓度氧治疗　高压氧能极大的提高血氧张力，显著提高脑组织与脑脊液的氧分压，增加组织氧储备，增强氧的弥散范围，纠正脑缺氧，减轻脑水肿，降低颅内压；还具有促进缺血缺氧损害的神经组织和脑血管床修复作用。3 个大气压下吸纯氧，血氧分压较吸空气可提高 21 倍，氧弥散力大为增加，改善脑组织缺氧，使脑血管收缩，脑体积缩小。国内报告复苏的早期持续或一天多次 2～3 个大气压下吸入纯氧有较好的复苏疗效。高压氧（HBO）应用于复苏，特别是心肺复苏后的脑复苏为复苏开辟了一条有效途径。

5．钙离子拮抗剂的应用 钙离子拮抗剂可解除缺血后血管痉挛，改善脑血流功能；降低中枢神经系统细胞线粒体内钙负荷，干扰脂质过氧化和组织坏死，通过抑制花生四烯酸代谢，减少前列腺素、血栓素和白三烯的产生，改善微循环。

6．游离基清除剂及 Fe^{2+} 螯合药 临床常用的有超氧化物歧化酶（SOD）、过氧化氢酶、维生素 E、去铁胺及 EMHP，其应用效果各家评价不一。

7．莨菪类药物的应用 具有抗游离基效应并可扩张微血管，改善微循环。

四、脑复苏过程中预后的评判

（一）观察生命体征 生命体征与脑干功能密切相关。大脑及不同部位脑干损害可引起特殊的呼吸节律，脉搏、血压的变化与丘脑下部自主神经中枢以及脑干心血管中枢等功能相关。故观察生命活动是否平稳，了解中枢神经系统的功能状态及其恢复水平，有利于判断预后、指导抢救。延髓中枢，特别是呼吸中枢的恢复是脑功能的恢复的先决条件，心搏恢复后，在人工呼吸支持下，自主呼吸恢复与否是决定复苏成功的关键因素。

（二）判断意识障碍程度 意识障碍程度的判定是脑复苏后临床观察的重点，可分为意识清晰、嗜睡、失定向、谵妄、蒙眬、或昏迷、深昏迷及脑死亡。对昏迷程度的判定目前临床上可通过 2 个昏迷评分标准来完成。

1．格拉斯哥昏迷程度评分法 1974 年由英国的 Teasdale 和 Jennett 制定了格拉斯哥昏迷程度评分法（Glasgow coma scale，GCS）（表 8－5），主要用于反映病人意识障碍的深度，其优点是简明实用、判断客观，已广泛应用与临床。GCS 最低 3 分，为深昏迷、脑死亡；最高分 15 分，为神志清晰，正常；8 分为病情严重的界限，低于 8 分预后不良；低于 6 分为脑功能衰竭；低于 4 分罕有存活者。

表 8－5 Glasgow 昏迷评分表

反应	功能状态	得分
睁眼反应	自主睁眼、觉醒状态	4
	叫声睁眼	3
	疼痛刺激睁眼	2
	无反应	1
语言反应	定向正确 可对答	5
	混淆言语	4
	用词不当	3
	病人只有呻吟	2
	无言语反应	1
运动反应	遵嘱运动肢体	6
	对疼痛有局限反应	5
	对疼痛屈曲逃避反应	4
	异常屈曲（去皮层强直）	3
	肢体痉挛性强直（去大脑强直）	2
	强刺激肢体无反应	1

2. 格拉斯哥－匹兹堡昏迷程度评分法（Glasgow－Pittsburgh coma scale，GPCS）　GPCS（表8－6）反映昏迷深度加脑干功能，用于评价各种外伤、心脏骤停及其他原因所致的昏迷病人。

表8－6　Glasgow－Pittsburgh 昏迷评分表

GCS	得分	Pittsburgh 修订	得分
睁眼反应		瞳孔反应	
自主睁眼、觉醒状态	4	正常	5
叫声睁眼	3	反应迟钝	4
疼痛刺激睁眼	2	反应不对称	3
无反应	1	大小不对称	2
		无反应	1
语言反应		脑神经反射	
定向正确 可对答	5	所有的均存在	5
混淆言语	4	睫毛反射消失	4
用词不当	3	角膜反射消失	3
病人只有呻吟	2	Doll 眼和冰水热反射征消失	2
无言语反应	1	所有脑神经反射消失	1
运动反应		癫痫发作	
遵嘱运动肢体	6	无癫痫发作	5
对疼痛有局限反应	5	局限癫痫发作	4
对疼痛屈曲逃避反应	4	间歇性癫痫大发作	3
异常屈曲（去皮层强直）	3	持续性癫痫大发作	2
肢体痉挛性强直（去大脑强直）	2	肌肉松弛/无反射	1
强刺激肢体无反应	1		
		自主呼吸	
		正常	5
		周期性呼吸	4
		中枢性高通气	3
		不规则低通气	2
		无自主呼吸	1

注：①Doll 眼反射（突然将病人的头从一侧转向另一侧，阳性反应一眼球偏转，对疑有头颈外伤病人不能应用）或冰水试验（将头抬高30°，用120ml 冰水刺激外耳道，然后用小导管引出冰水，如眼球无震颤，则表示阳性，注意鼓膜完好无耵聍）；②呕吐或咳嗽反射（隆突反射：通过气管导管或套管插入吸引管深达隆突，注意咳嗽运动，或在无气管导管下刺激咽后壁检查有无咬合反射）

缺血缺氧昏迷后二、三天用 GCS 或 GCPS 对病人进行意识障碍程度评价。Mullie 等报道，在缺血缺氧昏迷后第2天 GCS 评分≤4分的54例病人中，仅1例14天后脑功能良好；同样在缺血缺氧昏迷后第3天 GCS 评分≤4分的73例病人中，仅2例14天后脑功能良好。Edgren 等研究报道，复苏后3天 GCPS 评分≤22分的48例病人中，12个月后没有1例脑功能好于“严重脑功能障碍”；复苏后第3天 GCS 评分≤5分的45例病人中，没有1例存活后脑功能好于植物状态。

三、脑功能进行分级（cerebral performance category，CPC）

根据脑功能和病人独立程度对心脏骤停后脑功能进行分级（表8－7），可用于判断心脏骤停病人预后。根据表所示，如果病人日常生活能独立（CPC1 或2），则预后良好；如果病人为 CPC 为3、4、5则预后很差。

表8-7 脑功能分级（Cerebral Performance Category，CPC）

1——良好脑功能	清醒，警觉，正常脑功能。可有轻度的精神和神经功能缺陷，但无显著损害脑或躯体功能
2——中度脑功能障碍	清醒，警觉，脑功能能满足日常生活（如穿衣、饮食等）。可有偏瘫、癫痫、共济失调、构音障碍、言语困难或永久性记忆或心理改变
3——严重脑功能障碍	清醒，有最低限度的认知功能。由于脑功能损害日常生活需依赖他人，包括大范围脑功能异常，能行动的病人有严重记忆障碍和智力减退不能独立生活，瘫痪病人仅能通过眼睛交流（如闭锁综合征）
4——昏迷/植物状态	无意识，不能识别周围环境，无认知功能。没有言语和/或心理与环境交流。由于睡眠-觉醒周期或自主睁眼，病人可表现为觉醒状。包括除CPC3（清醒）和CPC5（满足脑死亡标准的昏迷）外的各种程度的无反应状态
5——脑死亡（有心跳）或死亡（无心跳）	无呼吸，反射消失，“昏迷”，EEG静止
A——麻醉，（CNS）抑制	由于麻醉状态、使用CNS抑制药物、肌肉松弛作用，使上述分类不能被确定

Form Safar P, Bircher N. Cardiopulmonary Cerebral Resuscitation (World Federation of Societies of Anesthesiologists), 3rd ed. Philadelphia, WB Saunders, 1988. A Bailliere Tindall Book.

四、神经系统查体

脑为中枢神经系统的重要组成部分。大脑与皮层下和周围神经系统联系广泛，脑功能异常即可出现特征定位征象和神经系统损害表现。因此，通过神经系统检查可了解脑功能损害的部位、性质和程度。

1. 角膜反射　角膜反射是衡量意识障碍的重要指标，长时间的角膜反射消失，常提示预后不良。

2. 瞳孔改变　两瞳孔等大，但有扩大或缩小，光反射迟钝或消失，常提示脑干病变，若瞳孔不等大，出现一侧扩大多提示脑干损伤严重或海马沟回疝；两侧瞳孔持续扩大，光反射消失，表示脑干损伤严重或有枕骨大孔疝。

3. 眼球运动　测定方法有眼手动试验及眼前庭反射，如果眼球运动消失则是预后不良的恶兆，故其为判定预后的有力指标。

4. 眼底检查　心脏骤停后即刻检查可见视网膜静脉有节段形成或伴有节段移动等特征；脑水肿严重，颅内压增高，可出现视盘水肿及出血等改变。

5. 病理反射检查　病理反射阳性常提示锥体束病变，病理征从无到有并非均表示病情恶化，有时为昏迷解除过程中出现的过渡状态，表示皮层下抑制解除而皮层尚处于抑制状态，是病情好转的表现；病理反射从有到无，表示病情好转。

五、影像学检查

1. 脑电图（electroencephalography，EEG）　EEG能反映大脑的血供和氧供情况，它不但可以通过脑电活动变化反映脑部本身疾病，还可根据异常脑电图呈弥散性或局限性以及脑节律变化等估计病变的范围和性质，因此连续监测是了解意识障碍病人大脑功能情况的良好指标。缺氧性脑病EEG可见α节律抑制或消失以及出现对称弥漫性慢波等改变。昏迷的脑电图除出现α波型、β波型、纺锤波型和发作波型外，最常表现为广泛δ活动或θ活动的慢波型，昏迷越深，慢波频率越慢，波幅也越低；深度昏迷的病人脑电图常由δ活动逐渐转变为平坦活动。去大脑皮质状态时大多数病人表现为广泛性慢活动，严重者显示平坦活动。脑死亡脑电图表现为脑电活动消失，即呈平坦直线型。现已发现，EEG连续描记，如果早期转为典型的睡眠图则说明预后良好，而“双相”或“多相”活动，不伴有睡眠图则提示损伤严重。目前已有遥测、视频EEG，皆可进行24小时或更长时间监测，是脑复苏的重要客观指标。

早在1965年，Hockaday等就已发表了EEG5级评定系统用于预测心脏骤停后病人预后。根据这一方案，等级越高所记录的异常越多，1级表示正常记录；5级表示极度异常，接近平坦活动，提示病人脑功能极微弱。研究显示39例EEG记录正常的病人中6例生存下来，而14例记录为EEG极度异常的病人均死亡。1990年，Synek等根据修订后的评定系统，观察63例心脏骤停后缺血缺氧性脑损害病人，11例EEG显示“良好”的病人中10例最后存活；而35例EEG示“恶性”的病人最后均死亡；17例EEG示“不确定的病人中9例最后存活。综上所述，特殊的EEG模式对预测生存或死亡很有帮助（虽然不是100%）。

2. 诱发电位（evoked potentials，EP） 诱发电位是中枢神经系统在感受外或内在刺激过程中产生的短暂的电兴奋现象，是测定脑功能的常用方法之一。诱发电位可用于了解脑损害情况、复苏效果、以及有无脑死亡等。常用的有脑干听觉诱发电位（brain - stem auditory evoked potentials，BAEP）、视觉诱发电位（visual evoked potentials，VEP）、运动诱发电位（motor evoked potentials，MEP）、体感诱发电位（somatosensory evoked potentials，SSEPs）、事件相关电位（event - related evoked potentials，ERPs）。

视觉、脑干、事件相关和体感诱发电位被试验证实对预测病人预后有益。其中体感诱发电位（SSEPs）应用最广，似乎也是最有预测价值。SSEPs通过刺激外周神经，记录不同平面一直到脑皮质感觉区的电活动，来评价感觉通路的完整性。昏迷病人SSEPs双侧N_{20}～P_{25}复合波消失提示预后不良，特别是连续测试几天均呈相同改变，其后果不是死亡便是持续植物状态。如一侧N_{20}～P_{25}复合波消失病人可能醒转，但受累的肢体功能难以恢复。脑死亡病人不能查出N_{20}～P_{25}复合波。昏迷病人脑干听觉诱发电位可用于评估脑干功能的完整性，当排除周围听觉器官的病损后，而脑干听觉诱发电位仍明显异常时提示预后不良。

3. 脑血流相关检查 脑功能需要依赖足够的血供才能维持，一旦脑血流中断或脑血氧供应障碍，脑功能就难以维持而发生一系列病理生理改变。因此可通过血流监测反应脑功能状态。

（1）脑血管造影：主要根据脑血管有无异常、闭塞、移位等变化，以明确有无脑血管病变、外伤性血肿、颅内占位性病变。

（2）数字减影脑血管造影：数字减影脑血管造影可分为静脉数字减影和动脉数字减影，近几年来动脉数字减影逐渐取代常规脑血管造影，也逐步取代静脉数字减影，成为脑血管造影的主要方法。此法可瞬时观察到血管收缩运动的动态影像，较清楚地显示脑血管动态变化对脑功能的影响，提高诊断的准确性。

（3）经颅多普勒超声检查（transcranial Doppler，TCD）：通过多普勒检查可判定血液有无反流、短路和异常的血流存在。昏迷时如出现颈总动脉、甚至颈内动脉反流到颈外动脉，则提示脑循环停止或脑死亡。

TCD是利用超声波的多普勒效应来研究脑底大血管及其分支的血流动力学的一门新技术。TCD能无创的穿透颅骨，直接获得颅内动脉，包括颅底Willis环的血流动态信息，在诊断脑血管病、研究脑循环有独特的使用价值。

在心肺脑复苏时TCD对探测颅内压增高、脑死亡有重要临床意义。随颅内压增高的程度不同，TCD频谱改变也不同；当颅内压高于动脉压时舒张期和收缩期血流信号均消失。TCD对快速、准确地判断脑循环停止和脑死亡的全过程又肯定价值。

4. 计算机断层扫描（CT）和磁共振（MRI） 心脏骤停病人复苏术后头部CT和MRI可用于评价病人有无脑实质密度降低的脑水肿改变或梗死表现。其中MRI对显示梗死区的轮廓优于CT检查，是明确梗死程度的敏感的方法。此外MRI除能像CT一样显示颅脑组织结构的解剖图像外，还能提供脑功能和代谢过程等生理生化信息的“化学性图像”，其突出特点是可清晰鉴别脑灰质和白质。

CT和MRI对颅内占位性病变、脑血管病变的定位诊断准确性高。但CT检查不是所有昏迷病人的适应证，如考虑颅内有结构性损害，应立即做CT检查；如考虑为代谢性昏迷，且病情仍在恶化，或经一段时间观察仍没有好转，也需做 CT 检查。然而神经系统影像学在预测神经病学结局中的价值目前尚无明确结论。

六、其他检查

用快速血糖检测法测得血糖，如有低血糖应立即予纠正。如考虑酒精中毒，用酒精呼吸分析法或血液分析法判断酒精中毒的程度。如病人的昏迷不是由低血糖或酒精中毒引起的，那么需做进一步检查，包括血常规、尿常规、血酮体、电解质、血气分析、肾功能等。对摄入可疑食物的病人要做毒物学筛选，但该检查较昂贵。血氨、肝功能试验、血钙水平和甲状腺功能检查，对那些相关的病人很有帮助。

脑脊液检查对于昏迷病人的神经系统病因诊断非常重要，脑脊液的压力、性状、生化、常规、培养等是诊断的重要依据。疑为中枢神经系统病变者，都应考虑做脑脊液检查，但注意谨慎穿刺，以免导致脑疝形成。但如为急性外伤或有颅内压升高的表现，应选择 CT 作为诊断依据，而腰椎穿刺是禁忌。如病人的病史与中枢神经系统感染一致，应立即查 CT，如 CT 为阴性，需做腰椎穿刺术；如果这样的病人不能立即做 CT 检查，就开始用抗生素。

第七节 心肺复苏有关的伦理学问题

在什么情况下可以不进行心肺复苏，什么时候停止心肺复苏或终止长程生命支持，以及谁有权作出这样的决定，这是一个伦理学问题，同时也是一个法律问题。一些国家有相关法律规定，对于神志清醒的病人，要尊重病人的意愿，对于已丧失意识或判断能力的病人，则要由其代理人如首诊医生、亲属、律师等作出决定或宣布病人遗嘱。前提是必须依据有关程序对病人作出了不可逆病变的诊断。根据病人的遗嘱或代理人的意见对病人采取紧急复苏、一般治疗或“任其死亡”（不作任何医疗）的措施。我国目前还没有这方面的法律规定，在实际工作中主要依据对病情的判断和病人家属的意见进行处理。终止复苏指标：

复苏成功，转入下一阶段治疗。

复苏失败，参考指标如下：

1. 心脏死亡 经 30min 的 BLS 和 ALS 抢救，心脏毫无电活动，可考虑停止复苏术。

2. 脑死亡 目前我国尚无明确的“脑死亡”诊断标准，虽然国际上有的主张用脑电图来判断脑死亡，但仍需慎重下结论。即使脑死亡明确，能否放弃抢救，在我国出于伦理学方面的原因，也应征求病人家属意见方可执行。

病人或外表健康的人，可能突然发生心脏和呼吸骤停，出乎医护人员的意外。部分病人原有心脏病，特别是缺血性心脏病（最常见的是冠状动脉粥样硬化性心脏病），部分可能由于外伤、胸腔手术等。病人的亲友多数事先并无思想准备，一时难以接受这残酷的现实，心情往往十分悲痛，情绪可能相当激动。目前的医疗水平，即使医护人员在场的情况下，病人或伤员发生心脏、呼吸骤停，立即熟练地施行复苏抢救，能抢救成功的只占极少数。原因很多：病人基础病的严重程度、受伤的部位和严重性、抢救人员的熟练操作和相互默契配合的水平，以及心脏停搏后，对抗和清除体内病理生理变化所产生的有害物质的有效药物尚在积极研究和临床观察中，还未正式问世。特别是最后一点，关系到防止“再灌注损伤”的发生与否。虽然如此，应给每一例心脏和呼吸骤停的病人进行争分夺秒的复苏抢救。

国外近年出版的老年病学专著中，有的认为对老年人心脏骤停后，没有必要进行复苏，因复苏往往是徒劳无益的，但仅在“伦理”和“法律”章节讨论，多数认为可以下“无需复苏（do not resuscitate，DNR）”的医嘱。我们认为只要符合心脏骤停的定义，而不是因晚期肿瘤、某些慢性脏器功能衰竭的终末期、严重创伤合并顽固休克的伤员或脑死亡病人发生心脏停搏，都应全力抢救进行复苏。遇上述晚期癌症等病人或伤员发生心脏骤停，亦应向他的亲友解释清楚，取得充分谅解，并取得他们同意后，方可不进行复苏。作为医师除对病人直接负责，对他的亲友亦应尽可能解除他们心理上的伤痛。因为医师不能只考虑治病，同时应做好社会工作。基本原则是无论年轻或老年病人，发生心脏骤停，均应积极复苏抢救。并应挤出时间或由其他医师向他的亲友解释有关心脏骤停的知识和目前复苏的确实水平，尽量解除他们的疑虑和平静他们的情绪。

在公共场所，如病人家中、机关会议室、运动场、百货公司、娱乐场所等，突然有人发生心脏骤停，摔倒在地，近旁无医务人员应如何办？这时就应由第一目击者（first responder）负责处理。何为第一目击者？即第一个看到这个摔倒在地的心脏骤停病人的旁人：路过者、购物者、娱乐场所的观众等。如这位目击者并未经过复苏术的基本训练，也毫无有关复苏术的感性认识，就无法立即抢救这个心脏骤停的病人，但至少可以呼喊近旁有无懂得复苏术的人，并拨“120”电话，呼叫救护站速来抢救，并转送最近的综合医院。

因此应普及复苏术，特别对学生、民警、公共场所服务人员、消防队队员等，进行必要的基础生命维持（BLS）培训。当经过复苏培训的人作为第一目击者，就会立即对心脏骤停病人，进行BLS操作，同时另一位旁观者即可呼叫“120”，救护站立即派遣救护车和急救人员赶到现场，对这一病人施救，并转送到最近的综合性医院急诊室，作进一步抢救（ALS）。救活病人的可能性就大得多。在急诊医学上，这一过程称为急诊医疗服务体系（EMSS）。培训非医务人员是一个社会问题。我国至今城市EMSS尚不够完善。但自急诊医学学会成立后，下设若干专业组，复苏即其中之一。

（徐　军　徐腾达　于学忠）

第九章　发　　热

一、定义

机体在致热原作用下或各种原因引起体温调节中枢的功能障碍时，体温升高超出正常，称发热。一般成人正常体温是：腋表平均36.8℃，口表37.1℃，肛表37.5℃。体温可因内、外因素的影响而稍有波动。一日间下午较高，但相差一般不超过1℃，妇女月经前和妊娠期体温常稍高于正常。

二、发病原因

发热的病因甚多，临床上大致可分为感染性与非感染性两大类，以前者为多见。

（一）感染性发热　各种病原体，如病毒、肺炎支原体、立克次体、细菌、螺旋体、真菌、寄生虫等所引起的感染，不论是急性、亚急性或慢性，局部性或全身性，均可出现发热。其原因是由于病原体的代谢产物或其毒素作用于白细胞而释出致热原。

（二）非感染性发热

1．无菌性坏死物质的吸收　①机械性、物理性或化学性损害，如大手术后组织损伤、内出血、大血肿、大面积烧伤等；②因血管栓塞或血栓形成而引起的心肌、肺、脾等内脏梗死或肢体坏死；③组织坏死与细胞破坏，如癌、肉瘤、白血病、淋巴瘤、溶血反应等。

2．抗原－抗体反应　如风湿热、血清病、药物热、结缔组织病等。

3．内分泌与代谢障碍　可引起产热过多或散热过少而导致发热，前者如甲状腺功能亢进，后者如重度失水等。

4．皮肤散热减少　如广泛性皮炎、鱼鳞病等。慢性心功能不全时由于心排出量降低、皮肤血流量减少，以及水肿的隔热作用，致散热减少而可引起发热，一般为低热。

5．体温调节中枢功能异常　如中暑、重度镇静催眠药中毒、脑出血等，上述各种原因可直接损害体温调节中枢致使其功能失常而引起发热。

6．自主神经功能紊乱　自主神经功能紊乱影响正常的体温调节所致，属功能性发热范畴，临床上常表现为低热。

三、发热的意义

发热是一种保护性反应，可以增强免疫功能，包括抗体生成、T细胞激活以及增强中性粒细胞和巨噬细胞的功能，而且某些病原体，如肺炎链球菌，还会在发热的温度下被抑制。人们早就认识到，升高体温与改善感染性疾病的预后有关。当然体温升高后，也会有一些有害效应。最明显的有心排出量增加、O_2 消耗、CO_2 生成、能量损耗。每升高1℃，氧耗约增加10%。对心肺储备功能有限的患者，以上这些变化可能很难耐受。对于经历了心血管事件或头部创伤的患者，其头部温度的中度升高，将显著影响患者的预后。

四、发热分类

（一）按发热程度分

1．低热　37.4～38℃。

2．中度发热　38.1～39℃。

3．高热 39.1～41℃。

4．超高热 41℃以上。

（二）病程 按病程分为急性发热和长期发热。急性发热是指发热在2～3周内，在临床上极为常见。长期发热一般是指发热在4周以上，经常规的检查未能明确病因者，也称原因不明发热（fever of undetermined orgin，FUO）。

五、热型

1．稽留热 体温持续在39～40℃之间几天到几周，波动不超过1℃，见于大叶性肺炎、伤寒、斑疹伤寒等。

2．弛张热 体温在39℃以上，24h内波动相差2℃以上，见于败血症、风湿热、重症结核、渗出性胸膜炎、化脓性炎症等。

3．间歇热 高热与体温正常交替出现，体温正常后1～2天再次高热，反复发生，见于疟疾、急性肾盂肾炎、局限性化脓性感染等。

4．回归热 体温达39℃以上，持续几天，降到正常后，隔几天又发生高热，反复发热见于回归热、霍奇金淋巴瘤、鼠咬热、某些疟疾。

5．波状热 体温逐渐上升高达39℃以上，几天后逐渐下降到正常，数日后体温又逐渐升高，反复多次，见于布氏杆菌病、恶性淋巴瘤、腹膜炎等。

6．不规则热 发热无一定的规则，见于结核病、感染性心内膜炎、风湿热等。

7．消耗热 高热，每日体温波动很大，达3～5℃，并反复发生寒战，见于严重结核病、脓毒血症、败血症等。

8．双峰热 24h内体温出现两个高峰，见于败血症。

据统计，热型对疾病诊断虽有一定的帮助，但由于存在个体化差异以及抗菌药物、解热镇痛药物或糖皮质激素的应用等原因，大多数病例发热的高低、热型和间歇时间对诊断并无帮助。以伤寒为例，目前能够见到的所谓“体温阶梯上升、高热稽留、缓慢下降”者已少之又少，多数表现为弛张热或不规则热，尤其是早期应用抗生素者，对热型影响更大。因此，我们应该了解：

（1）动态观察热型的变化可能对诊断更有帮助。

（2）体温单和医嘱记录单中往往隐藏着重要的诊断线索。

（3）强调勿滥用退热药。

六、伴随症状与体征

1．寒战 以某些细菌感染和疟疾最为常见，是诊断此类疾病最常用的体征之一。在畏寒、寒战期间抽血培养，往往阳性率较高。结核病、伤寒、立克次体病与病毒感染者罕见有寒战，一般也不见于风湿热。

此外，感染性疾病引起的寒战应与输液反应相鉴别：后者于输液后不久即开始，输液前无反复发作的病史，其颤抖更剧烈，而无明显的乏力、纳差、萎靡等全身毒血症表现；停止补液并给予糖皮质激素等处理后，10～15min内寒战即可终止。

2．面容 应注意发现一些疾病的特征性面容：如伤寒面容、酒醉貌（流行性出血热）、蝶形红斑（系统性红斑狼疮）、口周苍白（猩红热）等。再如，口唇疱疹可见于大叶性肺炎、间日疟、流行性脑膜炎等。

3．皮疹 许多能引起发热的疾病都具有其特征性皮疹，如伤寒的玫瑰疹、流行性出血热的搔抓状出血点等，这些常见的较典型皮疹已为大家所熟悉，而一些少见的或在查体时易遗漏的皮疹如能及时发现，常常对某些疑难病例的诊断能起到画龙点睛的作用。

4．淋巴结 普遍性淋巴结肿大可见于某些全身性感染，如传染性单核细胞增多症、结核病、兔热病、弓形虫病、HIV 感染，以及白血病、恶性淋巴瘤、结缔组织病等；而局限性淋巴结肿大常见于局限性感染，也可见于恶性淋巴瘤、恶性肿瘤的转移等，因此当患者出现局部淋巴结肿大时，应注意检查其引流区附近有无病变，例如恙虫病就常在焦痂溃疡的引流区出现局部淋巴结肿痛。肿大的淋巴结有压痛与自发痛者，通常为炎症性（包括无菌性炎症，如出血坏死性淋巴结炎），但恶性淋巴瘤或转移癌增大过快时，也可有自发痛或压痛。应该注意，较典型的恶性淋巴瘤患者可有全身性淋巴结肿大伴周期性发热，但 16% ~30% 的患者以发热为首发症状，约 70% 有颈部淋巴结肿大，但少数病人仅有深部淋巴结受累，有些病例肿大的淋巴结甚至可以一过性自行缩小，易误诊。浅表淋巴结肿大的程度与发热的高低不一定呈正比。

5．其他伴随症状和体征　如呼吸道症状、神经系统症状、心血管系统症状、出血症状及黄疸、肝脾肿大等表现对诊断具有重要参考价值。可根据其不同特点，作出相应诊断。对疑诊结缔组织病的发热病人，应特别注意了解其皮肤、关节、肌肉等部位的表现。

七、发热常用的辅助检查

约 25% 的不明原因发热病例可依靠非侵入性实验室检查而明确诊断，但有近半数需靠各类活检或手术探查等侵入性检查而明确。这些检查项目繁多，应在初步判定诊断方向的前提下，尽可能有针对性地采用。

1．常规检查　血、尿、便常规，X 线胸片、腹部 B 超等。

2．怀疑感染性疾病　血、中段尿、便、骨髓及痰等病原体培养；抗“O”、冷凝集试验、嗜异凝集反应、肥达反应、外斐试验、结核菌素试验；中性粒细胞碱性磷酸酶积分、C 反应蛋白、降钙素原、血沉；咽拭子、痰、尿、便涂片查真菌；痰、便涂片查寄生虫卵；影像学检查感染灶等。

3．怀疑结缔组织病　抗核抗体、抗双链 DNA 抗体、抗 ENA 抗体、抗心磷脂抗体、其他自身抗体、类风湿因子等；蛋白电泳、免疫球蛋白定量；皮肤肌肉或肾组织活检；肌电图等。

4．怀疑恶性肿瘤　CT、MRI、放射性核素扫描等影像学检查；纤维支气管镜、胃镜、肠镜等内镜检查；骨髓、淋巴结及相应的组织穿刺活检或手术探查；本 - 周蛋白等。

采用上述检查方法应注意以下几点：

（1）血象检查时应注意嗜酸性粒细胞计数的变化，发热伴嗜酸性粒细胞轻度增多者可见于猩红热、霍奇金淋巴瘤、结节性多动脉炎及药物热等，明显增多则常见于寄生虫病或过敏性疾病，而嗜酸性粒细胞缺失则是伤寒或副伤寒的有力证据。

（2）血沉检查特异性不强，炎症、结缔组织病、恶性肿瘤、中毒、严重肝病或贫血等均可引起血沉增快，对诊断的提示性不强。但伤寒早期血沉一般不加快，有助于和败血症鉴别。血沉的快慢也是判断结核是否活动的常用指标。

（3）降钙素原、C 反应蛋白对区分细菌感染与病毒感染有一定帮助：降钙素原（procalcitonin，PCT）和 C 反应蛋白（creactive protein，CRP），在多种疾病中有不同程度的升高，但以细菌感染最具特征性，在鉴别细菌与病毒感染方面有一定帮助，尤以 PCT 特异性更强。

（4）有时骨髓穿刺需多部位、多次复查才能发现够引起发热的许多血液系统疾病，如淋巴瘤、恶性组织细胞病、噬血细胞综合征等，在病程的早期常常只是局部骨髓侵犯，单凭一个部位、一次骨髓穿刺结果，常常会导致漏诊。在所见到的这类疾病中，常常需要 2 ~3 次以上的骨髓穿刺才能明确诊断。

（5）血培养标本采集要求：发热病人，应尽可能在应用抗生素治疗前，于畏寒、寒战期多次采血行需氧及厌氧菌培养，此时阳性率较高（采血量应在 8 ml 以上）。对已接受抗菌素治疗的病人，必要时可停药 48 ~72h 后采血培养，可提高阳性率。抽取血培养时，最好在不同部位同时采集 2 ~3 份。

八、发热的诊断步骤

详细询问病史、认真的体格检查、合理的实验室和其他检查、充分注意病情变化、科学的临床思维是作出正确诊断的必要和充分条件。

对于急性发热来说，除非病史、查体、初步实验室检查明显提示非感染性疾病，绝大部分是感染性疾病，病毒、细菌是主要病原体。

长期发热患者其常见病因如下：感染性40%、结缔组织－血管性20%、肿瘤性20%、其他20%。不同年龄组长期发热的病因具有各自不同的规律：6岁以下患儿感染性疾病的发病率最高，特别是原发性上呼吸道、泌尿道感染或全身感染；6～14岁：结缔组织－血管性疾病和小肠炎症性疾病为最常见的病因；14岁以上的成人：感染性疾病仍占首位，但肿瘤性疾病的发病率明显增高。

长期发热的诊断可按下列步骤进行：

详细询问病史与体检
↓
常规辅助检查
（血、尿、便常规、血液生化、血沉、胸部X线片、腹部B超等）
↓
根据病情选择下列检查
细菌性感染
（CRP、LPS、PCT、血尿便培养、痰涂片和培养）
或
肿瘤标志物检测（包括脱落细胞检查）
或
免疫方面检查
ASO、RF、ACL、ANA、ds-DNA、ANCA、ENA
或
内分泌检查（甲状腺功能）
或
其他影像学检查
（如CT、MRI、ECT、超声心动图）
↓
侵入性检查
B超或CT引导下的穿刺活检
血管造影（包括DSA）
骨髓穿刺、腰穿
皮肤、肌肉、淋巴结活检
各种内镜检查或剖腹探查
↓
重复病史与体检
发现新线索或被忽视的线索
↙ ↘
病情稳定　对症治疗　随诊
病情加重　试验性治疗（抗生素、抗结核、激素）

九、急性发热处理原则

急性发热病人的急诊处理思路（图9－1）。

发热诊治过程中应注意的问题：

1. 不要过于积极退热　大量证据表明在一般发热温度范围内的体温能使宿主的防御更加积极，使一些病原对这种防御更加敏感，因此，似乎在本质上治疗发热是不合逻辑的。此外，发热还是一项重要的体征，帮助医生监测治疗的效果。出于上述这些原因，在发热时不要常规地给予退热治疗；应该对每个独立病例进行退热治疗相对利弊进行评估。只有当体温＞39℃，以及心脏病患者、妊娠妇女、婴幼儿高热等应采取紧急降温措施。

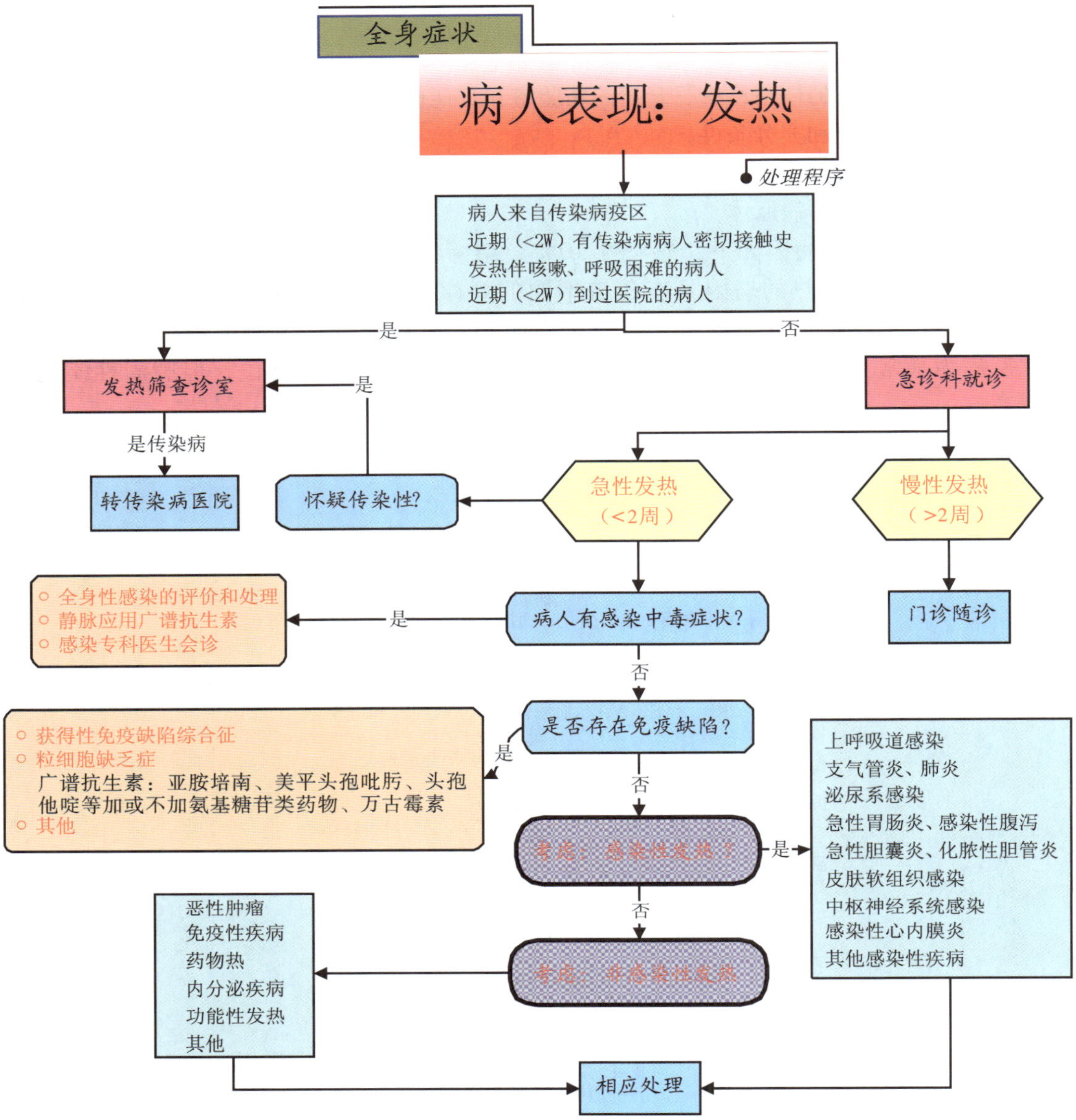

图 9－1　急性发热病人处理思路

2. “反对”滥用糖皮质激素　一些医务人员为了尽快减轻患者的症状，常将激素作为退热剂用于 FUO。其结果不但影响热型的观察，还可能加重病情，延误诊断和治疗，因此在病因未明时不主张给发热病人使用激素，只有当诊断已明确为药物热、结缔组织病和炎症性血管疾病时使用。

3. “切忌”无目的使用抗菌药物　临床上发热待查的病人诊断明确前多不同程度的使用了抗菌药物治疗。抗菌药物的使用不仅将使细菌培养等病原学检查的阳性率大为下降，造成诊断困难；长期使用多种抗生素还可导致药物热、二重感染等干扰对原发病的正确诊断和处理。只有当疑为感染性发热且病情严重时，可在必要的实验室检查和各种培养标本采取后，根据初步临床诊断予以经验性的抗菌治疗。在选用抗菌药物治疗时，应尽量选用针对所怀疑的致病菌有特效的药物，并应考虑厌氧菌感染的可能性。

常用特效抗菌药举例：金黄色葡萄菌、表皮葡萄球菌等 G^+ 球菌——万古霉素；铜绿假单胞菌——阿米卡星、头孢他啶、亚胺培南（泰能）等；支原体、衣原体——红霉素、阿奇霉素等。

4. “首选”物理降温　需要退热时，首选物理降温，降温效果显著的酒精、温水擦浴尤为常用，也可冰袋或冷水袋置于前额、腋窝、腹股沟等部位降温，同时降低室温，降温效果则更为理想，必要时还可考虑冰盐水灌肠。

5. “慎重”应用退热剂 当高热患者、心脏病患者、妊娠妇女、婴幼儿高热等必须采取紧急降温措施，而物理降温效果又不好时，可以考虑药物退热。常用的有水杨酸盐类或非甾体类解热镇痛药，如扑热息痛、布洛芬、萘普生等，但应注意防止患者因大汗而虚脱。

6. 必要时予以诊断性治疗 如病人经各种检查仍未能找到发热的原因，或由于条件限制无法进行相关的检查，必要时可根据高度怀疑的疾病进行相应的治疗。但不能单纯根据治疗结果来肯定或排除所怀疑的疾病。就诊断价值而言，对特效治疗的反应，一般否定的意义较肯定的意义为大。如经氯喹正规治疗后仍无效，则疟疾的可能性甚小；拟诊结核者经利福平和异烟肼等治疗 2 ~ 3 周后，不退热或热型无改变，结核病的可能性较小。

7. 加强营养支持 对发热病人应加强营养支持和维持水、电解质、酸碱平衡。发热患者机体消耗量大，注意给予多种维生素、高蛋白食物，注意水的摄入，保持水电解质平衡，防止虚脱。

（朱华栋）

第十章 肌 无 力

本文所指的肌无力即为急性的运动功能丧失，确切地来说是指骨骼肌随意收缩功能下降或消失。虽然肌无力可由功能性疾病或器质性疾病引起，但功能性无力相对少见，也不像器质性无力那样易于危及生命或产生不良预后。因此，器质性疾病引起的肌无力是本章讨论的重点。

第一节 肌无力相关危及生命问题的紧急处理

肌无力病人急诊评价和处理流程（图 10 - 1）。

一、稳定通气状态

有呼吸困难或呼吸窘迫的病人，即使四肢肌力相对完好，也会有呼吸肌受损的可能。某些原发疾病（如格林 - 巴利综合征），由于四肢远端瘫痪，呼吸用力增加，亦会出现过度换气，因此维持无力病人正常的通气功能甚为重要。

1. 吸氧　如果出现呼吸困难或换气不足和低氧血症征象〔指（趾）发绀〕，应立即进行面罩或鼻管吸氧（5L/min），动脉血气分析、最大吸气量和最大呼气量的测定，通常后二者的变化较前者出现早。

2. 呼吸支持　如果换气不足，PCO_2 > 50mmHg，应紧急呼吸支持，尽快气管插管和机械通气，如果肺活量小于 10ml/kg，即使血气分析结果正常或接近正常，也应气管插管和呼吸支持。肌无力的病人气管插管时尽可能避免应用去极化肌松剂。

若分泌物多，排出困难，应气管切开。

只要情况允许，也可密切观察 1 ~ 2h。

二、监测生命体征

密切观察生命体征变化，建立静脉通路，循环支持。

三、警惕蜱性麻痹

怀疑蜱性麻痹的病人应在病人头发中反复寻找蜱，一经发现，立刻去除。

四、排除脊髓压迫症

如果有脊髓某一受累平面的感觉和运动障碍，应当考虑到急性占位性脊髓压迫症的可能性，并立即进行相关部位 MRI 检查。腰椎穿刺检查可以加重症状，对脊髓造影检查带来不良影响。在急诊科不宜进行该项检查。一旦确诊有脊髓压迫症，依据病情进行紧急外科手术或放射治疗等，对预防持久的截瘫或四肢瘫痪有益。

五、病人安置

（一）住院指征

1. 呼吸窘迫患者收入急诊抢救室。
2. 暴发性起病病人收入急诊抢救室。

3. 合并肌无力的中毒病人收入急诊抢救室。
4. 怀疑上行性麻痹。
5. 怀疑脊髓压迫症。
6. 新发的神经肌肉病变病人。
7. 基础疾病需要住院。

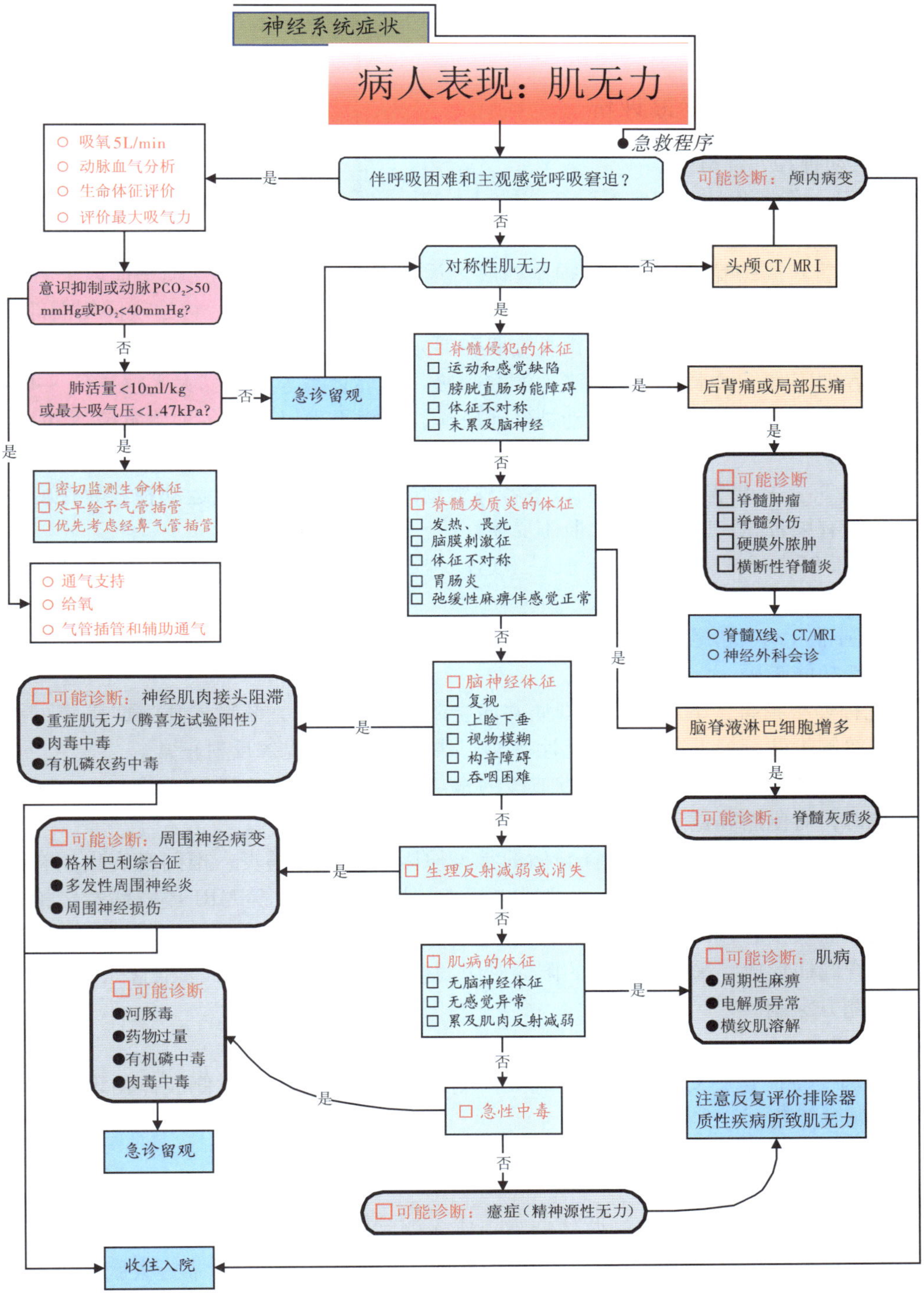

图 10－1　肌无力病人评价和处理

（二）出院指征

1. 生命体征稳定。

2. 药物和化学品中毒患者，处理后肌肉神经系统症状体征改善。

3. 除外器质性疾病，考虑癔症病人。

第二节 肌无力的进一步诊断评价

一、肌无力疾病分类诊断评价

（一）上运动神经元性瘫痪

1. 脊髓病变　脊髓疾病时，常有受损节段以下的感觉障碍、四肢瘫或截瘫和自主神经功能障碍，如括约肌障碍、无汗或性功能障碍等。不同节段的脊髓损害有不同的表现。

（1）颈髓损害：高颈髓（$C_{1\sim4}$）病损呈四肢上运动神经元性瘫痪，受损平面以下各种感觉障碍和括约肌障碍、四肢和躯干无汗和呼吸功能不全。三叉神经脊束核受损，可出现同侧面部外侧疼痛和温度觉丧失，副神经核受累，有同侧胸锁乳突肌和斜方肌无力，若病变位于枕大孔区，可出现延髓和小脑症状，如吞咽困难。饮水呛咳、共济失调和呼吸、循环衰竭等。颈膨大受损（$C_5\sim T_2$），双上肢呈下运动神经元性瘫痪，双下肢呈上运动神经元瘫痪，受损平面以下有各种感觉障碍和括约肌障碍，可出现 Horner 征。

（2）胸髓（$T_{3\sim12}$）损害：受损平面以下各种感觉障碍，双下肢呈上运动神经元性瘫痪和括约肌障碍，受损节段有束带感。脑神经和上肢不受累。

（3）腰膨大（$L_1\sim S_3$）损害：双下肢呈下运动神经元性瘫痪，双下肢及会阴部各种感觉障碍和括约肌障碍。

（4）脊髓圆锥（$S_{3\sim5}$和尾节）损害：会阴和肛门区感觉障碍，颅内病变呈分离性感觉障碍，肛门反射消失和性功能障碍。

（5）马尾神经根损害：下肢自发性剧痛并向会阴和臀部放散，咳嗽、喷嚏或压腹可诱发或加重疼痛。一侧或双侧下肢可见下运动神经元性瘫痪、踝反射消失、提睾反射正常。

（6）脊髓半侧损害：可出现同侧相应节段的根痛和感觉过敏，节段以下的上运动功能神经元瘫痪和深感觉障碍，对侧痛温觉障碍。

（7）引起急性或亚急性非外伤性脊髓病的常见原因：急性脊髓炎、椎间盘突出、脊椎结核、硬脊髓外肿瘤或脓肿、放射性脊髓炎和动－静脉畸形破裂出血等。脊髓 MRI 或脊髓造影检查，对确定脊髓病的部位和性质很有帮助。脊髓造影时应当同时进行脑脊液常规和生化检查，但放液量不要太多，以免导致脊髓疝形成。采用小剂量的阳性对比剂检查也是合适的。如果椎管完全梗阻，可以进行颈椎（$C_{1\sim2}$）侧方穿刺。

2. 脑干病变

（1）脑干病变特征是交叉性瘫痪，即病灶同侧出现脑神经瘫痪，对侧肢体出现中枢性瘫痪。瘫痪肢体可伴有感觉障碍。

（2）常见病因有脑干肿瘤、脑干型脑炎、桥脑出血、脑干梗死。

3. 大脑病变

（1）一侧大脑的病变常引起对侧肢体瘫痪，瘫痪侧同时有下面部肌肉及舌半侧肌肉的瘫痪。肢体瘫痪的表现视病变部位不同而异，病灶在内囊附近，表现为偏瘫；病灶靠近大脑皮质，表现为单瘫或不完全瘫。

（2）按病因可分为血管性、感染性、占位性、脱髓鞘性或变性、外伤性及中毒性。

（二）下运动神经元性瘫痪

1. 脊髓前角病变

（1）表现为下运动神经元性瘫痪，通常不伴有感觉障碍。

（2）包括急性脊髓灰质炎、急性上行性麻痹、脊髓进行性麻痹。

2. 前根病变　格林－巴利综合征。

3. 周围神经病变　受累神经分布区有感觉、运动和自主神经功能障碍。感觉障碍呈手套袜子样分布，无力以肢体远端为主，近端受累少见。脑神经亦可受累，单纯运动性的脑神经（第3、4、6等对）和感觉运动混合的脑神经（第5、7、9、10等对）受累较纯感觉性的脑神经（第1、2、8对）多见。深反射减弱或消失是疾病的早期症状，可先于肌无力出现。

上下运动神经元瘫痪的鉴别（表10－1）

（三）神经肌肉接头疾病

1. 脑神经支配的肌肉受累，出现说话和吞咽困难、面肌无力、视物模糊、复视和上睑下垂是疾病的早期症状。随后出现呼吸肌和四肢肌肉受累症状、深反射减弱常与肌无力降低的程度一致，不伴感觉障碍。

2. 常见于肉毒中毒、重症肌无力、有机磷酸盐中毒及某些抗生素（如氨基糖苷类）的毒副作用等。

（四）肌病性瘫痪

1. 多呈对称性肌无力，近端重于远端，下肢重于上肢，脑神经支配的肌肉受累和呼吸肌麻痹多见于重症病例。通常眼运动不受累，无感觉障碍。深反射减弱常与肌无力的程度一致。

2. 包括周期性麻痹、进行性肌营养不良症、多发性肌炎等。

（五）癔症性瘫痪

1. 常有心理疾病或应激因素，可表现为单瘫、偏瘫或截瘫。肌张力增强或弛缓，但被动运动时常有抵抗。病程长者可见肢体挛缩或废用性萎缩。神经系统检查无器质性损害证据，语言暗示对症状和体征有影响。

2. 实验室检查　诊断困难的病例，酌情进行CT扫描、MRI检查和腰椎穿刺脑脊液检查等，排除器质性疾病。

二、诊断步骤

（一）询问病史　病史应注意是否突然起病或逐渐进展，有无上肢或面肌无力，不对称或对称性无力，有无感觉异常，如感觉障碍或麻木，吞咽、语言、排尿或排便困难，背痛或颈痛，有无全身症状，如不适、近期外伤史。既往史，如高血压、结缔组织病。

（二）体格检查　无力的类型，有助于神经系统病变的定位，鉴别无力是上运动神经元性的、下神经元或是混合性。若是上运动神经元性的，是否是锥体系统的。若是锥体系统的，伸肌较屈肌严重，而下肢则相反。是否重复运动后的疲劳性无力，例如重症肌无力。有无自主运动，可注意到震颤、肌阵挛反射或发作。步态如何，如果能查，这是很重要的，偏瘫步态，共济失调（小脑性或感觉性）步态，跨阈（下运动神经元）步态，蹒跚（肌病性）步态，帕金森病人的慌张步态。是否存在感觉缺乏，部位和感觉平面，感觉的改变是最难发现的。务必检查所有的感觉，检查腿背部的皮肤直到肛门括约肌。检查是何种感觉缺失，背侧束损伤引起两点辨别觉、关节位置觉和振动觉丧失及感觉性共济失调。脊髓丘脑束破坏通常产生痛温觉障碍。

（三）辅助检查

1. 血液检查　全血细胞分类、计数、肾功能和电解质、肝功能、ESR、CRP、免疫学检查。

2. CT或MRI。

3. 脊柱X线检查。

4. 脊髓造影术。
5. 脑脊液检查 蛋白、细胞学。
6. 肌电图（EMG）。
7. 神经传导研究。
8. 腾喜龙药物试验。
9. 肌肉活检。

表 10－1 上、下运动神经元性瘫痪的鉴别

	上运动神经元性（中枢性）瘫痪	下运动神经元性（周围性）瘫痪
肌张力	增强	减退
腱反射	增高或亢进	减弱或消失
病理反射	有	无
肌萎缩	不明显	明显
肌肉－电兴奋性测定	无变性反应	有变性反应
肌电图	无肌纤维震颤波，轻瘫时表现干扰曲线	可有肌纤维震颤波，轻瘫时表现单个运动单位电位或混合型曲线

第三节 肌无力病因急诊处理

一、急性横贯性脊髓炎

横贯性脊髓炎并非单一的疾病实体，许多病因都可引起本病，如病毒感染（脊髓灰质炎病毒、疱疹病毒、巨细胞病毒、狂犬病毒、麻疹病毒和肝炎病毒等）、系统性疾病（多发性硬化、系统性红斑狼疮等）、维生素 B_1 缺乏和脊髓牵张性损伤等。部分病例原因不明，称特发性横贯性脊髓炎。

（一）诊断

1. 症状和体征 发病前 1～4 周，可有上呼吸道或消化道感染症状，随后出现背痛、神经根性疼痛或束带感，受累平面以下无力，感觉障碍和括约肌功能障碍。常于数小时至 2 周达到高峰。半数病例有受损部位的椎骨触痛或叩痛。

2. 实验室检查 腰椎穿刺脑脊液检查蛋白含量和白细胞数正常或轻度增加，糖和氯化物水平正常。MRI 可见脊髓水肿、斑点状或斑片状，T_2 像高信号改变。除少数病例外，脊髓造影检查脑脊液流动正常。MRI 检查脊髓有阳性发现者，通常预后较差。

（二）治疗 糖皮质激素，常用氢化可的松 100～300mg/d 或地塞米松 5～20mg/d 静脉滴注，7～14 天一疗程，继以泼尼松 30～60mg/d 顿服，每周减量一次。维生素 B_1 和 B_{12} 肌内注射，胞二磷胆碱静脉滴注。加强护理，防治褥疮、尿路感染和肺部感染也很重要。

二、硬膜外转移癌

肺癌、乳腺癌、霍奇金淋巴瘤和前列腺癌等易转移到硬脊膜外，出现脊髓压迫症。

（一）诊断

1. 症状和体征 受累部位的脊柱疼痛是疾病的早期症状，可先于神经症状数小时、数周或数月出现。受累神经根的分布区有刀割样或电击样疼痛，常向两侧放散；咳嗽、用力或喷嚏可诱发或加重

疼痛（根痛期）。脊髓受累时，常有肢体无力、感觉异常或障碍、震动觉减弱更明显。感觉障碍常从远端开始，呈上升性发展至脊髓受累平面。直肠和膀胱功能障碍亦很快出现（脊髓受压或浸润期）。

2．实验室检查　脊柱X线平片可见受累部位的骨质破坏。MRI检查对确定病变的性质和部位很有帮助，诊断有困难者可进行脊髓造影检查确定病变的范围，若椎管完全梗阻，颈椎侧方穿刺、脊髓造影有助于确定病变的上界。

（二）治疗

1．糖皮质激素治疗　一旦确定诊断，立即给予地塞米松10mg，静脉注射，随后4mg，每6小时1次，静脉注射或口服，可减轻肿瘤周围组织的水肿。

2．神经内、外科医师会诊。椎板减压术或病灶区的局部放疗。

三、硬脊膜外脓肿

硬脊膜外间隙的局限性化脓性炎症，可由邻近或远隔部位的疖、痈或疏松结缔组织炎、肺脓肿、卵巢脓肿、腹膜炎、败血症、静脉药物滥用和椎骨骨髓炎等引起。

（一）诊断

1．症状和体征　急性起病，可有数天至数周的潜伏期。多有畏寒、发热和血白细胞数增高等全身感染症状。临床表现可分为三期：①脊椎痛和神经根痛期：除自发性疼痛外，常有受累部位叩痛、触痛和皮肤水肿；②脊髓障碍期：受累部位以下肢体麻木、无力、感觉减退、膀胱和直肠功能障碍、深反射亢进和病理反射出现；③完全麻痹期：截瘫或四肢瘫，呈弛缓状态，感觉及反射消失，尿潴留等。

2．实验室检查　脊柱X线平片，85%病例有骨质破坏，多呈椎骨骨髓炎改变。MRI或脊髓造影，80%病例有脑脊液梗阻。脊髓造影时，应同时进行脑脊液常规和生化分析、细菌培养或涂片检查。通常蛋白含量和细胞数增高、糖和氯化物改变不大。腰椎穿刺时，应反复抽吸以确定是否穿刺针已进入脓肿中心。脓液培养和细菌涂片对确定病原菌有帮助。

（二）治疗　住院治疗，紧急抽吸脓液或施行椎板减压术和抗生素治疗。没有肢体瘫痪的病例，不一定需要外科处理。

四、脊髓灰质炎

由脊髓灰质炎病毒直接感染所致，主要累及脊髓的前角细胞、脊髓的传导束，脑干的脑神经核和大脑也可受累。

（一）诊断

1．症状和体征　从病毒感染至症状出现（潜伏期）5～14天，随后出现上呼吸道和消化道感染症状（前驱期）持续3～4天，此后再度高热，头痛、颈、背、四肢肌痛，深反射减弱和肌压痛（瘫痪前期）持续3～10天。发病7～14天后体温下降并出现受累区（腰骶段脊髓多见）不对称性肢体瘫痪，肌束颤动和肌痛，多在24h达到高峰。若脊髓的传导束不受累，常无感觉障碍、括约肌功能障碍和病理反射。部分病例有颅神经麻痹或呈上升性脊髓炎样症状。部分病例发病数年后，受累部位的肌肉，由于神经再支配又出现新的缓慢进展的无力、疲劳和疼痛，称脊髓灰质炎后综合征。

2．实验室检查　腰椎穿刺脑脊液检查，早期（1～3天）有中性粒细胞或淋巴细胞增高可达（10～400）$\times 10^6$/L，蛋白和糖的水平正常。随后细胞数逐渐下降，蛋白含量逐渐增加，1周后可增至1.0～1.5g/L，持续3～4周后逐渐恢复正常。粪便、脑脊液、咽部冲洗物有病毒发现或疾病早期和3～4周后双份血清抗灰质炎病毒抗体水平增加4倍以上，对诊断的确立有重要价值。

（二）治疗　尚无特殊治疗方法。可给予多种维生素、物理治疗、中医中药等治疗。若咽部分泌物、大便、脑脊液中有病毒存在者，应隔离3～6周。物理治疗对脊髓灰质炎后综合征的病人有效。

五、格林－巴利综合征（Gaillain－Barre syndrome，GBS）

病因尚未完全阐明，多系神经系统细胞和体液免疫介导的自体免疫性疾病。

（一）诊断

1．症状和体征 病前1～3周常有上呼吸道和消化道感染史。呈急性或亚急性起病，病初常为双下肢无力，表现为进行性上升性肌无力，逐渐向上发展累及上肢和脑神经，两侧基本对称。脑神经依次以第7、9、10、3、4、6、5、11对受累多见。可有感觉障碍，可呈手套袜子样分布，始于足趾，向上向中心发展。腱反射一般减低或消失。影响心血管时，可出现心律失常、血压升高或降低和心电图改变。大约25%的病例出现呼吸肌麻痹，需要呼吸支持。

2．实验室检查 腰椎穿刺脑脊液检查，发病早期蛋白含量和细胞数正常，发病后1周左右，脑脊液蛋白开始升高大于400mg/L。神经电生理检查在发病早期，提示运动神经传导速度减慢，脱髓鞘病变性质。对腰骶椎行增强MRI检查示96%典型病例马尾神经根有增强表现。

（二）治疗 有呼吸肌麻痹者，应当予以呼吸支持。可给予血浆交换治疗或丙种球蛋白〔400mg/(kg·d)〕静脉滴注5天。糖皮质激素疗效不肯定。

六、多发性周围神经炎

由多种病因引起，如感染（白喉、结核、淋病和疱疹病毒等）、营养及代谢障碍（如慢性酒精中毒、B族维生素缺乏、糖尿病、低血糖等）、中毒（丙烯酰胺、有机磷杀虫剂、铅、砷、铊等）、药物（呋喃类药、甲硝唑、秋水仙碱、长春新碱等）、系统性疾病（系统性红斑狼疮、结节性或巨细胞性动脉炎等）和肿瘤（肺癌、淋巴瘤和多发性骨髓瘤）等。

（一）诊断

1．症状和体征 可呈急性、亚急性、慢性和复发性起病。肢体远端有对称性无力、麻木、烧灼或针刺样疼痛和手套样感觉障碍，皮肤变薄、干燥或发凉、出汗减少或增多、病程较长者可见肌萎缩。深反射减弱或消失。

2．实验室检查 部分病例有脑脊液蛋白增高。神经传导速度和肌电图检查，可见失神经改变或传导速度变慢。

（二）治疗 康复治疗可酌情选用多种B族维生素、神经营养剂（ATP、胞二磷胆碱等）。病因治疗也很重要。

七、Bell麻痹（特发性面神经麻痹）

病因尚未完全阐明，可见于局部吹风、着凉、关节炎或病毒感染之后。

（一）诊断

1．症状和体征 急性起病，为一侧不完全性下运动神经元性面瘫，48h内达到高峰。病前数天有同侧耳后、耳内、乳突区轻度疼痛。病侧不能皱额、闭目、鼓气和撅嘴。眼裂扩大、额纹消失、鼻唇沟变浅，可有舌前2/3味觉消失。若膝状神经节受累，病侧乳突部压痛，耳郭或外耳道感觉减退，出现斑疹者称Hunt综合征。

2．实验室检查 诊断明确者不需进一步检查，肌电图检查对判断预后有帮助。双侧面瘫时应作脑脊液检查排除GBS，若需排除肿瘤、脑卒中和糖尿病性神经病变者，应作CT或MRI、血糖等检查。

（二）治疗 虽然糖皮质激素的疗效不确切，但可减轻耳后疼痛。常用泼尼松40～60mg/d，口服10天。并可用维生素B_1、B_{12}肌注。应保护暴露的角膜，防治结膜炎，请神经科、耳科或眼科医师会诊。有疱疹病毒感染者，可使用抗病毒药物（阿昔洛韦）治疗。

八、重症肌无力

（一）诊断

1．症状和体征　脑神经支配的肌肉受累最重、最早，出现上睑下垂、复视、表情肌无力、吞咽和说话困难。上肢、躯干肌和下肢肌亦可受累。受累横纹肌易疲劳，常在活动后加重，休息后减轻，或晨轻夜重。肌无力的范围不能按神经分布解释，无感觉障碍，肌无力症状加重，出现呼吸困难者，称为危象。当病情突然加重或治疗不当，引起呼吸肌无力或麻痹而致严重呼吸困难时，称为重症肌无力危象。有三种：①肌无力危象：即新斯的明不足危象，由各种诱因和药物减量诱发。呼吸微弱、发绀、烦躁、吞咽、语声低微直至不能出声，最后呼吸完全停止；②胆碱能危象：即新斯的明过量危象，多在一时用药过量后发生，除上述呼吸困难等症状外，尚有乙酰胆碱蓄积过多症状：包括毒蕈碱样中毒症状（呕吐、腹痛、腹泻、瞳孔缩小、多汗、流涎、气管分泌物增多、心率变慢等），烟碱样中毒症状（肌肉震颤、痉挛和紧缩感等）以及中枢神经症状（焦虑、失眠、精神错乱、意识不清、抽搐、昏迷等）；③反拗性危象：难以区别危象性质又不能用停药或加大药量改善症状者。多在长期较大剂量用药后发生。

2．三种危象可用以下方法鉴别　①腾喜龙试验，因 20min 后作用基本消失，使用较安全。用 10mg 溶于 10ml 生理盐水中，先静脉注射 2mg，无不适再注射 8mg，半分钟注完。数分钟后，肌无力先改善后恶化者为肌无力危象，症状加重者为胆碱能危象，无改善者为反拗性危象；②阿托品试验：以 0.5～1.0mg 静脉注射，症状恶化，为肌无力危象，反之属胆碱能危象；③肌电图检查：肌无力危象动作电位明显减少波幅降低，胆碱能危象有大量密集动作电位，反拗性危象注射腾喜龙后肌电无明显变化。

3．实验室检查　静脉注射腾喜龙 2mg，如无效，再注入 8mg，1min 后出现症状改善者，称腾喜龙试验阳性。多数患者可检测到 Ach 受体的抗体。电生理检查常用感应电持续刺激，受损肌反应即迅速消失。此外，也可行肌电图重复频率刺激试验，低频刺激波幅递减超过 10% 以上，高频刺激波幅递增超过 50% 以上为阳性。单纤维肌电图出现颤抖现象延长，延长超过 50μm 者也属阳性。电生理试验阳性者，对诊断有帮助。

（二）治疗　自主呼吸不能维持通气者，应尽早气管插管和人工辅助呼吸。足量抗生素有效控制感染。糖皮质类激素，如地塞米松 10～20mg/d 或甲泼尼龙 10～20mg/（kg·d）。加强护理。

正确迅速使用有效抗危象药物：

1．肌无力危象　甲基硫酸新斯的明 1～2mg 肌内注射或 0.5～1.0mg 静脉注射，好转后根据病情 2h 重复一次，日总量 6mg，或 1～2mg 加入 5% 葡萄糖盐水 500ml 中静滴。如有药物过量症状，酌情用阿托品 0.5mg 肌内注射。能吞咽后改为口服。

2．胆碱能危象　立即停用抗胆碱酯酶药物，并用：①阿托品 0.5～2.0mg 肌内注射或静脉注射，15～30min 重复一次，至毒碱样症状减轻后减量或间歇使用，直至恢复；②解磷定，对抗烟碱样作用，以 400～500mg 加入 5% 葡萄糖或生理盐水中静滴，直至肌肉松弛，肌力恢复。

3．反拗性危象　停用一切抗胆碱酯酶类药物，至少 3 天。然后从原药量的半量开始给药，同时改用或并用激素。

危象解除后处理：应继续使用抗胆碱酯酶类药物，并配合其他治疗。

九、肉毒中毒

由肉毒梭状芽胞杆菌产生的外毒素引起，进食受污染的腌腊制品、罐头、发酵的豆制品和面制品、动物性食物或蔬菜等都会引起中毒。

（一）诊断

1．症状和体征　进食毒素后 4～36h 内出现头晕、头痛、乏力、恶心或呕吐等前驱症状。随后出现对称性多脑神经损害症状，眼运动障碍早期发生，颈项肌、口咽肌和呼吸肌亦可受累。肢体无力近端重于远端，常呈进行性发展。无感觉障碍和病理反射。

2. 实验室检查 受污染的食物或病人的血液中可查到肉毒素，大便可见肉毒芽胞杆菌。心电图（ECG）检查，可见 T 波倒置、传导阻滞和室性心律失常。

（二）治疗 抗毒素治疗。有呼吸肌麻痹者应尽早呼吸支持。

十、周期性麻痹

以反复发作的骨骼肌麻痹为特征，可有家族遗传史，有低血钾型、高血钾型和正常血钾型 3 型。我国以低血钾型周期性麻痹多见。

（一）诊断

1. 症状和体征 无力主要累及四肢，常从下肢开始，近端重于远端。可累及脑神经支配的肌肉、呼吸肌和心脏传导系统。受累肌肉张力减低，深反射减弱常与肌无力的程度一致，感觉正常，可有肌肉压痛。一般持续 2～24h。大量进食碳水化合物，过劳、寒冷是常见诱因，多在休息或睡眠中发病。

2. 实验室检查 发作时血清钾多在 3.5mmol/L 以下。ECG 检查呈低钾性改变，如 P－R 间期和 Q－T 间期延长，QRS 增宽，ST 段下移和 U 波出现等。

（二）治疗 口服或静脉补钾治疗，补钾中应动态监测血钾水平和 ECG 变化情况。合并低钙和/或低镁者也应注意纠正。

十一、多发性肌炎

属于结缔组织病。

（一）诊断

1. 症状和体征 四肢近端肌肉尤其是上肢肌肉进行性无力和萎缩，可伴有颈肌无力和吞咽困难，受累肌肉有疼痛和压痛，通常无脑神经损害和感觉障碍。

2. 实验室检查 肌肉活检可见肌纤维变性、肌纤维与间质内细胞浸润。血 CK 升高。

（二）治疗 激素治疗。

十二、肌营养不良症（muscular dystrophy，MD）

肌营养不良症是由遗传因素所致的以进行性骨骼肌无力为特征的一组原发性骨骼肌坏死性疾病，临床上主要表现为不同程度和分布的进行性加重的骨骼肌萎缩和无力。也可累及心肌。

（一）临床表现 按照典型的遗传形式和主要临床表现，可将肌营养不良症分为下列类型：

1. 假肥大型 属 X－连锁隐性遗传，是最常见的类型，根据临床表现，又可分为 Duchenne 型和 Becker 型。

（1）Duchenne 型营养不良症（DMD）：也称严重性假肥大型营养不良症，几乎仅见于男孩，母亲若为基因携带者，50% 男性子代发病，常起病于 2～8 岁，累及骨盆带肌肉无力、萎缩，并波及髋、膝关节和足部的伸肌。随后病情发展累及肩胛带及上臂肌群则两臂不能上举，成翼状肩胛，最后肋间肌和面肌亦可无力。某些受累肌肉由于肌纤维被结缔组织和脂肪所替代而变得肥大坚实，此种“假性肥大”80% 见于腓肠肌，亦可见于肢近端肌肉、股四头肌及臂肌。腱反射减低或消失，无感觉障碍。后期常由肌萎缩而致肌腱挛缩和关节僵硬畸形，不少患儿尚伴有心肌病变。部分病儿智力低下。血清 CPK 明显增高，本病预后差。

（2）Becker 型（BMD）：也称良性假肥大型肌营养不良症，常在 10 岁以后起病，首发症状为骨盆带及股部肌肉力弱，进展缓慢，病程长，预后较好，其血清 CPK 升高不如 Duchenne 型显著，肌肉组织化学染色可见ⅡB 纤维，也与 DMD 不同。

2. 面肩－肱型肌营养不良症 属常染色体显性遗传，男女均有，青年期起病，首先面肌无力，常不对称，口轮匝肌可有假性肥大，以致口唇肥厚而致突唇，有的肩、肱部肌群首先受累，病变也可累及胫前肌和骨盆带肌群，引起下肢无力，心肌不受影响。血清酶正常或微增。病程进展极慢。

3. 肢带型肌营养不良症　属常染色体隐性遗传，偶为显性，常散发，两性均见，起病于儿童或青年，首先影响骨盆带肌群及腰大肌。病程进展极慢。晚期可侵犯肩胛带肌群。

4. 其他类型　股四头肌型、远端型、进行性眼外肌麻痹型、眼肌－咽肌型（上睑下垂、吞咽困难）等，均极少见。

（二）辅助检查

1. 血清酶测定　①血清肌酸磷酸激酶（CK）：CK 增高是诊断本病重要而敏感的指标；②血清肌红蛋白（MB）：在本病早期及基因携带者中也多显著增高；③血清丙酮酸酶（PK）；④其他酶：如醛缩酶（ADL）、乳酸脱氢酶（LDH）、谷草转氨酶（GOT）、谷丙转氨酶（GPT）等也可增高。

2. 肌电图　可见插入电位延长，肌松弛时出现自发电位，轻收缩时运动单位的平均波幅较正常为低，也可见短棘波多相电位，强收缩时可见病理干扰相，峰值电压小于 1000μV，运动神经传导速度正常。

3. 肌活检　可见如前述的病理改变，若有条件可应用 X－CT 或 MRI 检查技术，能发现肌肉变性的程度和范围，可为临床提供肌肉活检的优选部位。

（三）治疗　无特殊治疗。

十二、癔症性瘫痪

暗示治疗、催眠治疗和行为疗法有效。瘫痪肢体的电刺激或电兴奋治疗与语言暗示配合往往可以获得良好疗效。必要时应请精神科医师会诊。

（杜铁宽　高　嵩）

第十一章 头晕和眩晕

头晕是临床上很常见的主诉，病人常把虚弱、眼花、头重脚轻、站立不稳等不适描述为头昏和头晕，头晕包括眩晕和非真性眩晕（如头昏，通常与低血压、贫血、低血糖、颈椎病等有关）。但因其涵盖的疾病范畴很广，诊断时常给人以棘手之感，不过，在熟悉头晕的发作特点后常可将其分类鉴别，再行处理。

眩晕是头晕的一种特殊类型，眩晕的判定包括以下几点：对实际上不存在的自身或周围环境旋转的幻觉；头晕目眩感觉；常描述为螺旋、旋转、转动、摇摆或倾斜的感觉。

第一节 危及生命问题的紧急处理

病人所诉的“头晕”可能为脑干、小脑病变所致的中枢性眩晕或严重血流动力学异常疾病所致的昏厥前兆样头晕。因这些疾病常可危及生命，在判断病情时应予首先关注、鉴别。检查呼吸节律、心率、血压、心电图。

一、头晕和眩晕的紧急处理思路（图 11－1）

1．有无危及生命问题 血流动力学紊乱、缺血缺氧、意识障碍、低血糖、心血管问题等，并予相应的处理。

2．明确是否是真性眩晕。

3．中枢性眩晕还是周围性眩晕 ①周围性眩晕：突发，症状重，持续数秒至数分钟，偶数小时，头位变化症状加重，常伴恶心，呕吐，出汗，听力障碍；②中枢性眩晕：渐发，症状轻，持续，不受头位变化影响；

4．中枢性眩晕的分析和处理 如怀疑有脑干或小脑病变应予甘露醇脱水以减轻脑干或小脑的水肿压迫，行头颅 CT 和（或）MRI 检查，神经专科会诊。

5．周围性眩晕的鉴别诊断和专科处理。

二、病人处置

（一）留观标准

1．难治性眩晕，恶心，呕吐。

2．不能行走。

3．需药物控制症状者。

4．颅脑外伤。

5．中枢性眩晕。

（二）出院标准

1．症状明显缓解，能行走者。

2．周围性眩晕且病情稳定。

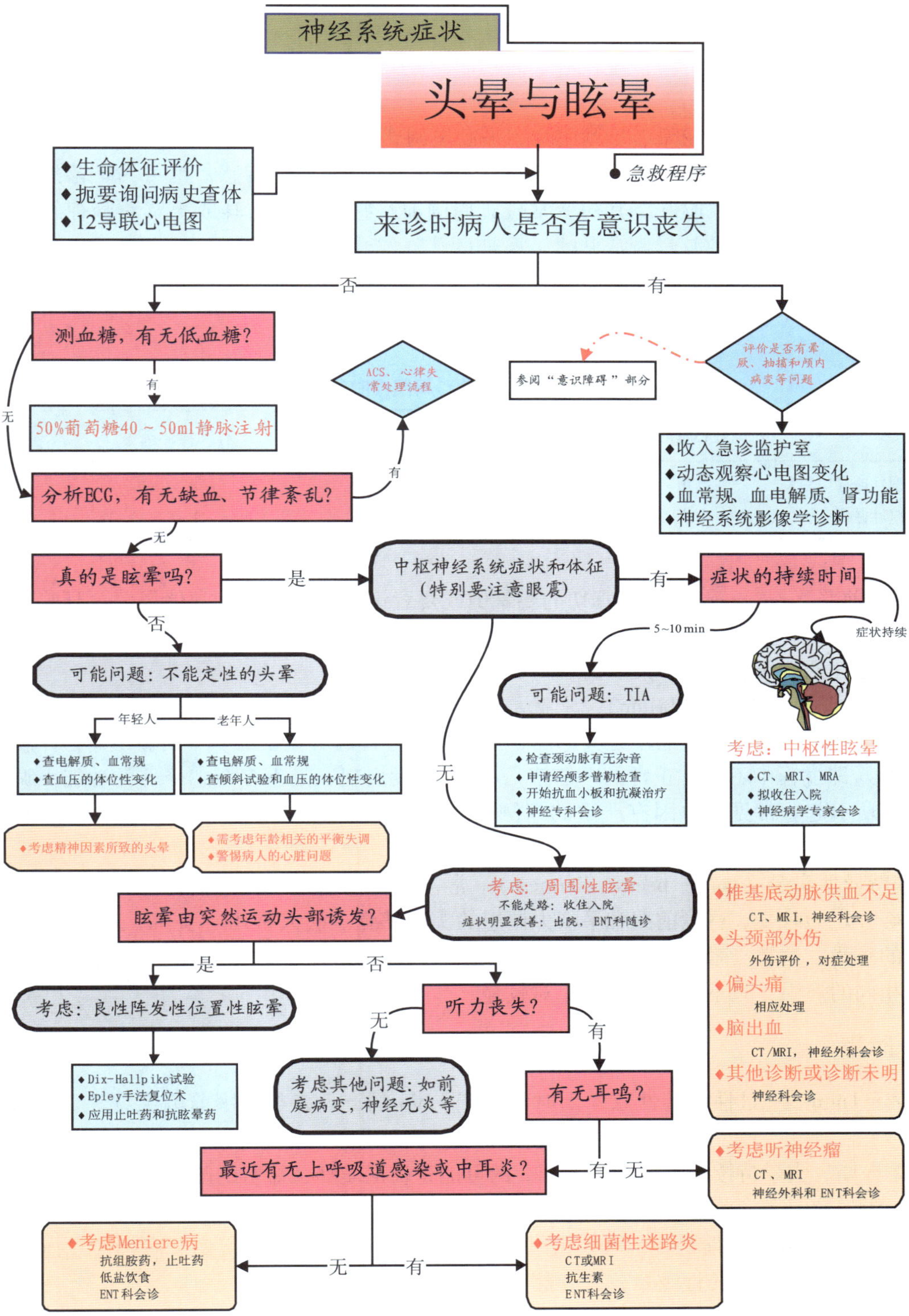

图 11－1　头晕和眩晕处理流程

第二节 进一步诊断评价

一、临床分类

常见的头晕感觉可分为眩晕、昏厥前兆、平衡失调感和非特异头晕感等四类。

1. 眩晕（vertigo） 即病人感到周围环境在移动，常表现为旋转感，也可为下落感。多为一过性、突然起病，常伴恶心、呕吐。其病变常位于周围前庭感受器（内耳或第八对脑神经）或是连接中枢的传导通路上。周围性眩晕最常见的疾病是良性阵发性位置性眩晕（benign paroxysmal positional vertigo，BPPV）、迷路炎和梅尼埃病。中枢性眩晕则可能为脑实质损伤、炎症、血管病变等。中枢性和周围性眩晕比较（表 11－1）。

表 11－1 中枢性和周围性眩晕比较

	恶心呕吐	共济失调	听力丧失	神经科体征	代偿
周围性眩晕	严重	很少	常见	很少	很快
中枢性眩晕	中度	常见	很少	常有	慢

2. 昏厥前兆（presyncope） 为真切的要晕倒或要意识丧失的感觉，常伴黑蒙、耳鸣。这种感觉提示广泛的脑部缺血，可能是心源性的，如心律失常或主动脉瓣狭窄，也可能是非心源性的，如餐后低血压、直立性低血压、迷走神经反射、药物等。

3. 平衡失调感（dysequilibrium） 是就要摔倒的感觉，常表述为“不稳”、“控制不住平衡”，这种感觉是躯干和下肢的感受，而不是头部的，只发生在立位时，坐下或躺下后就缓解。平衡失调感经常是持续的（即过程中不会有正常的平衡感），偶为阵发出现，是由多个感受器的功能失调以及神经系统的损害所引起。常见的原因有严重的双侧前庭疾病、中风、神经感觉障碍、小脑疾病和周围神经病。

4. 非特异性头晕（non－specific dizziness） 常被病人描述为一种头重脚轻的模糊感觉，包括那些不能明确界定为眩晕、昏厥前兆和平衡失调感的头晕感觉。病人常用“头沉”、“头木”等词汇来形容自己的感受。这类头晕经常是由焦虑症、恐惧症或过度通气等原因引起，也可能是与前面提到的三类头晕相同的病因，只不过病变程度相对较轻。

二、时程

1. 少于 1min 一过性旋转性眩晕而时程少于 1min 的，大多与周围前庭系统失调有关，如 BPPV。

2. 少于 1h 头晕持续若干分钟至 1～2h 的可能是梅尼埃病、短暂的脑低灌注（引起昏厥前兆）、或惊恐/焦虑症。

3. 数小时至 24h 可能是梅尼埃病或其他引起持续性平衡失调的疾病。病毒性或血管性迷路炎通常表现为逐渐减轻的旋转性眩晕，持续数天。

三、病史

完整的病史对于病情评估是非常关键的。

利尿剂、α 受体阻断剂、扩血管药等心血管药物可产生昏厥前兆，耳毒性药物（如阿司匹林、氨基糖苷类）常引起平衡失调感和振动幻视，精神药物、肌松剂、抗惊厥药可能引起平衡失调感，还要注意酒精、咖啡因和非处方药（包括膳食补充品）的应用。

病史中应注意寻找可能损害脑血流供应的系统性疾病（如血管炎），可能会因为脑干局部受累或弥漫性脑缺血而致眩晕。创伤可能产生非特异性的持续头晕。心脏疾病（如心律失常或瓣膜狭窄）可能产生反复的昏厥前兆发作。

伴随症状如听力丧失、耳鸣、恶心、呕吐以及脑神经损害可能是由于迷路、神经血管束、脑干等处的病因所致。听力丧失和耳鸣提示迷路来源，而脑神经损害表现则可能定位于脑干或外周神经。

确定头晕与体位、运动的关系是很重要的，如 BPPV 的表现随体位而迅速改变，直立性低血压见于立位，梅尼埃病、中风、心脏病所引起的头晕则与体位和运动无关。多发性感觉障碍所引起的平衡失调感见于病人移动时（如步行），而静坐不动时则无碍。

四、体格检查

有 8 个较易在诊室进行的体格检查操作可激发头晕，模拟病人头晕发作时的状态，用于评价过度通气、直立性低血压、周围性前庭疾病、颈动脉窦刺激和多发感觉障碍（表 11 –2）。

表 11 –2 头晕激发动作

动作名称	细 节	提 示 意 义
1. 直立位血压检查	卧位时测一次血压，站立后再测一次血压。立位收缩压下降 20 ~25 mmHg 提示直立性低血压	产生昏厥前兆，提示直立性低血压
2. 增强 Valsalva 动作	蹲 30s 后站起，同时以 40mmHg 压力向血压计吹气 15s	产生昏厥前兆，提示直立性低血压、迷走反射、或是心排出量下降
3. 刺激颈动脉窦	持续心电监测下轻柔按摩颈动脉窦数秒	产生昏厥前兆，提示直立性低血压、迷走反射、或是心排出量下降
4. Dix – Hallpike 动作	坐于检查床，头侧偏 45°，检查者使之迅速后倾至仰卧位，头悬垂低于检查床，维持至少 10s	产生眩晕，伴短暂水平眼震，示 BPPV
5. Barany 旋转	坐于转椅，头低垂 30°，转椅旋转 10 圈	用于刺激水平半规管，只要保留部分前庭功能的都会产生眩晕
6. 行走 – 转身	走 6 ~10 步，转身走回起点	产生平衡失调感，提示多发性感觉障碍
7. 坐位转头	坐位，转头（好像在看飞机在空中飞过）	产生平衡失调感，提示多发性感觉障碍
8. 过度通气（30s）	病人向纸袋内呼吸 30s	因过度通气而产生非特异性头晕，提示可能有焦虑症或恐惧症

注意心音节律、心脏杂音——如主动脉瓣狭窄、周围血管病等，以利于评价基础病和鉴别诊断。

五、辅助检查

1. 听力图有助于评价梅尼埃病和听神经瘤。

2. 脑干听觉诱发电位异常则提示可能有听神经疾病，如多发性硬化和听神经瘤。

3. 特殊的筛查试验，如血常规、血糖、尿素氮、血钙、肝功、VDRL（梅毒血清试验）和甲状腺功能，可能提供鉴别依据。

4. MRI 对于查找肿瘤及评价其状态很有帮助。

5. Holter 心电检查有助于确认心律失常所引起的昏厥前兆。

6. 临床表现如提示有短暂性脑缺血发作，则宜做颈动脉和椎动脉的超声多普勒检查。

7. 前庭功能的评价包括眼震电图（electronystagmography，ENG）、旋转试验（rotational testing）、

步态测定仪（posturography）。ENG 通过测量角膜－视网膜电位来记录不同动作时的眼球运动。

8. 对于慢性头晕和无明确病因的病人则应请神经科和耳鼻喉专科会诊。

第三节 各类原因的急诊处理

一、一般处理策略

如有可能，我们应进行对因处理。但在急诊的环境中，我们首先关注的是可能危及生命的疾病所引起的头晕，如脑卒中、心律失常、心肌缺血、血压明显升高、重度贫血等，因此应立即完善心率、血压、心电图等检查，如无大碍，再考虑逐步作系统的检查。尤须注意以昏厥前兆为表现的病人，因其往往提示明显的脑供血不足，应立即处理。

对于突发的前庭功能异常，我们的目标是控制急性的前庭神经和自主神经症状。常用下面五类药物：抗组胺药（如敏克静 meclizine）、吩噻嗪类（如异丙嗪 promethazine）、抗胆碱药（如东莨菪碱 scopolamine）、5－HT3 拮抗剂（如昂丹司琼 ondansetron）、苯二氮䓬类（如地西泮 diazepam）。所有药物均应谨慎使用，因它们都会减弱中枢神经系统的代偿功能，并应警惕其镇静作用，用尽可能小的剂量来控制症状。

前庭康复锻炼是比较有用的辅助治疗手段，可用于逐渐增强中枢神经系统的适应性代偿反应。

虽然头晕涵盖的疾病种类很多，但我们可通过详细了解病人的头晕特点，将其大致分为前述的四类症状，并针对其可能的病因作相应的处理。

二、眩晕

（一）良性阵发性位置性眩晕　在做 Dix－Hallpike 动作时会稍延迟出现的衰减眼震。病人常表现的发作为卧床时因头部位置变动而出现的短暂眩晕，典型的为 20～60s 的旋转性眩晕。其病因认为是球囊斑和椭圆囊斑的耳石膜发生的退行性病变，引起耳石脱落入内淋巴，因此后半规管平面的头位变动就会诱发头晕。既往的病毒性迷路炎、梅尼埃病、头部创伤等都可能成为诱因。

治疗：可能是由于耳石会自溶，病人大都能自发缓解。可在医生的帮助下变动体位以成功地重复诱发眩晕，这会加快病情缓解，成功率达 90%。为了控制症状也可以使用敏克静、地西泮、异丙嗪等抗眩晕药物。使病人确信其预后良好是很有用的。

（二）急性迷路炎　以突发严重眩晕伴恶心、出汗等内脏自主神经症状为特点，不伴听力丧失。严重的可持续 1～5 天，接着 2～3 周逐渐改善。其病因大都为病毒感染，50% 的病人为上呼吸道感染。

治疗：重点在于用抗眩晕药物缓解症状，敏克静 12.5～25mg，q6h 或 q8h；地西泮 2mg，qd。应用激素 5～10 天，可缩短病程。前庭康复锻炼是必要，可加速代偿。

（三）梅尼埃病　常为持续数分钟至数小时的阵发性眩晕，伴波动性耳聋、耳鸣、耳内胀满感。典型者为难以忍受的眩晕、单侧耳鸣及同侧的听力丧失，常伴恶心呕吐，几小时后缓解。病因为内淋巴积水。早期者听力丧失是可复的，晚期则为永久性听力丧失。

治疗：限盐和利尿是主要的治疗办法。前庭功能抑制剂可以减轻眩晕发作的严重程度。地西泮 2～7.5mg/d，敏克静 12.5～25mg，q6h 或 q8h。严重病例可能需作内耳淋巴积水的减压、分流手术，对于致残性眩晕的作前庭神经切除也是有效的。

（四）椎－基底动脉供血不足　迷路或脑干的前庭神经核缺血可致急性眩晕，伴定位性神经功能障碍，如复视、偏瘫、构音障碍、头痛、视物模糊。可由椎－基底动脉粥样硬化和颈椎病压迫椎动脉所致。MRI 可用于发现血管情况及梗死灶。

治疗：需控制危险因素（如糖尿病、高血压、高脂血症），可选用抗血小板药物（如阿司匹林、氯吡格雷），及尼莫地平、丹参等扩血管改善供血的药物。

（五）脑干卒中　有时脑干梗死会误诊为迷路炎，病人可能只表现为随头部动作（可能是很小的动作）而出现的眩晕、恶心、呕吐。病人可能没有注意到梗死所引起的其他神经障碍。神经科常规查体可能很容易发现其他的症状体征。

因小脑后下动脉所致的延髓外侧梗死产生眩晕、恶心、同侧面部麻木、对侧痛觉和温觉丧失、霍纳综合征、向病侧摔倒等。因小脑前下动脉闭塞所致的外侧脑桥延髓梗死可致严重的眩晕、恶心、呕吐、单侧听力丧失、耳鸣、面瘫和非对称的小脑功能失调。

治疗：因病人常有动脉粥样硬化的危险因素，如无禁忌都应予阿司匹林。可应用抗眩晕和止吐药缓解症状，前庭功能锻炼有助于加快代偿。不过这些办法对于中枢来源的眩晕效果并不太好。

（六）肿瘤　累及小脑、内耳、前庭神经等处可致眩晕、听力丧失等。可考虑手术、放疗等办法。

（七）外淋巴漏　较少见，可引起一过性眩晕。常有头外伤、气压伤等明确病因。当外淋巴液快速大量丢失时，可引起严重的旋转性眩晕和听力丧失。小量渗漏或一过性渗漏仅致一过性眩晕或平衡失调感，较慢的渗漏可以不出现听力丧失。

治疗：可手术探查中耳，修补圆窗、卵圆窗。

（八）颈性眩晕　为颈椎病引起的一过性眩晕，与颈部动作相关，尤其是伸颈动作。可有两类表现，一类是由椎动脉受压致脑部低灌注所引起；另一类是由颈部关节和肌肉牵拉感受器的本体感觉反馈异常所致，常与慢性的颈椎疾病有关。

治疗：颈部锻炼、调整姿势可减轻症状，必要时考虑手术减轻血管压迫。

三、昏厥前兆

（一）直立性低血压　于站立的时候出现昏厥前兆样头晕。不过对于出现此种症状的老年病人，其临床表现常不能严格满足直立性低血压的诊断标准（由卧位起来，站立2min后出现昏厥前兆、头重脚轻，收缩压下降20mmHg，或舒张压下降10mmHg）。直立性低血压常由过多的血存留于下肢、卧床时间过长、自主神经功能紊乱或药物等原因引起。

（二）迷走反射　表现为在要作直立性体位改变（坐起或站起）时所出现的血压迅速下降10～30mmHg，病人常出现恶心、头重脚轻、面色苍白、皮肤湿冷。可因噎食、腹泻、便秘、惊吓、疼痛等致副交感神经活动增强，继之心脏排出量下降引起脑灌注不足导致发作。

（三）心脏排出量减低　心律失常、心衰、心肌梗死、主动脉狭窄等瓣膜疾病均可引起心脏排出量下降致昏厥前兆样头晕。

治疗：直立性低血压若无明确可以消除的诱因，可应用弹力袜增加下肢血液回流，增加食盐摄入以增加血容量，必要时可试用口服的收缩血管药物。

四、平衡失调感

（一）前庭功能障碍　慢性单侧的前庭功能丧失（如听神经瘤相关的）或是双侧对称的前庭功能丧失均可引起持续的不稳感觉。病人常说“有点晕”。当在黑暗的环境中，视觉的代偿功能不能发挥作用时，失平衡的感觉会更严重。耳毒性药物的应用是常见的引起双侧前庭病变的原因。振动幻视（oscillopsia）为常见的伴随症状。

治疗：单侧的前庭病变应注意肿瘤的迹象，双侧的前庭病变则应注意去除可能的耳毒性药物。前庭康复锻炼可以显著改善症状。

（二）本体感觉和躯体感觉障碍　周围神经病变致躯体感觉障碍所引起的平衡失调感常在黑暗环境表现最重，常见于糖尿病和肾衰的病人。颈椎骨关节炎的病人因脊髓受压致本体感觉障碍也常出现平衡失调感，并常伴有颈髓支配区的肌无力和肠、膀胱功能失调。

治疗：手术解除脊髓压迫，进行平衡训练，扶拐。

（三）运动区和小脑损伤　额叶或基底节区的损伤可致无力、肌僵、震颤等。小脑损伤可致严重的平衡失调感，且视觉代偿作用不佳，伴振荡幻视、共济失调。帕金森病、多发皮层下梗死、肿瘤、交通性脑积水所致的皮层和皮层下运动中枢的损伤可引起异常步态。

治疗：病变大都不可逆，扶拐等物理支持会有帮助。

（四）多发神经感觉障碍　有时被称为“老年性站立不能”，是由老年性的多个平衡感觉、控制系统的功能障碍所引起，以致一个系统出现的障碍不能被其他系统代偿。常表现为站立或行走时的平衡失调感。病变常包括视觉障碍、体力下降、颈椎病、周围神经病变、药物副作用和前庭功能低下。只有在排除其他病因之后才能作出诊断。

治疗：尽量改善相关系统的功能，如矫正视力、增强肌力训练、前庭功能康复训练。

五、非特异性头晕

过度通气　焦虑症和恐惧症可致过度通气，因 CO_2 呼出过多，使脑血管收缩致弥漫性的脑部缺血，可能会出现非特异性的头晕。

治疗：调整情绪，可用抗抑郁药、抗焦虑药及镇静药物，并注意纠正呼吸性碱中毒。

（高　嵩　杜铁宽）

第十二章 昏 迷

意识是机体对自身及周围环境感知并能作出正确反应的状态，包括“觉醒状态”和“意识内容”两个方面。大脑皮质是思维、行为、记忆、情感和注意等高级神经活动，也是意识内容活动的部位；脑干网状上行激活系统能刺激大脑皮质、维持其兴奋性、使机体保持觉醒状态；其他一些皮质下结构对意识的清晰也十分重要。

中枢神经系统对内、外环境中的刺激所作出的有意义的应答即为意识，当这种应答能力的减退或消失就是不同程度的意识障碍，严重的称昏迷（coma）。昏迷是最严重的意识障碍，即意识完全丧失，主要是大脑皮质和皮质下网状结构发生高度抑制的一种状态。病人表现为随意运动丧失，对外界刺激失去正常反应。昏迷是临床常见的急症，且病人缺乏主诉，不易诊断，死亡率高，只有迅速正确地作出诊断，采取及时的抢救措施，才能使病人脱离危险。根据意识丧失的程度，临床上可分为嗜睡、昏睡、浅昏迷、深昏迷等（表 12－1）。

表 12－1　不同程度意识障碍及其表现

分　类	表　现　特　征
嗜睡	患者持续处于睡眠状态，对刺激有反应，尚能唤醒，并能用言语或运动作出反应
昏睡	较强刺激能唤醒，言语、运动、反应较少，刺激停止随即又进入睡眠状态
浅昏迷	对声、光等刺激无反应，对疼痛等强烈刺激有运动反应，生命体征平稳，角膜反射、光反射等均存在
深昏迷	对外界刺激均无反应，原始的伤害性刺激的躲避反射也消失，各种生理反射消失，病理反射出现，生命体征常有改变

第一节　危及生命问题的紧急处理

昏迷病人的急诊评价和处理流程（图 12－1）。

一、急诊初步评价和稳定

1. 面对昏迷病人应用力摇动，大声呼叫或给予强烈的疼痛刺激（如压眶）观察其反应，以确定是否处于睡眠状态、单纯性晕厥或假性昏迷状态（一种因精神因素所致的功能性不反应状态，常见于癔症）。

2. 昏迷病人宜置平卧位，松解衣领、卸除义齿，检查喉部和气管有无梗阻。有窒息、出血、休克或脑疝形成和高位颈椎骨折者不要轻易搬动病人，以免造成心跳和（或）呼吸骤停。予以心电、血压、血氧监测。

3. 应从病人的家属、朋友或护送者那里获得有关昏迷的发生情况和以往患病情况，特别是糖尿病、高血压、药物滥用或毒物暴露和持续性头痛等。

4. 观察瞳孔大小及对光反射，测定血压、脉搏和呼吸的频率、幅度和节律，体温、呕吐物或大小便的性状，外伤情况和出血征象等。注意有无心肺疾病、脑膜炎或脑疝等严重病征的证据。

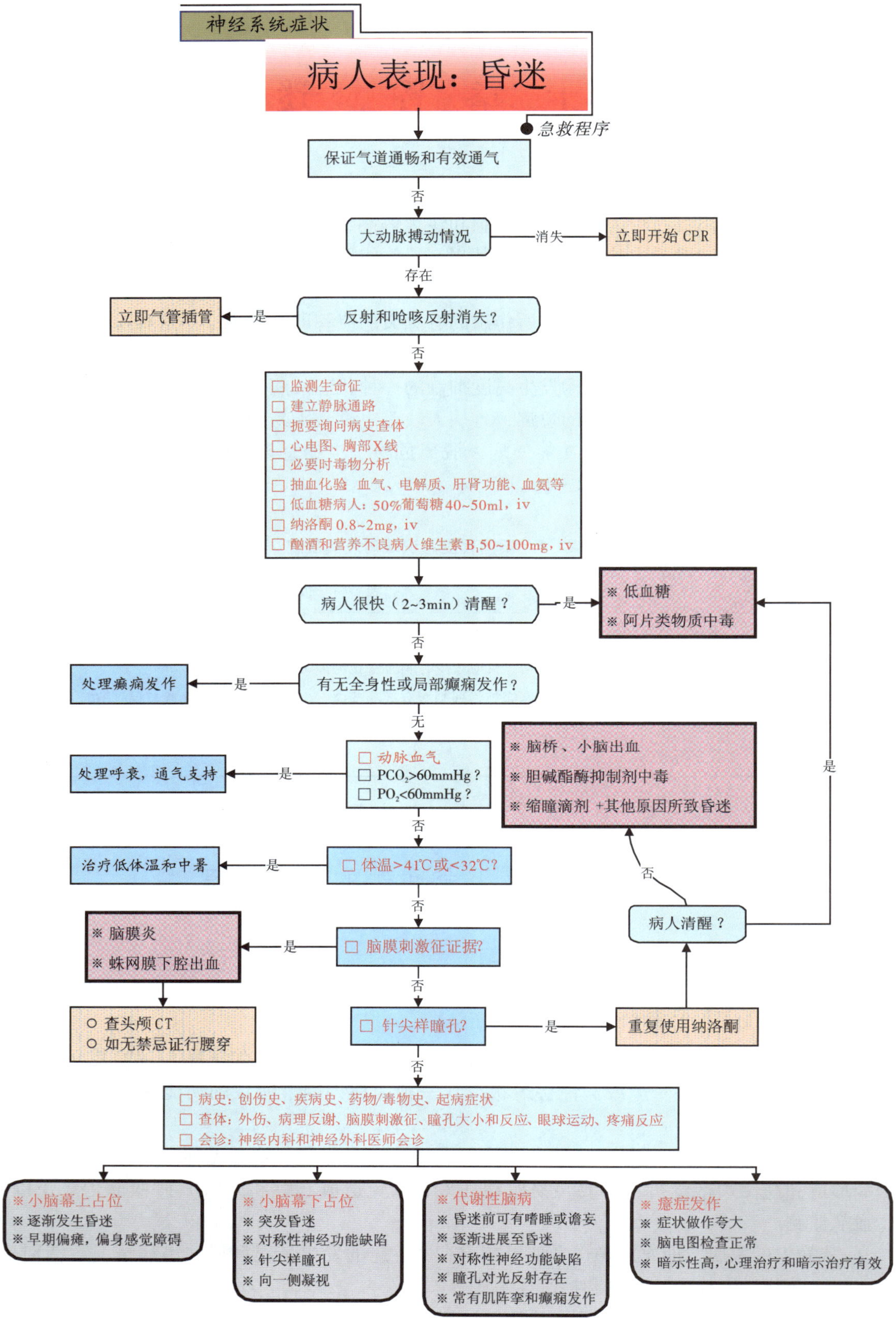

图 12－1 昏迷病人的急诊评价和处理流程

5. 稳定通气状态，测定呼吸道的储备能力，倾斜头部，抬高下颌，排除口腔内的分泌物，保持良好的通气状态。若呼吸缓慢或呼吸道分泌物多，不能维持有效的气体交换者，除及时吸氧外，应酌情气管插管或气管切开，给予人工辅助呼吸。

6. 建立静脉通道，有严重心律失常、心力衰竭和血容量不足或休克者，应及时纠正，并行心电监护。有颅内高压征象者，应及时给予脱水剂降低颅内压。

7. 立即查血糖、血常规、肝肾功能、电解质及血气分析。

8. 若体温过高（41℃以上）或过低（低于32℃），均会导致脑损伤，应及时处理。前者除药物降温外，可用冷水或酒精擦浴物理降温。有体温过低者，给予保暖和逐渐升高体温的措施。

9. 评价病情常用G1asgow昏迷评分（GCS）（表12－2）。

表12－2 G1asgow昏迷评分

睁眼	自动睁眼	4分
	呼唤睁眼	3分
	刺激睁眼	2分
	无反应	1分
语言	定向力正常	5分
	定向力障碍	4分
	不恰当的字词	3分
	不能理解的声音	2分
	无反应	1分
运动	遵从命令	6分
	刺激定位	5分
	疼痛躲避	4分
	疼痛后屈曲	3分
	疼痛后伸展	2分
	无反应	1分

二、病因处理

（一）低血糖 一旦确诊为低血糖性昏迷，应立即给予50%葡萄糖50ml，静脉注射（3～4min内），重复给予葡萄糖静脉推注或静脉滴注是必要的，但应采集静脉血监测血糖水平。如果低血糖状态持续过久，常导致不可逆性脑损伤。使用长效胰岛素和口服降糖药物的糖尿病病人，可出现反跳性低血糖。

（二）阿片类药物过量 有病史和体格检查提示有滥用阿片类药物，特别是静脉给药者，宜静脉给予拮抗剂纳洛酮治疗（0.8～2mg），为防止症状复发，特别是服用长效类阿片类制剂者，应重复给药。

（三）低氧血症、高碳酸血症和酸碱中毒 严重的低氧血症和高碳酸血症可出现昏迷。通常昏迷前$PaCO_2$已高于80mmHg（10.7kPa），PaO_2已低于40mmHg（5.3kPa）。若$PaCO_2$高于60mmHg（8.0kPa），PaO_2低于60mmHg（8.0kPa）可威胁生命。$PaCO_2$明显升高者不宜纠正过快。

许多酸碱平衡失常可导致代谢性昏迷，肝性脑病、癔症性昏迷、水杨酸盐中毒和败血症早期等可致呼吸性碱中毒。呼吸抑制剂如乙醇、巴比妥类药物等，以及急性肺疾病可致呼吸性酸中毒。高渗性昏迷、糖尿病酮症酸中毒、尿毒症性脑病、乳酸性酸中毒、水杨酸盐中毒、严重全身性感染等可致代谢性酸中毒。代谢性碱中毒所致昏迷者少见。

（四）控制癫痫发作 有癫痫频繁发作或呈持续状态者，应在2～3min内静脉注射地西泮5～

10mg。随后给予苯妥英钠 1000～1500mg 加入生理盐水中，缓慢静脉给药，直至癫痫发作得到控制。

（五）针尖样瞳孔病人的评价与处理　阿片类药物过量或巴比妥类药物 5～10 倍催眠剂量可出现中毒症状，吸收量超过普通催眠剂量的 15～20 倍可出现致命性的严重中毒。意识障碍、呼吸抑制、瞳孔缩小是中毒的早期症状，晚期可出现瞳孔散大、休克和死亡。

1．阿片类药物过量应给予纳洛酮治疗　巴比妥类药物中毒可给予美解眠 50～150mg，加入 10% 葡萄糖液中静脉缓慢滴注，直至出现肢体活动时减量或停药。

2．胆碱酯酶抑制剂中毒　若有杀虫剂或神经毒物暴露史，瞳孔缩小、出汗、尿便失禁、肌肉震颤、抽搐或痉挛等症状，应考虑有胆碱酯酶抑制剂中毒的可能性。应立即给予阿托品 1～2mg，静脉推注，每 2～5min 后可重复一次，直至症状缓解或出现阿托品化症状。

3．脑桥或小脑出血　针尖样瞳孔、昏迷、高血压及脑神经和肢体的交叉性瘫痪或四肢瘫痪，是桥脑或小脑出血的主要特征。除了常规内科治疗外，应请神经外科医师会诊，若有条件，小脑出血病人应尽早手术治疗。

4．人为的针尖样瞳孔　使用缩瞳药物后均可出现瞳孔缩小，仔细询问病史和体格检查以免误诊。

三、病人安置

（一）留观指征

1．昏迷患者一般需留观，进一步评价和处理。

2．下列患者可能例外　癔症发作者；低血糖昏迷病人；癫痫发作后病人；阿片类物质中毒病人。

（二）出院指征

1．低血糖昏迷病人　治疗后意识障碍迅速恢复，内分泌科门诊随诊。

2．癔症发作病人　精神病专科医师评估后可离开急诊。

3．阿片类物质中毒病人　经治疗后毒性反应消失，最后一次予纳洛酮已 4h 以上，出院前应告知病人有关滥用药物的害处，给予一定的建议和劝告。

第二节　昏迷病人的进一步评价

一、导致昏迷的病因分析

如前所述昏迷是不同病因影响上行性脑干网状结构，阻断了其投射功能，不能维持大脑皮质的兴奋状态和/或大脑双侧大脑半球弥散性病变。昏迷病因按病变部位不同而分为以下两大类：

（一）颅内病变

1．脑血管病　常见于脑出血、脑栓塞、脑血栓形成、蛛网膜下腔出血等。

2．颅脑损伤　脑震荡、脑挫裂伤、颅内血肿、硬膜下或硬膜外血肿。

3．颅内占位性病变　脑肿瘤、脑脓肿、脑寄生虫病。

4．脑内异常放电　如癫痫持续状态、癫痫大发作和精神运动性发作等。

（二）全身性疾病

1．重症急性感染　如肺炎、伤寒、中毒性菌痢、流行性出血热、败血症、脑炎、脑膜脑炎、脑型疟疾等。

2．内分泌与代谢障碍　低血糖昏迷、高血糖（酮症和非酮症高渗）昏迷、肝性脑病、甲状腺危象、Addison 病危象、尿毒症脑病。

3．水、电解质平衡失调　低钠、低氯、酸中毒、碱中毒等。

4．呼吸性酸中毒　CO_2 潴留、肺性脑病。

5. 心血管系统疾病 急性心肌梗死、严重心律失常、高血压危象等。

6. 药物中毒 各种镇静剂、麻醉剂、其他药物摄入过量或吸毒过量，农药中毒、CO 中毒等。

7. 物理性损害 如高温中暑、触电、淹溺、高山病等。

二、昏迷定位和分级

（一）昏迷定位 不同平面脑受损病人昏迷时临床表现（表 12－3）。

（二）意识障碍分级和昏迷评分 临床上按意识障碍的程度将昏迷分级为：嗜睡、昏睡、浅昏迷、深昏迷（表 12－1）。

1974 年英国 Teasdale 和 Jennett 制定 Glasgow 昏迷程度评定量表（表 12－2），其优点是简明实用、判断客观，已广泛应用与临床。

1. 睁眼动作分 4 级
2. 言语反应分 5 级
3. 运动反应分 6 级

每一级得相应分，如 6 级评定为 6 分，以上三项共 15 级，15 分。分数越高，意识状态越好。正常状态 14 分以上，7 分以下昏迷，最低分为 3 分（提示脑死亡或预后极差，罕见幸存者）。

表 12－3 昏迷时不同水平脑组织受损的表现

脑受损部位	意识	呼吸	瞳孔	眼球活动	运动功能
大脑	嗜睡、昏睡、昏迷、去皮质状态	潮式呼吸	正常	游动、向病灶侧凝视	偏瘫、去皮质强直
间脑	嗜睡、昏迷、无动性缄默	潮式呼吸	小	游动、向病灶侧凝视	偏瘫、去皮质强直
中脑	嗜睡、昏迷、无动性缄默	过度换气	大，光反射消失	向上或向下偏斜	交叉瘫、去大脑强直
脑桥	嗜睡、昏迷、无动性缄默	长吸气性、喘息性	小如针尖样	浮动、向病灶对侧凝视	交叉瘫、去大脑强直较轻
延髓	嗜睡、昏迷、无动性缄默	失调性、丛集性呼吸	小或大	眼－脑反射消失	交叉性瘫呈弛缓状态

三、诊断与处理思路（图 12－2）

对昏迷病人应通过知情者获取详细的病史，了解发病经过，并行系统体检和有关的实验室检查，全面综合分析，才能作出正确的诊断。

（一）收集病史

1. 了解发病时间及经过 突然发病见于急性脑血管病、颅脑外伤、急性药物中毒、CO 中毒、触电等；亚急性起病见于代谢性脑病、化学伤、烈性传染病等；逐渐发生者要考虑颅内占位性病变或慢性硬脑膜下血肿等；阵发性昏迷需考虑肝昏迷或间脑部位肿瘤等。

2. 首发症状 起病有剧烈头痛者以出血性脑血管病、尤以蛛网膜下腔出血多见；病初有发热应考虑颅内或全身感染的可能；首发精神症状时提示病变在大脑额叶或颞叶。

3. 伴随症状 昏迷伴有脑膜刺激征常见于脑膜炎、蛛网膜下腔出血、脑出血、颅内压增高；昏迷伴抽搐，常见于脑出血、癫痫持续状态、脑肿瘤、脑水肿、脑缺氧等；昏迷伴偏瘫多见于急性脑血管病；昏迷伴呕吐提示颅内压增高，多见于脑出血、脑内占位等；早期表现为精神症状者，有脑炎和颞叶癫痫可能。

4．了解病人发病时的情况　如病人的年龄、职业、工作、家庭等，既往健康情况、有无慢性疾病和传染病史，注意有无精神刺激。此外还必须了解发现昏迷病人的现场所见（如附近有高压线者考虑电击伤）、有无毒物接触（如室内有无煤气味）、发病时的季节（炎热的夏季应考虑到中暑）等情况。

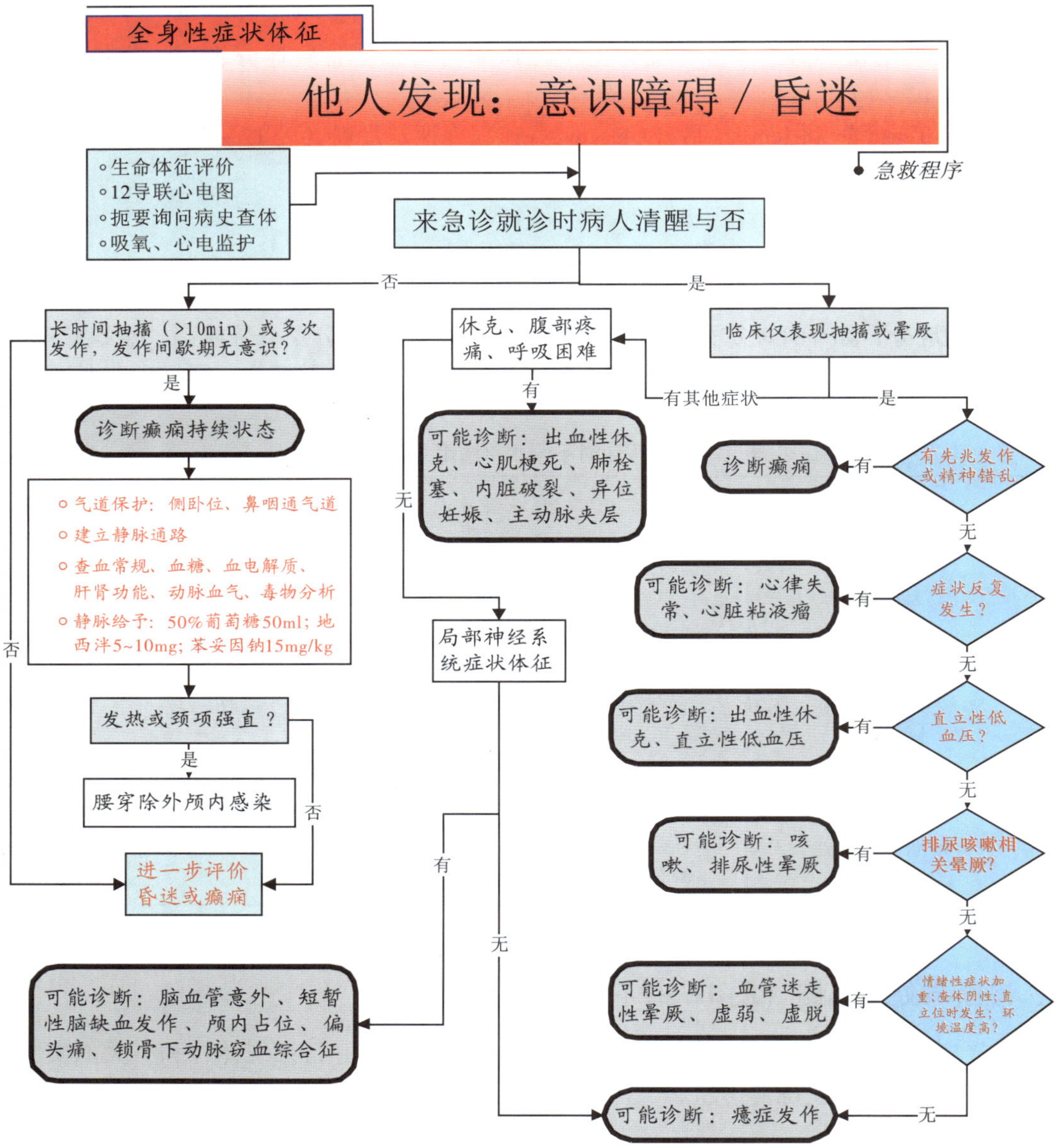

图 12－2　意识障碍/昏迷诊疗思路

（二）体格检查　对昏迷病人，除重点观察血压、脉搏、呼吸、体温等生命体征及心、肺、肝、肾等脏器外，还应注意头部有无外伤，皮肤、粘膜有无出血，呼出气体的气味，呕吐物的颜色、气味等。

（三）神经系统查体　按常规逐项检查，注意眼底、瞳孔、眼球运动、角膜反射等；注意观察面纹是否对称，体位、肢体运动功能、对疼痛的反应如何，有无病理反射和脑膜刺激征等。意识障碍分级和昏迷评分见前。

（四）昏迷病人有诊断意义的症状体征

1. 呼吸　呼吸深快常见于代谢性酸中毒；浅而慢呼吸见于颅内压增高或碱中毒；呼吸过慢或叹息样呼吸则提示镇静、麻醉药过量。昏迷病人出现潮式呼吸提示间脑受损。当延髓病变时，可出现深浅及节律完全不规则的呼吸——共济失调性呼吸，提示病情危重。

2. 循环　有感染或蛛网膜下腔出血时往往有心动过速，颅内压增高多有血压增高和心率减慢。如病人既往有房颤病史，要考虑脑栓塞的可能。

3. 皮肤　皮肤淤点或者淤斑可见于流行性脑膜炎、败血症、血液病等；CO 中毒皮肤呈樱桃色；皮肤潮红见于感染性疾病及酒精中毒；皮肤苍白见于休克；皮肤黄染见于肝胆疾病。

4. 气味　呼气有烂苹果味见于糖尿病酮症酸中毒；有氨味可能为肝昏迷；尿臭者要考虑尿毒症可能；有大蒜味提示为有机磷农药中毒。

5. 瞳孔　下丘脑病变时使瞳孔缩小；中脑病变使瞳孔散大；桥脑病变和吸毒过量、地西泮中毒等均瞳孔缩小，有机磷中毒时瞳孔亦缩小。

6. 瘫痪　如有中枢性面瘫与同侧肢体偏瘫，提示为对侧中枢神经系统病变所致昏迷；大脑半球受累多见有偏瘫；颈髓损害出现四肢瘫；脑干病变时出现一侧脑神经麻痹和对侧肢体瘫痪，称为交叉瘫。

7. 去大脑强直　四肢强直伸展，颈后仰，甚至角弓反张，常常因为大脑皮质和中脑同时受累所致。

8. 病理反射　双侧病理征阳性，常见于多种原因所致的昏迷，大脑弥漫性损害常出现强握反射，下颌反射亢进和吸吮反射阳性。

（五）辅助检查

1. 实验室检查　用快速血糖检测法测得血糖，如有低血糖应立即予以纠正。如考虑酒精中毒，用酒精呼吸分析法或血液分析法判断酒精中毒的程度。如病人的昏迷不是由低血糖或酒精中毒引起的，那么需做进一步检查，包括血常规、尿常规、血酮体、电解质、血气分析、肾功能等。对摄入可疑食物的病人要做毒物学筛选，但该检查较昂贵。血氨、肝功能试验、血钙水平和甲状腺功能检查，对相关的病人很有帮助。

2. 影像学检查　根据病情特点选做心电图、X 线检查（有颈部外伤的照颈椎片、考虑低氧血症和肺部感染的要摄胸片）、B 超等，CT 和 MRI 对颅内占位性病变、脑血管病变的定位诊断准确性高；脑血管造影和放射性核素扫描也有助于病因诊断。但 CT 检查不是所有昏迷病人的适应证，如考虑颅内有结构性损害，应立即做 CT 检查；如考虑为代谢性昏迷，且病情仍在恶化，或经一段时间观察仍没有好转，也需做 CT 检查。

3. 脑脊液检查　脑脊液检查对于昏迷病人的诊断非常重要，脑脊液的压力、性状、生化、常规、培养等是诊断的重要依据。疑为中枢神经系统病变者，都应考虑做脑脊液检查，但注意谨慎穿刺，以免导致脑疝形成。但如为急性外伤或有颅内压升高的表现，应选择 CT 作为诊断依据，而腰椎穿刺是禁忌的。如病人的病史与中枢神经系统感染一致，应立即查 CT，如 CT 为阴性，需做腰椎穿刺术；如果这样的病人不能立即做 CT 检查，就开始用抗生素。

（六）鉴别诊断　昏迷病人，应注意与下列貌似意识丧失而实质上并非昏迷的状态相鉴别：

1. 精神抑制状态　常见于癔症或强烈心因性反应后，病人卧床、对刺激无反应，翻开眼睑可见眼球回避现象，生命体征平稳，暗示疗法有效。

2. 紧张性木僵　常见于精神分裂症，病人不吃、不动、不语、不进食、不排尿便，对强烈刺激也无反应，但实质上无意识障碍。

3. 闭锁综合征　病人面、舌、咽、喉、四肢均不能活动，但意识清晰，能睁、闭眼活动示意，感觉和认知完全正常。多半因脑桥或中脑的皮质脑干束和皮质脊髓束双侧受损所致。

此外昏迷还需与以下两种特殊情况相鉴别：

1. 脑死亡　指全部脑功能不可逆的丧失，包括脑干功能在内。临床上病人无自主呼吸，需人工呼吸器维持通气，一切脑干反射均消失。其病理基础为全部脑的重要结构和功能受损，且不可逆。

2．植物状态 临床上最容易与昏迷想混淆。处于植物状态的病人虽然意识丧失，无任何认知功能和运动行为，但病人能自发睁眼或在刺激下睁眼，可有无目的性的眼球跟踪运动，有睡眠－觉醒周期，下丘脑和脑干功能基本完整。病理生理基础为双侧皮层严重受损，但脑干基本完整。

四、急诊处理

急诊医学要求诊断的同时开始必要的治疗。一个明确的诊断对一个已死亡的病人毫无用处。

昏迷病人要从心肺复苏 ABC 开始：开放气道、维持呼吸循环功能，对外伤病人要注意颈椎的保护。一旦 ABC 已进行，同时快速检测血糖，如果有低血糖，立即纠正血糖。下一步可静脉给予 100mg 维生素 B_1 和 2mg 纳洛酮。

如怀疑苯二氮䓬类药物过量，可用氟马西尼做诊断性试验，但应避免用于有癫痫史的病人或服用三环类抗抑郁药者。

颅内压升高病人应考虑予气管插管和过度通气，并给予甘露醇 1～2g/kg 静脉滴注。

如上所述，对于昏迷病人当务之急是积极采取措施，挽救生命；同时尽快查明病因，进行治疗；此外还应注意严重并发症的防治。其他具体措施还包括：

1．严密监测生命体征 发现异常，立即处理，并注意详细记录。

2．减轻脑水肿 常用20%甘露醇 125～250ml 快速静脉滴注，每6 小时1 次；还可应用甘油果糖注射液，500ml 静脉滴注，每日 2 次。糖皮质激素可以加强脱水，临床常用地塞米松 10mg 静脉滴注或静脉注射，但糖皮质激素是否在昏迷时常规应用目前尚有争议。

3．病因治疗

（1）CO 中毒、煤气中毒时立即而搬离现场，吸氧。

（2）药物中毒病人应立即洗胃、输液、促进毒物排出，同时使用特效拮抗剂，如有机磷中毒应用氯磷定和阿托品、解磷定注射液；镇静催眠药中毒可用中枢兴奋剂如纳洛酮等。

（3）低血糖昏迷者即刻静脉推注高渗葡萄糖液，几分钟后可清醒，而对于高血糖昏迷的病人，应以胰岛素纠正。

（4）脑出血病人可用止血药。

（5）癫痫持续状态时，立即予地西泮 20mg 静脉注射或苯巴比妥 0.1～0.3g 肌内注射，必要时可重复。

4．加强支持治疗 维持营养和热量，注意钠、钾的补充，同时不宜补液过量加重脑水肿，根据病情调整补液量。

5．降低脑代谢，促进脑功能恢复 给予改善脑细胞代谢的药物，使用中枢苏醒剂（如胞二磷胆碱，750～1000mg 加入 5%葡萄糖 250～500ml 中静脉滴注，每日 1 次×（10～20）天；醒脑静注射液，20～40ml 加入 5%葡萄糖盐水 250ml 中静脉滴注，每日 2 次）。低温冬眠降低脑细胞代谢，减少氧耗，减轻脑水肿，有助于大脑功能的恢复，如头置冰袋，冬眠合剂等。

6．其他措施 病人生命体征平稳时，可行急诊头颅 CT 检查。若为脑出血，请脑外科会诊，判断有无手术指征。脑梗死早期需评价有无溶栓指征。

第三节 各类昏迷原因急诊处理

一、急性感染性疾病

包括病毒感染、细菌性感染、寄生虫感染、立克次体及螺旋体感染等。

（一）流行性乙型脑炎

1. 诊断 乙脑流行季节为夏季和早秋，表现为高热、剧烈头痛、呕吐、意识障碍甚至昏迷、抽搐惊厥等，可伴有脑膜刺激征。周围血白细胞增加，早期以中性粒细胞为主，病情进展后，变为单核细胞为主。脑脊液乙脑病毒 IgM 抗体、血清乙脑病毒 IgG 抗体，以及单克隆抗体反向血凝抑制试验均在疾病早期呈阳性。此外，头颅 CT 及 MRI 也有助于诊断。

2. 治疗 现在对乙脑尚无特效疗法，主要为对症治疗，降低颅压，预防和治疗呼吸衰竭。对症治疗包括降温，用镇静止痉药物控制惊厥和抽搐。对于糖皮质激素的应用，目前还有不同看法。

（二）森林脑炎

1. 诊断 为森林地区的自然疫源性疾病，流行有严格的季节性和地区性，5、6 月份为发病高峰，发生于原始森林地区。表现为发热、头痛、不同程度的意识障碍、颈和肢体瘫痪和脑膜刺激征。

采集病人双份血清行血凝抑制试验、中和试验、补体结合试验和酶联免疫吸附试验，如抗体效价有 4 倍以上升高则有诊断意义。

2. 治疗 应早期诊断及治疗，疾病初期可给予恢复期病人的血清。对高热、昏迷、惊厥及呼吸衰竭给予对症处理。

（三）其他病毒感染性疾病 包括疱疹病毒性脑炎、昏迷型脑炎、脑膜脑炎型脊髓灰质炎、肠道病毒性脑炎、淋巴细胞脉络丛脑膜炎等。治疗以对症治疗为主。

（四）流行性脑膜炎

1. 诊断 冬春季发病，为脑膜炎球菌感染，表现为头痛、发热、呕吐及意识障碍，其中普通型和爆发型均可出现昏迷。血白细胞及中性粒细胞总数增加，颅压增高，脑脊液外观呈毛玻璃样白细胞计数达（10～40）$\times 10^9$/L，中性粒细胞占多数，蛋白质增多，糖和氯化物减少。50% 病人脑脊液涂片可找到脑膜炎球菌。血和脑脊液培养的阳性率更高。

2. 治疗 很多抗生素治疗有效，可选择大剂量青霉素、氨苄青霉素和头孢噻肟。扩充血容量，改善微循环，降颅压及抗凝治疗。是否使用糖皮质激素目前尚无定论。

（五）脑脓肿

1. 诊断 常有中耳炎和乳突炎、胸部感染、开放性颅脑损伤、鼻窦炎、皮肤化脓病灶、先天性心脏病及心内膜炎等病史。急性全身感染、颅内压升高和局灶定位症状，是脑脓肿的典型临床表现。头痛、嗜睡、偏瘫、癫痫发作或肢体无力、颈强直、恶心和呕吐、视盘水肿等是常见症状和体征。约半数病例有发热和血白细胞数增高。值得注意的是，有精神改变的艾滋病（AIDS）病人应考虑到脑脓肿的可能性。颅脑 CT 或 MRI 检查，90% 病例可确诊。腰穿脑脊液检查不宜进行，结果对诊断无帮助。但疑诊脑膜炎者应进行此项检查。

2. 治疗 在未获得神经影像学结果前，应开始给予抗生素治疗，宜选用 β－内酰胺类抗生素并与甲硝唑合用。2～3 周脑脓肿包膜形成后即可手术治疗，行穿刺抽脓引流或脓肿切除术。

（六）其他细菌感染性疾病 结核性脑膜炎、大叶性肺炎、败血症、伤寒与副伤寒、急性粟粒型结核、中毒性菌痢等均可引起昏迷。昏迷一般发生于病程经过中，往往在高热出现之后发生。主要应积极治疗原发病，对症治疗。

（七）寄生虫感染导致昏迷 脑型疟疾、脑囊虫病和急性脑型血吸虫病均可导致昏迷。诊断主要依据对原发病的诊断并除外其他导致昏迷的疾病，治疗也是针对原发病治疗。

1. 脑型血吸虫病

（1）诊断：本病多见于男性青壮年，中枢神经系统症状可在感染血吸虫数周至数年后发生。急性型在感染数周后发病。主要表现为突发高热、头痛、精神异常、痉挛发作、瘫痪、尿便失禁及意识障碍等，脑脊液压力、蛋白含量、白细胞数均增高。慢性型多在感染后数年发病。主要由于血吸虫虫卵沉积于脑组织内引起的症状，其中脑血管病型可引起昏迷。患者病史在诊断中占有极为重要的地位。已确诊为血吸虫病患者一旦出现脑部损害的症状与体征，或颅内压增高时，即应考虑本病。于脑脊液或脑组织活检中查到血吸虫虫卵，即可确诊。血清学试验、血和脑脊液嗜酸粒细胞增多有一定助诊价值，脑 CT 及 MRI 能显示病变部位、数量，但不能确诊。实验性治疗对诊断有一定帮助。

（2）治疗　药物治疗首选吡喹酮，20mg/（kg·d），分三次口服，连用 10 天，停药观察一月后，必要时还可重复应用。手术治疗血吸虫虫卵肉芽肿经药物治疗无效或不能耐受药物治疗的患者；伴有严重颅内增高并可能出现脑疝者；与脑瘤鉴别诊断困难需活检者均为手术治疗适应证。

二、内分泌、代谢障碍及全身性疾病

（一）低血糖昏迷

1. 诊断　常有饥饿、胃肠手术、广泛肝细胞坏死或肝癌晚期、胰岛 β 细胞瘤、胰腺癌或增生、胰岛素或其他降糖药物使用史，昏迷前常有心动过速、皮肤苍白、出冷汗、头晕、视物不清、步态不稳、思维和语言迟钝，或躁动、易怒、幻觉和行为怪异等症状，随后出现模糊、肌肉颤抖、癫痫样抽搐、肢体瘫痪、昏迷及病理征阳性等，昏迷时间过长会导致不可逆性脑损害和持久的昏迷或死亡。血糖水平常低于 2.8mmol/L，严重者可低于 0.55mmol/L。

2. 治疗　立即给予 50% 葡萄糖液 40～50ml，静脉推注，随后 10% 葡萄糖液持续静脉滴注，并监测血糖水平。必要时重复给予 50% 葡萄糖液，静脉推注，防治低血糖复发。

（二）肺性脑病

1. 诊断　有基础肺部疾病，早期可表现为头痛、头昏、记忆力减退、精神不振、工作能力降低等症状。继之可出现不同程度的意识障碍，轻者呈嗜睡、昏睡状态，重则昏迷。主要系缺氧和高碳酸血症引起的 CO_2 麻醉所致。精神症状可表现为兴奋、不安、言语增多、幻觉、妄想等。血气分析可见 $PaCO_2$ 增高，二氧化碳结合力增高，标准碳酸氢盐（SB）和碱剩余（BE）的含量增加及血 pH 降低，脑脊液压力升高，红细胞增加等。主要依据有慢性肺部疾病伴肺功能衰竭；临床表现有意识障碍、神经、精神症状和定位神经体征；血气分析有肺功能不全及高碳酸血症之表现；排除了其他原因引起的神经、精神障碍而诊断。

2. 治疗　首先应对各种慢性呼吸道疾病进行治疗，控制呼吸道感染，改善呼吸功能、缺氧及 CO_2 潴留状况，纠正酸碱平衡，并对神经、精神障碍作对症处理。但应注意避免使用抑制呼吸的镇静药物。

（三）肝性脑病

1. 诊断　有急性或慢性肝病史，出血、感染、大量利尿或放腹腔积液、摄取含氮食物、麻醉剂或镇镇催眠药等是常见诱因。按临床表现可分为前驱期、昏迷前期和昏迷期。前驱期表现嗜睡、性格行为异常、智能障碍；昏迷前期除上述症状进一步加重外，还可有扑翼震颤及其他锥体外系症状。昏迷期意识障碍进一步加重，常表现兴奋不安或谵妄状态，严重时呈深昏迷状态。在此期间还可有明显精神异常，错觉、幻觉明显，全身性痉挛发作，去大脑强直或去大脑皮质强直状态。实验室检查可有肝功异常及血氨增高。根据急性肝功能障碍疾病病史或肝硬化患者近期内有诱发因素（如上消化道大出血、感染、大量利尿等）的情况下出现意识障碍，血氨升高，肝性脑病的诊断并不难。

2. 治疗　以治疗原发病为主。应消除产生高血氨等的诱发因素；以限制蛋白质摄入量、保持肠道通畅、应用抑制肠道菌生长的抗生素等措施减少氨的吸收；使用谷氨酸、精氨酸、γ-氨基丁酸、丝氨酸等中和血氨。

（四）高血压脑病

1. 诊断　本病见于高血压患者，由于动脉压突发急骤升高，导致脑小动脉痉挛或脑血管调节功能失控，产生严重脑水肿的一种急性脑血管疾病。急骤起病，病情发展非常迅速。临床表现如下：

（1）动脉压升高：原来血压已高者，在起病前，再度增高，舒张压达 120mmHg（16kPa）以上，平均动脉压常在 150～200mmHg（20.0～26.7kPa）之间。

（2）颅内压增高：由脑水肿引起。患者剧烈头痛，喷射性呕吐，视盘水肿，视网膜动脉痉挛并有火焰样出血和动脉痉挛以及绒毛状渗出物。

（3）意识障碍：可表现为嗜睡以至昏迷，精神错乱亦有发生。

（4）癫痫发作：可为全身性局限性发作，有的出现癫痫持续状态。

（5）阵发性呼吸困难：呼吸中枢血管痉挛，局部缺血及酸中毒所引起。

（6）其他脑功能障碍的症状：如失语、偏瘫等。

实验室检查可见脑脊液压力增高（诊断已明确时禁作），细胞和蛋白含量也可增高。脑电图可见弥散慢波或/和癫痫性放电。颅脑 CT 扫描可见因脑水肿所致的弥漫性的白质密度降低。根据高血压患者突发急骤的血压与颅内压升高的症状，诊断不难，需与其他急性脑血管病鉴别。

2. 治疗 迅速降低血压，降低颅内压，消除脑水肿，控制癫痫。

（五）糖尿病酮症酸中毒

1. 诊断 糖尿病史，出现多尿、烦渴多饮，可造成脱水；过度通气或喘息：酸中毒导致 Kussmaul 呼吸（深的叹息样呼吸）和主观上的呼吸困难；腹痛，可以表现为“急腹症”的症状；呕吐致 pH 下降而导致昏迷。辅助检查血糖不一定高，动脉血气分析可评价酸中毒的程度，pH 降低可 <7 及碳酸氢盐降低可 <15mmol/L，尿液分析酮体呈强阳性。应计算血浆渗透压除外高渗性昏迷，应除外其他引起高血糖及酸中毒的原因，如阿司匹林过量，在老年病人还应考虑乳酸酸中毒。

2. 治疗 补液和胰岛素治疗是主要的治疗方法。监测动脉血气和血钾。如意识不清置胃管，防止呕吐和吸入。如少尿或血肌酐升高应置导尿管。如疑有感染应使用广谱抗生素。胰岛素半衰期短，持续给予（静脉或皮下注射）是必要的。补液治疗对于有心脏病的患者，应酌情调整处理。如有低血压和少尿，先给予胶体溶液（加或不加生理盐水）以恢复血压。在第一个 30min 给予 1L 生理盐水。在 8h 内，每 2h 给予含钾生理盐水 1L。每 4h 给予含钾生理盐水 1L 至补液完全（约 24h）。老年人应根据中心静脉压和液体状态的临床评价情况对以上措施进行调整，目的在于 12～24h 内补足缺失量。碳酸氢盐应用有争议，如 $pH<7.0$，可适量给予。胰岛素治疗，应据患者对治疗的反应调整治疗方案。目标为每小时使血糖下降 5mmol/L，并纠正酸中毒及血浆碳酸氢盐。输注 5% 葡萄糖保持血糖大于 10～14mmol/L，保持第一个 24h 或直至酮症酸中毒纠正。

（六）高渗性非酮症糖尿病昏迷

1. 诊断 常见于老年病人，可无糖尿病病史，隐匿性发生多尿、多饮、严重脱水及意识障碍。其程度同血浆渗透压明显相关，昏迷通常伴有渗透压 >440mOsm/L。呼吸通常正常。辅助检查血糖常 >40mmol/L，脱水引起的尿素升高明显大于肌酐升高，显著的高钠血症可被高血糖掩盖，当血糖回降时，高钠血症加重或恶化。与酮症酸中毒相比，血气分析相对正常。血浆渗透压，通过公式计算 $[2\times(Na^{+}+K^{+})+$尿素氮（mmol/L）+血糖（mmol/L）$]$，诊断标准需血浆渗透压 >350 mOsm/L。血常规红细胞计数高，白细胞计数高分别提示脱水或存在感染。

2. 治疗 补液和胰岛素治疗是主要的治疗方法，老年人尤要谨慎，补液应充足但也要避免液体过量。意识障碍者应插入胃管防止呕吐和误吸。少尿或血肌酐高时应置导尿管。检测血糖、电解质和渗透压变化。补液治疗如血浆钠 >160mmol/L，前 3L 液体应给予 0.45% 生理盐水。当血糖 <10mmol/L，开始给予 5% 葡萄糖并考虑停用胰岛素治疗，开始口服降糖药物。胰岛素的治疗方案，同糖尿病酮症酸中毒昏迷。

（七）粘液水肿性昏迷

1. 诊断 昏迷的常见诱因是寒冷，表现为定向力障碍、嗜睡，甚至昏迷；低血压、休克、低体温、心动过缓、低血糖，可有Ⅱ型呼吸衰竭。实验室检查低钠血症较常见，可以有低血糖。甲状腺功能 T_4 降低和 TSH 升高，皮质醇水平降低。血气分析可有肺通换气功能不足，低氧血症和高碳酸血症，代谢性酸中毒。

2. 治疗 甲状腺制剂，首选静脉注射三碘甲状腺原氨酸。给氧，必要时机械通气治疗呼吸衰竭。保暖，肾上腺糖皮质激素治疗，积极控制感染。

（八）甲状腺危象

1．诊断　主要诱因是精神刺激、感染、手术前准备不充分等，表现为：①心血管系统可表现为心悸，心动过速（>140 次/分）和快速性心律失常，心衰和心源性水肿；②中枢神经系统症状可表现为焦虑和烦躁不安、躁狂、精神错乱、谵妄，惊厥和昏迷；③胃肠道症状可表现为腹泻、呕吐、黄疸；④一般症状可表现为发热，过度通气，大汗淋漓和多尿。存在上述症状和诱因基本可诊断。

2．治疗　迅速减少甲状腺素释放和合成，使用大剂量抗甲状腺药物，首选丙硫氧嘧啶。静脉或口服无机碘溶液，阻断激素分泌。迅速阻断儿茶酚胺释放，在心电监护下，给予普萘洛尔。应用肾上腺糖皮质激素，氢化可的松或地塞米松。治疗诱因，如感染应用抗生素。降温，支持对症治疗。

（九）垂体性昏迷

1．诊断　严重垂体功能减退病人全麻或感染可诱发低血糖及昏迷，确诊的垂体腺瘤，近期难产病史。垂体梗死常继发于分娩后的出血和心血管功能衰竭，是垂体功能减退最常见的病因，其特点包括无乳、闭经、疲乏、虚弱、脱发、性欲减退。可有直立性低血压、低血糖、血、尿皮质醇水平低下。

2．治疗　昏迷病人常规治疗措施，治疗休克，给予葡萄糖以抢救低血糖，氢化可的松治疗，治疗诱因感染。

（十）乳酸性酸中毒

1．诊断　除原发病症状外，以酸中毒为主。起病急，有深大呼吸，神志模糊甚至昏迷，可伴恶心、呕吐及腹痛。血气呈代谢性酸中毒，血乳酸 >5mmol/L。口服双胍类降糖药病人有严重酸中毒而酮体不明显增多者应疑及此病。

2．治疗　停用诱发本病的药物，纠正酸中毒和水及电解质代谢紊乱。

（十一）尿毒症性昏迷

1．诊断　在慢性肾功能衰竭基础上出现中枢神经系统症状，最后可发展为嗜睡及昏迷，除外其他致昏迷原因。

2．治疗　慢性肾功能衰竭的治疗，包括透析治疗。

（十二）电解质紊乱或渗透压异常　当血浆渗透压降低（<260 mOsm/L）或升高（>330～350 mOsm/L），或血清钠水平低于 120 mmol/L 均可出现谵妄、抽搐或昏迷。

（十三）体温过高或过低　当体温低于 26℃时可出现昏迷，瞳孔反应消失，体温在 26～32℃之间者常出现反应迟钝。体温高于 41～42℃，常出现昏迷、持久性脑损害和抽搐，儿童尤为如此。

三、外因性中毒

包括工业毒物、农药、药物、植物及动物类中毒，均可造成昏迷。

四、物理性及缺氧性损害

包括热射病（中暑性高热）、日射病、触电及高山性昏迷。根据相应的病史诊断不困难，但应注意与脑血管病相鉴别。治疗上主要为对症治疗，降温，改善血液循环。由缺氧引起的可行高压氧治疗。

五、颅内病变

（一）蛛网膜下腔出血　蛛网膜下腔出血是指脑底部或脑表面的血管破裂，血液直接流入蛛网膜下腔。最常见于颅内动脉瘤破裂，其次是动静脉畸形、动脉粥样硬化和动脉炎等。

1．诊断　突然出现剧烈头痛、恶心、呕吐，可有短暂意识障碍，局灶性神经体征或抽搐，精神错乱或谵妄，重症病例发病时即陷入深昏迷。常有颈强直和克尼格征阳性、玻璃体下出血等。老年病人头痛常不明显，发热、颈强直和意识模糊是主要的临床表现。CT 扫描可见脑沟、脑裂、脑池内高密度影像，若无阳性发现应作脑脊液检查，呈均匀一致的血性，诊断得以确立。

2. 治疗 绝对卧床4～6周，保持大便通畅。抗纤溶类药物，如6－氨基已酸。并给予钙通道抑制剂，如尼莫地平，可防治再出血和血管痉挛。应请神经外科医师会诊，争取早期手术或介入治疗。

（二）脑出血 是指原发于脑实质内的出血，高血压动脉硬化是常见原因。其他原因包括动静脉畸形、抗凝剂或溶栓治疗、淀粉样血管病和血液病等。

1. 诊断 常为突然发病、头痛、呕吐、意识障碍和局限性神经症状。出血的常见部位依次为壳核、丘脑、脑叶、小脑和脑干。不同部位的损害出现相应的定位体征。突发昏迷、脑神经麻痹和肢体交叉性瘫痪或四肢瘫痪，提示脑干出血。共济失调、小脑功能障碍，提示小脑出血。脑桥出血昏迷呈卒中样发病，体检时可见针尖样瞳孔，眼球浮动，侧向运动不能，高热（>39.5℃），交叉性瘫痪或四肢瘫是脑桥出血的主要临床特征。CT扫描可见出血部位呈高密度影像，病灶周围有水肿或占位效应。

2. 治疗 必要时应请神经外科会诊，若有指征应尽早手术治疗或颅骨钻孔抽吸血肿，血肿破碎吸出，血肿腔内尿激酶溶解引流。通常脑叶出血和小脑出血宜外科手术治疗。若无外科手术指征，则应绝对卧床，予脱水降颅压及对症治疗，密切观察病情变化。静脉用止血药物的效果不肯定。

（三）脑血栓形成 脑血栓形成是指各种原因所致的血栓阻塞颅内动脉引起狭窄或闭塞，导致供血脑组织的缺血坏死。动脉粥样硬化和动脉炎是常见病因，常有高血压和糖尿病史。

1. 诊断 多在安静状态突然发病，可有不同程度的意识障碍甚至昏迷，局灶性神经症状多在发病后1～2天内达到高峰。不同的脑血管梗塞有不同的血管梗死综合征。CT扫脑可见梗死血管的供血区内有低密度影像，发病24h内阳性率为50%。MRI检查对早期诊断很有帮助。

2. 治疗和处置 如有TIA发作者，可口服阿司匹林（100～325mg/d）。小脑梗死致脑干受压者，除了使用脱水剂外，应请神经外科医师会诊协助处理。急性脑梗死治疗采用阿司匹林、TPA或rt－PA（3h内）是有效的。其他措施包括丹参注射液和低分子肝素。溶栓疗法宜在有条件的医院进行，不宜临床推荐。

（四）脑栓塞 脑栓塞是指各种栓子经血流阻断颅内动脉供血引起的缺血性脑软化、并出现相应的局限性神经症状。

1. 诊断 急骤发病，多无前驱症状，局限性神经症状常于发病后数秒钟至数分钟达到高峰，可有轻度意识障碍甚至昏迷，可有癫痫发作。多发性脑栓塞和出血性梗死比较多见。CT同脑血栓形成。

2. 治疗 虽然抗凝治疗可以减少心源性脑栓塞的再发生率和增进6个月时的预后，但伴发出血性脑卒中的危险性明显增加。阿司匹林对预防再次脑梗死有效。

（五）硬膜下血肿

1. 诊断 头外伤是常见原因，可呈急性、亚急性或慢性过程。75%病人有血肿同侧瞳孔扩大，60%病人血肿位于偏瘫的对侧。部分病人有抽搐发作，颅脑CT或MRI或脑血管造影检查可确定诊断。

2. 治疗 请神经外科医师会诊，高流量吸氧。应用脱水剂和糖皮质激素控制脑水肿，可减轻脑组织损伤。病情较轻而稳定者，宜行神经影像学评价。病情严重不稳定者，应立即进行开颅探查，摘除血肿。

（六）脑肿瘤

1. 诊断 常见颅内压增高症状，如头痛、呕吐和视盘水肿等。脑局灶定位症状如偏瘫、偏身感觉障碍、偏盲、小脑功能障碍和癫痫发作等，与肿瘤的部位和性质有关。可为原发或继发于其他肿瘤。颅脑CT或MRI检查有助诊断，部分病例腰穿脑脊液中可发现癌细胞。

2. 治疗 请神经外科医师会诊，手术治疗。保守治疗可脱水降颅压。

（七）硬膜下及硬膜外血肿（幕下）

1. 诊断 出现脑干受累的数小时至数天常有枕部外伤史。恶心、呕吐、共济失调、进行性笨拙是常见症状，部分病例有颈强直和视盘水肿征象。头颅X线检查可见骨折线穿过枕部静脉窦，颅脑

CT 或 MRI、脑血管造影检查可确诊。

2．治疗　进行紧急外科手术减压治疗。

（八）抽搐后状态　通常由抽搐所致的昏迷，持续时间很短，延迟的抽搐后昏迷多见于癫痫持续状态或伴有各种脑损害所致，如外伤、脑炎和代谢性脑病等。这类病人应立即进行评估，寻找和处理潜在性的脑损害证据。

（杜铁宽　于学忠）

第十三章　急性疼痛评价和处理

第一节　急性疼痛评价

一、概述

疼痛的定义：疼痛是一种不愉快的感觉和情绪上的感受，伴随着现有的或潜在的组织损伤。疼痛是主观性的，是身体局部或整体的感觉。

对于疼痛和焦虑的生理反应有：心率、血压、呼吸频率增加。行为表现改变包括：面部表情、姿势、惊叫、声音改变。疼痛的评价最好是用客观的量表，主观的感觉往往不准确。疼痛的缓解时动态的过程，必须进行反复的评价。

二、疼痛的分类

（一）根据病程

1. 短暂性疼痛　一过性疼痛发作，由轻微损伤刺激引起，持续时间短暂。

2. 急性疼痛　急剧发病，持续时间短，也可呈持续状态。常有较明显的损伤存在。急性疼痛的急诊评估（图 13－1）。

3. 慢性疼痛　发病缓慢或由急性疼痛转化而来，持续时间长，亦可呈间断发作。很多慢性疼痛查不出明显的损伤。

（二）根据疼痛的性质

1. 肉体疼痛

（1）皮肤、皮下组织、骨骼疼痛。

（2）炎症、创伤、肿瘤。

（3）疼痛与组织损伤相平行。

（4）疼痛定位和描述准确。

2. 神经源性疼痛

（1）典型：坐骨神经痛、三叉神经痛。

（2）性质：刺伤样、刺痛、烧灼样、挤压性疼痛。

3. 内脏或牵涉痛。

4. 心因性疼痛

（1）无器质性病因或不足以解释的疼痛。

（2）大多数疼痛体验是真实的，不是伪装。

（3）典型：慢性头痛、腰背酸痛、病因不明腹痛、盆腔痛。

三、疼痛的部位和性质

由浅表损害致痛时，其病因常显而易见。若为躯体深部结构或内脏致痛时，病人往往描述为其脊髓节段相应躯体部模糊不清的疼痛，例如上腹或剑突下疼痛或背痛时，人们应寻找 $T_{6\sim8}$ 脊髓节段支配区结构的病变，包括：食管、胃、十二指肠、胆管、上腹膜后结构和这些区域的躯体深部组织；同时也应考虑 T_6 以上或 T_8 以下所支配脏器病变之可能。

最好是让病人自己选用适当的字眼来描述其疼痛的性质和强度等。

四、促发和缓解疼痛的因素

与呼吸、吞咽和排便有关的疼痛，应想到呼吸道，食管和下胃肠道的病变，活动后几分钟开始而休息后缓解的疼痛，提示缺血和神经机制。进食几小时后发生，进食或用碱性药物后能缓解的疼痛，提示胃和十二指肠粘膜受到刺激。由某种运动或体位而诱发或缓解的疼痛，为运动系统（骨骼、肌肉、韧带）疾病。因咳嗽、喷嚏和用力而加重的疼痛，常源于神经根或韧带结构。

五、疼痛起病形式

疼痛强度几乎于起病后立即达最高峰，提示组织破裂。壁间主动脉瘤破裂的疼痛即为其例，疼痛突然而严重，于几秒或几分钟内达最高峰，有时凭此可与心肌梗死所致的胸痛相鉴别。溃疡病穿孔有时可致类似的疼痛发作。

六、疼痛的时限

心绞痛持续时间很少短于 2～3min 者，可能长于 15min。溃疡病疼痛可持续 1 至数小时，除非用药物或进食使之缓解。

七、疼痛发作的时间

这对一过性疼痛病人来讲很重要，因它可精确计时。如溃疡病病人的疼痛与前一次进食间的间期。关节炎常在较长时间不活动后开始活动时疼痛明显。骨转移癌的疼痛多于夜间较重。

八、查体、问诊和辅助检查要点

（一）查体要点

1. 定位明确疼痛、创伤性疼痛检查较直观。

2. 严重腹痛和胸痛：全面查体。

3. 生命体征：呼吸、脉搏、血压。

4. 疼痛相关体征

（1）表情痛苦。

（2）大汗，面色苍白。

（3）少动，姿势固定。

（4）瞳孔扩大。

（5）血压升高，心率增快。

5. 疼痛评估

（1）疼痛性质：锐痛、烧灼样、刀割样、钝痛。

（2）疼痛部位：要注意牵涉痛。

（3）疼痛严重程度（与牙痛等常见痛比较将疼痛分为 1～10 级）。

（4）疼痛加重和缓解因素。

（5）既往疼痛史、用药史、疗效。

（二）问诊要点

1. 疼痛特点，伴随症状。

2. 职业、家庭关系、人际交往。

3. 有无寻求经济赔偿意图（尤其创伤事故后）。
4. 系统疾病史询问。
（三）辅助检查
1. 常规检查
（1）心电图
1）胸痛、上腹痛。
2）>40 岁，冠心病高危人群。
（2）如考虑使用镇痛剂时查
（1）血常规、便常规及潜血试验。
（2）电解质、肝肾功能。
2. 备选检查
1）根据病史，临床表现决定是否进行特殊诊断性检查。
2）参见胸痛、腹痛、头痛等相关章节。

九、疼痛的测评

1. 口述分级评分法（verbal rating scales，VRS）。
2. 行为疼痛测定法（behavioral rating scales，BRS）。
3. 数字评分法（numeric rating scales，NRS）。
4. 视觉模拟评分法（visual analogue scale，VAS）。
5. 45 区体表面积评分法（45body areas rating scale，BARS－45）。
6. 多因素疼痛评分法。
7. 临床疼痛测量法。

十、常见急诊疼痛病因

1. 严重急性疼痛
（1）心绞痛，急性心肌梗死。
（2）夹层动脉瘤。
（3）胆绞痛、胆道蛔虫。
（4）肾结石、肾绞痛。
（5）肠梗阻、肠缺血坏死。
（6）骨折。
2. 中度急性疼痛
（1）皮肤软组织割伤、撕裂伤、挤压伤。
（2）踝关节扭伤。
（3）疏松结缔组织炎。
3. 严重慢性疼痛
（1）骨转移癌。
（2）肝癌。
4. 中度慢性疼痛
（1）颈肩腰腿痛。
（2）关节炎。
（3）痛风。
5. 可疑疼痛

（1）诈病

1）有特定目的：索取赔偿、逃避工作和学习等。

2）没有特定试验来确诊伴病。

3）要排除潜在器质性疾病。

（2）心理障碍

（3）药物成瘾

1）不要轻易下“病人为觅药者”结论。

2）病人多次不明原因来急诊以获取麻醉性镇痛剂。

3）记录谈话内容。

4）给予非麻醉剂类镇痛药（如对乙酰氨基酚）。

5）如确系为成瘾病人，实际工作中也往往给予足够的镇痛剂，缓解病人疼痛，否者病人易变得好斗，易激惹。

6）建议病人专科或急诊观察室全面检查。

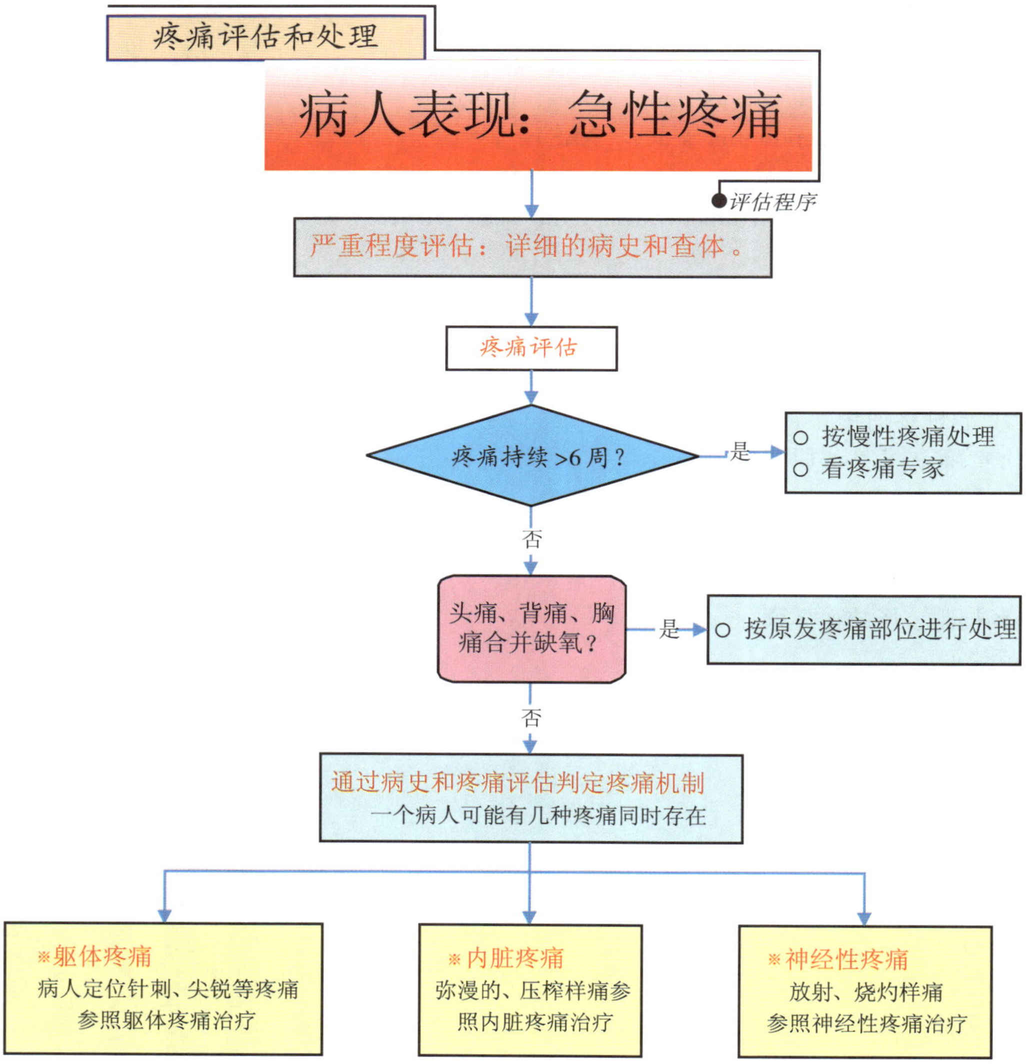

图 13－1　急性疼痛评估流程图

第二节 急性疼痛处理

药物治疗是缓解疼痛的重要手段，使用得当多数病人可获良好的止痛效果。病人的有效镇痛量个体差异很大，应遵从用药个体化的原则。按符合药代学的固定时间间隔给药，可取得最好的镇痛效果及避免用药间隙疼痛。积极治疗失眠，是疼痛康复的重要内容。夜间加重是疼痛的一个特点，应用长效制剂或较大的剂量镇痛，可延长镇痛时间并使病人安睡。口服用药应尽量减少对人体的干扰。

注意辅助药物的应用，如焦虑、忧郁等状态的治疗。选择合适剂量。疗效不佳时不宜随便换药，可先增量以求满意效果。长期治疗出现耐药或时效缩短，亦应适当增量，注意不能超过中毒量。注重临床效果的观察，如起效时间、维持时间、镇痛程度、副作用等。对于急性疼痛要求迅速镇痛，应选速释剂或非胃肠道用药途径。急性疼痛处理流程（图 13－2）。

一、急诊镇痛剂（尤其麻醉性）使用原则

1. 缓解疼痛对明确诊断同样重要。
2. 急诊不主张使用安慰剂。
3. 急腹症病人使用前请外科会诊。
4. 使用麻醉性镇痛剂前最好诊断明确。
5. 晚期肿瘤病人应尽可能满足其缓解疼痛要求。
6. 镇痛剂使用前后对比检查。
7. 麻醉性镇痛剂治疗急性疼痛成瘾概率极小。
8. 一旦发现镇痛剂过量，给予纳络酮。
9. 腹痛、胸痛、头痛的病人在止痛的同时，要高度警惕原发病。

二、非甾体类抗炎药物

1. 指征　轻至中度疼痛首选。

2. 作用范围　治疗周围性（源于皮肤、骨骼、肌肉和关节的）疼痛有效，能止痛而不影响意识。

3. 机制　降低损伤组织炎症介质水平。前列腺素刺激伤害感受性神经末梢而致痛，水杨酸类及其他非糖皮质激素消炎药能抑制前列腺素的合成而起止痛作用，但对其他伤害性、传导疼痛的神经介质，如缓激肽和组胺等，无作用。

4. 优点　不成瘾，不抑制呼吸。

5. 缺点　抑制血小板聚集，刺激胃肠道、肝、肾损害。

6. 备选药物

（1）对乙酰氨基酚：650mg，q4h。

（2）阿司匹林：300～600mg，q4～6h。

（3）布洛芬：400mg，q4～6h。

（4）其他：萘普生、扶他林、凯扶兰。

三、轻度麻醉药

若用上述药物治疗无效，则需急用（5～7 天）轻度麻醉药，如可待因，其止痛效果稍好些，但短期内有成瘾的危险性。心肌梗死、肺梗死、胆绞痛和肾绞痛常需用更有效的麻醉镇痛剂。

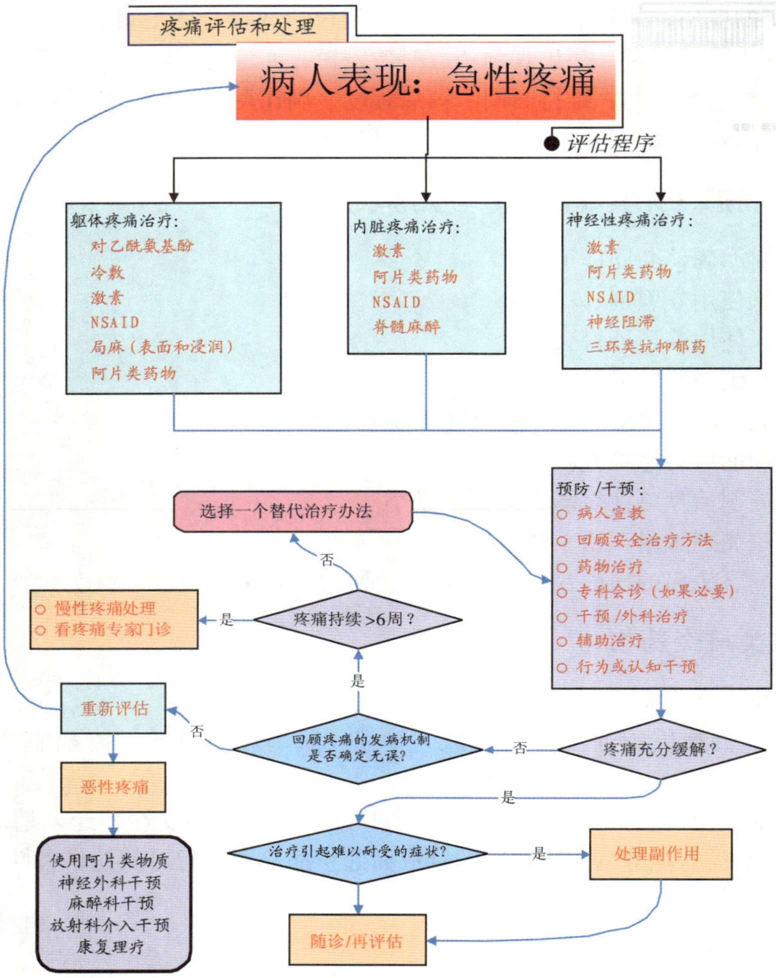

图 13－2 急性疼痛处理流程图

四、阿片类药物

1. 指征　中重度疼痛，癌性疼痛，单独应用非阿片类药物无效。
2. 机制　作用于中枢神经系统阿片受体。
3. 优点　镇痛作用强大。
4. 缺点　潜在致命毒副作用（呼吸抑制，支气管痉挛，低血压）。
5. 备选药物

（1）吗啡：5～10mg，肌内/皮下/静脉注射；30～60mg，口服，q4h。
（2）哌替啶：50～100mg，肌内/静脉注射，q3h。
（3）其他：可待因，曲马多，芬太尼等。

五、联合镇痛镇静方案（芬太尼＋达唑仑）

1. 特点　镇痛镇静效果快、安全，作用时间短。
2. 建立静脉通路，心电、血压、血氧监测。
3. 床边备好急救车、除颤器，简易呼吸器。
4. 咪达唑仑（咪唑安定）　1mg，静脉注射（＞1min），如3～5min后镇静效果不明显，可再追加1mg，最大剂量0.1mg/kg。
5. 芬太尼　100μg，静脉注射（＞1min），每3～5min可重复25～50μg，总量可达5～6μg/min，直到足够镇痛效果（副作用为言语含糊、嗜睡）。
6. 副作用　呼吸抑制，低氧，呼吸浅慢，一旦出现给予简易呼吸器辅助通气或纳络酮和氟马西尼（安易醒）。
7. 持续观察到患者清醒，饮水不呛咳。

六、恶痛的治疗

中枢和周围神经系统损害可致不易控制的剧痛，如丘脑综合征、灼性神经痛、幻肢痛和疱疹后神经痛等。这些恶痛的发生机制是由于丧失了对痛觉的传导、感受和正常抑制，或者由于在中枢传导途径形成了异常兴奋。

近年开始研究加强对痛觉传导通路的抑制来治疗恶痛。强刺激粗纤维能减轻疼痛。在灼性神经痛病人的损伤近端，以其电压不引起运动效应和疼痛的单向波刺激神经2～3min，可使疼痛缓解。把10%盐水注射到下肢幻肢痛病人的腰椎棘突间韧带，在发生牵涉到正常侧下肢的放射痛同时，幻肢渐出现麻木而疼痛中止，可持续24～36h。重复注射均有效。

七、病人的安置

（一）留观指征

1. 不明原因急性疼痛。
2. 需用镇痛剂控制的疼痛。
3. 急性胸痛、腹痛。

（二）住院指征

1. 生命体征不稳定患者。
2. 使用镇痛剂出现严重并发症（如呼吸抑制）。
3. 基础疾病需要住院。
4. 一些肿瘤晚期患者常在家里或门诊使用阿片类等麻醉镇痛剂，但在下列情况下可考虑收住入院：

（1）家庭环境差，患者缺乏必要的支持。

（2）家属对镇痛剂副作用和安全性掌握程度差。

（3）病情显著恶化。

（三）出院指征

1. 生命体征稳定。

2. 病因诊断尽可能明确。

3. 出院前需观察患者基础疼痛情况，镇痛剂安全性。

4. 疼痛缓解后，患者留观的时间因镇痛剂作用时间长短而不同。

5. 出院后告知患者镇痛剂名称、剂量、使用方法、副作用等细节。

6. 专科或疼痛门诊随诊。

（齐志伟）

第十四章　头　　痛

第一节　头痛初始评价和处理流程

一、病史

（一）起病方式　病人第一次急性头痛，应想到多种可能性。突然起病的严重头痛，尤其继以意识障碍、有神经系统局灶征者，多提示蛛网膜下出血、脑出血或脑膜炎。50 岁以后第一次出现头痛，可能不是偏头痛、紧张性头痛或精神病。若头痛反复发作或持续存在，则可能的病因包括脑动脉炎、青光眼、颈动脉或脑血管病或高血压。

（二）头痛发生的时间　头痛在一天的什么时候发生有助于头痛的诊断，例如高血压性头痛（> 28.0/13.3kPa）常出现于醒来时；颅内占位性病变和偏头痛可于清晨发生；而丛集性头痛常在夜间睡了几小时后醒来时发生；额窦炎的头痛可发生于清晨，而上颌窦炎者常发生于午后，慢性鼻窦炎并不致持续性头痛；紧张性头痛可发生于任何时候。

（三）头痛的部位　偏头痛不同次发作可发生于不同侧，常为前头痛，2/3 病人为单侧，余 1/3 为双侧。若头痛总是发生于同一侧则应考虑颅内肿物之可能，头痛部位并非脑瘤定位的可靠手段。一般说，后颅凹病变开始时为枕、颈区疼痛，而幕上病变常致额、颞和顶区头痛。若无视盘水肿的单侧性头痛，其头痛部位常为病变部位。鼻窦、牙、眼或上颈椎疾病所致的疼痛常为区域性，定位不很明确，血压相当恒定。

（四）头痛的性质　搏动性头痛常是由于偏头痛的血管扩张。高血压或发热等血管源性神经痛常为一过性、强烈的锐痛。脑瘤的头痛常为持续性钝痛，开始时有间歇性。紧张性头痛病人常诉持续性，紧、压或捆紧样头痛，非搏动性。头痛严重度并非原病因严重度的可靠指征，颅内病变病人可能有中度头痛，而慢性焦虑状态病人的头痛可能很严重。突然起病、极度严重的头痛应想到蛛网膜下腔出血之可能。

（五）头痛伴随症状体征　常由颅内疾病所致，浸润性胶质瘤可能已累及整个大脑半球，但无头痛，因为不到晚期并不明显影响大血管。脑膜瘤多因压迫脑而先致抽搐，局灶性脑症状或智能进行性减退，以后才出现头痛。硬膜下血肿病人几乎总有头痛，因为血肿扩大把脑向下压，刺激痛觉敏感结构。

1. 蛛网膜下腔出血　突发剧烈头痛，呕吐，脑膜刺激征。
2. 急性硬膜下血肿　精神状态改变，局灶神经系统体征。
3. 慢性硬膜下血肿　偏瘫，局限癫痫发作。
4. 硬膜外血肿　外伤史，意识有波动性变化，神经系统症状体征进展。
5. 脑膜炎　发热，脑膜刺激征。
6. 颅内占位性病变　醒后头痛，进行性加重，用力大便后加重，失语/偏瘫/视野/意识精神状态等改变。
7. 脑脓肿　发热，恶心，呕吐，癫痫发作。
8. 三叉神经痛　短暂，电击样面部疼痛。

9. 眼科疾病（如青光眼） 额部或眶上部中至剧烈疼痛，眼内痛，多用视力后加重，结膜充血，眼压增高。

10. 鼻窦炎 额部钝痛或剧痛，晨重晚轻，弯腰或咳嗽加重，鼻窦压痛。

11. 颞动脉炎 中老年，剧烈疼痛，头皮动脉变硬和肿胀。

二、体征

首先进行生命体征的测量，尤其注意血压和心率。然后全面细致查体，尤其是神经系统查体，并检查头、颈部的触、叩、听诊，颈部有否叩痛、压痛及其活动度。应注意头颅有否局部感染，动脉有否压痛及质硬，有否骨性隆起，触、听大血管，杂音的诊断意义未定，因正常儿童甚至成人可听到杂音，但它也可能提示颈动脉粥样硬化或脑血管畸形。

三、辅助检查

1. 血常规。
2. 肾功能、电解质、血糖。
3. 动脉血气。
4. 血沉（怀疑颞动脉炎）。
5. 碳氧血红蛋白（怀疑 CO 中毒）。
6. 心电图。
7. 头颅 CT 适应证包括：①根据病史和查体诊断仍未明确；②急性、剧烈头痛或首次发作头痛；③晨起反复发作头痛；④咳嗽或用力大便时头痛加重；⑤有局灶神经系统阳性体征；⑥颅内压增高征象，头痛伴顽固性呕吐；⑦创伤有关头痛；⑧头痛伴发热、皮疹；⑨头痛伴脑膜刺激征；⑩意识或精神状态改变。
8. 头颅 MRI 急诊 MRI 指征：怀疑脑干病变，怀疑后颅凹病变。
9. 腰椎穿刺特征 ①怀疑颅内感染；②怀疑蛛网膜下腔出血头颅 CT 阴性。
10. 血管造影（怀疑非偏头痛性血管性头痛）。
11. 静脉窦造影（怀疑静脉窦炎）。

四、头痛的初始评估和病因

头痛的初始评价和处理流程（图 14－1）。

头痛的可能病因：

1. 急症病因

（1）感染性病变：脑膜炎、急性化脓性鼻窦炎、急性乳突炎或牙龈炎、颅内脓肿。

（2）牵引性头痛：蛛网膜下腔出血、硬膜下或硬膜外血肿、脑实质内出血、缺血性脑病、脑肿瘤、高血压急症或紧迫状态、其他引起颅内压升高或严重降低（如麻醉并发症）病变。

（3）颅外病变：青光眼、脑神经痛、视神经炎、颈部脊髓病变。

（4）炎症性病变：颞动脉炎、多发性结节性动脉炎。

2. 非紧迫病因 包括良性病因、慢性头痛或既往已经诊断复发、偏头痛、紧张性头痛、丛集性头痛、腰椎穿刺后头痛。

3. 慢性头痛 慢性头痛是多病因导致的，有原发性和继发性的区别。常见原发性头痛有：紧张性头痛、偏头痛、丛集性头痛。诊断分析流程（图 14－2）。

4. 潜在致命性头痛线索

（1）新出现剧烈头痛。

（2）有生以来最剧烈头痛。

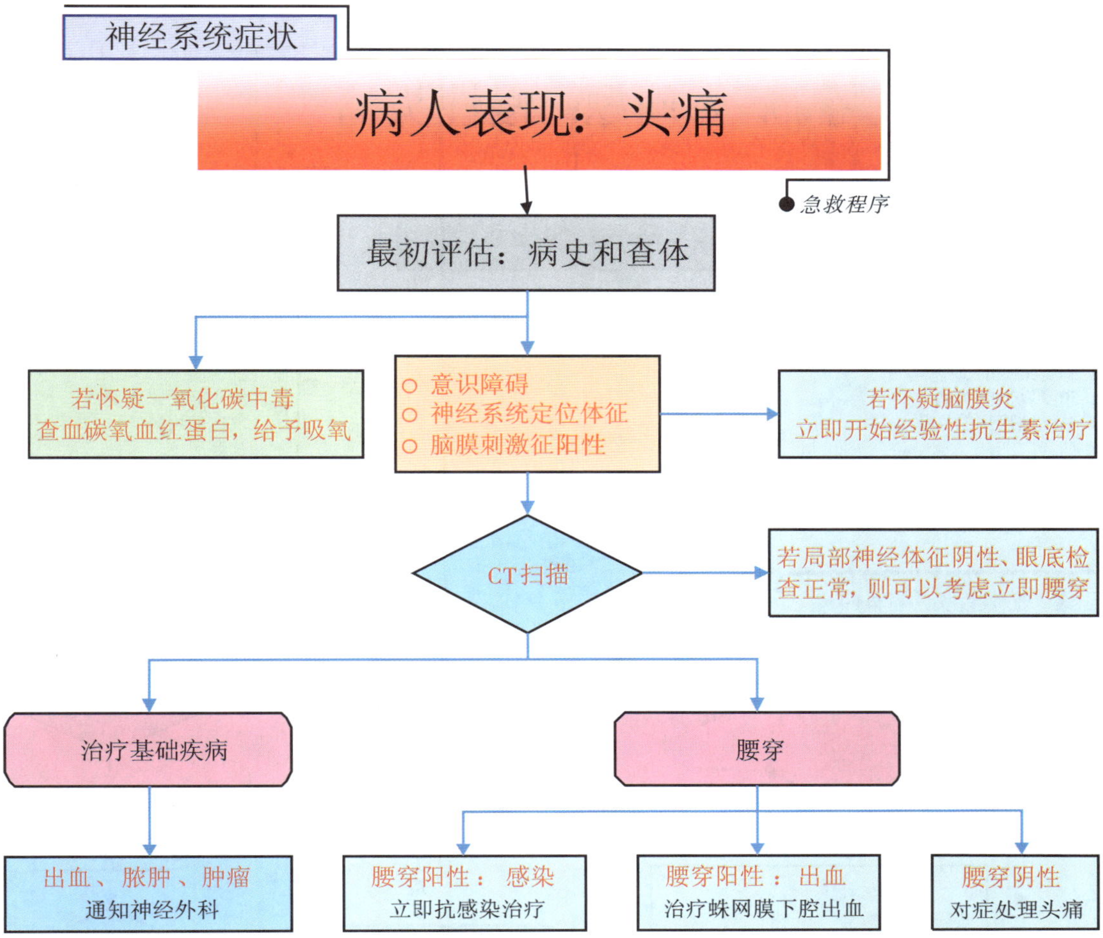

图 14－1　头痛初始评价和处理流程图

（3）中老年新发头痛。

（4）突发的“雷鸣样”发作。

（5）劳累、咳嗽、用力大便后加剧。

（6）意识或精神状态改变。

（7）伴发热或脑膜刺激征。

（8）局灶神经系统体征。

五、急诊处理

虽然急诊头痛就诊的患者以紧张性和血管性头痛为主，急诊医师首要任务是排除引起头痛的严重病因：蛛网膜下腔出血、脑内出血、硬膜外血肿、脑肿瘤、脑脓肿、脑膜炎、颞动脉炎、高血压急症、青光眼。

头痛急诊处理流程（图 14－3）。

轻度头痛病人可用非成瘾性止痛药，对严重、持续、肌肉收缩性头痛用非麻醉性止痛镇静药。两者合用，能提高痛阈，并减轻焦虑和对疼痛的反应。若疼痛严重可单独用可待因（0.03g）或与阿司匹林（0.3～0.6g）合用。小量镇静剂对相伴随的焦虑和紧张有用。抗抑郁剂对焦虑和抑郁病人最有用。可能发生药物依赖性，应密切观察。

外科手术（如脊神经根切断术）治疗慢性、复发性头痛一般无效。

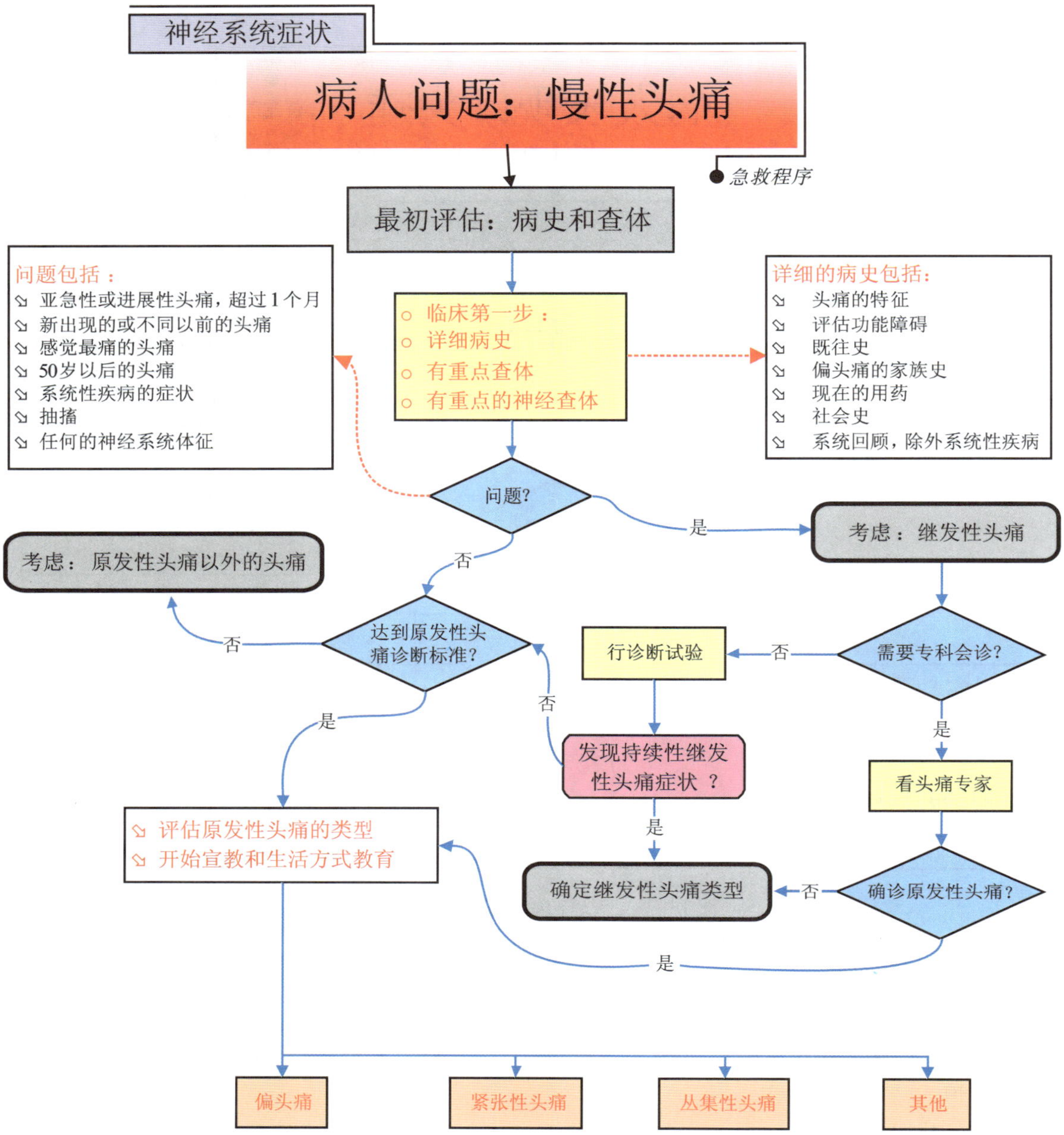

图 14－2 慢性头痛诊断分析流程

自我调节技术用以治疗慢性复发性头痛，尤其是偏头痛和肌肉收缩性头痛有帮助。生物反馈为其最常用者，当然尚应找出其引起紧张的原因，予以治疗。

六、病人安置

（一）留观指征

1. 症状未获缓解。
2. 诊断不明剧烈头痛。
3. 颅脑外伤后头痛。

（二）住院指征

1. 所有急症病因患者。

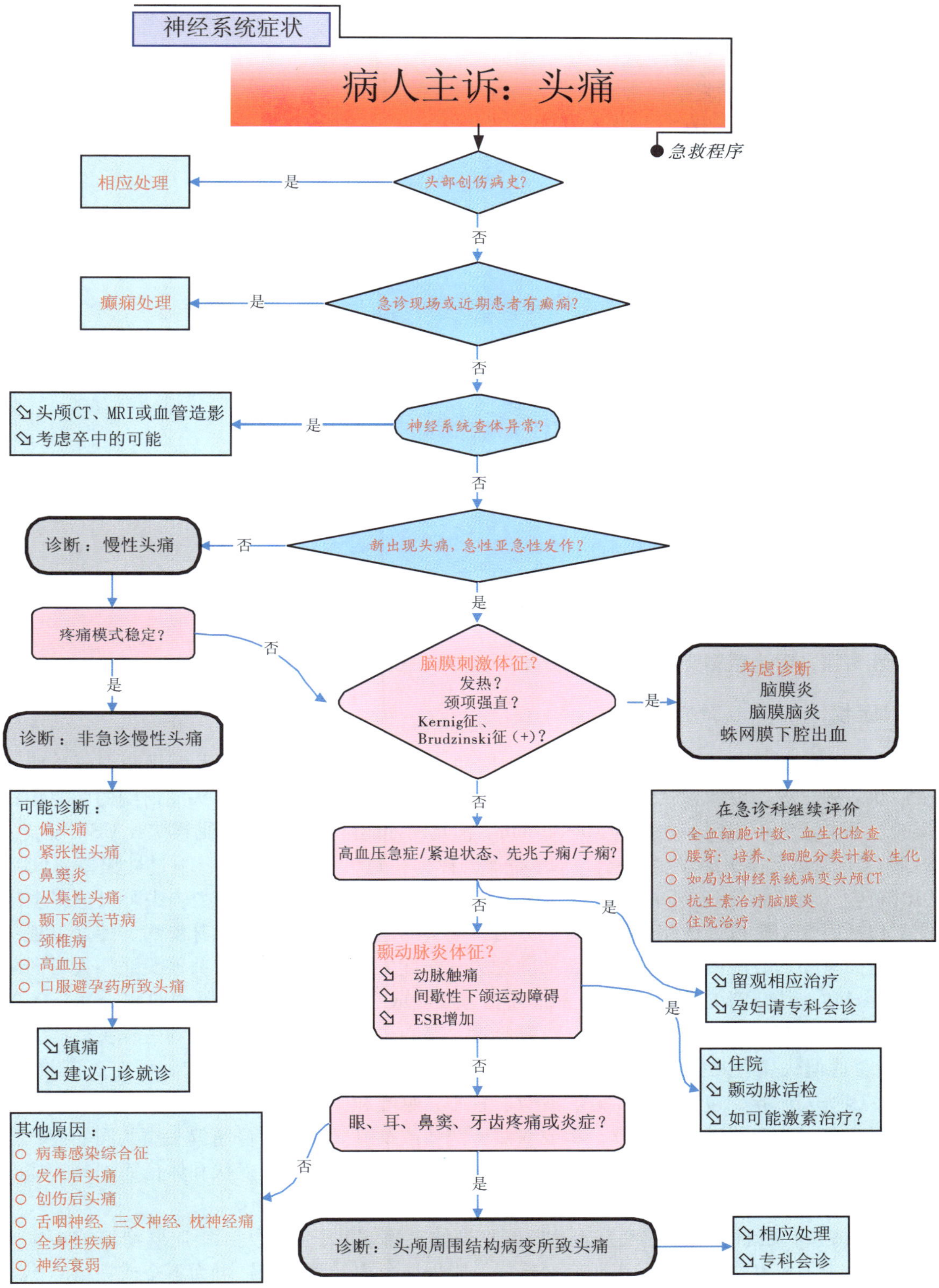

图 14－3 头痛急诊处理流程

2. 器质性病变相关头痛。
3. 院外难以控制头痛。
4. 长期偏头痛，剧烈呕吐，不能进食。
5. 顽固性呕吐病例。
6. 有明确内外科疾病复杂性头痛。
7. 颅内感染，占位，出血，血栓。
8. 下列情形收入监护病房
（1）急性脑血管意外。
（2）颅内压升高。
（3）外伤后剧烈头痛。
（4）颅内感染。
（5）怀疑动脉瘤。
（6）高血压急症。
（三）出院标准
1. 头痛为偏头痛、紧张性头痛、丛集性头痛，症状缓解后。
2. 明确告知患者及其家属：如头痛加重，精神意识状态改变，神经功能缺陷时回医院就诊。
3. 神经内科随诊。

第二节 偏 头 痛

发作性头痛，常为偏侧头痛，可伴有眩晕、恶心、呕吐、畏光、闪光等。

一、症状

（一）典型偏头痛 头痛为反复发作性、周期性。家族和人格因素在其发病机制中颇重要。一般有前驱症状。视觉前驱症状包括暗点、闪光暗点、视野缺损和一过性弱视。头痛前期的前驱症状可能是短暂的、不恒定或不规则，一般为 10 ~ 20min。视觉的前躯症状可能伴有受累枕叶 EEG 慢波。

50 岁以上者眼型偏头痛发生率高。有时易被误诊为一过性脑供血不足、一过性黑蒙。其一过性失明历时短暂（自几秒钟到 5min），常为单眼，不伴闪光性暗点，其单眼视力丧失可以是完全或部分的，偶尔包括闪光幻觉或其他型暗点。另一方面，偏头痛老人可能有颈内动脉疾病，使之发现一过性单眼盲是极为重要的，眼内病和非细菌性动脉炎的发作性失明应作鉴别。有些偏头痛病人可同时有指和舌的感觉异常。约 20% 成年病人，其头痛可能为双侧或在视觉和感觉障碍的同侧。其头痛常为一侧，搏动性，而后渐扩及头的其他部位，可有厌食、恶心、呕吐。经典偏头痛约占偏头痛病人 10%。

（二）普通偏头痛 此型最常见，约占 80% 以上。其前驱症状并不很确定，可在头痛前几小时，甚至几天，因病人而异，包括精神障碍、疲劳、恶心、呕吐和体液平衡改变。其头痛时间较典型偏头痛长，历时几小时或几天，疼痛持续，单或双侧，钝痛或跳痛。典型和普通偏头痛共同的症状是易激惹、寒战、苍白、面部或全身性水肿、出汗和多尿。医生可能因其鼻部症状和体征而把其头痛归诸为鼻部病变，突出的是畏光和噪音。此型偏头痛常发生于周末或节假日。

（三）偏瘫型和眼肌麻痹型偏头痛 这些罕见型偏头痛可见于年成人。眼肌麻痹型偏头痛，头痛严重，且发生于眼肌麻痹的同侧，眼肌麻痹既累及眼外肌也累及眼内肌，可为不全或完全麻痹。眼肌麻痹常在头痛开始 3 ~ 5 天后出现。其发作可反复数月或数年。反复的眼肌麻痹可致第Ⅲ脑神经持续性损害。医生应警惕蝶骨粘液囊肿，或颈内动脉主干或与后交通动脉结合部的颅内动脉瘤之可能。

偏瘫型偏头痛的特征是同时有轻偏瘫或偏瘫。偏瘫型和眼肌麻痹型偏头痛的神经系统体征可在头痛消失后仍持续一段时间。

（四）基底动脉型偏头痛 常见于年青女性或女孩。常与月经有关。前驱症状先为视力丧失或视野中有闪光，很快继以眩晕、共济失调，偶伴耳鸣或指、趾感觉异常。并非每个病人全部症状都出现，有些病人可有意识丧失，这些症状持续几分钟至45min，而后继以严重的搏动性枕部头痛和呕吐。有时症状可与经典或普通偏头痛相似。

（五）复杂性偏头痛 经典型偏头痛的神经症状的持续时间可超过头痛的持续时间，则称之为“复杂性偏头痛”。偏头痛发作后可发生持续的后遗症，偶可产生卒中或小卒中，血管收缩期可发生脑和视网膜血栓形成，血管扩张期可发生脑出血。这些病人常有偏头痛的家族史或先前有过偏头痛发作史。

复杂性偏头痛中，语言障碍比一般估计的更常见。可有构音障碍，重复单个音节或字，甚至完全失语。也可有感觉性失语、朗读困难、书写困难、遗忘性失语，有时可被误诊为其他脑血管病。

（六）偏头痛等位症 有些病人有过偏头痛发作，典型的症状可被周期性发生的其他躯体障碍所取代，称为“偏头痛等位症”。可伴恶心、呕吐和腹泻、腹痛（腹型偏头痛），局限于胸腔、盆腔或肢体的疼痛，一阵阵发热、心悸发作，良性阵发性眩晕，周期性水肿。据报道，偏头痛的精神等位症有意识障碍、精神状态改变、迷乱、昏睡及情绪、睡眠以及行为障碍。

二、合并症

脑血管造影除外了血管畸形，但偏头痛也可伴持续的神经器质性损害，如视网膜、大脑半球和脑干损害。这些病人比一般卒中病人为年轻。最常受累的区域是枕叶皮质，偏盲可持续。CT检查发现包括大脑半球水肿和梗死的局灶性改变，可见于严重的偏头痛发作。偏头痛病人可发生灶性或非灶性改变，这部分地取决于其发作的严重度。

三、鉴别诊断

必须与致慢性头痛的其他病情相鉴别。当头痛持续几周或几个月，则可能为焦虑和抑郁所致。

（一）血管病变 动脉瘤或血管瘤的反复发作性头痛常于同侧，可能有局灶体征或出血。偶伴或不伴先兆的偏头痛与动静脉畸形无关。

（二）老年病人 偏头痛应与颞动脉炎、颈动脉和基底动脉供血不足、高血压和青光眼相伴的头痛相鉴别，其他应鉴别有嗜铬细胞瘤、癌和肥大细胞增多症。

（三）癫痫 偏头痛和癫痫间的关系仍有争论，偏头痛病人癫痫的发生率比普通人群高。癫痫病人，EEG常有特殊的异常所见，而偏头痛则无。麦角制剂可特异地治疗偏头痛，而对癫痫无效。

（四）过敏 偏头痛病人和普通人群中均可有过敏史，但过敏性头痛的病史、体征和对过敏治疗的反应与偏头痛不同。

四、治疗

包括急性发作的对症治疗和预防性治疗，偏头痛处理流程（图14－4）。

（一）急性发作的对症治疗 包括镇痛药、镇静剂和抗焦虑剂。

1．镇痛药配合镇静剂 轻的发作或发作的晚期，用镇痛药配合镇静剂可能有效。轻、钝痛者可用阿司匹林（0.3～0.6g）或非那西丁和咖啡因（50mg）有效。中度头痛，因恶心、呕吐而不能用酒石酸麦角胺时，可用可待因磷酸盐（60mg），不能用酒石酸麦角胺或应用无效者，尤其已持续了数小时的严重发作者，需用哌替啶，但需注意其成瘾问题。

2．酒石酸麦角胺 急性发作期间，是所有药物中最有效者。它使头皮动脉收缩，使脑动脉的搏动幅度降低而头痛缓解，通过直接作用于动脉的血清素受体而起缩血管作用。应在发作早期用药，用量因人而异。有延长的视觉、感觉或运动症状者应小心应用。对酒石酸麦角胺的反应因人而异，对同

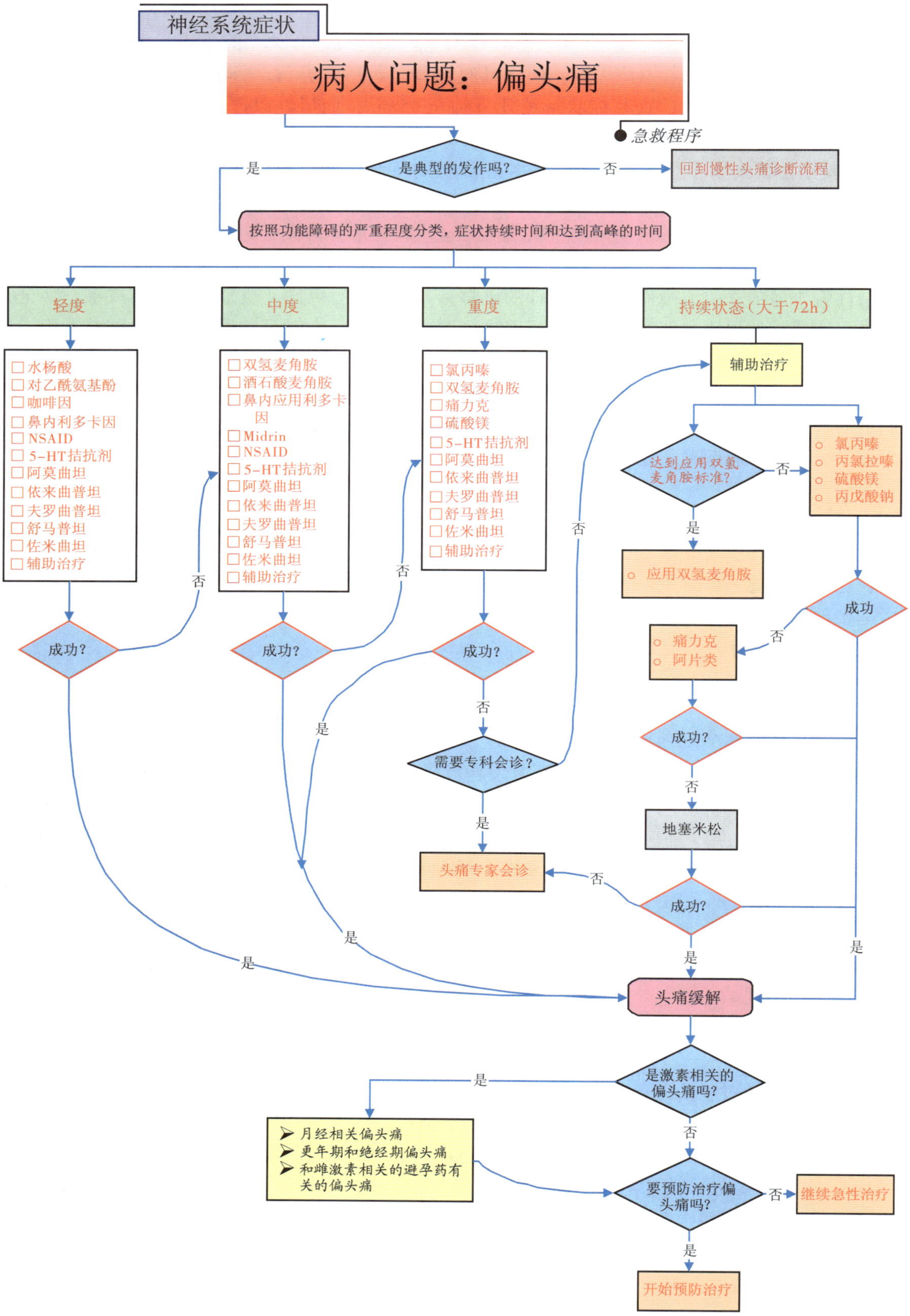

图 14－4　偏头痛处理流程图

一病人来说也因其生理状态不同而不同。应用不当可能治疗无效，给药途径可以是口服、舌下、胃肠道外或直肠。头痛开始时推荐的口服或直肠给药量为 1 ~ 2mg，1h 内 2mg，每次发作应用的总量不应超过 6mg，发作时肌内注射量为 0. 25 ~ 0. 5mg，直肠栓剂比口服制剂有效。副作用包括肌痛、感觉异常、恶心、呕吐，偶见肢体缺血（甚至坏疽）、心绞痛和血栓性静脉炎。

3. 咖啡因　可与麦角碱起协同作用，能增强其缩血管作用，加速和增加其肠道吸收，合用可减少酒石酸麦角胺的用量。镇静和止吐药有助于控制偏头痛发作期间的或由酒石酸麦角胺所致的恶心、呕吐。镇静剂加水杨酸类对治疗儿童偏头痛发作特别有效。

4. 药物依赖性　在治疗偏头痛时应注意药物依赖问题，尤其于多年连续应用酒石酸麦角胺或麻醉药的病人。对每日增量长期应用病人，撤药较为复杂。其基本的治疗应该是逐渐撤药和抗抑郁。

5. 吸氧　偶尔吸入纯氧对偏头痛急性发作有效。可能是与吸入纯氧使血流减慢有关。

（二）预防性或间期治疗　迄今在预防偏头痛发作方面尚无完全有效的措施。基本为药物治疗和心理治疗。因酒石酸麦角胺副作用大，故一般不用每日口服来预防其发作。评价预防效果较难。据报道，安慰剂也能使偏头痛发作减少 40%。

1. 甲基麦角酸丁醇酰胺　预防最有效。化学结构上它与甲基麦角新碱相似，是一种强有力的血清素拮抗剂。它模拟血清素活性并占有同样受体而起竞争性拮抗作用。在偏头痛发作时血浆血清素降低，由于它能保持头皮动脉的血管张力而起到预防发作的作用。每日量 2 ~ 6mg，则 60% 病人有效，但有 20% ~ 40% 病人觉有副作用，如腹部不适、肌肉痉挛、感觉异常、水肿和抑郁。10% 病人因周围血管收缩而致间歇性跛行，偶致心绞痛而不能耐受，但停药后消失。病人应当用药 2 月停药 1 月，周而复始。这样周期性应用可防止因长期用药而发生的副作用，如腹膜后纤维化，胸膜、肺和心脏纤维化。

2. 普萘洛尔　预防普通型偏头痛有效，其作用是封闭动脉壁上的 β - 肾上腺素能受体，防止脑动脉扩张。肾上腺素被血管壁 β - 受体摄取而致周围动脉扩张。普萘洛尔能阻滞任何体液因素作用于 β - 受体而致的血管扩张，此外它也作用于血小板摄取血清素，作用于脂肪酸和前列腺素代谢。它可促发或加重充血性心衰、心肌传导障碍或哮喘，于某些病人，尤为先前有冠心病病人，突然撤药可致心绞痛。副作用并非剂量依赖性的，有的可发生于用量极小时。一般开始用小量，40 ~ 60mg/kg，分次应用，渐增到 200mg/kg 体重。半衰期为 3 ~ 6h；停药后其作用仍可维持 24 ~ 48h，血浆浓度峰值于口服后 90min 下降。用药期间，其脉搏不应降到 60 次/分以下。

3. 心理治疗　偏头痛病人常有焦虑，神经症性抑郁反应，仔细分析，这种病人的头痛与心理和情绪应激有关。故心理治疗甚为重要。

第三节　紧张性头痛

紧张性头痛（肌收缩性头痛）相当多见。系因头颈部肌肉持续收缩所致，多为前头部、枕颈部或全头部持续性钝痛。

一、病因

大多为精神紧张或焦虑所致，也可继发于血管性头痛或五官病变的头痛，有时为头颈部肌炎、颈肌劳损或颈椎病所致。也可以认为紧张性头痛是头颅痛觉过敏的一种状态，伴有内源性疼痛调节的减弱和疼痛增强作用的强化。可有多种病因参与，如同时存在的偏头痛，情绪障碍，睡眠功能障碍以及焦虑状态。

二、分类

紧张性头痛可分以下几类：

1. 发作性紧张性头痛

（1）与颅周肌肉疾患有关的发作性紧张性头痛。
（2）与颅周肌肉疾患无关的发作性紧张性头痛。
2. 慢性紧张性头痛
（1）与颅周肌肉疾患有关的慢性紧张性头痛。
（2）与颅周肌肉疾患无关的慢性紧张性头痛。
（3）不符合上述标准的紧张性头痛。

三、症状

头痛持续 30 分钟至 7 天，非搏动性，轻至中度剧烈，双侧性，用力活动不会加重头痛，不伴有恶心、呕吐、畏光、畏声或畏嗅。

四、处理

功能障碍较为严重的病例需要多学科综合性的治疗。注意并存的疾病十分重要。偏头痛时常与慢性紧张型头痛伴发，治疗有所重叠，紧张性头痛处理流程（图 14－5）。

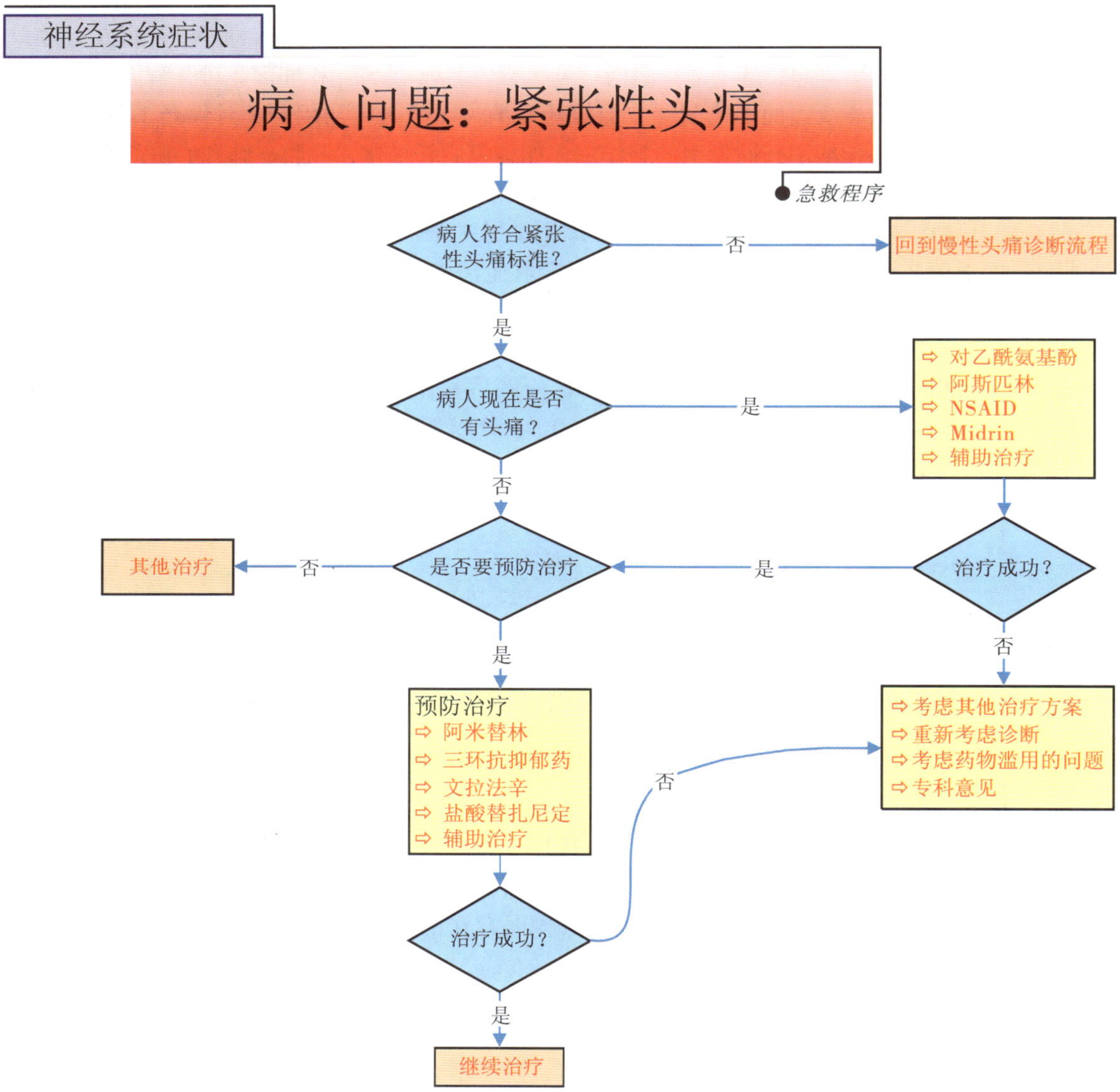

图 14－5　紧张性头痛流程图

1. 轻镇痛剂治疗 扑热息痛 650mg，口服 q4h，阿司匹林 300 ~ 600mg，或其他非糖皮质激素抗炎药如布洛芬或萘普生。

2. 三环抗抑郁剂 对慢性或复发性头痛，许多医生倾向于在镇痛剂以外补充使用三环抗抑郁剂（例如阿米替林每日 10 ~ 125mg 口服）。

3. 苯二氮䓬类药物 偶尔有主张加用苯二氮䓬类药物（如地西泮 2 ~ 5mg 口服，4 次/日），但需注意正规应用有可能引起成瘾。

（齐志伟）

第十五章 抽 搐

第一节 危及生命问题紧急处理

一、抽搐判定

（一）抽搐概念 抽搐（cnvulsions）是指全身或局部肌肉不自主快速阵发性收缩，包括痫性发作（seizure，即癫痫发作）和非痫性发作。痫性发作是大脑皮质和边缘系统神经元异常兴奋导致神经功能异常；反复痫性发作即谓癫痫。

本章主要讨论癫痫发作病人的评价和处理。

（二）抽搐表现形式 抽搐主要有下面几种表现形式：

1. 惊厥 全身或局部骨骼肌强直性和阵挛性收缩。

（1）俗称“抽风”，中医谓“惊风”。

（2）常伴意识障碍。

（3）局限性癫痫发作。

（4）癫痫大发作。

（5）癫痫持续状态。

2. 强直性抽搐 肌肉强直性收缩。

（1）癫痫大发作强直期。

（2）手足搐搦症。

（3）破伤风角弓反张。

3. 肌阵挛 短暂快速触电样肌肉重复收缩。

（1）肌阵挛性癫痫。

（2）延髓、小脑病变。

（3）面肌阵挛。

（4）多发性肌阵挛。

4. 习惯性抽搐

（1）快速、重复、刻板的不随意运动。

（2）眨眼、蹙额、耸肩等动作。

5. 癔症性抽搐。

6. 其他还包括震颤、舞蹈动作、共济失调等不随意运动。

（三）癫痫持续状态 癫痫持续状态是指一次癫痫发作持续时间较久（10～30min 以上），或癫痫频繁发作，发作间歇期意识不完全恢复。癫痫持续状态是抽搐病人最严重的表现形式之一，需要紧急处理，以减少其致残和死亡。

二、病人初步评价和紧急处理

癫痫发作病人的急诊评价（图 15－1）。

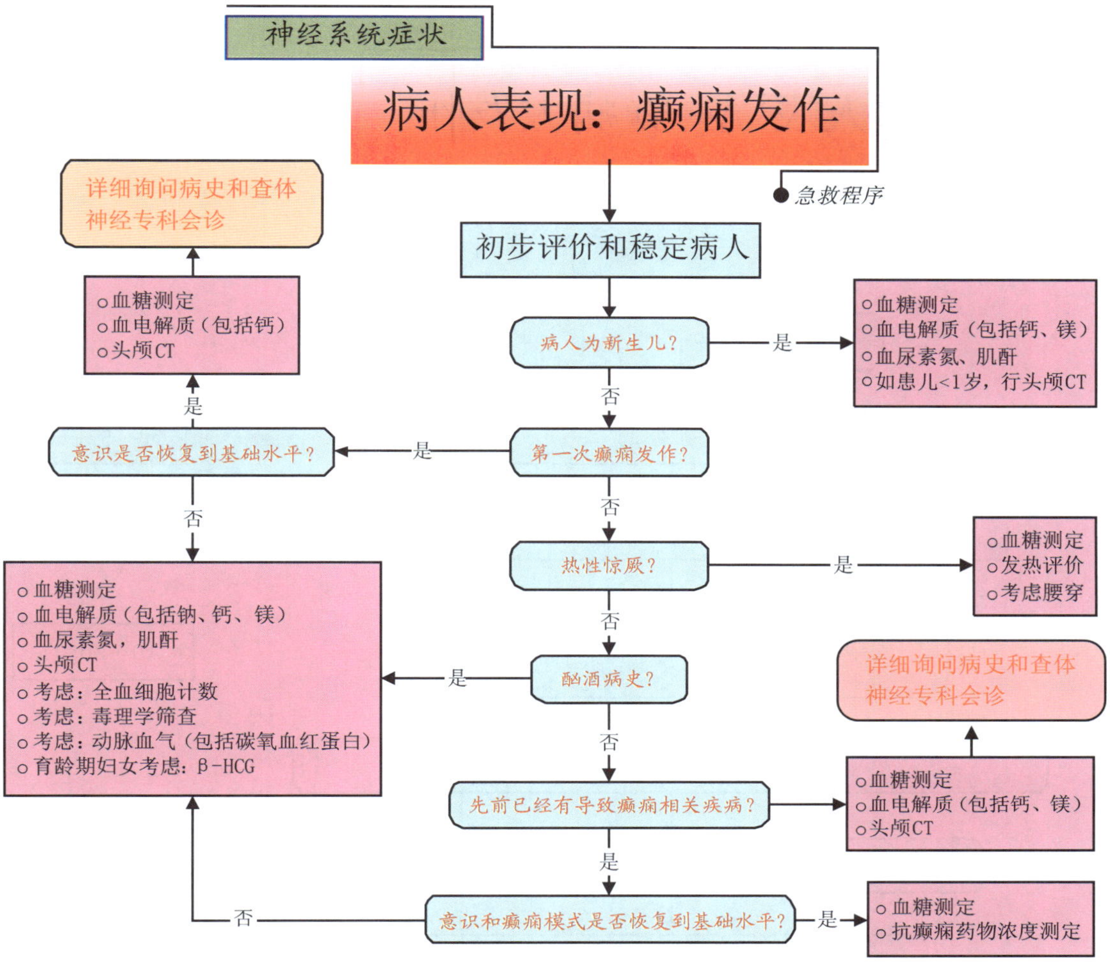

图 15－1　癫痫发作急诊评价

（一）保护气道　首先应将病人置于安全处，解开衣扣，去除义齿，清除口腔异物，保持呼吸道通畅。

有意识障碍者，将身体或头颅转向一侧，以利口腔分泌物流出，防止吸入肺内致窒息或肺炎。分泌物较多者，准备好负压吸引器，随时吸痰。必要时给氧，气管切开或气管插管给予人工呼吸，维持正常的通气功能。

（二）快速评价和稳定　重症病例应进行血压、心电图、脉搏氧饱和度等监测，急查血电解质和动脉血气，并予吸氧，建立静脉通路。若有异常发现，应及时处理。如给予抗惊厥药不能终止癫痫发作，需作好气管插管准备。

低血糖是最常见引起痫性发作的代谢性因素，另一方面，要注意长时间抽搐也可致低血糖，低血糖者，应给予 50% 葡萄糖 50ml，静脉推注（5min 内）；有糖尿病者，应给予胰岛素治疗。

疑有营养不良者，应给予维生素 B_1 100mg 肌内注射或静脉注射；怀疑异烟肼过量者应用维生素 B_6；有低血钙者，应给予 10% 葡萄糖酸钙 10ml 或 10% 氯化钙 10ml，缓慢静脉注射（5min 以上），必要时重复给药，但 24h 给予的总钙量，一般不超过 25mmol。

三、迅速控制抽搐（癫痫大发作时）

全身强直－阵挛性发作持续状态应及时控制抽搐。癫痫大发作的处理流程（图 15－2）。

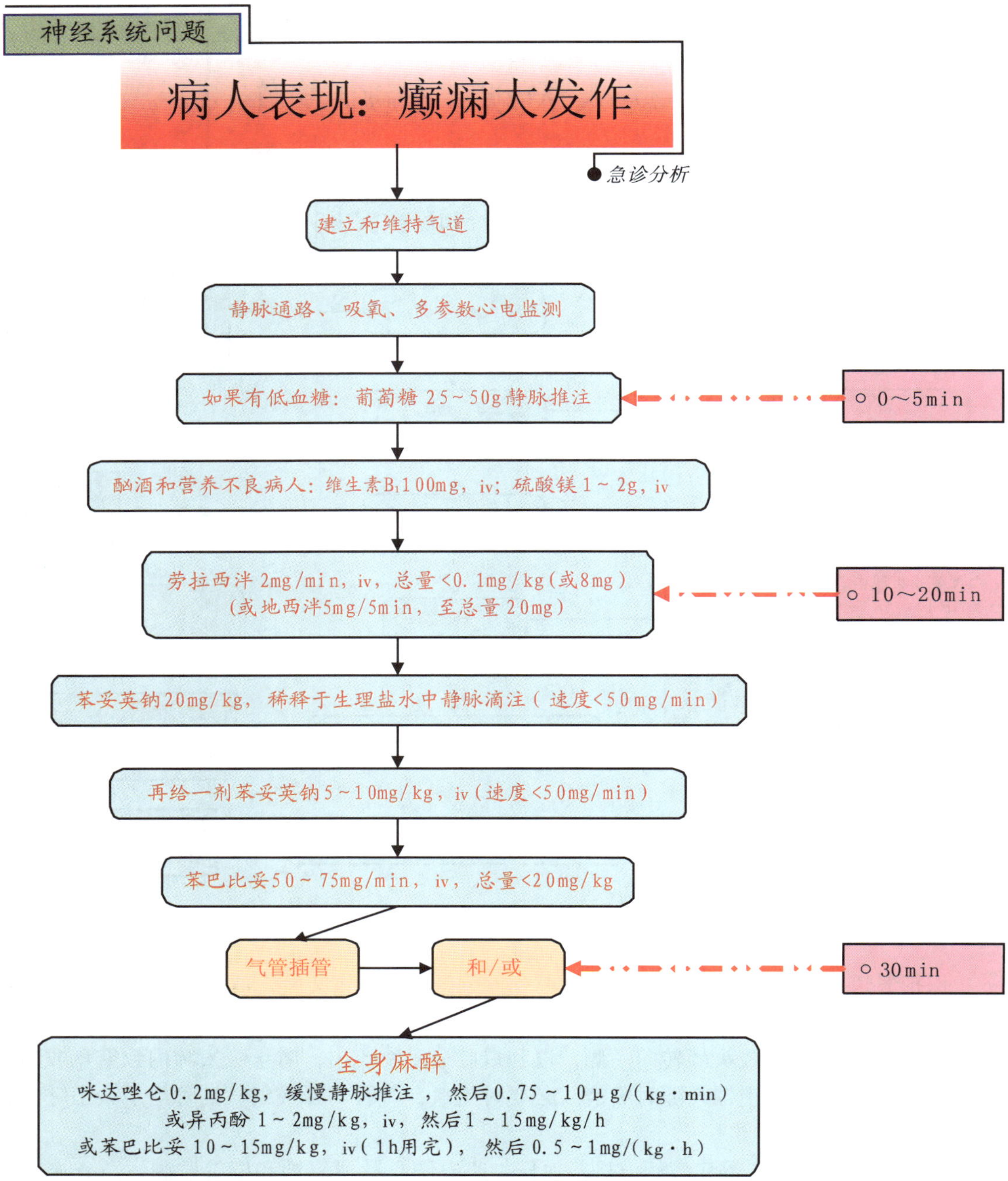

图 15－2　癫痫大发作处理流程

注：时间指癫痫发作开始的时间；苯巴比妥剂量在国内有限制：一次极量为 0.3g，一日极量为 0.5g

应优先选择抗惊厥作用强、吸收快、分布半衰期长、消除半衰期短、无心肺和意识抑制作用，能肌内注射、静脉注射和毒副作用低的药物。癫痫持续状态的药物治疗应根据病人的个体情况及时适度地应用，力争在最短时间内终止癫痫发作，然后给予维持治疗。

1. 地西泮　为一线控制癫痫发作药物，适用于各年龄段。见效快，半衰期短（0.5～4h）。成人首次剂量 10～20mg，按 1～5mg/min 缓慢静脉注射，有效而复发者，30min 后可重复应用，或在首次用药后将地西泮 20～40mg 加入 10% 葡萄糖液 100～250ml 中缓慢静滴，10～20mg/h，用于维持疗效，视发作情况控制滴注速度和剂量，24h 总剂量不超过 120mg。

儿童剂量每次 0.25～0.5mg/kg 静脉注射，速度 1mg/min，婴儿不超过 2 毫克/次，幼儿不超过 5

毫克/次。5～10岁1毫克/岁，儿童一次用量不超过10mg。新生儿及婴儿亦可用地西泮，每次0.5～1mg/kg肛管给药。

地西泮有呼吸抑制、心动过缓和低血压等副作用。无论地西泮的疗效如何，宜与苯妥英钠或苯巴比妥合用，预防抽搐再次发作。

其他苯二氮䓬亦可选用，如劳拉西泮（氯羟安定），与地西泮相比抗惊厥作用强5倍，作用时间长3～4倍，半衰期12～16h。静脉注射2～4毫克/次，80%以上病例可在2～3min内终止发作，特别推荐在酒精戒断相关癫痫病人中使用。氯硝西泮抗惊厥作用是地西泮的5倍，半衰期22～32h，静脉注射1～4mg/次，60%病例可控制发作24h。副作用与地西泮相同。

如果病人未能建立静脉通路，地西泮可以通过直肠、气管内、骨髓腔等其他内途径给药；咪达唑仑可以通过肌内注射给药。

如苯二氮䓬类未能控制癫痫，则需要重新评估气道，氧饱和度下降至90%以下者，考虑予气管插管。

2. 苯妥英钠　成人二线治疗药物，无呼吸抑制，静脉给药能迅速达到脑内有效浓度。常用为150～250毫克/次，生理盐水溶解，缓慢静脉注射（1min小于50mg），30min后可重复给药（100～150mg）。严重病例可加大用药剂量。儿童用量为250mg/m^2。低血压和心律失常是常见副作用，用药期间应密切观察或行心电图和血压监测。

3. 苯巴比妥钠　成人三线治疗药物。若足量的苯妥英钠仍不能控制抽搐发作，应立即给予苯巴比妥钠治疗。按10mg/kg静脉缓慢注射（50～100mg/min），直至发作停止，可再追加50mg，剩余部分可行肌内注射。

呼吸抑制和低血压是其常见副作用，用药前应准备气管插管和人工辅助呼吸设备。注射过程中需密切观察呼吸情况，如有抑制呼吸现象应立即停止注射，并作人工辅助呼吸。

注意对儿童来说苯巴比妥钠是二线药物，而苯妥英钠是三线药物。

4. 其他药物　述治疗无效，可试用下列药物：

（1）副醛：成人8～10ml，儿童0.3ml/kg，用植物油稀释后保留灌肠。代谢性酸中毒、肺出血、心血管抑制和直肠炎等是常见的副作用，应注意观察。

（2）利多卡因：成人用1%的利多卡因10ml，以20mg/min速度匀速静注。可降低心排出量，有充血性心力衰竭和肝损害减量。

（3）10%水合氯醛：成人20～30ml，儿童0.3ml/kg保留灌肠。

5. 全身麻醉　处理仍无效者，可试用下列药物全身麻醉：

（1）戊巴比妥：15 mg/kg缓慢静脉注射，然后以0.5～1mg/（kg·h）维持。

（2）硫喷妥钠：15mg/kg缓慢静脉推注，继以5mg/（kg·h）静脉注射维持。脑内的半衰期低于30min。

（3）异戊巴比妥：200～1000mg缓慢静脉推注。

以上3种药物均可引起呼吸抑制和低血压。

四、预防发作中的外伤

抽搐时切记勿强行固定四肢（否则易导致骨折、脱臼），也不要在抽搐时向病人口中塞牙垫、毛巾等物。

抽搐停止后病人意识未恢复前应加强监护，以防自伤、误伤、伤人、毁物等。

五、防治并发症

癫痫持续状态1h以上，即有发生脑缺氧脑水肿的可能性，应酌情给予地塞米松、20%甘露醇或利尿剂治疗，为了预防继发感染，应给予抗生素治疗。有高热者，应降低过高体温。

六、病人安置

一旦病人癫痫得到控制，气道安全无虑，立即全面评估病人。

（一）留观指征

1．不明原因抽搐需留观。

2．原发癫痫患者留观时间尚无定论。

（二）住院指征

1．首发癫痫患者。

2．癫痫持续状态。

3．正服用癫痫药或停药时发生癫痫。

4．抽搐伴发热和意识障碍。

5．基础疾病需要住院（如颅脑外伤、脑血管意外、先兆子痫、严重低氧血症、低血糖、低钠血症、阿－斯综合征、酒精戒断症状）

（三）出院指征

1．原发性癫痫症状控制，有门诊随诊条件。

2．症状性癫痫症状控制，基础疾病无需住院。

3．出院时有亲友陪同。

4．密切随访1周。

告诫患者避免游泳、驾驶、需操作机器或工具的危险工作、高空作业等，直到患者病情稳定，得到随诊的转科医师同意。

第二节 进一步诊断评价

一、病因

临床上常见的引起抽搐的疾病包括癫痫、癔症性抽搐、手足搐搦症、破伤风、狂犬病、痛性痉挛和抽动秽语综合征等。

（一）癫痫

1．临床分类

（1）全身性发作。

（2）局限性发作。

（3）自主神经性发作。

（4）癫痫持续状态。

2．病因分类

（1）特发性癫痫。

（2）症状性癫痫。

1）颅内疾病：颅内病毒性与细菌性感染、脑寄生虫病、脑血管疾病、脑占位性疾病、脑外伤性疾病，脑部先天性、遗传性、脱髓鞘及变性疾病等。

2）躯体疾病：阿－斯综合征、低血糖、非酮症高渗性糖尿病昏迷、子痫、嗜铬细胞瘤、尿毒症等。

3）外因性中毒。

4）物理性损害。

（二）癔症性抽搐

（三）手足搐搦症

1．低血钙性手足搐搦症。

2．血钙正常性碱中毒性手足搐搦症。

（四）破伤风。

（五）狂犬病。

（六）痛性痉挛。

（七）抽动－秽语综合征。

二、病史询问

（一）基础疾病及诱发因素　包括既往癫痫发作史，其他颅内及全身疾病情况，中毒、感染、外伤及是否患有癔症，药物或酒精使用情况等。抗癫痫药物的使用情况，是否存在感染、疲劳、精神刺激、饮酒或戒酒、代谢障碍特别是血糖过高或过低、低血钠和妊娠等因素。发热、过量饮水、过度换气、饮酒、缺眠、过劳和饥饿及某些药物如美解眠、丙咪嗪、戊四氮，均可诱发癫痫发作。某些病人对某些特定的感觉如视、听、嗅、味、前庭、躯体觉等较为敏感，当受刺激时可引起不同类型的癫痫发作。某些病人在强烈情感活动、精神激动、受惊、计算、弈棋、玩牌等时可促使癫痫发作。

（二）发作特点

1．癫痫的临床类型

（1）全身强直－阵挛性发作：按其发展过程可分如下三期：

1）先兆期：约半数病人有先兆，指在意识丧失前的一瞬间所出现的各种体验。常见的先兆可为特殊感觉性的幻视、幻嗅、眩晕，一般感觉性的肢体麻木、触电感，内脏感觉性的如腹内气体上升或热血上涌感，运动性的如头眼向一侧斜视，精神性的如恐怖感、奇异感等，一般持续数秒钟。原发性全身强直－阵挛性发作无先兆。

2）痉挛期：先兆期后，随即意识丧失，进入痉挛发作期。首先为强直性发作（强直期），表现突然尖叫一声，跌倒在地，全身肌肉强直，上肢伸直或屈曲，手握拳，下肢伸直，头转向一侧或后仰，眼球向上凝视。呼吸肌强直致呼吸暂停，面唇发绀。瞳孔散大，对光反应消失。唇、舌或口腔粘膜有咬伤。约持续 20s，进入阵挛期，全身肌肉呈节律性抽搐，频率开始较快，随之逐渐减慢，随最后一次痉挛后抽搐停止。此期，自动呼吸恢复，面、唇发绀逐渐减轻，口腔内分泌物增多，口吐白沫或血沫，还可伴尿失禁、全身大汗。在痉挛发作期尚可出现心跳加快、血压升高等，且由于意识障碍，突然跌倒。

3）昏睡期：抽搐停止后病人进入昏睡、昏迷状态，然后逐渐清醒，部分病人在清醒过程中有精神行为异常，表现为挣扎、拒抗、躁动不安。醒后除先兆外，对发作过程不能回忆，并可感到头痛、全身乏力、疼痛、呕吐等。

有些病人在一次发作之后意识尚未恢复又连续多次发作称全身强直－阵挛性发作（大发作）持续状态。常由于突然撤除或更换抗癫痫药物或感染等引起。持续状态期间脑神经元能耗骤增，脑内 pH 下降，加之全身性缺氧，肌肉强烈而持久性收缩，酸性代谢产物增加，可导致脑缺氧、脑水肿甚至脑疝形成。呼吸循环改变可致缺氧性脑病、昏迷、去大脑皮质综合征，甚至危及生命。

（2）失神发作：又称小发作。通常有如下几种类型：

1）简单性失神发作：又称典型失神发作。临床表现为突发突止的意识障碍，可在工作、活动、进食和步行等情况下发生。病人突然动作停顿、呆立（坐）不动，手中持物跌落，呼之不应，但从不跌倒，持续 5～30min。对发作过程不能回忆。一日发作数次至上百次不等。多见于 6～12 岁儿童。脑电图呈爆发性、两侧对称同步性 3Hz 棘慢波发放，容易受深呼吸诱发。

2）复杂性失神发作：又称失神（小）发作自动症。除表现发作性意识丧失外，在发作期间还可有类似颞叶自动症的一些表现，如咂嘴、无目的摸索、双手磨擦、徘徊等一些刻板动作。对发作期不能回忆。须与复杂部分性鉴别。本型发作时间较短，无感觉性及精神性先兆，发作期及间歇期均无颞叶损害证据，发作时脑电图为3Hz棘慢波，而非一侧或双侧颞叶波及（或）棘波放电，过度换气亦容易诱发。

3）肌阵挛性失神发作：又称肌阵挛性小发作。表现为两侧对称性眼、面、颈、四肢或躯干短暂肌阵挛发作，不伴有或伴有短暂意识障碍。脑电图呈典型3Hz的棘慢波爆发或发作性多棘波慢波综合发放。2/3的病人过度换气可诱发发作，约半数儿童病人对光敏感。

4）运动不能性发作：又称失张力性猝倒发作。突然出现短暂意识障碍，肌张力丧失姿势不能维持而跌倒。脑电图表现与简单性失神发作相同。

（3）简单部分性发作：又称局限性发作，是不伴有意识障碍的运动、感觉和自主神经症状的发作。

1）简单运动性发作：多数呈阵挛性发作，少数呈强直性发作。常见于一侧肢体远端如手指、足趾或一侧口角或眼部，持续数秒至十数秒后自然终止。

2）简单感觉性发作：多表现为手指、足趾、口角或舌部的发作性麻木感、针刺感、触电感等。亦可与简单运动性发作一样，神经元异常放电沿大脑皮质感觉区分布顺序扩散，称为Jeckson发作；若扩及中央前回则呈部分性运动性发作，扩及中央脑及对侧皮质则呈继发性全身强直－阵挛性发作。

（4）复杂部分性发作：又称精神运动性癫痫。系伴有意识障碍的部分性发作。可表现为特殊感觉发作、内脏感觉性发作、记忆障碍发作、情感障碍发作、思维障碍发作、自动症。

（5）功能性部分性发作：以往认为部分性（局限性）癫痫均为继发性者。但功能性部分性发作系一种原发性良性发作，多见于儿童。

1）儿童良性中央－颞棘波灶癫痫：多在3～13岁发病，表现为一侧口角、齿龈的感觉异常及一侧口唇、面部、舌咽部强直性或阵挛性抽搐，伴言语困难，但意识清楚。多于睡眠中发作。抽搐可波及上肢，甚或发展成全身强直－阵挛性发作。因父母在患儿全身抽搐时才发现发作，故常误诊为全身强直－阵挛性发作。脑电图呈一侧或双侧中央区和颞部棘波灶。发作频度较少，常为数月发作一次。

2）儿童良性枕部放电灶癫痫：属原发性、良性癫痫。发病年龄自15个月～17岁，平均7岁。多表现为发作性黑蒙、幻视（单纯性）、错视，继之可有偏侧肢体阵挛性抽搐或全身强直－阵挛性发作。约25%的病人发作后有偏头痛样头痛。闭目状态下脑电图可见发作性枕部高波幅棘波、尖波或棘慢波发放，睁眼时消失。

（6）其他类型

1）婴儿痉挛：以短暂、激剧和强烈的多发性肌强直或阵挛性收缩发作为其主要表现。以“折刀样”或“鞠躬样”、“点头样”发作最多，亦可呈Moro反射（拥抱反射）样痉挛发作。常在婴儿期（4～6个月）起病，多伴有智力发育迟滞，脑电图呈高度失律，West综合征。可由胎儿期、围产期及出生后多种原因引起。

2）热性惊厥：小儿急性发热性疾病并伴有的一种痉挛发作。以3岁以前婴幼儿多见，多呈全身强直－阵挛性发作。与热度高低不呈正相关，与遗传因素有一定关系。

2. 癔症性抽搐　多为年轻女性，有明显的精神因素为诱因，抽搐通常无规律，持续时间长，发作时瞳孔无明显变化，呼吸可加快，神经系统检查无异常发现，脑电图无改变。

3. 手足搐搦症　以疼痛性、紧张性肌收缩为特征，常伴有感觉异常。发作时肘、腕及掌指关节屈曲、指间关节伸直，拇指内收，膝关节及髋关节屈曲，严重者全身骨骼肌痉挛。

4. 破伤风　肌肉痉挛先从咀嚼肌开始，继而面部、颈背、腹部及四肢肌肉，最后侵及膈肌，表现为牙关紧咬、吞咽困难、苦笑面容、呼吸困难及角弓反张。发作时神志清醒，轻微刺激可诱发抽搐。

5. 狂犬病　有被犬咬伤病史，表现为兴奋、躁动、恐水、吞咽困难、全身肌肉痉挛，但神志清楚。

6. 痛性痉挛 发作多于夜间、过度活动后、受凉后，累及腓肠肌，表现为疼痛、挛缩。

7. 抽动-秽语综合征 发病在2~18岁，男性多见，表现为多发性抽动、爆破状不自主发声，症状始于面部，再波及肢体近端和远端。

（三）伴随症状

1. 症状性癫痫

（1）颅内疾病：可伴有头痛、发热等。

（2）阿-斯综合征：抽搐时伴有心搏停止、心音及脉搏消失。

（3）低血糖：抽搐前多有乏力、饥饿、出汗，发作时伴有心动过速、血压升高、瞳孔散大。

（4）非酮症高渗性糖尿病昏迷：伴有高血糖、酸中毒、渗透压增高。

（5）子痫：伴有头痛、眼花、呕吐，可有高血压、水肿和蛋白尿。

（6）嗜铬细胞瘤：伴有心跳快、气促、出汗、面色及四肢苍白、发冷、头痛、血压急剧升高、瞳孔散大。

（7）尿毒症：伴有氮质血症和酸中毒。

2. 低血钙性手足搐搦症

（1）甲状旁腺功能减退症：可伴有哮喘，易激动、焦虑等精神症状，皮肤粗糙，头发脱落，牙齿发育不良。

（2）肠源性手足搐搦症：伴有慢性腹泻。

（3）肾病性手足搐搦症：伴有代谢性酸中毒表现。

（4）假性甲状旁腺功能减退症：伴有先天畸形如矮胖、圆脸、短指。

3. 血钙正常性碱中毒性手足搐搦症 伴有引起碱中毒的症状，如过度换气，大量呕吐或服用大量碱性药物。

三、体格检查

（一）一般体格检查 体格检查应是全面的。注意生命体征，有无心律失常、心脏杂音、低血压或休克、高热和外伤，特别是颅脑损伤。应当仔细进行神经系统检查。注意检查瞳孔反射、病理反射、有无局灶性神经体征、视盘水肿、眼底出血或玻璃体下出血和系统疾病的证据等。

（二）特殊检查 下列两项试验有助于发现隐性手足搐搦症。

1. Chvostesk征 以中指轻叩耳前面神经，可引起同侧面肌抽搐。

2. Trousseau征 以血压计袖带缠绕一侧上臂，打气至舒张压与收缩压之间，维持3min，可引起该侧手的搐搦。

四、辅助检查

（一）血液分析 包括全血细胞计数及分类，血糖（有无低血糖和高血糖）、动脉血气分析（有无低血氧症、高碳酸血症和酸中毒）、电解质（有无高钠血症或低钠血症，低血钙或低镁血症）、肝肾功能（有无肝肾功能障碍）和血浆渗透压（有无高的或低的血浆渗透压改变）等。

（二）血液和尿液的毒物分析 根据病史及症状，必要时进行。

（三）心电图（ECG） 有无心律失常和心肌梗死等。

（四）腰椎穿刺脑脊液检查 有助于颅内感染、出血和其他神经系统疾病的诊断，特别是有发热（>38.5℃）和脑膜刺激征者，应尽早进行，但有颅内高压征象者，应在使用脱水剂降低颅内压后进行，或暂缓进行该项检查，以免诱发脑疝。

（五）颅脑CT或MRI检查 对确定病变的性质、部位和病变的范围很有帮助。通常宜在癫痫持续状态控制后和生命体征平稳后进行。

五、诊断

根据病史、抽搐的发作特点、体格及辅助检查结果，应可作出正确诊断。但应注意鉴别特发性癫痫和症状性癫痫（表 15－1）。抽搐发作结束后，应对病人的意识状态作进一步的评价。

表 15－1 特发性癫痫和症状性癫痫的鉴别

	特发性癫痫	症状性癫痫
原发病史	无	可有，如难产史、脑部感染、脑外伤史
首次发作年龄	通常在 30 岁前	可在任何年龄，但 30 岁以后发作提示为症状性
先兆时间	无先兆	先兆时期较长
抽搐持续时间	多不到 5 分钟	可长达数十分钟
抽搐的分布	全身性抽搐	全身性或局限性抽搐，后者提示为症状性
原发病的病症	无	可证明相应的原发病病症
脑电图	普通性改变	可出现局限性改变，提示症状性

第三节 急诊处理

一、治疗原则

1. 根据临床发作情况及检查结果，寻找和处理抽搐的病因和促发因素。
2. 尽快终止抽搐发作，纠正病因，并给予维持治疗。
3. 维持生命功能，预防和治疗并发症。

二、抽搐发作期的治疗

1. 一般处理　保持呼吸道通畅，预防舌咬伤，抽搐时轻按四肢以防误伤及脱臼，防止误吸。
2. 迅速控制抽搐　具体治疗见本章第一节。
3. 减轻脑水肿　可用 20% 甘露醇、呋塞米 20～40mg 或 10% 葡萄糖甘油利尿脱水，以减轻脑水肿。
4. 其他　维护呼吸道通畅，注意循环功能，纠正水电解质及酸碱平衡紊乱，控制高热及感染等。

三、病因治疗

（一）特发性癫痫

1. 发作间歇期的处理

（1）常用的抗癫痫药物（表 15－2）。

（2）抗癫痫药物的使用原则

1）一经确诊为癫痫，原则上应及早用药，但仅有一次发作而有明确诱因或数年一发者可先观察，暂不给药。

2）尽快控制发作：应长期按时定量服药，间断服药既无治疗价值，又有导致癫痫持续状态的危险。

3）按癫痫发作类型选药：选择有效、安全、价廉和来源有保证的药物。通常全身强直－阵挛性发作选用苯妥英钠、丙戊酸钠、苯巴比妥、卡马西平；部分性发作选卡马西平、苯妥英钠、苯巴比妥；失神发作选丙戊酸钠、乙琥胺；婴儿痉挛选促肾上腺皮质激素［（adrenocorticotropic hormone，ACTH）24～50U/d，4～6周］、泼尼松、氯硝西泮等。

4）合适的药物剂量：通常从小剂量开始，逐渐增加至有效控制发作而无明显毒副作用的剂量，坚持长期按时定量服用。最好结合血浆药物浓度的监测来调整剂量。病情尚未控制，血浆浓度未达稳态时宜加量。儿童因随年龄增长体重不断增加，故需经常调整药物剂量。

5）单一药物为主：一般主张使用单一药物治疗。只有当一种药物最大剂量仍不能控制发作、出现明显毒副作用或有两种以上发作类型时，可考虑两种药物联合使用，但需注意药物间相互作用。

2. 手术治疗

表15－2 常用抗癫痫药

药物	应用范围	剂量		主要副作用	有效血浓度（μg/ml）
		成人	儿童		
苯巴比妥	全身强直－阵挛性发作，部分性发作	0.09～0.3g/d	每日 2～5mg/kg	嗜睡，过敏性皮疹，中毒性肝炎	10～40
苯妥英钠	复杂部分性发作，全身强直－阵挛性发作	0.2～0.6g/d	每日 6～8mg/kg	齿龈增生、共济失调、眼震、复视、多毛	10～20
丙戊酸钠	全身强直－阵挛性发作，失神发作	0.6～1.2g/d	每日 15～20mg/kg	恶心、呕吐等消化道症状	50～100
丙缬草酰胺	全身强直－阵挛性发作，失神发作	0.6～1.2g/d	每日 10～30mg/kg	消化道症状、嗜睡、多动	
卡马西平	复杂部分性发作，全身强直－阵挛性发作	0.2～1.2g/d	每日 0.1～0.3g	嗜睡、胃肠道反应、血白细胞减少	4～10
扑米酮	全身强直－阵挛性发作，部分性发作	0.75～1.5g/d	每日 12.5～25mg/kg	同苯巴比妥	5～12
乙琥胺	失神发作	1.0～1.5g/d	每日 15～35mg/kg	胃肠道反应、眩晕、嗜睡、粒细胞减少、精神症状	40～100
地西泮	失神发作，全身强直－阵挛性发作持续状态	10～20mg，iv 7.5～40mg/d	每日 0.2～1.3mg/kg	嗜睡、疲乏无力、共济失调	
硝西泮	同上	5～25mg/d	每日 0.4～1.0mg/kg	嗜睡、肌张力降低、共济失调、唾液分泌减少	0.5～2
氯硝西泮	同上	3～20mg/d	每日 0.1～0.2mg/kg	嗜睡、肌张力降低、共济失调、行为障碍	
苯磺酰胺	复杂部分性发作，简单部分性发作	0.2～0.6g/d	每日 0.1～0.3g	共济失调、过度呼吸、心悸	

（二）症状性癫痫　在控制癫痫发作的同时，积极治疗原发病。

（三）癔症性抽搐　镇静治疗。

（四）手足搐搦症

1. 低血钙性手足搐搦症　静脉补钙治疗。

2. 血钙正常性碱中毒性手足搐搦症　静脉补钙，纠正碱中毒。

（五）破伤风　彻底清创，破伤风抗毒素（TAT）或破伤风免疫球蛋白治疗，呼吸道监护。

（六）狂犬病　对症处理，防止各种并发症。重点是做好预防。

（七）抽动－秽语综合征　使用多巴胺受体阻滞剂有效。

（杜铁宽）

第十六章 低血压和休克

第一节 休克的紧急处理

休克（shock）是指在各种强烈致病因素（包括心泵衰竭、出血、脱水、过敏、严重感染和创伤等）作用下，引起有效循环血量急剧减少，导致机体组织血流灌注不足为特征的循环衰竭状态。在休克状态下血流不足以提供细胞的营养需求和代谢废物的有效清除，这样可导致细胞功能障碍，甚至死亡。

一、休克的识别

临床上休克主要表现为低血压（收缩压降低至90mmHg以下或比基础血压降低60mmHg，脉压小于20mmHg）、心动过速、脉搏细弱、皮肤湿冷及苍白或灰白色、发音含糊、神志淡漠或烦躁不安、昏迷及代谢性酸中毒等。病人常有少尿（尿量少于30ml/h）或无尿。在无严重心血管疾患的病人，如有无法解释的焦虑不安或心动过速应想到休克的可能。

（一）拟诊休克临床表现

1. 低血压 成人收缩压低于90mmHg，儿童低于相应的标准［儿童正常收缩压 = 80 + （2 × 年龄），mmHg］则示低血压。注意一些健康成人正常状态下血压可能低于90mmHg；相反，先前有高血压的病人在出现休克时血压可能在正常范围。如病人的血压模棱两可，且无脊柱损伤，则应立位测量生命体征。

注意低血压不一定是休克，低血压可分为急性、慢性与直立性低血压三大类。

（1）急性低血压指血压由正常或较高水平突然显著下降，根据临床表现不同，又分为：休克、晕厥和急性运动性血管麻痹。

（2）慢性低血压指血压处于持续性低水平状态。

（3）体位性低血压或直立位性低血压是指在卧位时血压正常或增高，而当病人突然取直立位时，立即出现显著的血压下降，如收缩压下降超过20mmHg。

值得注意的是无低血压表现的病人不能除外休克存在。

2. 生命征的体位性改变 如果病人仰卧位无明显低血压，而又高度怀疑休克存在，需进一步测定坐位或直立位血压、脉搏。注意每次改变体位后需等3～5min，待血压、脉搏稳定后再进行测定。如果收缩压下降超过10～20mmHg，同时伴脉搏增加超过15次/分，表明血管内存在容量缺失。在一些轻度低血容量病人可见在坐位或直立位时心率增加而血压无明显改变。

3. 其他提示休克的重要征象 ①心动过速：为休克的常见非特异性表现，若病人同时伴直立位时血压下降，有助于明确此时休克是心动过速的原因；②交感神经兴奋：精神紧张或烦躁、焦虑、大汗、过度换气等可伴随休克存在；③外周循环低灌注：肢端湿冷（网状青斑）、外周脉搏搏动未扪及或细弱等均为外周低灌注体征；④精神状态改变：休克病人意识可正常。如病人平均动脉压小于60～70mmHg，此时脑灌注压下降，最常见的是精神状态急性改变（表现为烦躁不安、易激惹、神志淡漠、嗜睡、昏迷等）。

当然休克作为一种急性临床综合征，病人病因的多样性决定病人临床表现的多样性和复杂性，临床医师有时也易满足于原发病的诊断，因此休克的及时诊断有时有一定的困难；同时一旦休克持续存在，可出现全身各脏器血液灌注下降的临床表现，久之可产生各脏器序贯性损害（表 16－1），血压和心率的变化淹没于全身性病态改变之中，尤其当病人血压在正常范围内时，这种全身性损害的本质——组织灌注不足（休克）更容易被忽视。

表 16－1 休克时各脏器功能不全表现及其临床合并症

系统器官	功能不全表现	休克合并症
肺	低氧血症及弥漫性肺浸润	急性呼吸窘迫综合征
肾	Cr＞2mg/dl 或较入院时增加两倍；尿量＜500ml/24h	急性肾功能衰竭
肝	胆红素＞2mg/dl，GOT、LDH 较入院时增加 2 倍；顽固性高血糖/低血糖	胆汁淤积
胃肠道	上消化道出血	应激性溃疡
凝血系统	血小板减少，PT、PPT 延长，FDP 增多	弥散性血管内凝血 低纤维蛋白原血症
心脏	低血压，CI＜1.5L/（min·m^2）（无心梗）	心力衰竭
中枢神经系统	只对疼痛刺激有反应	反应迟钝
外周神经系统	外周神经病变	肌无力产生

（二）诊断要点 有典型的临床表现，结合收缩压降低至 90mmHg 以下，多数在 70～80mmHg 甚至更低，脉压小于 20mmHg，即可诊断休克。但低血压不一定是休克，休克必须有微循环和组织灌注不足的表现。

低血压、休克病人的分析和处理流程（图 16－1）。

二、休克病人的紧急处理

（一）一般紧急措施 病人取平卧位，不用枕头，腿部提高 30°，以利于最大血流量流入脑组织；心力衰竭病人可采用半卧位；注意保暖和安静。Trendelenburg 位即垂头仰卧位的价值目前尚有争议。

（二）供氧 保持呼吸道通畅，给所有休克病人吸氧，采用高流量法给氧。临床有效的高流量法包括未插管病人的 Venturi 面罩与插管病人的呼吸器。随休克的进展病人常需机械通气支持增加氧供。休克病人机械通气的适应证如下：①无呼吸或通气衰竭（急性呼吸性酸中毒）；②用高流量法不能充分氧合；③装有机械夹板的连枷型胸壁；④作为其他干预的辅助治疗。精神状态的改变也是气管插管的指证，重要的晚期体征（发绀、严重呼吸急促/过缓、呼吸时需要辅助肌呼吸、精神反应迟钝）常表明此时需要通气支持治疗。注意一旦有气管插管指征，早插管比晚插管好。

（三）静脉通路建立 建立静脉通路并给予 500ml 晶体液（生理盐水或乳酸林格液），除非病人存在充血性心力衰竭。周围静脉萎陷穿刺有困难时，可考虑作周围大静脉穿刺插管、静脉切开，或中心静脉置管术。有条件尽快行血流动力学监测指导治疗。

注意低血容量性休克本身不是中心静脉置管的指征。在下列情况下考虑予中心静脉置管：①在心肺复苏（CPR）时需快速给予心脏活性药物至冠脉循环；②当外周静脉通路不充分时；③当需要测量中心静脉压时。许多需要大量输液或输入多个单位血液制品的病人可用大孔径外周静脉输液。监测中心静脉压指征：①需大量补液的老年或心脏疾患病人；②腹部创伤和头部损伤在液体治疗时需行监测的病人；③怀疑有心包压塞的病人。

（四）必要的临床评价 包括抽血标本查全血细胞计数、电解质、肝肾功能、心肌酶学、动脉血气、血型分析等项目，十二导联心电图，持续心电、血压、脉搏及氧饱和度监测，放置尿管等。

（五）疼痛控制 休克病人常有疼痛，因而可能惊恐或不安，通常，需审慎地给予可逆性麻醉剂，如吗啡（2～4mg 静脉注射）极易控制严重的疼痛。但要注意由此所带来的血流动力学影响。

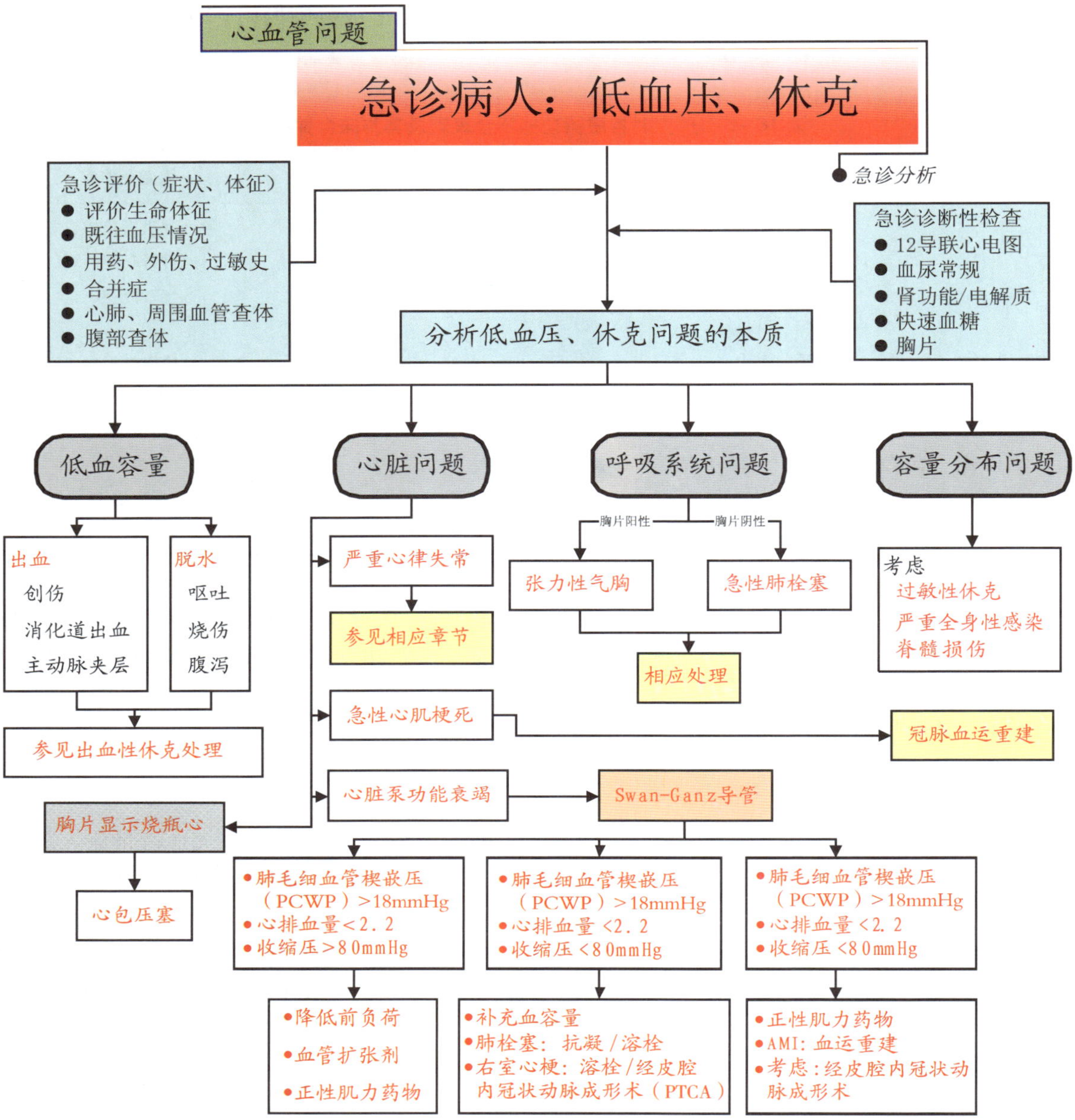

图 16－1　低血压休克病人的分析和处理流程

（六）容量复苏　休克时容量复苏的液体选择尚有争议，可选择类似于丢失的体液（如出血病人输血、腹泻病人补晶体液），但没有一致的证据表明何种补液方案比其他方案更有益处，然而大多数急诊医师愿意首先使用晶体液。对有输血指征的病人应尽早补充全血，以利于氧的携带和传送、改善组织缺氧，维持红细胞比容在 0.35～0.40 之间。胶体液的应用因其较昂贵和增加肺水肿的危险性而受到限制。

补液量应以设法维持心脏足够的前负荷为度。一种合理的方法是逐步输入 250～500ml 晶体液直到 2000ml，避免输液过量和医源性充血性心衰。输液速度根据临床指标（神志、血压、呼吸音、尿量）和中心静脉压（如有条件）来调整。

在应用机械通气的病人，尤其是应用呼吸末正压通气时，对容量的补充有更高的要求。在临床上还要注意，治疗后期循环状态逐渐平稳后病人常常会出现容量负荷过多，甚至发生肺水肿（即使限制了容量的继续补充），这时适当的利尿和脱水治疗是必要的。

（七）抗休克药物治疗——肾上腺能受体激动剂（血管收缩剂） 对缩血管药物持完全否定的态度是不正确的，在急诊经足量输液仍持续性低血压和低心排量病人，应考虑使用肾上腺能受体激动剂（急诊主要为多巴胺、去甲肾上腺素）。应用这类药物的主要目的是通过正性肌力作用，增加心排血量，以及血管的选择性收缩作用，增加生命重要脏器的血流量。但应考虑：①不能使血压升得太高，否则可增加心脏负荷和心肌耗氧；以收缩压110～130mmHg，舒张压60～80mmHg为宜；②应当是对生命非重要器官有适当的缩血管作用，同时避免对生命重要器官的血管收缩。

1. 多巴胺 是治疗休克最常用的药物，其作用的最大特点是对不同受体兴奋的程度呈明显的剂量依赖性：1～5μg/(kg·min)小剂量，激动肾、肠系膜、脑和冠状血管的多巴胺1型受体，而扩张上述血管，增加血流量；同时激动突触前膜多巴胺2受体，减少内源性去甲肾上腺素的释放。中等剂量5～15μg/(kg·min)时，可激动β_1受体而使心率加快，心肌收缩力加强，心排血量增加；当剂量>20μg/(kg·min)时，主要兴奋大多数血管床的动、静脉α受体，产生血管收缩，但此时心肌做功增加，氧耗量增大，该剂量在休克中应用最多。在应用多巴胺时要根据病人的具体情况，用注射泵精确调整剂量。

对感染性休克，多巴胺能增加存活率，临床使用证明：用异丙肾上腺素或去甲肾上腺素无效的病例，改用多巴胺，使血压回升、脉压变大及尿量增加。常用量多巴胺10～20mg加入5%葡萄糖100ml静脉滴入，开始每分钟20滴左右；或微量注射器泵持续静脉注射［2.5～10μg/(kg·min)］，根据临床症状及血压调整给药速度。给药前先纠正酸中毒和补足血容量。对心源性休克多有良好的治疗作用，对扩容无反应或其他拟交感胺类无效的病例更为适宜。对心肌梗死引起的休克，用多巴胺得到暂时的改善，但存活时间无显著的延长。对出血性休克多巴胺能增加肾和内脏血流量，但存活率提高不多。多巴胺对休克伴充血性心力衰竭的病人有良好的治疗作用。

2. 去甲肾上腺素 是一个在休克治疗中有争议的药物。主要用于感染性休克，经补足血容量后血压仍不能回升者或外周阻力明显降低及心排血量减少者。仅适于短期内小量静脉滴注，长期大量应用使肾动脉收缩导致急性肾功能衰竭使休克恶化。去甲肾上腺素的常用剂量为静脉注射0.5～30μg/min。

3. 肾上腺素 主要用于治疗过敏性休克。激动心脏β_1受体而增加心率、心肌收缩力、心排血量。对血管，在骨骼肌和冠脉因激动受体而使之扩张；在其他大部分血管可因激动α_1受体而使血管收缩；低剂量时0.005～0.02μg/(kg·min)肾上腺素主要激动β受体，外周血管舒张，心肌收缩力增强。随着用量的加大，缩血管效应渐明显。此外，还可以激动受体，松弛支气管平滑肌和抑制肥大细胞脱颗粒，减少过敏介质的释放。用法详见过敏性休克一节。

4. 异丙肾上腺素 主要激动β受体，兴奋心脏和降低末梢血管阻力，增加组织血流和减少出血性休克低灌注所致的损害。感染性休克，在补液充足的条件下，中心静脉压高和心排血量低者可选用异丙肾上腺素，0.1～0.2mg加入100ml 5%葡萄糖溶液中缓慢静滴，每分钟30滴左右，小剂量开始，使收缩压维持在90mmHg，脉压在20mmHg以上，心率在120次/分以下，尿量增加，症状改善为妥。一般不用于心源性休克，因为可使全身血管阻力降得更低或心排血量减少，且本药可增加心肌耗氧，致心律失常和心绞痛加剧。

（八）病因治疗 尽早除去病因对及时中止休克的恶性循环非常重要，如治疗急性心肌梗死、迅速控制心律失常；心包穿刺放液；疏通循环血流通路；彻底控制感染、稳定机体自身炎症反应；立即停止与过敏原接触及有效的止痛等。

总之，治疗上应以一般措施，如补液、纠正酸中毒、给氧等为基础，再根据休克的原因和病人具体情况进行综合治疗，如维持心脏功能、应用血管活性药物及其他药物。临床上要早发现，早干预，同时要注意干预的整体性和连续性。从临床药理角度来看，为保证休克的有效治疗，进行血药浓度监测，并以此作为指导，确定合理给药方案是十分必要的。

第二节　休克的急诊分析

一、病史采集

注意在询问病史前必须给予病人必要的支持治疗。

休克病人常不能提供病史，信息主要来自病人家属、朋友、家庭医师、院前急救医护人员及以往就诊记录。在采集过程中特别要询问以下情况：

（一）现病史　询问近期有无心脏病的症状（胸痛、气短、心悸和晕厥）；近期感染史（发热、寒战、头痛、颈项强直和精神状态改变、咳嗽、排尿困难）；昆虫叮咬史（可引起过敏反应）；液体丢失情况（呕吐、腹泻、黑便、血便、出血和多尿）。

（二）既往史　询问既往有无心脏病、肾病、肝病、消化性溃疡病史、糖尿病、滥用药物、精神疾病和近期手术史。询问有无过敏性疾病史（记录药物、食物过敏史和昆虫叮咬史）。

（三）用药史　确定目前所有用药（特别要询问新药），包括非处方药、违禁药和免疫抑制剂。

（四）月经生育史　女性需询问最后一次月经情况，有无腹痛和阴道出血。

二、体格检查

通过查体可了解各组织灌注情况，寻找病因学诊断线索。

（一）一般情况　临床上轻则正常或接近正常，重则为濒死表现。精神状态可表现为焦虑不安乃至昏迷。

（二）生命体征　休克的特点是血压下降，如血压下降不明显时注意检查直立状态时的血压改变。病人常发生代偿性心动过速、呼吸急促。体温记录单数据最好是肛温。

（三）皮肤　可表现为湿冷、苍白，在感染性休克或中枢性高热时皮肤可温暖。检查皮肤充盈情况。检查有无发绀、皮疹、淤点和淤斑。

皮肤的毛细血管苍白试验，对判断休克有一定价值，即在病人前额、耳缘和胸骨柄部的皮肤，用一手指轻压2～3s，移去后观察皮肤由苍白逐渐恢复的时间，正常人于5s内苍白即消失而呈红润，休克时苍白恢复时间显著延长。

（四）头颈部　记录瞳孔大小及对光反射情况。可请眼科会诊了解眼底有无视盘水肿、视网膜或透明膜下出血。检查有无颅脑创伤证据（鼓室出血、耳溢液、脑脊液鼻漏）。检查有无咽喉部水肿。检查颈静脉充盈情况。确定气管位置。

（五）胸部　听诊呼吸音是否一致，记录有无啰音、哮鸣音。检查心率的快慢、节律如何，听诊有无心脏杂音、心包摩擦音。

（六）腹部　检查有无腹胀、板状腹、肌紧张、肿块、脏器肿大、肠鸣音亢进。直肠指检了解大便有无潜血、肛门括约肌张力情况。妇科检查有无阴道出血和附件肿块。

（七）四肢　检查脉搏强弱、有无水肿和毛细血管再充盈时间延长（正常小于2s）。

（八）神经系统　记录运动、感觉或反应异常。

三、实验室检查

（一）血常规和血涂片　最初的血红蛋白、红细胞比容测定虽不能反映血液丢失情况，但有助于建立基础水平。应激和感染病人白细胞计数可能增加，部分感染性休克病人白细胞计数可降低。

（二）血液生化指标　任何精神状态异常病人必须行末梢血血糖测定。测定血电解质（电解质异常可导致休克或由休克引起）、肝肾功能、淀粉酶、心肌酶谱（怀疑心梗时，肌酸激酶显著增高提示横纹肌溶解）、凝血功能（血小板、PT、APPT、纤维蛋白原）、乳酸（由严重血流减少所致，>5mmol/L提示异常并伴有休克，>8mmol/L 则提示预后极差）等。

（三）血型及交叉配血　出血是休克的常见病因，休克时常需输注血液制品。

（四）氧合情况　动脉血气或混合静脉血气分析（准确测量氧合、通气、酸碱状态）。脉搏氧饱和度测定可快速估计氧合状态，并可持续监测，但不能检出通气不足、一氧化碳血红蛋白血时不能准确反映组织氧合情况。

（五）尿液分析　给病人置入 Foley 导尿管，记录每小时尿量，查尿常规及尿渗透压。

（六）必要时需查指标　血及分泌物细菌学检查（如涂片、培养）、毒理学检查，脑脊液检查（怀疑中枢神经系统感染时，注意血流动力学不稳定病人暂时不要进行腰穿），对育龄期妇女应查尿 HCG。

（七）其他常需检查项目　心电图（缺血/心梗、传导紊乱证据）、床旁 X 线检查（有无气胸、心影增大、膈下游离气体）、床旁腹部 B 超和超声心动图（检查有无心包压塞、主动脉瘤、主动脉夹层、异位妊娠）等，脏器/血管损伤时可行血管造影。

（八）胃管置入　解除胃膨胀，降低误吸的危险性。检查有无上消化道出血。

四、临床监测

包括生命体征、心脏节律、尿量（休克病人均应留置导尿管，连续观察尿量的变化）、精神状态、如血压很低或临床休克持续存在需行血流动力学监测（中心静脉、肺毛细血管楔压、心排血量的测定等）。

五、病因诊断思路

休克的治疗包括导致休克基础疾病的治疗和休克相关机体异常状态的处理。通过对上述途径收集的临床资料分析，结合合理的临床思维，明确导致休克的最有可能病因，对临床休克的治疗极其重要。

首先先了解一下休克的临床分类，这对我们进行病因学诊断有一定帮助。按休克的病因临床上内科性休克大致可分为

1. 感染性休克。
2. 低血容量性休克、失血性休克。
3. 心源性休克。
4. 过敏性休克。
5. 神经源性休克。
6. 创伤性休克等。

1975 年 Weil 等提出对休克新的分类：即低血容量性、心源性、分布性和梗阻性休克 4 类。如分布性休克的基本机制为：①容量血管扩张，循环血量相对不足，见于神经性损伤或麻醉药过量等；②循环阻力降低，导致血液重新分布，见于感染性休克。梗阻性休克的特点是血流的主要通道受阻，此时明确梗阻部位和解除梗阻在休克的治疗中显得极为重视。

病因分析思路如下：首先要明确有无创伤病史

（一）有创伤病史（参见多发性创伤相关章节），依次思考下列问题：

1. 有明显的出血和穿透性损伤吗？
2. 有胸部创伤吗？
3. 有腹部创伤吗？
4. 有减速伤吗？

5. 有骨盆和大腿损伤吗?
6. 有明显的脊髓损伤证据吗?
7. 病人是疾病发作才导致创伤吗?

（二）无创伤病史时，依次思考下列问题：

1. 是出血性休克吗?
2. 是低血容量性休克（非出血因素）吗?
3. 是心源性休克吗?
4. 有心包疾病的证据吗?
5. 有感染的证据吗?
6. 有证据提示病人是过敏性休克吗?
7. 是梗阻性休克吗?
8. 是其他原因导致的休克吗?

六、休克的急诊处理程序（图 16－2）

第三节 心源性休克

一、概述

心源性休克是泵血功能衰竭，心脏排血不足，组织缺血缺氧导致进一步微循环障碍引起的临床综合征。心源性休克是心脏泵衰竭的极期表现，可由多种病因引起（表 16－2），主要原因是心肌梗死（简称心梗），病情进展进入恶性循环。本文所述心源性休克主要是指急性心肌梗死时左室功能性心肌大量丧失所致。其严重程度主要取决于梗死区供血冠脉的狭窄程度和范围，以及冠脉血流重建和左室功能。

表 16－2 心源性休克病因

1. 急性心肌梗死
①广泛透壁心梗；②右室心梗；③广泛心内膜下缺血
2. 心肌梗死并发症
①乳头肌断裂；②室间隔穿孔；③左室游离壁破裂；④左室室壁瘤
3. 非心肌梗死原因
①低血容量；②急性心包压塞；③重症心肌炎；④心肌病晚期；⑤左室流出道梗阻（如肥厚梗阻型心肌病、主动脉瓣狭窄）；⑥左室流入道梗阻（如二尖瓣狭窄、左房粘液瘤）；⑦主动脉夹层；⑧肺栓塞；⑨恶性心律失常

二、诊断

（一）症状　本病多发生在中老年人群，发病前多有急性心肌缺血症状：如突然出现较以往更为剧烈而频繁的心绞痛，硝酸甘油类药物疗效差，心绞痛持续时间长，可伴恶心、呕吐、大汗。严重者表现为呼吸困难、端坐呼吸、咳粉红色泡沫痰、晕厥、神志淡漠、濒死感等。

（二）体征　典型心源性休克表现包括：休克表现伴或不伴急性左心衰。

（三）心电图检查　可显示心肌急性缺血性损害的图形，如 ST 段明显抬高或降低，甚至严重心律失常波形。

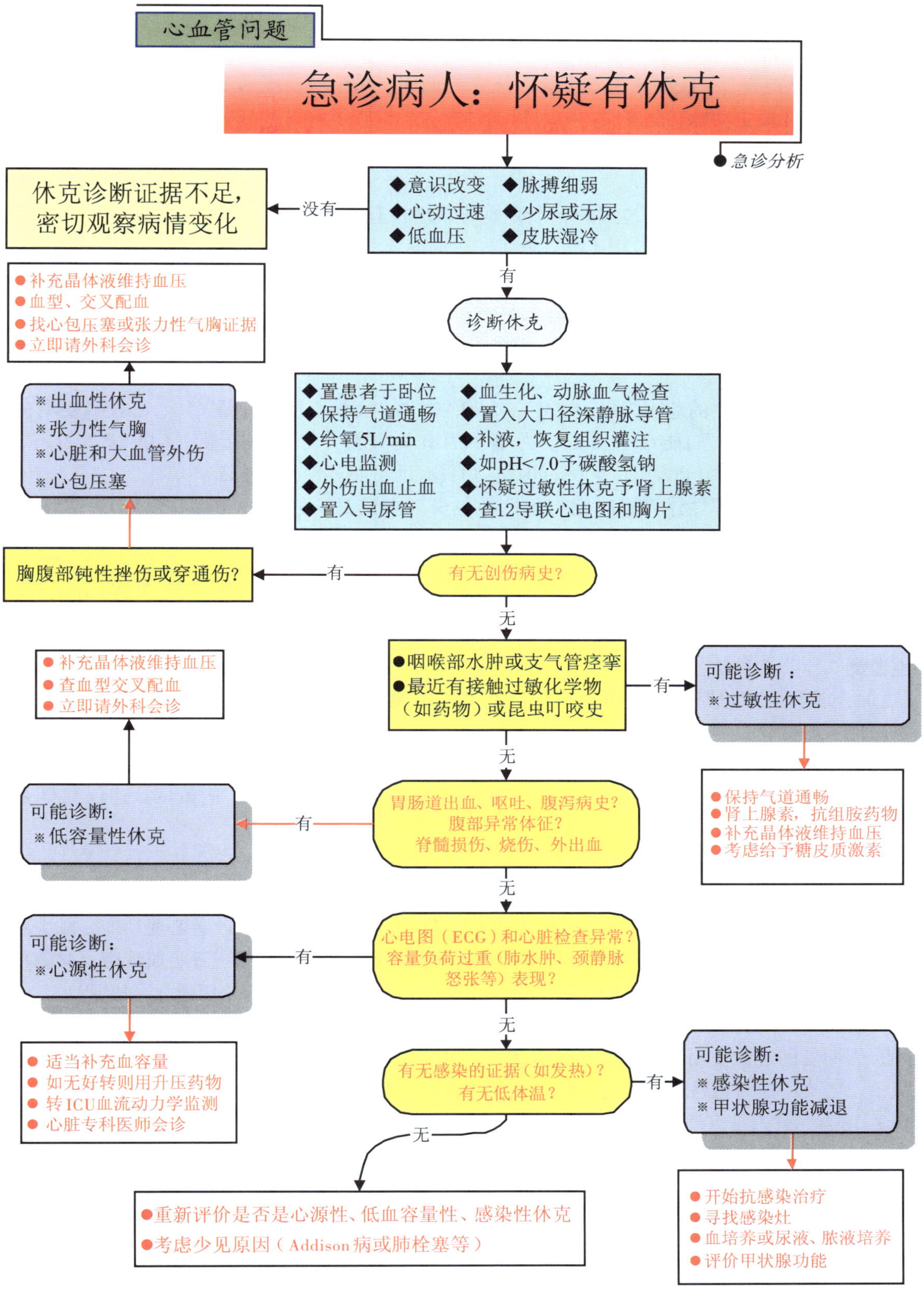

图 16－2　急诊休克病人的病因分析和处理

（四）实验室检查 心源性休克无敏感性和特异性很高的实验室检查。疑似病人常规查心肌损伤标志物（CK－MB、Myo、cTn等）、白细胞计数、电解质、凝血机制（PT、APTT）、动脉血气分析了解机体酸碱平衡情况。

（五）影像学检查 X线胸片检查可提示休克的原因。从中可以了解心脏大小、心脏扩张程度、肺血管情况。当怀疑主动脉有病变时，亦可以通过影像学检查了解纵隔与主动脉宽度。

（六）其他检查 急诊超声心动图极为有用，可显示室壁运动和异常运动区域，还可显示一些需外科治疗的病因，如急性瓣膜损害、心包压塞。

但要注意：对这类病人进行过多的、不必要的繁琐检查，诸如详细查体询问病史、CT、单光子发射计算机断层显像（SPECT）、MRI等，是病人“通向死亡的隧道”。

（七）诊断和鉴别诊断 凡确诊为急性心肌梗死病人，出现下列情况应考虑合并心源性休克：①收缩压≤90mmHg或高血压病人低于原血压80mmHg，至少持续30min；②脏器低灌注：神志改变、发绀、肢端发冷、尿量减少（＜30ml/h）；③除外由于疼痛、严重心律失常、低血容量、药物等因素引起的低血压或休克。

同时结合心源性休克的危险因素：老年（＞70岁）；大面积心梗；有糖尿病、心梗病史者；左室功能差（LVEF＜30%）。如能结合血流动力学中的有关参数［如心排指数（CI）＜2.2L/(min·m^2)、肺毛细血管楔嵌压（PCWP）＞18mmHg］则更有助于心源性休克诊断。

急性心肌梗死并心源性休克有时应与急性心包炎（尤其是急性非特异性心包炎）、急性心包压塞、急性肺动脉栓塞、主动脉夹层及某些急腹症鉴别。

三、处理

（一）院前处理 主要目的在于纠正缺血和休克。所有病人均需建立静脉通路、高流量面罩吸氧及心电监测。

（二）急诊科处理思路 对于低血压休克病人，考虑存在循环系功能衰竭时，处理上要从血容量、泵功能、心律这三面洞察问题的本质，有针对性地处理（图16－3）。

急性心肌梗死合并心源性休克病人，最关键的处理是冠脉血运重建（图16－4）。有导管室的大型综合医院或心血管专科医院，最好采取PTCA进行血管再通；如没有上述条件，建议只要无禁忌证，立即予静脉溶栓治疗。

（三）急诊科处理

1. 一般紧急处理 一旦确诊应绝对卧床休息、立即吸氧、有效止痛，尽快建立静脉给药途径，尽可能迅速进行心电监护，留置尿管以观察尿量。吸氧有利于缩小梗死范围，改善心肌功能，减少心律失常。必要时可经面罩方式高流量给氧，如低氧状态持续不能得到缓解，并出现呼吸肌疲劳，酸碱平衡紊乱，要考虑气管插管辅助呼吸。如出现肺水肿或ARDS，应积极使用呼气末正压通气（PEEP）。

2. 药物干预 药物干预因人而异，硝酸酯类和吗啡可缓解胸痛，但病人若出现休克，则必须谨慎使用，因两者的过量使用可导致顽固性低血压。升压可用多巴胺，但较大剂量会增快心率，增加心肌耗氧量。各类心血管活性药物在心源性休克中的临床应用价值有待于进一步评价。

（1）镇痛 病人常有疼痛，因而可能惊恐或不安，对此必须慎重对待，以免在处理这些问题时加重血流动力学紊乱。因为休克时组织灌流不足，药物吸收不稳定，所以全部药物都要静脉注射。通常谨慎地给予可逆性镇痛药，如吗啡3～5mg缓慢静脉注射，极易控制疼痛；如胸痛未缓解，20～30min后可重复。如发生副作用，可用纳洛酮迅速进行药理对抗，纳洛酮为阿片受体阻滞剂，本身也有逆转休克状态作用。

（2）血容量 如有低血容量状态，先扩充血容量，一般可选用低分子右旋糖酐和生理盐水静滴，低分子右旋糖酐不仅能快速扩充血容量，且能改善微循环，防止DIC，但过量可出现出血倾向、低蛋白血症和心脏负荷过重。根据心功能状态和血流动力学监测资料，决定输液量和输液速度；需要指出的是急性左心室心肌梗死并心源性休克时中心静脉压不能准确反映血容量，此时需测定肺毛细血管楔嵌压才能反映左室功能。一般情况下每日补液总量宜控制在 1500～2000ml，注意纠正水、电解质和酸碱紊乱。

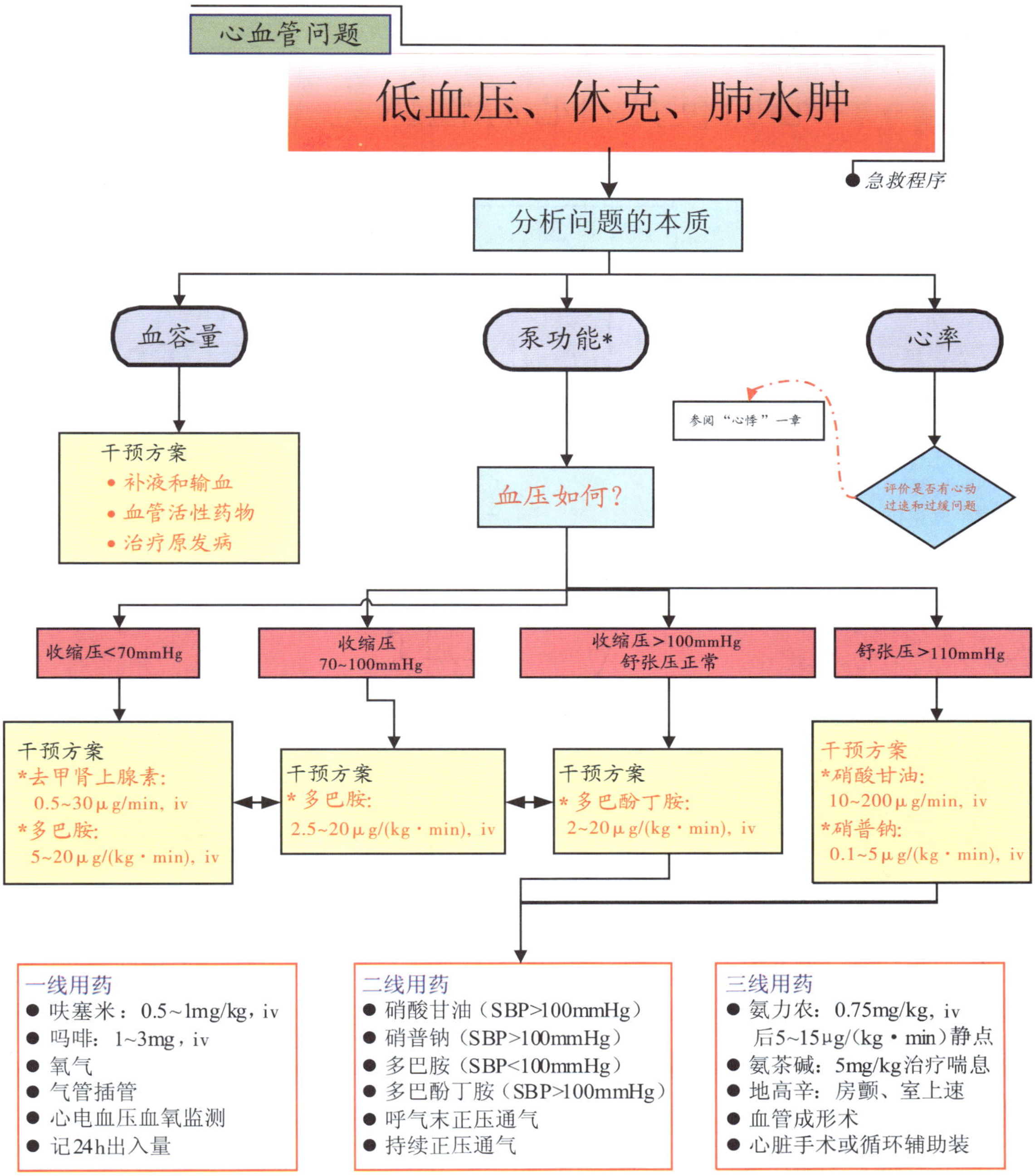

图 16－3　低血压、休克和肺水肿病人处理思路

（3）血管扩张剂　①硝普钠：扩张动静脉，增加心排血量，减少左室舒张末压。避光滴注 10～15μg/min 开始，逐渐加量，可明显降低 PCWP，但 PCWP 不宜低于 15mmHg。常与多巴胺合用，增加冠状动脉灌注压；②硝酸甘油：一般剂量可扩张静脉系统，减轻前负荷，降低心肌耗氧量，减轻肺淤血。大剂量可降低后负荷和左室舒张末压，增加心排血量。通常剂量：10～30μg/min，根据血压变

化调整剂量；③酚妥拉明：可直接松弛血管平滑肌，从0.05～0.1mg/min始静脉滴注，可逐渐加量；④肾素－血管紧张素转换酶抑制剂（ACEI）：不仅是血管扩张剂中的一员，同时可拮抗血管紧张素Ⅱ针对休克的发生机制，有潜在应用价值。

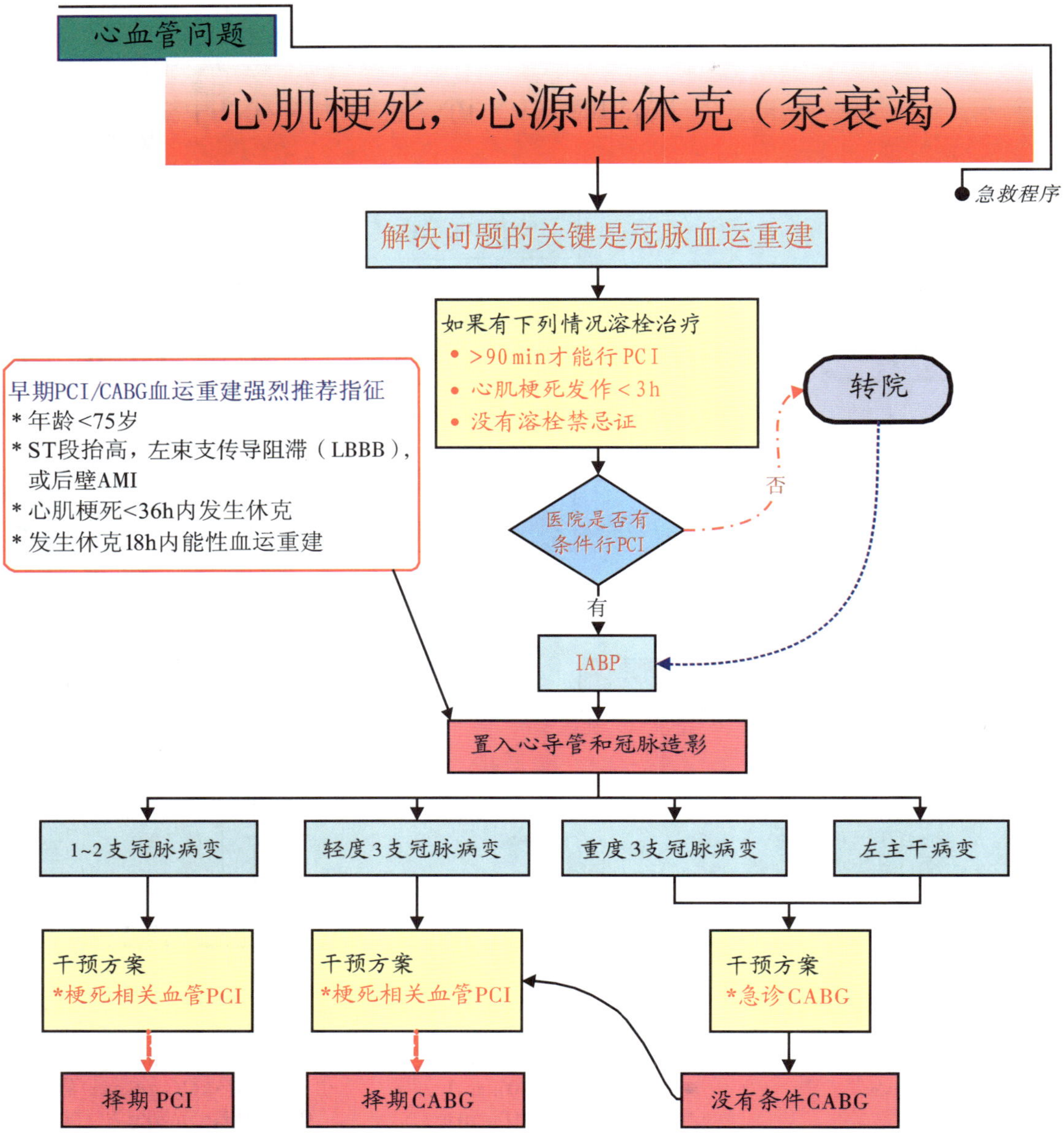

图16－4 泵衰竭血运重建临床决策

注：PCI：经皮冠脉成形术；CABG：冠脉旁路移植术；LBBB：左束支传导阻滞；AMI：急性心肌梗死；IABP：主动脉内球囊反搏术

（4）血管收缩剂 如果持续性低血压和低心排出量，应考虑使用交感神经兴奋剂。①多巴胺：2～5μg/(kg·min)小剂量，5～10μg/(kg·min)中等剂量，兴奋β_2与多巴胺受体；>20μg/(kg·min)大剂量，主要兴奋α受体，休克中应用最多；②多巴酚丁胺：兴奋β_1受体，对多巴胺受体无兴奋作用，常用的剂量为2.5～10μg/(kg·min)。在增加心排血量的同时不加快心率，较少引起心律失常，较多巴胺有更多的优点；然而，在有明显低血压的病人多巴酚丁胺不能调整系统血压，用多巴胺更为适宜；③肾上腺素：强有力的血管收缩剂，可暂时改善严重低血压病人的动脉血压，但很少改变心排血量，可导致心源性休克病人循环状态的恶化；④米力农（milrinone）：具有增强心肌收缩力和直接扩张血管的作用，且不增加心肌耗氧量。

（5）血管收缩剂和扩张剂合用 常多巴胺和硝普钠或硝酸甘油合用，尽可能小剂量改善循环功能时，最大限度减少不良反应。但近年来发现在升压药的基础上应用血管扩张剂治疗心源性休克对病死率影响不大。

（6）正性肌力药物 急性心肌梗死所致的泵衰竭应以吗啡和利尿剂为主，也可选用血管扩张剂以减轻心脏前后负荷。如经上述治疗后，泵衰竭仍难以控制，可考虑应用非洋地黄类正性肌力药物。洋地黄类正性肌力药物在心梗的前24小时内应避免使用，因为早期心肌梗死对洋地黄耐受性差，易引起毒性反应，诱发心律失常；此外心肌梗死早期泵衰竭主要是心肌缺血顺应性下降，左室舒张末期容积并未增加，洋地黄难以发挥其正性肌力作用。近年来随着正性肌力药物治疗数量的增加，但心源性休克的死亡率仍居高不下。

（7）抗心律失常 对心功能保护有益，缓慢性心律失常通常使用阿托品，0.02～0.03mg/kg 静脉注射，降低迷走神经张力，增加心率和心排血量。如药物治疗无效，应考虑安装临时心脏起搏器。若属室性心律失常可予利多卡因50～100mg 加于5%葡萄糖液20ml 内静脉注射，如无效每隔5min 再用一次，但1小时总量不宜超过300mg，室性心动过速终止后，1～3mg/min 静滴，维持1～3天。如利多卡因无效，可改用胺碘酮150～200mg 静脉注射。药物无效应同步直流电复律，常用电能为100～150J。

（8）溶栓治疗 对于急性心肌梗死如没有确定要做急诊 PTCA 或心脏手术，只要没有禁忌证，就应尽快采用溶栓药物治疗（见“急性心肌梗死”章节）。早期溶栓治疗能减少心梗后心源性休克的发生，但对已有心源性休克者溶栓治疗不能提高生存率。

3．主动脉内球囊反搏 用于严重的、难治的、其他方法无效的心源性休克，但目前仍无明确的远期疗效方面的资料。

4．会诊 心脏专科会诊宜尽早进行，有条件医院建立绿色通道，心导管室24小时开放。必要时请心脏外科医师会诊。

5．药物参考用法

（1）药物类型：升压药——拟交感类药物，兼有α、β肾上腺素能效应

药物名称	多巴胺——一线用药
成人剂量	5～20μg/(kg·min) 持续静脉泵入
儿童剂量	5～20μg/(kg·min) 持续静脉泵入
禁忌证	过敏、嗜铬细胞瘤
妊娠	安全性未得到证实
注意事项	可引起心动过速，增加心肌耗氧量

（2）药物类型：拟交感类药物，β效应大于α效应

药物名称	多巴酚丁胺——一线用药
成人剂量	5～20μg/(kg·min) 持续静脉泵入
儿童剂量	5～20μg/(kg·min) 持续静脉泵入
禁忌证	过敏
妊娠	安全性未得到证实
注意事项	可致心律失常，较多巴胺少见

（3）药物类型：磷酸二酯酶抑制剂——正性肌力药物兼血管扩张作用

药物名称	米力农——二线用药
成人剂量	50μg/kg 负荷剂量，10min 后 0.375～0.75μg/(kg·min) 持续静脉泵入
儿童剂量	50μg/kg 负荷剂量，10min 后 0.375～0.75μg/(kg·min) 持续静脉泵入
禁忌证	过敏
妊娠	安全性未得到证实
注意事项	注入负荷剂量后可出现低血压，尤其在儿童，要求有充足的前负荷。可致心律失常。不能用于心脏流出道狭窄的病人。有效性未得到证实

药物名称	氨力农——二线用药
成人剂量	0.75mg/kg 负荷剂量，2～3min 后 5～10μg/(kg·min) 持续静脉泵入
儿童剂量	安全性有效性未得到证实
禁忌证	过敏或对硫酸盐高度敏感
妊娠	安全性未得到证实
注意事项	在 2%～3% 病人中引起血小板减少症。注入负荷剂量后可出现低血压，尤其在儿童，要求有充足的前负荷。可致心律失常。不能用于心脏流出道狭窄的病人

（4）药物类型：血管扩张剂

药物名称	硝酸甘油——二线用药
成人剂量	10～20μg/min 持续静脉泵入
儿童剂量	0.1～1.0μg/(kg·min) 持续静脉泵入
禁忌证	过敏、低血压、青光眼
妊娠	安全性未得到证实
注意事项	可引起严重低血压

（5）药物类型：阿片类止痛药——镇痛

药物名称	硫酸吗啡
成人剂量	2～4mg　iv，每 5～10min，若镇痛需要
儿童剂量	0.1mg/kg　iv，每 5～10min，若镇痛需要
禁忌证	过敏、低血压
妊娠	安全，但必须利大于弊时使用
注意事项	血压不稳定者慎用。可抑制呼吸

（6）药物类型：袢利尿剂——利尿

药物名称	呋塞米（速尿）
成人剂量	40～80mg　iv
儿童剂量	1mg/kg　iv
禁忌证	过敏
妊娠	安全未得到证实
注意事项	血压不稳定者慎用

（四）后期处理

1．冠心病监护病房（CCU）治疗　所有病人如有条件均需加强治疗。转科途中需保持病人氧耗稳定。在 CCU 可行血流动力学监测，血流动力学监测对心源性休克的治疗指导起着重要的作用（表 16－3）。

表 16－3　急性心肌梗死伴心源性休克血流动力学分级与治疗

Cedar－Sinai 分级	血流动力学	临床表现	常见病症	治疗方案
Ⅱ	PCWP＞18mmHg 收缩压＞80mmHg 心排血量降低 CI＜2.2	组织低灌注 肺水肿	前壁 AMI 伴二尖瓣反流	降低前负荷 血管扩张剂 正性肌力药
Ⅲ	PCWP＜18mmHg 收缩压＜80mmHg 心排血量降低 CI＜2.2	休克 体循环淤血 肺部清晰	右室心梗 肺栓塞	大量补液 抗凝 溶栓/PTCA
Ⅳ	PCWP＞18mmHg 收缩压＜80mmHg 心排量降低 CI＜2.2	休克 肺水肿 低血压	AMI 左心室心肌丧失＞40%	正性肌力药 尽早 IABP 溶栓/PTCA

注：急性心肌梗死 Cedar－Sinai 分级：Ⅰ级指无心衰，血压正常；Ⅱ级指有心衰，血压正常；Ⅲ级指无心衰，血压降低；Ⅳ级指有心衰，血压降低。PCWP 指肺毛细血管楔嵌压；CI 指心脏指数。

2．介入治疗　急性血运重建：①经皮穿刺冠状动脉成形术（PTCA）（同时进行或不进行支架置入术）：紧急对有心梗合并心源性休克的病人行 PTCA，重建冠脉血流，能降低死亡率；急诊 PTCA 前是否需静脉腔内注射溶栓药物，现在还有争议；②冠状动脉旁路移植术：特别是对有左主干或三支冠脉病变者，采取紧急 CABG，能提高生存率。

3．心外科治疗　急性心梗伴有严重并发症：二尖瓣反流、室间隔穿孔、游离壁破裂致心源性休克病人采用主动脉内气囊反搏术（IABP），其效迅速，可维持 2～3 天，虽不能改善病人根本预后，但使病人病情稳定，为手术创造条件，可大大提高生存率。

急性心肌梗死并发休克的病人予积极的抗休克治疗，若收缩压大于 90mmHg，尿量＞30ml/h，应继续积极内科治疗，若血压不回升，立即开展 IABP，并在 IABP 保护下行 PTCA。有条件的单位可采用机械性辅助循环，甚至施行全人工心脏及心脏移植等。

（五）预后　即使得到最好的治疗，病人预后仍很差。死亡率在内科治疗病人中为 70%，外科干预后病人死亡率为 30%～50%。

心源性休克的救治关键在于早期识别，明确诊断，稳定生命征和充分给氧，监测血流动力学变化，迅速开展特殊治疗，尤其是心脏介入治疗的应用。

第四节　感染性休克

一、概述

各种病原微生物及其毒素侵入人体，导致全身性感染，如在全身性感染同时伴低血压（如收缩压＜90mmHg，或去除其他可引起血压下降因素之后较原基础血压下降幅度超过 40mmHg）和组织灌注不良，且经充分容量复苏后低血压和组织灌注不良状态仍持续存在，或必须应用血管活性药物才能维持血压正常，此种情况称感染性休克。感染性休克是全身性严重感染的特殊类型，是感染所致多器官功能衰竭（multiple organ failure，MOF）的一个发展阶段。

（一）发病率　关于感染性休克的发病率目前研究很少。从近年来院内感染发生率升高来看，感染性休克的发病率有上升趋势。一项1342例感染病人研究显示，住院病人发病率为2.0±0.16%，其中55%发生于ICU，12%发生于急诊科，33%发生于其他科室。

（二）死亡率和并发症发生率　研究显示，全身炎症反应综合征（systemic inflammafory response syndrome，SIRS）死亡率约为7%，全身性感染16%～20%，成人感染性休克的死亡率高达40%～70%。感染性休克中并发症发生率约为：ARDS 18%，DIC为38%，急性肾功能衰竭（acute renal failure，ARF）为50%。

二、诊断

（一）感染性休克识别　严重感染的病人如出现过度通气、呼吸性碱中毒、少尿、低血压，中心静脉压升高、周围血管阻力降低和乳酸血症等表现，要考虑到感染性休克的可能。过度通气是感染性休克早期有价值的体征，应高度重视。

（二）早期表现

1．发热、寒战、出汗　全身性感染的常见表现。医师应询问发热的起病情况（暴发还是渐进）、持续时间及最高值等。最高体温与感染的严重程度有关。热型对诊断感染性休克的价值不大。

寒战常见于刚开始发热体温上升时，当体温调定点恢复正常而机体体温仍高于正常时，机体开始出汗以散热。体温调定点可因解热镇痛药的使用而恢复正常。

不过少数感染性休克病人（多见于老年或年幼病人）可出现低体温。

2．心悸　多数病人有心动过速，在一些真菌感染病人可伴心动过缓。

3．过度通气（呼吸性碱中毒）　呼吸加快导致呼吸性碱中毒，$PaCO_2$下降至35mmHg左右，这种过度通气与延髓呼吸中枢受内毒素及炎症介质刺激有关。

4．少尿　其突出表现是肾功能衰竭，可有少尿、无尿及氮质血症，研究表明此种表现系交感神经过度兴奋，肾血管痉挛所致。

5．意识障碍　发生率可高达70%，可能为全身性感染中持续最久的临床表现，产生原因可能与脑灌注血流和氨基酸代谢的改变有关。早期常有烦躁不安，以后转为抑郁淡漠，晚期甚至出现昏迷。

（二）查体　按下述顺序查体：一般情况（是否存在急性病容）——准确测量生命征——观察有无低灌注征象——观察提示感染的体征。

（三）辅助检查

1．实验室检查

（1）全血细胞分类计数　足够的血红蛋白浓度对休克时维持氧运输很必要。红细胞比容需>30%，血红蛋白应>100g/L。血小板在应激初始阶段上升，在DIC时下降。白细胞计数及分类：成人发热而无局部症状体征，如白细胞（white blood cell，WBC）$>15\times10^9$/L或中性粒细胞计数$>1.5\times10^9$/L有50%的细菌感染的发生率。

（2）血电解质　包括钾、钠、钙、磷、血糖等，来评估代谢状态。

（3）血肝肾功能　测定血肌酐、尿素氮、胆红素、谷丙转氨酶等。

（4）血气分析　评估酸碱平衡状态和血乳酸水平，用于评价组织低灌注，乳酸水平升高示有显著低组织灌注存在，以致机体代谢从有氧转为无氧。水平越高，休克越严重，死亡率越高。

（5）血培养　是诊断血管内感染的首要方法，但不加区别的血培养实用性甚低。有患菌血症危险的病人包括：WBC、中性粒细胞计数升高的成年发热病人，老年发热病人，中性粒细胞计数减少的发热病人。这些人群有20%～30%的菌血症发生率。

（6）尿液分析和培养　寻找尿路感染的线索。无局部症状、体征的成年发热病人有10%～15%

隐源性尿路感染的发病率。

（7）分泌物及感染组织革兰染色和培养　如发热病人皮肤淤斑的细菌涂片和培养。

2. 影像学检查　影像学检查有助于寻找隐源性的感染灶、发现并发症。最常用的是胸片，仰卧位、直立位腹部平片对拟诊腹腔内感染的病人有用。X 线还有助于发现软组织气肿。超声可用于怀疑胆道感染者。CT 可用于怀疑腹腔脓肿及腹膜后感染者。头颅 CT 用于颅压升高或颅内局部病变。

3. 其他检查　疑及脑膜炎、脑炎时，应急诊行腰穿，查脑脊液常规、生化、细菌图片和培养等。

（四）感染灶的定位与定性　表现为发热（个别病例体温可不升反降）、发冷、心动过速、呼吸加快，疑似感染性休克病人，立即查血常规，如血白细胞及中性粒细胞增多，中性粒细胞中中毒颗粒及空泡存在，血小板减少，并有 DIC 的阳性发现，则进一步表明有感染性休克的存在。

随后应做系统检查，寻找原发感染灶，多数情况下均能找到。需反复作细菌培养，培养阴性时应做真菌与厌氧菌培养。抽血可通过血管内留置导管，但注意应先消毒接头及停止输液并把最初抽到的 3～5ml 血标本弃掉，再抽血做血培养。

如能找到导致感染性休克的原发病灶，如皮肤感染或已引流的深部感染，可首先做脓液细菌涂片以确定革兰阳性或阴性、球菌或杆菌等，然后做脓液培养。尿培养应常规进行，其他体液或分泌物如脑脊液、腹腔积液、痰及粪便的培养视临床需要而定。

下列症状、体征可作为查找病原体的线索：

1. 头颈部感染　耳痛、鼓膜脓性分泌物，声嘶，鼻窦痛、压痛或充血，鼻充血，颈淋巴结肿大。

2. 肺部或胸膜腔感染　咳嗽、胸膜性胸痛、呼吸困难，固定啰音、肺实变体征。

3. 腹部及胃肠道感染　腹痛、恶心、呕吐、腹泻，腹部固定压痛、肌紧张、反跳痛，直肠触痛或肿胀。

4. 盆腔及泌尿生殖系感染　盆腔及下腹痛、压痛，宫颈举痛、附件触痛或包块，宫颈、阴道及尿道分泌物，排尿异常、尿频、尿急。

5. 骨骼及软组织感染　局限疼痛及压痛、局限性红斑、水肿。

6. 中枢神经系统感染　精神萎靡、脑膜刺激征。

7. 心脏感染　新近改变的心脏返流性杂音。

（五）感染性休克诊断要点

1. 临床上明确的感染灶。

2. 有全身性炎症反应综合征（满足下列两项或两项以上条件者：①体温 >38℃或 <36℃；②心率 >90 次/分；③呼吸频率 >20 次/分，或 $PaCO_2$ <32mmHg（4.3kPa）；④血白细胞 $>12\times10^9$/L 或 $<4\times10^9$/L，或幼稚细胞 >10%）。

3. 收缩压低于 90mmHg 或较基础血压下降超过 40mmHg，或血压依赖输液或血管活性药物维持。

4. 有组织灌注不良的表现，如少尿超过 1h，急性意识障碍等。

5. 可能在血培养中发现有致病微生物生长。

（六）鉴别诊断　主要需与引起发热的其他疾病鉴别：免疫性疾病如急性关节炎、血清病及免疫性溶血性贫血常有发热；实体瘤及网状内皮系统性疾病也可发热；发热还见于急性血管内血栓形成及组织梗死如急性心肌梗死、下肢深静脉血栓形成、肺栓塞、脑梗塞等；其他引起发热的疾病见于挤压伤、痛风、甲亢、药物热（甲基多巴、奎尼丁、普鲁卡因酰胺、苯妥因、卡马西平、青霉素、头孢菌素、四环素、异烟肼）等。

与其他引起低血压和休克的疾病鉴别见“休克总论”。

（七）病原体与机体　感染性休克时病原微生物释放的内毒素、外毒素可引起机体应激反应，刺激炎性细胞产生大量炎症介质，炎症介质相互作用使反应近于失控状态并逐级放大形成连锁反应，导致自身损伤性全身性炎症反应，如呈进行性发展，可造成血流动力学的不稳定、微循环障碍、重要脏器灌注不足和全身多个脏器或系统功能的损害。

感染性休克常见病原体为医院获得的革兰阴性杆菌（如大肠埃希菌、克雷伯菌、肠道杆菌、假单胞菌属等）和脑膜炎双球菌，常发生于免疫功能低下或有慢性疾病病人；最常见的感染灶是泌尿生殖系统和胃肠道，其次是呼吸道、外伤伤口等，部分极度衰弱的病人（如患肝硬化、晚期肿瘤）可找不到明显的原发病灶。其他病原体见于革兰阳性细菌（如金黄色葡萄球菌、肺炎球菌、产气荚膜杆菌等）、真菌、病毒、立克次体、衣原体、螺旋体和原虫等。

好发感染性休克的重要宿主因素包括：老年、体质虚弱、营养不良、长期嗜酒、糖尿病、肝硬化、白血病、免疫损害状态（尤其粒细胞减少或缺乏），特别是原有肿瘤用细胞毒制剂治疗的病人；以前有泌尿道、胆道或胃肠道感染者；使用侵犯皮肤、粘膜的器械，包括导管、引流管、气管插管或其他外来物；以前用过广谱抗生素、糖皮质激素治疗等。

三、处理

（一）院前处理　全身性感染和感染性休克的院前治疗核心在于吸氧和补充等张晶体液。

（二）急诊室处理

1. 急诊科的初始治疗　包括呼吸循环支持、吸氧、补液、心电，血氧血压监测、建立静脉通路、置入中心静脉和动脉导管，必要时行机械通气。其他治疗还包括经静脉联合应用抗生素、感染灶的清创引流、并发症治疗等。急诊感染性休克早期目标治疗（图 16 －5）。

2. 补液　所有全身性感染病人均需补充液体。低血压病人成人每补 500ml 等张晶体液（儿童 10ml/kg）需评价病人临床状态，直至灌注恢复正常，一般总量达 4 ～6L。有条件时可监测中心静脉压或肺动脉楔嵌压以指导补液。

如病人经积极补液后（通常大于 4L）仍无好转或有容量负荷超载的迹象，考虑使用心血管活性药物刺激受抑制的心血管系统。

究竟选晶体液还是胶体液进行补充，到目前为止尚无定论。在感染性休克时毛细血管通透性增加，不论晶体、胶体均可通过毛细血管壁进入组织间隙。输血指征：当病人的红细胞比容 <30%，则应输入浓缩红细胞或全血，但以前者为优。

3. 急诊抗生素应用　抗生素应广谱，对革兰阴性、阳性菌及厌氧菌均有效；足量；经静脉应用。抗金黄色葡萄球菌药物用于有经静脉吸毒史或中心静脉置管的病人；抗厌氧菌药物用于腹腔或会阴感染；抗假单孢菌药物用于中性粒细胞减少及烧伤病人。免疫正常病人可单用一种广谱抗生素，如三代头孢菌素。免疫力减退病人常用有重叠覆盖的两种广谱抗生素。有感染灶的病人可在输液、用抗生素后手术。

4. 扩容的基础上心血管活性药物的应用　血管扩张药适用于高阻低心排血量型休克，但必须在补足液体量的基础上选用。山莨菪碱（654 －2）能扩张周围和内脏血管，解除小血管痉挛，降低外周血管阻力，增加心排出量及改善微循环，适用于暴发性流行性脑膜炎、中毒性痢疾、中毒性肺炎的早期治疗。成人剂量 10 ～40mg，儿童为 0. 5 ～2mg/kg，静脉注射，先小剂量开始，然后每隔 15 ～30min 重复一次。起效的标志是面色转红、皮肤转温、眼底血管痉挛消失或缓解及血压回升。对难以复苏的休克，也可选用酚苄明（0. 5 ～1mg/kg 加入到 5% 葡萄糖 250 ～500ml 静滴，于 1 ～2h 内滴完）、酚妥拉明（10mg 加入到 5% 葡萄糖 500ml 静滴）。异丙肾上腺素能兴奋心脏 β_1 受体心肌收缩力增强、心排出量增加，又能兴奋 β_2 受体，使小动脉舒张，外周血管阻力下降，有利于休克的复苏，治疗感染性休克的用量为 0. 1 ～0. 2mg 加入生理盐水或 5% 葡萄糖 100 ～200ml 静滴，滴速根据心率及血压反应而定，一般在 0. 5 ～2ml/min 之间。注意用药前必须补足血容量，以免血压下降。

升压药适用于休克初发血压骤降，补液不能立即开始或液量不能迅速补足；休克稍晚期的低阻高心排血量血流动力学状态；与扩张血管药联合应用，保留兴奋 α 受体的强心作用，消除其 β 受体的兴奋作用。多巴胺：剂量在 1 ～5μg/（kg · min）时增强心肌收缩力，扩张肾血管，从而改善心功能提高肾血流量。在深度休克的病人，要把多巴胺的用量提高到 5 ～20μg/（kg · min）以发挥其周围血管

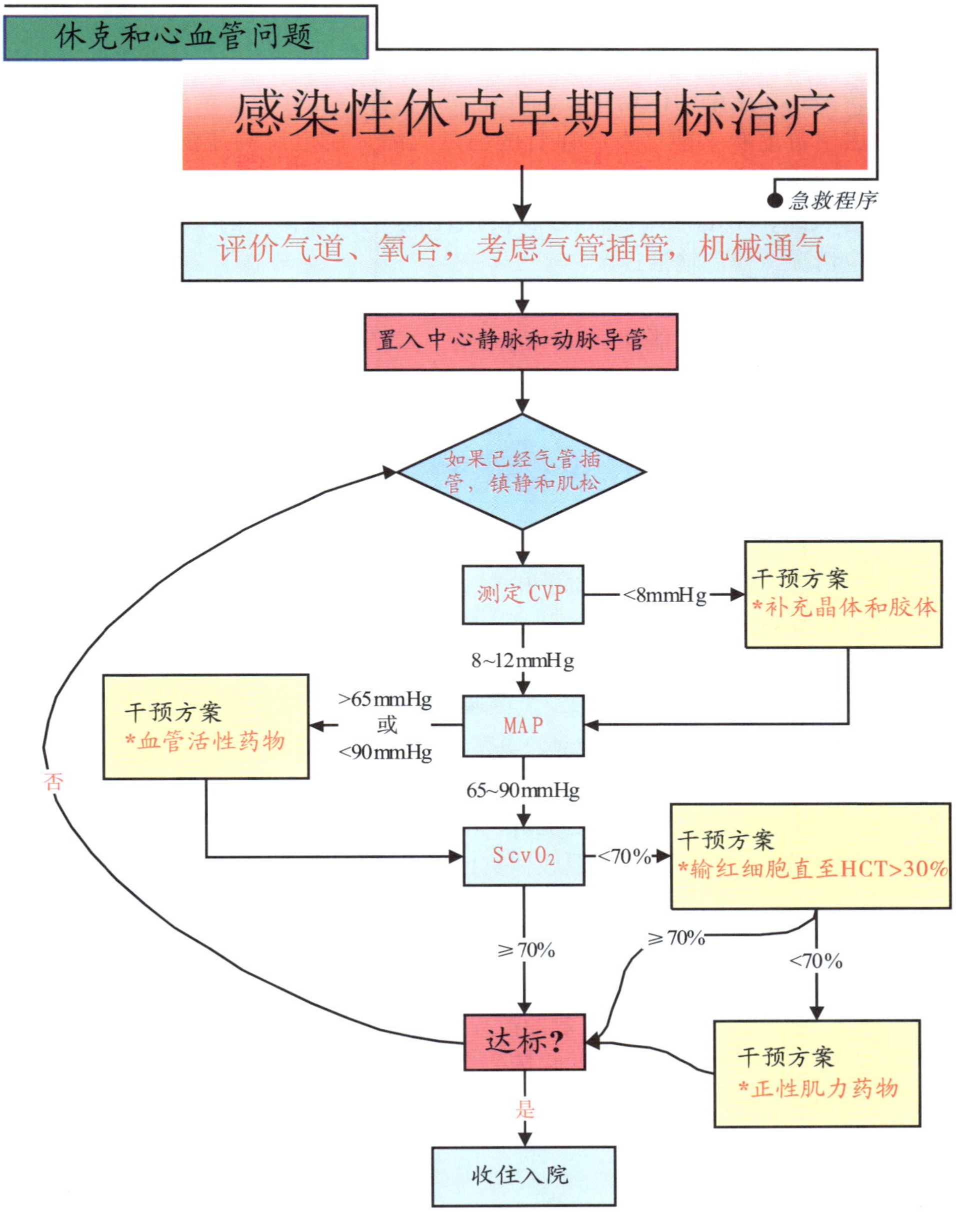

图 16－5　急诊感染性休克早期目标治疗

注：CVP（ceatral venous pressure）：中心静脉压；MAP（mean arterial pressure）：平均动脉压；$ScvO_2$：中心静脉氧饱和度；HCT（hematocrit）红细胞比容

α受体兴奋的作用，从而提高血压，同时也增强心肌收缩力并加快心率。其缺点是大剂量增高肺毛细血管楔嵌压，甚至可引起冠状动脉痉挛及心绞痛，并可增加肺内分流。多巴酚丁胺：用于感染性休克治疗的主要目的是用其增强心肌收缩力的效应，在高心排血量低全身血管阻力的感染性休克病人中得益的作用机制仍未完全明了，不过大量证据表明多巴酚丁胺不应常规用于心脏指数已正常或升高的老年感染性休克病人。用法：250mg 加入到5%葡萄糖250～500ml 静滴，维持剂量介于2.5～10μg/(kg·min)。去甲肾上腺素：近几年去甲肾上腺素使用日益增加，因其能够产生有益的正性肌力作用和血管收缩效应，而产生心动过速作用比多巴胺少。在有严重低血压者，应用本药可改善尿量。由于去甲肾上腺素是强烈的外周血管收缩剂，特别适用于感染性休克伴有明显外周血管扩张并导致低血压的情况，一些临床医师将其作为首选的血管活性药物。用法：宜经可靠的导管（最好置于中心部位）

静脉内输入，开始剂量0.05μg/(kg·min)，渐增大剂量以取得预期的血流动力学效应。推荐的上限剂量为1.0μg/(kg·min)。研究表明去甲肾上腺素在对补液及多巴胺无反应的部分病人中可逆转感染性休克。但有作者认为，在感染性休克伴有血清乳酸升高者，去甲肾上腺素的应用有损害作用；并且长时间、大量输入去甲肾上腺素能伴发肺血管的强烈收缩（肺动脉高压病人慎用），终末器官（肝肾）的缺血性坏死。肾上腺素：对于伴有严重的心肌抑制的病人效果好。间羟胺（阿拉明）：主要作用于α受体，使血管收缩，中度增强心肌收缩力，适用于感染性休克的早期，配成5~20mg/dl浓度静滴，根据血压反应情况，控制输液速度。

5. 糖皮质激素的应用　肾上腺糖皮质激素在感染性休克的治疗中的作用尚有争议，在试验性感染性休克皮质激素应用的好处是它能抑制补体的激活，减轻宿主对有害炎症的反应，如白细胞在微循环中的聚集。但最近大量的临床研究却表明，即使休克早期应用此药也无益处。在肾功能减低或有ARDS的情况下，糖皮质激素明显使预后变坏，故在感染性休克目前不推荐使用糖皮质激素。对已证明或怀疑有肾上腺功能不全病人，可静脉给予地塞米松4mg，每6小时1次，如促肾上腺皮质激素刺激试验正常，通常停用糖皮质激素。

6. 人工冬眠　应用冬眠药物以达到镇静和防止御寒反应，物理降温使体温降至33~35℃，可降低氧耗及代谢水平，对感染性休克早期或部分中期病人有良好的作用，对晚期病人的应用有争议。适应证：高热、寒战、呼吸短促，白细胞明显升高，并有感染征象的早期休克；休克经一般抗休克治疗后无效者；休克伴有严重的并发症如脑水肿者。

常用的药物：冬眠Ⅰ号：哌替啶50mg，氯丙嗪50mg，异丙嗪50mg加入5%葡萄糖200ml中静滴。冬眠Ⅱ号：哌替啶100mg、异丙嗪50mg、氢麦角碱0.3~0.6mg加入5%葡萄糖200ml中静滴。复方氯丙嗪：氯丙嗪50mg、异丙嗪50mg加入5%葡萄糖液中静滴。

人工冬眠有效的标志是镇静好、但呼之能应、病人对物理降温无御寒反应、体温控制在预定范围内，维持时间视病情转归而定，当高热已退或休克已复苏或脑水肿已消退，即可撤除。

7. 会诊　对急诊科治疗反应（氧气、补液、抗生素）良好，血流动力学稳定的全身性感染病人，可交付内科医师严密观察。对反应不良或感染性休克病人应入ICU或急诊监护室持续监测。如有感染灶，尤其是腹部感染，可请外科医师会诊。

8. 药物参考用法　感染性休克已知有效的治疗是恢复血容量及广谱抗生素的经验性使用。其他所有药物治疗不管理论上多么先进，现有的临床研究均未表明可显著降低病人死亡率。

（1）药物类型：等张晶体液——用于容量复苏，一般约30%的等张晶体液留在血管内，因此，要维持充足的循环容量需大量补液。

药物名称	生理盐水和林格液——两者恢复容量能力相当，在血流动力学、死亡率上无显著差异
成人剂量	开始予1~2L，同时反复评价血流动力学反应，最初几小时一般需补4~5L
儿童剂量	开始为20ml/kg，快速输入，20~30min后，40ml/kg输入几个小时
禁忌证	等张液复苏主要并发症为间质水肿，脑水肿和肺水肿是致命的，等张液复苏的主要禁忌证即肺水肿
妊娠	安全
注意事项	输液期间密切监测心血管和肺功能

（2）药物类型：胶体——扩张血浆容量较等张晶体液有效，且减少肺水肿、脑水肿的发生。约50%的胶体液留在血管内。

药物名称	20%白蛋白
成人剂量	在大于20min时间输入50～100ml，同时重复监测血流动力学反应
儿童剂量	在大于30min时间输入1～2ml/kg，同时重复监测血流动力学反应
禁忌证	主要禁忌证为肺水肿。研究显示胶体液复苏增加肾功能衰竭的发生率
妊娠	通常安全，但利必须大于弊方可使用
注意事项	理论上很诱人，但尚无证据证明它优于等张晶体液

（3）药物类型：抗生素——首先使用广谱的抗生素和/或多种抗生素。在免疫功能良好的儿童中，可三代头孢单药治疗，如头孢噻肟、头孢曲松或头孢唑肟。成人联合用药常用下列方案：①三代头孢联合抗厌氧菌药物（克林霉素或灭滴灵）；②喹诺酮类药物联合克林霉素。

对免疫功能低下者（如粒细胞缺乏病人）可采用下列方案：①亚胺培南联合万古霉素，亦可再联用庆大霉素；②头孢他啶、庆大霉素及万古霉素联合。以上抗生素均需经静脉应用。

药物名称	头孢噻肟（商品名：凯福隆）——三代头孢对革兰阴性菌作用较强，尤其对大肠杆菌、变形杆菌、克雷伯杆菌
成人剂量	1～2g ivgtt q4h
儿童剂量	50mg/kg ivgtt q6～8h
妊娠	通常安全，但利必须大于弊方可使用

药物名称	头孢曲松（商品名：罗氏芬）——三代头孢
成人剂量	1g ivgtt q6～12h
儿童剂量	50mg/kg ivgtt q6～8h
妊娠	通常安全，但利必须大于弊方可使用

药物名称	头孢呋辛（商品名：西力欣）——二代头孢对革兰阳性菌效力同一代头孢，加强对大肠杆菌、肺炎克雷伯菌、流感嗜血杆菌、卡他莫拉菌抗菌活性
成人剂量	1.5g ivgtt q8h
儿童剂量	50mg/kg ivgtt q8h
妊娠	通常安全，但利必须大于弊方可使用

药物名称	替卡西林/棒酸（商品名：替门汀）——是抗假单孢菌青霉素加β-内酰胺酶抑制剂，对大部分革兰阳性菌（除表葡菌和MRSA外）、大部分革兰阴性菌和大部分厌氧菌有效
成人剂量	3.1g ivgtt q4～6h
儿童剂量	75mg/kg ivgtt q6h
妊娠	通常安全，但利必须大于弊方可使用

药物名称	哌拉西林/他唑巴坦（商品名：特治星）——抗假单孢菌青霉素加β-内酰胺酶抑制剂
成人剂量	3.375g ivgtt q6h
儿童剂量	75mg/kg ivgtt q6h
妊娠	通常安全，但利必须大于弊方可使用

药物名称	亚胺培南（商品名：泰能）——对大多数革兰阴性菌、革兰阳性菌（MRSA 除外）和厌氧菌均有效
成人剂量	0.5g ivgtt q6h
儿童剂量	10～15mg/kg ivgtt q6h
禁忌证	可引起惊厥。在惊厥发作、脑血管病和肾功能不全病人中应减量
妊娠	安全性尚未证实

药物名称	美罗培南（meropenem）——与泰能相比轻度增加革兰阴性菌作用，而对金黄色葡萄球菌、链球菌活性相对较弱
成人剂量	1g ivgtt q8h
儿童剂量	40mg/kg ivgtt q8h
妊娠	通常安全，但利必须大于弊方可使用

药物名称	克林霉素——主要用于抗厌氧菌，对链球菌和 MSSA 有一定作用
成人剂量	0.6～0.9g ivgtt q8h
儿童剂量	5～10mg/kg ivgtt q8h
禁忌证	引起中毒性结肠炎危险性大
妊娠	不安全

药物名称	甲硝唑（灭滴灵）——用于抗厌氧菌和联合用药
成人剂量	0.5g ivgtt q6h
儿童剂量	7.5mg/kg ivgtt q6h
禁忌证	肝病失代偿期应减量以减少副作用发生率
妊娠	通常安全，但利必须大于弊方可使用

药物名称	环丙沙星——喹诺酮类，对链球菌作用不定，对 MSSA、表皮葡萄球菌及大多数革兰阳性菌有效，对厌氧菌无效
成人剂量	400mg ivgtt q12h
儿童剂量	10～15mg/kg ivgtt q12h
妊娠	安全性尚未建立

药物名称	左旋氧氟沙星——喹诺酮类
成人剂量	200mg ivgtt q12h
儿童剂量	不推荐使用
妊娠	安全性尚未建立

药物名称	万古霉素（商品名：稳可信、万迅）——有效对抗葡萄球菌、链球菌、难辨梭状杆菌及类白喉杆菌，主要用于耐甲氧西林葡萄球菌所致严重感染
成人剂量	500mg　ivgtt　q8h
禁忌证	对糖肽类抗生素过敏病人
妊娠	怀孕时使用对动物生殖影响的研究尚未得到结论，只在必要时使用

药物名称	庆大霉素、丁胺卡那霉素——氨基糖苷类
成人剂量	庆大霉素：80mg　ivgtt　q8h；丁胺卡那霉素：0.4g iv qd
禁忌证	老年、肾功能损害、重症肌无力病人慎用
妊娠	有危害人体证据，禁用

（三）后期处理

1. 住院治疗　在急诊室完成最初的补液、抗生素治疗后，全身性感染（无终末器官衰竭）的病人应转入能密切观察的病房。严重全身性感染（有终末器官衰竭）或感染性休克病人应转入ICU，严密监测，精心治疗。如无合适的ICU床和医师应在密切监测下转运至有条件的医院。

2. 预后　感染性休克的死亡率与病人基础情况、感染病原体、初始抗生素使用及并发症发展有关。如病人原存在致命性基础病（如急性白血病）时预后很差，即使尽最大努力，死亡率仍高达50%。病原体影响病人死亡率，凝固酶阴性金黄色葡萄球菌（MRSAcoN）的全身性感染的死亡率达15%，革兰阴性菌全身性感染的死亡率达30%。初始针对病原体使用有效的抗生素可提高存活率，不适当使用抗生素使死亡率增加1倍。

第五节　过敏性休克

一、概述

过敏性休克是由于已致敏的机体对抗原物质（如某些药物、异种蛋白等）发生的强烈全身性变态反应综合征，抗体与抗原结合使机体释放一些生物活性物质如组胺、缓激肽、5-羟色胺和血小板激活因子等，导致全身毛细血管扩张和通透性增加，心排血量急剧减少，血压下降达休克水平；此外，还可发生荨麻疹、喉头水肿、支气管痉挛和呼吸窘迫。

二、诊断

（一）病史

1. 有用药或毒虫叮咬等致敏原接触史　在典型的过敏性休克中，病人或旁观者可提供接触可能的变应原后很快出现皮肤和其他临床表现的病史。然而，这一病史常缺如。一方面可能由于病人未能回忆变应原接触史，另一方面可能是变应原接触史的重要性没有为病人和医师所重视。例如，当询问用药情况时，病人可能不提及非处方药。另外，临床医师可能忽略了过敏反应虽然通常迅速发作，但症状也可迟至接触后3~4天出现。

2. 发作时情况　多为突发，大多数病人过敏性休克发生于接触（常为注射）抗原5min内，有的几十秒钟内便可发病，一旦起病，病人在极短时间内陷入休克状态。

3. 早期表现　过敏反应几乎总是累及皮肤。超过90%的病人合并荨麻疹、红斑或瘙痒症。病人还可出现眼痒、流泪、头晕、胸闷、气短及腹部不定位的隐痛或绞痛。上呼吸道通常亦受累，表现为鼻塞、打喷嚏或卡他性鼻炎，继之则可出现喉头水肿和支气管水肿的呼吸道症状：呼吸窘迫、发绀等。

4．呼吸困难和循环衰竭 病人可表现为呼吸困难、面色苍白、四肢厥冷、发绀、烦躁不安、脉搏细弱，血压显著下降。心动过速常见，在非常严重的过敏反应中也可以表现为心动过缓。

5．其他表现 病人还可有胃肠道症状如恶心、呕吐、腹泻甚至尿便失禁等和泌尿生殖系症状如子宫收缩、尿急感。胃肠道症状系由胃肠道平滑肌痉挛、肠壁通透性增加及肠壁荨麻疹所致。尿便失禁多与低血压、脑缺氧有关。

焦虑、震颤、寒冷感可能是由于代偿性内源性儿茶酚胺的释放引起。

（二）体征

1．生命体征 严重者有呼吸急促和（或）心动过速和（或）低血压。

2．循环表现 病情严重者可能出现循环系统衰竭，还可因严重低血压或组织缺氧而神志淡漠。临床医生应该注意，即使没有明显的皮肤表现或变应原接触史，休克也可能出现。因此，当病人表现为休克而又无其他明显病因时，应考虑到过敏性休克的可能。

3．血管性水肿 水肿累及皮肤深层和粘膜表面。通常无瘙痒，为非可凹性。最常部位：口唇、口腔、上呼吸道、手掌、脚掌和生殖器。当上呼吸道受累，或由于支气管痉挛、粘膜水肿引起下呼吸道受损时，可出现喘息或喘鸣。

4．皮肤 典型的皮肤病变是荨麻疹，并伴强烈的瘙痒。皮损呈红色，高于皮面，有时中心发白；边界常不规则，大小不一。皮疹可相互融合形成巨型荨麻疹。有时真皮受累，表现为弥漫性红斑和水肿。荨麻疹可出现于皮肤的任何部位。

在皮肤局部过敏反应中，皮疹出现于表皮接触变应原的部位，例如昆虫叮咬处。通常在受累区域出现红斑、水肿和瘙痒。无论局部反应多么严重，都不能预示再次接触致敏原时可能出现过敏性休克。

（三）辅助检查 辅助检查可能在评估反应的严重程度或在诊断不详时用以支持诊断。

1．实验室检查 参见休克总论。

2．影像学检查 过敏性休克的诊断和处理一般不需影像学检查，在诊断不详时用于鉴别诊断。

3．心电图 常规检查心电图。

4．其他检查

（1）过敏试验：严重感染选择抗生素时，如果病人有过敏史，而无其他抗生素选择余地时，使用抗生素前应先做过敏试验。试验前应获得知情同意并备好抢救设施和人员。

静脉内试验的推荐方案：从 0.001mg 所选药物开始，隔 10min 增加剂量（即 0.001mg，0.005mg，0.01mg，0.05mg，0.1mg，0.5mg，1mg，10mg，50mg，100mg，足量），同时观察病人。还有其他方案，最好在病人住院后进行试验。

（2）脱敏方法：青霉素和头孢菌素的脱敏方法已经被证明有效的，但需时间较长（大约 6h），因而限制了在急诊室的应用。经典的脱敏方法包括给予起始剂量为 0.1mg 所选抗生素，每隔 15min 剂量加倍，同时观察病人的反应，直至给予足量。脱敏方法不能防止非 IgE 介导的过敏反应，这种反应可能很严重甚至危及生命（如 Stevens－Johnson 综合征）。

（四）诊断和鉴别诊断 过敏性休克的诊断不依赖于实验室检查和特殊检查，根据过敏原接触史、病人特征性临床表现即可诊断。如病人在作过敏试验、应用药物或动物血清时突然出现前述症状，应考虑到过敏性休克的发生。

但要注意排除：迷走神经血管性晕厥（多于注射后即刻发生，俗称“晕针”）；低血糖性晕厥、虚脱（多为体弱多病的女性，受外界刺激时突然晕倒、冷汗、面色苍白、四肢发凉等）及用药过量（如静脉给钾过量，导致高钾血症，心脏收缩无力而致休克）等临床情况。

（五）过敏原分析 常见引起过敏性休克的抗原包括：

1. 医源性

（1）药物：目前已经证实的可致过敏性休克的药物有青霉素类（包括口服制剂）、链霉素、庆大霉素、普鲁卡因、细胞色素C、右旋糖酐、右旋糖酐铁、706代血浆、肌肉松弛剂等。也有报道阿司匹林、氯霉素、四环素、万古霉素、两性霉素B、多粘菌素等也可致过敏性休克。

由于青霉素和头孢菌素具强免疫原性，并被广泛使用，因此它们是过敏性休克中最常见的致敏药物。由于分子结构和免疫特征上的相似，它们之间存在交叉反应。最近的报道认为交叉反应的实际发生率较低，约为1%，且反应多较轻微。青霉素和头孢菌素过敏的病史常常不可靠，不能预示将来一定会出现过敏性反应。据报道，有青霉素过敏史的病人，85%在后来的接触中没有发生过敏反应。当病史不明确时，可以在获得病人家属同意后，在严密观察下给药。

阿司匹林和其他非甾体类抗炎药也常引起过敏反应和过敏性休克。支气管痉挛常见于存在反应性气道疾病和鼻息肉的病人。各种非甾体类抗炎药间可能出现交叉反应。

（2）酶类：链激酶、门冬酰胺酶、木瓜蛋白酶、糜蛋白酶、胰蛋白酶等。

（3）激素：促皮质激素、琥珀酸氢化可的松、雌激素、胰岛素和合成黄体激素等。

（4）输血或异种蛋白接触：异种蛋白有异体血清、抗蛇毒血清、抗淋巴细胞球蛋白、第Ⅷ因子、单克隆抗体、人血清白蛋白及各种疫苗、破伤风类毒素、破伤风抗毒素等均可通过抗原抗体反应而导致过敏性休克。在血管外科常见有鱼精蛋白致过敏性休克。

（5）造影剂：凡含碘的造影剂均可引起过敏性休克。接受高渗静脉造影剂病人过敏反应的发生率为1%~3%，使用低分子量造影剂可使发生率降至0.5%左右。当使用这些药剂时，事先应获得病人的知情同意，并准备治疗过敏反应必需的人员、药物和设备。造影剂引起的反应常较轻微（最常见为荨麻疹），死亡病例报道极少（发生致命性反应的危险性估计为0.9/10万）。

目前尚无粘膜（胃肠道或泌尿生殖道）接触放射造影剂引起过敏性休克的报道。因此，以前的过敏反应史不是经胃肠道或泌尿生殖道使用这些造影剂禁忌证。

2. 生活接触

（1）食物：食物过敏较常见。症状通常轻微，局限于胃肠道，但也可出现过敏性休克。致命的可能性很小。常见致敏食物包括坚果类和豆荚科植物（特别是花生）、巧克力、海产品（如贝类、虾类）、牛奶、蛋清等，某些菌类如蘑菇、花粉也可致敏，但致过敏性休克少见。一般认为，食物过敏与肠壁对异种蛋白的通透性有关。

（2）昆虫蛰咬与毒蛇咬伤：虫类有黄蜂、蜜蜂，毒蛇有眼镜蛇等。膜翅目昆虫叮咬是过敏反应和过敏性休克的常见原因。应提醒有膜翅目昆虫叮咬而出现过敏性休克或全身性荨麻疹史者，应尽可能避免再次接触。如很可能再次接触的话，应转诊给过敏症专科医师进行脱敏。另外，应准备应急用肾上腺素注射剂和口服抗组胺药。

（3）其他生活接触：动物皮屑、天然橡胶接触可致过敏性休克，少见原因还有女方对男方精液过敏等。在医疗环境中手套和其他乳胶制品使用广泛，乳胶过敏的问题得到越来越多的认识。多数反应涉及皮肤和粘膜。有Foley导尿管引起过敏反应的报道。

（六）发病机制 机体第一次接触抗原后产生了IgE抗体，抗体残基结合于肥大细胞和嗜碱细胞，机体再次接触抗原时，抗原抗体结合并激活受体，释放介质，包括组胺、白三烯、类胰蛋白酶和前列腺素等，引起各种临床表现。影响过敏反应严重程度的因素包括宿主的敏感性，接触抗原的剂量、途径和速度。肠道外接触所致的过敏反应更加迅速和严重。

还有一部分发病机制不明的休克，如运动性休克，有时病人在进食芹菜等食物后再进行长时间而且高强度的运动之后可诱发休克。最近发现一些妇女的运动性休克出现于月经期，经黄体酮类激素治疗或作卵巢切除术后，效果满意，提示此病可能与性激素作用有关。冷性荨麻疹病人当全身暴露在寒冷环境中时，可致血压下降进入休克，可能由于冷性球蛋白引起肥大细胞介质释放。

三、处理

（一）院前处理　过敏性休克病人院前标准处理方案：给氧、心脏监护和建立静脉通路。特异治疗取决于病人的状态和过敏反应的严重程度。

由于有继发于水肿或支气管痉挛而发生气道损害的可能性，应立即评估气道开放情况。如果通气不足系喉或口咽水肿所致，难以进行积极的开放气道的有创的方法，这时可推迟气管插管的尝试，而用无创通气以等待药物发挥作用可能更合适。在极端危急的情形下，环甲膜穿刺或许可挽救生命。吸入β受体兴奋剂可对抗支气管痉挛，喘息的病人应予使用。

静脉通道的内径应尽可能大，以满足可以向静脉内输入大量液体的需要。输液时选择等渗晶体溶液（生理盐水或林格液）较好。如有低血压或心动过速，输液量儿童为20ml/kg，成人为1L。进一步的补液治疗将取决于病人的反应。对严重低血压病人可能需要较大的补液量。

药物治疗首选肾上腺素。有过敏性休克全身症状的大多数病人均应给予肾上腺素。若只有轻微的皮肤反应时，给予抗组胺药就足够了，那样可以避免肾上腺素可能出现的副反应。使用β受体阻断剂的病人可能对肾上腺素无反应，在这种情况下，胰高血糖素可能有用。抗组胺药（H_1受体拮抗剂），如苯海拉明很重要，所有过敏性休克或全身性荨麻疹的病人都应给予。

糖皮质激素用于过敏性休克主要是降低迟发相或双相反应的发生率和严重性。然而，出现严重过敏反应时在院外使用不合适，它们不影响疾病的急性过程，因此其优先性比肾上腺素和抗组胺药低。

（二）急诊室处理

1．一般处理　急诊室治疗从标准的监护和治疗开始，包括吸氧、心脏监护和建立大内径的静脉通道输入等渗晶体液。进一步的治疗决定于反应的严重程度和受累的器官系统。

病人出现系统性反应，特别是低血压、气道水肿和呼吸困难，立即应用肾上腺素，用法参考“药物参考用法”部分。

立即停用或清除引起过敏反应的物质，如过敏性休克发生与药物注射之中或皮肤试验引起者，应立即中止注射，并可在药物注射部位之近心端扎止血带，视病情需要每15～20min放松止血带一次防止组织缺血性坏死。系青霉素过敏所致者，可在原注射青霉素的部位肌注80万单位青霉素酶。

2．开放气道　病人立即取平卧位，松解领裤等扣带，对有全身性症状或体征的病人应立即估计气道开放情况。如果需要插管，由于上呼吸道或面部水肿可能难于进行，而肾上腺素可能迅速逆转气道损害，可适当推迟气管插管用无创通气方法作为过渡。当必须开放气道而经口气管插管操作失败时，可用手术方法畅通气道，如环甲膜穿刺。

3．解痉平喘　喘息或喘鸣表明有支气管痉挛或粘膜水肿的可能。这时用肾上腺素和吸入β受体兴奋剂治疗有效。由于糖皮质激素在反应性气道疾病中的作用，推荐用于治疗难治性支气管痉挛。然而，同治疗哮喘一样，它起效的时间常需几小时。也有用氨茶碱治疗过敏性休克中的支气管痉挛的建议，可能比糖皮质激素起效快。

4．抗休克治疗　过敏性休克中的低血压常是血管扩张和毛细血管液体渗漏所致。对此肾上腺素是主要的治疗药物。H_1受体阻断剂抗组胺药也可能有逆转低血压的作用。难治性低血压首先应使用大量的晶体液治疗，并反复用肾上腺素或持续输注肾上腺素。如仍不奏效，可以试用其他有α肾上腺素能活性的缩血管物质，例如去甲肾上腺素或多巴胺。

一般认为过敏性休克中释放的介质没有直接的心肌毒性；然而由于低血压和组织缺氧，有心脏病的病人可能出现缺血性心肌功能障碍。对严重的过敏性休克，肾上腺素仍是必须的，但应注意其有加重缺血的可能。如果有肺充血或心脏缺血的证据，输入液体时应更小心。

使用β受体阻断剂的病人可能对肾上腺素有拮抗作用。此时肾上腺素需要用量比通常的剂量大，使用胰高血糖素也可能有效，因为它通过一种不依赖于β受体的机制提高细胞内环磷酸腺苷（cAMP）水平。

5. 治疗其他不适 过敏性休克的皮肤反应虽然使人感到不适，但不会威胁生命。使用肾上腺素和抗组胺药后，它们常常迅速消退。一些作者认为糖皮质激素有助于防止症状（皮肤和全身症状，常于治疗成功后 6～8h 出现）的复发。

H_1 抗组胺药和肾上腺素对治疗过敏性休克中的胃肠道症状有效。

6. 会诊 过敏性休克通常急诊室治疗即可。难治性病例可请过敏症专科医师、心脏病专家、肺病专家和其他专家进行会诊。打算进行抗生素脱敏时，应请过敏症专科医师会诊。

对使用造影剂有较高危险性的病人进行造影剂检查时，应向放射学家咨询预处理方案和造影剂的选择。当过敏性休克或全身性荨麻疹发作病人离院时，应通知他们社区医师，并建议病人至过敏症专科进行进一步治疗，行皮试或脱敏治疗。

7. 药物参考用法 治疗急性过敏反应的主要药物是肾上腺素和 H_1 抗组胺药。这些药物效果明确，不应延迟或为了其他治疗而推延它们的使用。吸入型 β 受体兴奋剂没有肾上腺素的一些副反应，也可用于支气管痉挛。糖皮质激素的主要作用是防止双相（延迟）反应，但起效慢，所以不作为第一线治疗用药。胰高血糖素对治疗正在应用 β 受体阻断剂，而纠正心血管反应疗效差的病人有效。

（1）药物种类：肠道外肾上腺素制剂——扭转过敏性休克在心血管、皮肤、胃肠道和肺的表现。

药物名称	**肾上腺素（epinephrine）——肾上腺素是严重过敏反应中出现休克、血管性水肿、气道阻塞、支气管痉挛和荨麻疹时选择使用的药物。除了处于极端危险状态的病人可静脉给药，它一般肌内注射或皮下给药。2005 年心肺复苏指南推荐肌内注射作为其标准使用。其他可供选择的方法是舌下给药或经气管给药。难治性休克可持续输注肾上腺素**
成人剂量	SQ：0.3～0.5ml 1∶1000，q15min im：0.3～0.5ml（0.3～0.5mg），1∶1000，如临床症状无改善每 15～20min 重复 iv：1.0ml（0.1mg），1∶10，000（稀释于 10ml 生理盐水），缓慢 iv（5min），必要时重复 SL：0.3～0.5 ml 1∶1000，q15～20min ETT：1.0ml 1∶1000 入 10ml NS iv 泵入：0.1～1.0μg/(kg·min)
儿童剂量	SQ：0.01ml/kg 1∶1000，q15min iv：0.01ml/kg 1∶10，000，prn SL：0.01ml/kg 1∶1000，q15min ETT：0.01ml/kg 1∶1000，1～3ml 生理盐水 iv 输注：0.1～1.0μg/(kg·min)
禁忌证	在一威胁生命的过敏反应中，即使存在下述相对禁忌证仍可给予肾上腺素：冠状动脉疾病；难控制的高血压；严重的室性心律失常；分娩第二产程
孕妇	通常是安全，益处超过危险性
相互作用	拟交感神经药：协同效应；β 受体阻断剂：拮抗治疗效果；洋地黄：增加致心律失常危险；三环类抗抑郁药、单胺氧化酶抑制剂：增强心血管效应；吩噻嗪类：血压反常下降
注意事项	心脏缺血或心律失常、焦虑、震颤、高血压伴蛛网膜下腔出血病人慎用

（2）药物种类：吸入型 β 受体兴奋剂——吸入型 β 受体兴奋剂用于治疗支气管痉挛。剂量与治疗哮喘时一致。

药物名称	舒喘宁——这是治疗支气管痉挛时广泛使用的吸入型β受体兴奋剂
成人剂量	0.5% 0.5ml 入2.5ml生理盐水 雾化吸入 q15min
儿童剂量	0.5% 0.03~0.05ml/kg 入2.5ml生理盐水经喷雾器吸入 q15min
禁忌证	在一威胁生命的过敏反应中，即使存在下述相对禁忌证仍可给予舒喘宁：严重的冠状动脉供血不足；难控制的高血压
孕妇	通常是安全的，益处超过危险性
相互作用	拟交感神经药：协同效应；三环类抗抑郁药、单胺氧化酶抑制剂：增强心血管效应；β受体阻断剂：拮抗治疗效果

（3）药物种类：H_1 受体阻断剂（抗组胺药）——H_1 阻断剂抗组胺药在治疗过敏性休克的皮肤表现时起主要作用。它们也有助于治疗心脏和呼吸道方面的表现。在过敏性休克的大多数病例中应常规使用。当需要迅速起效时，静脉内使用更好。肌注同样有效，但比静脉内使用起效慢，且可能刺激局部组织。由于在肝脏的首过效应中降解50%，口服剂量应比肠道外使用的剂量大。多数抗组胺药使用建议：治疗急性过敏反应后应持续使用2~3天。

药物名称	苯海拉明——有效的 H_1 阻断剂有许多，苯海拉明是有效的且得到广泛使用的 H_1 阻断剂
成人剂量	iv：25~50mg q4~6h im：25~50mg q4~6h po：50mg q4~6h
儿童剂量	iv：1~2mg/kg q4~6h im：1~2mg/kg q4~6h po：2mg/kg q4~6h
禁忌证	抗组胺药有多种副反应；然而，除非已知对所选用药物严重过敏，否则在严重过敏反应中没有使用它们的绝对禁忌证
孕妇	在妊娠期使用的安全性尚未确定
注意事项	抗胆碱能效应包括口干，尿潴留和视力障碍；中枢神经系统抑制

（4）药物种类：H_2 受体阻断剂（抗组胺药）——临床医生在治疗过敏反应和荨麻疹时常常使用 H_2 阻断剂。在过敏性休克治疗中有效的证据有限，应作为第二线治疗药物。

药物名称	西米替丁（cimetidine）
成人剂量	iv：300mg q6h im：300mg q6h po：300mg q6h
儿童剂量	iv：5~10mg/kg q6h im：5~10mg/kg q6h po：5~10mg/kg q6h
禁忌证	除非已知对所选用药物严重过敏，否则不存在绝对禁忌证
孕妇	在妊娠期使用的安全性尚未确定
相互作用	有多种与抑制肝微粒体酶有关的药物相互作用。西米替丁已知可增加下述药物的血浓度：苄丙酮香豆素钠、苯二氮䓬类、利多卡因、三环类抗抑郁药、特非那丁、苯妥英钠、茶碱
注意事项	西米替丁只有相对很少的严重副反应，特别是仅短期急性使用时。下面是急诊医生要考虑的最重要的副反应：头痛和意识模糊；快速静脉内使用引起的心律失常和低血压

（5）药物种类：糖皮质激素——糖皮质激素对治疗过敏性休克的皮肤表现和支气管痉挛有效。它们起效较慢，不能治疗过敏性休克的心血管表现。严重过敏反应时应使用糖皮质激素，但肾上腺素和 H_1 抗组胺药的使用应优先。一些作者声称糖皮质激素有助于防止或改善复发性过敏反应，但其真正效果尚未确定，且复发通常不如首次发作严重。过敏性休克时，通常静脉给予糖皮质激素，因为这样起效相对较快。对能耐受口服给药的病人，在哮喘治疗时口服糖皮质激素同样有效。当紧急给予糖皮质激素时，一般惯例是连续使用2～3天。在哮喘治疗时，惯例是紧急肠道外给予大剂量糖皮质激素，在随后一段不定期的时间内口服较小剂量。这些都已证明对治疗哮喘有效。糖皮质激素的最佳剂量范围尚未确定。

药物名称	甲基强的松龙（methylprednisolone）——有大量的糖皮质激素制剂可供使用。由于其具有另外的用途（即哮喘急性发作，脊髓损伤），甲基强的松龙在急诊室得到广泛使用
成人剂量	iv：40～250mg q6h im：40～250mg q6h po：2～60mg qd
儿童剂量	iv：1～2mg/kg q6h im：1～2mg/kg q6h po：1mg/kg qd
禁忌证	除非已知对所选用药物严重过敏，否则治疗严重过敏性休克时没有使用糖皮质激素的绝对禁忌证。接受糖皮质激素治疗并同时使用免疫抑制的病人要冒一定的感染播散或激活的危险，给这些病人用药时应考虑这一点
孕妇	在妊娠期使用的安全性尚未确定。有一些证据表明使用糖皮质激素对胎儿有伤害，故对怀孕妇女应考虑其利益和风险之比
相互作用	在过敏性休克的紧急情况下，只有有限几种与糖皮质激素的药物相互作用可能是重要的。其中最重要的是：①与非甾体类抗炎药：形成溃疡；②抗胆碱酯酶药（在重症肌无力的病人）：增加无力；③病毒活疫苗：可能的病毒播散
注意事项	短期使用糖皮质激素，即使剂量较大，也只有极小的有害作用

（6）药物种类：胰高血糖素——胰高血糖素有不依赖 β 受体的变力性、变时性和血管效应。胰高血糖素也可引起内源性儿茶酚胺的释放。用 β 受体阻断剂的病人在治疗过敏性休克心血管效应时肾上腺素和其他肾上腺素能药物的效果可能较差，这些病人胰高血糖素可能有效。除肾上腺素以外还应使用胰高血糖素，而不是作为替代品。病人过量使用 β 受体阻断剂时建议使用较大剂量。

药物名称	胰高血糖素——胰高血糖素肠道外给予；当有静脉通道时，该路径更可取。
成人剂量	iv，SC 或 im：1～10mg（代表性用法是 1～2mg q5min）
儿童剂量	剂量尚未确定。成人剂量大约相当于 0.02mg/kg
禁忌证	除了对该药过敏外，无已知禁忌证
孕妇	在妊娠期使用的安全性尚未确定
注意事项	胰高血糖素可能引起恶心和呕吐

（三）后期处理

1. 住院治疗　大多数过敏性休克的病人可能在急诊室即治愈而出院。未能完全恢复的病人或有复发反应的病人遭受继发的并发症，例如心肌缺血或经历了昏厥所致的严重伤害或需要插管，则他们需入院治疗；对年龄很大的病人应降低入院标准。入院后的治疗取决于过敏性休克的表现。实质上，它包括急诊室开始的治疗的继续。

持续低血压的病人应考虑入 ICU 治疗。首要的支持方法是肾上腺素能药物（肾上腺素或多巴胺）和补液。使用升压药和输液后仍持续低血压者为使用介入性血液动力学监护的指征，以评估心脏功能和外周循环阻力。

气道痉挛和水肿病人的院内处理包括从急诊室开始的肠道外和吸入型肾上腺素能药物和糖皮质激素的继续使用。过敏性休克的皮肤表现可多次应用抗组胺药治疗。

2. 院外治疗　过敏性休克治愈后出院的病人通常继续用抗组胺药 2 ~ 5d，以防复发，但这种做法的效果不确定。同样，糖皮质激素常在出院后进行一段短期治疗，但很少有客观证据支持这一做法。

出院病人用药：主要包括急诊室治疗用的口服药物。曾对叮咬、刺螫、食物或其他不可避免的因素产生过严重过敏反应的病人有使用肾上腺素自动注射器的指征。它可以做成包括口服抗组胺药的急救盒。

急救盒；包括含 0. 3ml　1/1000 肾上腺素的注射器和 4 片 2mg 扑尔敏口服药片。注射器有 0. 1ml 的刻度，可用于儿科病人小剂量注射。

（四）预防　过敏性休克的预防性治疗有待于刺激物的确定。当诱因确定以后，预防的关键是避免接触，当再次接触不可避免时可采用某种保护性或预防性治疗。

（五）病人出急诊室教育　如上所述，应警告刚发作过过敏性休克的病人避免再次接触变应原。当未确定变应原时，应考虑转诊给过敏症专科医师确定过敏性休克的原因。应告知对膜翅目昆虫过敏的病人采用脱敏疗法，并考虑给予病人自己随身携带肾上腺素。

应警告出院病人症状有复发的可能，并指导其万一发生反应以后如何寻求进一步治疗。

第六节　失血性休克

一、概述

休克是一种组织灌流低于生理需求的状态。休克及休克类似状态可由于多种原因造成：包括全身性感染、失血、大量体液（非体液）丧失（如严重腹泻、大面积烧伤）。如机体失血量过大超过机体代偿功能，不能提供足够的组织灌流及氧供，即发生失血性休克，包括创伤因素（外伤后肝脾破裂）、血管因素（如腹主动脉瘤破裂）、胃肠道因素（如上消化道大出血）和妊娠相关性因素（如异位妊娠、产后大出血）。临床上最常见的是急性发作的失血性休克。

二、诊断

（一）病史　对于创伤病人，医师应明确其受伤机制，注意某些受伤机制的重要线索（如车轮轧伤痕迹）。如病人意识清晰，可让其明确指出疼痛位置。应询问病人是否有外伤史、中毒史、出血性疾病史，及既往外科病史。

如考虑妇科疾病，应注意如下信息：末次月经时间、异位妊娠的危险因素、阴道出血（包括出血量、出血时间的询问）、阴道分泌物的排泄、疼痛等。注意对于育龄妇女，不论其是否认为自己可能怀孕，均应行 HCG 试验除外妊娠。

应注意识别病人虚弱感、头重脚轻感、意识模糊等休克早期的症状。

（二）查体

1. 生命体征　注意病人院前和至急诊室时的生命体征，必要时记录生命体征的体位性变化。但要注意不应将收缩压作为判断休克的主要指标，这样可导致延误诊断时机。

2. 头颈部　出血部位一般都很明显。头皮血供很丰富，外伤即刻就可造成很严重的出血。颅内出血一般不造成休克，但婴儿可能出现这种情况。

3. 胸腔　血胸时患侧呼吸音减弱或消失，叩诊呈浊音。心包压塞典型三联征包括：心音减弱、颈静脉搏动及低血压，但在急性复苏时往往很难得到准确评价。张力性气胸时心脏及对侧肺压迫导致颈静脉搏动，患侧叩诊呈鼓音。一般可用物理检查初步诊断，但有时也需要辅助检查予以确认。

4. 腹部　肝脾外伤是失血性休克的常见病因。腹腔积血可出现弥散性腹痛、腹膜炎。但昏迷或多发复合伤病人可无典型表现。进行性腹胀应高度怀疑腹腔内出血，可行诊断性腹腔穿刺。

5. 盆腔　骨盆骨折可致大量失血，尤其应注意腹膜外出血。

6. 四肢　四肢出血部位常较显著，但某些部位的出血如也可能较隐蔽。股骨骨折可导致大量出血。

7. 神经系统　由于脑缺血缺氧，可逐渐出现意识障碍。

（三）辅助检查

1. 实验室检查

（1）全血细胞分类计数：红细胞计数、血小板，有时需要动态观察。足够的血红蛋白对休克时维持氧输送很重要。血小板在应激初始阶段上升，在弥散性血管内凝血时下降。

（2）凝血机制：PT、APTT 分析病人是否存在凝血机制紊乱，如存在可输新鲜冷冻血浆及血小板予以纠正。

（3）血型交叉配血。

（4）血清学指标：血清电解质、肝肾功能、血气分析、血清乳酸水平。

（5）尿 HCG 检查：育龄期妇女不明原因休克应考虑查尿 HCG。

2. 影像学检查　血气胸、主动脉夹层及胃穿孔时 X 线胸片可有相关征象。床旁超声对迅速判断游离胸腹腔积液，诊断某些特殊的实质器官损伤有较大价值。心脏超声可明确心包压塞。腹部 CT 常用于评价腹腔内或腹膜后损伤导致的出血。脑外伤病人应行头颅 CT。血管造影和介入放射学对脏器出血的诊断和治疗也有一定的价值。但需注意的是，不要为检查而耽误治疗。

3. 心电图　常规应行心电图检查。

4. 诊断性腹腔灌洗和后穹隆穿刺　可检测腹腔中的血液及肠穿孔破裂到腹腔的内容物。但不能明确出血和损伤的部位。

（四）诊断和鉴别诊断　根据病史（如内脏破裂出血史）和休克表现，即可诊断失血性休克。须与下列疾病相鉴别：其他类型休克、急慢性贫血、主动脉夹层、弥散性血管内凝血、急腹症、流产并发症、虚脱等。

（五）休克分级

第Ⅰ级　失血量相当于0%～15%血容量，不出现并发症，仅表现为轻度心动过速，血压、脉压及呼吸常无改变，毛细血管充盈时间长于 3s 提示出血量大于 10% 血容量。

第Ⅱ级　失血量相当于 15%～30% 血容量，可出现如下临床表现：心动过速 >100 次/分、呼吸频速、脉压下降、皮肤湿冷、毛细血管充盈时间延长及轻度焦虑。

第Ⅲ级　失血量相当于 30%～40% 血容量，在此阶段病人将出现显著的呼吸心动过速、收缩压下降、少尿及显著的神志障碍如精神错乱。大多数病人需要输血治疗，但是否采取这一治疗应取决于病人对液体治疗的反应。

第Ⅳ级　失血量 >40% 血容量，症状包括：显著的心动过速、收缩压下降、脉压变窄（或测不到舒张压）、尿量显著减少（或无尿）、显著的神志改变（或失去意识）、皮肤苍白冰冷。这样大的出血量可危及病人生命。

三、处理

（一）院前处理　包括：评价病人的生命体征，迅速将病人转运到适当的医疗中心进行确切的治疗。建立静脉通路进行液体复苏。然而关于这一问题目前存在争论，多年来，人们一直提倡用积极的输液治疗“纠正”出血性休克病人的低血压。近年来有研究发现，城市中穿透性创伤病人进行这一干预时，死亡率增加，从而为这一疗法提出了质疑。

在止血前纠正低血压被认为可能加重出血，移动已部分形成的血栓，并可稀释凝血因子。动物试验证实了这一理论。依据这一理论，中等程度低血压可能对病人有生理性保护作用，当存在这种情况时，应允许其存在，直至出血得到控制。这一理论不应推广到其他类型出血和休克，且这一允许低血压存在的理论分歧目前仍只是一种推测，病人能耐受什么程度的低血压尚未确定。

（二）急诊室处理　急诊科处理失血性休克的三大目的是：①最大限度地增加携氧能力——保障足够的通气量，增加血氧饱和度，恢复血流量；②控制进一步出血；③迅速而恰当地处理病人。急诊出血性休克病人处理流程（图 16－6）。

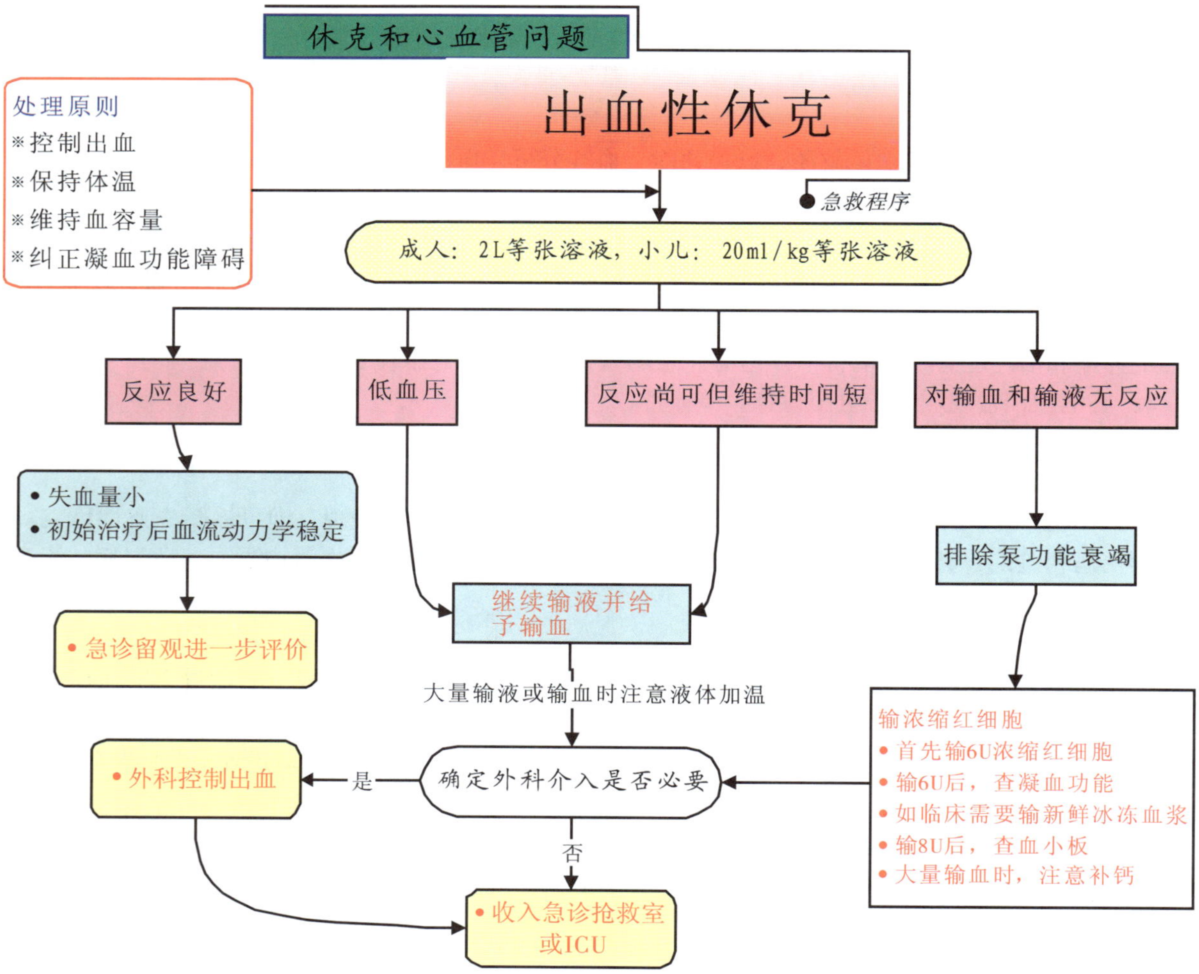

图 16－6　出血性休克处理流程

1．急诊科初始治疗　包括保障组织器官的灌流及氧供。保持有效血容量及携氧能力均应予以考虑。在迅速诊断和治疗潜在的出血的同时应纠正休克。

2. 支持治疗 血氧血压心电监测，应建立两个以上大口径静脉通道。关于液体复苏的争论详见院前治疗部分。除给病人输晶体液外，还可考虑输胶体液，携氧液体及血液制品。

静脉通道建立后，应开始进行初步的液体复苏，通常使用的是等张液如乳酸林格液或生理盐水。成人病人经 1 ~ 2L 或 20ml/kg 补液后，可评价其对输液治疗的反应。如果病人的生命体征恢复正常，应继续监护病人，以确保其病情稳定，同时进行血型测定并交叉配血。如果病人的生命体征仅得到暂时的改善，应继续输注晶体液，并输同型血液。如果病人情况无明显改善，应继续输晶体液，紧急情况下输 O 型血（对 Rh 阴性的育龄妇女，应输 O 型 Rh 阴性血，以避免将来可能出现的妊娠/分娩并发症）。如果病人有垂死表现或显著血压降低（休克Ⅳ级），应同时输注晶体液及 O 型血。

急诊科医师应根据病人的实际情况选择不同的疗法。病人的体位也有助于改善其循环状态，例如头低足高位有助于增加脑部供血；受伤的孕妇出现低血容量时，使病人保持左侧卧位，防止和减轻妊娠的子宫对下腔静脉造成压迫，可改善病人循环。

某些创伤病人可应用自体输血。用一定设备进行血液的无菌性收集，经抗凝、过滤后进行回输，最常使用这种疗法的创伤类型为血胸，收集的血液通过由胸廓造口术插入的管道回输至循环系统。

3. 高张盐液 多数创伤病人死于到达医院以前或到达后数小时之内，其主要原因失血性休克。如前所述，院前晶体液容量复苏治疗失血性休克价值有限甚至有害，因此，在彻底止血和手术前，临床上需要一种更为有效的复苏液体。

近年大家对静脉注射高张盐液用于容量复苏产生浓厚的兴趣，它在动物实验研究和临床应用中均显示良好的复苏效果。临床上一般选用 7.5% 高盐液，休克治疗初期给予 3 ~ 4ml/kg（即为小容量复苏），液体量最多不宜超过 400ml。高张盐液复苏主要作用为病人争取到 2 ~ 3h 病情相对稳定期，为进一步治疗（如手术治疗）创造条件。

4. 病因治疗（控制出血） 确定出血的部位及原因对于指导下一步干预和确切治疗至关重要的。早期外科干预是抢救失血性休克最重要的手段。

出血的控制取决于出血的部位，通常需要手术干预。对创伤病人而言，外出血的控制应进行直接压迫止血，内出血则需要手术干预。长骨骨折病人应进行牵引以减少失血。对于刚入急诊室或进入急诊室前不久即触不到脉搏的病人而言，应进行紧急开胸手术，主动脉进行交叉钳夹，以保障脑部足够的血供。由于这种手术仅仅是姑息性的，病人必须立即转入手术室进行进一步的手术。

对于消化道出血病人，以往使用血管加压素及 H_2 受体拮抗剂。血管加压素可导致一些副作用，例如高血压、心动过速、坏疽、心肌梗死及内脏缺血，故应将其归于二线用药。H_2 受体拮抗剂相对较安全，但没有证据证明其对病人有益。食管静脉曲张破裂出血病人可考虑使用三腔二囊管，这种管有两个气囊，一个置于胃中，另一个置于食管中，先将胃中的气囊充气，如仍有活动性出血可将食管中的气囊充气，这种疗法也有副作用，例如食管破裂、窒息、粘膜溃疡。因此这种方法仅可作为极端情况下的临时措施。

导致失血性休克的妇产科急诊，例如异位妊娠、前置胎盘、胎盘早剥、卵巢破裂及流产等，一般均需要手术治疗。

5. 会诊 根据需要请基本外科、心胸外科、脑外科、骨科、消化内科、妇产科、放射科及其他科室医师会诊。

6. 药物参考用法

（1）药物类型：等张晶体液——用于容量复苏，一般约 30% 的等张晶体液留在血管内，因此，要维持充足的循环容量需大量补液。

药物名称	生理盐水和林格液——两者恢复容量能力相当，在血流动力学、死亡率上无显著差异
成人剂量	开始予1～2L，同时反复评价血流动力学反应，最初几小时一般需补4～5L
儿童剂量	开始为20ml/kg，快速输入，20～30min后，40ml/kg输入几个小时
禁忌证	等张液复苏主要并发症为间质水肿，脑水肿和肺水肿是致命的，等张液复苏的主要禁忌证即肺水肿
妊娠	安全
注意事项	输液期间密切监测心血管和肺功能

（2）药物类型：血管活性药物之升压药物。

药物名称	成人剂量	儿童剂量	妊娠期剂量	注意事项
多巴胺	静脉点滴起始剂量3～10μg/(kg·min)最大剂量20μg/(kg·min)	同成人剂量	安全度C级，无妊娠期使用经验	应注意避免注射局部的药物渗漏（因可能导致局部组织坏死）
去甲肾上腺素	静脉点滴起始剂量3～10μg/(kg·min)	静脉点滴起始剂量0.1μg/(kg·min)	同上	同上

（三）后期处理

1．进一步住院治疗　在急诊室完成最初的补液、术前准备等基本处理后，失血性休克病人应转入手术室或ICU，严密监测，精心治疗。如无合适的ICU床和外科医师应在密切监测下转运至有条件的医院。

2．并发症　严重失血性休克病人可发生凝血功能障碍、MOF等并发症。

（四）特殊情况下的失血性休克　对发生出血性休克的孕妇而言，保证母亲的组织灌注是保证胎儿供血的关键。儿童出血性休克，代偿机制有极其重要的作用，低血压可能发生于疾病的晚期，提示存在严重的出血。

（徐腾达）

第十七章　胸痛和急性冠状动脉综合征

第一节　危及生命胸痛处理

一、概述

胸痛是常见急诊症状，约 20 个急诊病人中就有一个因胸痛来诊（Rosen's emergency medicine 5th）。胸痛是指患者胸部（从颌部到上腹部）的一种疼痛或不适感。胸痛原因多种多样，如炎症、心肌缺氧、机械压迫、异物刺激、化学刺激、外伤及肿瘤等，几乎每个人都会在一生中的某个时候出现胸痛症状。

胸痛的病因诊断有赖于病史、疼痛部位、性质、严重程度、持续时间、诱因的询问，在急诊科病因往往难以确定，但急诊科医师应当具备识别危及生命的急性胸痛（急性冠脉综合征、主动脉夹层、肺栓塞、张力性气胸、食管破裂）的特点（表 17－1）。

胸痛病人的准确判断和处理是急诊医生必须要面临的艰巨任务。急性冠状动脉综合征（ACS）是最常见，危险性最大的胸痛病因，ACS 的漏诊和处理失当也是造成医疗事故的最主要原因之一。ACS 包括：①不稳定型心绞痛与非 ST 段抬高心肌梗死（NSTEMI）（75%）；②ST 段抬高心肌梗死（STEMI）（25%）。本章仍按传统分类：不稳定型心绞痛和急性心肌梗死（NSTEMI 和 STEMI）进行探讨。

表 17－1　危及生命胸痛的临床特点

病因	胸痛特点	诱发因素或缓解因素	危险因素	伴随症状
心绞痛	胸骨后压迫感、烧灼样疼痛，向颈、颌、肩、手臂放射，持续 3～15min	运动、寒冷、情绪变化、餐后诱发，休息、使用硝酸甘油缓解	男性 > 35 岁，女性 > 45 岁，绝经后妇女，高胆固醇血症、高血压、糖尿病、吸烟、家族史	焦虑、气短、心动过缓或过速、恶心、呕吐、大汗
心肌梗死	胸骨后压榨样、窒息感，向颈、颌、肩、手臂放射，疼痛时间 > 15min	休息、硝酸甘油不能缓解疼痛	同上	同上
主动脉夹层	突发胸骨后、肩胛间剧烈疼痛，撕裂样，持续性	—	高血压、结缔组织病、妊娠、主动脉缩窄、高龄、瓣膜疾病、家族史	恶心、呼吸困难、大汗、相关神经病学改变
肺栓塞	胸骨下、病变局部胸膜炎性疼痛，持续性	呼吸时加剧	肿瘤、妊娠/产后、创伤、手术后、长期卧床、高龄	焦虑、喘息、气短、咳嗽、咯血、心动过速、晕厥
气胸	患侧胸膜炎性疼痛，向颈、背放射，持续性	呼吸时疼痛	慢性肺病史、吸烟、月经期、既往发作史	气短、唇发绀
食管破裂	胸骨后或上腹部烧灼样痛，向后胸放射，持续性	颈部弯曲时疼痛加剧	剧烈呕吐、食管的机械操作后	恶心、剧烈呕吐、大汗、呼吸和吞咽困难

二、胸痛紧急处理

（一）胸痛患者的初始治疗，胸痛分析处理流程（图 17－1）。

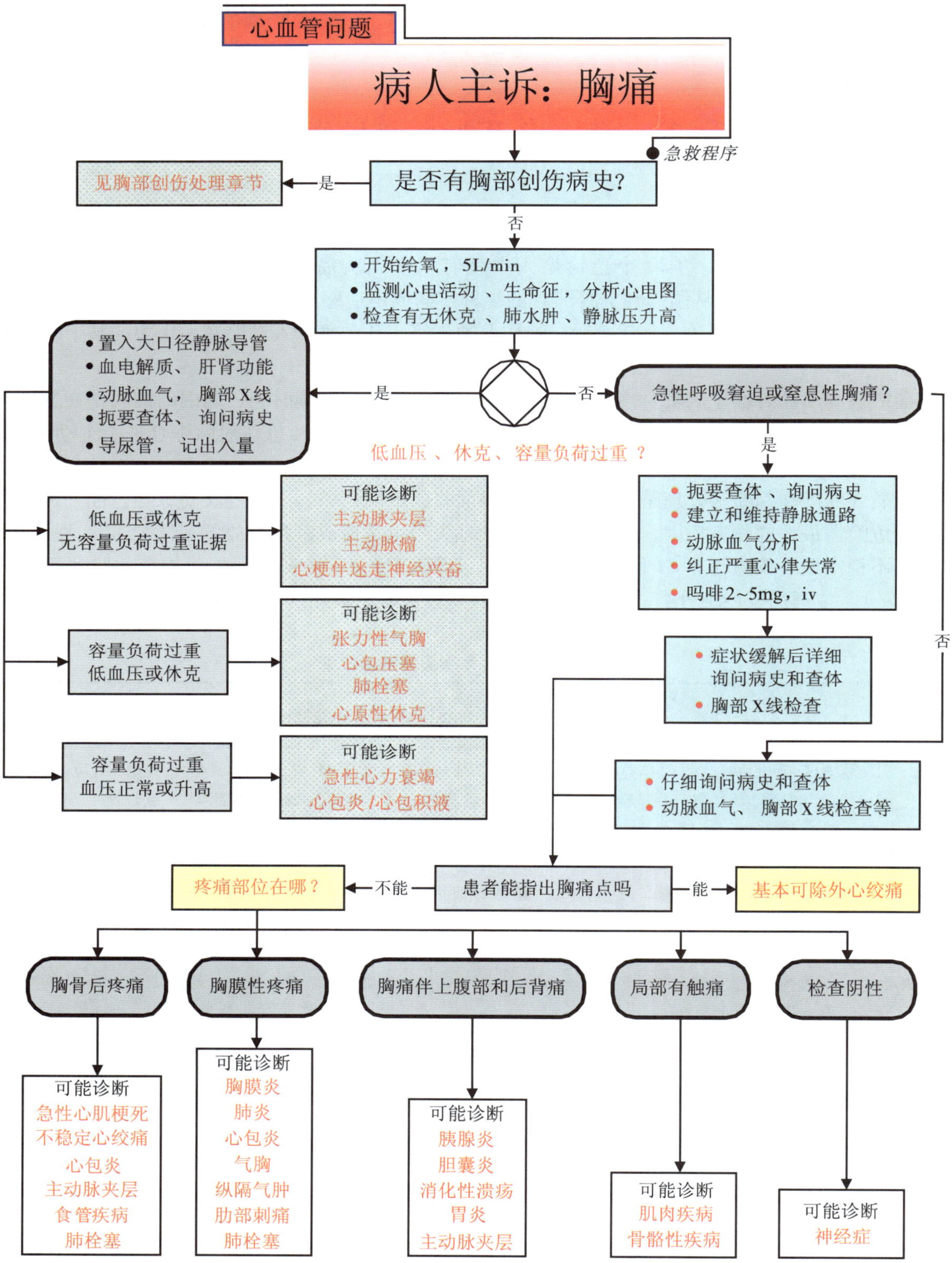

图 17－1　胸痛患者分析处理流程图

1. 吸氧，鼻导管或者面罩，5L/min。

2. 开始心电监护，立即治疗致死性心律失常。作 18 导联心电图。

3. 寻找血流动力学不稳定的证据

（1）休克：低血压和外周灌注差，患者表现为神志改变、苍白、皮肤干燥、少尿和呼吸抑制。

（2）血容量相对过多：表现为颈静脉充盈、肺水肿（呼吸困难、肺部啰音、咳粉红色泡沫痰）和外周水肿。

（3）寻找是否存在低血容量的证据，注意生命体征的体位性改变。

4. 建立静脉通路，同时抽血化验查快速心肌标志物、血电解质、血糖、肾功能、血常规等。

5. 评估血管内容量，开始静脉补液

（1）血容量不足（伴有低血压和休克）立即静脉补充晶体溶液，约 15～25ml/min，监测血压、尿量、神志状况。

（2）血容量相对过多（伴或不伴有休克和低血压）维持静脉通路，补液量不宜过多。

6. 抽血查动脉血气，急性心肌梗死需要溶栓治疗的患者尽量避免动脉穿刺；摄床旁 X 线胸片。

7. 心肺及腹部查体，注意触诊腹部是否有搏动性包块。

8. 危重病患者留置尿管，记 24h 出入量。

（二）血液动力学不稳定胸痛患者的治疗

1. 血容量不足，伴有低血压和休克　查体发现颈静脉塌陷、呼吸音清、无外周水肿表现，胸片示肺野清晰，测量中心静脉压和肺毛细血管楔嵌压偏低。血容量不足、休克、胸痛鉴别诊断（表 17－2）。

表 17－2　血容量不足、休克、胸痛患者的鉴别诊断

诊　断	病　史	查　体	ECG	X 线检查
急性心梗，伴有迷走神经兴奋	压榨样胸痛，恶心、呕吐	心动过缓，低血压，血压尚稳定	急性心梗的表现，心动过缓	无特异性表现
主动脉夹层	撕裂样胸痛，后背痛	心动过速，脉弱，逐渐进展的低血压	无特异性表现	纵隔增宽，胸腔积液，CT 更敏感
腹主动脉瘤	胸痛和上腹痛	心动过速，上腹部搏动性肿块	无特异性表现	腹主动脉瘤，超声检查更敏感

若诊断暂时不能明确，可以先按照主动脉夹层处理。

（1）配血，术前准备。

（2）建立中心静脉通路，输注晶体溶液和血液制品扩容维持血压，对于严重低血压的休克患者，30～60min 内迅速补充 3L 晶体液维持血液动力学稳定，输血维持红细胞比容在 30% 以上。

（3）请血管外科和心脏外科医师会诊。

2. 血容量相对过多，伴有低血压和休克　查体发现颈静脉充盈，可以伴有外周水肿或肺水肿表现。血容量过多、休克、胸痛鉴别诊断（表 17－3）。

（1）张力性气胸：张力性气胸表现为进行性加重的呼吸窘迫，一侧肺呼吸音减低、叩诊鼓音，一经诊断，立即于第二肋间肋骨上缘锁骨中线处置入 18 号针头缓解胸腔内压力，待明确诊断后置入胸腔引流管闭式引流。

（2）心包压塞：出现心音减低、ECG 广泛低电压、脉压明显减低时要考虑心包压塞的可能性，急性心包压塞在胸片上心影可以不增大，心脏彩超可以明确诊断。

1）一经诊断，立即给予扩容治疗：20～30min 内静脉输注晶体液 300～500ml，若扩容有效，则继续补液维持收缩压不低于90mmHg。

2）如患者生命体征尚稳定，可在心脏彩超的引导下行心包置管引流，如果患者扩容无效或者出现进行性血压下降，则立即给予心包穿刺，抽出液体缓解压力。

3）请心外科医生会诊。

表17－3　血容量过多、休克、胸痛患者的鉴别诊断

诊　断	诊断依据
张力性气胸	一侧呼吸音明显减低；胸部X线检查具有诊断意义
心包压塞	心音遥远，ECG示广泛的低电压，肺水肿少见；心脏彩超具有诊断意义
心源性休克（心律失常引起）	ECG示严重缓慢性心律失常（心室率<50次/分，通常<40次/分）或快速心律失常（心室率>160次/分，通常>180次/分），可伴有心肌缺血表现
心源性休克（泵衰竭）	肺水肿表现，ECG通常有心肌梗死表现
大块肺栓塞	查体、ECG、胸片均示右心负荷增加，胸片上可见渗出、浸润影，肺动脉增宽，作V/Q显像、CTPA、肺动脉造影可以确诊

（3）心源性休克（心律失常相关）

1）严重的缓慢性心律失常（心率通常小于40次/分）：①静推阿托品0.5mg，5～10min后可以重复，总量不超过2mg；②在安装起搏器之前，持续静点异丙肾上腺素，2～4μg/min，异丙肾可以引起心律失常、血压下降，需要心电监护和血压监测；③多巴胺可以代替异丙肾上腺素，2～12μg/(kg·min)，不超过20μg/(kg·min)；④血容量不足的心动过缓的患者，可以给予扩容治疗；⑤对上述治疗均无效的患者或伴有左心衰的患者，安装临时起搏器，若客观条件允许，可以安装永久起搏器。

2）严重的快速心律失常（心率通常>180次/分）：对于出现休克的快速心律失常，立即给予电转复，100J同步直流电转复（需请麻醉医生静脉麻醉），无效以100J的幅度递增。

（4）心源性休克（心肌梗死相关，参见“急性心肌梗死”一节）

1）对于无肺水肿表现的患者，静脉补充晶体溶液，30min左右静脉滴入100～300ml，如果血压开始回升，继续静脉补液，速度100～200ml/h。

2）经补液治疗血压无回升或开始出现严重休克的患者，给予多巴胺静脉泵入，5～15μg/(kg·min)，最大剂量不超过20μg/(kg·min)（注意心律失常的发生）。

3）吗啡镇痛，每20～30min静脉注射吗啡2～4mg，直至胸痛、憋气得以控制，应用过程中严密监测患者的呼吸状况。

4）硝酸甘油软膏或贴剂外用，应用于有静脉回流受阻的患者，可以降低前负荷，如果用药后患者症状明显加重，需立即停止。

5）心脏专科医生会诊，是否需要行急诊溶栓或急诊PTCA。

6）尽快联系收入CCU或ICU，留置Swan－Ganz导管和动脉导管监测肺毛细血管楔压和血压。

（5）大面积肺栓塞

1）首先扩容治疗，20～30min内静脉输入300～500ml晶体溶液，如果补液试验可以使血压回升并且不出现心衰，可以重复补液试验。

2）多巴胺升压治疗（具体剂量同前）：对于高度怀疑肺栓塞的患者，立即开始肝素或低分子肝素治疗。

3）进一步评估，考虑是否溶栓治疗；胸外科和血管外科医生会诊，是否开胸取栓。

3．血容量相对过多伴有正常或升高的血压　查体发现颈静脉充盈，常见肺水肿、外周水肿，血压正常或升高（后者更常见）。最常见原因为急性充血性左心衰，多见于急性心肌梗死（急性心源性肺水肿）。

（1）立即呋噻米（速尿）20～40mg 静推，呋噻米有迅速减小前负荷的作用，随后有利尿作用。

（2）静脉注射吗啡，2～4mg，每 5～10min 重复应用直至疼痛和憋气缓解。

（3）硝酸甘油，0.4mg 舌下含服，随即给予硝酸甘油泵入，10μg/min 开始，每 3～5min 增加 5～10μg/min 直至心衰缓解或出现低血压。

（三）针对血液动力学稳定的胸痛患者的治疗

患者有胸痛的同时不伴有低血压或休克，也无血容量增多的表现。

1. 鼻导管或面罩吸氧，3～5L/min。

2. 开始持续心电、血压、血氧监测。

3. 建立并维持静脉通路。

4. 尽快完成 12 导联心电图，对于有心梗证据的患者，考虑再灌注治疗。

5. 吗啡，2～5mg 缓慢静脉慢推；硝酸甘油，0.4mg 舌下含服；10～20min 后可以重复吗啡用量，直至患者症状好转；若心电图提示可疑心梗，改为静脉硝酸甘油泵入。

6. 抽血化验血常规、肾功能、电解质、血糖、血淀粉酶、心肌损伤标志物（CK－MB、肌钙蛋白、LDH 同工酶）。

7. 纠正心律失常　其中频发室性期前收缩最常见，利多卡因负荷剂量 1mg/kg 静脉注射，此后 1～4mg/min持续静脉泵入，15min 后可予第二次负荷量，0.5mg/kg。

8. 详细询问病史，完善体格检查。

9. 拍胸片，不能移动的患者可以拍床旁 X 线胸片。

第二节　胸痛病人的进一步评价

一、病史

准确的病史询问对胸痛的评价具有重要意义（明确诊断和缩小考虑范围），危及生命胸痛的病因学诊断是急诊的重点。询问的要点如下（表 17－4）：

表 17－4　胸痛询问要点

1. 发病缓急	5. 诱发因素
2. 疼痛性质和部位	6. 缓解因素
3. 放射痛特点	7. 危险因素
4. 持续时间和病程	8. 既往史和伴随症状

二、体格检查

1. 一般情况　确定患者一般情况是否良好、痛苦或危重，多数患者有焦虑。

2. 生命体征　比较左右、上下肢血压和脉搏是否对称，是否有呼吸窘迫。

3. 皮肤粘膜　是否有发绀。胸壁皮肤有无束带状皮疹。

4. 颈部　气管是否居中。评价颈静脉压和 Kussmaul 征。

5. 胸部　有无触痛、皮下气体。双肺呼吸音是否对称，有无干湿啰音。

6. 心脏　听诊心率、心脏节律、杂音或病理性心音。

7. 腹部　检查有无肌紧张、触痛，有无肿块，肠鸣音如何。

8. 神经系统 注意寻找局灶神经系统体征。

三、辅助检查

（一）实验室检查

1. 常规血液学检查 全血细胞分类计数、血清电解质、血尿素氮和肌酐、肝功能、凝血功能（PT/APTT）。

2. 脉搏氧饱和度和动脉血气 评估氧合和通气情况。

3. 心肌损伤标志物 心肌损伤标志物（肌红蛋白、CK－MB、心肌肌钙蛋白（cardiac troponin, cTn）检测有助于急性心肌梗死早期诊断。

（二）影像学检查

1. 心电图 有助于急性心肌梗死、心肌缺血、心包炎诊断。如胸痛持续存在而第1次心电图无诊断价值，30min后需重做1次。

2. 胸部X线 检查有无肋骨骨折、主动脉夹层、气胸、纵隔气体、肺炎、心影增大、肺水肿等征象，如患者生命征不稳定申请床旁X线胸片。

3. 其他 怀疑主动脉夹层考虑胸部CT和（或）血管造影。怀疑肺栓塞行V/Q显像、查D－二聚体。怀疑食管破裂行水溶性造影剂食管X线检查。超声心动图有助于发现室壁运动异常、心包积液、心脏瓣膜疾病。

四、胸痛诊断和鉴别诊断

胸痛的原因非常多（表17－5），而且极容易误诊，因为内脏与体表神经纤维相连可导致内脏的疼痛被当作来自下颌、肩、手臂等体表部位的疼痛。

表17－5 胸痛病因分类

	胸 壁 病 变	
皮肤及皮下组织病变	神经系统病变	肌肉、骨关节病变
● 急性皮炎	● 肋间神经炎	● 强直性脊柱炎
● 皮下疏松结缔组织炎	● 肋间神经肿瘤	● 颈椎病
● 带状疱疹	● 多发性硬化	● 骨髓炎、肋软骨炎
● 胸骨前水肿	● 胸段脊髓压迫症	● 骨肿瘤、白血病
● 痛性肥胖症	● 神经根痛	● 肌炎，皮肌炎
● 硬皮病		● 外伤
	胸腔（腹腔）脏器疾病	
心血管系统疾病	呼吸系统疾病	其他胸腹腔病变
●（不稳定）心绞痛	● 胸膜炎	● 胸腺疾病
● 急性心肌梗死	● 胸膜肿瘤	● 食管炎、食管肿瘤
● 冠状动脉瘤	● 血胸、血气胸	● 食管破裂，食道裂孔疝
● 原发性梗阻型心肌病	● 自发性气胸，张力性气胸	● 纵隔炎，纵隔肿瘤
● 心瓣膜病	● 支气管炎	● 纵隔气肿
● 急性心包炎	● 肺癌	● 消化道溃疡、穿孔
● 先天性心血管病	● 肺栓塞	● 脾梗死
● 主动脉夹层	● 肺动脉高压	● 胰腺炎
	其 他 疾 病	
	肩关节及周围组织疾病、过度换气综合征、心脏神经症、胸廓出口综合征	

1．心绞痛　是冠状动脉供血不足，心肌急剧的、暂时的缺血与缺氧所引起的临床综合征。心绞痛通常是压榨紧缩、压迫窒息、沉重闷胀性疼痛，而非刀割样尖锐痛或抓痛、短促的针刺样或触电样痛、或昼夜不停的胸闷感觉，很少为体位改变或深呼吸所影响。疼痛或不适处常位于胸骨或其临近，可发生于上腹至咽部之间的任何水平处，有时可位于左肩或左臂。患者常需用整个手掌或拳头来描述疼痛范围。疼痛持续数分钟不等，偶有达30min，诱发因素以体力劳动为主，其次为情绪激动，也可无明显诱因，晨间痛阈低，易诱发。舌下含用硝酸甘油片如有效，心绞痛应于1～2min内缓解（可长至5min）。发作时心电图检查可见以R波为主的导联中，ST段压低，T波平坦或倒置（变异型心绞痛则有关导联ST段抬高），发作过后数分钟内逐渐恢复。

如疼痛仅持续数秒钟或不适感持续整天或数天者均不似心绞痛。如患者能明确指出胸前区某一点疼痛，那也极有可能不是心绞痛。

2．急性心肌梗死　心肌梗死是冠状动脉闭塞，血流中断，使部分心肌因严重的持久性缺血而发生局部坏死。其特点是剧烈的心前区疼痛，持续时间可达数十分钟，休息或含用硝酸甘油片多不能缓解，患者常烦躁、恐惧、有濒死感。急性期心电图显示：梗死区对应导联病理性Q波和ST段弓背向上抬高，与T波连接呈单向曲线；背向梗死区导联则显示R波增高和ST段压低。

3．急性心包炎　急性非特异性心包炎可有剧烈而持久的心前区疼痛，在疼痛的同时或以前，已有发热和血白细胞计数增高，疼痛常于深呼吸和咳嗽时加重，体检时可发现心包摩擦音，心电图除aVR外，各导联均有ST段弓背向下的抬高，无异常Q波出现。

4．急性肺动脉栓塞　肺动脉大块栓塞常可引起胸痛、气短和休克，可有右心负荷急剧增加的表现，血气分析示低氧血症，发热和白细胞增多出现也较早。心电图示电轴右偏，Ⅰ导联出现S波或原有的S波加深，Ⅲ导联出现Q波和T波倒置，aVR导联出现高R波，右胸导联T波倒置。胸片、CT-PA、放射性核素扫描、肺动脉造影有助于诊断，血D－二聚体检测有助于肺栓塞诊断的排除。

5．主动脉夹层　胸痛合并后背痛和低血压强烈提示主动脉夹层，主动脉夹层通常以剧烈胸痛起病，疼痛一开始即达高峰，常放射到背、肋、腹、腰和下肢，两上肢血压及脉搏可有明显差别，可有下肢暂时性瘫痪或偏瘫。X线胸片示主动脉增宽，CT或磁共振主动脉断层显像以及超声心动图探测到主动脉夹层内的液体，可确立诊断。

6．纵隔气肿　纵隔气肿通常与气胸合并出现，表现为剧烈的胸骨后痛，疼痛有时放射至后背，在合并纵隔炎时，可出现寒战、高热甚至休克。听诊时可闻及纵隔摩擦音或者胸片上可见纵隔内气体可明确诊断。治疗上，吸氧，3～5L/min；建立静脉通路；静脉吗啡镇痛，2～4mg，必要时重复；胸腔闭式引流治疗气胸；评估患者病情，寻找可能的病因，包括气管或食管破裂，食管破裂大多并发纵隔炎症。

7．肺动脉高压　严重或突然出现的肺动脉高压患者自觉胸骨后压迫感，伴有活动后憋气，患者通常有易疲劳、虚弱、活动后晕厥等病史。查体时发现P_2亢进、右心负荷增加等，ECG示右心负荷增加（电轴右偏，Ⅱ、Ⅲ、aVF、$V_{1\sim5}$导联ST段压低、T波倒置，Ⅱ、Ⅲ、aVF导联P波高尖）。胸片表现为右心扩大、肺动静脉增宽具有诊断意义。肺动脉高压没有特异性的治疗，给予吸氧，针对可能加重肺动脉高压的疾病进行治疗（包括肺部感染、肺栓塞、心衰）。

8．主动脉瓣狭窄　严重的主动脉瓣狭窄引起胸痛的临床表现与心绞痛相似，其发病机制主要是继发于冠脉血流减少的相对心肌供血不足，主动脉狭窄患者出现心绞痛通常提示预后较差。治疗上给予鼻导管或面罩吸氧5L/min，做12导联心电图，硝酸甘油0.3～0.4mg，舌下含服，如果硝酸甘油无效，吗啡2～4mg静脉注射。

9．二尖瓣脱垂　对于反复出现的不典型胸痛患者、查体时发现二尖瓣区返流性杂音或喀啦音，需要考虑二尖瓣脱垂的可能性，ECG示T波非特异性改变，心脏彩超可以明确诊断；无特异性的急诊治疗。

10．心脏神经症　患者多为青年及中年人，女性较多见，它与典型心绞痛的区别要点如下：①本病的胸痛主要为短暂的（几秒钟）或较久的（几小时）隐痛，患者有时觉气闷或呼吸不畅，喜作1~2次深呼吸或作叹气样呼吸；②胸痛部位多在乳房下，或常有变动；③症状多出现于疲劳过后，而不在劳动或兴奋当时，做轻度体力活动常反感舒适，有时可耐受较重的体力劳动而不发生胸痛或胸闷；④硝酸甘油无效或在十多分钟才“见效”；⑤常伴有心悸、疲乏及其他神经衰弱的症状。

11. 气胸　患者常突发胸痛，多局限于患侧，呈针刺样或刀割样疼痛，患者可有不同程度的胸闷、呼吸困难，其程度与患者原有肺脏功能状况、气胸类型、肺被压缩面积以及气胸发生的速度快慢有关。查体、X线检查即可诊断。

12. 食管裂孔疝（食管炎或食管痉挛）　反流性食管炎的特征为慢性烧灼样痛，平卧后加重，坐起后减轻，诊断需要依赖于食管钡餐造影和食管镜。非反流性食管炎或食管痉挛通常为胸骨后痛，改变体位疼痛不能缓解，与心源性胸痛有时不易鉴别，诊断需要依靠钡餐造影以及食管测压。治疗上无需急诊处理，可以通过少食多餐、应用抑酸剂、避免睡前进食以及睡觉时高枕卧位等方式减轻症状。

13. 食管穿孔　食管穿孔表现为剧烈胸骨后痛，常伴有纵隔气肿、气胸、肺炎、化脓性胸膜渗出，患者通常有近期剧烈呕吐或者作内镜的病史。食管造影（水溶性造影剂）可以明确诊断，明确诊断后考虑手术治疗。

14. 胸膜炎或胸膜痛　特发性胸膜炎或者胸膜痛多发于年轻人，起病急，表现为严重的胸膜炎性胸痛。除了可能有低热或者有肋骨摩擦感之外，其他的体格检查均无阳性发现。胸片上可见少量的胸膜渗出。多由病毒（尤其是肠病毒）感染引起。胸膜炎的症状有时与肺栓塞相似，诊断胸膜炎需要先行V/Q显像排除肺栓塞。胸膜炎和胸膜痛是良性的、自限性疾病，非甾体抗炎药的镇痛治疗有效。

15. 带状疱疹　带状疱疹是一种病毒性疾病，常骤然发生，胸痛通常出现在皮肤典型表现出现的前几天，疼痛局限于单侧，最常见的肋间带状疱疹，多数患者感觉沿发生疱疹的神经径路部位有剧烈的神经痛。起病时可有轻度全身性症状，突然于皮肤上出现多数丘疹，不久变为水疱，小水疱簇集成群，常发生于身体的一侧，沿皮肤神经分布，很少越过中线。典型的皮肤表现可明确诊断，仅表现为疼痛的带状疱疹需要依靠抗体检测明确诊断。治疗上，口服镇痛药物，运用长效麻醉药物阻断局部神经，如果效果不明显，给予泼尼松60mg qd治疗2周，可以减少老年人疱疹后神经痛的发生率和严重程度。

16. 肋间神经痛　感染、损伤、肿瘤都可引起肋间神经痛，其性质为刺痛或灼痛，并沿肋间神经分布，局部有压痛。治疗上主要是口服镇痛药物治疗。

17. 颈椎病　本病有时可引起心前区痛，与心绞痛相似，称颈椎病性类冠心综合征或颈源假性心绞痛。疼痛是由于颈脊神经后根受刺激所致，通常表现为发作性疼痛，从颈后放射至手臂和手指，咳嗽、打喷嚏和用力可以加重疼痛，颈部肌肉痉挛限制颈部活动，患侧手指有时自觉麻木、疼痛，前臂和手的肌力减退，肱二头肌和肱三头肌腱反射减弱。颈源假性心绞痛一般不伴有冠状动脉供血不足，无缺血的心电图改变，疼痛持续十几分钟至几小时，用硝酸甘油无效。颈椎病颈椎片和颈椎CT可以明确诊断。治疗上，卧床休息，局部制动，病情严重者留院观察。

18. 非化脓性肋软骨炎　是较常见的胸部疾病，病理特征是胸骨旁肋软骨非化脓性疼痛性肿胀，多侵犯第一、二肋软骨，常为一侧。起病多突然，初为胸痛，数天后受累的肋软骨隆起，并有剧烈胸痛，咳嗽、深呼吸以及患侧上肢活动时可使疼痛加重。胸部X线一般无异常发现。治疗主要是口服镇痛药物治疗，局部注射利多卡因、糖皮质激素也可以缓解疼痛。

19. 肋骨（软骨）骨折或肋间肌肉损伤　患者的疼痛通常因活动或者呼吸加重，发病前通常有外伤、过度锻炼或剧烈咳嗽的病史，疼痛局限并在局部有触痛。胸片正常或者有肋骨骨折。口服非甾体抗炎药和局部热敷镇痛治疗。

20. 肌肉痉挛或纤维织炎　患者主诉胸痛通常位置局限，活动或压迫后疼痛加重，发病前通常有轻度外伤或过度的锻炼。局部热敷、非甾体抗炎药有效。

21．消化性溃疡急性穿孔　消化性溃疡急性穿孔时可引起剧烈的上腹痛，呈持续性，有时也可伴有下胸部疼痛。患者通常有溃疡病的病史，查体有腹膜炎的体征，腹平片有时可见膈下游离气体。治疗上，建立静脉通路，补充晶体液维持血压；静脉注射吗啡，2～4mg，必要时重复使用；下胃管，胃肠减压；外科医生会诊；静脉抗生素治疗。

22．急性胰腺炎　急性胰腺炎主要表现为急性上腹痛、恶心、呕吐、血清胰酶增高，重症胰腺炎常发生低血压或休克，腹痛可向腰背部带状放射，弯腰抱膝或前倾坐位可减轻疼痛，发病6h左右血淀粉酶开始增高，峰值在起病24～48h内。

23．肝、胆道疾病　肝胆道疾病可引起右下胸痛，也可出现类似心绞痛的发作，有时甚至由于胆道症状不明显或被胸痛症状所掩盖，而误诊为冠状动脉粥样硬化性心脏病。此类患者有时胸痛可放射至右肩部，通常经针对心绞痛的积极治疗效果不显著，查体可有肝区叩痛阳性、Murphy征阳性，腹部B超可以有“胆囊增大、胆囊结石、胆管扩张”等提示。需警惕，肝胆疾病伴有胸痛的患者，也可合并冠状动脉粥样硬化性心脏病，且前者可诱发或加重心绞痛的症状。具体治疗详见肝胆疾病章节。

24．脾梗死　较大的脾梗死可引起恶心、呕吐、左上腹及左下胸持续性剧痛，并可向左肩或背部放射。此病最多发于亚急性心内膜炎患者。拟诊患者请普通外科医生会诊。

五、患者安置

（一）住院　对胸痛患者目前尚无统一明确的会诊意见。通常患心肺疾病危险性高的患者均应收住入院。怀疑不稳定心绞痛、急性心肌梗死、主动脉夹层、肺栓塞、张力性气胸、食管破裂时，收入冠心病或重症监护病房。

拟诊为心包炎、气胸患者或具有心肌梗死危险因素但症状不典型ECG正常患者也应留院观察。

（二）出院　稳定心绞痛、辅助检查正常且低风险者可考虑安排出院，但注意对所有急诊科出院胸痛患者应安排24h内随诊。

第三节　不稳定心绞痛

一、概述

不稳定心绞痛（unstable angina，UA）为急性冠脉综合征之一，它有特殊的病理改变，为“稳定型心绞痛”与急性心肌梗死（AMI）之间的一种临床状态，容易发展为AMI，甚至缺血性心源性猝死。不稳定心绞痛是由于斑块破裂或糜烂并发血栓形成、血管收缩、微血管栓塞导致的急性或亚急性心肌供氧的减少，冠脉血流量急剧减少，侧支循环尚未及时建立，心肌供氧不足。

二、诊断

（一）诊断要点　诊断不稳定心绞痛主要依靠以下三个病史特征作出判断：

1．静息状况下发生的心绞痛（心绞痛特点参见前面二节内容），持续时间大于20min。

2．1个月内新出现的心绞痛。

3．在相对稳定的劳力相关性心绞痛的基础上出现逐渐增强的心绞痛（疼痛更剧烈、持续时间更长、更频繁）。

三项中的一项或以上，并伴有心电图ST－T改变者，诊断即可成立。如果既往有稳定型心绞痛、心肌梗死、冠状动脉造影异常和运动试验阳性等病史，即便心电图无ST－T改变，但具有典型不稳定心绞痛症状，亦可确立诊断。心绞痛发生于心肌梗死后两周内者，则称之为梗死后不稳定型心绞痛。

（二）临床分级（表 17－6）

表 17－6　不稳定心绞痛临床分级（Braunwald 分级）

严重程度		死亡率或 1 年内心梗率
Ⅰ级	初发型或恶化型心绞痛，无静息型心绞痛	7.3%
Ⅱ级	半个月曾发作静息型心绞痛，但 48h 内无发作	10.3%
Ⅲ级	48h 内有静息型心绞痛发作	10.8%
临床环境		
A 级	继发性不稳定型心绞痛。心脏外因素[1] 加重心肌缺血，引起心绞痛	14.1%
B 级	原发性不稳定心绞痛。没有可引起或加重心绞痛发作的心脏以外因素	8.5%
C 级	心肌梗死后不稳定心绞痛。确诊心肌梗死 2 周内发生的心绞痛	＞18.5%
治疗强度		
1	缺乏正规治疗的稳定型心绞痛，出现不稳定心绞痛	
2	稳定型心绞痛在药物治疗期间出现不稳定心绞痛	
3	在积极的药物治疗基础上出现不稳定心绞痛	

1：在冠状动脉狭窄的基础上，同时伴有冠状动脉血管床以外的疾病引起心肌氧供和氧需之间平衡的不稳定，加剧心肌缺血。这些因素包括：贫血、感染、发热、低血压、快速性心律失常、毒性弥漫性甲状腺肿、继发于呼吸衰竭的低氧血症

（三）不稳定心绞痛高危因素（表 17－7）

表 17－7　不稳定心绞痛高危因素

分　类	高　危　因　素
病史	＞65 岁，糖尿病，心梗后心绞痛，曾有外周血管疾病，曾有脑血管疾病
临床表现	Braunwald Ⅱ、Ⅲ级，Braunwald B 级，心衰/低血压
心电图	新出现 ST 下降＞0.05mV，新出现 T 波倒置＞0.3mV，左束支阻滞
心肌损伤标志物	cTnI 或 CK－MB 增高
炎症指标	C 反应蛋白（CRP）增高
冠状动脉造影	血栓形成

（四）来诊后临床检查要点、处理程序（图 17－2）

1. 问诊

2. 体格检查　查体可发现一过性的第三心音或第四心音，及一过性由于二尖瓣反流引起的收缩期杂音，可有心律失常，这些体征都是非特异性的。疼痛发作期间出现发生急性充血性心力衰竭和低血压提示预后较差。

3. 辅助检查

（1）心电图　胸痛发作时有一过性 ST 段偏移（降低或抬高）和（或）T 波的倒置，少数病人可无此表现，可出现一过性 Q 波或传导阻滞，通常心电图变化随着心绞痛的缓解而完全或部分消失，如果心电图变化持续 12h 以上，则提示发生非 Q 波心肌梗死。如果患者具有稳定型心绞痛的典型病史或确定的冠心病诊断，在没有心电图变化时，不稳定的诊断可以根据临床的表现作出判断。

当心绞痛发作缓解时，ST 段偏移（＞1mm 的抬高或降低）或 T 波倒置只少部分恢复的动态改变是重要的预后差的指标。

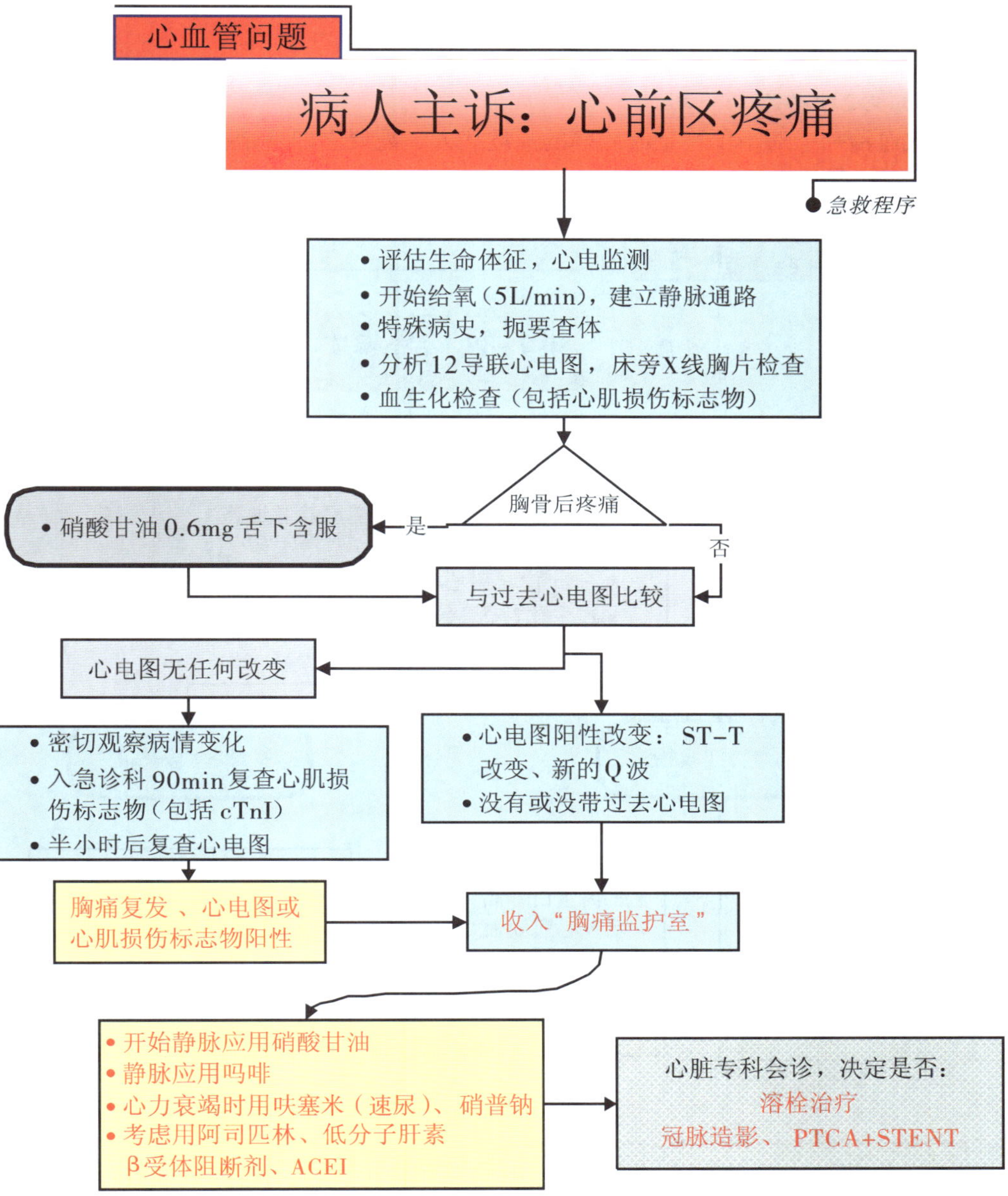

图 17－2　胸痛的处理程序

（2）持续心电监护　持续心电监护有助于发现心律失常和不伴有心绞痛症状的心肌缺血事件。

（3）心肌损伤标志物的检查　血清心肌损伤标志物正常或轻度升高，肌钙蛋白T或I及C－反应蛋白（CRP）增高是预后较差的指标。

肌酸激酶同工酶　CK－MB迄今一直是评估ACS的主要血清标志物，但它对心肌坏死的特异性有限，健康人群中，CK－MB可以呈低浓度，骨骼肌严重损害时，CK－MB也可增高。

心脏肌钙蛋白　心脏特异的肌钙蛋白包括肌钙蛋白T（cTnT）和肌钙蛋白I（cTnI），是心肌坏死最特异和敏感的指标。组织学曾证实心脏肌钙蛋白水平增加但是CK－MB值正常的患者有局灶性心肌细胞坏死；而且，心脏特异的cTnI和cTnT的定量检查结果，与ACS患者死亡的危险性呈定量关系。

肌红蛋白　是一种发现于心肌和骨骼肌中低分子血红素蛋白，它可以在心肌坏死后2h检测出，它的缺点在于持续时间短（<24h）和缺乏心脏特异性，症状发作后4～8h内采血标本测定肌红蛋白的结果为阴性，有助于排除心梗。

三、治疗

（一）初步急诊处理（图 17－3）

1. 抗心肌缺血治疗　对于不稳定心绞痛的高危病人，需要立即开始抗心肌缺血治疗。

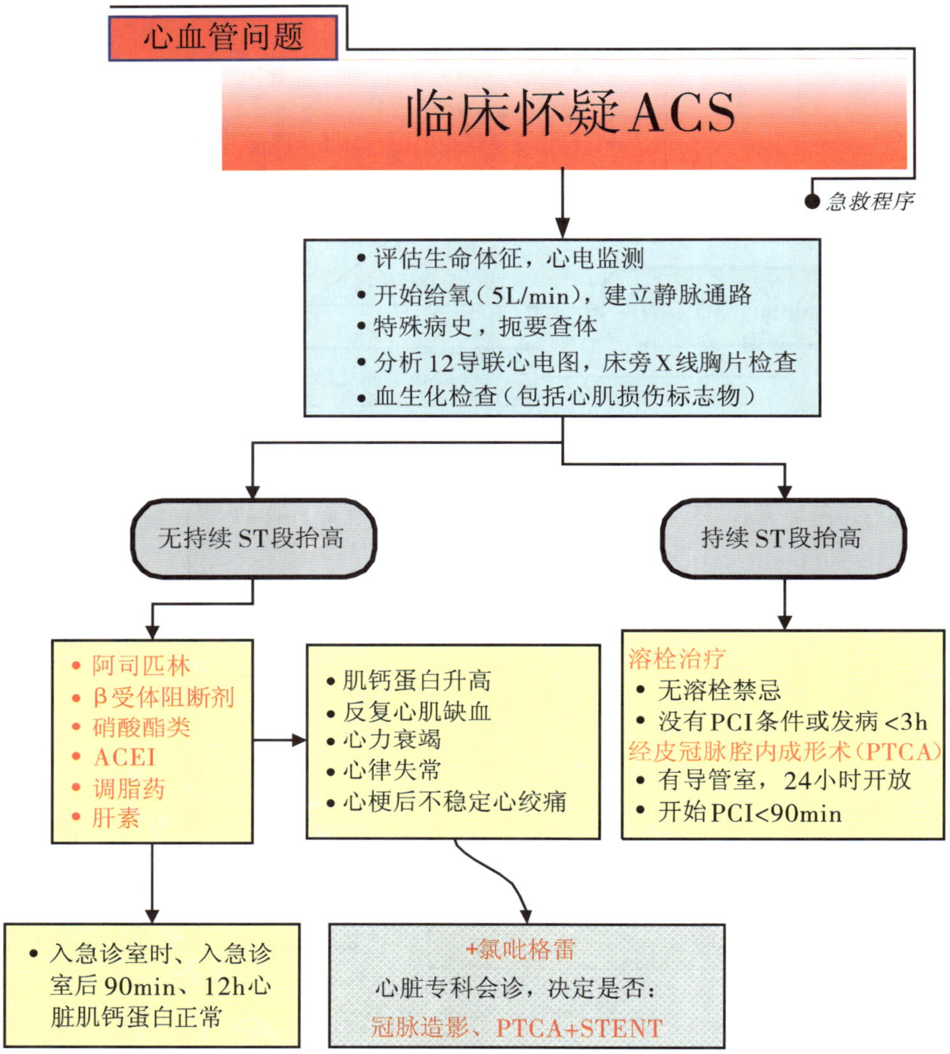

图 17－3　急性冠脉综合征患者的诊疗流程图

2. 休息、镇静、止痛　患者应立即卧床休息，保持环境安静，可以应用小剂量的镇静剂和抗焦虑药物，疼痛发作期间应吸氧。

3. 去除诱因　积极诊治可能引起心肌耗氧量一过性增加的疾患，如感染、发热、甲状腺功能亢进、贫血。控制如咳嗽、低氧血症的肺部感染和急性胃肠功能紊乱所致的呕吐、恶心或腹泻，控制快速心律失常和严重的缓慢心律失常。

4. 动态监测　应连续监测心电图，多次测定心电图、血清心肌损伤标志物：CK－MB、cTnI，以排除急性心肌梗死。

（二）药物参考用法

1. 硝酸酯类制剂　静脉应用硝酸甘油，以 5～10μg/min 的剂量开始，持续滴注，每 5～10min 增加 10μg/min，直至症状缓解或出现明显副作用（头痛或低血压、收缩压为 90mmHg 或比用药前的收缩压下降 30mmHg)，一般有效剂量需达到扩张小动脉，多在 50～60μg/min 以上，最大剂量 200μg/min。连续使用硝酸甘油治疗期间缺血症状复发时，常常可以通过增加剂量恢复对硝酸甘油的反应，然后控制症状数小时后，延长给药间隔时间。目前推荐静脉应用硝酸甘油的病人症状消失 24h 后，改用口服制剂或应用皮肤贴剂，在停用前 12h 内口服硝酸异山梨酯治疗。药物耐受现象在持续静脉应用硝酸甘油 24～48h 内出现。

2．硫酸吗啡　硫酸吗啡具有强烈的止痛和抗焦虑作用，引起静脉扩张，并且通过提高迷走张力降低心率和收缩压，多方面降低心肌需氧。连续 3 次舌下含服硝酸甘油片而症状不能缓解者，或者是充分抗缺血治疗后症状复发者，主张静脉注射硫酸吗啡 1～5mg，必要时 5～30min 重复使用一次。吗啡不良反应主要是低血压、恶心、呕吐及呼吸抑制。吗啡引起的低血压，可以采取休克体位，对于吗啡过量引起的呼吸和/或循环障碍，可以静脉注射 0.4～2.0mg 纳洛酮予以纠正。

3．β 肾上腺素能受体阻断剂　可用于所有无禁忌证的不稳定心绞痛的患者，可防治交感神经兴奋，阻断儿茶酚胺的释放，减少心肌缺血的反复发作，减少心肌梗死的发生。高危以及静息性心绞痛的患者，先静脉使用，然后改为口服，中度或低度危险的患者口服 β 受体阻断剂。

有明显Ⅰ°房室传导阻滞（AVB）（即 ECG 表现为 PR 间期 >0.24s)、任何形式的Ⅱ°或Ⅲ°AVB（无起搏器保护)、有哮喘病时或严重左心室功能障碍伴充血性心力衰竭、严重窦性心动过缓（心率 <50 次/分）或低血压（收缩压 <90mmHg)，通常不用 β 受体阻断剂。COPD 患者可能有反应性气道疾病，开始应选择短效的 β_1 受体阻断剂。

艾司洛尔：超短效 β 受体阻断剂，艾司洛尔起始剂量为 0.1mg/(kg・min）静脉泵入，每隔 10～15min 增加 0.05mg/(kg・min)，直至达到期望的治疗效果或出现限制使用的症状或剂量达到 0.3mg/(kg・min)。适合使用长效制剂的患者，可以先静脉注射美托洛尔 5mg，5min 后再次静脉注射 5mg，然后在静脉注射后1～2h内开始口服 50～100mg/d。β 受体阻断剂的剂量应调整到患者安静时心率 50～60 次/分。

4．钙离子拮抗剂　钙离子拮抗剂主要可以用于下列患者的进行性缺血或复发性缺血症状：在足量应用 β 受体阻断剂后心绞痛症状仍然不能缓解的患者，或者对 β 受体阻断剂禁忌的患者，或变异型心绞痛患者。在 ACS 没有联合使用 β 受体阻断剂时，避免使用快速释放的短效二氢吡啶类；对肺水肿或严重左心功能不全的患者，避免使用维拉帕米和硫氮䓬酮。

5．抗血栓药物

（1）抗血小板制剂

1）阿司匹林：抑制环氧酶-1（COX-1）和阻断血栓素 A_2（TXA_2）的合成，打断血小板聚集的旁路，可降低不稳定心绞痛的死亡率和急性心肌梗死的发生率，疑诊 ACS 但是没有使用阿司匹林的患者，立即嚼服 160mg 或 300mg，以后口服，75～300mg/d。对该药过敏、活动性消化性溃疡、局部出血和出血体质不适合用本药。

2）二磷酸腺苷（ADP）受体拮抗剂：噻氯吡啶和氯吡格雷是血小板 ADP 受体的抑制剂，抑制血小板的聚集，与阿司匹林相比较，噻氯吡啶和氯吡格雷的抗血小板作用开始得较晚，其效果至少与阿司匹林相当。噻氯吡啶 250mg，2 次/日，可以作为不稳定心绞痛的标准治疗手段，也可以用于对阿司匹林不能耐受的患者的长期口服治疗，然而，本药可引起胃肠道的不适和过敏，引起血白细胞、中性粒细胞和血小板的减少，很多病人不能耐受本药。

氯吡格雷是新一代的 ADP 受体拮抗剂，副作用小，抑制血小板的作用较噻氯吡啶更完全，首次剂量 300mg 顿服，此后 75mg，1 次/日。它是目前最常用 ADP 受体拮抗剂。CURE 研究显示，应用氯吡格雷 NSTEMI/UAP 病人 12 个月心血管事件发生的相对危险性降低 20%，不论病人是属于低危、中危还是高危组，使用氯吡格雷均有效。PCI-CURE 研究也证实，对接受介入治疗的 ACS 病人，术前应用氯吡格雷治疗，术后再采取长期治疗的策略，能显著降低严重心血管事件的发生。

3）血小板糖蛋白Ⅱb/Ⅲa受体阻断剂 激活的血小板表面的糖蛋白Ⅱb/Ⅲa受体与纤维蛋白原结合，形成激活血小板之间的桥梁，导致血小板聚集，这种机制代表了血小板聚集的最后和唯一通路，因此，血小板糖蛋白Ⅱb/Ⅲa受体阻断剂完全抑制血小板血栓的形成，产生强烈的抗血栓效应。此药目前国内尚未正式上市。

（2）抗凝和溶栓治疗：不稳定心绞痛的血栓多为“白色血栓”，对溶栓药物反应不良。对不稳定心绞痛病人进行溶栓治疗会增加死亡率，因此溶栓疗法在不稳定型心绞痛的治疗中不推荐使用。

肝素和低分子肝素 ①肝素的推荐用量是先给予负荷量60～70U/kg（最大量5000U），然后以12～15U/(kg·h)的速度静脉滴注维持（最大量1000U/h），用药过程中监测APTT，根据APTT调整肝素用量，使APTT控制在45～70s（对照值的1.5～2.5倍）；②低分子肝素有强烈的抗Ⅹa因子及Ⅱa因子活性的作用，剂量1mg/kg，2次/日，不需要实验室监测，疗效肯定，使用方便，且出血副作用少。目前在急诊主张使用低分子肝素。

6. 血管紧张素转化酶抑制剂（ACEI）和他汀类降脂药物（HMG－CoA还原酶抑制剂）可以降低病人死亡率及心血管事件发生率，是长期治疗不可缺少的手段。

（三）冠状动脉血管重建手术 考虑患者为不稳定心绞痛，常规请心内科会诊，是否急诊冠脉血运重建。

1. 经导管介入治疗 冠状动脉造影、经皮穿刺冠状动脉内成形术（PTCA）的适应证如下：

（1）适应证：①反复发作的心绞痛，内科治疗无效，并在近6个月以内者；②不稳定心绞痛，内科难以控制者；③外科冠状动脉旁路移植手术后再发心绞痛者；④心肌严重缺血、ST段压低>2mm的心绞痛。

（2）根据冠状动脉造影结果指导治疗

1）左冠状动脉主干狭窄，是一种最危险的类型，应抓紧时间手术治疗。

2）有多支血管狭窄，但无明确病变的病人不适合进行介入治疗。这类患者可以在血流动力学稳定后（10天内）进行冠状动脉旁路移植术。

3）有多支血管病变，且有左心功能不全的患者，应该进行血管重建术。

4）有明确的1支或2支冠状动脉病变，左室功能正常，有明确病变的病人，适合行经导管介入治疗。

5）一部分病人（约占不稳定心绞痛的10%）冠状动脉造影没有明显狭窄的证据，经内科治疗预后良好。其中一部分是由冠状动脉痉挛诱发的，经冠脉造影时加用激发试验可以证实，这类病人需加强硝酸酯和钙离子拮抗剂治疗。

6）弥漫性冠状动脉远端病变的病人，不适合经导管血管成形术或冠状动脉旁路移植术。

2. 冠状动脉旁路移植术 如有指征请心脏外科医生会诊，是否收入外科行冠状动脉旁路移植术。

（1）适应证（表17－8）

表17－8 冠心病外科治疗适应证

	适 应 证
择期手术	不稳定心绞痛，内科治疗无效的心绞痛，心电图示ST段水平压低的心绞痛，心梗后心绞痛，心梗并发室壁瘤，心梗后并发大块瘢痕，乳头肌部分断裂，心室间隔穿孔，心脏瓣膜关闭不全，顽固性心律失常
紧急手术	心脏破裂，乳头肌断裂肺水肿，心室间隔穿孔心衰，急性心肌梗死PTCA失败后，急性心肌梗死心源性休克，左冠状动脉主干闭塞，动脉栓塞，致命性心律失常

（2）禁忌证：以下任何之一不适合手术治疗：①冠状动脉造影证明冠脉近端或远端均有明显硬

化，动脉管腔明显狭窄者；②并发缺血性心肌病者；③心脏扩大，并发充血性心衰，内科治疗难以纠正者；④并发室壁瘤，室壁瘤面积 >40%，又不能手术切除者；⑤患者年龄在 70 岁以上者。

（3）手术效果：近期未发生过心肌梗死的难治性不稳定型心绞痛患者，冠状动脉旁路移植术的死亡率为 3.7%，围手术期心肌梗死发生率为 10%。术后每年死亡率为 2% 左右，非致死性心梗发生率为每年 3% ~4%。手术最大受益者是病变严重、有多血管病变的症状严重和左心室功能不全的患者。

第四节　急性心肌梗死

一、概述

急性心肌梗死（acute myocardial infarction，AMI）是指在冠状动脉病变的基础上，发生冠状动脉血供急剧减少或中断，长时间氧供与心肌需氧间严重不平衡而导致心肌急剧坏死。临床表现主要为持久的胸骨后剧烈疼痛、血清心肌损伤标志物增高、心电图特征性改变且有动态演变。

流行病学资料显示 AMI 发病率在我国有上升趋势。AMI 最常见于中老年人群中（年龄 >45 岁），某些 45 岁以下的亚群，如胰岛素依赖型糖尿病或高胆固醇血症患者，也可发生 AMI。40 ~70 岁间以男性居多，而 70 岁以后男女比例持平。

二、诊断

（一）病史

1. 诱因　AMI 可在休息时发生，但更常发生于清晨 6 ~12 时（上午冠状动脉张力高，易使冠脉痉挛）或用力大便时（心脏负荷增加）。饱餐特别是进食多量脂肪后也更容易发生，餐后血脂增高，血液粘滞度增高，血小板粘附性增强，局部血流缓慢，血小板易于聚集而致血栓形成。

2. 先兆症状　约半数以上患者发病前数日有乏力、胸部不适、活动时心悸、烦躁、心绞痛等前驱症状。尤其是突然发生的初发性心绞痛或较以往更为剧烈而频繁的心绞痛。

3. 胸痛　胸痛是患者最主要的主诉。常为心前区（胸骨上、中段之后，AMI 时胸痛部位可能较心绞痛时低）压榨样或窒息性疼痛、发闷不适或紧缩感。可放射至下颌、颈、臂（左多于右）、背部及上腹部。已知有冠心病的患者，通常描述这种疼痛较他们以往发作的心绞痛相似，但①疼痛更剧烈，可呈压榨性，有濒死感；②持续时间更长，可达 30min 以上，甚至达数小时；②部位更广泛，除胸骨外还可以涉及到整个心前区、上腹部、颈咽部及背部，偶尔头部（如类似牙痛表现）；④休息及含服硝酸甘油不能缓解，常需应用强镇痛剂。

4. 不典型症状　有近半数 AMI 患者症状不典型（表现为上腹部烧灼感、呼吸短促或呼吸困难、晕厥、疲乏，甚至首发表现为昏迷等），尤其是女性、老年人或糖尿病患者。

5. 伴随症状　心悸、呼吸困难、恶心/呕吐、上腹胀痛、出汗、焦虑、头晕、发热（38℃左右，很少超过 39℃，持续约 1 周）等。

（二）体征　AMI 患者体检因人而异，可正常，也可有心源性肺水肿、休克等表现。

1. 生命体征　患者血压和脉搏取决于交感和副交感神经兴奋之间的平衡，典型的早期前壁心肌梗死表现为交感神经兴奋占优势导致心动过速、血压升高，此外 AMI 时焦虑、疼痛、外源性拟交感活性物质也可致使血儿茶酚胺浓度增高，血压升高。下壁心肌梗死则因副交感神经作用的增强而发生心动过缓、血压降低；AMI 时血压降低也可见于大面积心肌梗死或右室梗死。随着病情的进展几乎所有患者都有不同程度的血压降低。

患者呼吸急促可继发于 AMI 时疼痛和焦虑，也可因充血性心力衰竭所致。早期 AMI 患者可伴有低热。

2. 心脏查体 缺血或坏死可导致乳头肌功能障碍或断裂，出现二尖瓣反流杂音；室间隔破裂时可发现新的收缩期杂音。发生充血性心力衰竭时可见颈静脉充盈、第三心音（S_3）、肺部啰音、新发或恶化的二尖瓣反流杂音、第四心音（S_4，见于原有心脏病或高血压病，心室顺应性差的患者）。10% ~20% 患者可在起病 2 ~3 天出现心包摩擦音。

心脏节律异常较常见。各种心律失常中以室性心律失常最常见，尤其是室性期前收缩。有的患者可发病即为室颤，表现为猝死。AMI 合并室性快速性心律失常，反映了缺血心肌电不稳定性，其发生系心肌梗死导致不应性离散，而易于发生折返所致。缓慢性心律失常多伴发于急性下壁心梗。房室传导阻滞和束支传导阻滞也较多见。

3. 其他 注意四肢皮肤的颜色、温度、水肿、发绀、末梢循环充盈情况；肛门指检注意患者便潜血情况（尤其是考虑溶栓治疗或抗凝治疗时）。

注意在急诊不要为了听清心脏心音、杂音的某些细节而过度查体，不要为了问清一些病史细节（如家庭住址、婚姻史、生育史等）而不厌其烦问诊。

（三）心电图（ECG） 胸痛、胸闷、心悸患者送至急诊室应在 10min 内完成 1 份心电图，45 岁以上有不典型或新发上腹痛或恶心的任何患者也都应查心电图。心电图是 AMI 早期诊断的最佳检查。约半数患者在首次心电图中即有诊断性改变。AMI 典型的心电图改变有：

1. 缺血性 T 波改变 超急性期高尖 T 波或原倒置的 T 波突然变直立。

2. 损伤型 ST 段移位 ST 段明显抬高与直立 T 波形成单向曲线，同时伴有对应导联 ST 段下降（图 17 -4）；或 ST 段水平或下斜型压低超过 0.2mV，T 波倒置，持续 24h 至数日（非 Q 波心梗时）。

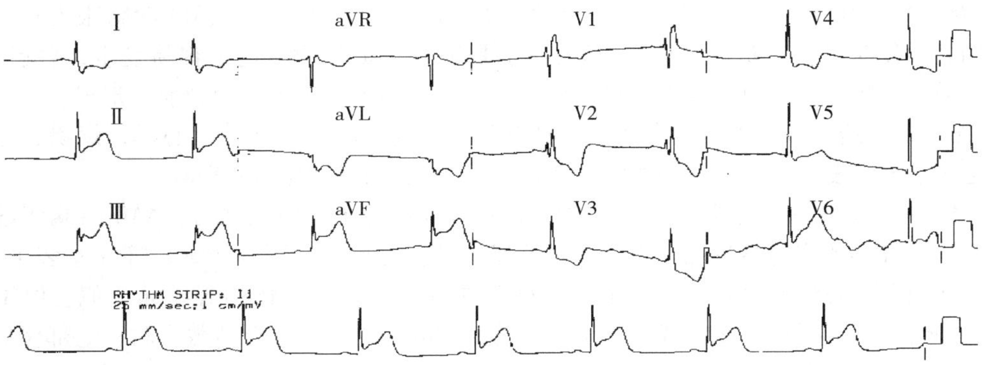

图 17 -4 急性下壁心肌梗死 ECG 改变

（Ⅱ、Ⅲ，aVF 导联 ST 段抬高与直立 T 波形成单向曲线）

3. 深而宽的 Q 波（病理性 Q 波）一般 Q 波 >0.04 秒，深于 1/4 R 波，或为 QS 波，在面向透壁心肌坏死区的导联上出现。

4. 背向心肌坏死区的导联改变 出现相反的改变，即 R 波增高、ST 段压低、T 波直立并增高。

两个相邻导联 ST 段抬高 1 ~2mm 或出现新的 Q 波则高度提示 AMI 的可能；在缺血性胸痛的患者，ST 抬高对诊断 AMI 特异性 91%，敏感性 46%。如检查发现 ST 段压低、T 波倒置或 Q 波则中度提示 AMI 的可能。当Ⅱ、Ⅲ、aVF 导联有异常时应再加做右胸导联，注意 V3R、V4R 导联 S - ST 改变。当 V_1 ~ V_3 导联 ST 段明显压低时，加做后壁导联（V_7 ~ V_9）。AMI 心电图定位诊断（表 7 -19）。

但不在少数的 AMI 患者并不表现 ST 段抬高，而表现为非诊断性心电图变化（如在 AMI 超急性期、AMI 的心电图表现被起搏心律或左右束支传导阻滞掩盖、无 Q 波心肌梗死时），因此正常或非特异性心电图改变不能除外 AMI 的可能。无 Q 波心肌梗死时心电图特点为：无病理性 Q 波，有普遍性 ST 段压低≥0.1mV，但 aVR 导联（有时还有 V_1 导联）ST 段抬高，或有对称性 T 波倒置。若最初的心电图不具有诊断意义而患者仍然有症状，则在 30min 后重复。

心电图对下一步急诊处理极其重要：

1. ST 段抬高或新发左束支传导阻滞患者，应迅速评价溶栓禁忌证，开始抗缺血治疗，并尽快开始再灌注治疗（30min 内开始溶栓或 90min 内开始 PTCA）。

2. 非 ST 段抬高，但心电图高度怀疑缺血（ST 段下移、T 波倒置）或有左束支传导阻滞，临床病史高度提示心肌缺血患者，应入院抗心肌缺血治疗，并作心肌损伤标志物检查。

3. 心电图正常或呈非特征性心电图改变患者，在急诊科继续评价和治疗，床旁心电监护、查心肌损伤标志物等。二维超声心动图可在缺血损伤数分钟内发现节段性室壁运动障碍，有助于 AMI 的早期诊断。

4. 注意排除一些心电图表现与 AMI 特征相仿的疾病，如心包炎、早期复极、室壁瘤、左、右束支传导阻滞，左室肥大、W－P－W 综合征、体温过低、颅内病变、三环类抗抑郁药物中毒、导联错位。

表 17－9　心肌梗死的心电图定位诊断

导联	前间隔	局限前壁	前侧壁	广泛前壁	下壁	下间壁	下侧壁	高侧壁	正后壁
V_1	+			+		+			
V_2	+			+		+			
V_3	+	+		+		+			
V_4		+		+					
V_5		+	+	+			+		
V_6			+				+		
V_7			+				+		+
V_8									+
AVR									
AVL		±	+	±	－	－	－	+	
AVF					+	+	+	－	
Ⅰ		±	+	±	－	－	－	+	
Ⅱ					+	+	+	－	
Ⅲ					+	+	+	－	

“＋”为正面改变，表示典型 Q 波、ST 段抬高及 T 波变化；“±”为可能改变；“－”为反面改变，表示 QRS 波主波向上，ST 段压低及与“＋”部位的 T 波方向相反的 T 波。

（四）实验室检查

1. 全血细胞分类计数　AMI 数小时内可见白细胞增多，2～4 天达峰值，可增至（10～20）×10^9/L，中性粒细胞增多，1 周内恢复正常水平。

2. 血清心肌损伤标志物（表 17－10）

（1）肌酸激酶及其同工酶：CK、CK－MB 是检测心肌坏死的重要指标，急性心肌损害发生 4h 内酶的水平升高，峰值出现在 18～24h，3～4 天后恢复正常。CK－MB 的正常值上限为 CK 的 3%～6%。在急诊室 CK－MB 水平正常不能除外心肌坏死。急诊室单项化验的敏感性为 34%，6～9h 的系列测定可将其敏感性提高至 90%；24h 后，敏感性接近 100%。CK－MB 增高的程度能较准确反映梗死的范围。注意作为传统的 AMI 血清标志物，一些疾病可能导致其假阳性，如心肌炎、心肌疾病、肝脏疾病、休克、骨骼肌创伤、肺栓塞。

（2）心脏特异性肌钙蛋白－I（cTnI）和T（cTnT）血清中通常不含有cTnI，它仅在心肌坏死时释放，对早期检测心肌坏死的灵敏度优于CK－MB，AMI发生后3～6h即可在血清中检测到。cTnT对心肌的坏死的诊断也是特异的，但在最初6h内其灵敏度稍差于cTnI。cTnI和cTnT浓度升高在心肌损伤后较早期即可出现，且持续数天。cTnI和cTnT浓度可粗略估计梗死面积和患者预后。

表17－10　AMI时血清心肌损伤标志物及其检测时间

检测项目	肌红蛋白	cTnI	cTnT	CK	CK－MB	AST
出现时间（h）	1～2	2～4	2～4	6	3～4	6～12
100%敏感时间（h）	4～8	8～12	8～12	—	8～12	—
峰值时间（h）	4～8	10～24	10～24	24	10～24	24～48
持续时间（d）	0.5～1	5～10	5～14	3～4	2～4	3～5
正常参考值*	15～61ng/ml	0～0.35ng/ml	—	18～198U	0～1.5ng/ml	0～50U

CK和CK－MB：肌酸激酶及其同工酶；cTnI和cTnT：心脏特异性肌钙蛋白I和T；AST：天门冬氨酸转氨酶。CK和CK－MB作为AMI诊断依据时，其诊断标准值至少应是正常上限值的2倍。一般参考值的范围必须由每一实验室通过特异的定量研究和质量控制来确定，表中正常参考值是我院目前采用数据。

（3）血和尿肌红蛋白：是急性心肌坏死早期敏感指标，但不是心肌坏死的特异性指标（心肌和骨骼肌坏死时均可增高）。

目前临床上最常用心肌损伤标志物组合为肌红蛋白（取其心梗时早期敏感）＋cTnI（取其特异性高）＋CK－MB（两者兼有）。动态观察心肌损伤标志物变化，在患者入急诊室即刻抽血检查，如第一次检查三项均无异常，则在患者入急诊室90min时复查；如两次检查均正常，则基本可除外急性心肌梗死。

心电图典型患者，不需要等待心肌损伤标志物结果即可开始溶栓或PTCA。

3．其他　查血糖（AMI时可能会伴发高血糖，特别是糖尿病患者，可能会导致糖尿病酮症酸中毒或非酮症高渗性昏迷）、电解质（低钾血症、低镁血症可导致心肌兴奋性增高）、凝血功能（确定溶栓前基础水平）很有必要。动脉血气分析在心力衰竭或休克等情况下必不可少，但在正考虑使用溶栓治疗的患者中尽可能避免。

（五）影像学检查

1．胸部X线片（CXR）　可为鉴别或复杂诊断提供线索，如主动脉夹层动脉瘤或气胸；也可揭示AMI的并发症，尤其是肺水肿和充血性心衰。

2．心脏超声　评价心脏有无节段性室壁运动障碍和心室功能。可用于揭示AMI并发症，如二尖瓣反流、室间隔破裂、心脏破裂、心力衰竭和心包压塞等。

上述两项检查有条件时可查，但不要为了检查而耽误溶栓和介入治疗。

（六）诊断标准（WHO标准）

AMI诊断至少要满足下列3条标准中的2条：

1．缺血性胸痛的临床病史。

2．心电图有动态演变。

3．血清心肌损伤标志物阳性结果和动态改变。

但应当注意到WHO标准对于许多AMI患者是不适当的，尤其CK、CK－MB值仅轻度高于正常参考值时，要注意观察心电图和心肌损伤标志物动态变化。对老年患者突发严重心律失常、休克、心力衰竭都应首先除外本病。

（七）鉴别诊断

AMI 鉴别诊断时需要考虑以下疾病：心绞痛、急性心包炎、急性肺动脉栓塞、急腹症、主动脉夹层、肺炎、肋骨骨折、肋骨软骨分离、食道痉挛等。但通过仔细询问病史、查体、心电图检查和血清心肌酶测定鉴别诊断应不难。

（八）病因和发病机制

AMI 最常见的原因是在冠状动脉粥样硬化基础上，动脉粥样斑块发生破裂或撕裂，斑块出血，血栓形成和不同程度的冠脉痉挛，从而造成血管部分或完全性梗阻，心肌缺血坏死。斑块破裂的主要危险因素有：大量泡沫细胞聚集；斑块为富含脂质的偏心性斑块；纤维帽较薄。大多数破裂发生在粥样斑块的边缘。如血管完全梗阻达 40min，可致 38% 心肌坏死；如达 6h 将导致 71% 心肌不可逆性坏死，因此尽早使梗死冠脉再灌注可减少梗死面积，降低患者死亡率。

其他导致 AMI 的原因（约占 10%）包括：二尖瓣狭窄、主动脉瓣狭窄、非细菌性血栓性心内膜炎、感染性心内膜炎、冠状动脉痉挛、药物刺激（如可卡因导致冠状动脉痉挛）等。

本病是中老年患者心脏骤停的最常见原因。心脏骤停是在 AMI 发生后心功能障碍和瞬间电生理紊乱导致心搏骤停的结果。AMI 猝死的主要机制是心律失常，尤以室颤最常见，在 AMI 早期发生的室颤（尤其在 AMI 后 4h 内发生最高）常为原发性室颤，其主要机制为微折返形成，其他可能的机制有自律性增强和触发电活动。继发性室颤常发生在左心衰竭和心源性休克进行性恶化的末期，一般在住院后 1～6 周出现。少数为缓慢心律和泵衰竭等引起的心脏骤停；或室壁瘤、心脏破裂致电－机械分离。

三、处理

（一）紧急救治

1. 拟诊 AMI 患者急诊室处理程序　急诊科对 AMI 患者的评价理想应在 10min 内完成，20min 内确诊。急诊室对拟诊急性心肌梗死的患者处理流程（图 17－5）。

2. 怀疑 AMI 患者紧急处置

（1）收住入急诊胸痛监护病房，吸氧，建立静脉通道，心电监护。

（2）密切观察生命体征。

（3）监测氧饱和度和（或）查动脉血气。

（4）18 导联心电图（到达后 10min 内获得，是诊断过程的关键）。

（5）扼要及有针对性地询问病史、查体。

（6）有条件医院，有适应证患者在就诊后 30min 内开始溶栓治疗或 90min 内开始直接急诊经皮冠脉腔内成形术（PTCA）

（7）胸片（鉴别胸痛，排除溶栓禁忌证如主动脉夹层）

（8）实验室检查：血常规、电解质、血糖、心肌损伤标志物〔肌红蛋白（Myo），cTnI，CK－MB〕、凝血功能

（9）不时评估：气道，呼吸、循环功能；脉搏、呼吸、血压情况；血容量、泵功能、心律。

（10）对复杂病例立即请心脏专科医师会诊

3. AMI 患者急诊处理

（1）卧床休息：注意避免“Valsalva”动作。

（2）给氧：4～6L/min，用面罩或鼻导管吸氧。

（3）硝酸甘油：若患者收缩压＞90mmHg 舌下含服硝酸甘油或用硝酸盐喷剂。随后静脉滴注硝酸甘油（通常应用 24～48h 后，改为口服制剂），如患者基础血压正常使血压下降 10% 以内，对原有高血压病患者，收缩压下降 30% 以内，且收缩压不应低于 90mmHg。有溶栓指征可考虑同时使用硝酸甘油和溶栓药物。

（4）静脉注射吗啡：急性心肌梗死患者缓解疼痛尤其必要。如硝酸甘油不能缓解疼痛，可考虑

予阿片类镇痛药物，静脉注射小剂量硫酸吗啡（1～4mg），必要时5min后重复给药，但应同时联合应用硝酸甘油和β-受体阻断剂控制缺血性疼痛，而非单一镇痛药物来控制疼痛。

（5）嚼服阿司匹林：所有AMI患者，包括溶栓治疗患者，推荐常规应用150～300mg阿司匹林，嚼服。

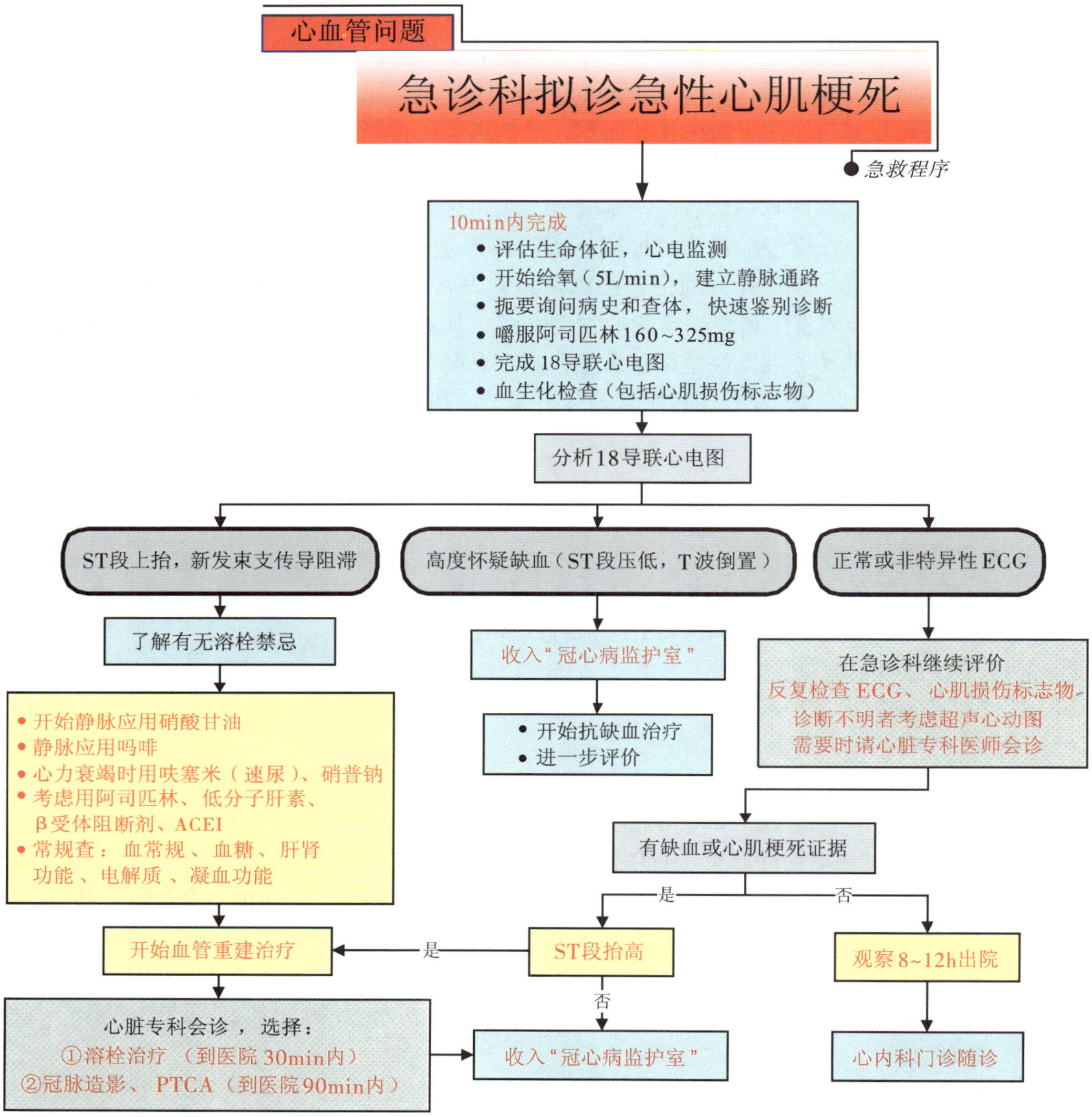

图17-5　急诊室拟诊急性心肌梗死患者处理流程图

（6）溶栓治疗：对有症状和ST段抬高的AMI患者出现下列情况优先考虑溶栓治疗：①没有溶栓治疗禁忌证；②医院没有条件做介入，或者有条件行介入治疗，但不能保证在90min内行PTCA。组织纤溶酶原激活剂（t-PA）加低分子量肝素皮下注射（非静脉用普通肝素）是一个理想的急诊溶栓治疗方案。

对出现症状后6h内开始溶栓治疗或新发左室支传导阻滞的急性透壁心肌梗死患者，溶栓治疗受益最大。12h内溶栓治疗效果也是肯定的。对无ST段抬高患者，不应作溶栓治疗。

（7）肝素和低分子肝素：肝素可防止溶栓后血栓再形成。先静脉推注肝素5000U，然后1000U/h

持续静脉泵入应用 24～48h，调节剂量至 APTT 水平达正常对照组的 1.5～2.0 倍。相对而言急诊医师偏爱使用低分子肝素，因为它发生出血副作用少，且不需要监测凝血功能。

（8）β－受体阻断剂：患者出现 AMI 临床表现最初 4～6h 即可给药，可先静脉给药然后改口服（可选用美托洛尔、阿替洛尔、艾司洛尔），并在 AMI 后持续应用 1～2 年，可减少患者死亡率 33%。低血压、心动过缓、哮喘患者禁用。

（9）硫酸镁：对低镁血症（血清镁水平 <0.7mmol/L）或有可疑缺镁的基础疾病史（如营养不良）的患者可适当补镁。对正常血镁的患者是否常规补镁尚有争议。

（10）经皮冠状动脉腔内成形术（PTCA）：下面几种情况优先考虑急诊介入治疗：①医院有条件能在患者入院 90min 内将梗死相关血管打通，则优先选择介入治疗。否则，即使医院有条件做介入，也应先行溶栓治疗；在溶栓过程中同时积极为介入治疗作准备；②AMI 患者合并心源性休克或泵衰竭时，应先考虑介入治疗；③从发病到入院超过 4h 者，也应先选择介入治疗，因为心梗发生 4h 后，溶栓效果会明显降低；④有溶栓禁忌证患者（如近期手术、肿瘤、消化道出血史）也首选介入治疗，就诊时收缩压 >180mmHg 和（或）舒张压 >110mmHg 有潜在颅内出血危险时，也应优先考虑 PTCA；⑤既往有冠状动脉旁路移植（CABG）手术史，近期移植血管阻塞者，更多的证据支持行 PTCA 对患者有益。

（11）利多卡因：不推荐 AMI 患者预防性应用利多卡因，医生应在患者有指征时才应用利多卡因，如有症状性室性期前收缩、室性心动过速。

（二）AMI 处理要点

AMI 治疗有个体差异性，当上述紧急处理完毕，有必要了解各种治疗措施的具体特点，分析和选择患者的最合理治疗方案及下一步处理。

1. 氧气

（1）依据：氧疗的目的是增加缺血组织的供氧量，在怀疑有 AMI 的患者就可立即给氧，甚至有专家提出急诊的医疗质量可以通过给患者供氧的快慢来判断。给氧的依据基于：即使在无并发症的 AMI 患者最初也有中度缺氧，这可能是通气－灌注失衡和肺内液体过多所致。

（2）用法：可从 4～6L/min 鼻导管吸氧开始，监测血氧饱和度，使 SaO_2 升至 97%～98%；如无法保持此水平，可增加氧流量至 6～8L/min；若 SaO_2 仍很低，可改用 Venturi 面罩给氧。严重充血性心衰、肺水肿或 AMI 机械性并发症的患者，单独给氧往往不能纠正严重低氧血症，需持续正压呼吸或气管内插管和机械通气。

（3）注意事项：对合并慢性阻塞性肺病患者可从低流量（1～2L/min）开始，并观察是否有低通气征象存在，逐渐调节氧流量。对无并发症患者，长期过度给氧应慎重，因为这可导致体循环血管收缩，另一方面可使肺血管床扩张，加重通气灌注异常。当然，对所有拟诊 AMI 患者至少应在最初几小时给氧。

2. 硝酸甘油

（1）依据：多个临床试验显示硝酸甘油对减少梗死面积、AMI 死亡率和溶栓药物一样有效。硝酸甘油可显著减轻缺血引起的疼痛；扩张静脉、减少静脉回心血量；减少前负荷和耗氧量；减轻冠脉痉挛；增加心肌侧支循环血流量。通过正性调节血流动力学可限制梗死面积，进而减少死亡率。大多数心脏病专家主张对高度怀疑 AMI 的患者都常规静脉应用硝酸甘油。

（2）应用指征：可疑缺血性疼痛；不稳定心绞痛；急性肺水肿（收缩压 >100mmHg）；AMI 患者可常规应用硝酸甘油，尤其是合并血压升高、急性左心衰表现者。

（3）用法：先舌下含服 0.3～0.6mg，或喷雾剂雾化吸入，每 5min 重复 1 次。静脉途径：10～20μg/min，每 5～10min 增加 5～10μg/min；最大量可达 200μg/min。目标：降低血压，缓解疼痛。有研究表明在 AMI 患者中仅 25% 对静脉给硝酸甘油产生明显的耐受，因此可予持续静脉滴注 48h。

（4）注意事项：青光眼患者禁用；如果患者收缩压小于 90mmHg，应用硝酸甘油要特别慎重；注意有无头痛、心动过速、血压下降、晕厥；不要等待硝酸甘油减轻疼痛而延误溶栓治疗；让患者坐位或卧位；体循环血压降低并造成心肌缺血加重，是硝酸甘油治疗最严重的潜在危险；下壁心肌梗死患者应用硝酸甘油要慎重，因为这类患者可合并右室心梗（右室心梗患者使用硝酸甘油可出现严重的低血压，应极小心）。

3. 硫酸吗啡

（1）依据：AMI 患者疼痛可非常严重进而产生高水平的儿茶酚胺，这些儿茶酚胺增加血压、心率，故在 AMI 患者控制疼痛十分重要，吗啡在此过程中起关键作用。吗啡的主要作用：减少缺血引起的疼痛；减轻焦虑；增加静脉容量；减低体循环血管张力，从而减少心脏需氧量，减缓缺血及梗死的进展。吗啡和硝酸甘油都不仅用于缓解疼痛，二者都可以改善血流动力学，甚至在很轻或没有疼痛的心肌缺血中都有应用指征。

（2）指征：持续疼痛；急性心源性肺水肿，且收缩压大于 90mmHg，无低血容量表现。但目前吗啡在急性肺水肿中作为主要药物的地位正在下降。

（3）用法：吗啡 1～4mg 静脉注射，每 5min 重复。有人主张前壁心梗心率较快的患者首选吗啡，下壁梗死心率较慢的患者首选哌替啶（50～100mg 肌内注射，4h 后可重复给药）。

（4）注意事项：低血压，低血容量，正使用 β－受体阻断剂的患者中慎用；可出现通气抑制、恶心/呕吐、心动过速、支气管痉挛和瘙痒（少见）。发生血压下降时，采用休克体位；出现呼吸抑制时可用纳洛酮 0.4～0.8mg 静脉注射拮抗。

4. 阿司匹林

（1）依据：ISIS－2 研究显示 AMI 发生后 24h 内单用阿司匹林减少总死亡率与溶栓药物相同；在 AMI 和不稳定心绞痛治疗中，阿司匹林是成本－效价比最好的药物。作用机制：阿司匹林阻断 TXA_2 的形成，后者可引起血小板聚集和动脉收缩。阿司匹林可降低 AMI 总死亡率，减少致死性心梗的再发生率，降低致死性休克的发生率。

（2）指征：无禁忌证的 AMI 患者。

（3）用法：AMI 时可在患者到达后几分钟内使用。160～325mg 片剂（有的包装为 300 毫克/片）立即嚼服；以后每天继续相同的剂量。没有资料示长期小剂量是否优于大剂量，但 <160mg/d，不能即刻生效。

（4）注意事项：对于活动性溃疡或哮喘，阿司匹林是相对禁忌证；过敏性体质患者禁用；较大剂量能干扰前列环素的合成，干扰其对人体的有利作用。

（5）其他抗血小板药物——氯吡格雷（波立维）：新型 ADP 受体拮抗剂，口服后起效快，不良反应明显低于噻氯匹定，初始剂量 300 mg，以后 75 mg/d 维持；用于对阿司匹林过敏或禁忌的患者，或与阿司匹林联合用于置入支架 AMI 患者。

5. β－受体阻断剂

（1）依据：许多研究支持 AMI 患者应用 β－受体阻断剂，β－受体阻断剂治疗的目的之一是减少缺血区的耗氧量和需氧量来尽可能地防止心肌缺血恶化。β－受体阻断剂治疗作用：减少儿茶酚胺水平降低心律失常发生；降低窦房结冲动；降低血压；减少心肌收缩；拮抗儿茶酚胺的激动作用；总体效果是减少梗死区面积。

（2）指征：有过度交感神经兴奋的 AMI 患者；心梗的早期治疗（疼痛发生后 6h 内）；由于交感神经兴奋引起的难治性胸痛或心动过速。AMI 患者只要没有禁忌证就要使用，而且应尽早应用。

（3）用法：美托洛尔，常用剂量为 25～50mg，每日 2 次或 3 次；阿替洛尔，6.25～25mg，每日 2 次。特殊情况下（如前壁 AMI 伴剧烈胸痛或高血压者）亦可静脉注射美托洛尔 5mg，5min 后可再给予 1 次，继续口服剂量维持。

（4）注意事项：β－受体阻断剂能引起明显的心肌抑制，必须小心使用，严密观察。禁忌证有支气管痉挛或哮喘史、心动过缓、低血压。

6. 血管紧张素转换酶抑制剂（ACEI）

（1）依据：AMI 的近期或远期治疗中使用该类药物，都能提高生存率。卡托普利有助于降低后负荷，改善恢复期心肌的重构，降低心力衰竭的发生率，从而降低死亡率。国内有研究证实，AMI 尤其在前壁心梗组，早期应用 ACEI 可降低 AMI 死亡率，在下壁心梗组无效。AIRE 研究表明雷米普利可使出现心力衰竭 AMI 患者显著受益。GISSI－3 研究表明出现 AMI 症状 24h 内应用赖诺普利是安全的，与静脉硝酸酯类药物合用不仅可行，而且效果很好。PRACTICAL 研究在 24h 内即开始应用依那普利，可显著降低左室扩张的发生率和死亡率。

（2）指征：预防和治疗 AMI 后充血性心力衰竭。ST 段抬高或左束支传导阻滞的前壁心肌梗死患者，如无低血压或禁忌证，可考虑给尽早予 ACEI。

（3）用法：卡托普利开始 6.25mg，2h 后再给 12.5mg，随后以 12.5mg，tid。依那普利，初始剂量极小，仅为 1.25mg，以后加至 5mg，tid。赖诺普利，2.5～5mg 用起，加量至 10mg，qd。

（4）注意事项：低血压、高血钾、肾动脉狭窄患者慎用。卡托普利可引起白细胞减少和（或）粒细胞缺乏。

7. 利多卡因

（1）依据：抑制心室激动；减少缺血组织的兴奋性；提高室颤阈值；防止室颤/室速发生。但利多卡因能诱发癫痫、神经系统问题、低血压、甚至致命性心室停搏。不推荐 AMI 患者常规预防性应用利多卡因，在溶栓治疗前预防性使用利多卡因也是不明智的。

（2）指征：如患者新发症状性室性期前收缩（短阵、成对、阵发性）用利多卡因治疗可获益；梗死后心律失常往往是自限性的，常无须治疗。

（3）用法：立即静脉注射利多卡因 50～100mg，每 5～10min 重复 1 次，直至期前收缩消失或总量达 300mg，继以 1～4mg/min 的速度静脉滴注维持。

（4）注意事项：应用时必须备好阿托品、经皮起搏电极或经静脉起搏器、除颤器和肾上腺素。

8. 硫酸镁

（1）依据：硫酸镁治疗 AMI 的益处已越来越受到重视，几个大的临床随机对照研究说明它能显著减少 AMI 引起的总死亡率。1992 年 LIMIT－2 的 2000 例 AMI 患者研究显示镁离子治疗后能减少死亡率 24%，但 ISIS－4 研究未能证实这一结果。其作用在于：抗心律失常、扩血管、解除痉挛、影响心肌的电稳定性及基于未明的机制获得的心肌保护效应。

（2）指征：尖端扭转型室性心动过速、确定或怀疑有镁的缺乏引起的心脏抑制、已知或怀疑有镁缺乏的 AMI 患者补充镁离子已被证明能够获益。但 AMI 中常规补充镁离子无足够证据显示能获益。有可疑镁缺乏的 AMI 患者中补充镁离子不要犹豫，这些患者包括使用利尿剂的患者或长期营养不良的患者（如酗酒者、慢性病患者、进食少者）。

（3）用法

1）心脏抑制：1～2g 硫酸镁溶于 5% 葡萄糖 10ml 中静脉推注。

2）尖端扭转型室性心动过速：1～2g 硫酸镁加入 50～100ml 5% 葡萄糖，大于 5～60min 静脉注射。

3）AMI 预防性使用：1～2g 硫酸镁加入 50～100ml 5% 葡萄糖，大于 5～60min 静脉注射，后用 0.5～1.0g/h 静脉注射，应用 24h。

（4）注意事项：镁是一种可大剂量快速给予的安全药物。副作用主要有低血压、反射抑制、头晕、出汗；硫酸镁经肾脏排泄，肾衰患者慎用；氯化钙可用于拮抗镁的有害作用。

9. 极化液（glucose－insulin－potassium，GIK）疗法

（1）依据：GIK 可促进心肌摄取和代谢葡萄糖，使钾离子进入细胞内，恢复细胞膜的极化状态，以利心脏的正常收缩，减少心律失常。GIK 也可使再灌注率增加。当溶栓治疗广泛应用于 AMI 死亡率显著下降，GIK 被认为是并未产生额外的益处而应用受到限制。但近来一些小规模临床试验表明，

在无心源性休克 AMI 患者中应用极化液治疗使院内死亡率有所下降。目前对 GIK 的兴趣在增加，几项大规模的临床试验正在进行中。

（2）指征：近年来研究结果支持在非溶栓治疗的患者中应用 GIK 能获益，结果还表明即使在溶栓治疗的患者中应用 GIK 也很有可能获益。GIK 还用于伴有糖尿病的 AMI 患者。

（3）用法：氯化钾 1.5g，普通胰岛素 8U 加入 10% 葡萄糖液 500ml 中，静脉滴注，1～2 次/天，7～14d一个疗程。还有人建议在上述溶液中加入硫酸镁 5g。

（三）冠脉血运重建

1. 溶栓治疗

（1）依据：溶栓治疗使 AMI 的治疗发生了革命性的改变。研究证明在动脉粥样硬化斑块逐渐造成冠脉狭窄患者中，AMI 多数因斑块破裂引起，粗糙的破裂斑块表面刺激血栓形成，栓子进一步加重动脉狭窄，导致完全阻塞。在溶栓治疗中强调用溶栓药物尽快溶解栓子使阻塞动脉再通，防止梗死区扩大，挽救心肌，降低 AMI 的死亡率，溶栓必须争分夺秒。

AMI 的诊断依赖于特征性心肌酶谱的改变和心电图上 Q 波的出现，Q 波的出现需要数小时甚至数天，临床医师常无法等到心肌酶学的改变和 Q 波的出现后再做决定，如果患者有典型的病史，心电图有损伤改变（ST 段抬高）就可以进行溶栓治疗。溶栓治疗应在到达医院 30min 内开始，症状出现1～3h内给药可获得最好的效果，与经皮冠脉介入（PCI）相当。实施溶栓治疗的决定应由急诊内科医师做出。

当前的趋势是溶栓剂、血小板糖蛋白（GP）Ⅱb/Ⅲa 受体拮抗剂及其他抗凝剂联合治疗。ASSENT－3 试验提示，TNK－tPA 与依诺肝素联合使用可能是最有临床价值的再灌注方法之一。对 AMI 患者，治疗开始的时间是生存率的重要影响因素，某种意义上说时间就是心肌，如何更有效地减少时间上的延误，是今后工作的重点。目前，就诊到冠脉开通的平均时间为 2～3h，如果就诊时能立即开通冠脉，可使病死率再降低 3%。

（2）溶栓指征：病史（性质、疼痛部位）支持 AMI；心电图示心肌损伤与 AMI 时变化一致；症状出现小于 12h；无绝对禁忌证；少有或无相对禁忌证。

（3）溶栓绝对禁忌证：活动性或近期有内脏出血；既往有出血性脑卒中史或近 1 年内有其他脑卒中或脑血管事件；近两个月内有颅内或脊椎内手术/创伤；颅内或椎管内肿瘤；血管瘤或动静脉畸形；怀疑有主动脉夹层或心包炎。

（4）相对禁忌证：现有严重的未控制的高血压（>180/110mmHg）；其他颅内病变；正在使用抗凝药物［国际标准化比值（INR）>2～3］；10min 以上或有潜在创伤性的心肺复苏；近 2 个月内有严重外伤或大手术；有无法压迫的血管破口（穿刺点）；活动性消化性溃疡；有进行性恶化的肝病/肾病；已知严重的出血素质和孕妇。注意除颤、月经不是溶栓的禁忌证。

以前患者 75 岁以上是溶栓相对禁忌证，但新近研究显示，年龄在 75 岁以上、伴有 ST 段抬高或束支阻滞的 AMI 患者在 12h 内接受溶栓治疗能明显降低死亡率。因而，无其他溶栓禁忌证的老年 AMI 患者，若无法行直接 PTCA，也应给予溶栓治疗。溶栓治疗过程中，为减少严重出血并发症，对高危患者（75 岁以上的老年人及低体重者），应将溶栓药物的剂量调整为正常的 75%。例如，通过体重调整 TNK－tPA 的剂量，可使脑出血的发生率从 3% 降至 1%。

（5）用法：目前认为静脉溶栓的疗效与冠脉溶栓相比差别不大，但前者简便易行，更适合开展；在我国尿激酶容易买到，价格便宜，目前使用尿激酶较广泛；国外曾有人报道溶栓后立即进行 PTCA，但研究结果表明死亡率增高，所以不主张立即行 PTCA。

1）尿激酶（UK）：是一种丝氨酸蛋白酶，可直接将纤溶酶原转化为纤溶酶。由于 UK 无抗原性、无热原性、毒副反应小，是一些亚洲国家临床应用的主要药物，国产尿激酶价格远比进口的低。国内报道用量多在 50 万～150 万 U，先静脉注射 5 万 U，如无不良反应，再将余量加入生理盐水或 5% 葡萄糖液 100ml 中 30～60min 内一次静脉滴入。

2）链激酶（SK）：通过与血中纤溶酶原形成复合物，再促使游离的纤溶酶原转化为纤溶酶，是国内外应用最早、最广的一种溶栓剂。用法：SK 皮试阴性后，75 ~ 150 万 U 溶于 100ml 生理盐水或 5% 葡萄糖液中，30 ~ 60min 内输完。SK 具有抗原性，可引起过敏反应如发热、皮疹及低血压，因此在给 SK 后半年内不宜重复使用，有人主张用 SK 前先给予静脉滴注 2 ~ 4mg 地塞米松。

3）重组组织型纤溶酶原激活剂（rt - PA）：是在血管内皮细胞合成的一种丝氨酸蛋白酶，能选择性地和血栓表面的纤维蛋白结合，使纤溶酶原在局部转变成纤溶酶，从而溶解血栓，由于它不激活循环中的纤溶酶原，故很少产生全身纤溶状态。rt - PA 无抗原性，半衰期短，有利于溶栓后及时作 PTCA 或急诊冠状动脉旁路移植术。用法：目前市场上有重组组织型纤溶酶原激活剂，一般经静脉用量为 100mg，在 3h 内给予，其中 10mg 在初 1 ~ 2min 内静脉注射，其后 60min 内静脉滴注 50mg，最后 40mg 在 120min 内静脉滴注。该药对血栓溶解有高度选择性，起效快，随即应用肝素抗凝以维持疗效。

4）其他：此外国内还有去纤酶、抗栓酶等蛇毒制剂，其疗效尚未明确。

（6）注意事项

1）合用阿司匹林：溶栓治疗后纤维蛋白降解产物可以激活血小板，故合用阿司匹林的目的在于抑制血小板聚集和释放，从而有利于预防新的血栓形成，增强溶栓的效果。据国际多中心研究（ISIS - 2）证实，阿司匹林与 SK 合用在降低 AMI 病死率方面是单用 SK 的 2 倍，并且明显降低非致死性再梗死和脑卒中的发生率。

2）合用肝素：理论上肝素可预防新的血栓形成从而预防动脉再堵塞，但临床上使用非特异纤溶剂（SK、UK）的患者，合并静脉或皮下注射肝素获益的证据有限。使用 rt - PA 时，静脉应用肝素可增加梗死相关动脉的开通可能性。GUSTO 研究显示合用肝素取得良好效果。使用 rt - PA 后应用肝素至少 48h。

2．抗凝治疗（肝素和低分子肝素）

（1）依据：肝素作为“溶栓治疗计划”的一部分已越来越受到重视，在广泛前壁心梗患者使用肝素已越来越普遍，这是由于患者有左室血栓和脑栓塞的高度危险性。使用肝素理由：急性冠脉梗死源于动脉斑块破裂后血栓形成；即使溶栓后仍存在下列情况：残留血栓、血管损伤、激活的（易形成血栓）表面；这些激活的表面可引起更多的血栓形成；肝素可在溶栓后防止血栓的再形成；保持梗死相关动脉的开放；防止广泛前壁心梗患者左心室内血栓的形成。

（2）指征：对作直接急诊 PTCA 患者主张静脉使用大剂量肝素；rt - PA 再灌注患者静脉应用；经验性用于广泛前壁心梗未用溶栓药物的患者。

（3）用法：先取血化验，了解凝血功能。如为溶栓后，前 4h 内不给肝素，APTT 恢复到对照时间 2 倍以下开始使用肝素。给药：静脉注射 5000U（也可按 100 ~ 150U/kg），随后持续静脉给药（1000U/h），调节 APPT 至 1.5 ~ 2.0 对照水平。48h 后考虑改用皮下注射肝素或华法林，或单用阿司匹林。

因为低分子量肝素有应用方便（皮下注射）、不需监测凝血时间、出血并发症低等优点，建议在急诊可用低分子量肝素（如依诺肝素）代替普通肝素。

（4）注意事项　使用肝素的禁忌证与溶栓治疗相同，包括活动性出血、近期颅内/椎管内/眼部手术、严重高血压、出血倾向等。对无大面积 AMI 或无附壁血栓且未作溶栓治疗的患者，鲜有资料说明肝素的益处优于阿司匹林、β - 受体阻断剂、硝酸甘油和血管紧张素转化酶抑制剂。

3．经皮冠状动脉介入（PCI）治疗

（1）直接 PTCA：经皮冠状动脉腔内成形术（PTCA）即用经皮穿刺方法送入球囊导管，扩张狭窄的冠状动脉达到治疗目的，是当今冠心病的主要治疗手段之一。比溶栓药物更直接地面对本质问题（动脉的慢性狭窄），使梗死的动脉获得机械性再通。AMI 病例量大的医疗单位应备有医护人员 24h 值班，需要时随时准备行 PTCA 治疗。

ST 段抬高和新出现或怀疑新出现左束支传导阻滞 AMI 患者，起病 12h 内（或虽超过 12h，但缺血症状仍持续存在），在有条件的导管室，PTCA 是溶栓治疗的替代治疗。

急性 ST 段抬高，Q 波心肌梗死或新出现左束支传导阻滞的 AMI 并发心源性休克患者（年龄 <75 岁），AMI 发病在 3～6h，应首选直接 PTCA 治疗；适宜再灌注治疗而有溶栓治疗禁忌证者，可选择直接 PTCA；AMI 患者非 ST 段抬高，但梗死相关动脉严重狭窄、血流减慢（TIMI 血流≤2 级），如可在发病 12h 内完成，可考虑进行 PTCA。

注意事项：①严重的主干动脉病变及更多远端动脉的阻塞或只有小面积心肌受累情况下应用 PTCA 可能有害；②AMI 急性期不应对非梗死相关动脉行选择性 PTCA；③发病 12h 以上或已接受溶栓治疗且已无心肌缺血证据者，不应进行 PTCA；④直接 PTCA 须避免时间延误，必须由有经验的术者进行，否则不能达到理想效果，治疗的重点仍应放在早期溶栓。

（2）PTCA 合并 STENT：在并发夹层、严重动脉内膜撕裂或急性闭塞的情况下，可施行 PTCA 合并 STENT（冠状动脉内支架置入术），以保持血管内通畅，从而避免急诊冠状动脉旁路移植术。近来一些研究还显示，常规置入支架在降低心脏事件发生率和减少靶血管重建术方面优于直接 PTCA，也优于仅在夹层、急性闭塞或濒临闭塞时紧急置入支架。支架置入术已广泛用于 AMI 再灌注治疗。

（3）联合 PCI 治疗：ACS 患者急诊 PCI 治疗越来越多，目前还需进一步明确，在 PCI 之前采用哪些措施可达到更早、更高的冠脉开通率，是溶栓剂、抗凝剂、阿昔单抗还是联合治疗？研究显示，STEMI 患者到达心导管室时，梗死相关动脉达 TIMI3 级者，预后较好。应用半量溶栓剂加阿昔单抗，接着使用 PCI 的联合 PCI 治疗，可获更早、更高的心肌组织灌注，而再梗死和再介入治疗率较低。由此可见，联合 PCI 疗效优于标准 PCI。

（4）补救性 PTCA：溶栓治疗未再通的患者使用 PTCA 恢复前向血流即为补救性 PTCA。目的在于尽早开通梗死相关动脉，挽救缺血但仍存活的心肌，从而改善生存率和心功能。溶栓治疗成功 AMI 患者不主张急诊行 PTCA。

建议对溶栓治疗后仍有明显胸痛，ST 段抬高无显著回落，临床提示未再通者，应尽快进行急诊冠脉造影，若 TIMI 血流 0～2 级，应立即行补救性 PTCA，使梗死相关动脉再通。尤其对发病 12h 内、广泛前壁心肌梗死、再次梗死及血流动力学不稳定的高危患者意义更大。

4．急诊冠状动脉旁路移植术　急诊冠状动脉旁路移植术指征包括：PTCA 失败且患者有持续胸痛或血流动力学障碍；持续或复发性心肌缺血，药物治疗失败，且不适合导管介入治疗；心源性休克，患者冠脉解剖不适合做 PTCA。

（四）特殊考虑

1．缺血、梗死和再灌注相关心律失常和心脏骤停　AMI 相关心律失常常无需用抗心律失常药物，如通气不充分引起的心动过缓或疼痛、焦虑引起的心动过速无需抗心律失常药物治疗。急诊科医师需要考虑：心律失常是致命的还是非致命的；是否为室颤；是否存在休克；是心动过速还是心动过缓等。

（1）缓慢心律失常

1）窦性心动过缓：通常无需特殊处理，伴有严重症状时才予治疗。

2）Ⅱ°Ⅰ型房室传导阻滞（文氏现象）：与下壁心梗有关，提示房室结的高度功能损害，与 AMI 迷走神经放电有关，而不是传导系统损害，这种心律失常通常是短暂的，随迷走神经效应消失而消失，除非患者有症状，否则无需治疗。

3）Ⅱ°Ⅱ型房室传导阻滞：提示窦房结以下部位的损伤，意味着明显的传导系统缺血性损害，发展为完全性传导阻滞的可能性大，有很高的死亡率。急诊医师必须准备经静脉或经皮临时起搏器。

4）房室结水平的Ⅲ°房室传导阻滞：QRS 正常，心率 40～60 次/分，这常是一过性阻滞，预后良好。患者仍需密切观察，可考虑预防性经静脉起搏器。

5）在束支水平的Ⅲ°房室传导阻滞：QRS 波增宽，心率 <40 次/分，说明房室结下阻滞，仅有阻

滞点以下的心室运动。应立即用经静脉临时起搏器。

【阿托品】

使用依据　阿托品可减低迷走神经张力，增加窦房结放电频率和促进房室传导。在 AMI 早期治疗窦性心动过缓伴心排血量下降和周围循环灌注不良（低血压、意识模糊、头昏或频发室性期前收缩）特别有用，此时抬高腿部和静脉注射阿托品可能是救命的。阿托品还可临时用于治疗Ⅱ°Ⅰ型 AVB（atriovetricular block）（尤其在下壁心梗且有症状的患者）和吗啡所致的恶心呕吐、室性期前收缩等，但很少用于Ⅱ°Ⅱ型 AVB。

用法　推荐剂量 0.5mg～1mg 静脉注射，必要时 3～5min 重复一次，总量 <2.5mg。室性停搏时也有治疗作用，1mg 静脉注射，每 3～5min 重复一次，总量 2.5h 内不超过 2.5mg。

注意事项　使用阿托品剂量 <0.5mg 或非静脉使用时，它可通过中枢反射刺激迷走神经或周围副交感神经作用使心脏抑制。

【临时起搏】

目前主张经皮体表起搏，特别是患者不需要立即起搏且只有发生房室传导阻滞的中度危险，它也适合于溶栓患者减少血管侵入。对于需要持续起搏或很有可能需要起搏的患者应考虑放置经静脉起搏电极。

临时起搏的主要适应证：心脏停搏；窦性心动过缓对药物无反应；Ⅱ°Ⅱ型房室传导阻滞；Ⅲ°AVB；双束支阻滞；右或左束支传导阻滞伴Ⅰ°AVB。

（2）快速性心律失常

1）窦性心动过速：持续的窦性心动过速常提示病情恶化，预后较差，患者可能存在心室功能不全或衰竭。可适当用镇痛镇静或抗焦虑药；对继发于高儿茶酚胺的高动力状态，如无心力衰竭可用超短效 β－受体阻断剂：艾司洛尔。

2）室上性心动过速：去除缺氧、酸中毒、心衰、心包炎、窦房结缺血等诱因；刺激迷走神经（如压迫颈动脉窦）；静脉应用腺苷、地尔硫䓬或艾司洛尔（不宜在左心衰患者中应用），慎用维拉帕米。如通过上述处理仍不能控制，可考虑同步直流电复律。

3）心房纤颤（房颤）：AMI 患者发生房颤几率很高（高达 10%～20%）。房颤发作通常为自限性，患者心室率通常不快，无需特殊处理。若房颤伴快速心室律和严重左心功能损害，应予积极处理。由于房颤易于复发，一般不宜常规电转复。急诊常用药物为胺碘酮。

4）室性期前收缩：多数 AMI 患者有室性期前收缩，但成对出现而间距短的室性期前收缩、多源性室性期前收缩、频发室期前收缩时必须予以重视，因为可诱发持续室性心动过速或心室纤颤（室颤）。可选用利多卡因或普鲁卡因酰胺治疗。

5）室性心动过速：AMI 患者以短阵单形或多形室性心动过速多见，只有伴血流动力学改变的持续性室性心动过速才有紧急处置指征。如患者血流动力学稳定可首先试验性给予利多卡因或普鲁卡因酰胺；心率 <150 次/分单形室性心动过速一般无需立即电复律。注意药物或低钾血症诱发室速的可能性（不要忘记纠正血钾）。

6）难治性持续性多形性室速：即“electric storm”，文献表明这与未控制的心肌缺血和交感张力有关，最好静脉使用 β 受体阻断剂、胺碘酮、主动脉内球囊反搏、急诊血管重建术进行治疗。

【利多卡因】

对不伴血流动力学改变的持续性室性心动过速，可首选利多卡因。利多卡因 1.0～1.5mg/kg，静脉注射，需要时再每隔 5～10min 给 0.5～0.75mg/kg，直到总负荷剂量达 3mg/kg，之后 2～4mg/min 静脉滴注维持。对高龄、充血性心衰及肝功能不全患者，酌情减量。此外还可选用普鲁卡因酰胺或胺碘酮。

【直流电复律】

当患者有缺乏有效灌注的临床证据时（伴心绞痛、肺充血或低血压）应考虑立即直流电复律。

快速多形室性心动过速复律方法同室颤，给予200J的非同步直流电除颤；如<150次/分单形室性心动过速通常予100J非同步直流电复律。

（3）心室纤颤（室颤）：AMI后48h内，以原发性室颤发生率最高，后期室颤常继发于充血性心衰或心源性休克。一旦发生室颤立即直流电复律。顽固性室颤可辅以药物治疗，心肺复苏中建议按肾上腺素、利多卡因、溴苄胺顺序给药，还可用胺碘酮150mg静脉注射。

【AMI早期室颤预防】

AMI再灌注后发生加速性室性自主心律（AIVR）是最常见的再灌注心律失常，可较好耐受，且不增加室颤的风险，最好的解决方法是观察。目前不主张利多卡因预防室颤，因为尽管有荟萃分析表明利多卡因可降低33%原发性室颤，但它能增加致死性心动过缓或心室停搏，从而未显示出有意义的效果。无血流动力学障碍和房室传导阻滞的患者可常规使用β-受体阻断剂（用法见前），可降低早期室颤的发生率。

尽管目前的临床资料未显示补充钾和镁可预防室颤的发生，但临床上AMI患者宜维持血清钾离子浓度>4.0mmol/L和镁离子浓度>1.0mmol/L。

【发生室颤处理】

急诊室抢救的重点应为非同步直流电复律和短时间内恢复正常心律。在现场复苏时，为争取时间，有条件者根据经验可予以“盲目”电击除颤。开始200J电击除颤，如不成功，第二次以200~300J能量电击，第三次以360J能量电击。患者复苏后仍需应用利多卡因2~4mg/min静脉注射，维持48~72h。

肾上腺素在循环停止伴室颤、心脏停搏或电-机械分离的高级生命支持复苏中起重要作用，尽管它可诱发心律失常和增加心肌耗氧，但还是能支持外周血管床并且在胸外心脏按压时增加循环量。

【AMI后期猝死预防】

AMI预后良好的有关因素有：早期再灌注、下壁心梗、左室功能完好、短期和长期使用β-受体阻断剂、ACEI和阿司匹林治疗。预后较差的有关因素有：再灌注延迟或未成功、后壁梗死患者（常与左室功能差有关）、室性心律失常。

AMI预后预测指标：心率变异、QT离散度、心脏电生理检查等。近年来研究表明，AMI后出现多源室性异位起搏点是致死前室性心律失常，亦为AMI预后较差的指标。

目前尚无理想预防AMI后猝死药物，Ⅰ类抗心律失常药物经研究表明无效，氟卡尼和其他Ⅰc类抗心律失常药物绝对禁忌；服用无内在拟交感活性的β-受体阻断剂对该类患者经一些研究证实有效；Ⅲ类抗心律失常药物胺碘酮可能有其应用价值。

静脉应用胺碘酮已用于治疗和预防频繁复发的室颤和血流动力学不稳定的室速，如治疗成功可继续长期口服。用法：10min内快速静脉滴注150mg，1mg/min维持滴注6h，继而0.5mg/min维持滴注。对于短阵非持续性室性心动过速或频发室性期前收缩可用小剂量胺碘酮治疗。而对有症状的室性心动过速建议行电生理和Holter检查评价抗心律失常药物疗效和有无致心律失常作用或药物中毒。埋藏式心脏复律除颤器（ICD）对AMI后持续恶性心律失常发作的终止可预防患者猝死的发生，2年猝死率明显低于药物治疗。

AMI患者出院后，多数心脏骤停（尤其室颤）发生在出院后18个月内，向患者家属进行CPR教育及向全社会大力普及现场CPR的基本知识，对这类患者的院前现场急救有益。

2. 急性高血压　高血压增加左室负荷，但可改善缺血区域灌注。研究表明心肌缺血患者心率越慢，所能耐受的血压越高，因此除非存在左室衰竭，是否要对AMI患者进行降压治疗尚无定论。但所有考虑溶栓治疗患者均应控制血压以减低出血危险，最好用静脉硝酸甘油平稳降压。其他可选用药物包括：阿替洛尔、美托洛尔（用于AMI早期，但降压效果尚未见专门验证）和艾司洛尔（半衰期极短），后者在可能存在血流动力学不稳定患者中使用较合适。不管如何，治疗后平均动脉压不应低于80mmHg。

3．乳头肌功能失调或断裂　若二尖瓣乳头肌因缺血、坏死等因素使其收缩功能发生障碍，可造成不同程度的二尖瓣脱垂并关闭不全，心尖区可新出现收缩中晚期喀喇音和收缩期吹风样杂音，并可引起心力衰竭，若心力衰竭明显可迅速发生肺水肿，患者在数日内死亡。急诊二尖瓣置换术死亡率非常高（27%～55%），但与单用药物治疗比较总死亡率和心室功能均得到改善。在安排急诊手术的同时，最好应用硝普钠降低肺毛细血管压力和增加外周组织灌注。

4．心脏破裂　少见，常在 AMI 起病 1 周内出现。患者心脏破裂后可因心包积血引起急性心包压塞而猝死，也可因心力衰竭和顽固性休克而在数日内死亡。治疗手段为手术，手术包括：直接缝合或补片闭合穿孔的心室，或用氰丙烯酸胶将补片粘附在坏死的心肌上。必要时加作冠状动脉旁路移植术。

5．室壁瘤和附壁血栓　室壁瘤常见于冠状动脉左前降支闭塞引起的大面积前壁透壁心肌梗死，通常不破裂，但可引起反复的室性心律失常和心排血量降低，或附壁血栓引起体循环栓塞。室壁瘤可在 AMI 后数日、数周或数月出现。查体可见心界扩大，心前区可见或触及心脏收缩时出现的异常活动，可有收缩期杂音。心电图可有 ST 持续抬高；X 线检查见特征性心影突出。反复持久的室性心律失常和左室功能衰竭是手术切除室壁瘤的指征。

附壁血栓可见于 20% 的 AMI 患者，在大面积前壁心肌梗死患者发生率更高（可高达 60%）。超声心动图对诊断附壁血栓效果最好。左室附壁血栓患者中约 10% 会发生体循环栓塞（引起脑、肾、脾或四肢等动脉栓塞），栓塞危险在起病后 1～2 周内最高。抗凝治疗可减少栓塞危险，因此只要无抗凝治疗禁忌，患者都应用肝素抗凝治疗，随后用华法林抗凝 3 个月，维持凝血酶原时间相当国际标准化比值（INR）1.5～2.5。加用阿司匹林可提高抗凝的效果。

6．梗死后综合征　少数 AMI 患者（发生率约 10%）在起病后数天至数周，甚至数月，可出现梗死后综合征，表现为发热、心包摩擦音、心包积液、胸膜炎、胸腔积液和关节痛，是继发于心肌和心包损伤后的过敏反应。有时与心肌梗死复发难以区分，但梗死后综合征是心肌酶无显著增高。本症处理：阿司匹林，600mg，q4h～q6h，口服。重症者需要短期大剂量使用肾上腺皮质激素或非甾体类抗炎药。

7．心力衰竭和肺水肿　没有严密监护条件时，最好避免静脉应用硝普钠和硝酸盐等降低负荷的药物。可舌下含服短效硝酸酯类药物以降低前负荷或卡托普利等 ACEI 制剂以降低前后负荷。提倡在出现心衰的临床症状早期口服 ACEI。尽管常规应用呋塞米等利尿剂治疗，以快速扩张血管同时利尿；但肺水肿患者应避免过度使用利尿剂，以免导致前负荷降低和相对容量不足。心室顺应性降低时，需要较高的心室充盈压，才能维持心排血量。利尿剂有时可导致血管收缩。洋地黄制剂可引起室性心律失常宜慎用。

最好能进行血流动力学检查，如用 Swan－Ganz 导管测量左室充盈压和心排血量，有利于选择降低前后负荷或主要降低前负荷药物。随着床旁超声技术检测 AMI 患者左室功能和胸阻抗法无创血流动力学监测技术的广泛应用，Swan－Ganz 导管应用在逐渐减少。

8．休克　急诊冠脉成形术（无论采用血管成形术、溶栓治疗还是冠状动脉旁路移植）尽可能使血管再通，可使发生心源性休克的 AMI 患者受益，但很难获得前瞻性研究资料。多数患者可给予主动脉内球囊反搏治疗，同时静脉使用正性肌力药物。控制液体入量非常必要。左主干内血栓形成和继之出现的严重的心源性休克被称为左主干休克综合征，预后非常差，任何治疗成功几率都很低。

9．右心室梗死　右心室梗死不常见，常伴发于下壁心肌梗死，预后比单纯下壁心肌梗死者要差（下壁合并右室 AMI 住院死亡率为 31%，单纯下壁 AMI 死亡率 6%）。伴有血流动力学改变的右心室梗死几乎都发生于下壁心肌梗死，因此所有下壁心肌梗死患者均应寻找右室缺血的证据（如查 Kussmaul 征：吸气时颈静脉充盈），下壁心肌梗死时低血压、肺部湿性啰音和颈静脉压升高临床三联征是右室缺血的特征。心电图可表现为 V_4R 导联 ST 段上抬 0.1mV。超声心动图对拟诊患者有帮助。

右心室梗死的治疗包括：

（1）维持右心室前负荷：补液（静脉给予生理盐水），避免应用硝酸酯类药物和利尿剂以免影响前负荷，尽快转复对血流动力学有影响的室上性心动过速。

（2）降低后负荷：伴左心功能不全时考虑降低右心室后负荷，措施包括主动脉内球囊反搏、动脉扩张剂（如硝普钠、肼苯哒嗪）。

（3）增加右心室收缩力：如补液后心排血量仍然不能增加，可考虑多巴酚丁胺增加心肌收缩力。

（4）早期再灌注：措施包括溶栓治疗、直接 PTCA、冠脉搭桥术等。

10. 无 Q 波心肌梗死（NQMI）

【概念】NQMI 与非透壁心肌梗死：据报道，尸检证实 35 例透壁性梗死患者中 4 例未能记录到 Q 波；53 例心内膜下梗死患者中，24 例有异常 Q 波。19 例陈旧性心肌梗死患者中，仅 4 例发现为透壁心肌梗死。因此 NQMI 与非透壁心肌梗死并非等同概念，临床上往往无法明确 AMI 是透壁还是非透壁，最好采用 NQMI 称谓。

【诊断】Ogawa 和 Goldberg 诊断标准：心前区疼痛符合急性心肌梗死；血清 CK 峰值至少超过正常上限的 2 倍；ST 段压低≥0.1mm 或呈对称性 T 波倒置，持续至少 24～48h。SPECT、MRI 有助于诊断。

【病理生理】Deweod 等发现，NQMI 患者发病后 24h 内冠脉造影显示大多数病例梗死区冠脉通畅，而（QMI）则否；QMI 和 NQMI 冠脉通畅率分别为 24% 和 55%。心肌梗死后，随时间的推移，冠脉通畅率趋于下降，NQMI 容易发生再梗死，且梗死部位往往与首次相同。NQMI 左室功能减退程度轻，存活的心肌数量多，侧支循环丰富。NQMI 患者心肌代谢状况比 QMI 保持得好，梗死后心绞痛发生率高。能存活的心肌容易发生坏死——NQMI 的再梗死率高、后期死亡率高。

【临床特点】NQMI 占全部心肌梗死发生率的 20%～38%。近年来，NQMI 发病率有增高趋势，可能与诊断水平有所改进相关。NQMI 和 QMI 床特点比较（表 17－11）。

表 17－11 NQMI 和 QMI 临床特点比较

	NQMI	QMI		NQMI	QMI
年龄（岁）	65	63	血清酶增高的持续时间	较短	较长
性别	女性多见	男性多见	左室射血分数%	52	46
既往 MI 史（%）	46	24	住院期心绞痛发生率%	39	17
慢性 CHF 史（%）	21	8	住院期 CHF 发生率%	较低	较高
梗死前心绞痛（%）	73	63	出院后心绞痛发生率%	36	22
梗死范围	较小	较大	住院期再梗死率%	12	5
能存活的缺血心肌	较多	较少	出院后再梗死率%	18	7
梗死冠脉通畅率%	57	24	住院期死亡率%	10	20
CK 峰值	633	1497	出院后死亡率%	33	19

【治疗】

（1）β－受体阻断剂：美托洛尔、普萘洛尔、阿替洛尔使 AMI 患者死亡率下降 30%，非致死性心肌梗死率下降 25%。但若干研究表明 β－受体阻断剂仅对 QMI 患者有效。

（2）抗血小板活性药物：阿司匹林对不稳定心绞痛有效，推测阿司匹林对 NQMI 也有效。Klimt 证实：449 例患者使用血小板活性药物 1 年死亡率和再梗死率较安慰剂对照组下降 48%。

（3）钙拮抗剂：目前最受重视的是地尔硫革。短效硝苯地平对 AMI 包括 NQMI 无益甚至有害。维拉帕米疗效不定。地尔硫革最有效。NQMI 只要一确诊，就应使用地尔硫革（240～320mg/d）及阿司匹林（160～325mg/d）。地尔硫革仅适用于无肺充血的 NQMI 患者。

（4）PTCA：NQMI 紧急介入治疗是否优于保守治疗，尚无充分证据。一般来说，低危险度的患者可择期行冠脉造影和介入治疗，对于中度危险和高度危险的患者首选急诊直接 PTCA，而患者合并心源性休克时应先插入 IABP，尽可能使血压稳定再行介入治疗。急性心肌梗死患者危险分层（表 17－12）。

（5）其他：可应用极化液，治疗充血性心力衰竭等。肝素、ACEI 和硝酸酯类药物对 NQMI 疗效不明确。NQMI 患者不考虑溶栓治疗。

表 17－12　急性心肌梗死患者危险分层

危险分层	内　容
1. 低危险组	无合并症、血流动力学稳定、不伴有反复缺血发作的患者
2. 中危险组	伴有持续性胸痛或反复发作心绞痛的患者
3. 高危险组	并发心源性休克、急性肺水肿或持续性低血压

五、患者安置

临床确诊急性心肌梗死的患者均需住院治疗，给予心电监测（如有可能的话收入 CCU）。一般来讲，急诊室患者经处理稳定后尽快转入 CCU。

一些研究表明，“低危”心肌梗死患者（无并发症患者）在家中治疗的效果与住院治疗同样良好，但这在国内还没有开始实行。

（费允云　徐腾达）

第十八章 心悸和心律失常

第一节 心悸的诊断和处理

一、概述

心悸是一种患者在主观上对心脏跳动的不适感觉。患者常主诉心悸、心惊或心冲，若发生在心率缓慢时，常描述为心跳强而有力；若发生在快速心率时，则被描述为心搏剧烈得要从口中跳出，常有奔马之感。心悸发生机制尚无满意解释，常与心动过速、心律不齐和每搏量增多相伴随，但也与不同个体的神经类型和敏感程度有明显关系。

二、心悸产生原因

引起心悸原因很多，部分属于病理性，亦有不少是功能性。一般来说，从事重体力劳动、剧烈运动、过度兴奋和紧张时也可明显感到心悸不适，这是一种生理现象。而临床上患者以心悸来急诊常因以下情况：

（一）心率和节律异常 ①心率增快：当心率高于平时心跳范围时（正常成人每分钟心率60～100次，一般很少超过90次）。一旦心率>100次/分，就会感到心悸。偶有一些老年人（或有迷走神经张力增高或病态窦房结综合征等）平时心率60次/分左右，一旦心率超过80次/分，也可产生心悸的感觉；②心动过缓：有时心率<60次/分（如窦性心动过缓、房室传导阻滞）的患者可出现心悸感；③心律不齐：如室性期前收缩、心房纤颤等。

（二）高动力状态所致的心脏收缩增强 如甲状腺功能亢进、贫血、急性出血、低血糖、妊娠、高热、缺氧、严重感染、嗜铬细胞瘤（明显心悸伴阵发性高血压）等。

（三）各种器质性心脏病 如风湿性心脏病、高血压性心脏病、冠心病、先天性心脏病。

（四）交感神经张力增高 患者心率在正常范围，但由于交感神经张力增高，感心跳有力，头在枕头上可感到心跳。

（五）药物和食物 患者在使用麻黄素、胰岛素、甲状腺制剂、拟交感药、精神兴奋药、抗抑郁药等药物期间和饮咖啡、饮酒后可出现心悸不适感。

（六）心脏神经症 需先排除器质性因素。

三、诊断思路

心悸的鉴别诊断步骤首先是明确其是否为心脏本身节律紊乱所致，然后进一步确定为器质性疾病所致的心悸。

步骤一：如患者就诊时，仍然有心悸不适，则可通过心脏听诊和心电图了解心率、心律和心音，常能作出心悸是否由心律失常所致的判断。如果患者主诉心悸为间歇性，就诊时并无心悸症状，则可考虑进行动态心电图或心脏电生理检查，以明确是否存在阵发性心律失常。

步骤二：若患者就诊时，自觉心悸，而心脏听诊发现心律和心率基本正常，心电图检查时心律和心率属正常范围，则应考虑患者的心悸非心律失常原因所致。这时应注意鉴别心悸是病理性或是精神因素所致。一般来说，由心脏疾患所致者，多有器质性心脏杂音及心脏扩大。若属高动力循环状态，除原发疾病的临床表现外，常有下列特点：心率相对较快，心音增强，有周围血管征。临床上还要注意心悸的伴随症状，它对诊断有重要提示（表 18－1）。

表 18－1 心悸的伴随症状及其临床意义

心悸伴随症状	临床可能潜在疾病
胸痛	冠状动脉缺血、心肌炎、心脏神经症等
发热	风湿热、甲状腺功能亢进、心包炎、心肌炎、感染性心内膜炎及其他发热性疾病等
昏厥、抽搐	高度房室传导阻滞、心室颤动或阵发性室性心动过速、心室颤动引起的心源性脑缺氧综合征等
呼吸困难	急性心肌梗死、心功能不全、重症贫血等

步骤三：在排除了器质性疾病，方可考虑心悸不适感与神经精神因素有关（心脏神经症）。心脏神经症常同时有神经衰弱的表现，多见于年轻女性和更年期妇女，除心悸外常有多种心脏方面症状，如心动过速、胸闷、气促、心前区隐痛或刺痛等，并有神经系统和全身性不适，如头痛、眩晕、耳鸣、失眠、乏力、注意力不能集中等。体格检查常发现有心动过速、呼吸过快、双手震颤、腱反射亢进，心电图可有一过性 ST－T 改变。且常年看病但诊断不详。

心脏神经症患者心电图一过性改变有时易于冠心病相混淆，普萘洛尔试验有助于鉴别，前者试验后大多数心电图恢复正常，倒置的 T 波变为直立。否则这类患者应随访或进一步检查。

四、急诊处理

心悸患者的处理程序（图 18－1）。

（一）心悸患者紧急处理　心悸患者如出现下列情况之一则需紧急处理：大动脉搏动消失、意识障碍、末梢循环障碍、呼吸困难。评价患者呼吸、脉搏、血压，保持患者气道通畅。血流动力学不稳定患者立即送抢救室，行吸氧、心电监护、建立静脉通路。

如患者血流动力学稳定，可进入下一步。

（二）进一步评价　分析导致患者心悸原因。

1. 询问病史注意点　有无诱因；发病缓急，病程长短；心悸是持续性还是阵发性，是偶发还是频发；有无发热；有无多食、怕热、易出汗、尿少、水肿；用药史和饮食情况；有无心脏病史、甲亢病史。

2. 体格检查注意点　注意有无贫血貌；心脏边界、心率、节律、有无杂音；有无血管杂音，颈动脉搏动如何；甲状腺大小、震颤、血管杂音；有无突眼征。

3. 可能需要的相关检查　全血细胞计数，血电解质、肝肾功能、动脉血气、甲状腺功能测定、胸部 X 线检查、心电图/Holter 检查、超声心动图、腹部 B 超（肾上腺、胰腺）、心脏电生理检查、运动平板试验。

（三）对因处理　心悸的处理以治疗导致心悸的原发病为主，如纠正心律失常和心功能衰竭，纠正缺氧，纠正低血糖，治疗贫血，治疗甲状腺功能亢进等。尤其要注意心率和心律异常的处理。不明原因的心悸，在排除严重的心脏疾病和躯体性疾病后，必要时可考虑使用抗焦虑、抗抑郁药物，调节自主神经功能。

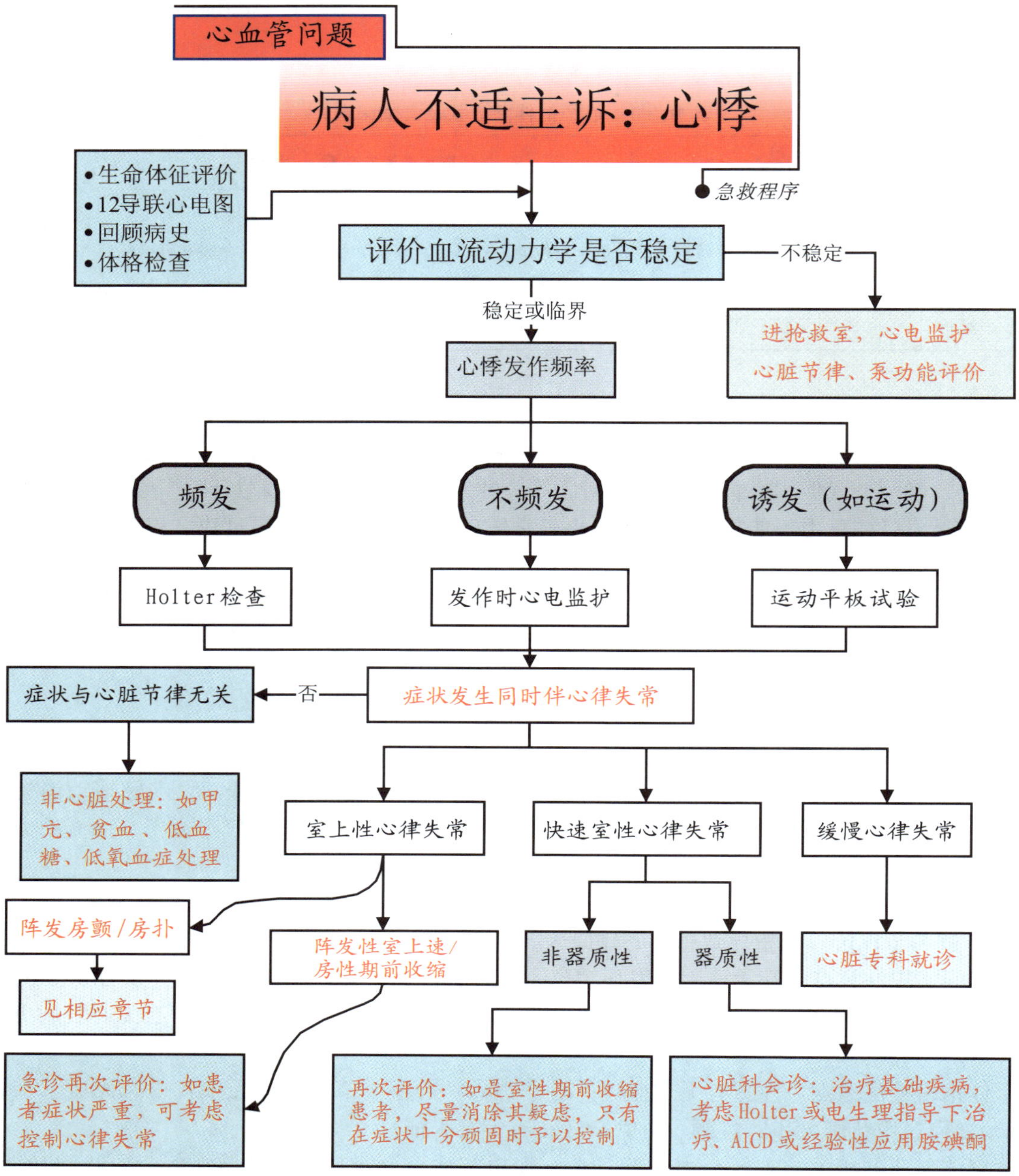

图 18－1　心悸患者处理程序

第二节　急性心律失常

心律失常是心脏激动起源和（或）传导异常引起的不正常心脏节律，临床上十分常见。心律失常对于个体是否构成急诊取决于患者的心功能状况，频率快速或缓慢的程度和持续时间，对心、脑、肾等重要脏器灌注的影响，以及患者的年龄和精神状态等。

一、心律失常临床识别

（一）症状和体征　临床上心律失常患者症状可有很大的变异，可仅表现为心悸、全身乏力不适，也可有严重的血流动力学异常，如眩晕、晕厥、休克、肺水肿、心绞痛或脑供血不足等症状。应注意详细询问患者症状开始和终止时的特征。

1. 心悸　心悸是指患者自己觉察到心脏搏动，对心悸患者进行心电图检查有助于确定心悸的病因，并能解除患者的焦虑。

2. 血流动力学异常　引起血流动力学紊乱的心律失常通常为持续性心动过缓或心动过速，头昏和晕厥是常见的症状，严重时可危及生命，常需急诊处理。

3. 体征　在心律失常发作时观察周围动脉搏动（反映心室收缩）有重要诊断意义。系统的体格检查时要注意左、右心室功能状况，有无心衰的体征。

（二）心电图（ECG）识别

1. ECG 是确定心律失常性质的关键　12 导联同步心电图：可同时在 12 导联上描记同一心动周期的心电信号，对快速心律失常的分型、预激的分型定位、宽 QRS 波心动过速的鉴别诊断及室内传导阻滞的分型等，较单导心电图记录有显著的优越性。同时有利于 QRS 及 R 波间期的准确测定。12 导联心电图观察要点：

1）心率及节律。

2）有无心房活动？是否为 P 波？是否规则？是否为 f 波或 F 波？

3）心室活动的 QRS 波群形态如何？是否规则？宽度是否正常？

4）P 波与 QRS 波群之间的关系？

正常窦性心律诊断要点：①P 波的方向：呈直立型，Ⅱ直立，aVR 倒置，Ⅲ、aVF 一般也是直立的；②P－R 间期：在每个 P 波之后都继有 QRS 波群，P－R 间期 0.12～0.20s，而且在每个心搏是恒定的。小儿 P－R 间期随心率和年龄的不同而不同，不小于正常的低限或大于正常高限；③P－P 间期：并不绝对匀齐，但 P－P 间期的互差 <0.12s；④心房频率：60～100 次/分。

2. Holter 和持续 ECG 监测　是记录心律失常时间最有效的方法，结合患者有关症状的日记，价值更大。对危及生命的心律失常患者有条件最好行持续心电监护。

3. 介入性电生理检查　并非急诊的常用手段。

（二）发生机制　快速性心律失常的发生可有三种机制：自律性改变、折返和受触发的自律性。临床上很难鉴别这三种机制，受临床重视的快速心律失常多数是由折返产生的。缓慢型心律失常是内在的自律性异常或传导系统纤维化引起，产生传导障碍的病变主要位于房室结、希氏束和蒲肯野纤维。

二、急诊心律失常的处理原则

1. 伴明显血流动力学障碍（低血压、急性左心衰竭、心绞痛、晕厥或神志模糊）的心律失常原则上应选用电击复律治疗。

2. 静脉使用抗心律失常药既要观察疗效，又要及时发现药物毒副作用，一旦转复为窦性心律，即应终止给药。

3. 恢复窦性心律后应再次复查心电图，并评估进一步诊断治疗方案。

4. 反复发作的快速性心动过速，人工起搏结合药物治疗常可奏效。

三、心动过速判断及其处理

根据心电图特征可分为：窦性心动过速、室上性心动过速、房性心动过速、快速房颤和房扑、室性心动过速等。在急诊通过 ECG 难以鉴别时，根据 QRS 波是否增宽，把心动过速分为窄 QRS 波心动过速和宽 QRS 波心动过速。

心动过速病人的评价和处理程序（图 18－2）。

（一）窦性心动过速

【病因】

交感神经活性增高或迷走神经活性降低；饮酒；低血容量；低血氧；发热等。

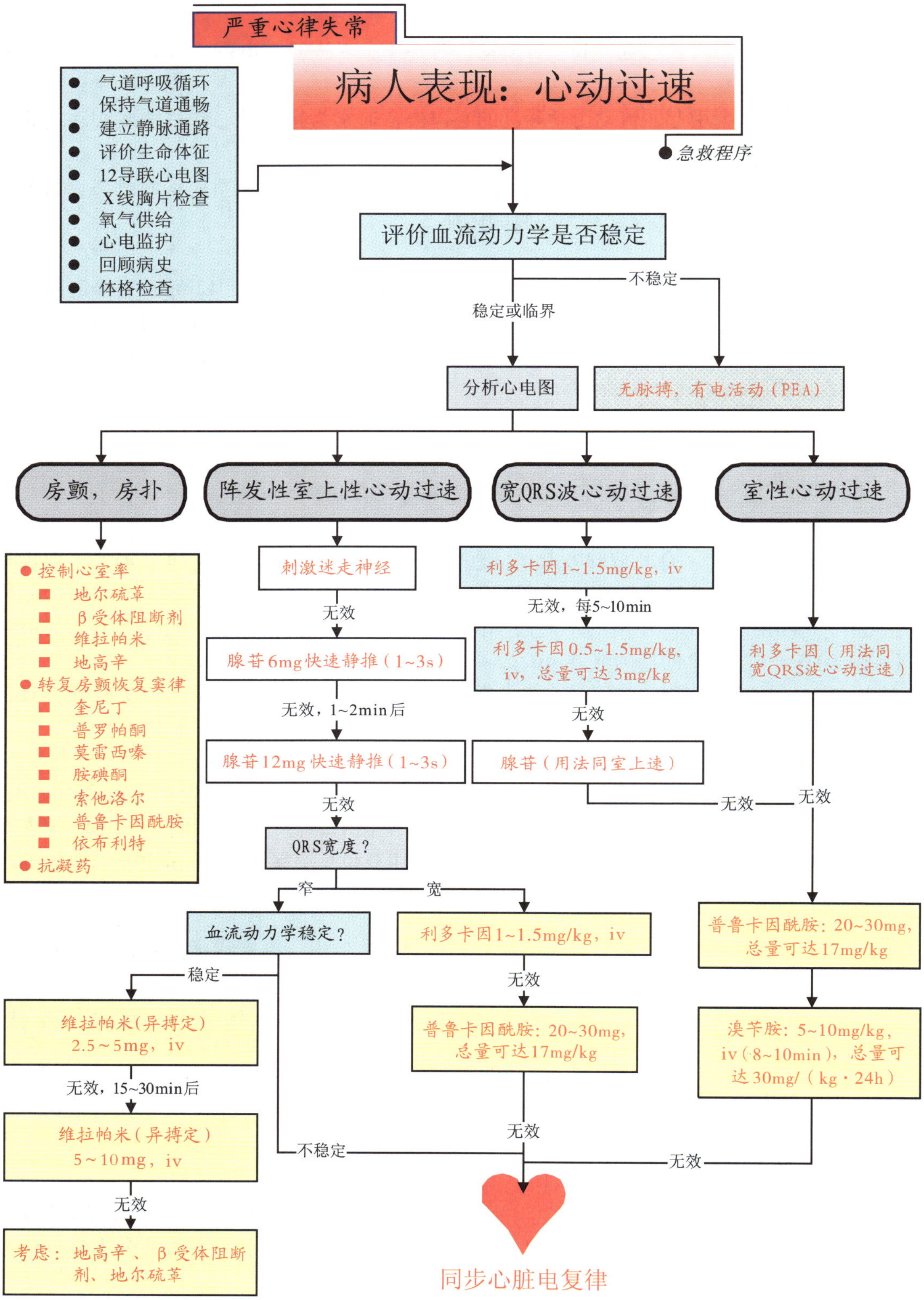

图 18－2 心动过速病人的评价和处理

【诊断要点】

1．心房速率 100～160 次/分。

2．P 波：正常形态及轴向。

3．P－R 间期：正常后稍微缩短。

4．QRS 波：正常。合并束支传导阻滞时可增宽。

【治疗】

1．寻找并去除引起窦性心动过速的原因。

2．首选 β 受体阻断剂。若需迅速控制心率，可选用静脉制剂。

3．不能使用 β 受体阻断剂时，可选用维拉帕米或地尔硫䓬。

（二）房性心动过速（房速）

【病因】

肺部疾病多见；冠心病，急性酒精摄入及洋地黄类药物中毒也可引起。

【诊断要点】

1．心房速率 100～200 次/分。

2．P 波　不正常形态及轴向。

3．P－R 间期　视心房速率而定。

4．QRS 波　通常正常，合并束支传导阻滞时可增宽。

【治疗】

一般而言，房性心动过速伴明显症状和（或）合并心功能不全时才需积极治疗。慢性房速的药物治疗效果不够理想。伴严重症状的顽固性慢性房速患者应考虑射频消融治疗。

1．治疗基础疾病，去除诱因。

2．发作时治疗的目的在于终止心动过速或控制心室率。可选用去乙酰毛花甙丙、β 受体阻断剂、胺碘酮、普罗帕酮、维拉帕米或地尔硫䓬静脉注射。常用药见表 18－2；血流动力学不稳定者，可采用直流电复律。

3．对于反复发作的房速，治疗目的是减少发作或使发作时心室率不致过快。可选用不良反应少的 β 受体阻断剂、维拉帕米或地尔硫䓬。洋地黄可与 β 受体阻断剂或钙拮抗剂合用。如果心功能正常，且无心肌缺血，也可选用Ⅰc 类或Ⅰa 类药物。冠心病患者，可考虑 β 受体阻断剂、胺碘酮或索他洛尔。心衰患者，可首选胺碘酮。

4．合并病态窦房结综合征或房室传导功能障碍者，若必须长期用药，需安置心脏起搏器。

5．特发性房速应首选射频消融术治疗。无效者可用胺碘酮口服。

表 18－2　房速治疗药物

药　物	适应证	用　　法
去乙酰毛花甙丙（西地兰）	症状性或伴心衰低血压	0.4～0.6mg 稀释后静脉注射，总量可达 1.0～1.2mg
维拉帕米	症状性但无心衰或低血压	5～10mg 稀释后静脉注射，总量可达 15mg
普罗帕酮	症状性但无心衰或低血压	70mg 稀释后静脉注射，总量可达 210mg
美托洛尔	情绪激动或运动时发作且不伴低血压、急性心衰者	5～10mg 稀释后静脉注射（0.5mg/min）
胺碘酮	上述药物无效的症状性房性心动过速（AT），尤其是伴心衰者	静注：3～5mg/kg 溶于 20ml 液体内缓慢注射，同时口服 0.2g，tid，1 周后改为 0.2g，bid，1 周后改为 0.2g，qd 维持服用

（三）阵发性室上速（PSVT）

【分类】

大多数病人无器质性心脏病基础。突发突止，每次发作持续数秒至数日，少数可持续十数日以上。发生机制包括房室结折返（AVNRT）（50%～60%），房室折返（AVRT）（20%～35%），窦房结折返（SART）和心房内折返（AT）性心动过速（5%～10%）以及自律性房性心动过速。

【诊断要点】

1．房室结折返性心动过速（AVNRT）诊断要点

（1）典型慢快房室结折返性心动过速：电信号由心房经慢途径传至房室结，再由快途径传回心房。主要表现：①心房速率150～250次/分；②P波：观察不到；③QRS波：正常或增宽。

（2）不典型慢－快房室结折返性心动过速：电信号由心房经快途径传至房室结，再由慢途径传回心房。主要表现：①心房速率150～250次/分；②P波：有一个倒置的P波落在T波处，形成正常或稍延长的P－R间期；③QRS波：正常或增宽。

2．房室折返性心动过速（AVRT）诊断要点

（1）心房速率150～250次/分。

（2）P波：逆向，且在QRS波末端和ST段前端位置。

（3）QRS波：正常或增宽。

（4）多突发突止。

【治疗】

1．伴严重血流动力学障碍者应选用经食管心房调搏（急性心梗、危重病人或肝硬化者禁用），心房内调搏或程控电刺激或体外同步电复律。

2．刺激迷走神经　交替按压颈动脉窦，Valsava动作。

3．无器质性心脏病，血流动力学稳定者可选表18－3中药物之一。

4．绝大多数为旁路参与的房室折返性心动过速，这些患者一般不伴有器质性心脏病，射频消融已成为有效的根治办法。

5．预防　发作频繁者，应首选经导管射频消融以根除治疗。药物可口服普罗帕酮或莫雷西嗪，必要时伴以阿替洛尔。发作不频繁者不必常年服药。

表18－3　PSVT常用药物

药　物	适应证	禁忌证或副作用	用　法
三磷酸腺苷（ATP）	血流动力学稳定者	潮红、胸闷、房室传导阻滞	首剂为10mg/2ml葡萄糖（GS）稀释后快速推注，无效者2min后可给20mg 1次。
腺苷	血流动力学稳定者	窦房结功能不全、冠心病、支气管哮喘	6mg/3ml生理盐水稀释后快速静脉推注，无效者2min后可给予12mg再静注1次。
维拉帕米	血流动力学稳定者	心衰、低血压、传导阻滞	5～10mg稀释后静脉注射，无效可10min重复5mg，总量可达15mg，
普罗帕酮	血流动力学稳定者	心衰、低血压、传导阻滞	70mg（1.0～1.5mg/kg）静脉注射10min，无效者10min后重复注射70mg，总量不超过210mg。
艾司洛尔	伴高血压或心绞痛的患者	支气管哮喘，房室传导阻滞	负荷量500mg/kg，约1min后按50～200μg/（kg·min）静滴维持
美托洛尔	同上	同上	5～10mg稀释后缓慢注射
去乙酰毛花甙丙	血流动力学不稳定		0.4～0.6mg稀释后静脉注射，总量可达0.8～1.2mg

（四）心房颤动（房颤）

【病因】

心房颤动是非常常见的一种心律失常，在老年人中尤其常见，并随着年龄增大而增加。房颤多见于风湿性心脏病（尤其是二尖瓣病变）、缺血性心脏病、甲状腺功能亢进、高血压病；房间隔缺损、心包炎、慢性肺疾病、心肌病、充血性心衰中也较常见，也可发生于情绪激动、手术后、酒精中毒、急性缺氧、高碳酸血症、脑血管意外等情况下。无心脏病基础上发生的房颤，称为孤立性房颤。

【分类】

1. 阵发性房颤　无明显结构性心脏病，房颤可自动转复。

2. 持续性房颤　房颤持续时间<1年，治疗干预可能复律并维持窦性心律。

3. 持久性房颤　房颤持续已超过1年，常有严重结构性心脏病。抗心律失常不能或甚难复律，即使能复律亦难维持窦性，只宜行控制心室率及抗凝治疗。

【诊断要点】

1. 心房除极混乱，各导联P波消失，而代之以大小不一、形态不同、间距不等的心房颤动波——f波。

2. f波的频率　350～600次/分。

3. R-R间期绝对不整；心室率一般增快，但通常<160次/分。

4. QRS波　正常或增宽。

【治疗】

房颤病人的处理流程（图18-3）。

1. 快速房颤血流动力学不稳定者　考虑立即同步电击复律（电击能量100～200J）。

2. 房颤时控制心室率药物（表18-4）。

表18-4　房颤时控制心室率药物

药　物	急性发作控制	持续房颤控制	注　释
● 钙通道阻断剂			
■ 维拉帕米（异搏定）	5～10mg，iv，2～3min内注完，30min后可重复1次	缓释剂120～240mg，1～2次/天	负性肌力作用可能比地尔硫䓬大
■ 地尔硫䓬	静脉注射：20mg，15min后可给25mg（必要时），5～15mg/h维持	控释剂 180～300mg/d，口服	加用地高辛长期控制效果更佳
● β受体阻断剂			
■ 艾司洛尔	0.5mg/kg，iv，必要时重复1次，随后以0.05mg/(kg·min)静脉持续泵入，需要时可增至0.2mg/(kg·min)	无口服剂型	可能出现低血压，但停药后可迅速消失
■ 美托洛尔	5～10mg，iv，2～3min内注完，30min后可重复1次	50～400mg/d，分次用	同时合并冠心病时有用
■ 普萘洛尔	5mg，iv，可重复2次，每次间隔2min。	30～360mg/d，分次用	非心脏选择性，支气管痉挛者禁用
● 洋地黄类药物			
■ 去乙酰毛花甙丙/地高辛	去乙酰毛花甙丙0.4mg，iv，或24小时内口服地高辛0.25mg	地高辛 0.125mg～0.25mg/d	控制效果比其他药物差，即使去乙酰毛花甙丙有效起效也较慢

快速房颤病人最初的治疗目标为减慢心室率。应用洋地黄、β-受体阻断剂或维拉帕米等药物，使安静时心室率维持在60～80次/分，轻微活动后心室率加快不超过100次/分。房颤病人心室率的

控制需要注意下列要点：

（1）阵发性房颤多能自行转复，如果心室率不快（<150 次/分），血流动力学稳定，患者能够耐受，可以观察 24h，24h 后仍不能恢复则需进行心律转复。

（2）地高辛和 β 受体阻断剂是常用药物。必要时两药可以合用，剂量根据心率控制情况而定。上述药物控制不满意者可以换用维拉帕米或地尔硫䓬。

（3）个别难以纠正者也可选用胺碘酮或行射频消融。

（4）快－慢综合征患者需安置起搏器后用药。

（5）永久性房颤一般需要用药物控制心室率：以避免心率过快，减轻症状，保护心功能。

（6）急诊室房颤病人发作持续时间不详者，应按假定持续时间超过 48h 处理，但如伴有严重症状且药物未能控制心室率时，则可进行经食管超声检查，如未发现心房内血栓可即行电复律治疗。

3. 抗凝　房颤持续 48h 以上者，其左心耳内可有血栓形成，特别是有血栓栓塞危险因素者，故除非情况紧急如合并意识障碍，严重低血压、肺水肿或预激综合征合并急性房颤伴严重血流动力学障碍时应立即电击复律外，其余病人应先使用药物控制心室率并给予华法林口服治疗 3 周，使凝血酶原 INR 达 2.0～3.0 时再行电复律。成功复律后抗凝剂应至少继续使用 4 周。

风湿性心脏病瓣膜病合并房颤，尤其是经过置换人工瓣膜的患者，应用抗凝剂预防血栓栓塞已无争议。

临床上关于非瓣膜病房颤的抗凝和抗血小板治疗建议如下：

（1）<65 岁病人：①无高危因素的永久性或持续性非瓣膜病房颤用阿司匹林；②≥1 个高危因素*者则用华法林。

（2）65～75 岁病人：①无高危因素者应用华法林，也可用阿司匹林；②高危因素者应用华法林。

（3）>75 岁病人：一律用华法林，若不能耐受者可用阿司匹林。

[注*：8 个高危因素：高血压、糖尿病、充血性心衰、既往血栓栓塞或一过性脑缺血病史、高龄（≥75 岁）尤其是女性，冠心病、左房扩大（>50mm）、左室功能降低（左室缩短率<25%，LVEF≤0.40）]。

4. 房颤心律转复　包括药物和电复律：

（1）电复律：见效快、成功率高。电复律后需用药物维持窦性心律者，在复律前要进行药物准备，用胺碘酮者最好能在用完负荷量后行电复律，也可使用奎尼丁准备。拟用胺碘酮转复者，用完负荷量而未复律时也可试用电复律。

（2）药物转复：常用Ⅰa、Ⅰc 及Ⅲ类抗心律失常药（包括胺碘酮、普罗帕酮、莫雷西嗪、普鲁卡因胺、奎尼丁、丙吡胺等），一般用分次口服的方法。静脉使用普罗帕酮、依布利特、多非利特、胺碘酮终止房颤也有效。有器质性心脏病、心功能不全的患者首选胺碘酮，没有器质性心脏病者可首选Ⅰ类药。

胺碘酮用法：150mg 加 5% 葡萄糖 100ml 静脉点滴，同时开始口服 0.2g，3 次/日，3～5 天后减量至 0.2g，2 次/日，疗效好时应逐渐减至 0.2g，1 次/日或 5 次/周维持，用药期间定期查甲状腺功能和摄 X 线胸片。

服用奎尼丁用法：先服 0.1g，观察 2h，如无反应可每 2h 服 0.2g，共 5 次，转复后以 0.2g，3 次/日维持。未转复者第 2 天试用 0.3g，共 5 次，必要时第三天增至 0.4g，共 5 次，无效时不宜再试用。

用药期间应行心电监护，观察血压和心率变化，密切观察 QRS 波及 Q－T 间期，如 QRS 波群增宽至 0.14s 以上或 Q－T 间期延长 >0.5s 应停药

5. 房颤心律转复后维持窦性心律　此时可继续使用各有效药物的维持量。①偶发的房颤不需要维持用药；②较频繁的阵发性房颤可以在发作时开始治疗，也可以在发作间歇期开始用药。

（五）房扑

【诊断要点】

1. 各导联 P 波消失，而代之以 F 波；F 波的频率一般为 250 ~ 350 次/分。

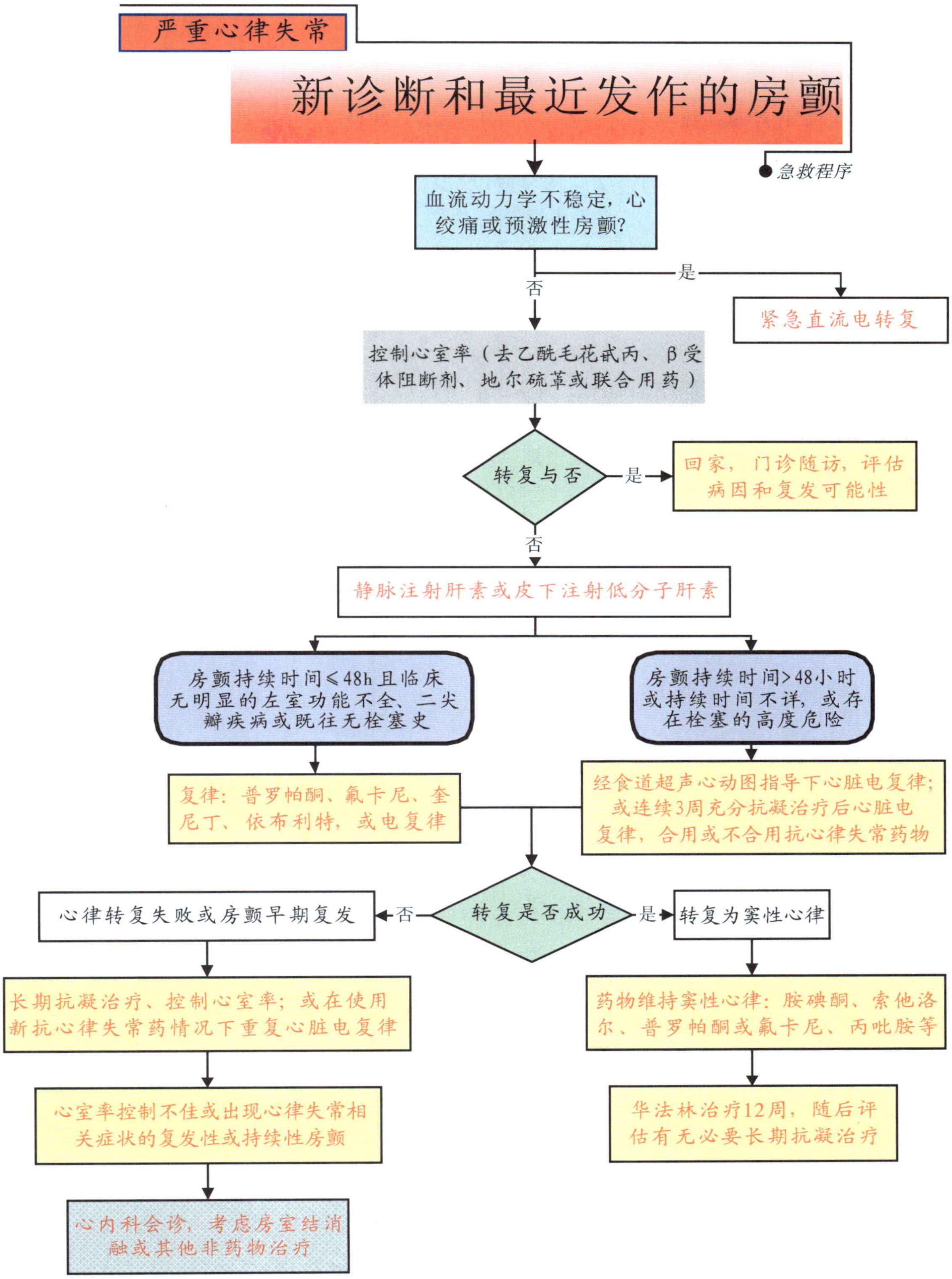

图 18 - 3　急诊新发房颤处理程序

（Rodney HF. Atrial fibrillation N Engl J Med，2001，344）

2. F 波呈波浪形或锯齿状，形态大小一致。

3. P－R 间期规则也可不规则。

4. QRS 波群时间、形态一般正常，也可增宽。

【治疗】

原则及方式同房颤。

1. 紧急处理　伴严重血流动力学障碍者首选低能量（50J～75J）同步电复律（成功率＞95%），但进食不久或有严重肺心病的病人使用麻醉剂可有不良反应，故一般应选用快速心房起搏或药物治疗。对房室呈 1∶1 传导（往往是通过旁路传导或用药不当诱发）的快速心室率房扑，应即刻使用直流电同步转复，否则易变为室颤。心内手术后一周内发生的房扑，可使用留置的暂时性心外膜导线电极快速起搏心房以终止之。

2. 控制心室率治疗　适用于房扑不能转复或转复后很快复发者。无禁忌证者可静脉注射地尔硫䓬、维拉帕米或 β 受体阻断剂（剂量用法参见房颤节）。有心功能不全或低血压者，应使用洋地黄静脉制剂。

3. 药物转复房扑　①胺碘酮：适用于器质性心脏病病人，但不合并血流动力学障碍者；②普罗帕酮：顿服 600mg 或静脉缓慢注射 105～140mg，本药可使心房率明显减慢，从而导致房室呈 1∶1 传导，故宜同时并用小剂量 β 受体阻断剂或钙拮抗剂。

（六）窄 QRS 波心动过速　窄 QRS 波心动过速病人的处理流程（图 18－4）。

（七）宽 QRS 波心动过速　宽 QRS 波心动过速病人的处理流程（图 18－5）。

宽 QRS 波心动过速处理原则：

1. 所有诊断不明的宽型 QRS 波规则性心动过速均应按室速处理。

2. 诊断不明的宽型 QRS 波心动过速严禁试用维拉帕米（异搏定），因其可导致低血压、休克等严重后果。

（八）室性心动过速（室速）

【诊断要点】

1. V_4～V_6 导联 QRS 波主波均向下。

2. V_2～V_6 中 1 个或多个导联呈 QR 形态。

3. V_1～V_6 导联 QRS 波均呈负向波。

4. 任何呈 RS 波的胸导联 QRS 波间距＞100ms。

5. 房室分离，P 波与 QRS 波无固定关系，且心房率慢、心室率快。

【鉴别诊断】

室速与伴束支传导阻滞的室上速的鉴别要点（表 18－5）。

表 18－5　室速与伴束支传导阻滞的室上速的鉴别要点

	室　速	伴束支传导阻滞的室上速
QRS 波宽度	＞0.14s	＜0.14s
QRS 波形态	少见右束支传导阻滞 多于原有的室性期前收缩相似	85% 属右束支传导阻滞 与以前的束支传导阻滞相似
V_1	Rs、Rsr′、RsR′	RsR′
V_6	可见 S 波	无 S 波
P 波与 QRS 波关系	房室分离或有逆传 P 波	以异位或过早的 P 波开始，1∶1 房室传导或偶有Ⅱ°房室传导阻滞
室性夺获或融合搏动	出现具有诊断意义	不会出现室性夺获

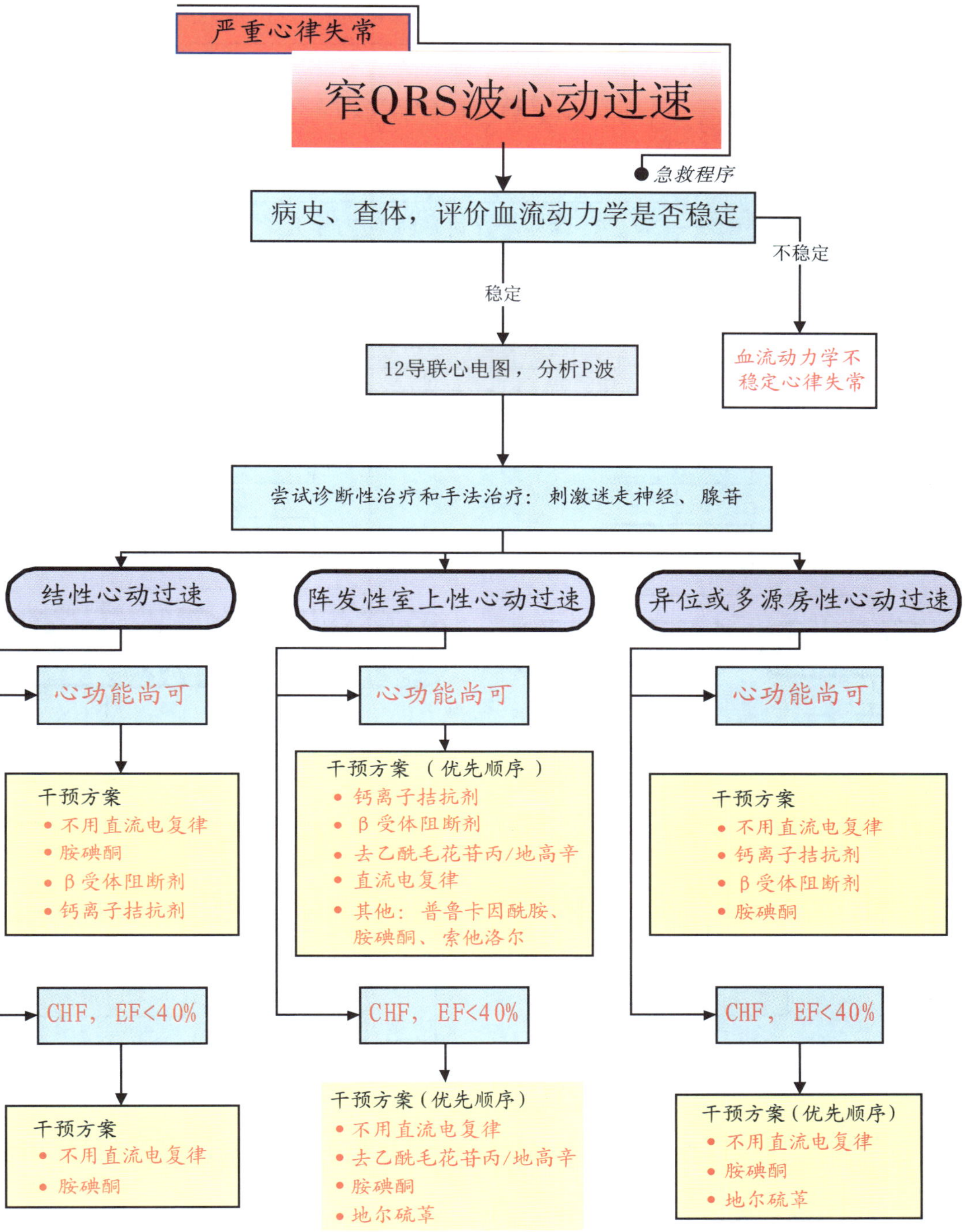

图 18－4　窄 QRS 波心动过速病人处理流程

【器质性心脏病伴室速】

1. 非持续性室速　发生于器质性心脏病患者的非持续性室速很可能是恶性室性心律失常的先兆，应该认真评价预后并积极寻找可能存在的诱因。心腔内电生理检查是评价预后的方法之一。

如果电生理检查不能诱发持续性室速：①治疗主要针对病因和诱因，即治疗器质性心脏病和纠正心衰、电解质紊乱、洋地黄中毒等诱因，在此基础上，应用 β 受体阻断剂有助于改善症状和预后；②上述治疗效果不佳且室速发作频繁、症状明显者可以按持续性室速用抗心律失常药预防或减少发作。

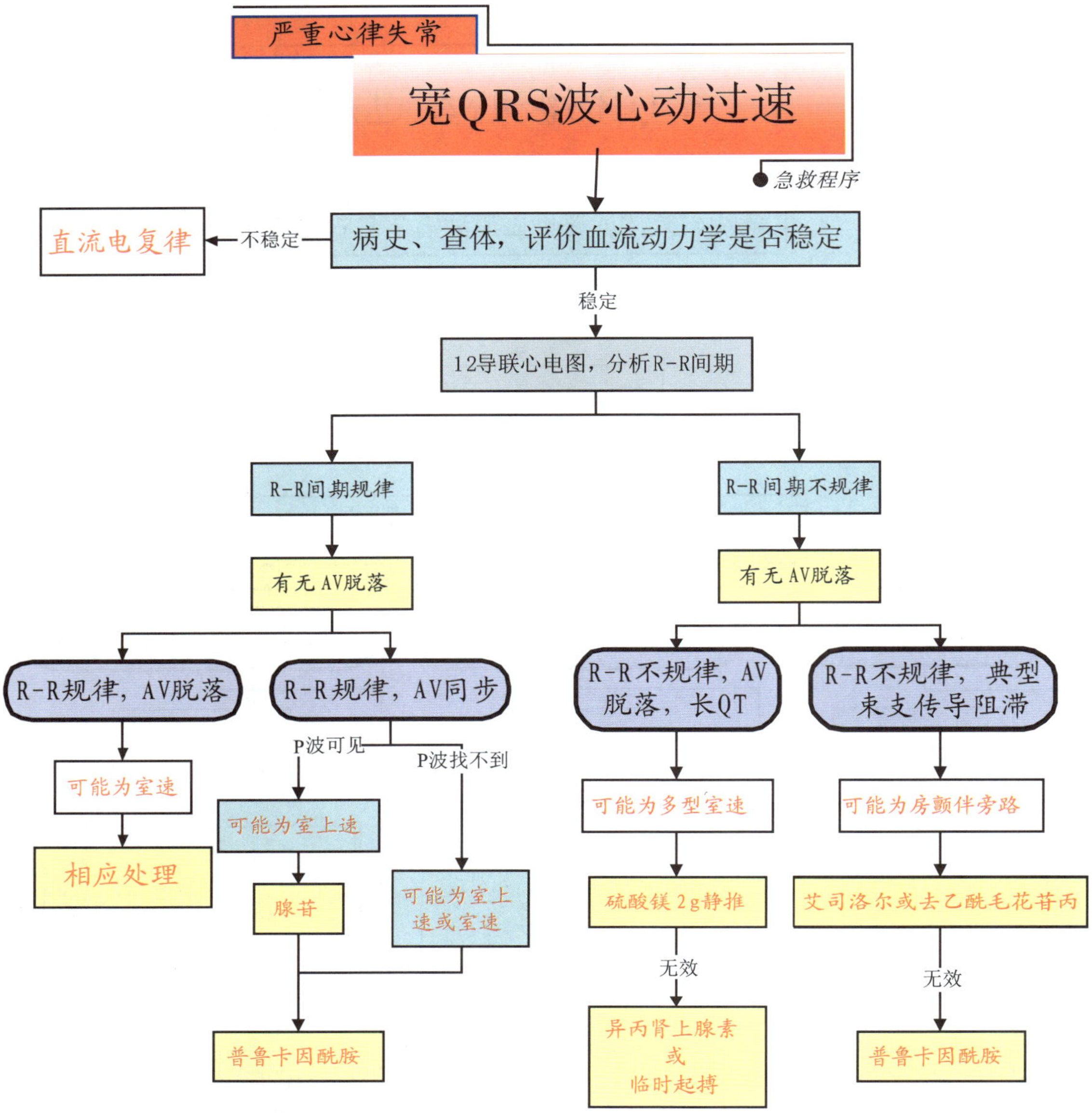

图 18－5　宽 QRS 波病人处理流程

对于电生理检查能诱发持续性室速者：应按持续性室速处理。如果患者左心功能不全或诱发出有血流动力学障碍的持续性室速或室颤，应该首选埋藏式心脏复律除颤器（implantable cardiovertor defibrillator，ICD）。无条件置入 ICD 者按持续性室速进行药物治疗。

2．持续性室速　发生的持续性室速多预后不良，容易引起心脏性猝死。除了治疗基础心脏病、认真寻找可能存在的诱发因素外，必须及时治疗室速本身。常见的诱发因素包括心功能不全、电解质紊乱、洋地黄等。室速的治疗包括终止发作和预防复发。

终止室速：①有血流动力学障碍者立即同步电复律（100～200J），成功率可达 95% 以上，复律后应静脉注射利多卡因 1mg/kg，继之用 2～4mg/min 静滴维持，以防复发。若电复律后不久室速即复发，应考虑心室插入临时起搏导管，发放程控刺激或起搏频率渐次递增直至超过室速频率，以终止之（超速抑制作用），一旦复律宜用比病人窦性心率略快的频率维持心室起搏，此对室速复发有一定预防作用（操作时应备有除颤器）；②情况紧急（如发生晕厥、多形性室速或恶化为室颤）也可非同步转复。不伴血液动力学障碍的持续性室速可采取药物复律，需静脉给药。治疗室速常见药物（表 18－6）。

表 18－6　不伴血液动力学障碍的室速常见使用药物

药 物	适应证	副作用	用 法 及 用 量
利多卡因	首选	头晕、意识障碍、惊厥等神经系统不良反应	1mg/kg，5～10min 可重复同剂量 1 次，维持量 2～4mg/min
普罗帕酮	利多卡因无效	心功能及传导系统均有抑制作用；	1mg/kg，iv，大于 5min，每 10～15min 可重复相同剂量，总量不超过 140mg 维持量 0.5～1.0mg/min，时间不宜超过 6h
胺碘酮	利多卡因无效，合并心脏扩大，心衰或急性心肌梗死等情况的持续性室速，或反复发作的室速	——	3mg/kg，10min 内，iv，15min 可重复静注 1.5～3mg/kg，总量达 9mg/kg 维持量 1.0mg/min，共 6h，其后减为 0.5mg/min 的维持量。第一天总量可达 1200～1500mg。静脉维持量一般用 2～3 天，宜在有效后第一天即开始给口服制剂

3．多形性室速 Q－T 间期正常者　先静脉给予 β 受体阻断剂，常用美托洛尔 5～10mg 稀释后在心电监护下缓慢静脉注射，室速终止立即停止给药。β 受体阻断剂无效者，再使用利多卡因或胺碘酮。药物治疗无效应予电复律。心率在 200 次/分以下的血流动力学稳定的单形室速可以置右心室临时起搏电极，抗心动过速起搏终止。

4．预防复发

（1）排除急性心肌梗死、电解质紊乱或药物等可逆性或一过性因素所致的持续性室速，其他均是 ICD 的明确适应证（CASH 和 AVID 试验结果表明，ICD 可显著降低此类患者总死亡率，效果明显优于包括胺碘酮在内的抗心律失常药）。

（2）无条件安置 ICD 的患者

1）可给予胺碘酮治疗。

2）单用胺碘酮无效或疗效不满意者可以合用 β 受体阻断剂，β 受体阻断剂从小剂量开始，注意避免心动过缓。

3）心功能正常的患者也可以选用索他洛尔或普罗帕酮。注意索他洛尔有引起尖端扭转型室速的可能，应在住院条件下开始用药，如用药前使用过胺碘酮，需待 Q－T 间期恢复正常后再使用。索他洛尔的 β 受体阻断剂作用明显，需时刻警惕其负性心率和负性肌力作用。普罗帕酮也可引起心功能不全，用药过程中应注意。

【无器质性心脏病基础室速】

此类室速亦称特发性室速，一般不合并器质性心脏病，它约占室速的 10%。维拉帕米或普罗帕酮静脉注射可终止室速发作。心电图 QRS 波呈完全性右束支传导阻滞（RBBB）形态伴电轴左偏或呈左束支传导阻滞（LBBB）形态伴电轴向下，发作时有特征性心电图图形，据此可分为：起源于右室流出道的特发性室速和左室特发性室速。

1．电转复　持续发作时间过长且有血流动力学改变者宜电转复。

2．药物治疗

（1）发作时的治疗：起源于右室流出道特发性室速可选用维拉帕米、普罗帕酮、β 受体阻断剂、腺苷或利多卡因；左室特发性室速，首选维拉帕米静脉注射。

（2）预防复发：右室流出道室速，β 受体阻断剂的有效率为 25%～50%，维拉帕米和地尔硫䓬的有效率为 20%～30%，β 受体阻断剂和钙拮抗剂合用可增强疗效。如果无效，可换用 Ⅰc 类或 Ⅰa 类药物，其有效率为 25%～59%，胺碘酮和索他洛尔的有效率为 50% 左右。左室特发性室速，可选用维拉帕米 160mg/d。

（3）射频消融：特发性室速可用射频消融根治，成功率很高。

【尖端扭转型室速】

其发作常反复，也可能恶化为室颤。多见于Q－T间期延长者。Q－T间期延长综合征可以是先天的，也可以是后天获得性的。

1．分型　先天性长Q－T间期综合征分为Ⅰ～Ⅴ型，其中Ⅰ、Ⅱ型为不同的钾通道异常，Ⅲ型为复极时钠通道反复开放，Ⅳ、Ⅴ型两型的基因型变异尚未完全明确。临床上Ⅰ、Ⅴ型症状发生在运动或情绪激动时，Ⅲ型多发生在睡眠中，Ⅱ型在运动、激动、睡眠与唤醒之间。合并下列情况应视为高危患者：先天性耳聋、婴儿、家系中有猝死、T波交替、Q－T间期时限＞600ms。

获得性Q－T间期延长综合征可由电解质紊乱如低血钾、低血镁引起，可发生于严重的心动过缓，如Ⅲ°房室传导阻滞伴缓慢心室逸搏，也可由药物引起，如抗心律失常药、非竞争性抗组胺药（如阿司咪唑）、三环抗抑郁药等，因此防治扭转型室速与及时识别和处理Q－T间期延长关系密切。

2．扭转型室速发作期的紧急治疗措施如下（包括获得性Q－T间期延长综合征）：①首先寻找并处理Q－T间期延长的原因，如血钾、镁浓度降低或药物等，停用一切可能引起或加重Q－T间期延长的药物；②采用药物终止心动过速时，首选硫酸镁，首剂2～5g静脉注射（3～5min），然后以2～20mg/min速度静滴。无效时，可使用利多卡因、美西律或苯妥英钠静脉注射；③上述治疗效果不佳者行心脏起搏，可以缩短Q－T间期，消除心动过缓，预防心律失常进一步加重；④异丙肾上腺素能增快心率，缩短心室复极时间，有助于控制尖端扭转型室速，但可能使部分室速恶化为室颤，使用时应小心，适用于获得性Q－T间期延长综合征、心动过缓所致尖端扭转型室速而没有条件立即行心脏起搏者。

3．对于先天性长Q－T间期综合征　①避免使用延长Q－T间期的药物，包括非心血管药物；②不论是否有症状或猝死的家族史，均应使用β受体阻断剂，应使用患者所能耐受的最大剂量。针对基因异常的钾通道开放剂（针对Ⅰ、Ⅱ型）或钠通道阻滞剂（针对Ⅲ型）可以使Q－T间期缩短，但预防心律失常的疗效还不清楚；③心脏起搏对预防长间歇依赖性尖端扭转型室速（见于Ⅱ、Ⅲ型先天性长Q－T间期综合征）有效，也可预防大剂量β受体阻断剂所造成的严重心动过缓；④发生过心脏骤停的幸存者宜安置ICD；⑤已使用足量β受体阻断剂仍有晕厥发作者，可考虑左侧第4～5交感神经节切除术。

（九）预激综合征合并房颤

【诊断要点】

任何房颤平均心室率≥200次/分，且QRS波宽度多变者均应疑及房道（路）参与前传的房颤。

【治疗】

1．禁用洋地黄类、维拉帕米、地尔硫䓬（均可促进旁道下传，并阻滞房室结下传，从而进一步加快心室率，诱发休克或室颤）。

2．伴低血压等血流动力学障碍者应立即同步电击复律，若对多变的QRS波识别困难而不放电，应即改用非同步放电，一般150～200J即可复律。

3．普罗帕酮静注可快速有效减慢旁道下传，从而减慢心室率，适用于不伴严重血流动力学障碍者。剂量：70～210mg稀释后分次缓慢静注。并用镇静剂可协助减慢心室率。

四、严重缓慢心律失常

心室率＜60次/分的缓慢性心律失常病人仅在出现与心动过缓有关的严重症状（黑蒙、晕厥、低血压与心功能不全）等或估计随时会出现心脏骤停（主要为室颤）时才需紧急治疗，否则应先全面了解病情与搜寻有无可逆性病因后再进行治疗。缓慢心律失常的处理流程（图18－6）。

（一）房室传导阻滞　需要急诊处理的严重房室传导阻滞主要包括：Ⅱ°Ⅱ型房室传导阻滞和Ⅲ°房室传导阻滞。

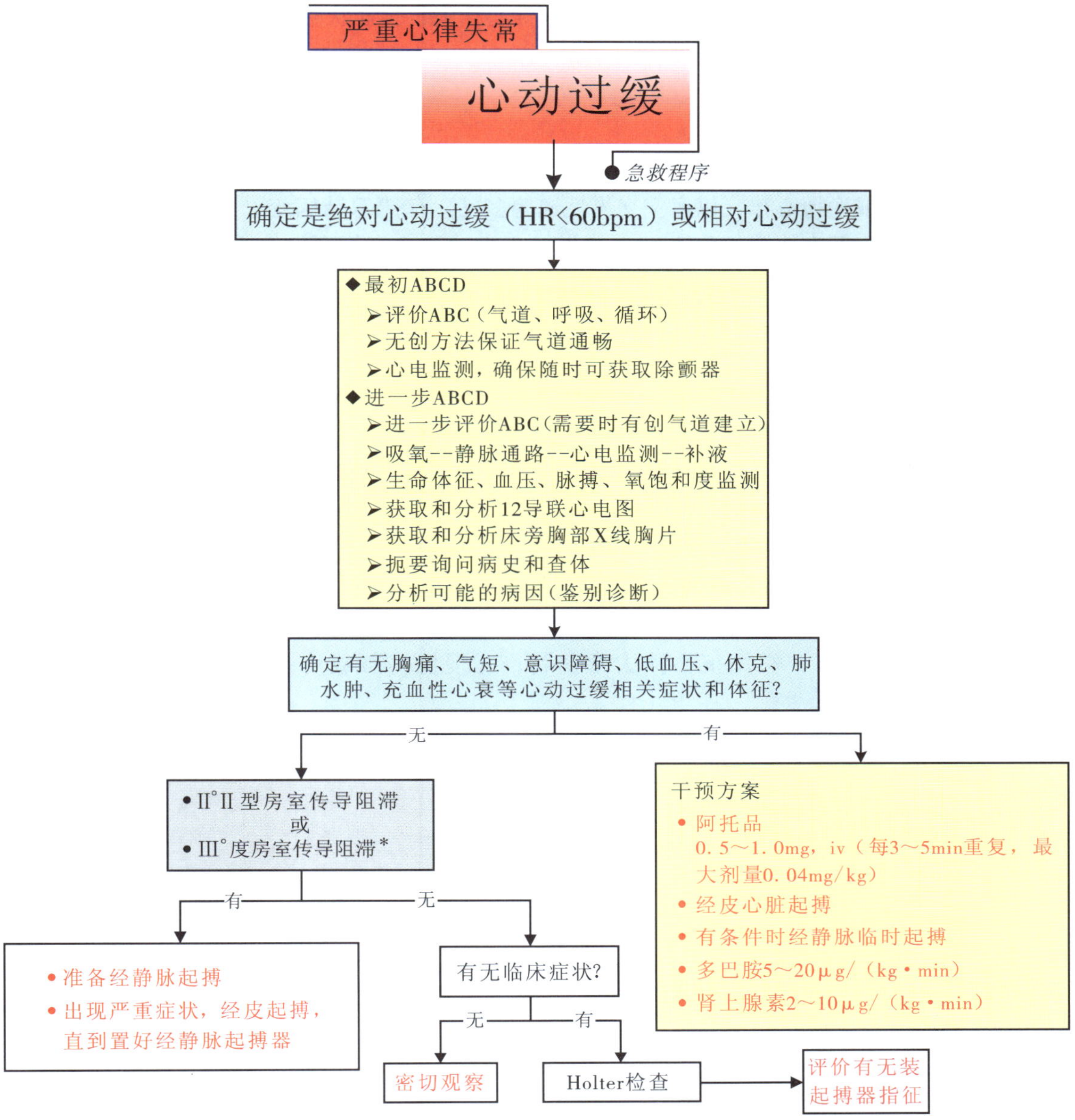

*III房室传导阻滞伴室性逸搏者禁用利多卡因

图 18－6 缓慢心律失常处理流程

【诊断要点】

1. Ⅱ°Ⅱ型房室传导阻滞 心房冲动传导突然阻滞，但 P－R 间期恒定不变，下传搏动的 P－R 间期正常或延长，有间歇受阻的 P 波和心室脱漏。

2. Ⅲ°房室传导阻滞 心房与心室活动各自独立，即 P 波与 QRS 波群互不相关；心房率快于心室率，心房冲动来自窦房结或心房异位节律（房性心动过速、心房扑动或心房颤动）；心室起搏点通常在阻滞部位稍下方（若位于希氏束及其邻近，心室率约 40～60 次/分，QRS 波群正常；若位于室内传导系统的远端，心室率可低至 40 次/分以下，QRS 波群增宽，心室节律亦常不稳定）。

【处理对策】

心室率过慢者，给予阿托品（0.5～2.0mg，静脉注射），可提高心室率，适用于阻滞位于房室结的患者。异丙肾上腺素（1～4μg/min 静脉滴注）可用于任何部位的房室传导阻滞，但应用于急性心肌梗死患者时要十分慎重，因为可能导致严重的室性心律失常。症状明显，心室率明显缓慢者，应及时安置临时性或永久性人工心脏起搏器。

（二）病态窦房结综合征（病窦）

【诊断要点】

主要包括4组心律失常：①显著而持久窦性心动过缓、窦房阻滞及间歇性窦性停搏；②窦性心动过缓基础上出现逸搏或逸搏心律，以房室交界性逸搏多见。有“双结病变”时交界性逸搏出现较迟；③窦性心动过缓基础上间有快速性室上性心律失常。心动过速恢复至窦性心律时出现长间歇，称之“快－慢综合征”；④阵发性房颤或房扑，经过相当一段时间后，发展为心室率缓慢持续性房颤或房扑。

【临床意义】

病窦是窦房结或其周围组织病变导致其功能障碍，产生多种心律失常和多种症状的综合征。其病因主要为冠心病、心肌炎、风湿性心脏病、特发性窦房结区纤维化等。病变广泛累及房室传导系统其他部位时，引起多处功能异常。最常累及房室结，称为“双结病变”。

【处理对策】

1. 停用影响窦房结功能的药物，如β受体阻断剂、洋地黄制剂等。

2. 应用阿托品、山莨菪碱及异丙肾上腺素等提高心室率。

3. 有下列情况应考虑安置永久型心脏起搏器：①心室率过慢引起明显的心脑缺血症状，药物治疗无效；②快－慢综合征，需用抗心律失常药物；③慢性房颤或房扑时心室率过慢，心衰不能控制者。

（强　华　徐腾达）

第十九章 晕 厥

一、概述

晕厥（syncope）是指历时以秒或分计的短暂意识丧失，伴有全身肌肉无力，不能直立，机体对各种反应的机敏程度降低，多由一时性大脑血供不足所致。它与历时较长，以小时或天计的意识丧失（昏迷）不同。晕厥病人占急诊病人的3%，在入院患者中占1%～6%。男性发病率为3%，女性为3.5%。美国Framingham study对一组人群追踪25年，大约3%的人经历过晕厥发作，其中约30%会再次发作。由于原因不同，晕厥的后果从良性发作至突然死亡。即使是良性发作，但由于受伤或者职业特殊，如飞行员、司机、高空作业者等会造成严重后果。

病人往往先觉得头重足轻，头晕，继而面色苍白、发灰、大汗淋漓。此过程多数为几秒甚至几分钟。多数病人即取蹲、坐或卧位，片刻后缓解。有的此过程进展较快，病人来不及采取措施，已意识丧失、跌倒于地，重者可有尿便失禁，甚至面和肢体肌肉有几下抽动，脉搏微弱，甚至难以感知。跌倒后，病人取水平位，脑血供改善，上述表现消失，意识渐恢复。

二、晕厥病因分类

（一）脑缺血（脑循环血量不足）

1. 内脏血管扩张（缩血管机制障碍）

（1）反射性血管扩张：情绪或疼痛而致支配血管的迷走神经兴奋；来自内脏冲动、排便、排尿、肺梗死、饮酒、冷饮、吞咽和颈动脉窦过敏的迷走刺激。

（2）直立性低血压：坐起或站起时周围或内脏血管反射性舒缩障碍引起眩晕。可能因中枢性自主神经功能障碍，如神经元疾病Shy－Drager综合征（Shy－Drager syndrom，SDS）、帕金森综合征、颈髓病、脊髓空洞症、周围神经病、混合性感觉运动神经病、自主神经病等。

2. 心脏病　①心律失常，如阵发性心动过速、心脏传导阻滞；②动脉粥样硬化性心脏病、瓣膜病和先天性心脏病；③低容量性；④静脉回流减少，如咳嗽、排尿、心房粘液瘤；⑤心脏排出量减少，如左室输出梗阻包括主动脉狭窄、肥大性主动脉下狭窄等，脑血流梗阻，肺动脉狭窄、原发性肺动脉高压、肺栓塞等，心肌病、大面积心肌梗死伴泵功能障碍；⑥椎－基底动脉供血不足。

（二）脑源性晕厥

1. 动脉粥样硬化引起管腔狭窄或闭塞。

2. 颈部疾患（包括颈椎及其关节的增生、颈肌疾患、颈部软组织病变、颅底畸形）所引起的椎动脉受压。

3. 动脉本身的炎症、外伤、肿瘤、畸形。

4. 椎动脉周围的交感神经丛受累，引起反射性椎动脉痉挛。

（三）抽搐　①无动性发作；②复杂性部分性发作。

（四）情绪障碍　焦虑发作，癔症发作。

（五）血液内容改变　贫血、低氧血症、过度换气致血CO_2降低，血液粘稠度降低（常为发作性无力，晕厥临床少见）。

三、晕厥的诊断和鉴别诊断

大多数晕厥病例相对良性。但医生应把晕厥当作急诊处理，最常见的病因是脑和心血管意外。鉴别晕厥是否由心血管原因和非心血管原因或不明原因引起是重要的。前者可有明显的死亡率危险性的增加，尤其是猝死的增加，因此尽快需明确诊断。有些导致晕厥的心肌梗死可无疼痛，而仅表现为心律失常。有些晕厥的老年病人，即使所有检查均未见异常，也应怀疑心脏传导阻滞之可能。其他病因（详见前述）均应仔细考虑、鉴别。急诊晕厥的诊断思路（图 19－1）。下列诸因素对鉴别诊断有帮助。

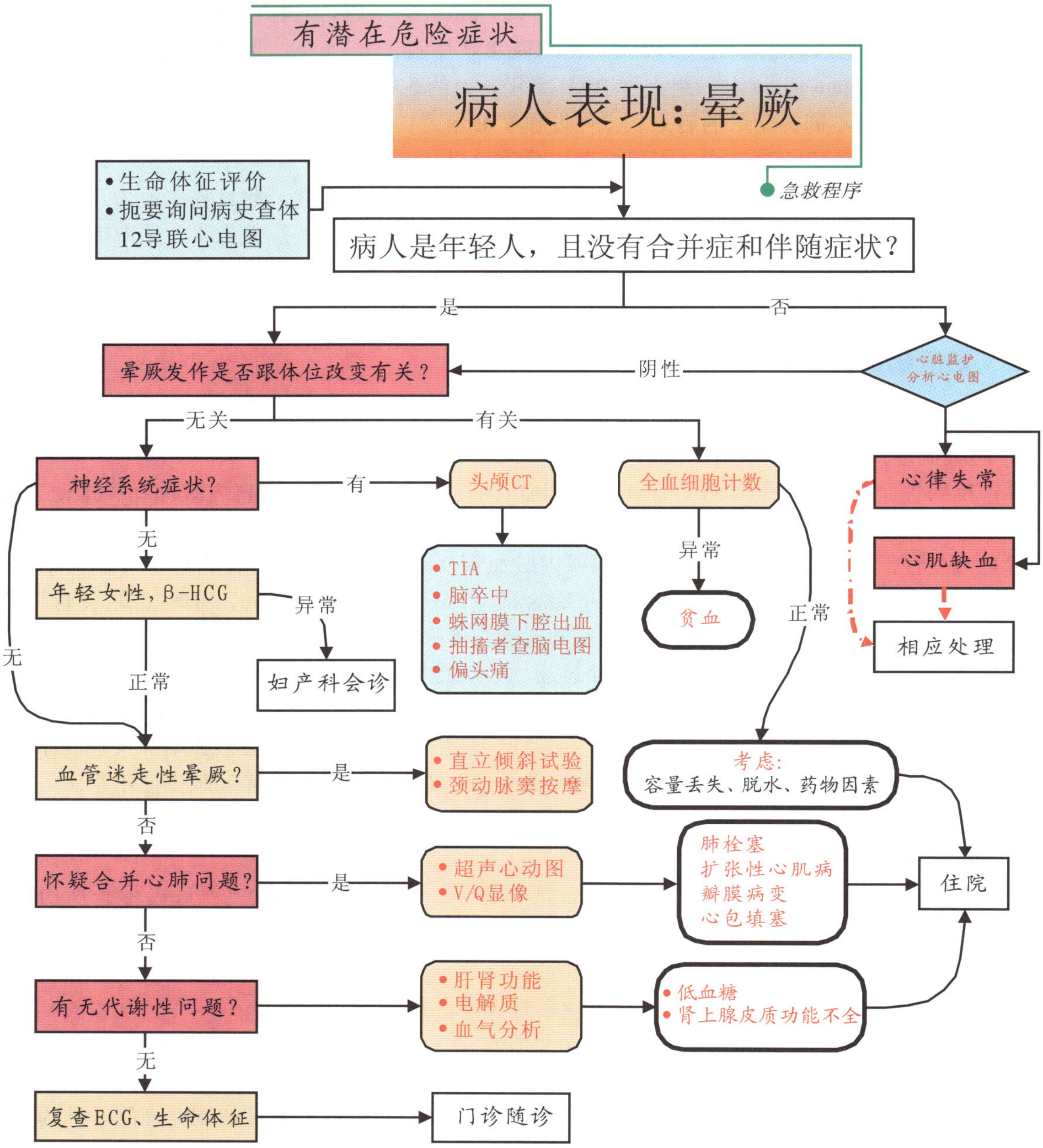

图 19－1　晕厥的诊断思路

（一）起病形式 若开始几秒钟后有晕厥发作，则应考虑颈动脉窦过敏、直立性低血压、突发Ⅲ°房室传导阻滞；若几分钟后晕厥，则应考虑过度换气；于用力期间或之后发生晕厥，老年人应想到直立性低血压，用力性晕厥偶见于主动脉狭窄和严重的脑动脉闭塞。

（二）发作时体位 癫痫和低血糖、过度换气或心脏传导阻滞所致晕厥，似与体位无关。伴血压下降（包括颈动脉窦过敏）和伴异位心动过速的晕厥常发生于坐位或立位。直立性低血压常由卧到站位后不久发生。

（三）发作持续时间 历时几秒到几分的可能为颈动脉窦过敏或体位性晕厥。历时几分钟到1h者提示低血糖或过度换气。

（四）伴随症状 焦虑、过度换气、异位心动过速或低血糖性晕厥常伴心悸。过度换气常伴手和面部麻木、刺痛。心脏传导阻滞、心室停搏或纤颤的晕厥期间，常有真性抽搐。

（五）体征

1. 不同病因的体征 心脏功能障碍致脑血流减少而产生晕厥时，常伴苍白和发绀。而周围循环障碍常为苍白而无真正的发绀和呼吸困难。若主要为脑循环障碍，则病人可能颜面潮红，呼吸慢，且有鼾声。

2. 发作期间的体征 晕厥发作期间，心率在150次/分以上，提示异位心律，心率40次/分以下，提示传导阻滞。晕厥伴心律慢者应鉴别是神经反射性还是心源性（阿－斯综合征），可作心电图检查。用程控刺激的心内电生理技术可确定心脏的异常及有效治疗方案；刺激期间，2/3病人可见室性心动过速。希氏束传导测定有助于了解心房扑动、病窦或迷走张力过高。

（六）实验室检查 12导联心电图可发现心律失常、传导异常、心室肥厚、预激综合征、Q－T间期延长、起搏器失灵或心肌缺血及心肌梗死。如果无临床证据，至少应作24h动态心电图测定。任何能捕捉到的心律失常都可能是神志改变的原因，但多数病人在监测中未出现反复晕厥。如果晕厥前有先兆症状，则记录仪的回放很有价值。诊断怀疑反复发作的心律失常性晕厥，则可考虑采用有创性电生理检查。除非是用于无法解释的反复发作的晕厥，电生理试验的作用存在着争议，反对意见认为大多数晕厥是能够恢复的，而且属于低危险性亚组疾病。

运动试验的价值较小，除非患者是在生理活动下突然发生的晕厥。倾斜试验可帮助诊断血管抑制性晕厥或其他反射诱发的晕厥。超声心动图也可明确可疑的心脏病或人工心脏瓣膜功能异常。影像增强的荧光透视检查对后者也有一定价值，如果经胸壁超声无法明确人工心脏瓣膜功能异常，则经食管超声心动图可以帮助诊断。超声心动图也能诊断心包渗出并可提示心包压塞。

常规实验室检查的价值不大，如要增加检查必须要有大致方向。空腹血糖测定可证实低血糖；血细胞比容可判定贫血；低钾血症、低镁血症可以识别心律失常的致病因素。少数晕厥病人伴有血清肌钙蛋白或磷酸肌酸激酶升高，要考虑为急性心肌梗死。如果有氧分压降低，心电图有急性肺源性心脏病伴肺栓塞的证据，则肺灌注及通气扫描的监测是一种极好的筛选技术。如果怀疑癫痫发作，则应做脑电图。诊断尚未明确时，如怀疑颅内病变或局灶性神经病变，作为鉴别诊断时则要做头颅和脑CT及MRI。

四、常见的晕厥原因

（一）血管迷走性晕厥 又称血管减压性、神经心源性晕厥——这一类型晕厥可见于正常人，在所有晕厥患者中约占50%。它通常反复发作并经常合并情绪变化（特别是在温暖、拥挤的空间内）、恐惧（如就诊牙医等）、极度虚弱、创伤或疼痛，但也有许多情况下没有任何诱因。血管舒张性晕厥临床表现包括低血压、心动过缓、恶心、面色苍白、和大汗淋漓等。人体直立时300～800ml血液从胸部转移至下肢，敏感者对于这种静脉回心血量减少的刺激过分敏感，交感神经反射性兴奋促使心肌收缩力增加和心室机械刺激感受器过度兴奋（通过迷走神经的C纤维完成），从而刺激中枢通过血管收缩反射引起交感抑制和迷走神经兴奋，迷走神经兴奋性大大超过了原占优势的交感活性导致血压下降（属于血管抑制性晕厥）或心率减慢（心脏抑制性晕厥）或二者兼有（混合性晕厥），引发进一步血压下降。晕厥后身体平卧、下肢相对抬高则可以改善回心血量，从而有效终止这一恶性循环。60～80°的直立倾斜试验可以诱发这一晕厥发作，这对于此类患者诊断有帮助。静脉注射小剂量异丙肾上腺素增强直立倾斜试验敏感性，但过大剂量可导致假阳性发生。血管舒张性晕厥可由突然疼痛，特别是内脏疼痛所诱发，但很少合并严重的偏头痛。

（二）直立性晕厥（直立性低血压）　这类晕厥则是发生在血管收缩反射存在缺陷或不稳定的患者中。直立位血压下降主要是由于下肢血容量增加而血管收缩反射消失而引起的。这类晕厥与血管舒张性晕厥不同的关键在于体位的变化，往往是由卧位或坐位突然站起时发作。直立性晕厥可见于以下情况：

1. 体位变化时神经反射存在缺陷者　患者体位变化后感觉头晕会迫使他们斜靠在物体上，此时血压仅轻度下降并稳定在较低水平，但很快会出现这种代偿机制失败，动脉血压明显下降而晕厥，这种情况往往是有家族性的。

2. 原发性自主神经功能失调或家族性自主神经异常　包括2种综合征：

（1）慢性神经节后自主神经功能障碍　这种疾病发生于中老年患者，男性多于女性，表现为渐进性直立性低血压，有时可合并有阳痿及括约肌功能失调。典型的患者在站立5～10min后血压下降≥35mmHg，脉压减小，无代偿性心率加快、面色苍白或恶心等。

（2）慢性神经节前自主神经功能障碍　这一障碍常合并存在中枢神经系统失调导致的直立性低血压、无汗、阳痿和括约肌功能障碍。可有多系统萎缩表现（如肌颤、锥体外系硬化和运动不能）和进行性小脑功能减退表现。

两者鉴别有赖于病理及药理学方面的证据。前者表现为节后交感神经中枢退化，而后者表现为脊髓侧角节前神经细胞退化。节后神经功能障碍由于节后神经末梢不能释放去甲肾上腺素，故患者血浆中去甲肾上腺素水平低于正常，而节前神经功能障碍患者正常，但两者与正常人相比血浆去甲肾上腺素变化水平均明显下降，并且两者血浆中多巴胺β－羟化酶水平低于正常。

3. 其他可以引起直立性低血压的情况　①身体缺乏训练导致直立性低血压，如长期卧床的老年患者容易发生，以及长时间失重状态后，如太空飞行等；②交感神经切除术后去除了交感神经反射；③糖尿病、酗酒者和其他可以导致神经病变的情况。最常见的是外周神经系统病变，如糖尿病多发神经病变、脚气病、多发神经淀粉样变等，通常合并存在无汗、阳痿和括约肌功能障碍；④可出现于应用降压药或血管扩张药的患者，也可见于过度利尿、大汗及肾上腺功能不全的患者。

体位性低血压诊断要点如下：患者仰卧（平卧）至少5min，测量血压心率后，病人站立（必要时扶住），在站立即刻、1min、2min，测量血压、心率，如果病人有症状，立即测量心率并终止试验，收缩压（SBP）下降大于20mmHg即为阳性。

直立性低血压治疗措施包括：停服与直立性低血压有关的药物；指导患者逐步采取坐位或站立；使用弹力袜；给予糖皮质激素治疗（氟氢可的松）或高盐饮食；使用其他药物（如可乐定，为α受体激动剂）；心脏起搏器（频率反应性起搏器）。

4. 排尿性晕厥　这一情况多见于老年人，可发生于排尿过程中或排尿后，多为夜间起床后，它是一类特殊的血管舒张性晕厥，主要是由于腹内压急剧下降导致迷走神经兴奋，继而出现血管舒张和心率减慢。排尿性晕厥发作频繁的人，需要注意睡前少饮水，起床排尿时应先坐片刻后再站起，以改善机体的反应。排尿不要过急、过猛。排尿时如有头晕、眼花、心悸、腿无力等先兆，应立即抓住物体或立即改为蹲式排尿。以往有排尿性晕厥的人，排尿时取蹲位。

（三）心源性晕厥　心源性晕厥通常是由于心律失常导致心排出量锐减而诱发的，属于临床危重症，往往需要紧急救治，急诊科医生对此要高度警惕，及时发现。对于正常人而言，心室率减慢但不低于35～40次/分或增快但不大于180次/分并不影响脑部供血，特别是在卧位时。一旦心率变化超出这一范围，就很容易导致脑灌注不足，诱发晕厥。直立位、颈血管疾病、贫血、冠心病、心肌病及瓣膜病变均可减低机体对心率变化的耐受性。常见心源性晕厥的病因（表 19－1）。

表 19－1 常见心源性晕厥的病因

器质性心脏病	心律失常	
	缓慢性	快速性
主动脉狭窄	病态窦房结综合征	室性心动过速
肥厚型心肌病	房室传导阻滞	室颤
肺栓塞	药物引起	尖端扭转室速
肺动脉高压		室上性心动过速
急性心肌梗死		房颤/房扑
急性心包压塞		
主动脉夹层		

1．Ⅲ°房室传导阻滞 Ⅲ°房室阻滞（完全性心脏阻滞）时，心房和心室之间无电联系。生命的维持赖于连接处（房室结或希氏束）或心室逸搏。逸搏的起搏点愈高，QRS 波群宽度较窄，高位起搏，心率相对较快（＞40 次/分），QRS 波群亦窄，这是相对可靠的。起搏点位置低，心率慢，QRS 宽，但不很可靠。ECG 上可见 P 波，但与 QRS 波群不相关联。

因洋地黄引起的完全性房室传导阻滞，停药后反应良好，以后再用药时宜以更小剂量谨慎地使用，其间可能需要临时起搏。并发于下壁心肌梗死的Ⅲ°房室传导阻滞用阿托品有效，通常自动缓解。并发于前壁心肌梗死，提示梗死范围广泛，即刻和远期预后严重。心排出量通常由逸搏的心室起搏点维持，但逸搏心率可能很慢，节律不稳定。应紧急植入经静脉起搏电极。在心内起搏装置植入前可用大的电极发放维持时间较长的电脉冲作体外起搏。避免应用异丙基肾上腺素。

安置永久性起搏器。简单的 VVI 型起搏器可维持生命，但缺乏心率的反应，可能使运动耐量减低。心率反应性起搏器（如由运动或温度激发）很有效。功能正常的窦房结依然激动心房，为心率最好的感受器，因而用 DDD 起搏器作房室顺序起搏在理论上和实践上均是有益的。

当完全性房室阻滞随下壁梗死愈合而消失，不需安装永久性起搏器。前壁心肌梗死病人Ⅲ°阻滞完全解除的机会很少，应作进一步检查（如电生理、运动试验、24 小时动态心电图）以确定房室结传导的可靠性。

2．病窦综合征 病窦综合征是指窦房结发生病变而引起一系列表现的综合病症。它主要是由心率过慢引起生命器官（脑、心、肾）供血不足的症状。初期可出现疲劳、心悸、肌肉疼痛、轻微性格改变，进一步发展可使语言含糊、判断错误、头晕目眩，甚至晕厥、心绞痛、心力衰竭，严重时可发生心脏停跳而危及生命。一般而言，遇有下列情况应怀疑本综合征：①有一时性原因不明的头痛或眩晕；②有间歇或持续出现的明显窦性心动过缓；③发热或运动时心跳并不相应增快；④有阵发性心房颤动而检查未发现心脏病。当怀疑患有本综合征时应及时作有关检查，包括常规心电图，动态心电图，必要时进行窦房结功能试验（运动负荷试验，药物试验和电生理检测）。一旦确诊为病窦综合征合并严重心律失常，药物治疗无效者，必须及时安置心脏起搏器，可挽救生命。

3．心动过速 突然出现的心动过速也可引起心排出量减少而诱发晕厥。心动过速诱发低血压与下列因素有关：心动过速的心率及机制、基础心脏疾病的类型及严重程度、患者体位、心动过速发作时的活动水平、心动过速时机体对内源性儿茶酚胺的敏感性及自主神经系统代偿性反射的完整性等。室上性心动过速通常不产生晕厥。但即使没有器质性心脏病，突然出现过快的心率也可以影响心脏充盈使心排出量减少而诱发晕厥。这类心律失常通常包括突发房扑、快速房颤、房室折返或旁路参与的心动过速。

4．突发室速或室颤 这是常见引起晕厥的原因之一，特别是患者合并器质性心脏病时。这种晕厥往往突然出现而没有任何先兆。器质性心脏病患者出现无法解释的晕厥往往提示预后不良，应严密监测。心电图上出现病理性Q波提示出现透壁性心肌梗死，这类患者出现室颤的几率大大增加。其他情况如肥厚性或扩张性心肌病、右室发育不良及长Q－T间期综合征等都是室颤的易发因素。一旦出现室速或室颤应立即电转复或除颤，必要时进行心肺复苏。

5．其他原因导致的心源性晕厥 急性大面积心肌梗死合并心源性休克时可以出现晕厥。主动脉狭窄可出现劳力性晕厥，这主要是由于外周血管供血需求增加而心脏射血受限而导致心肌和脑部供血不足所致。肺动脉高压可导致右心衰竭，不能保证相对足够的心排出量，从而诱发晕厥。而肺动脉栓塞则是由于迷走神经反射而诱发晕厥。左房粘液瘤则是由于循环系统机械性梗阻而发生晕厥。

（四）脑源性晕厥

1．主动脉弓综合征（无脉病） 多发性大动脉炎的一种常见类型，主要影响头和上肢动脉，引起上肢无脉症。多见于30岁以下女性，急性期患者有全身症状如发热、全身不适或伴有关节炎和结节性红斑。主要症状：①下肢间歇性跛行：工作时上肢易疲劳，并伴有疼痛、发麻或发凉感觉，这种现象常由锁骨下、腋或肱动脉阻塞所致；②头面部和脑部症状：表现为咀嚼时咀嚼疼痛、眩晕、头痛、记忆力减退、视力减退和一时性黑蒙，易晕厥。严重时可有精神障碍、抽搐、偏瘫和昏迷。以上症状常由颈总动脉、无名动脉狭窄或闭塞所致。体征：单侧或双侧桡、肱、腋、颈或颞动脉的搏动减弱或消失，上肢血压测不出或明显减低，或两臂收缩压持续相差＞20mmHg，下肢血压正常或增高，颈部、锁骨上下区有血管杂音。

2．高血压脑病 是指脑小动脉发生持久而严重的血管痉挛后，出现被动性或强制性扩张，脑循环发生急性障碍，导致脑水肿和颅内压增高，引起一系列临床表现。可发生于急进型或严重的缓进型高血压病病人，尤其是伴有明显脑动脉硬化者；妊娠高血压综合征、肾小球肾炎、肾血管性高血压和嗜铬细胞瘤也时有发生。发病前先有血压突然升高、头痛、恶心、呕吐、烦躁不安、脉搏有力、呼吸困难、黑蒙、晕厥、抽搐、偏瘫等。血压升高时收缩压和舒张压均升高，而以舒张压升高为主。脑脊液压力增高，蛋白含量增高，视盘水肿。发作短暂者历时数分钟，长者可达数小时甚至数日之久。

3．短暂性脑缺血发作 各种病因所致的短暂性脑缺血发作，有时可出现晕厥，若发生于椎－基动脉系统者，晕厥常伴发眩晕、复视、面部发麻、四肢无力、轻度共济失调等症状；若发生于颈内动脉系统，晕厥可伴发失语、患侧视力减退或失明、轻偏瘫或轻偏麻。上述症状常于数分钟至数小时恢复，一般不超过24h，可反复发作。

4．基底动脉型偏头痛 患者多为年轻女性，常有家族史，其特点是在剧烈头痛出现之前先有晕厥发作，意识丧失的时间短。

5．脑干病变 如肿瘤、炎症、损伤、血管病等由于影响延髓内调整血压与心率的中枢，可发生晕厥，临床上不常见。

（五）颈动脉窦晕厥 颈动脉窦通常对牵拉或压迫敏感。按摩单侧或双侧颈动脉窦，特别在老年人，可导致反射性心率减慢（窦缓、窦性停搏或房室传导阻滞）和动脉血压下降，最终导致晕厥发作。

颈动脉窦敏感性增高而导致的晕厥在临床上并不常见，这类患者晕厥发作前多有突然转头的动作、身着紧束颈部的高领衫或在颈动脉窦区刮胡须等。对于临床医生来讲，重要的是区分这类晕厥患者到底是由于颈动脉窦敏感性增高而导致的良性晕厥还是同时合并了对侧颈动脉的严重狭窄而导致的供血不足，因此，不明原因的情况下，为诱发晕厥而试图按摩颈动脉窦的做法是危险的，因其可导致脑部缺血。

（六）舌咽神经痛导致的晕厥 舌咽神经痛可以引起反射性晕厥，晕厥发作前就有明显的疼痛感觉。疼痛的部位可位于下颌、舌根、咽喉、扁桃体区或耳部。这类患者的治疗可以应用卡巴咪嗪，它可有效的改善疼痛，从而减少晕厥发作。

（七）咳嗽晕厥 由于突发的咳嗽而导致晕厥并不常见，此类患者多有慢性支气管炎的病史。发作前有用力咳嗽的动作，之后即刻出现晕厥。剧烈咳嗽时胸内压升高，静脉压相应升高导致颅内压升高，从而使脑血流减少，严重者可以出现晕厥。此类患者治疗主要避免剧烈咳嗽。

（八）其他原因导致的晕厥

1. 焦虑状态和过度换气综合征　焦虑，如惊恐发作常常导致过度换气，出现头晕，甚至晕厥。发作时伴有面部潮红、口角发麻等症状，平卧位不能有效缓解。这主要是由于过低换气导致低碳酸血症、碱中毒，使脑血管收缩，血流下降，同时焦虑状态下肾上腺素的释放促进这一变化。

2. 低血糖　严重低血糖状态可以出现意识丧失，此类患者多有基础疾病，如糖尿病患者应用过量的胰岛素、慢性肝病患者或存在内分泌系统疾病等。因此晕厥患者应常规测血糖，若明确血糖过低，应立即静脉给予50%葡萄糖治疗。

3. 急性失血　常见于急性胃肠道失血，患者晕厥发作往往伴有血压下降及休克表现，但在患者无腹痛、呕血或黑便症状时较难判断，一旦出现上述表现，结合相关实验室检查不难确定。

五、急诊晕厥处理步骤

（一）发作期间　取头低位，因病人常有呕吐，应把头转向一侧，防止吸入及舌后坠堵塞气道，恢复前不口服任何东西。在病人意识完全恢复、无力感消失后，才能让病人慢慢坐起和站立。

（二）明确诊断　根据病史及体格检查，特别要注意心血管及神经系统异常，对明确诊断步骤有特殊的意义。

（三）治疗　明确诊断后才能有针对性的给予相应治疗。缓慢性心律失常需要安装起搏器，快速性心律失常需要特殊药物治疗。如果是室性心律失常，则需要置入除颤器。颈动脉窦过敏病人需安装起搏器以改善缓慢性心律失常，也可进行颈动脉窦照射以改善血管减压成分。血容量不足、低血糖、贫血、电解质紊乱或药物中毒可按常规处理。老年人不是做主动脉瓣手术的禁忌证，这是老年人中最常见的瓣膜手术。有肥厚型梗阻性心肌病的病人需要用β受体阻断剂，维拉帕米等药物，或进行中隔肌切除术，伴有心律失常者可用胺碘酮治疗。

（四）预后　无心血管疾病的年轻病人，原因不明的晕厥预后较好，不必过多考虑其预后。相反，老年晕厥病人可能合并有心血管代偿机制的减退。如果水平位可以终止晕厥发作，则不需要作进一步的紧急处理，除非患者原有基础疾病需要治疗。抬高患者下肢可加快重建脑灌注。如果患者快速改为坐位，则晕厥又可能再发生，而如果病人主动或被动处于直立位置，有时可加重病情。

（刘继海）

第二十章 咯 血

一、概述

咯血指喉及喉以下呼吸道任何部位（包括气管、支气管、肺部任何部位）的出血、经口腔排出者。可以由包括心、支气管、肺、血液系统疾病等多种原因引起；咯血在急诊工作中并不少见，包括痰中带血丝、痰中带血、大咯血等，其中大咯血比例<5%；一般肺泡内出血不会引起显性大咯血，但可以有明显的贫血等失血过多的表现。咯血严重者可引起死亡，死亡率在7%～30%。

二、咯血程度分级

1．小量 24h咯血量在100ml以内，包括痰中带血丝。

2．中量 24h咯血量在100～500ml。

3．大量 24h咯血量>500ml或一次咯血量>300ml；窒息和失血性休克是大咯血的严重并发症，需积极处理。

肺由体循环的支气管动脉系统及肺循环的肺动脉供血，在咯血中，支气管动脉源性的出血占90%，肺循环源性的出血占5%，且大咯血一般都是支气管动脉源性的出血。

三、咯血的判定

咯血须与口腔、鼻、咽部出血或消化道出血引起的呕血相鉴别。经口排出的血，究竟是咯出还是呕出，有时非但患者/家属回答不清，临床医生也很难鉴别。这主要参考病史、体征，有时需结合一些辅助检查方能确定（图20－1），但实际临床工作中因为患者病情较重，不能如愿行如支气管镜等检查，临床经验也很重要。

经口腔、咽、喉、鼻腔的出血，一般也是鲜红色的血液，外观上与咯血难以鉴别。检查查口腔、咽部，明确有无这些部位的出血；鼻出血一般有经前鼻孔流出的表现，常可在鼻中隔前下方发现出血灶；鼻腔后部出血者，一般经后鼻孔沿咽后壁下流，可经咽喉镜检查而确定；并且该类患者一般有液体由咽部向下流的感觉。

咯血必须与呕血鉴别（表20－1）：

表20－1 咯血与呕血鉴别

比较项目	咯 血	呕 血
出血前症状	咽部痒感、胸闷、咳嗽	上腹不适、恶心、呕吐等
血色	鲜红	一般为暗红或咖啡色
出血方式	咯出	呕出
血中混有物	痰液、泡沫	胃液、食物
反应	碱性	酸性
黑便	一般没有，但若咯出的血有咽下，可有黑便	有，可在呕血前几日出血，一般在呕血停止后数日停止

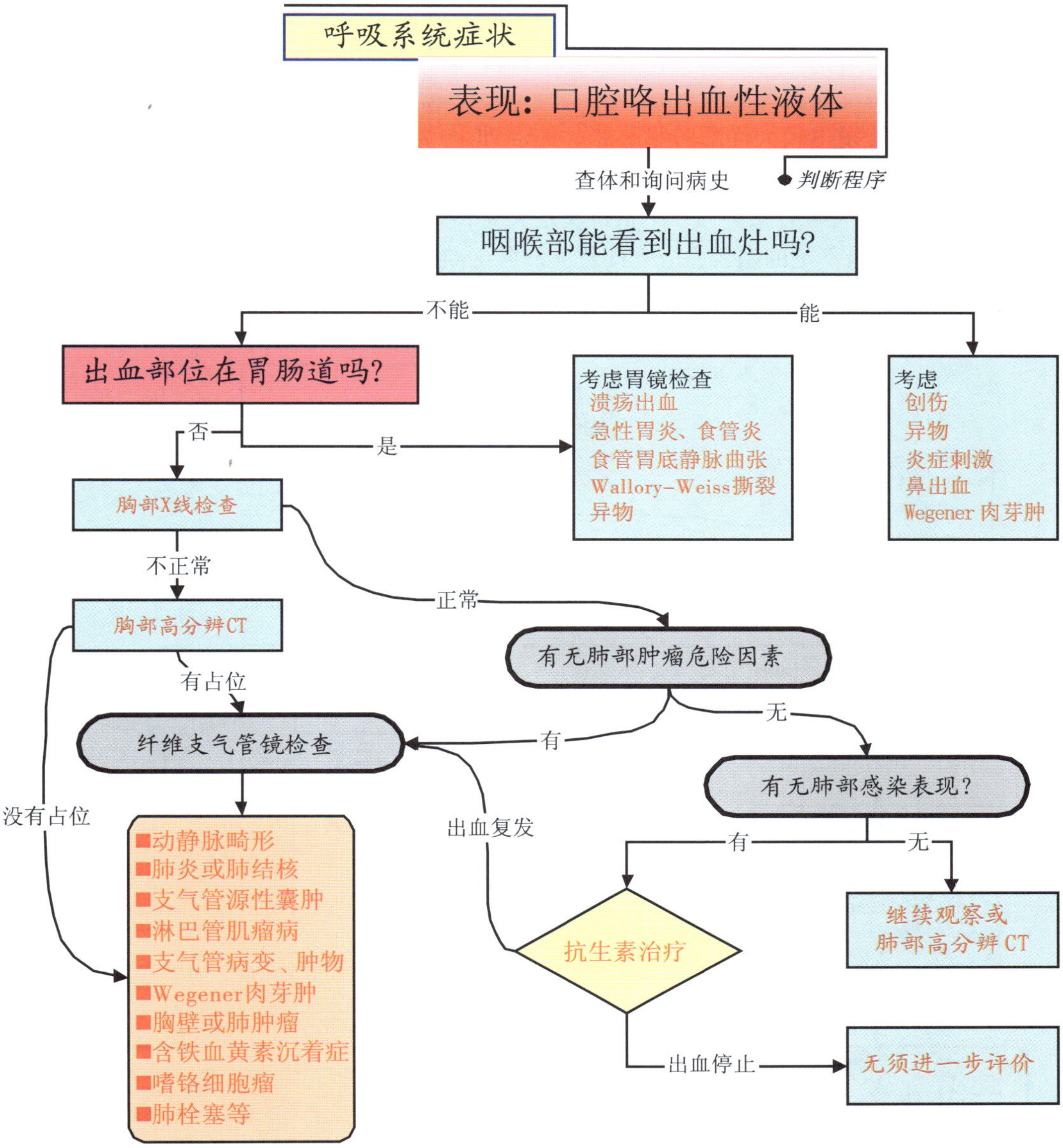

图 20－1 咯血病人的诊断思路与评价

四、咯血的急诊处理

大咯血的处理，首先是处理危及生命的并发症，主要是失血性休克、窒息、大面积肺不张，及早进行循环复苏及保护气道是抢救大咯血的重要之举。其次才是进一步明确出血部位及出血原因，最后是采取进一步的措施以巩固治疗、预防再次出血。

1. 评价气道和呼吸 患者在咯血过程中如咯血骤然减少或中止，同时出现极度烦躁不安、表情恐怖或精神呆滞、喉头作响、呼吸浅速或骤停、一侧或双侧呼吸音消失、面色及皮肤发绀、大汗淋漓等表现时，应考虑发生窒息、大面积肺不张的可能。

发生气道阻塞者，应尽可能早的开放气道，撬开患者的口腔，尽量清除口腔、咽喉部积存的血块，吸引上段气道内积存的残血，恢复呼吸道通畅，患者取头低脚高位，以保持充分的引流体位。

如果发现意识丧失、呼吸停止，应马上手法开放气道，保持呼吸道畅通，紧急气管插管或气管切开，进行人工呼吸。出血迅猛者，建议行选择性支气管腔内插管（双腔支气管插管）——保证健侧支气管的通气，还可在患侧支气管腔内采用球囊压迫等技术，暂时止血。不过，经支气管内球囊压迫止血一般仅在凶猛的大出血不止又有手术等进一步治疗的条件下进行。

肺不张是血块堵塞叶或段支气管所致，肺功能减低的患者危险性更大，即使少量血块也可致急性呼吸衰竭甚至死亡。若发生较大面积的肺不张，应立即采用体位引流、排击背部及吸痰等，以利于血块、血液的咯出；若深部不易引出者可用纤维支气管镜吸引，清除血块、血液。

2. 维持循环稳定　大咯血患者另一严重危险是失血性休克。当患者有出冷汗、脉搏微弱时要特别注意。大咯血或存在容量不足的患者，应立即建立静脉通路补液，配血和输血支持，维持循环的稳定。

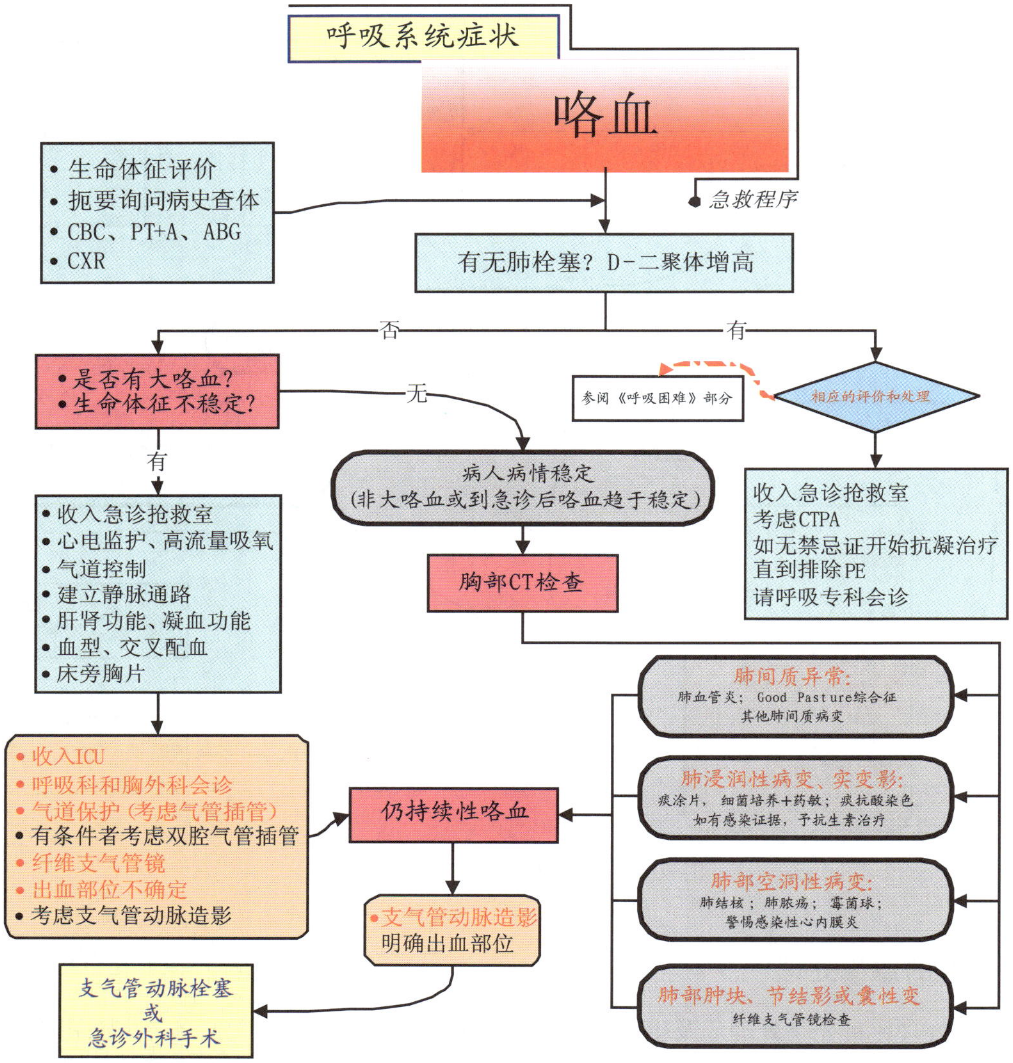

图 20-2　急诊咯血病人的处理程序

注：CBC：全血细胞计数；ABG：动脉血气分析；CXR：胸片；CTPA：CT 肺动脉造影

3. 必要的检查和监测　获取胸片、全血细胞计数、凝血功能、血型、交叉配血、动脉血气。对有大咯血者，尤其是有心动过速、呼吸窘迫的患者需要密切监测脉搏氧饱和度、心电和血压。大出血经内科保守治疗效欠佳者，条件具备（技术条件、患者家属同意）时及时行支气管动脉造影/栓塞、支气管镜检查/镜下注射止血药，进一步明确出血的部位及给予急诊的处理。若有出凝血功能障碍，则及时给予相应的处理，尽可能纠正出凝血功能的异常。

4. 会诊 大咯血者请耳鼻喉科、呼吸内科、麻醉科、放射介入科、胸外科医师会诊（必要时请血液科医师会诊），商讨进一步抢救方案。

五、进一步诊治

（一）咯血的诊治思维与处理（图 20－2）。

（二）明确出血部位 明确出血部位对于大咯血的处理至关重要，在内科保守治疗的同时，应尽早明确出血部位，为急诊胸外科手术作准备。其中急诊纤维支气管镜与肺血管造影是两个主要的手段，并且必要时可酌情在上述操作的同时采取止血措施。

（三）进一步临床评价 对患者进行系统查体和询问病史。患者咯血同时常伴有基础疾病的相应症状体征，如肺炎时常伴有发热、咳嗽、呼吸急促、肺部啰音。气道异物时可伴有咳嗽、喘鸣音、不同程度的吸气性呼吸困难性和呼吸窘迫。胸部和气道创伤时常伴有肋骨骨折、胸部挫伤。出血倾向患者除咯血外还可有其他出血表现（皮肤淤点淤斑、呕血、黑便、鼻出血等）。

（四）明确咯血原因（表 20－2） 引起咯血的疾病至少有 100 余种以上，其中主要是呼吸系统疾病，成人的咯血原因中以肺结核、肺部肿瘤及支气管扩张为主，尤以肺结核最多见。老年人的大咯血中，支气管肿瘤的比例日渐上升。

表 20－2 常见的咯血原因

感染	**血管相关性疾病**
• 分枝杆菌感染，尤其是结核分枝杆菌感染	• 肺栓塞/肺梗死
• 真菌感染	• 二尖瓣狭窄
• 肺脓肿	• 支气管－动脉瘘
• 坏死性肺炎（克雷白杆菌性肺炎、葡萄球菌肺炎、军团菌肺炎）	• 动静脉畸形
Iatrogenic	• 支气管毛细血管扩张症
• 漂浮导管留置	• 左心衰
• 纤维支气管镜检查	**出凝血障碍**
• 经支气管镜活检	• 血管性假血友病（VW 病）、血友病
• 经气管活检	• 嗜血细胞症
寄生虫感染	• 抗凝治疗中
• 肺包虫病	• 血小板减少性紫癜
• 肺吸虫病	• 血小板功能障碍
创伤	• DIC（弥散性血管内凝血）
• 钝挫伤/穿透伤	**血管炎**
• 吸痰相关性的溃疡	• 肺贝赫切特病
• 支气管－动脉瘘	• Wegener 肉芽肿
肿瘤	**肺部疾患**
• 支气管源性的肿瘤	• 支气管扩张（包括囊性纤维化）
• 支气管腺癌	• 慢性支气管炎
• 肺转移瘤	• 柱状肺气肿
• 肉瘤	**其他**
小儿咯血的主要原因	• 淋巴管肌瘤病
• 支气管腺癌	• 子宫内膜异位症
• 误吸	• 尘肺
• 血管畸形	• 支气管石
假性咯血：呕血，鼻出血	• 隐源性或原因不明性

咯血的病因诊断中，方法很多，但较有实用价值的是以 X 线胸片为基础的影像学检查与纤维支气管镜下直视配合活检、针吸、毛刷、灌洗等组织学、细胞学检查；近来迅速发展的胸部影像学技

术，包括 HRCT（高分辨 CT）、CTPA（CT 肺动脉造影）、低剂量 CT、CT 引导下肺内占位性病变的穿刺活检等，有助于咯血原因的明确。

（五）咯血治疗

1．一般治疗

（1）精神安慰，解除恐惧和紧张心理，鼓励患者把血咯出，避免气道阻塞；必要时可给予小剂量镇静剂，消除患者的精神紧张，但禁用吗啡等，以免抑制咳嗽反射引起窒息。

（2）进食易消化食物，尽可能避免便秘的发生。

（3）侧卧位：若为大咯血急性期，建议患者患侧卧位，以免将健侧的支气管也阻塞，引起窒息。

2．药物止血治疗

（1）垂体后叶素：是大咯血时的首选用药。

机制：使肺血管收缩，减少肺血流量以到达止血的目的。

用法：止血最短的为 8h，平均 3 天。5～10U 加入葡萄糖 20～40ml，缓慢静脉注射（10min 以上），或 10～20U 加入 5% 葡萄糖盐水 250ml 中缓慢静滴；也可以用静脉泵入的方法给药，速度为 0.1U/min 泵入。止血最短的为 8h，平均 3 天左右。另外，该药在撤用时需慢慢减量，不可猛然停用。

副反应：血压升高、脸色苍白、出汗、心悸、腹痛、便意及过敏反应等。因为可以引起血管收缩，包括冠状动脉，慎用于高血压、冠心病患者。

（2）酚妥拉明：机制：为 α－受体阻断剂，有较强的血管扩张作用，能减轻心脏前后负荷，降低肺动脉及外周阻力；由于血管扩张及强心作用，右房压、肺动脉压、肺毛细血管楔嵌压、肺血管阻力及全身血管阻力下降，肺动脉、肺静脉压力同时降低而起到止血的作用。

用法：第一天用 10mg 加入 10% 葡萄糖 250ml 静点，如没有明显的血压下降和心率增快，以后每天用 20mg 加入 10% 葡萄糖 500ml 静点，用 5～7 天可达到止血的作用。也可用静脉泵入法给药，按 2mg/h 给药。

副作用：常见不良反应为直立性低血压，偶有心动过速、心律失常和心绞痛；该药具有拟胆碱作用，胃肠平滑肌兴奋所致的腹痛、腹泻、恶心、呕吐等表现。

（3）生长抑素：有报道说，生长抑素类药善宁对于常规治疗无效或有明确常用止血药物禁忌时有明显的优越性，近期止血效果确切，止血迅速，而且安全方便，副作用小，是大咯血患者的理想候选药之一。但其确切机制及临床应用有待进一步研究、验证与推广，具体的用法同消化道出血中的用法。

可能的机制：善宁是生长抑素的类似物，具有较强的生长抑素活性；在消化道出血的治疗中，善宁主要是抑制具有血管活性作用的胃肠肽，间接使内脏血管收缩，肝血流量减少，门静脉压力下降而起到较好的止血疗效。由于支气管上皮与肠道上皮存在形态学上、发生学上的相似性，可能为具有血管活性的胃肠肽起相似的作用。善宁在咯血中可能通过抑制血管活性肠肽及其他相关性活性肽，使肺血管收缩，肺血流量减少，以及抑制支气管的炎症而发挥作用。

用法：参见“上消化道出血”一章。

（4）糖皮质激素：有文献报道，短期糖皮质激素与垂体后叶素合用，对于咯血的处理可以起到协同作用，可以缩短出血时间及减少垂体后叶素的用量；但具体疗效有待于进一步验证，用量、用法尚未达成共识。有报道，用琥珀酸氢化可的松 100mg/d×5 次静脉注射，总量不超过 1000mg。

可能的机制：稳定细胞膜，减轻局部炎症、降低毛细血管通透性；还可以使血中组胺与肝素水平下降，凝血时间缩短；还能促进骨髓制造血小板，降低白细胞对于炎症区域的浸润和吞噬活性。

怀疑是肺炎或肺结核引起者，需在有效的抗炎或抗结核治疗的基础短期使用。

（5）其他药物　维生素 K_1、止血敏、6－氨基己酸等药物酌情选用。也有作者把凝血酶、立止血等药物通过雾化吸入途径来治疗咯血。另外，纤维支气管镜下的止血措施中主要用凝血酶和肾上腺素（1∶20000），但确切疗效有待进一步证实。有出凝血障碍者，需及早给予相应的处理，及时纠正，否则咯血的治疗很难有大的转机。

3. 急诊纤维支气管镜及镜下处理 急诊纤维支气管镜（纤支镜）检查，一方面可以帮助明确出血部位，还有助于明确出血病因；另一方面，可经纤维支气管镜进行一些操作，如在出血部位注射凝血酶、肾上腺素等止血药或进行 Nd－YAG 激光止血，不失为一很好的诊疗措施，尤其是对于胸部影像学、支气管动脉造影等尚未能明确出血部位者。

适应证：大咯血内科保守不能控制，考虑手术或支气管动脉栓塞术及诊断不明者。

纤支镜的插入有很大的危险性，需由有经验的、技术熟练的医生操作，必要时使用硬支气管镜。对于全身情况差而又持续出血的患者，为安全起见，最好用静脉复合麻醉，气管插管下进行。一定要在有及时行胸外科手术的条件下进行，一旦咯血不止或窒息，立即手术。

纤支镜检查有助于明确咯血的原因，但鉴于急诊纤支镜检查有一定的风险性，且要求相对较高，并不作为大咯血的常规检查，多数学者认为，若内科保守治疗有效者，宜在咯血间隙期或咯血停止后进行，减少危险性。

4. BAE（支气管动脉栓塞） 由 Remy 等于 1973 年首次报道之后在致命性大咯血、内科保守治疗无效的患者中的应用渐得到推广；该项技术的即刻止血效果可达 64%～100%，但 16%～46% 的患者会复发，约 13% 的患者无效——主要见于非支气管动脉源性的体循环侧支的出血，如膈动脉、肋间动脉、内乳动脉、锁骨下动脉等。该术采用 Sedinger 技术，应用数字减影技术行支气管动脉造影，可显示病变支气管动脉，然后再进入靶支气管动脉，用可吸收明胶海绵、聚乙烯醇栓塞止血。

BAE 的主要并发症是：血管内膜撕裂、血管穿孔、胸痛、败血症、体循环栓塞、神经系统并发症（主要表现为脊髓损伤后所致的偏瘫等表现，因为脊髓前角动脉源于支气管动脉）。

5. 急诊胸外科手术 少数大咯血患者虽经各种非手术治疗仍难以止血，此时继续保守治疗的死亡率为 22%～50%，甚至高达 78%，而手术的存活率在 80% 以上。对于出血部位已明确，病变局限，在没有任何手术禁忌证下，实施手术治疗，是抢救大咯血患者的重要措施，尤其是对于 CXR 提示有一侧肺不张时，更应及早手术，因患者随时有发生淹溺的可能。

文献报道，手术适应证有以下 4 条：①24h 咯血量超过 600ml；②咯血速度较快，16h 达 600ml；③在任何 24h 内，一次咯血量达 200ml；④曾有咯血引起窒息史或反复咯血造成贫血及低血压需要输血者。另外对于由以下原因引起的大咯血，也建议行急诊手术：动静脉畸形、肺包虫病、医源性肺动脉撕裂、胸部外伤、支气管腺瘤、耐药的肺霉菌球等。

禁忌证：全身性疾病引起的大咯血，心肺功能不全、严重肝肾功能不全，一般情况差，不能耐受手术者；出血部位不明确，病变广泛；失血性休克未纠正前等。

术后主要并发症：呼吸衰竭、原有感染的播散、脓胸等。

术前确定出血部位是手术效果的关键，可经支气管动脉造影或急诊纤支镜等来明确。手术不但可抢救病人生命，同时也能作出正确诊断；为此，无手术禁忌证，经纤维支气管镜、胸部影象学作出准确定位后，及早手术，以提高成活率。

6. 基础病的处理 一旦咯血原因明确，需同时积极治疗原发病。如肺部感染者选用敏感抗生素；囊性纤维化导致咯血时应用抗生素及糖皮质激素治疗；支气管造瘘术相关创伤可通过改善吸引技术和导管、湿化气道，甚至更换套管来达到止血目的；出血倾向患者注意纠正凝血功能异常。

六、预后

大咯血的预后主要与出血量、出血速度、肺内残留的血量以及窒息时的呼吸复苏等因素有关，与引起咯血的病因不直接相关。若 24h 内出血量 > 1000ml，则死亡率在 58%，若 24h 内的出血量 < 1000ml，则死亡率在 9%。若是恶性肿瘤引起的大咯血，且 24h 内的出血量 > 1000ml，则死亡率可高达 80%。由于支气管扩张、肺脓肿或坏死性肺炎引起的大咯血，预后相对较好，有时死亡率仅在 1% 左右。

（黄 慧 徐腾达）

第二十一章 呼吸困难

第一节 危及生命问题的紧急处理

一、临床判断

呼吸困难（dyspnea）是急诊病人常见主诉之一。呼吸困难的定义多种多样，但是最常见的定义是：病人一种呼吸不舒服的感觉。病人就诊时往往自诉：气短、胸闷等。呼吸困难病因繁多，病情轻重不一，轻症病人无需急诊处理，属于良性自限性疾病；重症病人表现为呼吸急促、呼吸费力、喘鸣、呼吸窘迫和窒息感，可危及生命。

病人因为情绪、文化因素以及外界各种刺激因素，其主诉往往与真实病情不相吻合，需要医生认真鉴别诊断。在诊断和评估呼吸困难时，需要理解和运用下列描述呼吸困难的专业术语：

1. 呼吸过速（tachypnea）：呼吸频率大于正常人。正常新生儿呼吸 44 次/分；成人 14～18 次/分。

2. 呼吸过度（hyperpnea）：因为代谢需要，分钟通气量大于正常。

3. 高通气量（hyperventilation）：呼吸过度，动脉血气血氧正常，伴随不对称的呼吸性碱中毒。

4. 劳累性呼吸困难（dyspnea on exertion，DOE）：由体力活动或劳累引起呼吸困难。通过病人呼吸困难前可以上几层楼，走多远来判断呼吸困难的程度。

5. 端坐呼吸（orthopnea）：平卧位时发生呼吸困难。一般通过卧床时需要几个枕头来判断呼吸困难程度。

6. 夜间阵发性呼吸困难（paroxysmal nocturnal dyspnea，PND）：夜间平卧时突发的呼吸困难，一般与充血性心衰有关。

二、呼吸困难病人的初始评估和稳定

呼吸困难病人处理的第一步是快速评估病情的严重程度，评估的主要依据是病人的一般情况、心率、呼吸频率。快速地、有针对性地检查病人的皮肤、粘膜颜色，皮温，观察口咽、颈部、肺、心脏、胸部和四肢有无异常体征。

1. 有明显呼吸困难的病人均应立即给予吸氧。

2. 若有严重的呼吸困难（如病人说话的时候有明显气短，不能讲完完整的句子），应予心电监护，建立静脉通路，病人评价和治疗应同步进行，且行动要迅速。

3. 如病人有危及生命问题（不能说话、明显的喘鸣音、辅助呼吸肌参与做功、反常脉、意识障碍等），首先要想到保证病人的气道通畅，提供充足的通气支持；监测氧饱和度，有条件医院可同时监测二氧化碳波形，查动脉血气、血电解质，这些措施非常重要，直接影响病人的治疗决策和紧急干预手段（如无创或有创通气支持，人工高级气道的建立等）。其他的辅助检查，如胸部 X 线，在快速评价和稳定病人后有计划地进行。

三、常见危及生命问题

临床上，呼吸困难病人，如出现下述情况往往是致命性的，应立即予急诊处理和病因学处理：

1. 呼吸心跳骤停。

2. 严重的上气道梗阻。
3. 中毒病人出现意识障碍伴呼吸浅慢。
4. 张力性气胸。
5. 大量误吸，吸入性肺炎。
6. 严重的肺水肿（ARDS、心源性肺水肿等）。
7. 哮喘持续状态。
8. 慢性阻塞性肺病急性加重，伴意识障碍。

四、紧急处理要点

严重呼吸困难病人的处理流程（图21－1）。

（一）基本处理

1. 保证气道通畅。

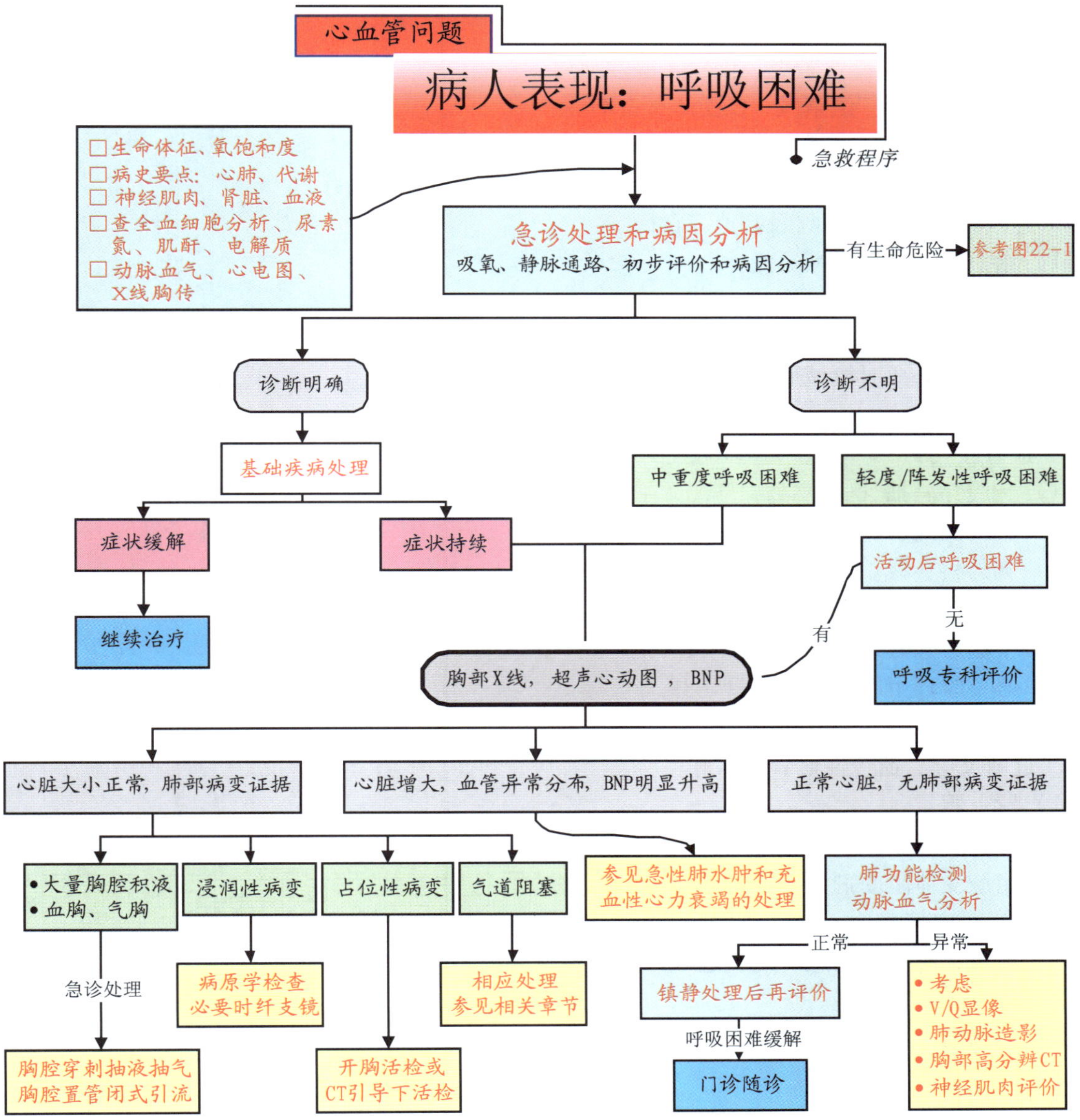

图21－1　呼吸困难病人处理流程图

2．给高浓度氧（COPD 急性加重除外）。
3．气管插管，机械通气：
（1）严重呼吸困难伴意识障碍，或无法保证气道的安全。
（2）急性呼吸衰竭，不能维持正常氧合。
（3）窒息，不能立即解除气道梗阻者。
4）呼吸停止。
4．心电、血压、血氧饱和度监测。
5．大动脉搏动消失，意识丧失者立即开始心肺复苏。
6．建立静脉通路，生理盐水纠正低血压状态。
（二）病因治疗
1．心源性肺水肿主要问题：急性左心衰竭、充血性心力衰竭失代偿。
（1）呋塞米。
（2）硝酸甘油，硝普钠。
（3）吗啡。
2．哮喘、喘息性支气管炎、慢性阻塞性肺病
（1）扩张支气管：氨茶碱，β 受体兴奋剂。
（2）糖皮质激素：甲强龙，琥珀酸氢化可的松等。
（3）有感染证据、高龄病人、危重症者予广谱抗生素抗感染治疗。
3．急性肺损伤、急性呼吸窘迫综合征
（1）给氧，必要时机械通气。
（2）去除诱因。
4．重症肺炎、吸入性肺炎
（1）给氧，必要时机械通气。
（2）抗感染治疗。
5．张力性气胸
（1）胸腔穿刺抽气。
（2）胸腔闭式引流。
（3）胸外科会诊。
6．气道异物
（1）手法解除气道梗阻。
（2）必要时环甲膜穿刺，气管切开。
（3）耳鼻喉科会诊。
7．过敏反应、遗传性血管性水肿
（1）肾上腺素。
（2）糖皮质激素。
（3）组胺受体阻断剂。
8．神经肌肉疾病
（1）给氧，呼吸衰竭患者机械通气。
（2）注意呼吸道管理。
（3）病因治疗。

第二节 进一步诊断和评价

一、诊断

面对呼吸困难病人的诸多不适主诉，详细问询病史和体格检查以及做相关辅助检查是非常重要。

（一）症状

1. 呼吸困难持续时间　慢性或进行性呼吸困难常见于：心脏疾病，COPD 或神经肌肉病变等。急性呼吸困难多见于哮喘急性加重、感染、精神因素或吸入刺激物、过敏源以及异物。

2. 呼吸困难发病时间　突然发作常考虑肺栓塞或自发性气胸；几天或几小时缓慢起病，常多见于肺炎、充血性心衰或恶性肿瘤。

3. 相关性疼痛　胸痛表现为持续不缓解，钝痛或定位不准确，考虑肺栓塞或心肌梗死；胸痛剧烈随活动或深呼吸而加重，多见于骨骼肌病变或胸腔积液。

4. 位置影响　端坐呼吸常见于左心衰、COPD 或神经肌肉性疾病；神经肌肉病变引起膈肌功能下降的最早表现为端坐呼吸；夜间呼吸困难最常见于左心衰，但是部分 COPD 病人也会有此种情况。劳累性呼吸困难多见于 COPD，但是心功能不全病人以及腹部负荷过大的病人，如肥胖、妊娠、腹腔积液等病人。

5. 外伤相关性呼吸困难　外伤引起的呼吸困难常见疾病：肋骨骨折、连枷胸、血胸、气胸、心包积液以及心包压塞等。

6. 全身症状　发热常提示感染性疾病，焦虑如未发现器质性疾病常提示精神因素。

（二）体征

详细的体格检查不仅可以帮助明确诊断，有时还可以寻找治疗效果不满意的原因。

1. 重要体征　呼吸过速多见于肺部感染、气胸；呼吸过缓见于中枢神经病变以及药物或毒物中毒；心动过速常见疾病肺栓塞、胸部外伤；张力性气胸可伴有低血压。

2. 一般体征　肥胖病人多伴有睡眠呼吸暂停、肥胖低通气、肺栓塞；妊娠病人肺栓塞发病率较高；COPD 病人多表现桶状胸、吸气三凹征。

3. 皮肤、指（趾）　杵状指病人考虑慢性缺氧性疾病如 COPD、动静脉分流；荨麻疹见于过敏病人。

4. 颈部　喘鸣病人一定要警惕上呼吸道阻塞如异物、过敏、气道水肿、感染等。颈静脉怒张常见疾病包括 COPD、哮喘急性加重期以及张力性气胸、肺水肿、肺栓塞。

5. 肺部　干鸣音见于哮喘、过敏、慢性心衰；湿啰音见于肺部感染、慢性心衰、肺栓塞；不对称的呼吸音减低：气胸、胸腔积液、肺实变、肋骨骨折、肺挫裂伤等。

6. 心脏　奔马律、第二心音分裂多见于肺栓塞；心音低钝：心包积液、心包压塞。

7. 四肢　双下肢水肿考虑充血性心衰。

（三）辅助检查　在获得病史以及体检结果后应该迅速决定辅助检查内容。

最常见的呼吸困难辅助检查包括：氧饱和度、动脉血气、血常规、血生化；心电图、心脏彩超；胸片以及胸部 CT、V/Q 显像、肺血管造影、颈部软组织片；支气管镜以及喉镜检查。我们常根据病史以及查体选择相关的检查。

1. 氧饱和度、动脉血气　病人氧饱和度降低时，可以进一步查动脉血气，决定下一步治疗采取吸氧还是机械通气。

2. 心电图、心脏彩色多普勒超声　常规心电图检查可以除外心脏病变以及肺动脉高压引起的呼吸困难；如果心电图高度提示心源性病变，可进一步行心脏相关检查如心脏彩色多普勒超声。

3. 血常规、生化　可以提示电解质紊乱如低钾血症以及糖尿病酮症酸中毒，重度贫血、感染等病变；血 B－尿钠肽（BNP）是目前呼吸困难病人诊断和鉴别诊断非常有价值的生化指标，可以床旁快速测定，BNP＞500pg/ml 对诊断急性心力衰竭有非常高的特异性和敏感性；BNP＜100pg/ml 则可以排除心源性呼吸困难；最近研究发现 NT－proBNP 检测较 BNP 更为敏感。

4．影像学检查　胸片可以提示肺感染、气胸、胸腔积液、心脏增大以及肺水增多等病变；如果必要时可以进一步行胸部 CT。

5．肺栓塞特殊检查　临床高度怀疑肺栓塞病人，可行 D－二聚体，螺旋 CT（肺血管三维重建），下肢静脉彩超，V/Q 显像，如 D－二聚体正常则基本可以除外肺栓塞，必要时可以进一步行血管造影。

6．上气道阻塞性病变　如果考虑上气道阻塞性病变，喉镜、支气管镜以及颈部软组织影像学应该尽早进行。

二、病因分析

呼吸困难病因多种多样，病情轻重不一。初始阶段基本稳定和评估后，根据病史、体检和辅助检查，进行进一步鉴别诊断，一些常见呼吸困难相关疾病的临床特征（表 21－1）。

表 21－1　呼吸困难常见疾病鉴别诊断

疾病	病史（呼吸困难）	症状	体征	辅助检查
肺栓塞	突然发病，胸痛，久坐或久卧 恶性肿瘤，DVT，高凝，口服避孕药，肥胖	劳累性呼吸困难	心动过速 呼吸过快 低热	ABG、ECG（$S_IQ_{III}T_{III}$，电轴右偏），CXR，螺旋 CT（肺血管三维重建），V/Q 扫描，必要时血管造影，下肢深静脉血管彩超
肺炎①	发热，咳痰	食欲不振 恶心、寒战	发热 心动过速，	CXR，CBC，痰、血培养；ABG（重症肺炎）
气胸②	突然发病，有/无外伤	局限性胸痛	呼吸音降低	CXR：（血）气胸，肋骨骨折
COPD/哮喘	吸烟史，上呼吸道症状；过敏因素	大汗	辅助呼吸肌呼吸 三凹征，发绀	CXR：除外浸润病变，气胸，肺不张
肿瘤	体重减轻，吸烟史	吞咽困难	咯血	CXR/CT：肿物，不张
液体过量	逐渐加重，饮食失控或未规律服药，最近 AMI，CHF，DM 病史	体位性呼吸困难 夜间阵发性呼吸困难	颈静脉怒张 奔马律 肝颈静脉回流征	CXR：胸腔积液，间质水肿，Kerley B 线，心脏扩大 ECG：缺血，心率不齐
过敏	突发，过敏原接触史	吞咽困难	口唇肿胀，喘鸣音 干鸣音，荨麻疹	

①细菌性：吸烟史；胸痛、呕吐、咳嗽、劳累性呼吸困难；呼吸过快，湿啰音或呼吸音减低
病毒性：接触史（如流感，水痘）
机会性：免疫异常，化疗；痰涂片
真菌/寄生虫：接触史（如鸟），隐匿发病，发热，干咳

②单纯型气胸：胸痛，男性偏瘦易发生自发性气胸；皮下气肿，胸壁外伤
张力性：症状恶化；大汗；除上述表现外还伴颈静脉怒张，气管移位，心音低钝；需立即行胸部减压术

呼吸困难的病因分析思路：最重要的是及时发现危及生命的呼吸困难（如张力性气胸、上呼吸道梗阻、严重过敏反应等），并予以相应的处理；然后根据临床表现、病史、辅助检查（如 X 线、彩色多普勒超声心动图、BNP 等）、治疗反应等资料，分清呼吸困难是心源性的还是非心源性的呼吸困难，积极处理心源性肺水肿；最后根据病人的病因调整治疗措施，如肺栓塞的处理、哮喘的处理、CO 中毒的处理、海洛因过量的处理等；期间若病人病情进行性恶化，应随时注意保护好气道，予以

通气支持治疗。

三、急诊处理

应该在最快的时间内分诊，快速评估，处理，继而诊断，进一步治疗。

1. 呼吸困难病人的急诊处理

（1）再次评估气道是否通畅

（2）氧疗、多参数心电监护、静脉通路

（3）进一步评估：包括氧饱和度、血压、呼吸、心率，心电图，血常规，抽出血液的颜色，动脉血气分析（包括碳氧血红蛋白、高铁血红蛋白、血乳酸等），X线胸片等。

（4）根据收集的资料，初步分析病因。

2. 急诊呼吸困难病人的处理流程（图22-1）

3. 病因处理

（1）神经肌肉病变：可能病因有：格林-巴利综合征、重症肌无力、周期性麻痹、肉毒毒素中毒等；处理上主要是监测氧饱和度，动脉血气分析和肺功能测定，如果动脉血气（$PO_2<65$ mmHg，$PCO_2<44$ mmHg暂时不考虑机械通气，但应随时作好人工通气支持准备（优先考虑无创通气支持），病因治疗（如甲亢周期性麻痹予补钾），神经专科会诊。

（2）连枷胸：外伤后出现呼吸困难病人要警惕发生连枷胸、血气胸的可能。处理包括止痛、氧疗，如病人有明显的低通气，则须考虑气管插管和正压通气，请胸外科会诊。

（3）血气胸：外伤后血气胸，应作好术前准备，血常规、交叉配血、心电图、凝血功能等，考虑胸腔穿刺置管引流，一次放液不超过2L，尽可能分析其出血来源，必要时立即外科干预。

（4）大面积肺不张：肺不张病人往往有不同程度的呼吸困难。临床处理主要是呼吸支持（吸氧、辅助通气）；高龄病人如脑梗塞，合并咳痰无力、排痰困难、肺不张，临床上处理十分棘手，尚无上佳之策。

（5）弥漫性肺间质病变：急诊惟一能做的就是对症支持治疗。

（6）误吸：处理误吸最主要的急诊手段是清理气道（大口径，硬头的吸引器）；为更好地管理气道，可考虑气管插管；部分病例应考虑行急诊纤维支气管镜进行肺灌洗。

（7）肺栓塞：吸氧，吗啡止痛，如果有休克循环支持；如高度怀疑血栓形成，应立即开始肝素（1000U/h，静脉泵入，调整PT至对照值的1.5~2.0倍）或低分子肝素（依诺肝素钠，1mg/kg，皮下注射，q12h）治疗；如怀疑病人为感染性栓子，不用肝素抗凝治疗；有中度或重度右心功能不全者，应准备溶栓治疗。

（8）胸膜炎：主要为止痛和基础疾病治疗。

（9）过度通气综合征：无特殊治疗。

四、病人安置

（一）留观指征

1. 需静脉补液和抗感染治疗患者。

2. 不明原因呼吸困难患者。

3. 症状持续不缓解。

（二）住院指征

1. 低氧血症，CO_2潴留患者。

2. 心脏疾病，血流动力学不稳定。

3. 基础疾病需要住院。

（三）出院指征

1．生命体征稳定。
2．气道异物梗阻解除，无并发症。
3．呼吸困难原因明确，无需住院。

（柳　涛）

第二十二章　急性呼吸窘迫综合征

一、概述

急性肺损伤（acute lung injury，ALI）是多种因素（如创伤、感染、缺血再灌注、吸入、放射性损伤等）间接或直接作用引起的肺泡毛细血管弥漫性损伤导致肺水肿和肺微不张，临床表现为急性呼吸窘迫和难治性低氧血症，严重 ALI 就被称为急性呼吸窘迫综合征（acute respiratory distress syndrome，ARDS）。

AECC 于 1994 年定义 ALI 为 $PO_2/FiO_2 \leqslant 300mmHg$，ARDS 为 $PO_2/FiO_2 \leqslant 200mmHg$ 伴 CXR 表现为双肺浸润性病变。病理上以弥漫性肺泡损伤为特点，主要表现为肺泡上皮细胞和毛细血管内皮细胞的损伤。

ALI 的发病率为 0.179‰～0.189‰，ARDS 的发病率为 0.126‰～0.135‰。近 30 年，虽然人们对 ALI/ARDS 进行了大量的研究，对其病理和发病机制有了进一步的认识，尤其是近年来对炎症与修复这一过程的细胞病理学及分子病理学研究的迅速进展；机械通气支持技术的水平也有进一步改善，ALI/ARDS 死亡率有明显的下降：20 世纪 70 年代死亡率在 70%～90%，近年来的死亡率在 30%～50%。早期诊断、早期治疗，可以在一定程度上改善病人的预后。

二、病因、发病机制及病理变化

（一）病因　ARDS 不是一种原发病，而是继发于多种疾病的一组综合征，其原发病和/或基础病或始动因素有 100 多种，多种疾病（包括肺内/肺外，感染/非感染）都能直接或间接地引起 ALI/ARDS。直接损伤是指有害因素直接损伤肺实质细胞（主要为内皮细胞和上皮细胞）；间接损伤通过激活急性炎症反应，引起全身炎症反应综合征，间接造成肺损伤，临床中，以间接因素所致者更多见。但这种划分并非绝对的，即使直接损伤也常并发继发性炎症损伤。其中重症感染、创伤和吸入是 ARDS 的三大病因（表 22－1），占 70%～85%；其中全身性感染是最多见的原因，约占 40%。在上述因素的直接或间接作用下，可导致 ALI、ARDS 的发生，其发生几率与诱发因素有关，单个因素为 25%，2 个因素为 42%，3 个以上因素高达 85%。

表 22－1　ALI/ARDS 的高危因素

直接损伤因素	常见原因	肺炎、胃内容物的误吸
	不常见原因	肺挫伤、脂肪栓塞、致死性的溺水、吸入性损伤、肺移植或肺动脉取栓术后的再灌注损伤
间接损伤因素	常见原因	全身性感染、严重创伤伴有休克或需要大量输血
	不常见原因	体外循环、药物过量、急性重症胰腺炎、输血或输血制品后

目前认为，年龄、女性（创伤所致时）、吸烟、慢性酗酒、多个高危因素的联合作用、疾病的严重程度〔急性生理学慢性健康状况评分（APACHE Ⅱ 评分）、损伤严重程度评分（ISS）〕与 ALI/ARDS 病人的预后相关。

（二）发病机制　到目前为止，ARDS 的确切机制不详，有多种学说，有待进一步研究。目前认为，肺内过度性、失控性炎症反应是导致各种病因所致ALI/ARDS的根本原因，肺内炎性因子和抗炎性细胞因子的失衡导致ALI/ARDS的发生发展，中性粒细胞和多种趋化因子在其中起了很重要的作用。其共同基础是肺泡－毛细血管急性损伤，通透性增加，透明膜形成和肺泡萎陷，使V/Q比例失调、分流量增加、肺顺应性下降，导致氧合功能下降、呼吸衰竭。

（三）病理基础　传统上把ARDS分为三期，依次为：渗出期（第0～4天）、增生期（第2～8天）、纤维化期（4天以后）。这三期之间并无明显的界限，它们相互交错、重叠。近来有多项研究提示，在ARDS的很早期就开始了纤维增生。渗出期为ALI/ARDS的肺损伤期；后两期称为ALI/ARDS的修复期。弥漫性肺泡损伤（diffuse alveolar damage，DAD）这一病理特点贯穿ARDS的整个病程中。

肺泡上皮、毛细血管内皮的损伤、通透性的增加是渗出期的主要特征。大量的中性粒细胞、单核细胞进入肺间质，中性粒细胞和巨噬细胞浸润是肺损伤发生发展的重要原因。肺成纤维细胞与Ⅱ型肺泡上皮细胞增生是增生期的主要特征，Ⅱ型上皮细胞大量增生，并取代了基底膜上坏死的Ⅰ型肺泡上皮细胞。ARDS的纤维化期，大部分病人主要表现为肺组织的纤维化、肺内瘢痕形成和肺气肿，肺功能及顺应性明显下降；少部分病人可在经历纤维化期后，基本恢复发病前的肺结构和功能。此期最为显著和特征性的变化是BALF中胶原含量大大增加，持续高水平的胶原肽提示ARDS病人的预后不良；纤维化程度是ARDS的一个预后指标。

三、临床表现

ARDS的症状多在各种原发疾病过程中逐渐出现，起病隐匿，经常被误认为是原发病的加重；部分可突然出现症状，呈急性起病。在潜伏阶段，应特别监护，警惕ARDS的发生。ALI/ARDS进展快，多在基础病发生后12～48h内发生，少部分可在原发病发生后5天左右出现。

临床表现多种多样，包括：基础病/原发病的表现、呼吸系统的表现、同时或序贯出现的其他脏器受累的表现；对于呼吸系统的临床表现，特征性的表现为：顽固性低氧血症、进行性加重的呼吸困难。目前临床上多沿用Moore的方法把ARDS分为4期：

（一）初期　以原发病的表现为主，呼吸频率可稍加快，无典型的呼吸窘迫；多发生于损伤后4～6h。一般无新出现的肺内阳性体征。

（二）外观相对稳定期　在损伤后6～48h，经积极处理，原发病的症状渐趋平稳，但逐渐出现呼吸困难的加重，呼吸频率加快、过度通气，呼吸频率可大于20次/分，并出现低氧血症。但肺内体征的功能并不明显。

（三）呼吸衰竭期　多在损伤后24～48h出现，临床有明显的呼吸频速，呼吸频率可高达50～60次/分及呼吸窘迫：所有的辅助呼吸肌均参与呼吸运动，但病人仍有极度呼吸困难。可有不同程度的咳嗽、少量咳痰，晚期出现典型的血水样痰。但病人一般还能平卧，无须端坐呼吸。此期缺氧明显，口唇、甲床发绀，病人烦躁不安，甚至可发展为淡漠、神志恍惚。吸氧，甚至吸纯氧，仍不能改善氧合障碍，大多需要机械通气支持。此期肺内可闻及湿啰音、干鸣音、支气管呼吸音，可有吸气性三凹征。合并胸腔积液者，可出现相应的表现。

（四）终末期　在之前的呼吸衰竭期的基础上进一步发生高碳酸血症，提示病情危重，但并非表明不可逆的肺功能损害。由于肺功能改变恢复较慢，呼吸支持需要数日或数月之久，其中一部分病人因严重的低氧血症、高碳酸血症未能得到纠正而最终死亡。

四、辅助检查

（一）实验室检查

1．血象　发病初期，由于中性粒细胞在肺内的渗出、浸润，外周血中的中性粒细胞可以一过性下降，随病情的发展，外周血WBC很快回升、大于正常，合并感染或应激时，WBC可显著大于正常值。

2. 血气 Po_2 呈进行性下降，但由于病人多接受氧疗，Po_2 的值受 FiO_2 的影响，所以用氧合指数来评价 ALI/ARDS 病人的氧合情况更为确切。发病早期，因过度通气，Pco_2 一般正常或降低，表现为呼吸性碱中毒；在疾病的晚期，因肺泡通气量的下降，Pco_2 多升高，出现呼吸性酸中毒，提示病情重。

（二）胸部影像学

1. CXR（胸片） ARDS 病人的 CXR 及其演变过程有规律性，但 CXR 的表现程度取决于损伤的类型、程度、治疗效果及并发症的发生，可大致分为：①早期（起病后 0～24h）：CXR 可无异常表现，也可表现为肺血管纹理增多，边缘模糊，提示有一定程度的间质性肺水肿；重者可表现为小片状模糊影，即所谓的"磨玻璃"样实变；②中期（发病第 2～4 天）：以肺实变为主要表现，为不均匀分布的肺内模糊影互相融合形成实变影，两肺上下野内均可分布，左右肺内分布可不对称；进一步发展，病变可融合成大片的实变影，有时可见"支气管气像"，但心缘清楚；③晚期（发病第 5～7 天）两肺野或大部分程均匀一致的实变影，即成"白肺"样表现；心缘可不清或消失，但双肋膈角区常可见充气肺组织；④恢复期：肺实变逐渐消散，肺内可出现不规则的线样、网状或磨玻璃样表现；长期追随，在恢复期的 CXR 上，肺野外带可见囊状影，特别是长期使用呼吸机的病人。病变的吸收，首先从肺泡病变开始，其次为间质以至完全恢复。一些病人可遗留有不同程度的纤维化。

2. 胸部 CT Owens 等将 ARDS 的 CT 表现分为 5 种基本病变：①毛玻璃样改变：云雾状高密度区，其间血管和支气管壁清晰；②实变：以肺实变密度显著增高为特征，肺血管纹理显示不清，常有支气管气像；③网状改变：水肿或纤维化引起的小叶间隔增厚；④线状影：增厚的小叶间隔或纤维条索状影；⑤肺纹扭曲：肺纹理扭曲或支气管扩张，即所谓的"牵引性支气管扩张"。

ARDS 的早期，胸部 CT 可见肺内浅淡的高密度影、点状影、不规则血管等；随病情进展，可在支气管血管周围出现模糊影或毛玻璃样。中期：胸部 CT 见肺内病灶并不均一，可有未受损肺、受损及萎缩肺、实变和坏死肺等三个部分。晚期，肺实变逐渐减轻，其间出现透光区，间质纤维化及毛玻璃样改变；肺内可出现含气囊腔，可出现肺间质纤维化的表现—网状、线状影。

（三）纤维支气管镜 可以从 BALF 或经纤支镜吸取的痰液中来进行病原学、细胞学及细胞因子的分析，有助于判断肺内的感染情况及疾病的进展情况，决定治疗方案的调整。

五、诊断及鉴别诊断

（一）诊断

1. 1992 年 AECC（美国胸科学会和欧洲危重病学）制定的诊断标准

（1）急性起病。

（2）CXR：双肺浸润性阴影。

（3）肺动脉楔压 $\leqslant$18mmHg 或无左心房高压的临床证据。

符合以上条件，$PaO_2/FiO_2 \leqslant 300$mmHg，为 ALI（急性肺损伤）；$PaO_2/FiO_2 \leqslant 200$mmHg，为 ARDS（急性呼吸窘迫综合征）（$PaO_2/FiO_2$ 值不论是否使用呼气末压正压通气）。

2. 1999 年昆明的全国呼吸衰竭学术研讨会上定的标准

（1）发病的高危因素。

（2）急性起病，呼吸频数和（或）呼吸窘迫。

（3）低氧血症：ALI 时 $PaO_2/FiO_2 \leqslant 300$mmHg；ARDS 时 $PaO_2/FiO_2 \leqslant 200$mmHg。

（4）胸部 X 线检查两肺浸润阴影。

（5）肺毛细血管楔压（PCWP）$\leqslant$18mmHg 或临床上能除外心源性肺水肿。

凡符合以上 5 项可诊断为 ALI 或 ARDS。

（二）鉴别诊断

1．急性左心衰 各种原因引起的急性左心衰，包括风湿性、高血压性、冠状动脉硬化性心脏病等，因左室排血功能不足或左心房排血受阻引起的肺静脉及肺毛细血管压力急剧升高，液体从毛细血管漏到肺间质和肺泡内所致。两者的鉴别点见表22－2，但要注意部分（约20%）ARDS病人可合并心衰。

表22－2 急性左心衰与ARDS的鉴别

	急性左心衰	ARDS
病史	多有心脏病史	严重感染、创伤、休克等
病理基础	左心功能不全所致压力性肺水肿	肺泡毛细血管膜损伤致通透性肺水肿
发病	急剧	较急
临床表现	呼吸较快	呼吸极度窘迫
	轻至重度发绀	发绀明显
	不能平卧，焦虑不安	能平卧
	粉红色泡沫痰	血样泡沫痰，在早期一般无痰，若合并感染则痰量较多
体征	心脏病体征，双肺底为主湿啰音	多无心脏体征，湿啰音少
X线胸片	与体征同时出现，蝴蝶形阴影自肺门向周围扩展，支气管充气征少见。心脏影扩大，治疗后肺内阴影吸收快	比体征出现早，且重于体征，周边部明显，心脏肺门不大，双肺浸润影，支气管充气征常见
血气	轻度低氧血症，吸氧改善快	顽固性低氧血症，吸氧改善不明显
BALF蛋白含量	低	高
肺动脉楔压	明显升高	多正常
治疗反应	对强心、利尿、扩血管的反应较好	治疗反应欠佳

ARDS的诊断首先必须除外COPD急性加重和心源性肺水肿，但需要注意的是，极少数急性心肌梗死的病人可以合并ARDS，如心肌梗死病人胃液误吸后继发ARDS，这时尤其需要仔细鉴别。

2．严重肺炎 严重肺炎可引起ARDS，但亦有些肺炎，如军团菌肺炎，有明显的呼吸困难、低氧血症，但未并发ARDS。鉴别这类肺炎与ARDS时，胸部影像学提示，肺实质内有大片浸润性阴影，感染症状重，且相对来说，氧疗有改善，应用敏感抗生素后治疗反应好。

3．急性肺栓塞 有术后长期卧床、高凝状态等基础，常常有下肢或盆腔静脉的血栓。一般起病突然，除了有明显的呼吸困难、气促外，还常常有胸痛、咯血、晕厥等，可有P_2亢进、胸膜摩擦音、急性右心衰的体征，可有血D－二聚体水平升高、彩色多普勒超声心动图（UCG）可有右心功能不全的表现，CTPA（CT肺动脉造影）或肺动脉造影有助于确诊；一般肺内没有ARDS类似的表现。

4．急性肺间质纤维化 该病以进行性呼吸困难、持续性低氧血症为主要表现，多为，慢性过程；肺部听诊可闻及持续存在的爆裂音；肺功能提示为限制性通气功能障碍、弥散功能障碍；X线胸片或胸CT提示双肺野弥漫性网状或条索状阴影，部分可呈“蜂窝肺”。但在特发性肺间质纤维化合并严重感染时，病情进展快，可呈现ARDS样的表现，预后很差。

六、治疗

临床拟诊ARDS病人的治疗第一步是分析有无合并其他导致急性呼吸窘迫的疾病，并予相应的处理（图22－1）。

迄今为止，没有特效的治疗措施。诊断后的1～2周是治疗的关键时期，这与病人的转归密切相关。据统计，绝大部分ALI/ARDS死亡病人多发生在起病后2周内，尤其是第1周内。早期诊断、早期合理的治疗是改善预后的根本所在。

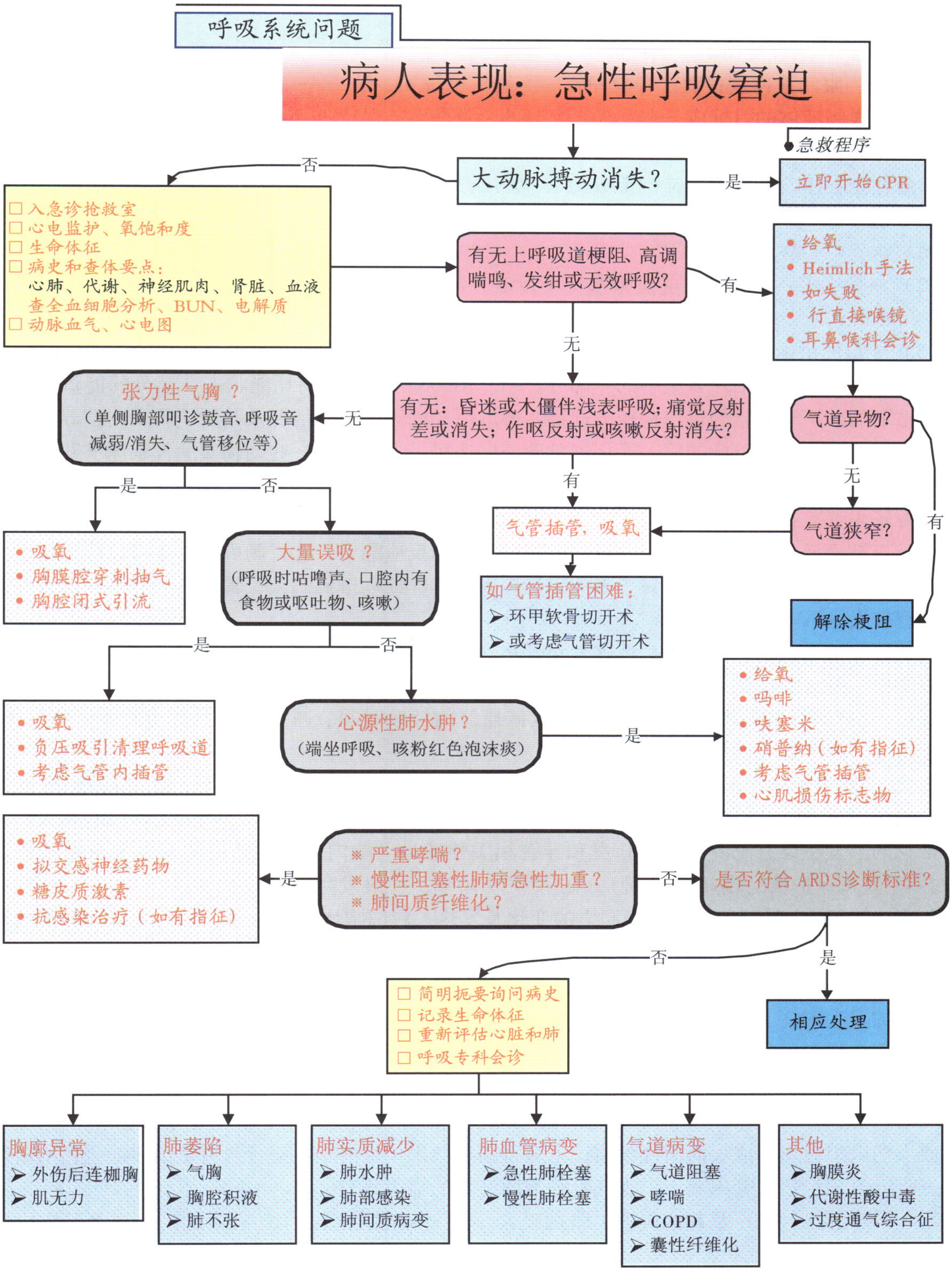

图 22－1　急性呼吸窘迫病人的处理思路

（一）一般治疗

1．加强护理、预防误吸　尽量鼓励病人咳嗽、排痰，经常清楚口腔内分泌物；定时翻身，防止褥疮的发生。有导尿管者，应注意加强局部的清洁，可行膀胱冲洗，尽可能避免或减少泌尿系感染的发生；对于有创面者，尤应保持创面的干净，避免继发感染。

2．维持机体内环境稳定　支持治疗水平的提高，是目前ARDS病人死亡率下降的重要原因之一。

（1）适当限制液体量：动物实验和临床实践均已证实，适当限制入量，对于减少肺水肿的程度是有利的。限制液体的目标应是在能提供充分的全身灌注，保持酸碱平衡和肾功能前提下达到的最低水平的血管内容量。若限制静脉内容量后不能维持全身灌流，则应给予液体。并且认为在急性期，不主张大量补充胶体，以免增加肺泡毛细血管膜的通透性，加重肺水肿。一般认为肺毛细血管楔嵌压（PCWP）在14～16cmH_2O为合适。为了更好的管理ARDS病人的液体平衡，可放置Swan－Ganz导管，动态监测中心静脉压（CVP）、PCWP。

（2）血糖水平：维持理想的血糖水平可以改善该类病人的预后，尽可能使血糖维持在＜140mg/dl（7.8mmol/L）。

（3）能量的供给：通过肠内营养或静脉营养供给ARDS病人足够的能量是包括ALI/ARDS病人在内的重症病人的标准治疗方案中的一部分。ALI/ARDS病人处于高耗能状态，充分的能量供给对他们是很重要的。至于能量的供给途径的选择主要取决于病人的具体情况及其对于胃肠内营养的耐受情况，虽然大部分ALI/ARDS的病人采用静脉营养的途径，但目前的一些动物实验及临床实践过程都证实胃肠内营养更合适；①动物实验证实，静脉营养会促进肠内细菌的移位；②在正常人群中的试验也证实，胃肠内营养组较静脉营养组有较高的体循环与肝静脉内的TNF（肿瘤坏死因子）的水平、较高的动脉血糖原及肾上腺素的水平及较高的对内毒素的反应能力；③胃肠内营养也可以降低继发感染的几率和较低的经济花费。不过对于不能耐受胃肠内营养或危重症病人，胃肠内营养与静脉营养对于预后没有较大的影响。

一些研究结果表明，高脂肪、低碳水化合物含量的饮食组成可以缩短呼吸支持的时间。还有一些研究表明，一些含免疫调节剂的饮食组成，如含精氨酸、谷氨酸、核糖核酸、ω－3脂肪酸或高鱼油含量、γ－亚麻酸及抗氧化剂等，可以缩短机械通气的持续时间、减少其他器官功能障碍的发生率，但对于ALI/ARDS病人的死亡率没有影响。

3．预防院内感染：ALI/ARDS的病人常常死于难以控制的感染，感染可以是ALI/ARDS的发病因素，也可以是ALI/ARDS的治疗过程中的并发症，它的发生与ALI/ARDS病人的转归有很大关系。

常见的继发感染有院内获得性肺炎和导管相关性感染。院内获得性肺炎的发生率众家报道不一（通过BALF或保护性毛刷培养诊断），在15%～60%，一般发生在病程的第7天以后。鉴于ALI/ARDS病人在病程中就可以有肺内浸润影的变化及发热、白细胞增多等表现，院内获得性肺炎的诊断有比较困难。其主要的客观诊断依据是BALF或保护性毛刷的培养结果，不过值得注意的是在用各种方法争取诊断的过程中，同时就需要根据本医院的院感情况进行强有力的经验性治疗。另外，院内获得性肺炎的发生率高、影响该病的转归，预防也很重要：医护人员接触不同的病人后需要洗手，吸痰等操作过程中注意无菌操作等等。

（二）针对ARDS的药物治疗

1．肺表面活性物质的应用　肺表面活性物质替代治疗已成功的用于新生儿呼吸窘迫综合征患儿。但在成人病人中应用合成表面活性物质，未取得预期效果。目前正在进行含有重组表面蛋白的新制剂及改进吸入方式包括气管内滴入，支气管肺泡灌洗等的临床研究。

2．一氧化氮（NO）及其他血管扩张剂吸入　自1993报告吸入NO有效之后，许多国家应用结果显示疗效可疑，发现吸入NO治疗并不能降低死亡率及减少机械通气疗程。有研究表明此项治疗对氧合改善极小，亦不恒定，肺动脉压仅在治疗第一天略有降低，故目前国际上已再推荐使用该制剂治疗ALI/ARDS。目前认为该制剂可能在抢救难治性低氧血症方面起急救治疗作用。其他血管舒张剂包括硝普钠、肼屈嗪（hydralazine）、前列腺素E1和前列环素等亦被证实无效。

3．利多卡因　近年，尤其是2000年又发现利多卡因尚具有明显地抑制中性粒细胞参与多个炎症反应环节（如趋化、粘附及呼吸爆发产生氧自由基等），减轻全身炎症反应，减轻胰酶引起的肺损伤，及抑制和减轻机体对内毒素的反应等，但确切疗效有待进一步研究证实。

4．糖皮质激素及其他抗炎细胞因子　ALI/ARDS 的发生、发展与肺内失控、过度性炎症反应有关，包括趋化因子在内的多种炎性介质参与了 ALI/ARDS 的病理生理过程，抗炎治疗是目前 ALI/ARDS 治疗的研究热点之一，尤其是糖皮质激素的使用方面。激素可加重原有的感染或易继发各种重症感染。通过多项研究认为，糖皮质激素对于预防 ALI/ARDS 的发生及在该征的早期治疗疗效并不理想；对于晚期的纤维化期的早期阶段——肺泡炎期，有一定的疗效，主张可短期使用较大剂量的甲基强地松龙。有明确的肾上腺皮质功能不全（包括相对性）的病人，在急性期使用适量的糖皮质激素，有助于改善预后。目前不主张 ALI/ARDS 的病人常规加用皮质激素治疗，晚期在积极防治感染的前提下可以适当应用。其他的抗炎因子，如抗 TNF－α 抗体、IL－1 受体拮抗剂、抗补体治疗等的疗效不确切，且大多数尚处理动物实验阶段；己酮可可碱、前列腺素 E1（PGE1）、抗内毒素治疗等的应用的研究也比较多，但基本还处于初步研究阶段，临床疗效及应用有待于进一步验证。

（三）呼吸支持　ALI/ARDS 主要表现为呼吸窘迫、顽固性低氧血症，尽可能纠正缺氧、改善氧合是治疗的关键所在。起病初期，予鼻导管、面罩吸氧可能就能纠正低氧，随着病情的进展，无创通气支持甚至机械通气支持也不能很好的纠正缺氧。长期的高浓度氧疗会加重肺损伤，气压伤、通气机相关性肺炎（VAP）等机械通气相关性肺损伤也不少见，合理的呼吸支持对于改善 ALI/ARDS 的预后起很重要的作用。接下来主要讲述机械通气支持的相关问题。

1．机械通气的指征

（1）$PaCO_2 > 50mmHg$ 或高浓度吸氧而 $PO_2 < 70mmHg$。

（2）肺活量 <10ml/kg。

（3）吸气负压峰值≥$20cmH_2O$。

（4）氧合指数 <250mmHg 或吸纯氧后肺内分流量 >30%。

（5）生理死腔增加，$V_D/V_T > 0.6$。

（6）呼吸频率持续超过 40 次/分。

2．通气模式　对于 ARDS 病人较常用的通气模式包括：

（1）辅助/控制模式（A/C）：包括压力控制和容量控制通气两类。这两种通气模式都可以使肺顺应好的区域通气过度，而肺顺应性差的区域通气不足，引起通气/血流比例失调。在临床应用时，A/C 模式常需要配合肌松剂或镇静剂，以保证病人与呼吸机同步。

（2）同步间歇指令通气（SIMV）：在机械通气频率高时类似于 A/C 模式，在机械通气频率低时，SIMV 常是停用呼吸机过渡手段。

（3）持续气道正压通气（CPAP）：可以防止和减轻气道和肺泡萎陷、增加功能残气量，改善肺顺应性，改善动脉氧合，减少呼吸做功；若正压过高，可使扩张的肺内压力升高，减少腔静脉回流，使颅内压增高。

（4）压力支持通气（PSV）：最大的优点是保留了病人的呼吸作功，防止呼吸肌的萎缩，常用于长时期的呼吸支持或脱机前的呼吸过渡。

（5）呼气末正压技术（PEEP）：可防止肺泡萎陷，增加肺的功能残气量，改善肺顺应性与肺的通气/血流比值，增加氧合；但 PEEP 会引起回心血量的减少、心排出量的减少，循环功能不稳定者要慎用。临床应用时强调设置最佳 PEEP，既能改善呼吸功能，又不影响循环功能 PEEP 范围。

（6）近来一些进展　①压力控制－反比通气（PC－IRV）；②比例辅助通气（PAV）；③气道压力释放通气（APRV）；④单侧或差异肺通气；⑤双相气道正压通气（BIPAP）；⑥其他：如体外膜氧合技术、体外 CO_2 排除、静脉内气体交换等。

3．呼吸机参数的设置

（1）潮气量：6～7ml/(kg·min)。

（2）FiO_2：60%～100%，然后根据病情需要和病程进行调整。

（3）吸呼比值（I/E）：通常设在1:2～1:3，心功能正常者可设在1:2，心功能差者设为1:3。

（4）呼吸频率：一般设在12～18次/分。

（5）吸气末暂停：一般按呼吸周期的10%～15%设定，心功能差者设为5%～7%。

（6）通气压力：一般需根据病变情况而定；通常情况下，轻度病变的通气压力设为20～25cmH_2O；病变重的通气压力设为25～30cmH_2O。肺部病变重/肺顺应性极差的病人，可适当增加通气压力，但最好应将通气压力设在35cmH_2O以下。

（7）吸气峰流速：一般应设在<40L/min。

（8）湿化：无论是气管插管还是气管切开，都解除了上呼吸道对气体的加温、加湿功能。一般湿化温度调节在35～38℃，24h的湿化量为300～400ml，保持相对湿度在75%～95%。

4．机械通气常见并发症

（1）肺部感染：是最常见的并发症，严重时发生呼吸机相关性肺炎（VAP）——接受机械通气的病人在气管插管前既没有肺炎，也没有潜伏的肺部感染，在机械通气24h后所发生的医源性、通常为细菌感染的肺炎，发生率在10%～70%，死亡率比较高。一旦确诊，需根据培养获得的病原学资料进行积极的抗感染治疗。

（2）肺与纵隔的气压伤：也是常见的并发症，发生率为0.5%～20%。它实际上是一种因机械通气使用不当（过高的跨肺泡压力或压力梯度或肺泡过度扩张）所造成的医源性损伤，可表现为肺间质气肿、皮下气肿、纵隔气肿、气胸以及小支气管扩张、肺气囊形成和微肺脓肿等。一般在过度通气时发生，有研究发现，跨肺泡压从35cmH_2O上升至40cmH_2O，15min后就可以使正常肺组织发生弥漫性损害。发生气压伤的ARDS病人的死亡率可高达94%～100%。主要治疗方法是预防；出现张力性气胸、纵隔气肿时应及时引流。

（3）肺泡通气不足或肺泡通气过度：通气不足主要见于呼吸机管道本身或与病人气管导管连接不牢或漏气、气管导管气囊未充气或破裂，病人呼吸与呼吸机对抗，潮气量或呼吸频率设置不当，气道分泌物阻塞。通气过度则是由于潮气量的设置过大或频率设置过快。可通过监测血气来明确，并通过原因适当调整。

（4）氧中毒：适当提高吸入氧浓度，可以改善机体的氧合状态，但同时可能出现氧中毒。研究表明，吸入氧浓度（FiO_2）为50%，可在一周内出现氧中毒；FiO_2>60%，72h可以引起氧中毒；FiO_2>80%，36～48h可以引起氧中毒；FiO_2为100%，则4～12h可以引起氧中毒。机械通气过程中出现不明原因的胸骨疼痛，肺顺应性下降，通气阻力增加，需要考虑氧中毒的可能性。主要的治疗措施在于预防，尽量避免使用较长时间的高水平的吸入氧浓度；一旦出现，及时根据病情，适当调整吸入氧浓度。

（5）循环障碍、低血压：主要是大潮气量通气、过高的气道压或PEEP水平引起的，设定适当的潮气量、PEEP水平和限制气道压力，以及适当增加静脉输液速度以维持血管内容量可以减少循环障碍的发生。

（6）气道损伤或出血：常因气管插管操作不当损伤气道粘膜或气管插管位置不当或因过久的气囊充气压迫气管粘膜引起的气管粘膜出血，根据具体的适当对症处理，可以减少上述并发症的发生。

（7）痰痂阻塞：主要由分泌物过多，分泌物清除不及时或吸痰的操作不正确、湿化不良引起。

（8）误吸：机械通气的病人常常有胃肠胀气、恶心、呕吐，加之有时使用镇静剂、肌松剂或病情的影响，咽反射减弱或消失，在气囊未充气或充气不全时易引起误吸，轻者引起吸入性肺炎，重者可引起窒息。尽可能减少引起误吸的易患因素，一旦出现误吸，可加用适量的生理盐水分次进行支气管－肺灌洗，吸出误吸物；尽可能避免使用碱性液体，以免加重肺损伤。

（9）其他：如气管导管脱落、呼吸机故障、断电、断气等，需加强监护及有备用的电源、氧气等，以防不测。

5．机械通气时需要监测的项目

（1）血气分析：定期监测血气，根据结果，适当调整呼吸机参数变化。

（2）氧饱和度、呼气末 CO_2 浓度的监测：为无创性，能及时初步反映病人的氧合及通气状态。

（3）呼吸容量与动力学参数的监测：包括分钟通气量、呼气潮气量、漏气容量、气道峰压、平均气道压、肺顺应性等，以了解呼吸机的工作状态及病人气道阻力的变化。

6. 呼吸机的撤离　撤机指征和撤机的步骤（参见呼吸机应用技术章节）。

7. ARDS 保护性肺通气策略　ALI/ARDS 的肺部病变分布不均，部分区域肺泡萎陷，部分区域保持正常通气，但这部分有通气功能的肺仅占全部肺的 1/2～1/3，甚至 1/4。若将肺泡正常时的机械通气潮气量〔10～12ml（kg·min）〕施加到通气容量已明显降低的 ALI/ARDS 病人，必将造成通气肺泡的过度扩张，引起肺损伤，称为通气机导致的肺损伤（VILI）。近来提出保护性肺通气策略——机械通气的潮气量为 6～7ml（kg·min），也能满足病人的需要，同时明显减低了 VILI 的发生率。保护性通气包括以下几个要点：

（1）低潮气量：即将潮气量定在静态压力容量曲线（PV 曲线）的上下拐点（UIP，LIP）之间。NIH 建议以 6 ml/kg 体重作为机械通气的理想潮气量。

（2）高 PEEP：理想方法是将 PEEP 定于 PV 曲线的下拐点之上，但在无条件记录 PV 曲线的条件下，可先将 PEEP 设定在 $20cmH_2O$ 处，然后逐步每次下降 $2～3cmH_2O$，并以 PEEP 下降 $2～3\ cmH_2O$，无 PaO_2 下降的 PEEP 值为最理想的 PEEP 值。低潮气量和高 PEEP 两者共同作用的结果，一方面可使重新开放的肺泡持续开放，另一方面使非通气区域肺泡重新开放，有人称这种方式为“肺开放”。

（3）限制吸气压：吸气峰值压等于 PEEP 加上吸气－呼气压差。吸气－呼气压差通常为 $10～15cmH_2O$，是提供潮气量的压力。若吸气峰值压 $>35cm$，则潮气量有可能超过上拐点，可能造成肺泡损伤，故通常将吸气压上限限定于 $30～35cmH_2O$ 之下。

（4）允许性高碳酸血症：应用小 VT 和限制压力可使分钟肺泡通气量降低，并致 $PaCO_2$ 随之升高。只要 $PaCO_2$ 上升速度不是太快，肾脏有时间进行代偿，维持 $pH>7.20$，则机体可以耐受，称为允许性高碳酸血症。若 $PaCO_2$ 增高过快，可采用以下方法增加 CO_2 排出，包括适当增加通气频率，加用气管内吹气（TGI）以减少死腔等。

七、预后

随着医疗技术水平有突飞猛进的提高，ALI/ARDS 的死亡率有所下降，主要与强有力地控制全身性感染、呼吸支持技术的改进、重症病人支持治疗水平的提高等有关，不过近来的死亡率仍在 30%～50%，其主要死因是全身性感染、MODS，而不是引起 ALI/ARDS 的基础疾病。近来对于小潮气量通气支持技术有进一步认识后发现，部分 ALI/ARDS 的死亡率与通气机相关性肺损伤有关。有慢性肝病的基础、合并肺外器官功能的衰竭、合并全身性感染及老年人，是预后不良的因素，氧合指数不是反应预后的指标。

ALI/ARDS 的存活者的肺功能的恢复一般需要 6～12 个月，这些病人常常会遗留一些肺功能的障碍，包括轻度的阻塞性或限制性通气功能障碍、弥散功能障碍、运动状态下气体交换功能低减，不过一般情况下这些肺功能的异常不会影响病人的生活质量。在 40% 肺功能异常的 ARDS 恢复者中，20% 示阻塞性通气损害、30% 弥散量降低，25% 运动时 PaO_2 下降。重症或需要较长时间的呼吸机支持的病人，在恢复后常常会遗留较严重的肺功能障碍。

（黄　慧）

第二十三章 急性上呼吸道感染

一、概述

急性上呼吸道感染（acute upper respiratory tract infection）是鼻腔及咽喉部（环状软骨下缘以上部分呼吸道）急性炎症的统称，一般上呼吸道感染指局限于鼻腔和（或）咽喉的病毒或细菌感染，而广义的上呼吸道感染还包括上呼吸道相关组织的感染，包括耳、乳突、鼻旁窦、扁桃体、会厌、下颌周围组织、口腔等。

急性上呼吸道感染症状通常指病人有鼻塞、流涕、喷嚏、干咳、咽痛、头痛等症状，这时在急诊临床实践时十分常见的一组临床症状（包括其中一个或多个症状）。

常见病因为病毒（主要为流感病毒、副流感病毒、呼吸道合胞病毒、腺病毒、鼻病毒、埃可病毒、柯萨奇病毒、麻疹病毒、风疹病毒等），少数由细菌引起（如甲型溶血性链球菌、流感嗜血杆菌、肺炎链球菌、葡萄球菌等）。

急性上呼吸道感染全年皆可发病，冬春季节多发。如为病毒感染，则可通过含病毒的飞沫或被污染的用具传播，多数为散发性，但常在气候突变时流行。由于病毒的类型较多，人体对各种病毒感染后产生的免疫力较弱且短暂，并无交叉免疫，故病人一年内可有多次发病。

二、危及生命问题的紧急处理

一般来说，上呼吸道感染症状的病人中很少致命性问题，多数病人经对症处理后可出院，门诊随诊。但有咽痛症状病人要引起重视，尤其在病人合并上呼吸道阻塞（UAO）时。图 23 – 1 为咽痛病人的急诊处理思路。

上呼吸道阻塞（UAO）是急性上呼吸道感染潜在的可怕的急症，需要建立快速诊断，并刻不容缓地给予处理。导致急性 UAO 原因包括：严重咽炎、扁桃体炎、会厌炎、喉炎、气管炎等，此外气道异物、创伤、肿瘤、过敏反应、血管神经性水肿、Steven – Johnson 综合征（Steven – Johnson Syndrome SJS）、有毒物化学物质吸入、医源性因素（中心静脉插管引起颈部血肿）等也可导致急性 UAO。

一旦判断病人存在 UAO，需紧急处理（图 23 – 1）。鼓励那些有意识、能讲话的病人清理他们自己的呼吸道（如自主咳嗽）。其他措施包括吸氧、抗过敏反应治疗、气道解痉治疗、抗感染治疗等。如怀疑存在气道深部异物、气道阻塞无法用上述方法解决，可考虑耳鼻喉科会诊，紧急间接或纤维喉镜、纤维支气管镜、经皮紧急气管切开、放射科介入治疗（如气管内支架置入）等手段。

三、临床诊断

本病起病急，可有受凉、淋雨、过度劳累等诱发因素，病人常来急诊就诊。如来诊病人有鼻塞、流涕、喷嚏、干咳、咽痛、头痛等症状，伴或不伴发热，检查发现咽部充血，则应考虑本病的可能。根据感染的病因、部位、临床特点不同，临床上急性上呼吸道感染主要分为以下两个类型：①普通上呼吸道感染；②特殊上呼吸道感染。

普通上呼吸道感染主要为普通感冒、鼻窦炎（病毒感染）。特殊上呼吸道感染包括急性咽痛、急性中耳炎、外耳炎、急性细菌性鼻窦炎、急性喉气管支气管炎、急性会厌炎、流感、百日咳、传染性单核细胞增多症。

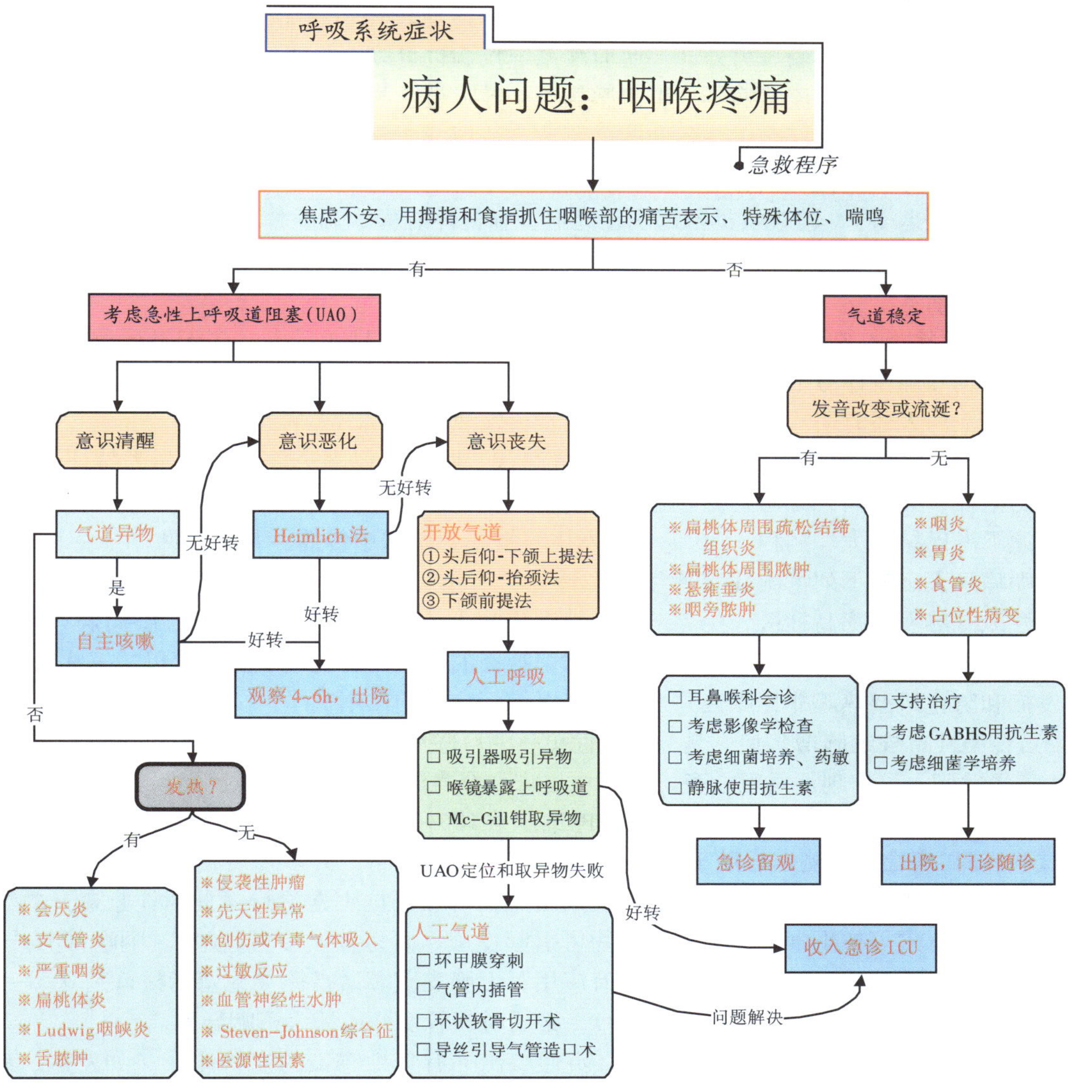

图23-1　咽痛和急性上呼吸道阻塞病人处理流程

（注：Heimlich法参见《心脏骤停和心肺复苏》一章，GABHS为A组β-溶血性链球菌）

四、各类型上呼吸道感染特点及处理

（一）普通感冒（common cold）　俗称“伤风”，又称急性鼻炎或上呼吸道卡他，以鼻咽部卡他症状为主要表现。成人多数为鼻病毒引起，次为副流感病毒、呼吸道合胞病毒、埃可病毒、柯萨奇病毒等。

本病起病较急，初期有咽干、咽痒或烧灼感，发病同时或数小时后，可有喷嚏、鼻塞、流清水样鼻涕，2~3天后变稠。病人可伴咽痛，有时由于耳咽管炎使听力减退，也可出现流泪、味觉迟钝、呼吸不畅、声嘶、少量咳嗽等。一般无发热及全身症状，或仅有低热、不适、轻度畏寒和头痛。检查可见鼻腔粘膜充血、水肿、有分泌物，咽部轻度充血。如无并发症，病程一般为5~7天。

普通感冒为自限性疾病。用对乙酰氨基酚（扑热息痛）并确保充足饮水有益于症状缓解。

（二）急性咽痛　咽喉疼痛（简称咽痛）是常见急诊主诉，有时可放射至耳部。咽痛临床特征为咽部发痒、疼痛或灼热感，咳嗽少见，常无卡他症状。

咽痛明显、时间短、发病急，伴有发热、吞咽疼痛病人可能诊断为急性咽喉炎、急性扁桃体炎、咽峡炎、会厌炎等；单侧明显咽痛，可能为扁桃体周围炎或扁桃体周围脓肿；伴有明显咽喉疼痛、吞咽痛、说话含糊不清，病史较短者要警惕急性会厌炎；疼痛较轻、隐痛/刺痛，伴有声音嘶哑者可能为慢性咽喉炎或者喉部的肿瘤。另外，一些血液系统疾病也可以引起明显的咽喉疼痛。

多由鼻病毒、腺病毒、流感病毒、副流感病毒、呼吸道合胞病毒等感染引起，但有时为溶血链球菌、肺炎链球菌、流感嗜血杆菌、金葡菌感染所致。流感病毒和腺病毒感染时可有声嘶、讲话困难、咳嗽时疼痛、发热等表现；细菌感染（特别是链球菌）时则咽痛明显、吞咽时疼痛，伴明显急性中毒症状（高热、畏寒等），检查可见咽部明显充血、扁桃体肿大、扁桃体表面黄色点状渗出物、颌下淋巴结肿大和压痛。

特殊情况包括：

1. 疱疹性咽峡炎　常由柯萨奇病毒引起，多见于儿童，偶见于成人，多于夏秋季发作。其特征是软腭、悬雍垂和扁桃体弓上出现直径1～2mm的水疱，水疱最终破裂后形成小的灰白色溃疡，周围有红晕。临床上病人还有明显的咽痛、流涎、拒食、发热（病程约1周）。

2. 咽结膜热　主要由腺病毒、柯萨奇病毒等引起。临床上以咽炎伴发结膜炎为特征（结膜炎常为单侧、滤泡性、充血而无分泌物），病人有高热、咽痛、畏光、流泪、咽及结合膜明显充血，部分伴耳前、颌下淋巴结肿大。病程3～6天，常发生于夏季，游泳中传播。儿童多见。

注意咽痛病人出现下列情况建议使用抗生治疗：严重扁桃体炎，有征象提示为化脓性链球菌感染；在急性风湿热发病率高社区，疑为链球菌性咽痛病人；任何年龄的风湿性心脏病病人；猩红热；扁桃体周围疏松结缔组织炎或脓肿。对拟诊链球菌咽炎的病人，传统给予抗生素以缓解症状、减少化脓性并发症和防止风湿热等非化脓性并发症，但对缩短症状期作用甚小。

（二）传染性单核细胞增多症　是一种急性单核－巨噬细胞系统增生性疾病，病原体为EB病毒。感染EB病毒后病人可出现严重咽峡炎、发热、皮疹、全身淋巴结病（颈淋巴结最常累及）和脾脏增大（警惕脾破裂的发生），外周血见到异型淋巴细胞（10%～20%或更多），血清转氨酶升高。嗜异性凝集试验、EB病毒抗体测定有助于诊断。本病为自限性疾病，大多预后良好。以支持治疗为主，避免剧烈运动或劳累。仅在扁桃体、咽部继发细菌感染时加用抗生素治疗（此时注意避开氨苄西林、阿莫西林、林可霉素等抗生素，因为这些药物可引起皮疹，而易被误诊为过敏）。咽喉部有严重病变和水肿、血小板显著减少、溶血性贫血病人有应用肾上腺皮质激素指征（地塞米松首剂0.5～1.0mg/kg，最大剂量10mg，iv；8～12h后再给半量），必要时气管切开或插入鼻咽导管。

（三）急性中耳炎　急性中耳炎是指中耳炎性渗出并有急性感染的症状体征（如发热、易激惹、耳牵引感/疼痛、传导性耳聋等），幼儿有时伴腹痛、呕吐、腹泻等症。急性化脓性中耳炎特点为鼓膜进行充血和膨隆，耳镜发现可视性标志区消失、运动消失并可见黄色脓液，如鼓膜穿孔后可伴脓液流出，但疼痛缓解（急性穿孔可自愈，不遗留听力丧失）。卡他性中耳炎特点：常合并儿童上呼吸道感染，鼓膜变红，无光泽、无粘液（无需抗生素治疗）。

多数研究提示流感嗜血杆菌、肺炎链球菌和卡他莫拉菌是急性中耳炎最常见病原体（约占50%）。其他链球菌、金葡菌也可引起急性中耳炎。但出生后前6周发生中耳炎可由革兰阴性杆菌感染所致（包括假单胞菌）。

目前抗感染治疗对中耳炎的作用尚有争议，中耳炎临床自然缓解率很高（50%～60%）。尽管如此，目前临床上一致认为急性化脓性中耳炎应予抗生素治疗，因为感染后不予治疗有可能出现可怕的结局（听力丧失继之影响语言、智力和情感发展，鼓膜破裂，胆脂瘤形成，听小骨结构破坏，急性迷路炎，面神经麻痹，并发脑膜炎、硬膜外脓肿、硬膜下积液、脑脓肿等）。另外必要的镇痛治疗也很重要，但应避免麻醉药滴耳。

（四）外耳道炎　外耳道炎包括：急性弥漫性（细菌性）、急性局限性、恶性（坏死性）、真菌性、慢性、湿疹性外耳道炎。

1. 急性弥漫性（细菌性）外耳道炎　为外耳道皮肤感染，常在水浸泡之后发生（游泳者）。常见病原体为铜绿假单胞菌、金葡菌、变形杆菌、克雷伯杆菌等。治疗包括直视下机械抽吸或脱脂棉干燥清理，彻底清洁耳道分泌物后局部滴注肾上腺皮质激素和抗生素。严重者置入含肾上腺皮质激素/抗生素混合物芯条。若病人有发热、炎症扩展到耳郭则全身使用抗生素。

2．急性局限性外耳道炎　为外耳毛囊的疖肿。常由金葡菌、化脓性链球菌引起。治疗包括全身使用抗生素，必要时外科引流。

3．恶性（坏死性）外耳道炎　特点为感染扩散累及软骨、外耳道皮下组织、颅底骨，常见病原体为铜绿假单胞菌。多发生于老年人、免疫抑制者、糖尿病病人。治疗包括全身使用强有力抗生素，手术（外耳道清创、引流脓液、清除肉芽组织、清除坏死骨和软骨组织等）。

4．真菌性外耳道炎　不常见，多数为念珠菌和曲霉菌感染。很少表现为侵袭性病变，但可能具有潜在致命性。

（五）急性细菌性鼻窦炎　急性细菌性鼻窦炎常继发于急性病毒性上呼吸道感染，多数由肺炎链球菌、流感嗜血杆菌感染所致，少数为卡他莫拉菌感染。临床研究表明80%的病人不论使用抗生素与否均能痊愈。相对而言，局部使用血管收缩剂促进鼻窦引流更为重要。不过抗生素的使用可缩短病程，如出现下述情况可考虑使用抗生素：鼻腔持续流粘液脓性液7～10天以上；长期发热；面部疼痛；鼻窦触痛；头痛等。使用抗组胺药物、肾上腺皮质激素治疗急性细菌性鼻窦炎无明显疗效。

（六）急性会厌炎　急性会厌炎特征为急性声门上部炎症，会厌附近尤其严重。成人常见病原体为流感嗜血杆菌、链球菌。

临床表现为急性进行性气道梗阻伴吸气喘鸣、咽痛、吞咽困难、流涎、声音嘶哑等，病人常坐起并前倾。

治疗的重点是保持气道通畅，在咽部检查时要慎重，要有具备熟练插管技术的医生在场才行。辅以适当的抗感染治疗。

（七）急性气管－支气管炎　多由副流感病毒、流感病毒、呼吸道合胞病毒、冠状病毒、鼻病毒、腺病毒等引起，也可由流感嗜血杆菌、肺炎链球菌、葡萄球菌等致病菌、理化因素或致敏原（如花粉、尘螨等）所致。

临床表现为咳嗽、无痰或痰呈粘液性（随后可转化为粘液脓性或脓性），伴有发热和不同程度气促、胸骨后发紧感。其他症状包括声嘶、非胸膜性胸骨下疼痛、喘鸣等。查体呼吸音常正常，可在两肺闻及散在干性或湿性啰音（啰音部位不固定）。X线胸片大多表现正常或仅有肺纹理增粗，未见肺部浸润影。小儿可表现为尖声咳嗽、声音嘶哑、双相喘鸣，检查见声门炎性水肿（即急性喉气管支气管炎，哮吼）。

治疗包括：休息、保暖、多饮水、给予充足热量；解热镇痛、祛痰；需要时根据感染病原体选择抗生素（如大环内酯类、β内酰胺类、喹诺酮类）。如病人有明显气道梗阻可静脉给予地塞米松（0.5～1.0mg/kg，最大剂量10mg，iv）、肾上腺素气雾剂和（或）布地奈德气雾剂。

（八）流行性感冒　流行性感冒（简称流感）是由流感病毒引起的急性呼吸道传染病。病原体为甲、乙、丙三型流感病毒。流感病毒，尤其甲型极易变异，往往可造成流感暴发、流行或大流行，如1918年～1919年1次严重流行造成高达2000万人死亡。

临床上病人表现急起高热、乏力、全身肌肉酸痛、眼结膜炎症状和轻度呼吸道卡他症状。本病病程短，有自限性。但老年人、慢性呼吸道疾病病人、心脏病病人易并发肺炎。取病人鼻洗液中粘膜上皮细胞的涂片标本，用荧光或酶标记的流感病毒免疫血清染色标本，检测抗原，有助于早期诊断；病毒分离和血清学检查流感病毒类型也有重要意义。

本病可并发原发性病毒性肺炎、继发性细菌性肺炎、混合型肺炎、Reye综合征、中毒性休克综合征、横纹肌溶解症等，对病人构成严重危险。

流感治疗以卧床休息、多饮水、防止继发感染为主，高热和全身疼痛明显者可予物理降温、解热镇痛药物等对症处理，注意防止出汗过多虚脱。中药如感冒冲剂、板蓝根冲剂可在发病最初1～2天使用，以减轻症状。老年病人可在发病最初1～2天内给予金刚烷胺（100～200mg，bid，治疗至痊愈后48h），减轻症状，缩短病程。

本病以预防为主，冬季前接种流感疫苗有保护作用，特别是65岁以上老年人群、养老院护理人员、治疗免疫抑制病人的医护人员（为保护病人）。口服金刚烷胺可作为预防甲型流感措施，用法：100mg，bid，用至需要保护的阶段或接种疫苗后10天。注意肾功能衰竭或65岁以上人群减量使用（100mg，qd）。

（九）百日咳 病原体为百日咳鲍特菌，经普遍预防接种后本病现已罕见。临床特征为：阵发性咳嗽、持续2周以上、咳嗽后呕吐，伴无明显诱因吸气性喘鸣。儿童的鼻咽分泌物或成人鼻咽拭子标本涂片或培养有助于诊断。拟诊病例应上报疾病控制中心，至少应接受抗生素5天才可接触其他人（尤其是婴幼儿）。一般持续咳嗽3周以上很少再具有传染性。百日咳病人（患儿）家属及密切接触者应预防性使用抗生素（红霉素，成人250mg/kg，儿童10mg/kg，q6h×10d）。

五、上呼吸道感染处理原则

（一）对症治疗 病情严重、发热者或年老体弱者应卧床休息、忌烟、多饮水，室内保持空气流通、室内可用食醋或过氧乙酸熏蒸。流行期间减少户外集体活动。如有较重发热、头痛、剧烈咳嗽，可选用含有解热镇痛、减少鼻咽充血和分泌物的抗感冒复合剂、中成药或祛痰止咳药，如对乙酰氨基酚（扑热息痛）双酚伪麻片、银翘解毒片、板蓝根冲剂（1包，tid）等（表23-1）。

表23-1 常用止咳和抗感冒药

商品名称	成分	用途	用法	注意事项
祺尔百服咛	对乙酰氨基酚、盐酸伪麻黄碱、氢溴酸右美沙芬、马来酸氯苯那敏	儿童感冒、其他上呼吸道过敏性疾病	2～5岁：5毫升/次； 5～11岁：10毫升/次 24h不超过4次	非甾体类抗炎药过敏者慎用
日夜百服咛（日片、夜片）	对乙酰氨基酚、盐酸伪麻黄碱、氢溴酸右美沙芬、马来酸氯苯那敏	治疗和减轻12岁以上病人感冒引发的症状	日片：1～2片，q6h； 夜片：夜晚或临睡前服1～2片	高血压、心脏病、糖尿病、甲亢、青光眼、哮喘、慢性肺部、呼吸困难病人及孕妇不宜服用
泰诺片	对乙酰氨基酚、盐酸伪麻黄碱、氢溴酸右美沙芬、马来酸氯苯那敏	缓解感冒或流感引发的症状	成人：1～2片，q6h； 6～12岁：1片，q6h	除百服宁日片外其他药物服用期间不宜驾驶、高空作业、机械操作；服药期间避免饮酒
泰诺酚麻美敏口服液	对乙酰氨基酚、盐酸伪麻黄碱、氢溴酸右美沙芬、马来酸氯苯那敏	儿童感冒对症治疗药	2～5岁：5毫升/次； 6～11岁：10毫升/次 24h不超过4次	
丽珠刻乐	盐酸伪麻黄碱、氢溴酸右美沙芬、愈创木酚甘油醚	咳嗽（12岁以儿童、孕妇慎用）	1片，tid	冠心病、高血压、妊娠3个月内禁用
联邦止咳露（糖浆）	磷酸可待因、盐酸麻黄素、氯化铵、扑尔敏	无痰干咳及剧烈频繁咳嗽	10～15毫升，tid	小儿、孕妇、老人慎用
成功再欣	葡萄糖酸锌、布洛芬、扑尔敏	儿童普通感冒及流行性感冒	>14岁：1～2包，tid 6～14岁：1包，tid 3～5岁：1/2包，tid	病人服用后可有嗜睡、胃部不适
沐舒坦（片剂、糖浆）	盐酸氨溴素	痰液分泌不正常及排痰功能不良的急慢性呼吸道疾病	成人：30mg，tid 儿童：2.5～10ml，bid	妊娠期间，特别是前3个月慎用
——	金刚烷胺	甲型流感早期症状控制和预防用药	成人：100mg，bid 儿童：4～5mg/kg，bid	孕妇、青光眼、癫痫病人慎用

注意：市售治疗感冒药物多不胜数，上述药物仅为其中一小部分，仅供参考。多半感冒药物在驾驶、高空作业、机械操作期间不应使用

（二）合理使用抗生素 急性上呼吸道感染病人多半不需要应用抗生素，滥用抗生素现象在这类病人中非常严重，需要使用抗生素的上呼吸道感染类型和常用抗菌药物（表23-2）供参考。

六、病人安置

咽喉疼痛病人如合并发音改变、流涎等症，建议急诊留观，如合并有急性上呼吸道阻塞，一般应收入急诊监护病房；即使是气道异物病人，异物问题已经解除，也应进一步评价，观察4～6h后再决定其去留。

表23－2 上呼吸道感染治疗

诊断	主要病原体	首选药物	次选药物	注意事项
急性中耳炎	肺炎链球菌、流感嗜血杆菌、卡他莫拉菌	阿莫西林500mg，q8h×7～10d	复方新诺明、安灭菌#、头孢克洛、红霉素等	合用口或鼻减充血剂合用或不合用抗组胺剂
急性弥漫性外耳炎	铜绿假单胞菌、金葡菌、变形杆菌等	局部用新霉素B 5mg/ml，地塞米松0.5mg/ml滴耳	0.02%氟美松/1%氯碘羟喹或硼酸、醋酸滴剂滴耳	先用盐水、醋酸、酒精冲洗耳道分泌物
局限性外耳炎	金葡菌	局部插入倍他米松/庆大霉素芯条，双氯西林1g q6h	局部用氯霉素	必要时全身应用抗生素＋外科引流
恶性外耳炎	假单胞菌	庆大霉素5～7mg/kg iv qd；儿童7.5mg/kg iv qd～tid	环丙沙星、哌拉西林、头孢他啶、替门汀#	必要时手术清创和（或）引流术
急性乳突炎	肺炎链球菌、流感嗜血杆菌	头孢呋辛、复方新诺明、第3代头孢菌素	阿莫西林、氨苄西林、安灭菌	乳突骨脓肿需行手术治疗
急性鼻窦炎（症状<4周）	流感嗜血杆菌、肺炎链球菌、卡他莫拉菌	阿莫西林；羟甲唑啉2～3滴，滴鼻，bid～tid×5d	复方新诺明、克拉霉素、阿奇霉素、第2、3代头孢菌素	合用鼻减充血剂；难治病例可鼻窦冲洗
急性咽炎	化脓链球菌	青霉素或苄星青霉素（120万U，im，单剂）	红霉素、罗红霉素、阿奇霉素、头孢菌素	青霉素预防风湿热疗效确切，疗程10天
淋菌性咽炎	淋病奈瑟菌	头孢曲松（125～250 mg，iv单剂）	环丙沙星、氧氟沙星、头孢克肟	大部分病人无症状
扁桃体脓肿	化脓链球菌、消化链球菌	青霉素G＋甲硝唑	林可霉素	严重者切开引流，静脉应用抗生素
白喉	白喉棒状杆菌	青霉素或红霉素	——	白喉抗毒素
急性会厌炎	流感嗜血杆菌	头孢噻肟2g，iv，q8h 头孢曲松2g，iv，qd	头孢呋辛、氯霉素＋氨苄西林	疗程一般5天，同时注意保护病人气道
急性喉炎	卡他莫拉菌	复方新诺明、红霉素、安灭菌、头孢克洛		——
腮腺炎	金黄色葡萄球菌、厌氧菌	耐酶青霉素	第1代头孢菌、克林霉素、万古霉素	通常需要手术引流
口腔感染	厌氧菌	青霉素、克林霉素	头孢西丁、青霉素＋甲硝唑	——
急性颈淋巴结炎	金葡菌、化脓链球菌、厌氧菌	青霉素（链球菌）、耐酶青霉素（金葡菌）	红霉素、克林霉素、安灭菌、头孢菌素	——
牙龈炎、牙龈脓肿	厌氧菌、链球菌	青霉素、克林霉素	甲硝唑＋青霉素	牙龈炎、牙周炎常首选甲硝唑
奋森咽峡炎△	坏死梭形杆菌、口腔螺旋体等	青霉素	——	密切监护气道
鹅口疮	白色念珠菌	制霉菌素（漱口或吞服）、克霉唑片	酮康唑、氟康唑口服	——
口疮口炎	尚未分离出致病菌	局部皮质激素胶、粘性利多卡因、迈尔斯溶液*	全身糖皮质激素（泼尼松40mg/d，然后逐渐减量）	——

注：*迈尔斯溶液：氢化可的松60mg，制霉菌素20ml，四环素2g，粘性利多卡因120ml配制而成。#安灭菌：阿莫西林＋克拉维酸；替门汀：替卡西林＋克拉维酸。△奋森咽峡炎：又称战壕口炎，表现为咽喉痛、吞咽痛、口腔内腐烂臭味、龈颊粘膜溃疡等，好发于虚弱老年人、口腔不卫生者。

（徐腾达）

第二十四章 腹泻和呕吐

第一节 危及生命问题的紧急处理

一、低血压/休克

严重的腹泻和呕吐都可引起脱水，导致有效循环血量减少，全身性微循环功能障碍，脏器的血流灌注不足，至低血压甚至休克。临床主要表现为低血压（收缩压降低至90mmHg以下或比基础血压降低60mmHg，脉压小于20mmHg）、心动过速、脉搏细弱、皮肤湿冷、苍白或发绀、尿量减少、神志淡漠等。出现上述情况时，须迅速、积极处理。

1. 平卧、供氧、建立静脉通道、容量复苏，并监测生命体征、尿量及精神状态变化，必要时行血流动力学监测。

2. 完善检查如血、尿常规、血生化、血气分析、心电图、X线胸片及腹部B超等。

3. 抗休克药物治疗。

4. 其他措施如纠正酸碱失衡及电解质紊乱、营养支持及针对病因的治疗。

二、神经系统异常

呕吐呈喷射状，或伴有头晕、头痛、肢体运动障碍、脑神经功能异常表现，体格检查可以见到相应的神经系统体征，如脑膜刺激征、定位体征、眼底检查发现视盘水肿等，应警惕中枢神经系统疾病，积极处理。

1. 平卧、供氧、建立静脉通道、稳定呼吸及循环系统，并监测生命体征。

2. 迅速完善检查如脑血管彩超、CT等影像学检查，必要时行血管造影检查及脑脊液检查明确诊断，同时完善其他相关检查。

3. 药物治疗，如颅内高压时可给予甘露醇脱水降颅压治疗。

4. 明确诊断后，考虑是否手术治疗。

三、腹膜炎

呕吐伴有腹痛、腹胀、发热，体格检查可见患者采取强迫仰卧位，并有腹部压痛、反跳痛和腹肌紧张，高度怀疑腹膜炎，须积极处理。

1. 完善检查如血常规、血生化、血气分析、立位腹平片及腹部B超，行腹腔穿刺液检查及细菌涂片、培养检查尤其重要。

2. 鉴别原发性腹膜炎和继发性腹膜炎。

3. 明确原发病灶，尽早手术治疗。

4. 内科治疗，如体位引流，禁食及胃肠减压，抗生素治疗，纠正体液、电解质、酸碱失衡，营养支持治疗。

第二节 呕 吐

呕吐是一种常见的临床症状，可以见于病理状态及生理情况。呕吐时往往先伴有恶心的感觉，可伴有流涎与反复的吞咽动作，甚至出现苍白、出汗、低血压与心动过缓。继而胃窦与幽门区、肠、腹肌突然强烈收缩，使腹内压力骤增，与此同时食管下括约肌弛缓、舌骨与喉抬举，关闭鼻咽与会厌的通道，随即将胃内容物经食管排出体外。正常情况下呕吐是人体的一种本能，通过呕吐将进入胃内的有害物质排出体外，是一种保护性反应；在病理状态下呕吐可由多种疾病诱发，呕吐可以导致进食困难、水、电解质紊乱、酸碱平衡失调、营养障碍等，严重时可使食管贲门粘膜撕裂致出血甚至危及生命。

一、呕吐的诊断

（一）病史 仔细询问病史可以鉴别生理性呕吐及病理性呕吐，也可对呕吐原因做出初步的判断。病史的询问中应注意询问呕吐发生时的先兆症状及伴随症状，还应仔细了解呕吐与进食、所服的药物以及精神因素等之间的关系，对病史的询问还应包括是否有酗酒及同样呕吐发作的病史；呕吐时间和进食的时间关系及呕吐物的情况对诊断也十分重要。既往病史了解应注意询问腹部疾病病史及腹部手术史、颅脑疾病史或外伤史，以及高血压病史、心脏病、肾脏疾病、糖尿病和内分泌疾病史，对于生育期妇女一定仔细询问月经史。

餐后短期内出现呕吐，一起进餐的人也出现类似的发病情况，首先应考虑食物中毒；活动期消化性溃疡位于幽门，因该处水肿、充血、痉挛，也常导致餐后呕吐，既往病史的询问可以发现慢性胃病史及周期性发病节律性疼痛的消化性溃疡临床特征性表现；神经性呕吐多在餐后即刻发生而没有相应的胃部疾病临床表现，更多伴有相应的非特异性的神经症表现。在餐后较久或积数餐之后才出现呕吐的，多见于消化性溃疡、胃癌等引起的幽门、十二指肠慢性不全梗阻。

脑外伤后立即出现短暂（30min 以内）昏迷；醒后有头昏头痛、恶心呕吐和逆行性遗忘；可伴倦怠、怕噪声、失眠等注意脑挫裂伤，脑外伤后有明显的中间清醒期（昏迷→清醒→再昏迷），或昏迷进行性加重，可能是颅内血肿。大量饮酒、接触有毒物质或服用药物后发生的呕吐应考虑是否有中毒；有糖尿病史多尿、口渴、多饮、乏力、疲劳等原有症状加重；出现食欲减退、恶心、呕吐或有腹痛、极度口渴、尿量显著增多等，呼气如烂苹果味，面颊潮红，口唇樱红，可能是糖尿病酮症酸中毒；其他有内分泌疾病病史如甲状腺功能亢进、甲状旁腺疾病、肾上腺皮质功能减退当出现严重的呕吐，有诱因的存在时应注意是否出现危象；对于慢性病人尤其是进食差时所发生的呕吐应注意有无电解质紊乱如低钠血症。另一种情况是病人接触过放射线照射后发生的呕吐如放疗、意外核泄漏，应立即想到是放射病，临床上伴有神经系统过度反应，还有头晕、头痛、乏力及腹泻等症状。

呕吐发生时间：晨间呕吐在育龄女性应考虑早孕反应，有时也见于尿毒症或慢性酒精中毒。有些鼻窦炎患者因分泌物刺激咽部，也有晨起恶心和干呕。夜间呕吐多见于幽门梗阻。

呕吐物的性质：幽门梗阻的呕吐物含有隔餐或隔日食物，有腐酵酸臭气味。呕吐物中含有多量黄色苦味胆汁，多见于频繁剧烈呕吐或十二指肠乳头以下的肠梗阻，中年以上病人如果既往有胃病史，新近出现疼痛节律的改变，呕吐宿食应警惕癌变的可能。大量呕吐多见于幽门梗阻或急性胃扩张，一次呕吐可超过 1000ml。呕吐物有大便臭味的可能是低位肠梗阻。呕吐大量酸性胃液多见于高酸性胃炎、活动期十二指肠溃疡或胃泌素瘤。呕吐物呈咖啡样或鲜红色，考虑上消化道出血。

总之，呕吐在临床上十分常见。原因可以是消化系统本身病变所致，也可因消化系统以外的全身性疾病导致。呕吐做出正确诊断需要仔细地询问病史，认真地进行全面系统的检查防止漏诊及误诊。

（二）症状 根据呕吐发生的机制不同一般可以将呕吐分为四种情况：反射性呕吐、中枢性呕吐、前庭障碍性呕吐及神经性呕吐四大类。临床上呕吐可分为恶心、干呕和呕吐三个阶段，一部分呕吐可无恶心或干呕的先兆而直接呕吐。不同原因所致的呕吐在临床表现的症状上有所不同往往伴有相应疾病的临床表现。

一般呕吐常先有明显恶心，然后出现呕吐。但神经性呕吐可不伴有恶心或仅有轻微恶心，呕吐并不费力，甚至可以随心所欲地呕吐；高血压脑病或颅内病变引起颅内压增高时，也常常没有恶心而突然出现喷射状呕吐，与饮食无关，呕吐后头痛可有所缓解。中枢神经感染所致的头痛症状不易好转病情转轻或应用脱水剂时呕吐恶心症状可以缓解。

恶心呕吐伴有腹痛：伴有腹痛者，首先应考虑急腹症，要及时处理；慢性腹痛可在呕吐之后获得暂时缓解，可能是消化性溃疡、急性胃炎或高位肠梗阻，高位梗阻病人的呕吐量较大，呈喷射性呕吐；但在胆囊炎、胆石症、胆道蛔虫病、急性胰腺炎等所导致的呕吐一般情况下呕吐后腹痛仍得不到缓解。呕吐伴有腹痛、腹泻或吐泻交替的病人应考虑急性细菌性食物中毒、霍乱或副霍乱、急性中毒等。

恶心呕吐伴头痛与眩晕：伴有头痛，应考虑高血压脑病、偏头痛、鼻窦炎、青光眼、屈光不正等。伴有眩晕者可能是梅尼埃病、迷路炎等，还需要了解是否由硫酸链霉素、卡那霉素、新霉素或庆大霉素等药物引起。

恶心呕吐同时伴有胸闷、心前区疼痛，也可因放射而表现在左上臂、咽部、下颌、左肩背部或上腹部。应立即考虑到急性心脏病：如心绞痛或急性心机梗死，伴有相关心脏症状可以引起呕吐的疾病还有充血性心力衰竭、洋地黄中毒。此外，循环衰竭的早期也可以有呕吐症状，此时往往伴有一些自主神经功能失调的症状。

在呼吸道疾病中常常见到由较剧烈咳嗽诱发的呕吐，尤其在儿童百日咳的痉挛期。

大多数的泌尿系统疾病可伴有呕吐，但病人有尿急、尿频和尿痛伴有或不伴有发热、白细胞升高时考虑有肾盂肾炎，恶心呕吐伴以高血压、水肿、蛋白尿等症状是注意急慢性肾炎；呕吐伴下腹或肾区痉挛性绞痛、血尿先考虑泌尿系统结石。在某些肾脏疾病其首发症状就是恶心呕吐，如慢性肾功能不全。

另外，恶心呕吐伴有厌食、疲乏，甚至出现黄疸，应该警惕是否为病毒性肝炎，及时就诊并隔离。育龄女性必须了解月经情况，如果未避孕（或避孕失败）而超过 4 周尚未行经者，要考虑是否为早孕所致的恶心与呕吐；妇女生殖器官的急性炎症也可以出现呕吐，往往同时伴有下腹痛、局部压痛甚至有反跳痛，仔细检查和询问相关病史可以同其他腹腔脏器感染相鉴别。

（三）体征　呕吐病人临床体征主要为原发病的体征。临床体格检查时注意检查腹部体征，重点检查腹肌紧张、压痛及反跳痛、胃肠蠕动波及胃肠型、腹部包块、肠鸣音及振水音等。有神经系统症状时需要做神经系统体征检查；部分病人还要做前庭神经功能及眼科检查。

呕吐同时仅伴有腹部局限压痛而无肌紧张反跳痛时，主要见于急慢性胃炎、肠炎、急慢性胆囊炎、单纯水肿性胰腺炎、泌尿系统感染及结石、子宫及附件疾病等；当上述病情加重并伴有局部或广泛的肌紧张反跳痛时考虑病变涉及腹膜而出现穿孔、渗出、内出血等外科情况，根据情况给予外科手术等干预治疗。呕吐伴有胃肠型及振水音和气过水声等特殊肠鸣音时提示有胃肠等空腔脏器存在梗阻性病变。

中枢性呕吐的体格检查可以见到相应的神经系统体征。各种病因所致的脑膜炎、脑炎及中毒性脑病的病人出有头痛恶心及呕吐等症状外可以有脑膜刺激征或定位体征，上述疾病在出现脑膜刺激征之前即可发现坐位低头试验及贴膝试验阳性。颅内出血或血栓及肿瘤等占位性病变神经系统检查可以发现相关的定位神经受损体征，肿瘤的病人眼底检查常常发现有视盘水肿；偏头痛的患者可以有同侧偏盲。

由代谢障碍、毒素刺激和放射性损伤所引起的中枢性呕吐体格检查可见原发病的体征，如肾衰时有水肿、高血压等体征；甲亢危象可以检测到甲状腺肿大、甲状腺血管杂音、突眼及甲状腺功能亢进所伴有的心脏相关体征；妊娠性呕吐可以检查到与妊娠相关的体征：皮肤改变、子宫增大等；放射病所致的呕吐可以发现脱发、贫血及脏器受损的相应体征。

前庭障碍性呕吐中，迷路炎的病人仅可以见到自发性麻痹性眼震向健侧；梅尼埃病体征可有水平眼震，较重病例有水平旋转型眼震，急性期向对侧，而后转向同侧，也成为恢复性眼震，一部分病人可以有血压下降。

（四）辅助检查

1. 实验室检查 血常规检查在感染性疾病所致的呕吐可以有 WBC 升高，慢性疾病如肾功能衰竭的病人可以有红细胞及血红蛋白的减少，慢性长时期有呕吐的病例还可以见到不同类型的贫血改变，如缺铁性贫血和巨幼细胞性贫血。肝硬化的病人可有血小板减少。血常规的改变主要是原发病的改变。血气、电解质可以对病人体内环境做出评价，在呕吐原因待查的病人，尤其是高龄病人值得注意；血糖、尿糖及尿酮体对有糖尿病病史或疑诊糖尿病的呕吐病人是必检项目以除外糖尿病酮症酸中毒。脑脊液检查在有中枢神经系统症状和体征的呕吐病人十分重要，可以起到明确颅内病变性质的作用；对有些病因不明或可疑中毒的呕吐病人尿及血液的毒理学分析可以找出毒物。

2. 超声、CT 及 MRI 等影像学检查 脑血管彩超可以帮助了解脑部血管血流的情况，对血管痉挛等供血不足疾病所引起的呕吐诊断有重要意义，腹部超声可以了解腹腔脏器的形态学变化，发现肿瘤及结石等病变，为各种腹腔及腹部脏器疾病所致的呕吐诊断提供依据；CT 及 MRI 可以发现头颅、胸腹腔脏器病变，对呕吐原发病的诊断具有十分重要的作用，由于目前。CT 及 MRI 的分辨率及扫描速度的提高，使一些难以诊断的疾病得以确诊。

3. 胃镜检查 胃镜检查是诊断或排除胃源性呕吐的常规检查方法，即使有消化道出血或上消化道梗阻的病人，经过充分的术前准备如生命体征支持、胃肠减压后，也可以行胃镜检查以明确病因。

4. X 线检查 X 线透视或平片检查较多用于疑诊肠道梗阻的病人，是一些呕吐疾病的常规检查手段，此外 X 线透视或平片还可以发现阳性结石，在胰腺炎的病人中有时可见到一侧腰大肌影模糊、‘哨袢征’形成及结肠截断现象等相对特异性影像学表现，对不能耐受内镜检查者，X 线钡餐检查仍是可供选择的检查方法，上消化道钡餐透视及下消化道气钡双重造影对于不能耐受内镜检查的病人可提高胃肠疾病的诊断率。

5. 血管造影检查 血管造影尤其是脑血管造影可以发现脑内血管病变所导致的呕吐，心脏的冠状动脉造影可以对急性心肌梗死做出明确诊断。目前 CT、MRI 等检查技术的提高可以增强扫描后成像可对一些脏器的血管病变做出诊断。

6. 心电图 急性冠状动脉综合征等严重心脏疾病的病人可以有严重的呕吐症状，对于可疑病人应注意做心电图检查，以除外心肌梗死等危重心脏疾病。

（五）病因分类

1. 反射性呕吐 消化系统：咽部刺激（如人为的刺激）、急性胃肠炎、慢性胃炎、消化性溃疡活动期、急性胃肠穿孔、幽门梗阻、大量出血、胃粘膜脱垂、急性胃扩张、胃扭转、急性肠炎、急性阑尾炎、机械性肠梗阻、急性出血坏死性肠炎、急性肝炎、慢性活动性肝炎、肝硬化晚期、急性慢性胆囊炎、胆石症、胆道蛔虫病、急性胰腺炎、急性腹膜炎等。

其他系统：泌尿生殖系疾病：输尿管结石、急性肾盂肾炎、急性盆腔炎、异位妊娠破裂等；心血管疾病：心肌梗死、充血性心力衰竭等。

2. 中枢性呕吐 神经系统：偏头痛、脑膜炎、脑出血、脑栓塞、高血压脑病、脑肿瘤、脑震荡、颅内血肿、癫痫持续状态等；感染性疾病：急性病毒、支原体、立克次体、细菌、螺旋体或寄生虫感染。

内分泌与代谢紊乱：妇女早期妊娠、尿毒症、肝性昏迷、低血糖症、糖尿病酮症、代谢性酸碱失衡、甲亢危象、肾上腺皮质功能减退、营养不良、维生素缺乏症。

其他：休克、缺氧、急性溶血、中暑、高热等；许多药物有恶心呕吐的副作用：阿朴吗啡、雌激素与避孕药、乙酸水杨酸制剂、链霉素、卡那霉素、新霉素、庆大霉素、氯霉素、红霉素、异烟肼、苯妥英钠、各种抗肿瘤药物等；中毒：酒精、硫酸铜、铅、砷、砒、苯、苯胺、CO、有机磷等中毒；最后还有神经性呕吐。

3. 前庭障碍性呕吐 梅尼埃病、迷路炎、晕动症及屈光不正等。

4．神经性呕吐。

二、急诊处理

恶心、呕吐病人的处理思路（图 24－1）。

不同病因引起的呕吐症状、治疗截然不同。呕吐的治疗主要是针对病因的治疗，此处不作详述。

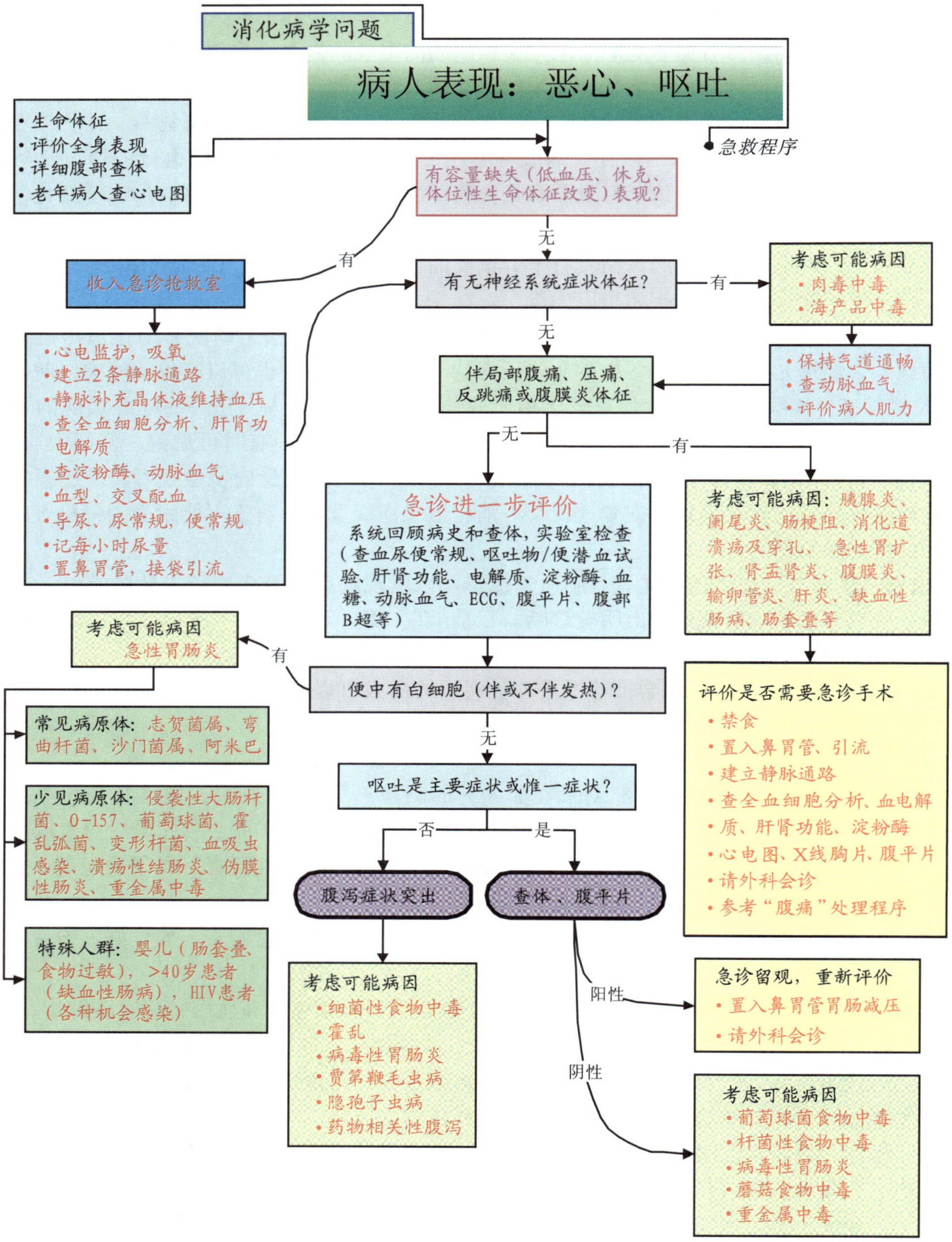

图 24－1　恶心、呕吐病人处理流程

第三节　腹　　泻

正常人排便有着较大差异，次数因人而异，每日 1～3 次到每周 2～3 次不等，排便重量为每天 150～200g，粪便含水量在 60%～80% 之间。腹泻是指排便次数明显超过平日习惯的频率，排出异常稀薄的大便，水分增多超过 80%，每日排便量超过 200g，或含有未消化食物，甚或脓血，可伴有排便急迫感、肛门周围不适、失禁等症状。临床上腹泻分为急性腹泻和慢性腹泻，其中急性腹泻是指发病急，病程在 2～3 周之内的腹泻症状，慢性腹泻是指腹泻病程在两个月以上或间隔在 2～4 周内的复发性腹泻。

腹泻是一种常见症状，通常不需要特殊治疗。出现以下情况应进行医学干预：造成丢失大量的肠液、出现电解质紊乱（尤其是低钾血症）、造成全身不适或影响正常生活，此外，如果腹泻持续不止或伴有脓血便、剧烈呕吐或高热，应当立即到医院就诊。

一、腹泻的诊断

（一）病史　腹泻诊断过程中患者病史十分重要，对进一步推测腹泻的病因、腹泻分类及腹泻良恶性鉴别有重要意义。

儿童发生的腹泻首先考虑为轮状病毒感染、双糖酯酶缺乏症、先天性氯泻、肠系膜淋巴结核和胰腺纤维囊性变；青壮年腹泻多为功能性腹泻与溃疡性肠结核；中年或老年腹泻常为结肠癌。女性病人中如有甲状腺功能亢进，应注意由该病所致腹泻，而结肠憩室与结肠癌多见于男性。

接触史中对于居住于长江中下游一带的生活及居住一定时间的病人，由于频繁与疫水接触，腹泻时应考虑有血吸虫感染的可能。

病史中起病急、病程短而腹泻次数频繁的病人，应考虑各种原因引起的腹泻，如轮状病毒感染、沙门菌感染、细菌性痢疾、副溶血弧菌感染、葡萄球菌肠毒素性食物中毒、阿米巴病、肠变态反应性疾病以及药物作用和化学中毒等。若病史超过 2 年者，则结肠癌引起的可能性就较小；若病史达数年至数十年之久，常见于功能性腹泻、血吸虫病、溃疡性结肠炎及克罗恩病；功能性腹泻、吸收不良综合征及结肠憩室炎等腹泻主要以间歇性发作为主。

服用高渗性药物后发生腹泻往往是渗透性腹泻，根据服药史即可明确诊断；在不同的人群中，由于先天性酶的缺乏（如乳糖酶缺乏症）进食某些碳水化合物时，吸收不良食物在肠腔内形成较高的渗透压从而产生腹泻；正常人群中，也可以因服用牛奶而发生腹泻；慢性胃部疾病及胃部肿瘤的病人由于对食物最初的消化减弱，可发生腹泻；肝胆、胰腺疾病及手术术后的病人由于胆盐及胰酶分泌障碍而发生腹泻，此类腹泻主要为渗透性腹泻。结肠回盲部病变或切除时，可因胆盐重吸收障碍而发生脂肪泻。

少见病例中可以有小肠淋巴瘤及 Whipple 病，因小肠淋巴回流障碍而引起腹泻，此外还有一些其他少见的肿瘤：胰性霍乱综合征（WDHA）、甲状腺髓样瘤、胃泌素瘤（Zollinger－Ellison syndrome）、类癌综合征等。

进食不洁食物及经过广谱抗生素治疗后的病人所引起的腹泻应考虑为细菌或毒素及菌群失调所致的腹泻；经常发生的进食后肠道绞痛并伴有腹泻的病人须注意有无肠道缺血性炎症；病史发生过程中腹泻同时如伴有进行性消瘦、贫血大便潜血阳性等改变时，应警惕右半结肠的肿瘤。特殊情况下如放疗病人或接触过放射线照射的病人所出现的腹泻注意为放射性肠损伤；有一部分病人通过询问服药史可以对药物性腹泻作出诊断。

总之，由于可以导致腹泻病因较多，详细询问病史对腹泻的诊断至关重要。

（二）症状　腹泻病人可以以胃肠道症状为主如腹泻伴有恶心、腹胀及呕吐等，同时也可伴有其他的临床表现如发热、贫血及一些与原发病相关的临床症状。在这些胃肠症状中腹泻往往是主要症状，根据腹泻的情况可以推测病情的轻重、病变位置从而指导临床诊断及治疗。

腹泻伴有里急后重感，每次排便量少，有时甚至只排出一些气体或少量粘液而无粪质，粪便色较深，稀烂，粘冻样，含或不含肉眼可见的血液，臭味不重，伴下腹或左下腹持续性疼痛，腹痛于便后可稍缓解，这种腹泻病变位于直肠和（或）乙状结肠。

腹泻时无里急后重症状，粪便色淡、量多、水样、多泡沫或油腻状、恶臭，无肉眼可见的血和脓液，但含有不消化食物残渣，伴脐周围或局限于右下腹部间歇性绞痛，肠鸣音亢进，这种腹泻病变位于小肠。

若24h排便次数在10次以上，甚至达数十次的急性腹泻，常见于急性感染引起的分泌性腹泻，如霍乱和渗出性腹泻如细菌性痢疾。而每天排便几次的慢性腹泻可见于许多疾病，如慢性细菌性痢疾、慢性阿米巴肠病、血吸虫病、溃疡性结肠炎、直肠癌与结肠癌以及肠易激综合征等。

若腹泻与便秘交替发生，可见于溃疡性肠结核、结肠癌、不完全性肠梗阻、结肠憩室炎、便秘而有服泻药的习惯者和肠易激综合征，后者在便秘时，大便如“牛粪”样，带粘液而无脓血。

若腹泻与进餐有关，禁食后可止泻，这种腹泻常见于肠内容物渗透压升高、粘膜通透性异常和肠蠕动加速。清晨或餐后发生的腹泻，常见于肠易激综合征，该病往往伴有头晕、失眠、健忘等神经症；若夜间腹泻，使患者从睡梦中惊醒，常提示由器质性疾病引起。

病人的伴随症状对腹泻诊断意义较大。急性腹泻，水样便，可伴有（或不伴有）发热，脐周疼痛考虑胃肠炎，多为食用不洁、变质或使用过敏的食物引起。

急性腹泻伴有发热等全身症状，并发现大便中带脓血考虑细菌性痢疾、阿米巴痢疾，但也不能排除溃疡性结肠炎。

慢性腹泻伴发热 常见于慢性痢疾、血吸虫病、肠结核和结肠癌等。

慢性腹泻还有间歇性便秘应怀疑结肠过敏、直肠或结肠息肉，还须排除结肠癌。粪便呈酱红色或血水样，含有脓血小块，量较多且有恶臭应怀疑急性阿米巴痢疾。

粪便量多，恶臭异常，呈灰白色油脂状 一般为脂肪消化及吸收障碍所致的腹泻。

严重腹泻，伴有剧烈呕吐、发热、严重脱水，粪便呈米泔水样，病情凶险 可能为霍乱和副霍乱。

腹泻伴有严重的消化性溃疡应注意有无胃泌素瘤。

（三）体征　多数的腹泻病人症状多于体征，急性腹泻的病人可以有全腹或局限的压痛而无肌紧张反跳痛，大多数病人有肠鸣音亢进。压痛明显应考虑结肠炎、结肠憩室炎、克罗恩病或阑尾脓肿。一部分腹膜炎患者（尤其是早期的结核性腹膜炎病人）腹膜炎症的刺激可引起肠道蠕动加快，而出现腹泻，此时如仔细查体可发现全腹轻度的肌紧张及压痛反跳痛等腹膜刺激征。

腹部包块可以提示病人腹部炎症或肿瘤性疾病，炎性包块一般有压痛，质地也较肿瘤性包块软。左下腹，应怀疑左半结肠癌、乙状结肠憩室炎或癌肿造成肠腔狭窄引起的粪块壅积。若包块位于右下腹，应怀疑右半结肠癌、阿米巴或血吸虫病性肉芽肿、肠结核、克罗恩病与肠放线菌病。结肠痉挛时可触及肠段时现时消，并不经常存在，可与器质性病变造成的包块相鉴别。若腹部膨隆并伴有肠鸣音亢进，常提示存在肠梗阻。直肠指诊对于直肠癌引起腹泻的病人，具有直接诊断的重要价值。当手指触及坚硬而不能移动的结节状肿块，指套染有血迹，常提示直肠癌。

（四）辅助检查

1．实验室检查　新鲜便检查对急、慢性腹泻病因诊断中十分重要。根据便内有无红、白细胞、便潜血、吞噬细胞、原虫、虫卵、脂肪滴及食物的消化情况判断腹泻的病因。便培养及便涂片（如球菌/杆菌比值）可以寻找致病菌和了解肠内菌群情况；食物及呕吐物（必要时血液毒物检测）检测相关病原学及毒素在可疑食物中毒病例的诊断中十分重要。血常规及生化检查可了解有无感染、贫血、血糖及电解质等方面的情况；胰腺功能检查用于诊断胰源性腹泻；肿瘤相关标志物及指标有助于腹泻病因的良恶性鉴别。怀疑以下疾病时考虑检查胃肠激素水平及一些化学物质：胰性霍乱综合征、甲状腺髓样瘤、胃泌素瘤、类癌综合征。

2. 吸收功能检查　脂肪吸收率测定用于诊断脂肪吸收不良性腹泻；^{14}C 三油酸甘油酯呼吸试验用于鉴别胰源性腹泻；乳糖耐量试验、小肠吸收功能试验等反映是否存在吸收功能障碍。

3. X线及MRI　X线平片及钡剂检查可发现胃肠道病变、观察胃肠运动状态、胆道及胰腺结石及钙化情况；CT、MRI及血管造影有助于肿瘤性疾病的诊断。

4. 内镜及超声　应用内镜对胃肠的溃疡、炎性病变、肿瘤、淤血等影响胃肠运动的疾病作出诊断，胰胆管造影（ERCP）在胰腺、胆管疾病诊断中的特异性及敏感性均较高；内镜结合病理活检可对一些少见病进行诊断；超声方便快捷、无创的优势在腹泻性疾病诊断中广泛地应用。

二、腹泻处理程序

根据腹泻病程分类的不同临床处理程序有所不同，因此处理过程中首先将腹泻分为急性腹泻和慢性腹泻两种。

（一）急性腹泻处理程序（图24－2）　由于急性腹泻临床的特点及其一些特殊性，处理程序如下：

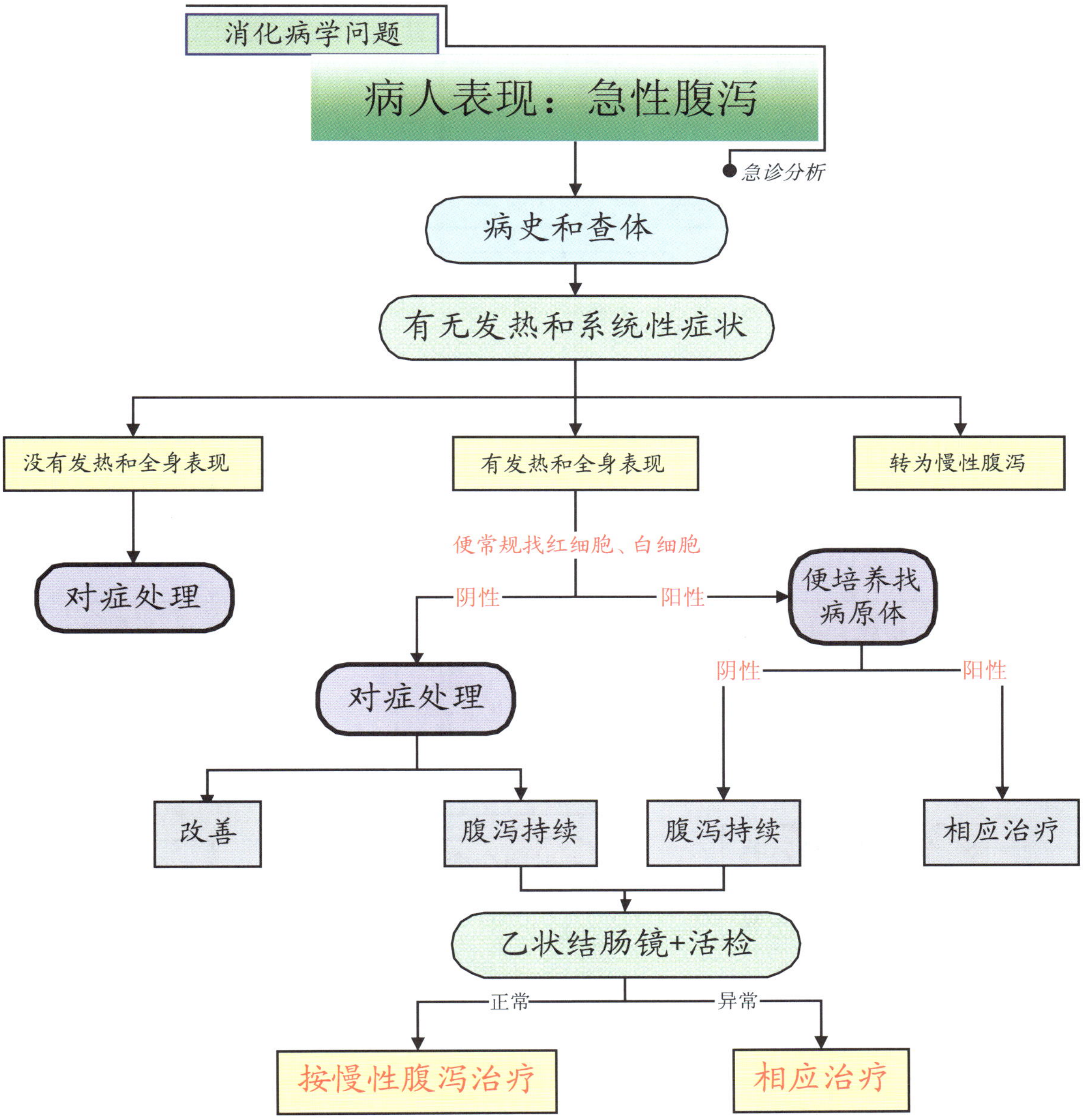

图24－2　急性腹泻处理流程

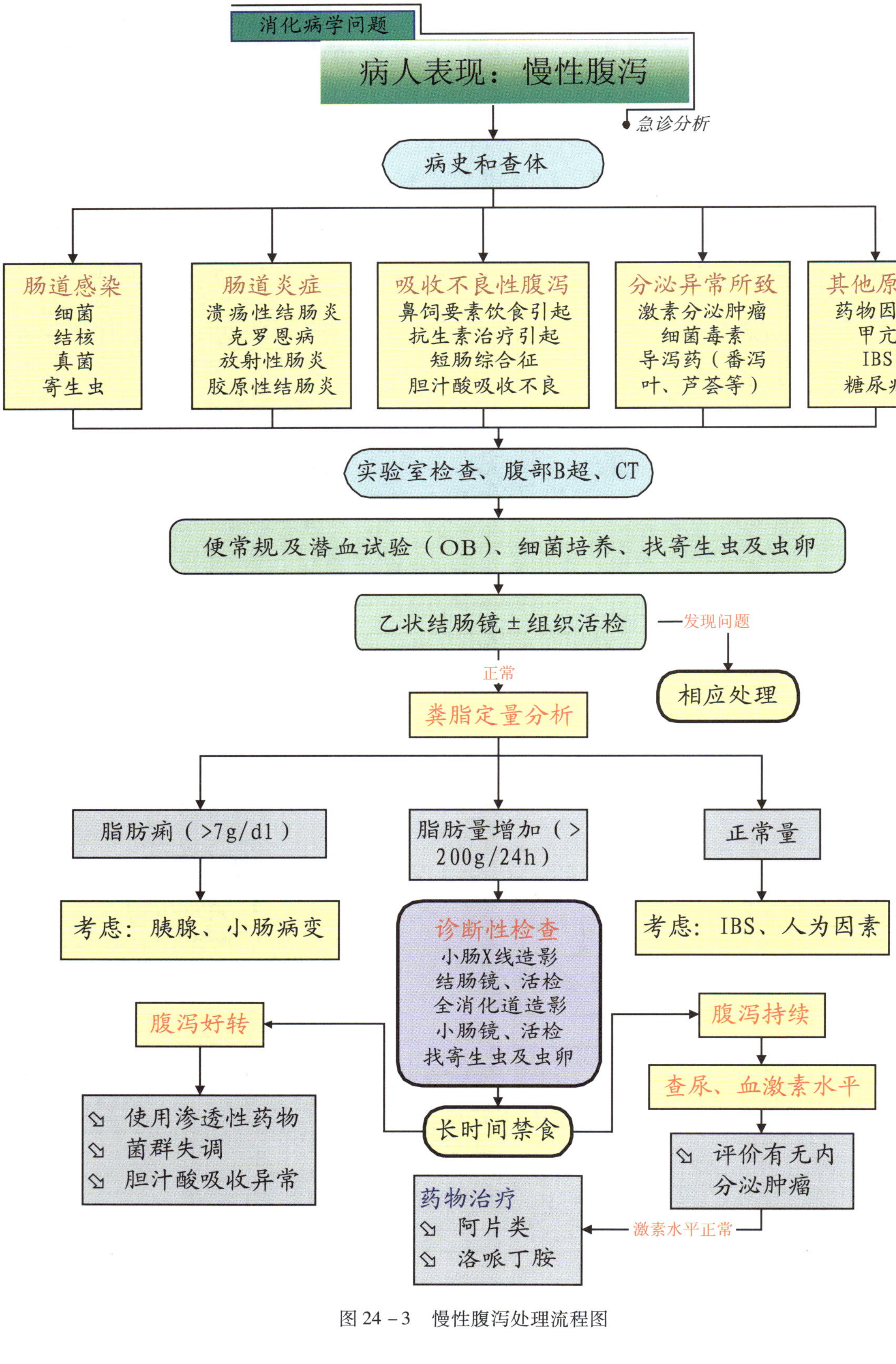

图 24－3　慢性腹泻处理流程图

1. 首先考虑腹泻与吃过的食物的关系，留下食物标本，以排除食物中毒的可能性，并及时留下大便标本送化验以便查明病因，应及时隔离传染性腹泻病人防止疫情扩散，早期留取标本是疑诊中毒性腹泻诊断及治疗的关键，要求急诊医生一定注意。

2. 暂时禁食，注意腹部保暖。较轻的病例为防止脱水鼓励多饮淡盐水（加少量白糖）。严重病例及老年人、小儿一旦发生口渴、尿少、皮肤干燥起皱、双眼下陷等脱水症状时，除口服淡盐水外，严重呕吐不能饮水或已脱水的病人，要积极进行静脉补液。

3. 腹泻为感染性的，要口服抗菌药，如黄连素、四环素。严重感染者应给予静脉输注抗生素。给予微生态制剂可改变肠道内菌群的情况抑制致病菌的生长，但给药时间应同抗生素的给药时间错开。

4. 腹痛病人除外禁忌证的情况下可用阿托品、山莨菪碱（654－2）、颠茄片治疗，并给予局部热敷，相关穴位按压、“捏脊”在一部分腹泻腹痛病人可起到意想不到的疗效。常规止痛剂疗效不佳的病人如无禁忌可加用镇静剂能增加止痛效果。

5. 除外感染性腹泻的病人，腹泻较为剧烈时可适当给以收敛止泻药、鞣酸蛋白、淡茶水、烤焦的馒头片等。思密达根据病人情况不同作为止泻剂可用于感染及非感染性腹泻，对于非感染性分泌性腹泻或严重失液的病人给予强的止泻剂如易蒙停。

6. 消化不良的腹泻可服用乳酶生等消化酶制剂药。

7. 根据病人的状态不同，应注意腹泻对其他系统的影响及水盐电解质平衡。

（二）慢性腹泻处理程序（图24－3）　慢性腹泻的处理原则：明确病因、对因及对症治疗、改善身体状态、控制腹泻症状、防止复发。处理过程中明确病因十分重要，据此选择治疗措施。慢性腹泻的止泻治疗应注意除外腹泻对机体的保护作用，诊断不清及不能除外感染时应慎重，避免成瘾及副作用。

1. 首先尽量查清腹泻原因、病人的身体状态有无营养不良及水、电解质平衡紊乱。

2. 根据病因进行对因治疗，例如腹泻为感染性的，要口服相应的抗生素，必要时做便细菌学检查，怀疑寄生虫感染时应做相关抗体或肠道粘膜活检，根据结果选择敏感抗生素。

3. 改善身体状态　由于长时间的慢性腹泻，大部分病人存在着营养状态、水电解质平衡紊乱，身体状态的衰弱本身会影响腹泻的治疗效果和疾病的康复，因此应在对因治疗的同时改善身体状态，促进病情恢复。

4. 控制腹泻症状　根据病人病情不同给予止泻剂或微生态制剂等控制腹泻症状，可以改善身体状态。

5. 彻底纠正病因，改善体质，防止腹泻复发。临床上对一些慢性腹泻采用中药治疗既可以控制症状又可以改善身体状态并防止其复发。

（郭树彬）

第二十五章 腹胀与便秘

腹胀与便秘是常见消化系统症状，可能与多种消化系统及全身疾病有关。临床上，腹胀及便秘多为慢性病程，但也不乏有病人因为突然出现的腹胀与便秘至急诊就诊，这些病人同时可伴有恶心、呕吐、腹痛等症状，需要仔细加以鉴别，除外急腹症等可能危及生命的紧急情况，并给予适当处理，下面将具体阐述腹胀与便秘的急诊处理流程。

第一节 腹胀的急诊处理

一、概述

腹胀是一种腹部膨胀不适的感觉，轻度腹胀多为病人主观描述，查体可能无明显腹部体征；而严重腹胀可能伴有恶心、呕吐、腹痛等表现，查体可能发现病人有明显腹部膨隆、腹壁张力增高，以及原发病特有的体征。当然，在临床上有时症状的严重程度与查体情况可能并不完全符合。

腹胀的原因多种多样，可能由消化系统疾病引起，也可能与全身状况有关，还可能出现在某些需要绝对卧床及下肢严格制动的情况下（如外科术后、冠状动脉造影术后等）。可将腹胀原因归纳为以下几个：

1. 胃肠道积气。
2. 腹腔积液（腹水）。
3. 腹部肿块。
4. 气腹。
5. 后腹膜及腹壁疾病等。

根据部位，腹胀可分为全腹腹胀及局部腹胀，一般来讲，胃肠道积气、腹腔积液及气腹常能引起全腹腹胀，而腹部包块及后腹膜疾病腹胀范围通常比较局限。腹胀的急诊诊断处理思路如下：

1. 通过快速有重点的问诊及查体初步判断腹胀痛的病因。
2. 明确有无存在胃穿孔、肠梗阻、中毒性巨结肠等急腹症情况。
3. 常规检查　血、尿、便常规、血电解质、肝肾功能、腹部 X 线、腹部 B 超等项目。
4. 结合临床表现及辅助检查判断是否需要外科手术干预，若无手术指征则给予适当内科保守治疗。

二、问诊及查体

由于需要诊治的病人多半是急诊及急会诊的病人，因此问诊及查体必须快速，但又不能遗漏重要信息。

（一）问诊要点

1. 起病时间及诱因　是突然起病还是一直有腹胀症状但在短时间内突然加重？腹胀之前有无暴饮暴食、大量饮酒、剧烈腹泻、特殊用药等相关病史？是否继发于腹部手术、冠脉造影、肾穿刺活检等需要卧床及下肢制动的情况？

2. 伴随症状　有无停止排气排便？是否伴有恶心、呕吐、反酸、剧烈腹痛、肌无力、脓血便、发热、少尿等伴随症状？

3. 既往病史　以前有无类似发作？有无糖尿病、原发性醛固酮增多症、甲状腺功能低减等代谢性疾病？有无长期应用利尿剂病史？有无肝硬化、炎性肠病、消化道溃疡、胃肠道肿瘤、肠畸形等病史？有无腹部手术史？育龄女性要追问月经及避孕情况。

（二）查体要点

1. 生命体征　如果出现发热要警惕穿孔、绞窄性肠梗阻、中毒性巨结肠、自发性腹膜炎等情况；如果出现心率增快、血压降低等休克体征，则要尽快明确是否为需要急诊手术的急腹症。

2. 全身情况　皮肤颜色、湿度及弹性情况；有无肝掌、蜘蛛痣？浅表淋巴结及甲状腺有无肿大？有无胸腔积液？肌力、肌张力及其他重要神经系统查体有无阳性发现。

3. 腹部体征　腹部查体是判断腹胀病因及严重程度的重要参考依据，应按照以下步骤进行：

视诊：腹部膨隆的程度，是否对称，是否为蛙腹？有无手术瘢痕及包块？腹壁静脉是否曲张？

听诊：肠鸣音是否亢进或消失？有无气过水声？

叩诊：肝浊音界有无缩小？移动性浊音？肝叩击痛？

触诊：腹部有无明显压痛、反跳痛及肌紧张？能否触及包块或肠袢？

经过上述体格检查，可以大致对病人的诊断及病情危急程度有初步了解，以决定下一步主要需要完善哪些检查，先后顺序是什么。腹胀同时有严重恶心、呕吐，伴或不伴停止排气排便、肠鸣音亢进或消失的病人要考虑肠梗阻，下一步应做腹部 X 线检查；以前有慢性肝病，移动性浊音阳性的腹胀病人考虑腹胀由腹腔积液引起，应行 B 超明确腹腔积液程度并定位，以便必要时行腹穿缓解症状，同时还能了解肝脏大小及回声情况、脾是否肿大及门静脉宽度。有肌无力的病人要查血钾，糖尿病病人要查血糖、尿常规；同时，如果病人生命体温不平稳，应在行检查前建立静脉通路，由医务人员陪同行检查，如果检查过程中病情突然加重，可提高抢救效率。

三、辅助检查

1. 血、尿、便常规　血常规的阳性结果能有很多提示作用：WBC 升高提示存在炎性反应，常见如肠梗阻、胃穿孔、腹膜炎，还要警惕腹部以外的感染；WBC 及血小板降低可能是脾功能亢进的结果；最严重的是血红蛋白降低，因为要考虑哪些部位有出血，是在胃肠道内，还是腹腔内。当然，首先要除外基础病，血液病、慢性肾衰等疾病都可能存在慢性贫血；尿常规主要注意尿比重、尿蛋白、尿糖及酮体。尿比重升高提示可能存在脱水，而尿糖及酮体阳性要考虑糖尿病酮症。便常规及潜血检查也很必要，脓血便要考虑炎性肠病、菌痢、阿米巴痢疾、绞窄性肠梗阻等；单纯便潜血阳性要考虑胃肠道肿瘤、肝硬化等。

2. 血生化　血生化检查主要除外代谢性因素引起的腹胀，同时在对病人病情评价中也有重要作用。最基本的肝肾功能指标可以帮助医生了解病人是否存在慢性肝、肾疾病，低钾及低钙提示病人可能是肠蠕动差或肠麻痹引起胃肠道胀气；血糖高提示腹胀可能由糖尿病并发的胃肠自主神经功能紊乱引起；白蛋白降低则提示腹腔积液可能。

3. 腹部 B 超　腹部 B 超可明确有无腹腔积液、胃肠道胀气等情况；另外，也能发现肝脏、胆囊、胰腺的病变及腹腔包块情况。

4. 腹部 X 线　腹平片检查是明确外科急腹症的重要检查手段。立位腹平片观察肠道气液平以协助判断有无肠梗阻。另外，膈下游离气体是胃肠穿孔引起气腹的重要判断依据。另外，若结肠明显扩张、结肠袋消失要警惕中毒性巨结肠。

5. 其他检查　腹胀也可能由盆腔脏器病变如卵巢囊肿、尿潴留及生理情况 - 妊娠引起，因此子宫 + 双附件 B 超、泌尿系 B 超、尿妊娠试验也是常常需要考虑的。

四、处理步骤

诊断基本明确后，要根据病人病情严重程度、生命体征是否稳定给予适当的处理；对于迅速出现心率上升、血压下降等情况的腹胀病人，其根本病因很可能为严重急腹症，需要手术治疗，因此除立即建立静脉通路、密切监测生命体征、必要且可行的相关检查外，应同时做术前准备，联系外科评估手术可能。对于生命体征稳定的病人，若腹胀由胃肠道胀气引起，则需首先除外肠梗阻，然后根据病因选择不同的治疗：补充电解质、使用胃肠动力药物、润滑肠道等。若由腹腔积液引起，则可以行腹穿引流腹腔积液以明确诊断及缓解症状，若证明腹腔积液为漏出液，也可配合利尿治疗。若考虑合并肠梗阻、中毒性巨结肠等情况，要在内科保守治疗的同时评价是否需要急诊手术治疗。

五、与腹胀相关的急诊常见疾病

（一）肠梗阻　肠梗阻处理流程（图 25－1）。

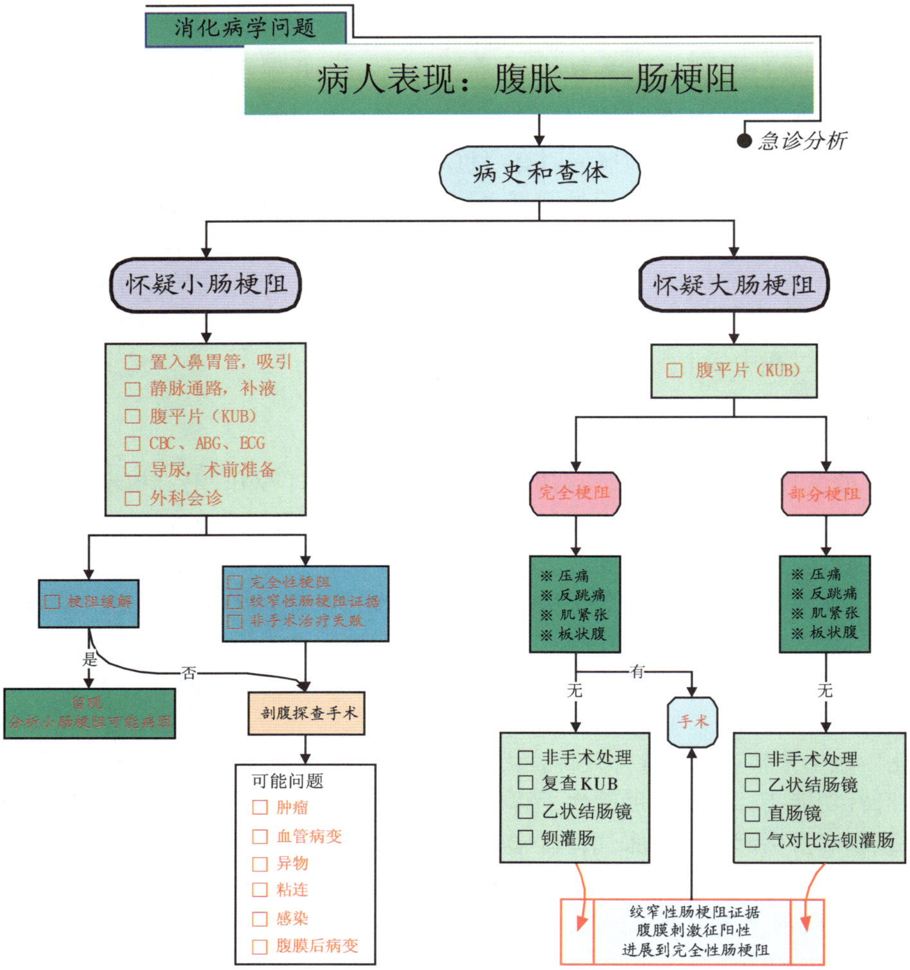

图 25－1　怀疑肠梗阻病人处理流程

肠梗阻为外科常见急腹症。各种原因造成的机械性肠梗阻或继发于腹部手术、急性感染性疾病及急性弥漫性腹膜炎的麻痹性肠梗阻均可导致明显的全腹腹胀。除腹胀外，单纯性肠梗阻主要临床症状还包括剧烈而频繁的呕吐、停止排气排便及上腹部或脐周的疼痛，查体肠鸣音亢进，有气过水声，但腹部一般没有固定压痛；若腹痛剧烈且位置固定，查体腹部有明确并固定的压痛点，肠鸣音逐渐减弱至消失，则提示可能出现绞窄性肠梗阻。肠梗阻的诊断依靠腹部 X 线检查，典型的小肠梗阻是小肠肠袢呈阶梯状改变，但也可见于右半结肠的梗阻病变，而大肠梗阻则表现为病灶近端的结肠扩张。若腹平片显示在腹部中央或左上腹出现大的气泡，则要考虑合并盲肠扭转。急性肠梗阻的治疗和诊断应尽可能同时进行，单纯性肠梗阻的主要治疗包括胃肠减压、补充液体、维持电解质平衡、监测尿量，可用来治疗早期术后梗阻或因粘连引起的反复梗阻而无腹部症状者，但国外部分外科医生倾向于早期进行手术。而绞窄性肠梗阻的诊断与治疗必须通过手术进行。

（二）腹腔积液（腹水） 腹腔积液的诊断思路（图 25－2）。

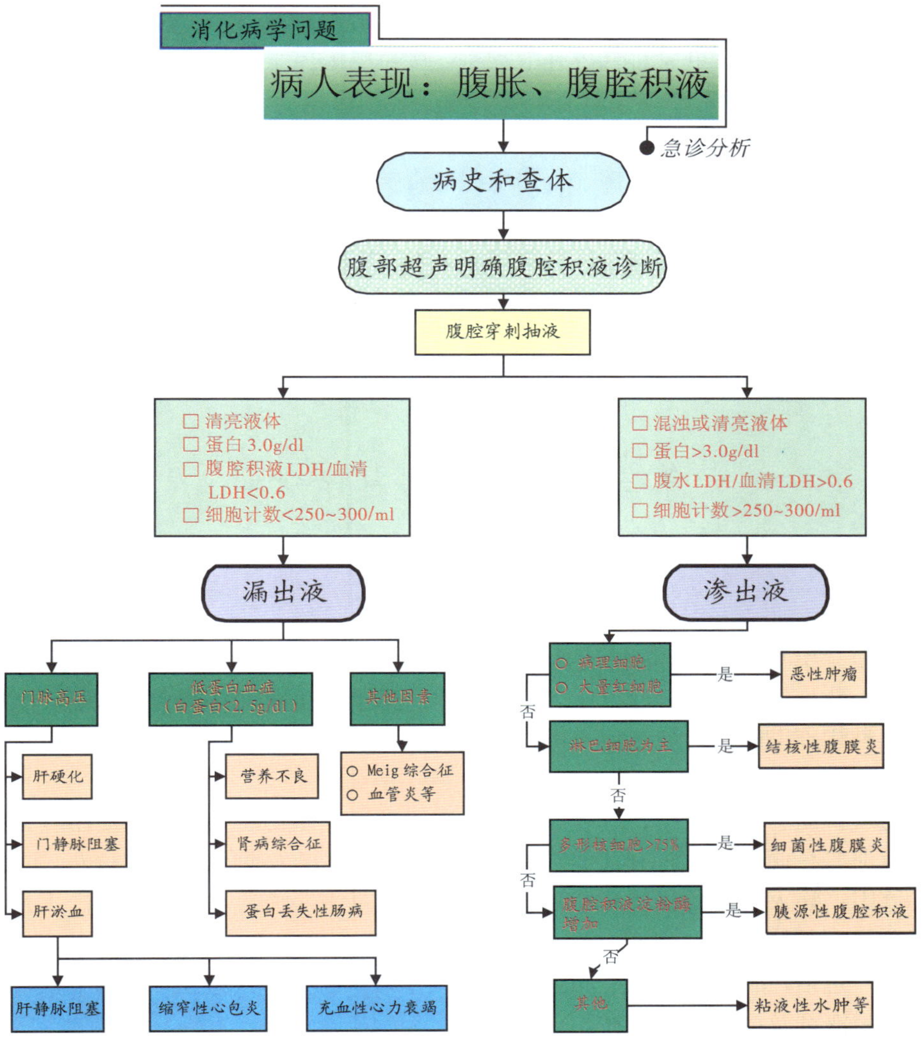

图 25－2 腹腔积液（腹水）诊断思路

腹腔积液也是引起腹胀的重要原因。少到中等量的腹腔积液，病人可能仅感到轻度腹胀、食欲不振、恶心，但大量腹腔积液会引起严重腹胀甚至呼吸困难，若病人出现发热、腹痛，则要警惕腹腔积液感染及自发性腹膜炎。体格检查是诊断腹腔积液的最简单有效的方法。移动性浊音阳性是腹腔积液最重要的体征，但腹腔积液＞1000ml 才能明确叩出移动性浊音。大量腹腔积液（3000～4000ml）时可有液波震颤，同时腹部明显隆起，甚至有脐疝，当腹腔积液量较少或腹腔内有粘连时，移动性浊音并不明显，这时要借助 B 超来协助判断。B 超不但能明确探查出 300ml 以上的腹腔积液，还能明确腹腔积液是游离的还是分隔的，以及与其他含液体的结构如卵巢囊肿、腹腔脓肿、血肿等相鉴别。B 超还能发现其他脏器的病变，对明确腹腔积液病因有很大帮助。大量腹腔积液且症状严重需要急诊行腹腔穿刺以缓解症状，同时根据腹腔积液常规、生化、病原学、病理等检查明确腹腔积液原因。腹腔积液原因多种多样，传统上可分为漏出液与渗出液两种，近年来更倾向于依据血清腹腔积液白蛋白梯度分为门脉高压性（>1.1g/dl）及非门脉高压性（<1.1g/dl）。腹腔积液的治疗原发病是根本，但对于原发病诊断不清的漏出液，也可以主要通过利尿及间断腹腔积液引流来减轻症状。

（三）中毒性巨结肠　中毒性巨结肠是溃疡性结肠炎的严重并发症，可以在特别严重的结肠炎病程中自发产生，也能由不适当的使用抗胆碱类药物、止泻、低钾等诱发。临床上表现为明显腹胀，可伴有大量腹泻、恶心、呕吐，查体腹部鼓肠有压痛、肠鸣音消失，腹平片提示结肠明显扩张、结肠袋消失。中毒性巨结肠极易出现电解质紊乱、中毒性休克，并出现肠穿孔、败血症、腹膜炎等并发症，应尽快采取禁食水、胃肠减压肛管排气、补液支持、维持电解质平衡并静脉应用糖皮质激素治疗，若48~72h后病情不改善，应及时手术治疗。

（四）酮症酸中毒　酮症酸中毒是糖尿病常见严重并发症，在临床上以消化道症状恶心、呕吐、腹胀起病比较常见，其机制可能与低钾、低镁引起的胃扩张及麻痹性肠梗阻有关。除此以外，还会伴有糖尿病“三多一少”症状，严重时会出现中度脱水及休克。如果病人既往没有糖尿病病史，不典型的酮症酸中毒可能会被遗漏，但这时尿常规中葡萄糖（Glu）及酮体（KET）阳性将有很大提示作用，如果合并血糖高及血pH下降，糖尿病酮症酸中毒诊断就明确了。治疗主要包括扩容、降糖消酮、补钾，若pH>7.1，补碱通常不必要。另外，糖尿病酮症酸中毒通常有诱因，如感染，因此对于诱因的治疗也是很重要的。

第二节　便秘的急诊处理

一、概述

便秘是指排便频率减少，7天内排便次数少于2~3次，粪便量少而干燥，伴有排便困难或排便不尽感。但由于少数人习惯数天排便一次，因此便秘的诊断需要通过判断个人排便习惯是否改变而确立。便秘是由多种病因引起的常见病症，可以是消化道器质性病变引起，也可以是功能性的，或继发于全身慢性疾病（如慢性肾衰）。

在因为便秘就诊的急诊病人中，应重点注意那些出现急性便秘或原有慢性便秘但突然在短期内加重的病人，以及那些在便秘的同时有其他伴随症状如恶心、呕吐及明显腹胀的病人，因为这种便秘通常存在器质性原因：病人主诉便秘仅几小时或几天应考虑机械性肠梗阻，而突然排便无力常伴有急性腹腔内疾病（如局限性腹膜炎、憩室炎），或继发于各种创伤及全身麻痹后。另外，许多药物可能会引起或加重便秘，包括在肠腔内起作用的药物（氢氧化铝、铋盐、铁盐、消铁胺）、抗胆碱能药、阿片制剂、神经节阻滞剂及许多镇静药物。

当排便习惯在短期内突然加重时，通常提示存在结肠肿瘤或引起不完全肠梗阻的其他原因。应通过指诊及肛门镜寻找疼痛或出血的局限性肛门、直肠病变（如肛裂），另外，还需要行立位腹平片、结肠镜及钡灌肠以明确结肠病变。若均未发现病变，才能对症处理。

二、便秘的急诊处理思路

首先应进行有重点的病史采集及查体，注重询问便秘出现时间或加重时间，有无排便疼痛或出血、有无明显恶心、呕吐、腹胀，是否为长期卧床，有无慢性疾病（糖尿病、慢性肾衰等），有无特殊用药史。查体应注意腹部外观、有无压痛、能否触及粪块、肠鸣音情况，另外，每个便秘病人都应行直肠指诊除外直肠肿块。

对于有明显排便疼痛或大便带血的便秘病人，应首先安排肛门镜检查除外痔，同时明确是否存在肛裂及较大面积的损伤。若存在肛裂，应进一步行有关炎性肠病的检查。若肛门镜未发现明确病变，则需要通过结肠镜、消化道造影等检查除外下消化道其他部位的病变，然后再予以对症通便等治疗。

如果病人没有明显排便疼痛及大便带血，临床表现为有便意急于排便的病人，如果肛门指诊或腹部触诊提示直肠附近存在粪块，则便秘原因可能为以下三种之一：

1. 神经系统疾病：如多发性硬化、（ALS）等。

2. COPD、CHF、CRF 等慢性疾病。

3. 近期有腹部手术史；可选择乳果糖及其他通便药物，如果排便会诱发手术伤口疼痛，可予止痛治疗。

若病人不符合以上所列举的情况，则考虑为功能性便秘，需长期门诊随诊。

如果未发现粪块，则要仔细询问有无使用可能引起便秘的药物或患有糖尿病、甲状腺功能减退等代谢性疾病；另外，电解质紊乱（低钾、低钙、低镁）也可引起肠麻痹而诱发便秘。如果明确为以上原因引起的便秘，则需要根据不同病因给予停药、治疗原发病及补充电解质等处理。若以上原因均可排除，则需要考虑炎性肠病。

病人的便秘突然出现且没有便意，特别在伴有恶心、呕吐等症状时，要警惕肠梗阻的可能。查体要特别注意有无肠梗阻的体征，另外要借助腹平片明确有无梗阻表现。如果腹平片显示小肠肠袢呈阶梯状改变，则考虑为小肠梗阻或右半结肠梗阻；而大肠梗阻在腹平片上通常表现为病灶近端的结肠扩张。没有急性腹膜炎体征时，肠梗阻可选择胃肠减压、补充液体、维持电解质平衡、润滑肠道等内科保守治疗，并在症状缓解后行结肠镜、钡灌肠及其他检查寻找肠梗阻原因，若保守治疗无效，要尽快安排手术以免出现严重并发症。

三、病人安置

【留观指征】

1. 腹痛、腹胀症状持续未缓解。

2. 低钾血症。

【住院指征】

器质性便秘导致肠梗阻者。

【出院指征】

1. 无腹胀，肠梗阻表现。

2. 生命体征平稳。

3. 出院前通便处理，肛门排气、排便。

4. 器质性便秘病人门诊随诊。

5. 下列病人消化专科门诊随诊。

（1）首发便秘。

（2）体重下降。

（3）贫血。

（4）粪便形状改变。

（5）顽固性便秘。

综上所述，腹胀与便秘这两种消化系统常见症状可以是胃肠道疾病的表现，也可能继发于全身其他系统的某些慢性疾病。当病人因为这两种疾病在急诊就诊时，最重要的一点在于尽快判断是否存在可能出现严重并发症或危急生命的情况，以求最大限度的降低疾病危险性。如果能除外这些最严重的情况，可以对症处理，减轻症状后建议病人至门诊或住院详细检查以明确病因。

（顾　明）

第二十六章 急性腹痛

急性腹痛是急诊工作中最常见的临床症状之一，所谓腹痛是指最近发现并且在得到临床诊断前持续存在的腹痛。由于腹腔内脏器结构关系复杂，每位患者对于疼痛的耐受性存在差异，容易导致漏诊和误诊，这就给每位急诊科医师提出了更高的要求，应当在完善的病史采集、体格检查及必要的辅助检查基础上尽早作出判断，所谓判断，是指确定是否需要急诊手术探查，抑或先采用非手术治疗，暂时观察一段时间，并进行各种必要的检查，以明确诊断。

急性腹痛患者中约50%在作出临床诊断之前可自行缓解，25%需要借助药物治疗得到缓解，其余的往往需要外科手术治疗。必须牢记，急性腹痛是所有症状中最值得关注的，尽管患者可以详细描述它的发作和变化情况，但腹痛病因的判断往往较其他症状更加困难。

一、危重情况的评估

急性腹痛的处理思路（图26－1）。

急性腹痛多数发病很急，发展快，病情常很危重。处理的方针是及时、正确、有效。在作出诊断的之前，首先要对病人的全身情况做出估计，再对腹部情况进行判断，系统地考虑各项问题。

1. 年龄与死亡率有关 —— 婴幼儿因不能及时发现病情，或就医过晚，或病史不清，而且抵抗力差又不能耐受脱水，病情多较严重，发展快，变化也大。65岁以上老年人对急剧的病理生理变化常不能耐受，又常有心、肺等伴随疾患，死亡率较年轻人高，应根据情况降低各项危重指标的标准。

2. 病人出现血压偏低和休克，或急性弥漫性腹膜炎患者伴有脉搏加快（>130次/分）、高热（体温≥39℃）、烦躁、多汗等严重感染中毒症状、白细胞计数 $>20\times10^9/L$ 或不相应升高反而低于正常、白细胞分类中性粒细胞增多等。

3. 黄疸伴有高热病人 —— 见于胆道系统严重感染，波及肝脏，容易发生感染性休克。

4. 有明显电解质和酸碱失衡者。

5. 血氧分压<60mmHg，提示有ARDS倾向者。

6. 长期慢性消耗性疾病及带有严重营养不良和低蛋白血症的病人发生急腹症者。

7. 急腹症伴有急性失血表现的病人。

8. 妊娠患者——妊娠病人因盆腔充血，特别容易导致下腹部炎症扩散，而且由于增大子宫的影响，不易得出准确的体征，诊断易延误，导致病情发展。

9. 腹部手术后近期出现急腹症者——这类患者中腹痛的发生绝大多数和手术有关，如出血，吻合口漏，肠梗阻等，少数是腹腔内暴发性感染、术后急性胰腺炎或血管栓塞导致脏器梗死的。病情多严重复杂，且腹部手术后，病人有关腹部症状的叙述和体征也常不明确，特别是腹部大手术后，患者一般情况本来就比较衰弱，病情的处理十分棘手。

若急性腹痛患者合并以上情况，提示病情复杂或危重，需要积极处理，严密观察，必要时应先进入急诊抢救室监测生命体征，必要时置入漂浮导管，以便取得相应血流动力学数据，调整用药、吸氧和输液的量和成分。应考虑留置尿管，详细记录出入量。有手术指征或有失血迹象的病人应配血并准备输血。短期内不能恢复经口进食的病人，早期给予胃肠外营养是有益的。保守治疗的同时请相关科室会诊，决定进一步处理。如病人有休克表现，应尽快抢救休克。值得注意的是有时休克病因不去除，休克常不能好转或有反复，例如腹腔内活动性出血、化脓性梗阻性胆管炎或绞窄性肠梗阻，在这种情况下则需在抢救休克的同时，积极做好准备进行急诊手术治疗，开腹止血、胆道引流或切除坏死

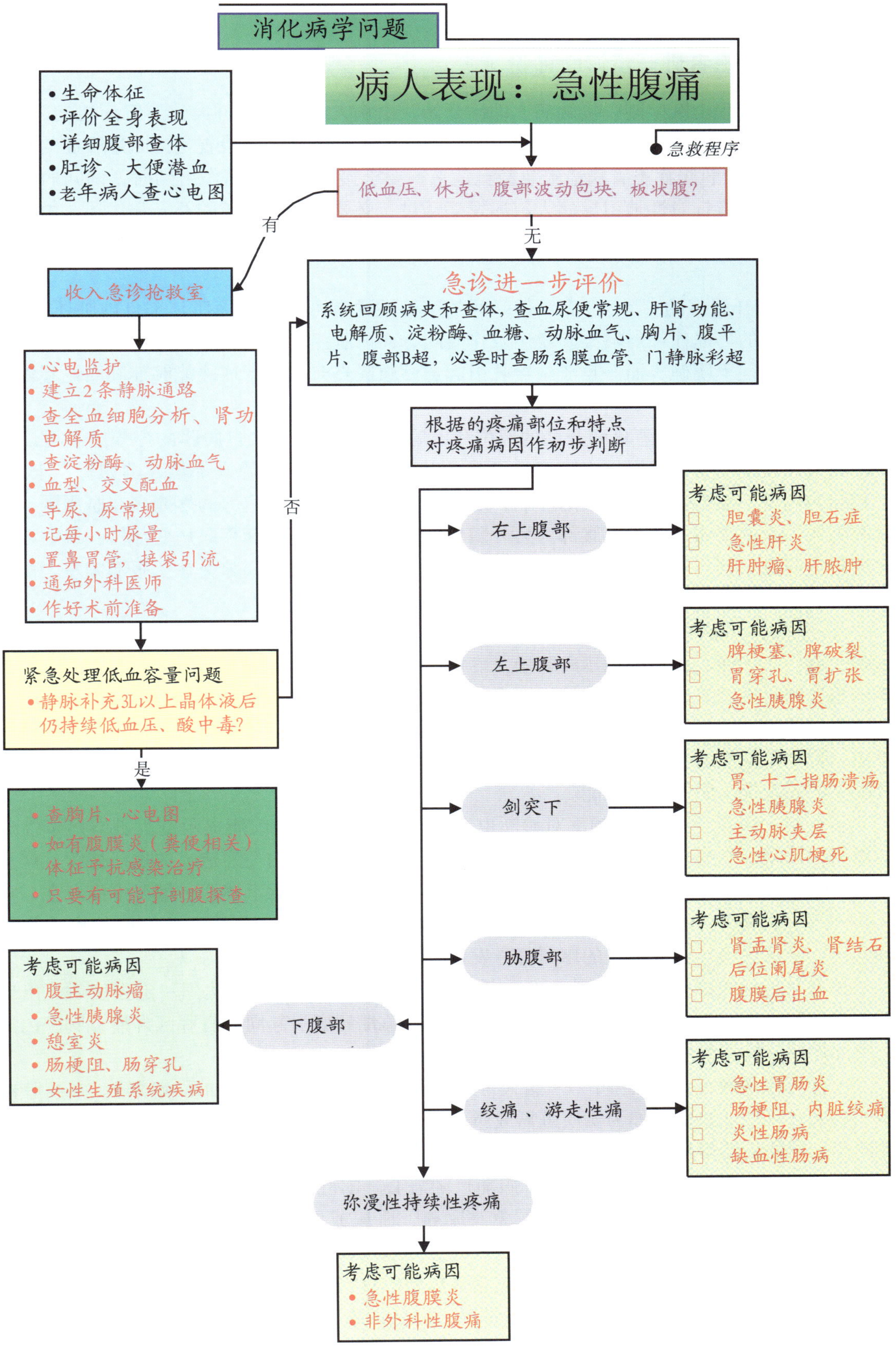

图 26－1　急性腹痛的处理思路

肠段，病情才能稳定。

二、急性腹痛患者进一步诊断评价

急腹症的诊断过程由医生刚一接触病人即已开始，由病人的表现即可大致了解病情的轻重缓急。详细而准确的病史、全面和细致的体格检查、必要的实验室检查和特殊检查是诊断急腹症的基础。

（一）病史采集 急腹症患者病情较急甚至危重，要求接诊医生迅速作出判断，询问病史不宜泛泛而谈，应有重点和有针对性地引导病人叙述发病经过，必要时参考家属的补充和代述，做到重要病史不遗漏，收集的资料准确可靠。对于每位患者在作出诊断时间，必须详细询问以下 8 个关于腹痛描述的问题：

1.“什么时候开始疼的?” 疼痛发作时间的准确性通常可以区分疼痛是来自内脏还是腹壁的。患者对于来自腹膜的疼痛往往能够准确说出发作时间，而内脏痛则含糊而不能准确定时间。如消化性溃疡导致的疼痛往往不明确，而一旦溃疡穿孔引起急性腹膜炎时，患者往往能够准确回忆起疼痛发作时正在做什么。

2.“哪里痛?” 需要注意疼痛开始的部位和以后部位的变化。来自腹膜的疼痛患者可以准确定位，而内脏痛往往不明确。但根据内脏痛的机制可以大致提示病变的原发部位，例如胃、十二指肠、胆囊、胰腺的病变一般都表现为上腹部疼痛，小肠、阑尾、右侧结肠引起的疼痛多在脐周围，左侧结肠、盆腔脏器引起的腹痛主要为下腹部。另外随着病变的发展，腹痛渐移向病变部位，最终以病变部位的疼痛最为明显。例如阑尾炎的疼痛在右下腹，胆囊炎在右上腹，胰腺炎在上腹部偏左。由定位不明确的疼痛突然定位准确提示内脏穿孔。

3.“什么样的疼痛?” 疼痛性质也可用于区分内脏痛和腹壁痛，若描述为锐痛、针刺样疼痛等多提示腹壁痛，而绞痛、胀痛则提示内脏痛。疼痛性质的变化也提示病变的进展，如右下腹钝痛变为锐痛表示急性阑尾炎已发展为疏松结缔组织炎甚至穿孔导致局限性腹膜炎。

4.“有多痛?” 内脏对如刀割、针刺、烧灼等强烈刺激感觉迟钝，但对过度牵拉、突然膨胀、剧烈收缩，特别是缺血的感觉灵敏。疼痛的程度不一定与病变程度相符。如胆绞痛突然减轻而出现弥漫性腹膜炎的表现提示胆管穿孔可能。

5.“多久痛一次?” 疼痛的频率对诊断也有很大帮助。阵发性绞痛提示空腔脏器痉挛性疼痛或梗阻性疼痛，持续性疼痛多为内脏急性充血、水肿，若为壁层腹膜的炎症造成的疼痛持续且严重。内脏突然缺血时，持续性疼痛尤为严重。持续性疼痛伴有阵发加剧表示上述两种情况疼痛存在。疼痛每 5～10min 出现一次提示小肠炎症，由结肠引起的疼痛频率更慢。十二指肠溃疡引起的疼痛往往夜间或空腹发作，子宫内膜异位症引起的疼痛每月发作一次。

6.“还有其他地方痛吗?” 牵涉痛又称放射痛或感应痛，指内脏痛达到一定强度后，出现相应浅表部位疼痛和感觉过敏，具有一定提示功能，如胆囊急性病变引起同侧肩胛区疼痛，胸腔内病变可引起上腹部疼痛，输尿管痉挛则常导致会阴部位疼痛。

7.“怎样可以缓解或加重疼痛?” 病人常感觉到在某种情况下腹痛加重或减轻。空腔脏器痉挛性疼痛，病人常喜按或热敷，如为实质脏器或腹膜炎症则上述动作反而使腹痛加重。进食后缓解提示消化性溃疡，排便后缓解提示结肠炎。

8.“除了疼痛之外还有什么症状?” 腹痛伴随恶心、呕吐、厌食、腹泻、体重减轻或出血均提示胃肠病变。泌尿系疾病往往伴随尿频、尿急、尿痛、血尿或尿潴留等症状。妇科疾病伴随月经紊乱、痛经或停经等，育龄期妇女一定注意询问月经史，避免漏诊。外科急腹症一般都先有腹痛，然后体温逐渐上升，如腹痛开始前即先有发热，应更多想到内科疾病。

（二）体格检查 首先需要注意患者全身情况，包括神志、病人反应能力、表情、体位，疼痛或不适的程度等。若病人出现烦躁不安、面色苍白、大汗、仰卧屈膝、侧卧不动、明显脱水、粘膜干燥、眼窝凹陷或呼吸浅快等表现均提示病情严重。患者心率快伴低血压，说明容量不足，皮肤粘膜黄染提示胆道感染。心肺情况不容忽视，有助于排除引起腹痛的腹腔外原因。然后着重腹部检查，应按顺序进行。

1．视诊　观察有无手术切口、瘢痕、腹胀、腹式呼吸有无、胃肠蠕动波，腹股沟区有无肿块或疝，脐周有无静脉曲张、出血点或出血斑等。腹式呼吸减弱或消失表明有腹膜炎存在，全腹膨隆提示有低位肠梗阻，局部膨隆或双侧腹部不对称可能有肠扭转或闭袢性肠梗阻。胃型为急性胃扩张的表现，肠型及蠕动波常是机械性肠梗阻的体征。怀疑肠梗阻时，应查看腹股沟除外嵌顿疝。

2．触诊　注意手法轻柔，自非疼痛区开始，最后到病变部位。着重检查腹部压痛、反跳痛、肌紧张的部位、范围和程度。压痛最显著部位即病变所在之处，如阑尾炎、胃穿孔等。肌紧张为壁层腹膜受刺激后反射性腹肌痉挛，不受意识的支配，为腹膜炎的重要客观体征。结核性腹膜炎触诊如揉面感。老年人、衰弱者、小儿、经产妇、肥胖及休克病人，腹膜刺激征较实际为轻。

3．叩诊　先从无痛区开始，用力均匀。着重注意肝浊音界、移动性浊音及叩痛最明显的部位。肝浊音界缩小或消失表示含气的空腔脏器有穿孔。移动性浊音表示腹腔内有大量渗出液或有积血。

4．听诊　主要是判断胃肠蠕动功能，注意肠鸣音有无、频率和音调。频率可以分为3种，肠鸣音基本上连续不断为活跃；听诊1min以上出现一次肠鸣音为减弱；听诊至少2个部位，每个部位2～3min仍听不到肠鸣音可判断为消失。肠鸣音活跃、音调高、音响较强或气过水声提示机械性肠梗阻。肠鸣音消失是肠麻痹的表现，见于腹膜炎、小肠缺血、绞窄性肠梗阻。

5．直肠指诊与妇科检查　对于诊断不明确的急腹症病人，应作直肠指诊，注意有无血迹、粘液、肠腔内新生物等等。女病人如怀疑妇科疾病应作妇科检查。

（三）辅助检查

1．常规检查　对于急腹症患者，以下3项检查应列为常规检查，必不可少。大便潜血试验有助于判断疾病是否累及肠上皮细胞。尿常规检查有助于判断结石、炎症或肿瘤是否累及尿路上皮，还有助于发现糖尿病酮症导致的腹痛，同时还可以鉴别黄疸的性质。全血细胞分析中白细胞计数有助于判断腹腔内有无感染或感染的严重程度，而血红蛋白含量和红细胞比容有助于判断内出血或脱水程度。

2．特殊检查

（1）血液生化检查：在做出初步判断之后，为明确诊断，仍需要进一步完善血液或尿液的生化检查，如血电解质、淀粉酶、血胆红素、肝肾功能和血气等。失血的患者应进行血型鉴定以备输血。

（2）腹腔穿刺：移动性浊音阳性的患者应进行诊断性腹腔穿刺，常能获得非常有价值的资料。穿刺应选择在右侧或左侧叩诊浊音区。穿刺为血性，说明腹腔内有出血，淡血性提示有绞窄性肠梗阻或肠系膜血管栓塞的可能。穿刺液浑浊说明有化脓性腹膜炎，多为消化道穿孔引起。如为胆汁样，可能为上消化道穿孔或胆囊穿孔。胰腺炎时腹腔积液中淀粉酶含量明显升高。病人无移动性浊音或明显肠管胀气时不应做腹腔穿刺。

（3）影像学检查：随着各种影像学检查的进步，使其在急腹症诊断方面越来越重要。

1）超声检查：与其他检查比较，具有无创、简便和经济的优点。对于肝胆系统的疾病有重要的诊断价值，同时它还可以诊断急性胰腺炎、肾周感染、腹腔脓肿、腹腔内实性肿瘤和动脉瘤等。对于不典型阑尾炎B超检查也有帮助，正常的阑尾B超不易显示，而在急性炎症时可以扫查到肿胀的阑尾和阑尾渗出所致的周围暗区，还可以显示阑尾腔内粪石及钙化。B超还有助于鉴别妇科急症，如异位妊娠等等。

2）X线检查：胸部X线检查可发现肺炎或胸膜炎。立位腹平片可以发现有无膈下游离气体，肠梗阻时可以看到积气的肠管和液气平，包括结肠在内的广泛肠管积气为麻痹性肠梗阻的表现。腹平片还可显示泌尿系结石，钡灌肠检查在肠套叠和乙状结肠扭转时有典型的杯状或鸟嘴样改变。

3）CT检查：不应作为常规检查，B超检查后如有必要可做CT检查。对于实质性脏器的占位性病变诊断帮助很大。急性胰腺炎时对于判断胰腺坏死的范围和胰腺周围的侵犯都很有意义。此外，CT检查有助于发现腹腔内的急性病变，如脓肿或动脉瘤等。

4）选择性动脉造影：怀疑腹腔内血管疾病时可选择此项检查，如肠系膜动脉栓塞、腹主动脉瘤等。合并消化道大出血时可以行动脉造影发现出血部位并介入治疗止血。

5）腹腔镜检查：近年来腹腔镜检查已用于疑难的急腹症，特别是不能除外妇科急症的患者。腹腔镜下可以直观地发现病变，对如急性胆囊炎、异位妊娠的患者还可在腹腔镜下完成手术治疗。

（四）鉴别诊断 需要特别注意的是，在急腹症的鉴别诊断方面还必须依次回答以下三个问题。

1．“有无外科情况需要紧急处理？”在不能明确此点之前，绝不能掉以轻心，并要慎用麻醉性镇痛剂，以免影响诊断，延误及时治疗。

2．“是器质性还是功能性腹痛？”原则上要首先除外器质性疾病，不要轻率诊断功能性腹痛。

3．“腹痛最后的病因是什么？”不论何种腹痛，最后总要归结到病因问题。只有弄清病因，才能有最正确的处理。故不能满足于对症处理，要争取尽早弄清诊断。

急腹症的诊断必须通过鉴别诊断后才能确立，鉴别诊断实际上从接触病人，采集病史和物理检查时即已开始。在进行鉴别诊断时要求对一些常见病的特点先有基本的了解，同时在肯定和排除的过程中也要有一定的步骤和程序，才能考虑全面，不致遗漏重要的病史和体征以及有意义的线索。腹痛相关疾病鉴别诊断（表 26－1）。

表 26－1 腹痛的鉴别诊断

腹痛部位		腹内病变	腹外病变
上腹部	右上	十二指肠溃疡穿孔、急性胆囊炎、胆石症、急性肝炎、急性腹膜炎、右膈下脓肿等	右下肺及胸膜炎症、右肾结石或肾盂炎
	中上	胆道蛔虫症、溃疡病穿孔、胃痉挛、急性胰腺炎、阑尾炎早期、裂孔疝等	心绞痛、心肌梗死、糖尿病、酸中毒
	左上	急性胰腺炎、胃穿孔、脾曲综合征、脾周围炎、脾梗死、左膈下脓肿等	左下肺及胸膜炎症、左肾结石或肾盂炎、心绞痛
脐周		小肠梗阻、肠蛔虫症、小肠痉挛、阑尾炎早期、回肠憩室炎、慢性腹膜炎等	各种药物或毒素引起的腹痛
下腹部	右下	阑尾炎、腹股沟嵌顿疝、局限性肠炎、肠系膜淋巴结炎、小肠穿孔、肠梗阻、肠结核、肠肿瘤等	右输尿管结石
	下腹	异位妊娠破裂、卵巢囊肿蒂扭转、盆腔及盆腔脏器炎症、盆腔脓肿、痛经等妇科疾病往往偏重于一侧	尿潴留、膀胱炎、急性前列腺炎等
	左下	腹股沟嵌顿疝、乙状结肠扭转、菌痢、阿米巴性结肠穿孔、结肠癌等	左输尿管结石

常见的误诊原因如下：①没有采集完整病史；②未做全面的体检和检查时过于粗暴和急躁；③遗漏了必要的辅助检查；④对病史和阳性体征做出错误的解释；⑤先入为主的误导。在以上各方面应提高警惕。

急腹症的及时和正确的诊断，不单纯取决于业务技术，往往需要医生高度的责任心，才能认真仔细地观察病人，有时需要不分节、假日，夜以继日地工作。早期正确的诊断，必须有科学的、实事求是的态度；提倡亲临第一线观察病人，客观全面地掌握病情资料，避免主观片面性，还要善于分析各种检查结果，“去粗取精，去伪存真”，抓住主要矛盾。要注意观察和随诊。我们对于疾病的认识，不但常常受着科学条件和技术条件的限制，也受着客观过程的发展及其表现程度的限制，所以必须注意连续观察，在发展变化的过程中去鉴别疾病，这一点对急腹症的鉴别诊断尤为重要，因急腹症的发展变化是较快的，例如急性阑尾炎，在最初数小时内，腹痛往往在脐周，但 10 余小时后则每每呈现出典型的右下腹转移性疼痛，故医务人员要认真观察病情的变化，对于一时不能确诊而病情又有危险的病人，不要轻易放过。急腹症变化多端，引起急腹症的病种繁多，表现复杂，临床医生限于知识和经验，必然对很多问题不能认识。同一疾病发生的老年人、小儿、衰弱病人、妊娠妇女和一般成人即有不同表现，即使同一疾病在一般成人的表现也并非毫无差别，临床表现可以典型也可以不典型。这就要求急诊医生掌握扎实的基本知识，不但要认识典型病例，还要了解各种各样的不典型病例和疑难病例因此，医生决不能故步自封，满足于书本上的知识。任何疑点和不能解释的问题，都要当作新课题去进行探索，必要时应请示上级医生并进行会诊。

三、急性腹痛常见疾病的急诊处理

（一）基本治疗

1. 密切观察生命体征。
2. 建立静脉通路。
3. 做好术前准备。
4. 考虑肠梗阻，或拟行剖腹探查：置入鼻胃管，胃肠减压。
5. 除外外科疾病前禁食。
6. 怀疑急腹症，外科医师会诊。

（1）腹膜刺激征（腹肌紧张，压痛、反跳痛，板状腹）。
（2）麦氏点压痛、反跳痛。
（3）血流动力学不稳定。
（4）肠梗阻。
（5）怀疑肠缺血。
（6）胆石症，胆囊炎。
（7）肾结石。
（8）血性腹腔积液。
（9）外伤后腹痛。
（10）怀疑异位妊娠。

（二）妇产科疾病　妇产科疾病是急性腹痛常见的病因之一。对于育龄期妇女应当最先除外，这就要求急诊科医生必须了解以下常见病。

1. 卵巢滤泡破裂　卵泡破裂多见于青年未婚女性，发生于月经中期，可因出血刺激导致局限性腹膜炎。当累及右侧时需要和阑尾炎相鉴别，病人有腹部下坠感，腹痛有逐渐减轻的趋势，腹部压痛位置较低，体温和白细胞计数可轻度升高。该病一般不需特殊处理可自行缓解。

2. 异位妊娠

患者往往有停经史，突然出现下腹部剧痛并迅速蔓延至全腹，查体腹部压痛但肌紧张不明显，妇科检查可见宫颈蓝染、举痛，经后穹隆或腹壁穿刺抽出不凝血可以诊断。这类病人往往合并有低血容量性休克表现，这种休克不经手术处理很难纠正，因此一旦确诊就应尽快手术治疗。漏诊对于病人是致命的，因此育龄妇女突然出现的下腹痛应注意除外此病。

3. 黄体破裂　黄体破裂多见于已婚女性，发生于月经后 18～20 天，尤多见于妊娠早期，症状类似于卵泡破裂，主要为出血刺激导致局限性腹膜炎，极少数病例需要经过盆腔 B 超、后穹隆穿刺或腹腔镜检查才能确诊。疼痛多可自行缓解，很少需要手术止血。

4. 卵巢囊肿蒂扭转　成人任何年龄均可发生，突然发生一侧下腹部剧烈持续疼痛，可伴有恶心、呕吐等症状，妇科查体发现附件压痛性包块可以用于区分结肠和输尿管痉挛，超声有助于诊断，应立即进行手术治疗，术中发现卵巢因扭转已出现缺血坏死应予以切除。另外卵巢囊肿还可以发生囊内出血、继发感染及破裂等合并症，也需引起注意。

5. 急性输卵管炎　发生于月经期或经期刚刚结束，表现为下腹部疼痛，可伴有排尿困难和发热，下腹部压痛可为双侧，但往往以一侧为重，宫颈举痛尤为明显。一旦确诊应给予抗生素治疗，往往效果明显，为避免输卵管脓肿发生，抗生素治疗应维持至少 2 周。

（三）常见外科疾病

1. 急性胆囊炎　急性胆囊炎引起的腹痛多在进食油腻饮食后，开始为剧烈绞痛，位于上腹中部，可伴有恶心、呕吐，绞痛发作后可转为右上腹持续疼痛，可有后背及右肩部放射，有结石嵌顿时可表现为胆绞痛。查体可表现出 Murphy 征阳性，B 超可帮助诊断。

急性胆囊炎主要严重并发症为胆囊穿孔和胆囊内瘘形成，因此治疗方法的选择和手术治疗的时机尤为重要，以尽量减少或避免严重并发症的发生。症状较轻微的急性单纯性胆囊炎，可考虑先用非手术疗法控制炎症，待进一步查明病情后进行择期手术。较重的急性化脓性或坏疽性胆囊炎或胆囊穿孔，应及时进行手术治疗，但必须作好术前准备，包括纠正水、电解质和酸碱平衡的失调，以及应用抗生素等。

非手术疗法对大多数（80% ~85%）早期急性胆囊炎的病人有效。此法包括解痉镇痛、抗生素的应用，纠正水电解质和酸碱平衡失调，以及全身的支持疗法。在非手术疗法治疗期间，必须密切观察病情变化，若症状和体征有发展，应及时改为手术治疗。特别是老年人和糖尿病患者，病情变化较快，更应注意。据统计约 1/4 的急性胆囊炎病人将发展成胆囊坏疽或穿孔。对于急性非结石性胆囊炎病人，由于病情发展较快，一般不采用非手术疗法，宜在作好术前准备后及时进行手术治疗。

关于急性胆囊炎应用抗生素的问题，由于胆囊管已阻塞，抗生素不能随胆汁进入胆囊，对胆囊内的感染不能起到预期的控制作用，但抗生素的应用可在血中达到一定的药物治疗浓度，可减少胆囊炎所造成的全身性感染，以及能有效地减少手术后感染性并发症的发生。对发热和白细胞计数较高者，特别是对一些老年人，或伴有糖尿病和长期应用免疫抑制剂等有高度感染易感性的病人，全身抗生素的应用仍非常必要。一般应用于广谱抗生素，如头孢三代抗生素，往往需要合并应用抗厌氧菌药物，如甲硝唑等。

手术治疗：目前对于手术时机的选择还存在着争论，一般认为应采用早期手术。早期手术不等于急诊手术，而是病人在入院后经过一段时期的非手术治疗和术前准备，并同时应用 B 超和核素检查进一步确定诊断后，在发病时间不超过 72h 的前提下进行手术。早期手术并不增加手术的死亡率和并发症。对非手术治疗有效的病人可采用延期手术（或称晚期手术），一般在 6 个星期之后进行。

2. 急性梗阻性化脓性胆管炎　急性梗阻性化脓性胆管炎是指胆管严重的急性梗阻性化脓性感染，常伴胆管内压升高。病人除了有右上腹痛、畏寒发热、黄疸为特点的 Charcot 三联征外，还可伴有休克及精神异常症状，称为 Reynolds 五联征。本病多因胆石症，胆道蛔虫或肝脓肿引起。感染的细菌绝大多数是大肠杆菌、铜绿假单胞菌、变形杆菌等。直至今天，本病仍是胆道良性疾病死亡的首要原因。其特点是发病急骤、病情危重、发展迅速，常伴有感染性休克，处理不及时，常会出现严重后果。紧急手术解除梗阻，减压引流胆道是本病的治疗原则。临床上应依据具体病情，因势利导，积极抢救，勿误治疗时机。发生感染性休克时，应迅速建立输液通道，补液纠正休克，同时联合应用抗生素，纠正酸中毒，中毒严重者可用糖皮质激素，血压仍偏低者可适当应用血管活性药物。全身治疗的目的是改善病人的情况并为手术治疗做准备。

掌握手术时机与降低手术死亡率有很重要的关系。在发病 24h 内手术者，死亡率最低，若在发病后 72h 以上因出现严重并发症被迫手术者，则死亡率剧增，致死的常见原因是休克不可逆转、全身感染、肾功能不全、多发性肝脓肿、多器官衰竭和肝功能衰竭等。

3. 溃疡穿孔　胃、十二指肠溃疡在活动期逐渐向深部侵蚀，由粘膜至肌层，终致穿破浆膜而发生穿孔。穿孔部位多数位于幽门附近的胃、十二指肠前壁。临床表现为急性弥漫性腹膜炎。胃、十二指肠溃疡穿孔为消化性溃疡最严重的并发症，多发生于冬春两季，男女比例 6 ~15∶1，可发生于任何年龄，以 30 ~50 岁多见。十二指肠溃疡比胃溃疡发生穿孔者高 3 ~10 倍，前者平均年龄 33 岁，后者平均年龄 46 岁。该病发病急，变化快，若不及时诊治，会因腹膜炎的发展而危及生命。

大多数患者有溃疡病史，而且近期内溃疡症状加重，表现为突发性上腹部刀割样疼痛，很快弥漫全腹，多数伴恶心、呕吐，腹式呼吸消失，腹肌紧张如“板状”，全腹压痛反跳痛，以右上腹明显，肝浊音界缩小或消失，肠鸣音减弱或消失，X 线片及腹部透视见膈下游离气体；腹穿抽得黄色混浊液体。随病情发展，可出现腹胀，甚至感染性休克。

治疗原则包括：①禁食、胃肠减压，半坐卧位；②输液，纠正水电解质，酸碱平衡失调；③应用抗生素及抑酸药；④手术治疗指征包括：饱食后穿孔；顽固性溃疡穿孔；伴有幽门梗阻或出血者；年老，全身情况差或疑有癌变者；经非手术治疗 6～8h 后症状体征无好转，反而加重者。手术方式有胃大部切除术和单纯穿孔修补术。

4. 肠梗阻　肠腔内容物正常运行和通过发生障碍时，称肠梗阻。为腹部外科常见疾病，若未得到及时合理的治疗，往往危及患者的生命。分为机械性肠梗阻和动力性肠梗阻。机械性肠梗阻是肠管受压、肠壁病变、肠腔内堵塞，引起肠腔狭小所致，常见于肠道先天性异常、炎症、肿瘤、肠内蛔虫团、绞窄性疝以及肠套迭、肠扭转、粘连带压迫或牵拉等。而动力性肠梗阻并无器质性肠腔狭窄，而属肠壁肌肉运动紊乱。

患者表现为腹痛、腹胀、呕吐、肛门停止排便排气。单纯性肠梗阻为阵发性绞痛；绞窄性肠梗阻多为持续性腹痛有阵发性加剧，麻痹性肠梗阻则为持续性胀痛。起病初期为反射性呕吐，以后为肠内容逆流入胃呕吐。高位小肠梗阻，呕吐出现较早而频繁；低位小肠梗阻，呕吐迟而次数少，常一次吐出大量粪样物；由于回盲瓣有阻止结肠内容物逆流入小肠的功能，结肠梗阻时呕吐较轻或无呕吐。腹胀程度与梗阻部位及性质有密切关系。高位小肠梗阻由于频繁呕吐无明显腹胀，低位小肠梗阻则呈全腹胀，结肠梗阻多为周边性腹胀，绞窄性肠梗阻表现为不对称的局限性腹胀，麻痹性肠梗阻腹胀显著，并为均匀性腹胀。急性完全性肠梗阻者可出现肛门排便、排气停止，但因梗阻部位以下肠段常积蓄气体和粪便，因此梗阻早期仍可有少量排便、排气；绞窄性肠梗阻如肠套迭、肠系膜血栓形成等，尚可排出血性粘液便。

在强调全身性治疗的同时，各种类型肠梗阻的治疗原则如下：

（1）单纯机械性肠梗阻，先用非手术治疗 6～12h，若病情不能缓解或有绞窄者，则改用手术疗法。

（2）麻痹性或痉挛性肠梗阻，宜用非手术疗法，同时治疗其原发病（腹膜炎所致的麻痹性肠梗阻，应酌情决定是否需要手术）。

（3）绞窄性肠梗阻，必须紧急手术治疗。

（4）结肠梗阻除粪块堵塞或乙状结肠扭转早期可保守治疗外，由于回盲瓣的作用，梗阻属于闭袢性，需尽早手术。

非手术疗法适用于动力性肠梗阻、单纯机械性肠梗阻，以及绞窄性肠梗阻的术前准备。主要措施为：①禁食，包括禁水及禁服药；②胃肠减压；③纠正水、电解质与酸碱平衡失调；④注射抗生素以防腹腔感染，这对绞窄性肠梗阻尤为重要；⑤忌用咖啡，对痉挛性或某些单纯性肠梗阻患者，可用阿托品等药解除疼痛；⑥用生理盐水或肥皂水 500ml 灌肠，对于老年人由粪块引起的结肠梗阻有效。

5. 憩室炎　憩室粘膜的炎症，可伴憩室周围炎，肠壁的疏松结缔组织炎、穿孔、脓肿和或腹膜炎，伴有或不伴有梗阻，瘘管形成和出血。憩室炎在 40 岁以下患者中往往是严重的，但老年人最为严重，特别是那些服用泼尼松或其他增加感染危险性药物的老年人。在 94% 的患者中，严重的憩室炎可累及乙状结肠。通常憩室性疾病患者临床表现是疼痛，左下腹部的局限性压痛和发热。在已知憩室病存在的情况下，憩室炎的诊断几乎是肯定的。憩室炎可伴有单纯穿孔或脓肿形成，从而出现腹膜炎的症状和体征。可能与憩室性疾病混淆的最常见疾病是急性阑尾炎、结肠癌或卵巢癌。剖腹探查对确定诊断是必需的，并可提供适当的治疗。伴有结肠周围脓肿的憩室炎，其结肠外表现包括关节炎和坏疽性脓皮病。

肠梗阻可以是憩室炎的并发症，也可以发生瘘管，最常见的瘘管是乙状结肠膀胱瘘，易发生于男性或曾作子宫切除的妇女，可引起尿路感染和气尿的症状。膀胱镜检查是最好的诊断方法。其他瘘管可穿孔入小肠、子宫、阴道、腹壁、甚至大肠或纵隔。治疗包括发生瘘管肠段的节段性切除和吻合术，这种手术通常可一期完成。

病情不很严重的患者，在家中治疗是合理的，包括休息、流质饮食和口服抗生素（头孢氨苄250mg，4 次/日），症状常很快缓解，患者逐渐过渡到软的低渣饮食，2 周后作钡剂灌肠可明确诊断，1 个月后恢复高渣饮食。出现严重症状（疼痛，局限性痉挛）的患者和有其他并发症（发热、白细胞增多）或伴有肠道梗阻症状和体征的患者需住院治疗。约 80% 患者无需施行手术即可获得满意治疗。有疼痛、局限性痉挛和发热的患者可通过卧床休息、禁食、静脉输液和抗生素（首选第三代头孢菌素）治疗。如果效果满意，则继续治疗直到症状缓解和开始进软食为止。钡剂灌肠检查则推迟到症状缓解至少 2 周后进行。疼痛加重、压痛和发热是危险征象。如需与阑尾炎或脓肿进行鉴别诊断时，应作 CT 检查、超声波检查对诊断盆腔脓肿也有价值。外科手术的选择包括 1 ~3 期进行受累结肠的切除，或者影像学检查有局部脓肿时，则可首选经皮引流术。

需要手术治疗的指征包括：①先前有二次或更多的局部炎症的发作（或 50 岁以下患者有一次发作即可）；②有持续压痛的包块；③X 线检查有乙状结肠狭窄或显著的变形，特别是病灶可能为恶性时；④男性或曾作子宫切除的妇女发生与憩室有关的排尿困难，因为这个症状可能预示穿孔至膀胱；⑤发作开始症状迅速进展；⑥临床、内镜或 X 线检查征像不能排除肿瘤。正在进行泼尼松治疗的患者也有发生穿孔和弥漫性腹膜炎的危险，必须进行密切观察。

6. 缺血性肠病　缺血性肠病（ischemic bowel disease）是因肠壁缺血、乏氧，最终发生梗死的疾病。本病多见于患动脉硬化，心功能不全的老年患者。病变多以结肠脾曲为中心呈节段性发生。造成结肠缺血的直接原因多为肠系膜动、静脉，特别是肠系膜上动脉因粥样硬化或血栓形成引起的血管闭塞及狭窄。心力衰竭、休克引起血压降低，肠局部供血不足也可成为发病原因。病变早期肠粘膜及粘膜下层出现出血及水肿，粘膜呈暗红色。伴随病程的进展及病变的加重，表层粘膜坏死、溃疡形成。病变严重者，肠壁全层坏死（透壁性梗死 transmural infarction），甚至引起肠壁破裂、腹膜炎、休克致死。梗死面积小者可不穿透肠壁，局部发生纤维化。病变自愈后可因瘢痕形成引起肠狭窄。

缺血性肠病的死亡率为 10% ~50%，有研究报道乳酸脱氢酶大于 600U/L、炎症范围广泛、血管不全闭塞等是预后不良的指征。由缺血性肠病引起的肠功能紊乱的治疗，应以治疗原发疾病为主，如积极纠正休克，禁食、静脉高营养，使肠道充分休息，并给予广谱抗生素，心功能正常时则尽可能停用造成肠系膜血管收缩的药物如洋地黄和血管加压素。严重的肠功能紊乱不仅不利于缺血病变的恢复，而且可以加重缺血，甚至引起水、电解质紊乱、蛋白缺失性结肠病、结肠穿孔等并发症，因此应予以积极对症治疗，结肠胀气者给予肠管排气减压和经鼻饲管抽气减压；恶心、呕吐者给予止吐药物和胃肠动力药物；腹泻者给予肠道粘膜保护剂如思密达、铋剂。解痉剂如阿托品、山莨菪碱等和阿片类制剂如苯乙哌啶、洛哌丁胺等可以减少肠蠕动，使盐和水由于增加了与肠道的接触时间而增加重吸收，从而减少大便次数和缓解腹部疼痛，但由于这些药物有诱发肠麻痹和肠穿孔的可能，故在实际工作中应慎重选择。糖皮质激素对缺血性病变恢复无帮助，且有促发肠穿孔的可能，故不提倡使用。大部分轻型患者经过上述治疗在 1 周内可以得到改善，如仍继续腹泻、出血或有明显梗阻症状，一般即需外科手术。

7. 急性胰腺炎　急性胰腺炎是一种常见的急腹症，按病理分为急性水肿型胰腺炎和急性出血性坏死性胰腺炎。以前者多见，但后者发病急，症状体征严重，死亡率高。引起急性胰腺炎的主要原因和诱因有：①饮酒；②暴饮暴食；③胆囊炎；④胆结石；⑤其他原因引起的胰腺梗阻。急性胰腺炎的主要临床表现为急性腹痛，多位于上腹部以剑突下为中心，可偏右或偏左，有时为整个上腹部疼痛，疼痛剧烈，并可放散到肩部，伴有恶心、呕吐、上腹部胀满、发热、脉搏加快，甚至心律不齐、血压下降、出血等。检查时可见上腹部肌紧张、压痛和反跳痛。血清淀粉酶、脂肪酶增高，胰腺 B 超和 CT 能够帮助诊断。

急性胰腺炎的主要治疗方法有：①水肿型胰腺炎可采用禁食，胃肠减压，输液保持水、电解质平衡，保持尿量；出血坏死性胰腺炎应输血浆和白蛋白溶液，病情稳定后进行肠外营养疗法；②使用抑酶药物，如抑肽酶，通常剂量为8h静脉滴注8万~10万单位；③使用生长抑素，抑制胰腺分泌；④使用止痛药如哌替啶；⑤采用广谱抗生素预防感染；⑥外科手术治疗，其手术指征为：病情进展快，怀疑出血性坏死性胰腺炎；虽未明确诊断，但病情发展快；合并胆道梗阻，或胆总管结石；各种非手术治疗效果不好者。

8. 腹主动脉瘤　腹主动脉瘤是腹主动脉的囊状扩张。其确切定义尚有争议，一般认为瘤体直径大于3cm被认为是动脉瘤。该疾病常发生于老年，在大于60岁的人群中男女比例为5∶1。其中90%的腹主动脉瘤发生在肾动脉以下的腹主动脉，同时累及髂动脉者占66%。腹平片可见附壁钙化者占90%。CT检查提示10%的动脉瘤周围有纤维化并可引起输尿管梗阻。超声检查对瘤体大小测量的准确率为98%。而血管造影检查提示80%的腹主动脉瘤有附壁血栓。

腹主动脉瘤病因尚不清楚，可能与多种因素有关，包括：动脉硬化、遗传、胶原性疾病、感染等有关。腹主动脉瘤的发展过程是逐步扩大并导致破裂。破裂后死亡率为80%~90%。

腹主动脉瘤的主要危险是发生破裂，通常破裂至左侧腹膜后、胃肠道或下腔静脉；其次还可发生周围血管的栓塞、感染等并发症。以下因素增加瘤体破裂的危险：出现症状、高血压、慢性阻塞性肺病、家族史、动脉瘤的扩张率和瘤体直径。疼痛是主要的临床症状，通常表现在腹部、背部、胸部等。如果疼痛系动脉瘤引起则3月内破裂率为50%。因此有疼痛症状的动脉瘤应当及时治疗。高血压和慢性阻塞性肺病使动脉瘤破裂率提高2~3倍。

急诊治疗目的是阻止夹层血肿的扩展。怀疑夹层的病人，均应放在急症监护室，尽量减少搬动病人，良好的休息对减少夹层扩展至关重要。止痛治疗首选吗啡静脉注射。控制血压的目标是将收缩压快速控制在100~120mmHg，或将血压降至能维持重要脏器灌注的最低水平，并尽力保持血压的稳定。药物首选β受体阻断剂，如美托洛尔5mg静脉推注，如无效加用静脉硝普钠治疗。动脉瘤的大小是预测动脉瘤破裂的重要因素。4cm、5cm、6cm、7cm、8cm、9cm的动脉瘤破裂率分别为0%~5%、3%~10%、15%~22%、25%~40%、45%~70%和80%~100%。是否进行手术需根据动脉瘤破裂的可能性与手术发生并发症、死亡的可能性的比较而定。通常情况下动脉瘤超过5cm或生长速度每年超过1.0cm或出现临床症状者常需要治疗。

最近，美国血管外科学会重新修订了腹主动脉瘤的治疗原则，新的治疗原则重新界定了瘤体手术临界直径，规定了腔内治疗的指征，强调在治疗中要考虑患者的意愿。新推荐治疗原则包括以下10条：

（1）对于择期腹主动脉瘤手术，随意确定一个手术临界直径应用于所有病人是不合适的，治疗必须因人而异。

（2）随机研究表明，小的腹主动脉瘤（≤5cm）破裂的危险性非常小，除非瘤体增长迅速（>1cm/年）或有症状出现，因此对于直径≤5.5cm的腹主动脉瘤进行严密观察是安全的。早期手术与观察后的晚期手术效果相同，在这种情况下，患者的个人意愿非常重要，尤其是直径在4.5~5.5cm之间的腹主动脉瘤。

（3）根据目前最可靠的证据，对于一般患者来说，5.5cm可认为是治疗的临界直径。然而对于年轻、低危患者，预期寿命较长，可选择早期手术。如果医师本人开展手术的死亡率较低，而且患者自愿，在直径较小时（4.5~5.5cm），也可考虑手术。

（4）女性或腹主动脉瘤破裂高危患者，择期手术的临界直径为4.5~5.5cm。

（5）高危患者应在瘤体直径增大到一定程度时才实施手术，尤其是不可能进行腔内治疗的情况下。

（6）因为长期疗效不确定，而且增加随访负担，腔内治疗主要适合于传统开放手术风险大的患者。

（7）如果患者解剖位置合适，对于高龄、腹部有病变不适合开腹手术或有其他临床情况有可能增加传统开腹手术危险的患者，腔内治疗是合适选择。

（8）解剖位置不合适的患者，腔内治疗可明显增加不良后果的发生危险，增加需要转为开放手术或腹主动脉瘤破裂的危险。

（9）没有理由认为，腔内治疗会改变目前适用于大多数患者的介入治疗血管直径阈值。

（10）选择开放手术还是腔内治疗，患者的意愿非常重要，但前提是必须让患者对两种方法有充分了解。

9．急性阑尾炎 急性阑尾炎是腹部外科中最为常见的疾病之一，大多数病人能及时就医，获得良好的治疗效果。但是，有时诊断相当困难，处理不当时可发生一些严重的并发症。到目前为止，急性阑尾炎仍有0.1%～0.5%的死亡率，因此如何提高疗效，减少误诊，仍然值得重视。

诊断依据主要有以下几点：转移性右下腹痛、右下腹有固定的压痛区和不同程度的腹膜刺激征、白细胞总数和中性粒细胞数可轻度或中度增加，大便和尿常规可基本正常。胸部透视可排除右侧胸腔疾病减少阑尾炎的误诊，立位腹部平片观察膈下有无游离气体等其他外科急腹症的存在。右下腹B超检查，了解有无炎性包块，对判断病程和决定手术有一定帮助。

急性单纯性阑尾炎条件允许时可先行非手术治疗，但必须仔细观察，如病情有发展应及时中转手术。经保守治疗后，可能遗留有阑尾腔的狭窄，且再次急性发作的机会很大。保守治疗包括卧床休息，控制饮食，适当补液和对症处理等。选用广谱抗菌素（如氨苄青霉素）和抗厌氧菌的药物（如甲硝唑）。化脓性、穿孔性阑尾炎原则上应立即实施急诊手术，切除病理性阑尾，术后应积极抗感染，预防并发症。发病已数日且合并炎性包块的阑尾炎可暂行保守治疗，促进炎症的尽快呼吸，待3～6个月后如仍有症状者，再考虑切除阑尾。保守期间如脓肿有扩大并可能破溃时，应急诊引流。高龄病人，小儿及妊娠期急性阑尾炎，原则上应和成年人阑尾炎一样，急诊手术。

（四）内科疾病引起的腹痛

1．大叶性肺炎或胸膜炎 可刺激横膈周围部分，通过下6肋间神经而牵涉上腹部疼痛。注意病程早期体温升高，呼吸加快，肺部体征及CXR异常表现。治疗以抗感染治疗和支持治疗为主。

2．急性心肌梗死或急性心肌炎 牵涉上腹部疼痛，尤其是老年人，可疑时做心电图，诊断明确后给予相应治疗。

3．急性胃肠炎 有不洁饮食史，腹部绞痛伴呕吐和腹泻，腹部压痛广泛，无局限压痛点，腹软，肠鸣音活跃，大便有白细胞或脓细胞，治疗以抗感染及全身支持治疗，严重呕吐或腹泻可出现脱水或休克表现，应积极补液，纠正水、电解质酸碱平衡。

4．腹型紫癜（Henoch紫癜） 因肠管浆膜下和肠系膜以及腹膜的广泛出血而引起的腹痛，为阵发性绞痛，位置不固定，常有腹泻，偶有血便，儿童和青少年多见，多有过敏史。治疗以抗过敏治疗为主，可短期应用糖皮质激素。

四、病人安置

【留观指征】

1．患者一般情况差。

2．不明原因急性腹痛。

3．疼痛不易控制。

4．剧烈呕吐，患者不能进食。

5．需静脉滴注抗生素。

6．急慢性精神和意识状态改变。

7．出院后因独住、住所偏远等原因无条件密切随诊者。

【住院指征】

1. 急性腹痛原因不能确诊
(1) 老年患者。
(2) 免疫缺陷患者。
(3) 年轻患者：无法排除潜在严重疾病。
2. 生命体征不稳定患者（包括精神和意识状态改变者）。
3. 有外科手术指征。
4. 有低血压，败血症，腹膜炎体征。
5. 患者不能口服补液。
6. 有严重并发症（如糖尿病，高龄）。
7. 基础疾病需要住院。

【出院指征】
1. 生命体征稳定。
2. 腹痛原因诊断明确。
3. 无外科手术指征。
4. 患者可进食。
5. 疼痛缓解，一般情况良好。
6. 急性腹痛漏诊率较高，安排患者从急诊出院的决定应慎重。
(1) 出院前作全面评价（如详细的腹部查体）。
(2) 患者有密切随诊的条件。

（刘继海）

第二十七章 急性盆腔疼痛

第一节 急性盆腔疼痛评价和处理

一、育龄妇女盆腔疼痛常见病因

急性盆腔疼痛是常见急诊症状，尤其是育龄期妇女（本章讨论重点育龄妇女盆腔疼痛的特点和处理要点)。将诊断的可能性根据起始部位和器官系统进行分类通常是很有帮助的，但可能存在个体差异。表 27 - 1 列举了育龄妇女腹痛的常见胃肠道、泌尿道和妇科方面的原因。育龄期妇女最常见盆腔疼痛原因：输卵管炎、异位妊娠、黄体囊肿破裂、附件扭转、输卵管卵巢脓肿、阑尾炎等。约有 20% 盆腔疼痛的病人（育龄妇女）未见明显病理学异常。

表 27 - 1 根据部位和器官系统分类的育龄妇女急腹痛的常见原因

	全腹痛	上腹痛	下腹痛（盆腔）
胃肠道	肠梗阻 溃疡性结肠炎 胃肠炎 炎性肠病 肠易激综合征 便秘	胃炎 胰腺炎 胃食管反流性疾病 消化不良 胆囊炎 胆绞痛 肝炎	阑尾炎 嵌顿性疝 憩室炎
泌尿道		肾绞痛 肾盂肾炎	膀胱炎 肾盂肾炎
产科/妇科			异位妊娠 月经间期痛 卵巢囊肿 附件扭转 盆腔炎性疾病 痛经 子宫内膜异位症 子宫肌瘤变性

二、临床表现

（一）病史 采集的目的在于明确某些特殊疾病的危险因素，将症状集中于一个或两个器官系统。病史必须包括以下几个重要方面：

1. 疼痛特点 包括疼痛的部位、转移性、放射性、性质、起始部位、严重程度、加重或缓解因素。

2. 完整的产科、妇科病史和性生活史 重要的是，病人对自己末次月经的认识往往是不可靠的，

第三十章 贫 血

第一节 贫血急诊评价

贫血是指血循环中红细胞数、血红蛋白浓度和（或）红细胞压积低于正常值的一组临床症候，并不是一个独立的疾病，贫血是由多种病因、不同发病机制而产生的综合征。如果在非高原地区，成年人血红蛋白（hemoglobin，Hb）男性 Hb＜120g/L、女性 Hb＜110g/L、孕妇 Hb＜100g/L 即为贫血。除性别、年龄、生理状况不同，正常人的 Hb 值略有差异外，在判断贫血时也需注意有无脱水或血液稀释等诸因素的影响。

一、临床分类

贫血的分类方法较多，临床常用的如下两种方法：

（一）按红细胞形态学分类　依据平均红细胞体积（mean corpuscular，Volume，MCV），平均红细胞血红蛋白（mean corpuscular hemoglobin，MCH）和平均红细胞血红蛋白浓度（mean corpuscular hemoglobin concentration，MCHC），主要分为三种类型：

1．小细胞低色素性贫血　MCV＜80fl，MCH＜26pg，MCHC＜0.31。此类贫血见于缺铁性贫血、海洋性贫血及铁粒幼红细胞贫血、部分慢性疾病所导致的贫血等。

2．正常细胞贫血　MCV 80～94fl，MCH 26～32pg，MCHC 0.31～0.35。此类贫血见于再生障碍性贫血、多数慢性系统性疾病所致的继发性贫血、某些溶血性贫血及急性失血性贫血。

3．大细胞性贫血　MCV＞94fl，MCH＞32pg，MCHC 0.31～0.35。此类贫血见于巨幼细胞性贫血、甲状腺功能减退性贫血、脾切除术后贫血等。

（二）生理学分类

1．红细胞生成减少

（1）造血物质缺乏：如缺铁性贫血；叶酸或维生素 B_{12} 缺乏巨幼细胞贫血。

（2）骨髓造血功能障碍：如再生障碍性贫血；慢性系统性疾病（慢性炎症、感染、尿毒症、肝病、肿瘤、结缔组织疾病、内分泌疾病等）所致的继发性贫血；骨髓浸润（白血病、多发性骨髓瘤、骨髓纤维化等）所伴发的贫血，骨髓增生异常综合征。

2．红细胞破坏过多（溶血性贫血）

（1）红细胞内异常：如红细胞膜的异常（如遗传性球形红细胞增多症）；红细胞内酶的缺乏（如葡萄糖－6－磷酸脱氢酶缺乏、丙酮酸激酶缺乏）；红细胞内血红蛋白异常（如海洋性贫血、异常血红蛋白病）；阵发性睡眠性血红蛋白尿。

（2）红细胞外的异常：如免疫性溶血性贫血；物理、化学、生物因素引起的溶血性贫血；脾功能亢进。

3．失血

（1）急性失血性贫血。

（2）慢性失血性贫血。

生理学分类可通过网织红细胞测定，骨髓涂片常规检查或普鲁兰铁粒染色，或骨髓活检等了解红细胞有否大量丢失或破坏，骨髓造血状态，红细胞的增生与成熟等情况。

（三）按贫血的严重程度分类

1．轻度 血红蛋白>90g/L，但低于相应正常值下限。

2．中度 血红蛋白为60～90g/L。

3．重度 血红蛋白为30～60g/L。

4．极重度 血红蛋白<30g/L。

此外还有按遗传性或获得性，按骨髓增生程度进行分类等方法。

二、病理生理机制

贫血致血液的携氧能力降低，不能维持组织的正常氧供应与氧合作用，因此产生组织缺氧和机体相应的代偿状态。轻度贫血者可无明显变化，中、重度贫血者则出现上述病理生理学改变，常有代偿性心排出量增加和血液重新分布，以保障脑、心脏、肺、肝、肾、胃肠、肌肉等主要组织和器官的血供与氧供。此外，贫血时血红蛋白对氧的亲和力也下降，在组织内其携带的氧很容易释出，利于增加组织内的氧供。在组织缺氧状态时促红细胞生成素的产生增多，可加速祖细胞向红细胞系增殖及分化，促使红细胞释放，产生应激性网织红细胞增加。如果贫血较重，组织缺氧难以纠正，病人处于失代偿状态，再加上引起贫血的各种疾病等诸因素，将会使病人出现一系列组织缺氧的状态。

三、病因

（一）红细胞丢失过多 急、慢性失血后贫血，比如各种创伤，血液病或消化道疾病或妇产科等疾病引起的急性出血，如钩虫病、痔出血，女性月经量过多或消化道小量慢性失血等，均系红细胞丢失过多引起的贫血。但需注意，慢性较长时间的出血，除可引起失血性贫血外，多因长期失血，不仅丢失了红细胞，同时也容易伴有铁的丢失，可发生失血继发缺铁性贫血。

（二）红细胞破坏过多

1．红细胞自身缺陷 可因红细胞膜的异常，如遗传性球形或椭圆形红细胞增多症等，可因红细胞血红蛋白的异常，如海洋性贫血或异常血红蛋白病。也可因红细胞酶的缺陷如G－6－PD酶或丙酮酸激酶缺乏症等均可引起红细胞破坏过多的溶血性贫血，以上多为遗传性溶血性贫血。阵发性睡眠性血红蛋白尿，其病因尚难肯定，多认为属获得性红细胞内在缺陷的溶血性贫血。

2．红细胞外异常 可因免疫因素致红细胞破坏过多，如自身免疫性溶血性贫血，血型不符的输血反应等。可因生物因素如溶血性链球菌或支原体或疟原虫等感染致红细胞破坏过多，也可因某些化学物质如蛇毒，苯，铅等作用或物理因素，如大面积烧伤或机械性损伤等因素导致红细胞破坏，还可因脾功能亢进致红细胞破坏增加而发生贫血。

3．红细胞生成减少 造血物质铁或叶酸或维生素B_{12}因摄入不足，吸收障碍或需要过多或慢性丢失等因素导致其缺乏或不足，可影响红细胞的生成。此外，骨髓造血功能低下，骨髓异常造血或骨髓受到肿瘤细胞浸润或促红细胞生成素缺乏等因素均使骨髓造血功能发生障碍，导致红细胞生成减少引起贫血。

四、临床特征

1．贫血的有关症状 心悸、气短、乏力、头昏、耳鸣、运动或体位突然变换时症状更为明显，严重者可昏厥。可能伴有出血，黄疸，失血或营养不良等其他症状。

2．贫血的相关体征 皮肤、口唇、齿龈、睑结膜、甲床苍白，心率稍快，慢性贫血者全心扩大，心前区可闻及轻度收缩期吹风性杂音。部分病人可伴巩膜黄染，皮肤或粘膜出血，浅表淋巴结肿大或肝脾肿大等体征。

3．实验室检查 全血常规可查血细胞计数，红细胞指数，网织红细胞计数，血涂片观察红细胞约有7%的“月经正常”的病人妊娠，因此不仅需问清末次月经的时间，其持续时间和出血量同样重要，同时结合前次月经情况，以判断此次是否为正常月经，但即使如此，对育龄妇女常规进行妊娠的筛查也是必要的。

3．既往病史　既往病史、手术史、外伤史及以往类似发作均很重要，有可能缩小鉴别诊断的范围。同时记录药物过敏史。

（二）体格检查　生命体征的检查是应首先进行的最重要的步骤，以便及时发现有无循环血量不足等危及生命的情况，及时处理。

1．全身检查　注意病人的一般情况及舒适体位，如有腹膜刺激征的病人倾向于平卧，活动会加重疼痛，内脏痛的病人可能前后翻滚寻找一舒适体位；检查粘膜有无脱水、苍白或黄染等。

2．腹部检查　病人平卧，遵循视、听、扣、触的顺序。检查腹部轮廓有无膨隆、不对称、瘢痕包块或蠕动波。病人咳嗽增加腹压时可发现疝。腹部听诊闻及高调肠鸣音或肠鸣音减弱或消失提示肠梗阻。怀疑有腹腔积液的病人检查有无移动性浊音。在腹部触诊前应让病人指明疼痛最明显处，此处应最后触诊，如果反跳痛存在，提示腹膜炎。

3．盆腔检查　尽管盆腔检查发现和检查者的经验、病人合作程度、病人体形、既往腹部手术史等有关，其可靠性有限，但对确定出血、发现肿块或压痛和获取宫颈及阴道分泌物标本是很重要的。需要强调的是，即使盆腔检查“正常”，也应作进一步检查评估。

综上所述，对急腹痛的妇女没有一种标准化的诊断流程，临床诊断依赖病史、体格检查、年龄及危险因素，对初次评价不能明确病因的病人，可能需进行连续多次检查，密切关注病情的变化及对实验性治疗的反应常可最终明确诊断。必要时应让病人留院观察。

（三）辅助检查

1．尿和血清妊娠试验　对所有急腹痛的育龄妇女都应进行尿妊娠试验的筛查，阳性结果有助于缩小鉴别诊断的范围及改变处理策略。当病人尿妊娠试验阳性同时伴有腹痛或阴道出血，应进行血清β－hCG测定。异位妊娠和异常的宫内妊娠病人的血清β－hCG一般低于正常宫内妊娠，应动态监测其变化。只要怀疑异位妊娠，不管β－hCG结果如何，都应行超声检查，但是当β－hCG＜1000U/L时，超声对异位妊娠的敏感度仅为17%。

3．血常规检查　需要注意的是血白细胞升高对急腹症的诊断即不敏感也不特异，手术证实的阑尾炎及胆囊炎病人中WBC正常者分别占11%和40%，因此即使WBC正常也不能排除炎性疾病。红细胞比容和血红蛋白水平也不能精确反应急性失血，但动态监测其变化趋势有意义。

4．肝酶和脂肪酶　有助于诊断可疑的肝炎和胰腺炎，但对胆囊疾病的敏感性和特异性不高。

5．尿液分析　阳性发现可指导诊断和随诊，有助于诊断泌尿系疾病，但不同疾病的敏感度不同，特异性也不好，例如约30%的阑尾炎病人尿液分析提示血尿或泌尿系感染,可能是阑尾周围炎引起的。

6．血生化检查　呕吐和腹泻病人应进行血清电解质、肌酐、尿素氮检查，对病人失水情况的估计很有帮助。

7．超声检查　盆腔超声检查是妊娠早期阴道出血伴或不伴腹痛病人评价的必要手段，可立刻发现是否有宫内妊娠囊。如病人尿妊娠试验阳性，超声检查宫内未见妊娠囊，同时发现附件区混合回声包块应高度怀疑异位妊娠。对于不能明确的阑尾炎、囊肿扭转或盆腔炎性疾病，超声检查也有助诊断；另外，由于超声检查的特点，对于盆腹腔积血量的判断非常准确且迅速；同时，超声还可用于评估胆囊结石、胆囊炎、肝脏及胰腺占位、肾结石和肾盂积水。

8．腹部平片　立位和卧位腹平片有助于发现液气平面、游离气体和异物，有助于肠梗阻、胃肠道异物和穿孔的明确诊断，但对肾结石或胆囊结石的诊断意义有限。在行X线检查前应尽可能先明确是否合并妊娠。

9．腹部和盆腔CT　CT较超声检查能提供更多信息，如先前检查怀疑腹痛是由妇科疾病引起时，应常规行超声检查，如更倾向于胃肠道疾病时，可先行盆腹腔CT检查。CT诊断阑尾炎的敏感性和特异性分布为 100% 和 97%，诊断妇科急症（卵巢囊肿破裂、盆腔炎性疾病、卵巢扭转、宫腔积血）的敏感性和特异性分别为 87% 和 100%。

三、急诊处理

（一）快速稳定和评价　盆腔疼痛育龄妇女应常规查血尿常规和妊娠试验，建议在急诊分诊时就由护士开出相应的化验单，但要注意不要因等待化验结果而耽误救治，因为有时病人出现失血性休克，可少尿、无尿，查尿常规、β-hCG 和盆腔 B 超会有影响。

盆腔疼痛的病人要警惕下面两类致命性问题：

1. 失血性休克：吸氧、监护、容量复苏，血型、交叉配血；如容量复苏后不能快速稳定，应考虑妇产科会诊，直接进手术室（腹腔镜或剖腹探查术）。

2. 感染：早期积极抗应用广谱抗生素，尽早得到妇产科专科医师会诊。

急性盆腔疼痛病人的处理思路（图 27-1）。

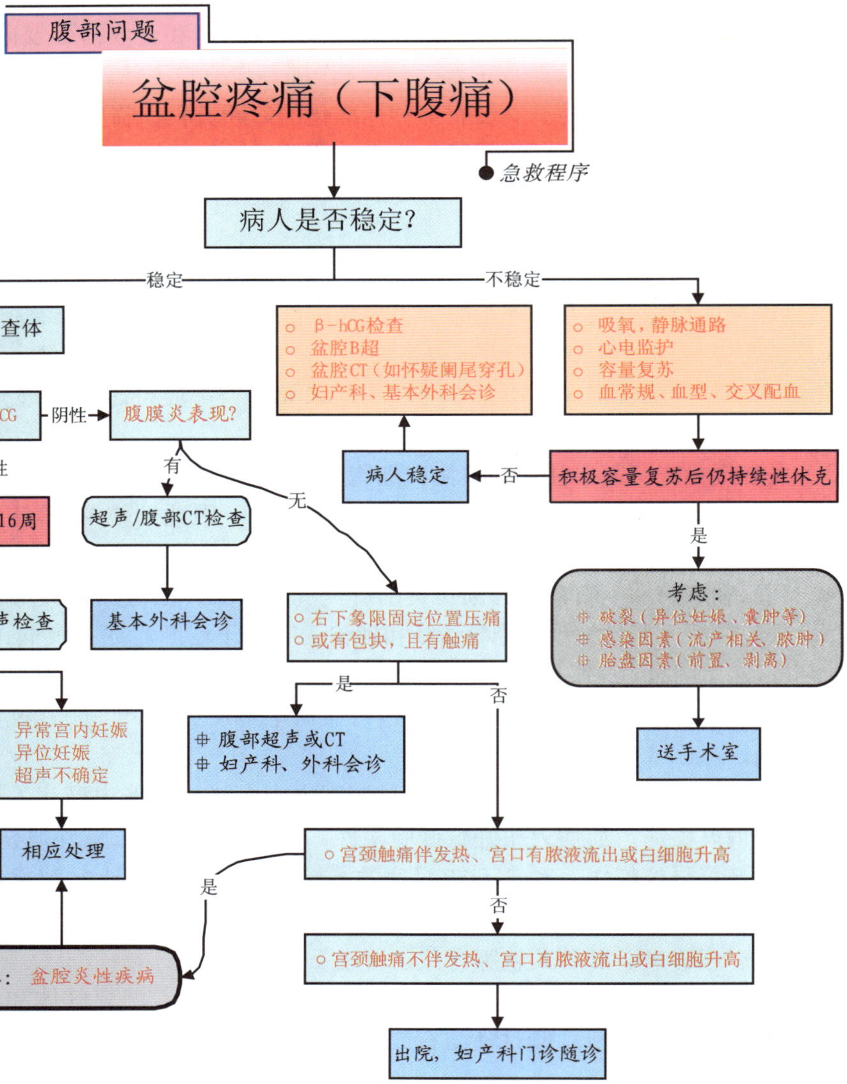

图 27-1　盆腔疼痛病人（育龄妇女）急诊处理思路

（二）支持治疗　疼痛的治疗是盆腔疼痛病人首先需要解决的问题，但是否需要控制疼痛需要在急诊医生、外科或妇科医生之间达成共识。如果外科（或妇产科）医生认为麻醉药或其他镇痛药会使体格检查的结果不可信，可考虑使用短效镇痛药。

（三）病因治疗

对原发病的治疗见下面相关章节。

四、病人安置

（一）留观和住院标准

1. 循环不稳定（如异位妊娠破裂出血）。
2. 病人出现中毒症状（体温 >39℃）或腹膜炎症状。
3. 怀疑有输卵管或盆腔脓肿。
4. 急性阑尾炎。
5. 盆腔炎症性疾病（PID）病人住院指征见本章第三节。
6. 病人因各种原因不能进食。

（二）出院标准

1. 检查未发现病人有器质性问题。
2. 除外“急症”（需紧急处理情况）。
3. 妇产科专科医师会诊，对病人进行充分评估后。
4. 带镇痛药回家，门诊随诊。

第二节　异位妊娠

一、概述

异位妊娠是指受精卵种植在子宫腔以外，占所有妊娠的约2%，是早孕期引起孕妇死亡的首要原因，引起约9%的孕期死亡。大约40%的异位妊娠在第一次就诊时被漏诊，异位妊娠和先兆流产是在急诊室应予以鉴别的。

二、诊断

1. 危险因素　采集病史时应特别注意有无异位妊娠的危险因素（表27－2）。但如缺乏危险因素，临床医师也不应忽视其诊断。约有一半的异位妊娠病人有一个或一个以上危险因素，但25%的先兆流产病人也有一个或以上危险因素。

2. 病史和体格检查　停经、腹痛和阴道出血是异位妊娠典型的三联征，但仅65%～70%的病人临床表现典型，高达90%的病人有腹痛，50%～60%有阴道出血，71%病人双合诊子宫正常大小，约50%病人有附件区压痛和宫颈举痛。

表27－2　异位妊娠的危险因素

（1）既往异位妊娠史
（2）PID史/输卵管炎
（3）输卵管绝育或手术史
（4）目前应用宫内节育器（intrauterine device，IUD）
（5）不育病史 >2年
（6）（IVF）治疗不育或促排卵治疗
（7）吸烟
（8）经常进行阴道灌洗
（9）孕妇高龄

单纯依据病史和体格检查确立诊断和

排除异位妊娠是很困难的，因为约10%病人盆腔检查正常。实际上在最初疑诊异位妊娠时，相对于超声检查，盆腔检查的价值较小，除非其破裂时出现明显的休克和典型的腹膜刺激征。

3. 实验室检查

（1）β-hCG 定量血清β-hCG测定对于怀疑异位妊娠的病人有用，但单独测定其诊断价值有限。如β-hCG<100U/L，17%病人早期B超可发现宫内孕或异位妊娠，30%的异位妊娠病人有相应的B超发现；如β-hCG>1000U/L，70%的异位妊娠病人B超有阳性发现。连续测定血清β-hCG对正常的宫内孕、异常宫内孕和异位妊娠也有预测价值。正常宫内孕者血清β-hCG在孕9~10周前48h内增长速率应>66%。如β-hCG值48h内增长>66%同时超声检查未发现宫内妊娠囊者，有22%的病人最终确认为异位妊娠，如超声检查发现宫内妊娠囊样结构，则最终均为宫内孕。当超声检查宫内未见妊娠囊，β-hCG值48h内增长<66%，65%的病人为异位妊娠。β-hCG值下降的速度对诊断也有帮助，如β-hCG值48h内下降>50%时异位妊娠的可能性很低，这常常符合宫内孕完全流产；如β-hCG值48h内下降<50%，则为异位妊娠或宫内孕不全流产。大多数作者认为，如血清如β-hCG >1500U/L而阴道超声仍未发现宫内妊娠囊样结构，则异位妊娠的可能性极大。

（2）孕酮 当孕酮值>25ng/ml时，提示存活的宫内孕；而当孕酮值<5ng/ml时，虽不能鉴别宫内孕或异位妊娠，但可准确排除活的宫内孕，有必要时可行诊断性刮宫术明确诊断。

（3）B超 阴道超声是异位妊娠的重要诊断手段，约79%的病人超声检查可见异位妊娠的特点。宫内未见妊娠囊及附件区见到胎芽、胎心可明确妊娠，附件区见到非卵巢的囊样结构、子宫直肠窝大量液性暗区或复杂的附件包括和异常的盆腔积液对异位妊娠也有提示意义。

（4）诊断性清宫术 排除了活的宫内妊娠时，可行清宫术进一步明确诊断。清宫组织见到绒毛可排除异位妊娠；未见绒毛组织可能为异位妊娠或宫内孕完全流产，48h后重复测定血清β-hCG可明确诊断，完全流产时其迅速下降。

三、治疗

1. 手术治疗 异位妊娠的手术方式包括输卵管切除术及保留输卵管的输卵管开窗术。无生育要求或输卵管破裂或病变严重者应行输卵管切除术。保留输卵管的手术是为了增加今后的妊娠机会，但应向病人说明的是，行输卵管开窗术可能残存部分滋养细胞，导致持续性异位妊娠，因此术后应密切监测血清β-hCG，必要时考虑药物治疗；同时，病人将来还有再次发生异位妊娠的可能性。

2. 药物治疗 治疗异位妊娠的主要药物是氨甲蝶呤（MTX）。

药物治疗的指征包括：病人血流动力学稳定，阴道B超提示异位妊娠包块直径<5cm，且无胎芽胎心，盆腔无游离液体，血清β-hCG<5000U/L，病人不愿手术治疗且有随诊条件，病人无明显的肝、肾和血液合并症，无药物禁忌证。血清β-hCG<1000U/L时，治疗的成功率达98%，当血清β-hCG在1000~5000U/L时，成功率为92%，当血清β-hCG高于5000U/L时，成功率为81%。治疗剂量为MTX 50mg/m^2肌内注射，7天后血清β-hCG下降如小于15%，可给予第二次治疗。治疗后应每周复查血清β-hCG。治疗后的主要并发症是输卵管破裂，这与MTX的副作用可能不易鉴别，应详细询问病史及行B超和血常规检查。

第三节 盆腔炎症性疾病

一、概述

盆腔炎症性疾病（PID）是一种因为女性上生殖道感染而形成的一种临床综合征，包括子宫内膜炎、输卵管炎、盆腔腹膜炎或输卵管卵巢脓肿。PID是造成育龄期妇女住院的最常见妇科病因。其严重后果包括：不孕、慢性盆腔疼痛、异位妊娠、反复感染和输卵管卵巢脓肿、需要手术治疗等。

大部分 PID 病例都是多种微生物混合感染，从病人生殖道中可分离出各种需氧菌和厌氧菌，如链球菌、葡萄球菌、阴道加德纳菌、消化链球菌、类杆菌、大肠杆菌、淋球菌、沙眼衣原体和生殖道支原体。在大约 1/2 的 PID 病人中，可从生殖道分离出淋球菌和沙眼衣原体。

PID 的发病和月经周期有明显的相关性，多数病人于月经期间或月经刚结束时发病，可能与月经时宫颈粘膜改变时病原体得以穿过宫颈上行。

二、诊断

临床诊断 PID 较困难，病史、查体或实验室检查对 PID 的诊断均不特异。常见的病史包括：下腹痛（94%），阴道分泌物增多（55%），发热和/或寒战（41%），不规则阴道出血（35%），泌尿系和消化道症状（19% 和 10%）；查体发现：附件区压痛（97%），肉眼可见的异常阴道分泌物（64%），发热（33%）。但是，其他疾病也可能具有上述临床表现，因此病史和体格检查的发现敏感性和特异性均较差。

PID 的主要鉴别诊断包括：附件扭转伴或不伴肿瘤、阑尾炎、异位妊娠、子宫内膜异位症、胃肠炎、下生殖道感染（宫颈炎）、卵巢囊肿破裂、感染性流产、泌尿系感染性疾病、正常盆腔（20% ~25%）。

临床诊断 PID 是基于病人的流行病学病史和临床表现。在具有 PID 症状和体征的女性中，如果性生活活跃、处于青少年期、到性病门诊就诊、既往有 PID 病史或属于淋病和衣原体感染高发的社会经济阶层，患 PID 的可能性更大。其他和 PID 相关的因素包括：阴道冲洗、细菌性阴道病、近期放置 IUD 或宫腔操作史。

美国疾病控制和预防中心制定的 PID 的诊断标准如表 27 -3，由于 PID 可造成严重后果，因此该诊断标准倾向于敏感，有 1/3 病人有可能被过度诊断。

表 27 -3 PID 的诊断标准

性活跃的青少年和其他有（STD）高危因素的女性，如果存在下列最低标准并且没有发现其他病因，应进行经验性治疗：
下腹压痛
附件压痛
宫颈摇摆痛
附加标准（增加特异性）：
体温 >38℃
宫颈或阴道分泌物异常
血沉加快
C 反应蛋白阳性
宫颈淋球菌或沙眼衣原体培养阳性
最特异的标准：
子宫内膜活检提示子宫内膜炎
尽管没有经典的 PID 初筛试验，但是阴道超声提示输卵管增粗、积液，伴或不伴游离液体以及在 MRI 上见到输卵管卵巢复合物
腹腔镜检查证实 PID 的表现

诊断 PID 不需常规的实验室检查，但这些检查可提高诊断的特异性。疑诊病人应常规行宫颈淋球菌和衣原体培养、血常规、血沉、C 反应蛋白。应行尿妊娠试验排除妊娠。还应行其他性传播疾病（STD）的筛查：HIV、梅毒和乙型肝炎。

三、治疗

治疗轻中度 PID 时，静脉或口服途径给药疗效相当。表 27－4、27－5、27－6 列举了美国疾病控制和预防中心关于住院、院内和院外治疗 PID 的指南。其诊治流程见图 27－2。

表 27－4　PID 病人住院指征

1. 诊断不明，特别是不能排除阑尾炎或异位妊娠
2. 盆腔脓肿（输卵管卵巢脓肿）
3. 合并妊娠
4. 青少年
5. 病情严重，恶性呕吐或高热
6. 院外治疗无效
7. 没有条件院外治疗

表 27－5　院内治疗推荐方案

方案 A[a]
　头孢西丁 2g，iv，q6h
　或
　头孢替坦 2g，iv，q12h，加多西环素 100mgiv 或口服，q12h
方案 B[b]
　克林霉素 900mg，iv，q12h
　和
　庆大霉素 2mg/kg 负荷量，随后 1.5mg/kg，iv，q8h

注：a. 临床症状改善后至少原方案维持 24h。静脉治疗结束后，多西环素应该继续按 100mg 口服 bid

b. 适用于输卵管卵巢脓肿。临床症状改善后 24h 停止静脉治疗，改口服治疗维持，包括多西环素 100mg bid 或克林霉素 450mg qid，总疗程 14 天。存在输卵管卵巢脓肿时，很多医生愿意使用克林霉素作为维持治疗，因其对厌氧菌的疗效更好

表 27－6　PID 院外治疗＊

方案 A	方案 B
奥氟沙星 400mg，po，bid，连续 14 天	头孢西丁 2g，im，单次＋丙磺酸 1g，单次 po
或	或
克林霉素 450mg，po，qid，连续 14 天	头孢曲松 250mg，im，单次
或	或
左氧氟沙星 500mg，po，qd，连续 14 天	其他静脉用三代头孢菌素（如头孢他啶或头孢噻肟钠）
加或不加	加
甲硝唑 500mg，po，bid，连续 14 天	多西环素 100mg，po，bid 连续 14 天
	加或不加
	甲硝唑 500mg，po，bid，连续 14d

＊ 随访 72h，如 72h 后对治疗无反应，应再次评估以证实诊断，且在院内或院外静脉用药治疗

最后值得一提的是，放置 IUD 的妇女怀疑患有 PID 时，可在治疗感染的同时保留 IUD，但复发的

风险很高，所以大部分专家建议患 PID 时取出 IUD，操作前应静脉应用抗生素，防止发生菌血症或败血症。

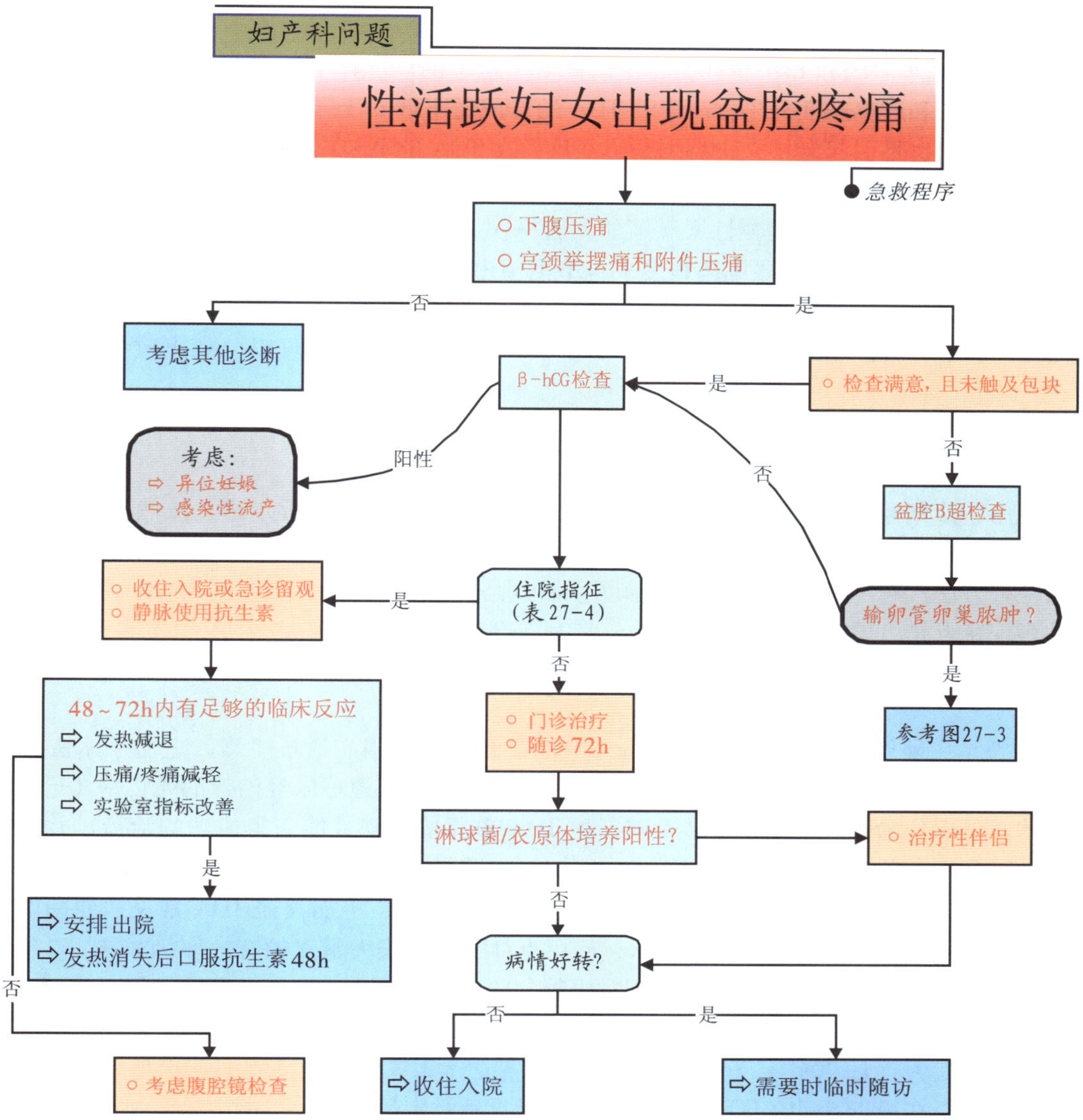

图 27－2　盆腔炎性疾病处理流程

第四节　输卵管卵巢脓肿

尽管有报道超过 1/3 的住院 PID 病人发生输卵管卵巢脓肿（tubo－ovarian cyst，TOA），但 TOA 大约只发生于 5% 因 PID 住院治疗的病人中。有趣的是，30% ～40% 的 TOA 病人先前并没有诊断 PID，并且其表现也多种多样，包括无症状的盆腔包块。

有症状的 TOA 妇女和 PID 病人具有很多类似的临床表现。因此下腹痛、宫颈摇摆痛、附件压痛和出现炎症性附件包块是最常见的症状组合。但是盆腔压痛时检查的满意度受到影响，通过影像学技术特别是超声来明确诊断变得非常重要。在一大群 TOA 病人中，半数有发热和寒战史；而只有 25% 甚至更少的病人有异常阴道分泌物、恶心和异常阴道出血。体格检查时，只有 2/3 的病人有明显的发热，白细胞增高的发生率类似，所以在没有发热或白细胞增高时也不能排除 TOA。

一、病理生理学和微生物学

引起 TOA 的基本原因和 PID 性宫颈炎相似：下生殖道的病原体上行感染导致输卵管受累，出现输卵管红斑、水肿和产生脓性分泌物。尽管 TOA 的形成通常继发于 STD 之后，但是生殖道或结肠的恶性肿瘤和憩室炎也是引起老年人，特别是绝经后妇女 TOA 的重要原因。随着 TOA 的进展，局部环境从需氧环境向厌氧环境转变，局部微生物种类也发生相应变化。因此，发病数天后随着脓腔的形成，原发感染的致病菌（通常是兼性厌氧菌如大肠杆菌、链球菌）逐渐被专性厌氧菌所取代（如拟杆菌属、消化链球菌）。尽管这些细菌很多来自下生殖道，但另外一些可来自肠道，穿过肠壁引起感染。小肠和大肠都可以成为脓肿壁的一部分。虽然 TOA 妇女宫颈标本中常能分离出淋球菌或沙眼衣原体，但是在脓腔中分离出这两种病原都不常见（$<5\%$）。脓肿中还可以分离出放线菌，特别是带有 IUD 的妇女。

二、影像学检查

超声是用于诊断附件包块（包括炎性复合物）的首选影像学诊断方法。虽然其他手段如 CT、MRI 及核素显像也能显示 TOA，但是价格昂贵、存在放射线暴露问题以及分辨率有限，使它们不能成为首选检查方法。超声有助于确定初步诊断，而且是在随访中监测疗效的一种有用方法。TOA 在超声上的表现特点是：厚壁、多分隔的包块，在其下部有分层的沉积物或碎屑。CT 表现与此类似。

三、治疗

TOA 破裂是一种外科急症。保持血流动力学稳定并立刻使用广谱抗生素，之后手术去除受累的盆腔器官非常必要。诊断或手术延误都能造成死亡率上升。有报道称未经治疗的死亡率几近 100%。

和身体其他部位的脓肿不同，很多未破裂的 TOA 单靠抗生素就能获得成功的治疗，并不需要引流或手术去除病灶。单用抗生素而不用手术或引流可以获得 60% ~80% 的临床缓解率和出院率。

获得满意的抗菌治疗效果的一个关键因素是要选用抗菌谱广、能覆盖 TOA 常见病原菌的抗生素（表 27－5）。一项大规模的观察性研究显示，使用克林霉素和庆大霉素的有效率为 81%（175/217）。而在相似的人群中，同一作者报道如果使用对厌氧菌覆盖差的抗生素（如青霉素和庆大霉素），治疗失败率可达 2/3。但是，没有手术干预的抗生素治疗的长期有效率并不能达到 60% ~80%，因为有些初始治疗有效的病人（约 20% ~30%）因为持续疼痛或疼痛复发而最终需要手术处理。脆弱类杆菌是常见的致病菌，在最近 5 ~10 年已经逐渐显示出对克林霉素的耐药性。现在使用含有甲硝唑的方案（如氨苄西林、甲硝唑和庆大霉素）或对厌氧菌有良好覆盖的广谱抗生素（如氨苄西林－舒巴坦）的治疗结果很成功，疗效与 20 世纪 80 年代报道的含克林霉素方案的疗效相当，但其应用经验有限。

抗生素治疗的临床疗效通常出现在治疗 48 ~72h 内，表现为发热减退、疼痛和腹部压痛缓解，实验室炎症指标（如 WBC 计数、C 反应蛋白和血沉）好转。治疗失败更多见于直径超过 8cm 的 TOA，或者双侧附件均受累的病人。

初始保守治疗失败意味着需要手术干预。有一系列处理方法，从影像学引导下置管引流到子宫双侧附件切除都已经成功用于临床。超声或 CT 引导下引流成功的报道逐渐增多，但总体上经验还不足，在病例选择上也缺乏明确的建议。

经腹全子宫双侧附件切除术能获得最高的治疗成功率，但因此会造成绝经和不育，不能为某些妇女接受。单侧附件受累可采用单侧附件切除术得以成功的治疗。治疗 TOA 的流程（图 27－3）。

TOA 出现在≥35 岁和绝经后妇女具有特殊的意义，因为此时 TOA 和胃肠道或泌尿生殖道恶性肿瘤（结肠癌、子宫内膜癌、宫颈癌和卵巢癌）有明显的相关性。在该年龄组妇女中，憩室脓肿也是造成 TOA 的一个原因。由于恶性肿瘤的高发性，绝经后妇女出现盆腔脓肿时，建议作如下治疗：稳定病情，行抗生素治疗，并转给妇科或外科医生诊治。

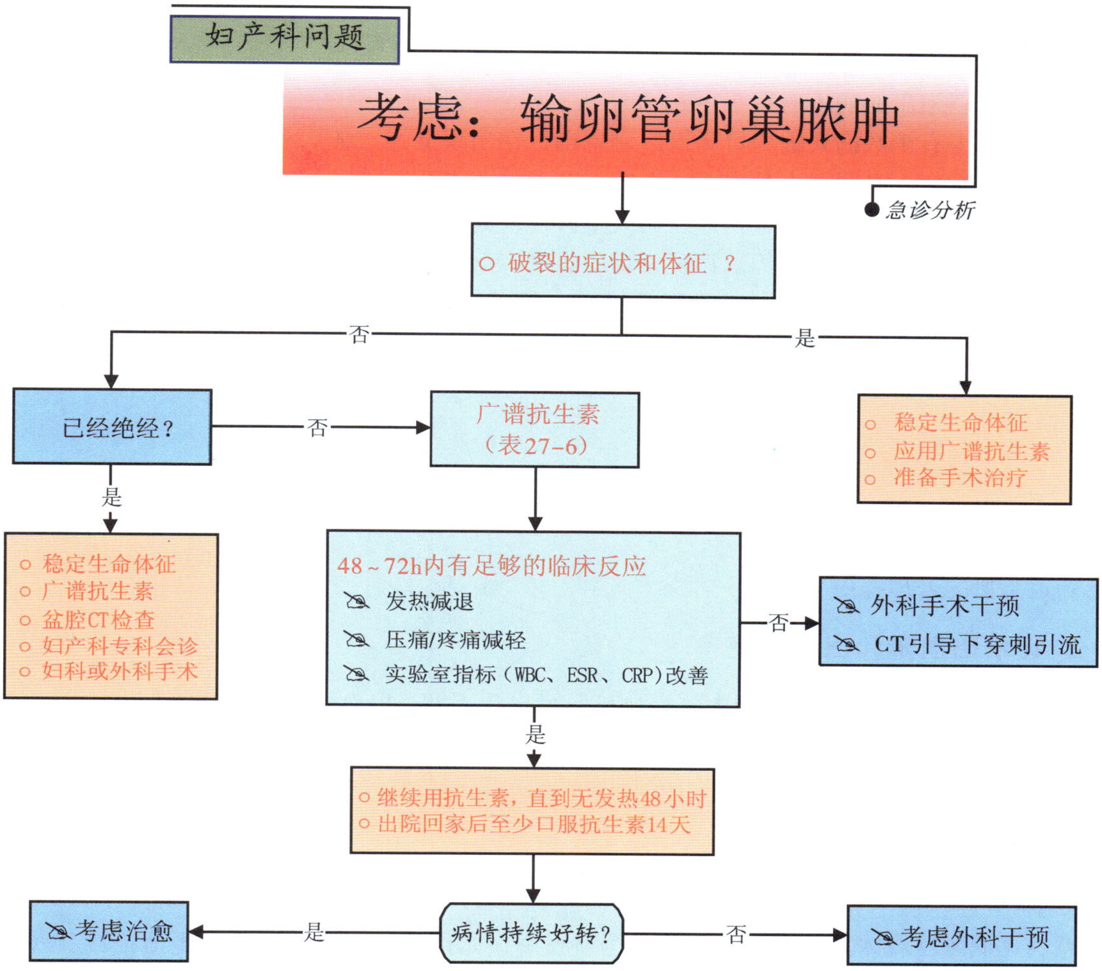

图 27－3　输卵管卵巢脓肿处理流程

（金　滢）

第二十八章　胃肠道出血

多数急性胃肠道出血病人有明显的出血症状，如以“呕血、呕咖啡色液体、黑便、血便”为主诉来急诊就诊；但有少数病人因为胃肠道出血急剧，在出现上述出血症状前因休克而来诊，鉴于此，对于不明原因休克病人必须置入鼻胃管、肛查看有无出血或黑便，明确有无胃肠道出血。

急性胃肠道出血若处理不当，常危及病人生命，因此及时作出恰当的诊断和合理的处理很重要。根据呕血、黑便、血便和失血性周围循环衰竭的表现，呕吐物或黑便潜血试验强阳性、血红蛋白和红细胞比容（hematocrit，HCT）进行性下降等证据，即可作出消化道出血的诊断。但要注意在作出胃肠道出血诊断前，一定要排除口腔、鼻咽部出血和肺部咯血，排除进食相关的黑便（如进食动物血、生肉、甜菜、碳粉、含铁药物、含铋剂药物）。

第一节　危及生命出血的紧急处理

胃肠道出血的处理程序（图 28－1）。

一、评价出血量和出血速度

成人每日胃肠道出血量＞5ml 则大便潜血试验可出现阳性，出血量达 50～100ml 以上可出现黑便，胃内储积血量达 250～300ml 以上可引起呕血。一般 1 次出血量不超过 400ml 可无全身症状，反之可出现头昏、心悸、乏力、猝然倒地等表现，短时间出血量超过 1000ml 可出现周围循环衰竭表现。由于出血大部分积存于胃肠道，且呕血与黑便中常混有胃内容物与粪便，临床上不可能对出血量作出精确估计。

二、生命体征监测

注意有无低血压或休克，监测仰卧位血压、心率，如正常可改变体位测量生命征（详见休克总论——休克早期识别）。

如病人出现下列表现要考虑存在出血性循环衰竭可能：

1. 大量呕血或便血。
2. 仰卧位低血压或休克。
3. 直立性低血压或心动过速。
4. 可能存在主动脉－十二指肠瘘（有主动脉夹层、主动脉手术病史）。
5. 已知或怀疑有食管胃底静脉曲张。

三、胃肠道出血循环衰竭处理

1. 建立静脉通路　置入大口径静脉导管（≥16G），如有休克，应建立 2 条或 2 条以上静脉通路。

2. 实验室检查　抽血查血常规（尤其注意血红蛋白、红细胞比容、血小板计数），查 ABO 血型、Rh 因子，交叉配血，预约 6 单位浓缩红细胞。查凝血功能（PT、APTT）看有无凝血功能障碍，查血电解质、肝肾功能。动脉血气（包括血 pH）有助于判断组织灌注情况（如组织灌注不佳时可出现代谢性酸中毒）。

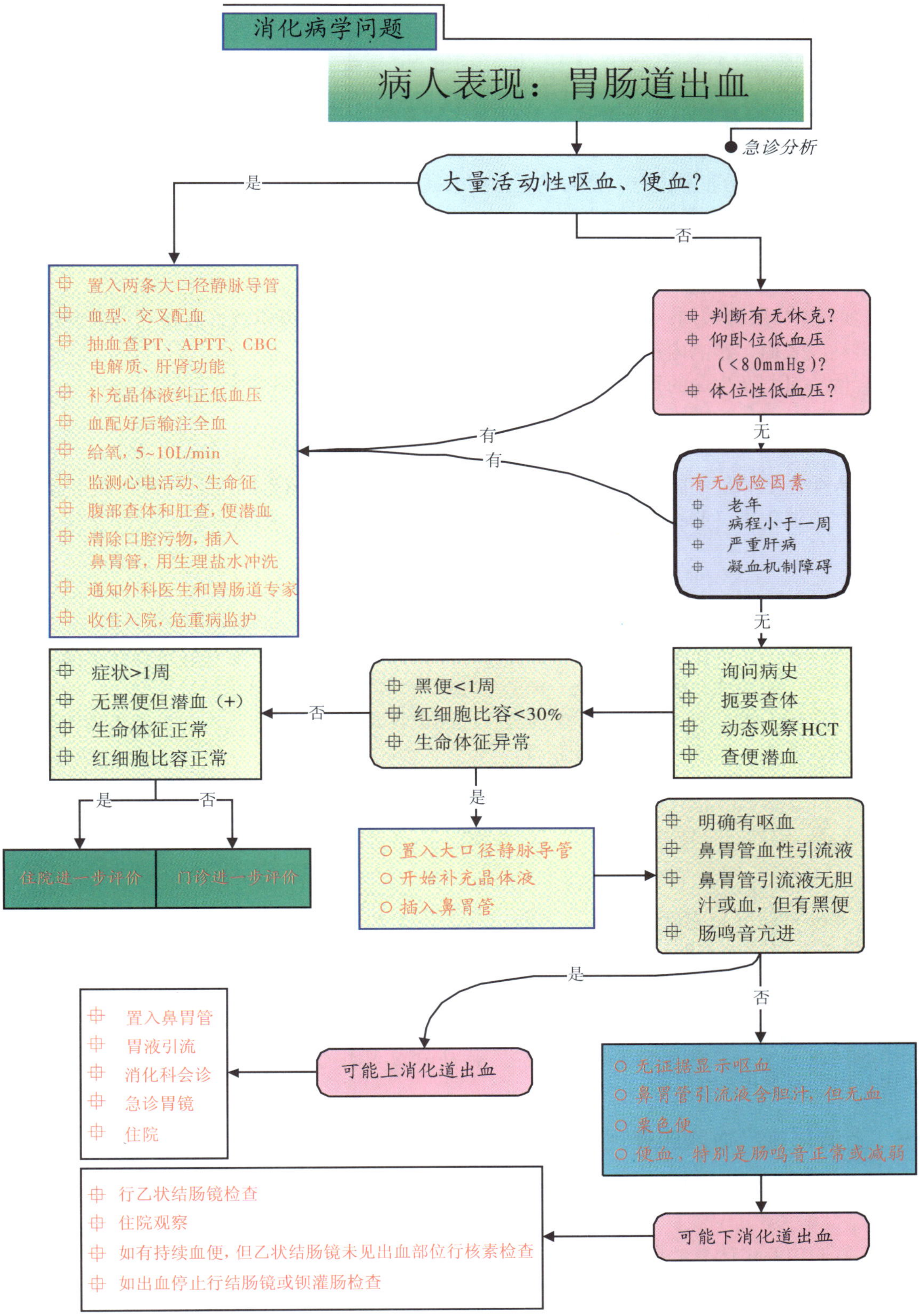

图 28－1 消化道出血病人处理程序

3. 补充晶体液 给予3L平衡盐液或生理盐水补充容量、维持血压，直到有条件输注浓缩红细胞，晶体液输注速度开始可达15～30分钟输入1L液体，直到灌注改善。

4. 开始输血 尽早开始输注浓缩红细胞（最好经过交叉配血后），给予2单位或2单位以上，250～500ml/h速度。

5. 给氧 如病人有休克表现，予吸氧5～10L/min。

6. 腹部查体 检查腹部有无触痛（有时消化性溃疡、肠梗死可出现触痛）、有无搏动性包块（如主动脉夹层时可能出现主动脉－十二指肠瘘，则需要急诊手术治疗）。

7. 导尿 休克、循环不稳定、肾功能不全病人插入导尿管（Foley尿管）监测每小时尿量。

8. 插入鼻胃管 置入鼻胃管持续引流，至少用500ml以上生理盐水冲洗（盐水温度并不十分重要），直到无胃内容物和血块，冲洗时病人取左侧卧位避免误吸。引流液如显示持续快速出血，常提示危及生命的上消化道出血，需要外科手术或三腔二囊管压迫止血。

9. 禁食和停口服抑酸剂 因为大多数胃肠道出血病人需要内镜检查，食物和口服制酸剂会覆盖在上消化道粘膜表面，影响内镜观察。

10. 会诊 对危及生命的胃肠道出血尽早通知外科医师和消化科专家。

四、出血部位

一旦病人生命征和红细胞比容恢复正常，尽可能明确胃肠道出血部位，约90%的胃肠道出血病人病变部位在上消化道（Treitze韧带以上），可能在十二指肠或十二指肠附近，仅10%病人病变部位在下消化道。

五、病人安置

有下述情况之一者收住院进一步诊治：基础生命体征不稳定、红细胞比容进行性下降、凝血机制障碍、老年病人、活动性上消化道出血、较严重的或持续性下消化道出血。

胃肠道出血病人满足下述条件可考虑离院：应用鼻胃管抽吸示出血停止、基础生命体征稳定、红细胞比容（血红蛋白）稳定、凝血功能正常。

第二节 上消化道出血诊疗程序

上消化道出血病因很多，出血部位各异，目前尚无统一的诊疗程序。通常接诊的呕血和黑便（尤其是柏油样大便）病人为上消化道出血，注意判断出血的性质（急性或慢性），失血程度，继续出血或再出血的危险性，及时进行容量复苏，一旦病人全身情况稳定，进行相应的检查，以明确病因和确定出血的部位，进行积极有效的治疗。上消化道出血中消化性溃疡约占50%，食管胃底静脉曲张破裂出血约占25%，急性胃粘膜病变占15%，其余为Mallory－Weises综合征（食管贲门撕裂）、胃癌、胃息肉、胆道出血等。

一、上消化道出血临床表现

（一）病史 先有呕血或呕血与黑便兼有者，出血的部位多在胃或食管，单纯黑便常为十二指肠出血。

如病人有服用非甾体类解热镇痛剂、酗酒、严重创伤、严重感染性疾病（病人处于应激状态）史，上消化道出血最可能为急性胃粘膜病变。

有慢性、周期性、节律性上腹痛史，尤其出血前疼痛加剧，出血后疼痛减轻或缓解者，提示消化性溃疡出血。

酒后呕吐或妊娠呕吐，尤其先呕吐食物残渣继而呕出鲜血者，常提示Mallory－Weises综合征（食管贲门撕裂）。

有慢性病毒性肝炎、血吸虫病、慢性酒精中毒、肝硬化或肝癌病史，并有门脉高压体征者，提示食管胃底静脉曲张破裂出血。

伴食欲减退和体重减轻的上消化道出血，应考虑胃癌可能。

（二）体征　生命体征是确定失血量的关键，如仰卧位血压 < 80mmHg，脉率 > 120 次/分，提示出血量可能达 40% 以上。如血压、心率正常范围，改变病人体位（由仰卧位变为坐位或直立位），如病人心率增加 > 15 次/分，血压下降 > 10mmHg，提示病人出血量达 20%。

（三）实验室检查　见本章第一节。

（四）特殊检查

1. 鼻胃管抽吸检查　置入鼻胃管持续抽吸或冲洗也有助于出血部位的初步判断。鼻胃管吸出新鲜红色血液，提示活动性出血或近期出血，但鼻胃管吸出物中无血，不能除外上消化道出血。

2. 胃镜检查　急诊胃镜检查是诊断上消化道出血的首选方法，在补充血容量纠正休克、改善贫血、稳定生命体征的原则下，应争取在出血 24 ~ 48h 内行急诊胃镜检查，以确定出血部位和性质。胃镜诊断的正确率高达 95%，急诊胃镜可明确食管胃底静脉曲张、消化性溃疡、胃癌出血的诊断，对急性胃粘膜病变、Mallory - Weises 综合征等粘膜病变的诊断也有重要的临床价值。

3. 选择性动脉造影　如上消化道内镜检查未能发现出血灶，可行选择性动脉造影，若动脉出血量 > 0.5ml/min 时，约 90% 病人可显示出血部位有造影剂外溢，有助于活动性出血的定位和血管瘤、血管畸形的诊断。

4. 放射性核素检查　放射性核素^{99m}锝标记红细胞扫描为非侵入性检查，敏感性高（94%），能检出 0.05 ~ 0.1ml/min 的出血灶，对内镜检查和选择性动脉造影未能确定出血部位的病人，可选择^{99m}锝标记的自身红细胞静脉注射后行腹部 γ 照像闪烁扫描，能有效地检出胃肠道的出血部位，尤其是怀疑小肠出血时。

5. X 线钡餐检查　上消化道大量出血病人何时进行 X 线钡餐检查目前仍有争议，目前多主张在出血停止和病情稳定数天行 X 线钡餐检查为佳，因此它对急性上消化道出血的诊断价值不大，但对少数不能耐受内镜检查或有内镜检查禁忌证者，X 线钡餐检查仍是可供选择的检查方法；当怀疑病变部位在十二指肠降段以下小肠段时，钡餐有特殊诊断价值。

二、上消化道出血诊断及图解

（一）呕血

1. 临床征象　除外肺部疾病所致咯血、口腔或鼻咽部出血，病人出现呕血，置入鼻胃管可抽出或冲洗出血液或潜血试验阳性胃内容物。但如果出血部位在十二指肠，从鼻胃管常不能抽出血液，因为鼻胃管不能到达十二指肠，而血液也不能反流到胃。

2. 呕血诊断图解（图 28 -2）。

（二）黑便　黑便通常由于上消化道出血所致。所有黑色大便均需查大便潜血试验，因为进食许多物质可致大便变黑（如铁、铋、菠菜等）。红色血液转变为黑色与血液在肠道内滞留时间有关（血红蛋白的铁经肠道内细菌作用与硫化物结合形成硫化铁导致黑便），因此大量下消化道出血很少产生黑便，但当出血部位在远端小肠或近端结肠，且在肠道通过时间较长，下消化道出血偶尔也可出现黑便。

三、上消化道出血的处理程序

上消化道出血的病因不同其治疗程序也有差异，因此将其分为非静脉曲张性出血、消化性溃疡出血、食管胃底静脉曲张破裂出血。

（一）非静脉曲张性上消化道出血处理程序（图 28 -3）　内镜的广泛应用为非静脉曲张性出血与静脉曲张性出血的鉴别提供了条件，非静脉曲张性出血通常包括胃、十二指肠溃疡、急性胃粘膜病

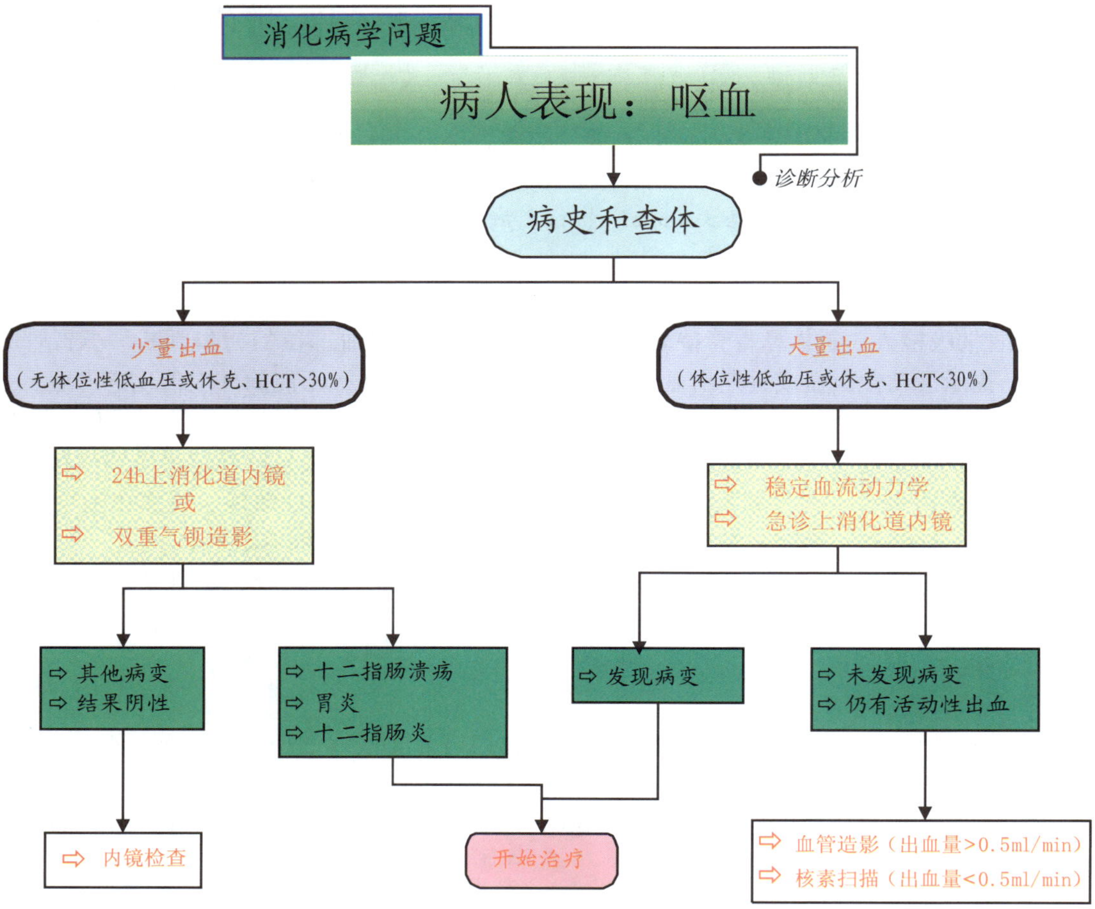

图 28－2　呕血的诊断思路

变、Mallory－Weises 综合征、恶性肿瘤、血管瘤、胆道出血等。

（二）消化性溃疡出血的处理程序（图 28－4）　鉴于消化性溃疡是上消化道出血的主要原因，其诊断有处理有其特殊处。

（三）食管、胃底静脉曲张破裂出血诊疗程序（图 28－5）　本病是肝硬化门脉高压的严重并发症之一，约占上消化道出血的 10%，多表现为骤然发生的大量呕血伴黑粪，50% 以上病人在住院期间再发出血，预后极差，病死率高达 30%～44%。因此应采取积极有力的措施。其诊疗程序的制定与实施，应与本单位的条件与经验相结合，无条件的部分可省略。通常药物治疗首选垂体后叶素，无效时改用善宁或施他宁，多数出血能有效地控制（70%～80%）。经内镜急诊硬化治疗或套扎治疗，控制出血有效率达 90%；择期和预防性硬化治疗或套扎治疗能使曲张静脉完全消失，显著降低出血的再发生率（14.3%）。因此，有胃镜的单位应积极开展经内镜下硬化治疗或套扎治疗。对少数持续性或复发性出血的病人可行门体分流手术，不能耐受手术者，可行经颈静脉肝内门腔静脉内支架分流术（TIPS）。

四、上消化道出血治疗要点

（一）紧急处理

1. 一般急救措施　有出血性休克者应卧床休息，保持安静，保持静脉通路并测定中心静脉压，保持呼吸道通畅，大量呕血者宜禁食。同时进行心电监护。

2. 补充血容量　消化道大量出血时，应立即输血补液，以补充和维持血容量，纠正休克。输血

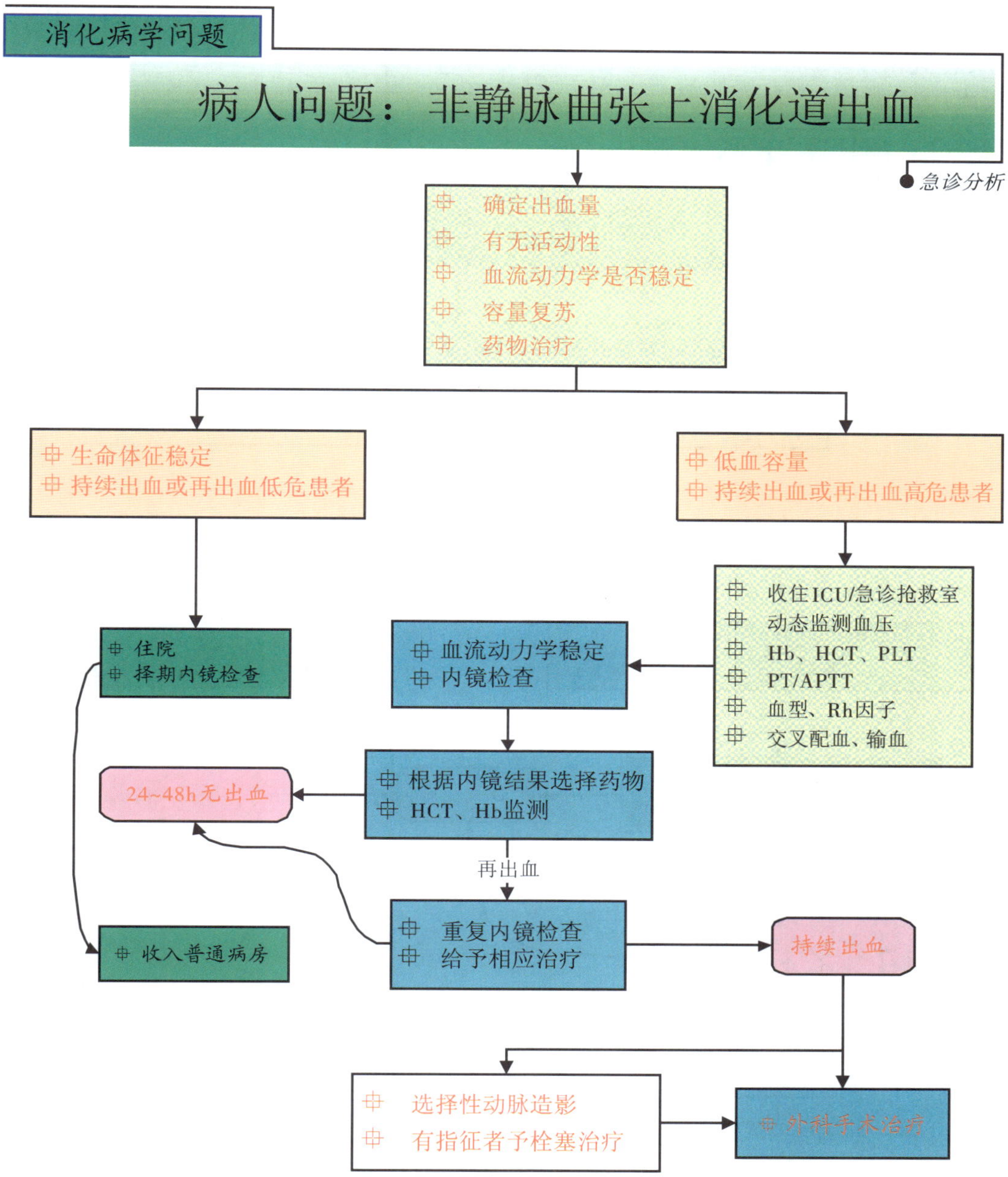

图 28－3　非静脉曲张上消化道出血处理流程

是恢复血容量和有效循环的最佳方法，以新鲜血为宜。如血源困难可先静脉输入右旋糖酐 500～1000ml，或 5% 葡萄糖盐水，10% 葡萄糖液，林格液及其他血浆代用品，尽快补充血容量，并注意纠正酸碱平衡失调及电解质紊乱。

（二）止血措施

1. 药物治疗

（1）止血药：止血药疗效尚有争议，但临床上仍常选用止血环酸、抗血纤溶芳酸、6－氨基己酸、止血敏、安络血、立止血等止血剂。有报道溃疡大出血时，应用止血环酸能减少输血量和手术率，但对再出血的发生率和死亡率无影响。

（2）垂体后叶素：能使肠系膜动脉和肝动脉收缩，减少肝血流和降低门脉压而止血目的。适用于食管、胃底静脉曲张破裂出血或其他原因的上消化道大出血。近年来多数学者主张垂体后叶素 0.2

~0.4U/min 持续静脉滴注 24h，改为 0.15 ~0.2U/min 维持 24h，再改为 0.1U/min 维持 24h 停药。再出血可重复上述治疗。

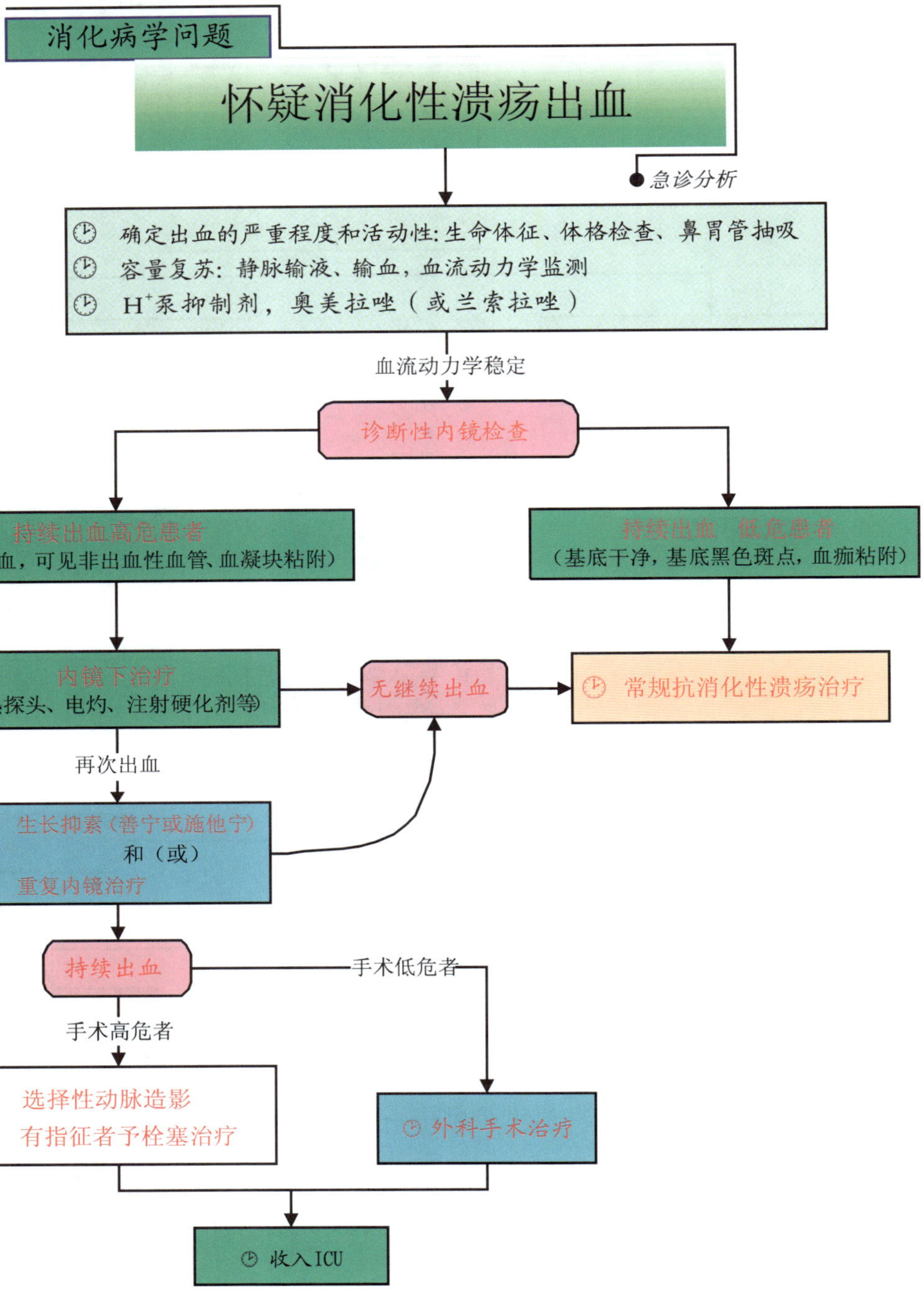

图 28-4　消化性溃疡出血处理程序

（3）生长抑素：能抑制胃酸和胃蛋白酶分泌、降低内脏血流，并能选择性降低门静脉和肝脏血流，降低门脉压，减少食管曲张静脉内血流量，降低食管静脉内压力，可用于食管静脉曲张破裂出血和其他上消化道出血，可选用人工合成的生长抑素——善宁，100μg 静脉注射后，25μg/h 持续静脉滴注 24h。或施他宁 250μg 静脉注射后，以 250μg/h，持续静脉滴注至出血停止。

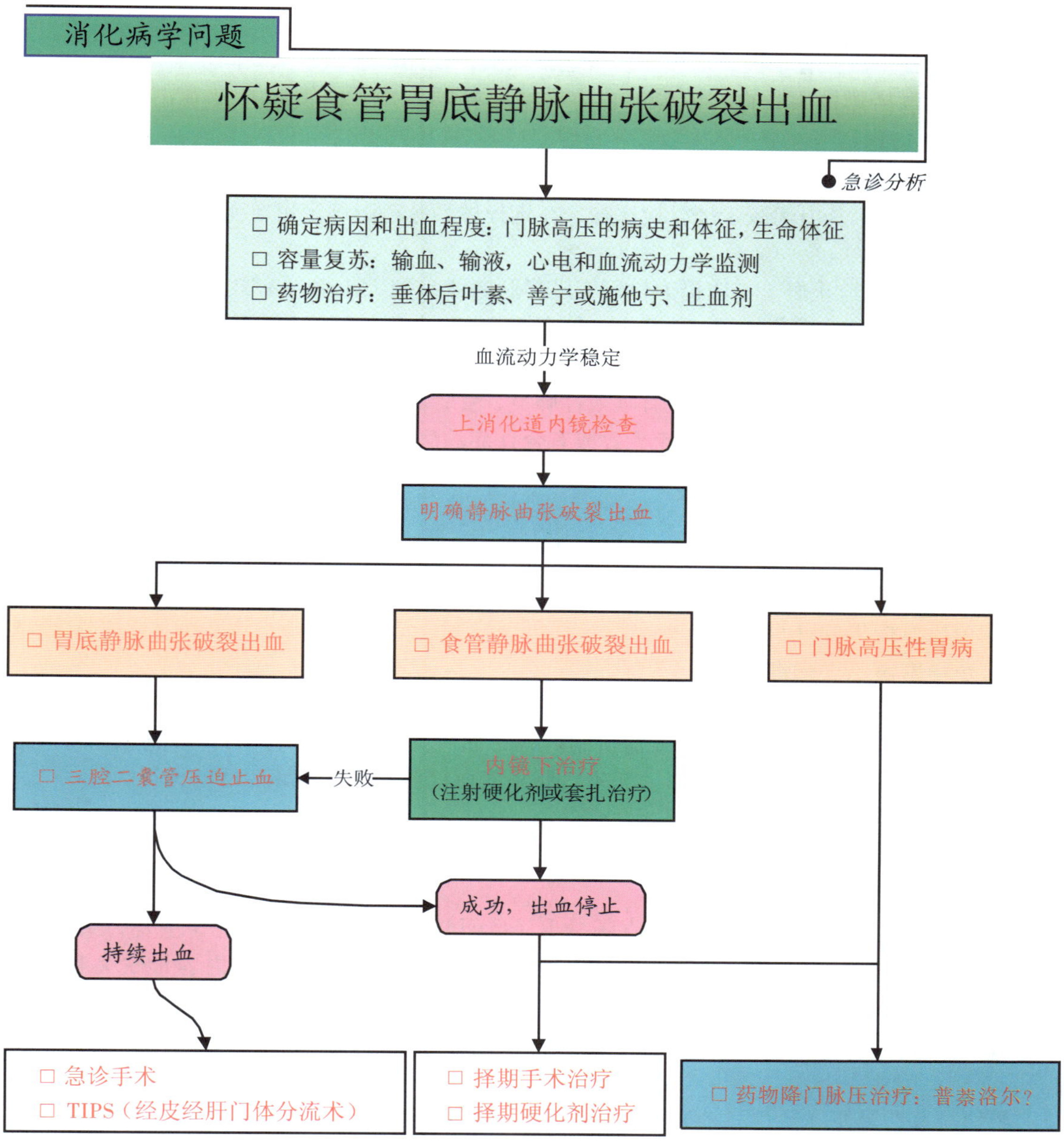

图 28－5 可疑食管胃底静脉曲张破裂出血处理流程

（4）抑酸剂：能抑制胃酸、胃蛋白酶分泌，减少粘膜损伤促进溃疡愈合，并能稳定血凝块，防止或减少因纤维素或血凝块被消化引起再出血。可给予甲氰咪胍 600mg 静脉滴注，每日 2 次或法莫替丁 40mg 静脉滴注，每日 2 次；奥美拉唑（洛赛克）40mg 静脉推注或快速静脉滴注，每日 2 次，以胃内 pH 维持在 4 以上为宜。

（5）制酸剂及胃粘膜保护剂：可选用镁、铝合剂，硫糖铝，氢氧化铝凝胶等，但用量应为常规剂量的 2 倍以上。

（6）硝酸甘油：5～20μg/min 持续静脉滴入（泵入）与垂体加压素配合使用。

2. 内镜下局部止血　内镜下有活动性出血或近期出血灶者可选用。

（1）内镜下局部药物喷洒：凝血酶 500～1000U 或 5% 孟氏液或 8mg% 去甲肾上腺素液，内镜直视下喷洒在出血灶上，每次 30～50ml。

（2）局部注射：内镜直视下向出血灶及其周围注射 1% 乙氧硬化醇或鱼肝油酸钠、乙醇、利多卡因高渗盐水肾上腺素（LHE－S）混合液、立止血等，可达止血目的。

（3）高频电凝止血：有单极、双极或多极电凝探头，使局部组织脱水凝固止血。

（4）其他：包括热探头止血、内镜下止血夹及套扎器应用、内镜激光光凝止血、内镜微波止血等。

3. 选择性动脉栓塞疗法　适用于内科治疗无效又不能耐受手术的病人。可选用自身血凝块、明胶海绵、硅胶小球、氰基丙烯酸丁酯等栓塞物，在选择性动脉造影确定出血血管后，行高选择行栓塞止血。

4. 三腔二囊管压迫止血　本法仍为食管胃底静脉曲张破裂大出血的有效止血方法之一，其暂时止血率可达70%～94%，但仅能用12～24h，最多72h。止血后放气观察12～24h，无再出血可将其拔出。鉴于此法为暂时止血，目前多主张压迫止血后即拔除三腔二囊管，并进行内镜下硬化治疗或套扎治疗。三腔二囊管压迫治疗的并发症有吸入性肺炎、食管破裂、食管狭窄和窒息等，应予警惕。

5. 外科手术治疗　适用于内科治疗无效或有合并症的病人。

第三节　下消化道出血诊疗程序

下消化道出血指Treitze韧带以下的空肠、回肠、盲肠、结肠、直肠出血。临床上主要表现为便血，呈鲜红色、紫酱色（褐红色），偶为黑色。

常见下消化道出血病因包括：痔、肛裂、结肠或直肠新生物、感染性疾病（菌痢、阿米巴痢疾、肠结核）、溃疡性结肠炎、克罗恩病、凝血机制障碍（如白血病、血友病）等。少见原因有肛瘘、动脉－肠瘘、毛细血管扩张症、血管畸形、憩室、肠系膜血栓栓塞、出血坏死性肠炎等。

一、下消化道出血临床表现

（一）提示下消化道出血临床特点

1. 血便　血便指的是鲜红色便通过直肠排出。血便常提示下消化道出血（主要为结肠）。当然在上消化道出血时如出血量大且迅猛，也可出现血便（此时应伴严重血管内容量缺失和肠鸣音活跃），此时最常见原因为十二指肠球后溃疡、腹主动脉－十二指肠瘘。

2. 酱紫色（褐红色）便　通常提示十二指肠以下部位出血，上消化道急剧出血偶可出现酱紫色便。

3. 黑便　真性黑便（黑色、柏油样便）很少与下消化道出血相关。

（二）下消化道出血特殊检查

1. 血尿素氮　如病人血尿素氮＞30mg/dl提示出血部位较高。

2. 胃管冲洗抽吸　如鼻胃管冲洗无血性液体，引流出液体为胃液和胆汁，则可排除上消化道出血诊断。

3. 肛镜和乙状结肠镜　怀疑下消化道出血时，如病人血流动力学稳定有条件者行肛镜和乙状结肠镜检查，目的是检查有无“痔出血、溃疡性结肠炎、缺血性肠病、乙状结肠以下部位有无新生物、直肠撕裂伤”。

4. 钡灌肠　下消化道出血病人到急诊室后如出血停止且血流动力学稳定，可考虑钡灌肠检查（气钡双重造影），但注意钡剂在肠道可影血管造影的观察。

5. 结肠镜　急性大量下消化道出血病人并不适合做急诊结肠镜检查，因为大量血凝块和粪便可影响肠镜观察。如病人出血量不大，且经过仔细肠道准备可予结肠镜检查。最佳急诊肠道准备：予非肠道吸收的硫酸盐（如硫酸镁）或聚乙二醇，成人3～4L口服或鼻胃管内入（2～3h）。

6. 血管造影和核素检查　如观察期间出血量大，可考虑急诊血管造影检查（选择性肠系膜动脉造影），有助于确定出血部位，对大量持续性出血病人还可给予栓塞治疗。

7. 放射性核素检查　活动性出血时可有阳性发现，详见本章第二节。

二、下消化道出血诊断程序

下消化道出血诊断程序（图 28－6）。

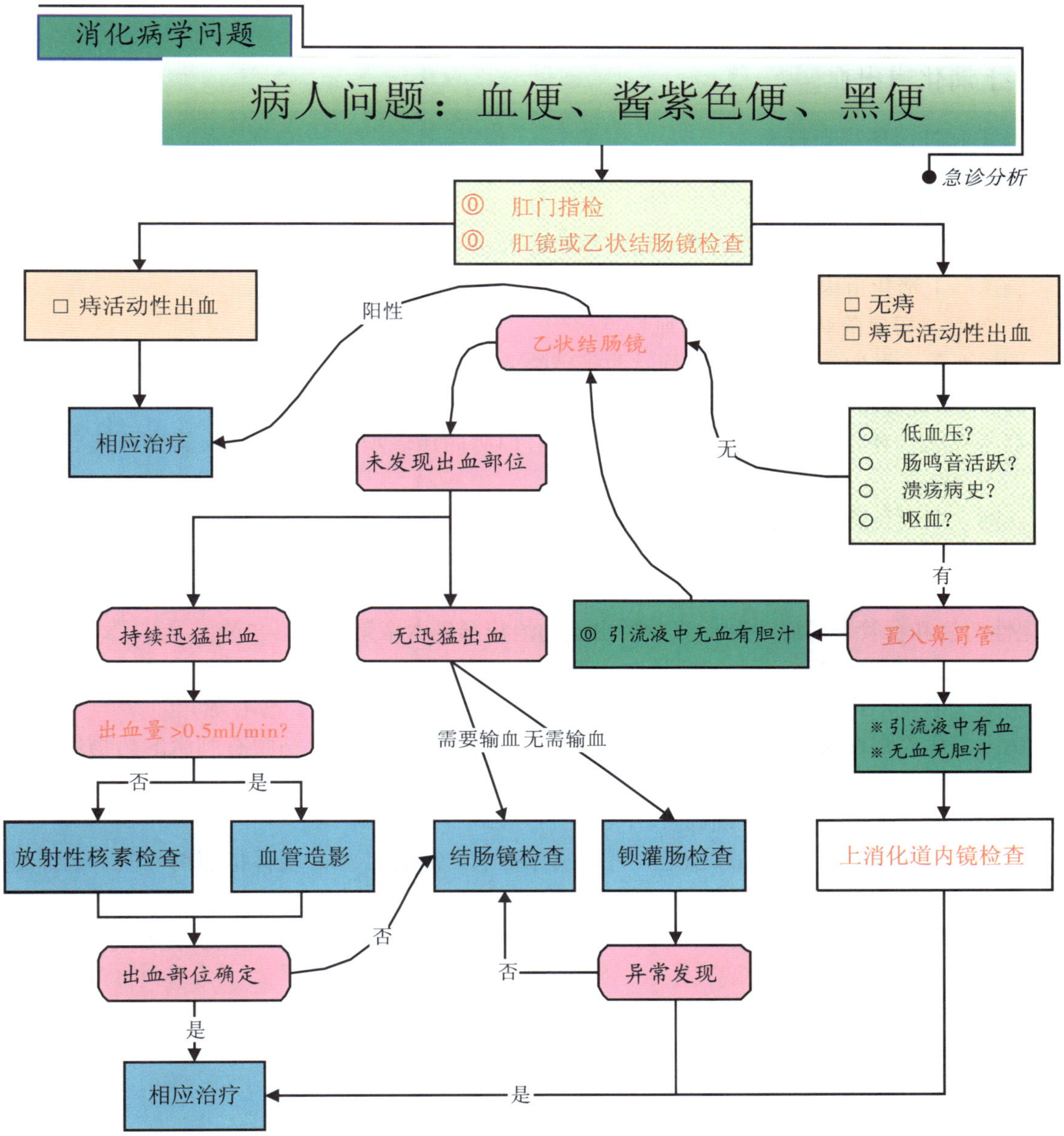

图 28－6　怀疑下消化道出血病人处理流程

三、下消化道出血治疗

（一）一般处理　卧床休息（平卧或抬高下肢）。暂禁食。大量或活动性出血者予输血输液补充血容量，维持水、电解质平衡。

（二）下消化道出血止血　常用止血途径包括：依靠自身凝血机制止血、血管收缩剂（垂体后叶素——见本章第二节）、生长抑素（①善宁 100μg，iv，随后 25～50μg/h 持续静脉泵入；②施他宁 250μg，iv，250μg/h 静脉泵入）、放射科介入出血血管内注射明胶海绵、内镜下止血（包括电切、电凝、局部病变处喷洒止血剂或注射硬化剂等）、确定出血部位后急诊手术等。

第四节 消化道出血常见疾病急诊处理

一、上消化道出血

（一）消化性溃疡出血特点

1. 病史 有慢性、复发性、周期性上腹痛。十二指肠溃疡为饥饿痛，禁食后缓解，胃溃疡为餐后痛。少数病人无上腹痛病史。

2. 诱因 季节变化、情绪激动、服用对胃粘膜有刺激的药物可诱发出血。

3. 确诊 上消化道内镜检查可确诊。

（二）食管－胃底静脉曲张破裂出血特点

1. 性质严重 继发于食管－胃底静脉曲张破裂的上消化道大出血死亡率高达50%，如病人一般情况不良，则预后更差。

2. 临床表现 有肝硬化或长期饮酒的病史。有门脉高压表现（腹腔积液、脾大脾亢、侧支循环形成）。

3. 诊断 上消化道内镜检查有助于诊断。不能仅通过临床病史、症状体征作出诊断，因为肝硬化病人（即使先前内镜和 X 线钡餐明确存在食管静脉曲张）消化性溃疡、胃炎和食管贲门粘膜撕裂的发生率增加。

消化性溃疡和食管－胃底静脉曲张破裂出血的治疗参见本章第一、第二节。

（三）胃炎（包括食管炎、十二指肠炎）所致出血特点

1. 病史 消化不良症状（如上腹痛、胃灼热、反酸、嗳气、腹胀、恶心等）。

2. 诱因 病人常在大量饮酒和服用非甾体类（如阿司匹林）等胃粘膜有刺激的药物后出现上消化道出血。

3. 确诊 上消化道内镜检查确诊。

4. 治疗 治疗重点：维持循环稳定、胃粘膜保护剂、制酸剂、H_2 受体抑制剂和质子泵抑制剂。

（四）急性胃粘膜病变出血特点

1. 病史 出血前病人常有应激（如外伤、手术、脑卒中、休克和严重感染等）。出血常难以控制。

2. 诊断 内镜下可见胃粘膜充血水肿、广泛性粘膜糜烂出血和浅溃疡形成。

3. 治疗（参见消化性溃疡出血）

（五）食管贲门撕裂伤（Mallory－Weiss 综合征）

1. 病史 病人出血前常有剧烈呕吐或咳嗽，多数出血前有过量饮酒病史。

2. 诊断 急诊上消化道内镜检查确诊。

3. 治疗 重点是控制剧烈呕吐、局部口服止血剂、胃镜下电凝止血、局部注射肾上腺素、选择性动脉造影后血管栓塞治疗，如上述治疗失败，考虑外科手术治疗。

二、下消化道出血

（一）痔

1. 病史 是下消化道出血最常见原因，常是内痔的首发症状。

2. 出血特点　便后出血，鲜血滴在大便表面。

3. 确诊　肛镜检查。

4. 治疗　保持大便通畅、栓剂局部使用、局部压迫止血，如上述措施不能控制出血可予外科治疗。

（二）结肠息肉和占位性病变

1. 病史　多为鲜血便、无痛性血便，可反复发生。

2. 诊断　肛镜提示息肉存在和出血。结肠镜或钡灌肠提示结肠占位。

3. 治疗　内镜下处理息肉（电凝切除或激光、微波凝固治疗），占位性病变和息肉所致出血必要时行血管栓塞或外科治疗。

（三）结肠感染性或炎性疾病

1. 病史　血便常为粘液脓血便，伴痉挛性腹痛、腹泻、发热，血象提示白细胞和中性粒细胞增高。

2. 治疗　抗感染治疗后可好转。结肠炎性疾病予 SASP 或肾上腺糖皮质激素口服或灌肠治疗。严重病例手术治疗。

（四）肠道血管畸形

1. 病史　常为无痛性下消化道出血，可以是下消化道大出血。病人常有心脏和肾脏疾病。

2. 诊断　一旦怀疑本病需立即行放射性核素检查或选择性动脉造影以确定出血部位。内镜下可见肠道似蜘蛛样血管扩张。

3. 治疗　可予垂体加压素 0.1～0.4U/min 持续静脉滴注或泵入。对于心脏病等高危病人可予动脉造影局部栓塞治疗。必要时可予内镜下止血或手术治疗。

（五）急性肠系膜上动脉栓塞

1. 病史　病人血便同时常伴急性腹部剧烈持续性疼痛，部位不局限，腹部有压痛、反跳痛，严重时可出现休克。病人多有心脏瓣膜病变、房颤等病史。

2. 诊断　CBC 示白细胞增高，血 CK、淀粉酶也可升高。X 线检查提示肠梗阻。腹部 B 超示肠腔扩张、肠壁增厚、粘膜增粗。

3. 治疗　注意循环支持治疗，罂粟碱 90mg 加入 5% 葡萄糖 500ml 静脉滴注可能对小动脉栓塞有效。一经诊断立即手术治疗。

（徐腾达）

第二十九章 黄 疸

一、概述

出现黄疸的病人绝大多数是需要治疗干预的。许多黄疸的病人是因被人发现皮肤发黄或检查发现胆红素升高来诊，也有的因为剧烈腹痛或严重的出血倾向来诊。其轻重程度差异很大，需要临床医师认真鉴别出马上需要处理的病人。如急性肝功能衰竭、急性血管内溶血、急性化脓性胆管炎。

黄疸是因胆红素代谢障碍，血液中胆红素浓度增加，致使巩膜、粘膜、皮肤染成黄色。正常血清胆红素 8.55～17.10μmol/L（0.5～1.0mg/dl）。血清胆红素浓度为 17.1～34.2μmol/L（1～2mg/dl），而肉眼看不出黄疸者称隐性黄疸。血清胆红素浓度高于 34.2μmol/L（2mg/dl）时则为显性黄疸。

二、临床表现

（一）基本症状

1. 黄疸 皮肤、巩膜、粘膜和体液黄染。

2. 血清总胆红素浓度超过 34.2μmol/L（2mg/dl）。

（二）伴随症状

1. 黄疸伴发热 需询问黄疸与发热之关系。病毒性肝炎在黄疸出现前常有低热，少数为高热；肝胆化脓性感染多与发热、寒战同时出现黄疸；癌性黄疸病人常有晚期发热。

2. 黄疸伴腹痛 持续性隐痛或胀痛见于病毒性肝炎、肝癌等；阵发性绞痛见于胆道结石、胆道蛔虫病；无痛性进行性黄疸见于胰头癌。

3. 黄疸伴贫血 溶血性黄疸常伴有严重贫血；癌症所致黄疸常伴有贫血、恶病质等。

4. 黄疸伴皮肤瘙痒 阻塞性黄疸因胆盐和胆汁成分反流入体循环，刺激皮肤周围神经末梢，故常有皮肤瘙痒，肝细胞性黄疸也可有轻度瘙痒，溶血性黄疸无此症状。

5. 尿、粪颜色的变化 阻塞性黄疸时尿如浓茶，粪色浅灰或陶土色，溶血性黄疸急性发作（高热、寒战、腰痛），尿可呈酱油色。

（三）体格检查要点 右上腹压痛、高热、腹部触诊肿物、找到曾做过腹部手术的证据都支持可能存在胆道梗阻的可能，如果在此基础上出现神志障碍，血压不稳定，要考虑可能出现严重继发感染，需要外科介入。

肝大、腹腔积液、蜘蛛痣、海蛇头、乳腺增生、睾丸萎缩、表皮脱落等都表示患者可能存在肝硬化，黄疸发展已有一段时间；如果在此基础上发现了脑病、出血倾向等，表示可能是慢性基础上的急性发作。

（四）问诊要点

1. 患者年龄、职业、酗酒史 儿童与青少年时出现黄疸，可能与先天性或遗传性因素有关；中年人阻塞性黄疸多见于胆道结石；老年人出现黄疸多为肿瘤。

2. 黄疸发生的急缓 黄疸急骤出现，见于急性肝炎、胆囊炎、胆石症及大量溶血；缓慢发生或呈波动性，多为癌性黄疸，特发性黄疸。急性肝细胞性黄疸一般在数周内消退，胆汁性肝硬化可持续数年以上，黄疸进行性加重见于胰头癌。

3. 黄疸程度，是间歇性还是进行性加重，伴随症状。

4. 化学品（毒蕈、四氯化碳等）接触史，最近服药史（氯丙嗪、甲基睾丸素、避孕药）。

5．黄疸相关的传染病（如病毒性肝炎、血吸虫病、钩体病、疟疾）流行史。

6．输血史，手术史（如胆道手术病史），家族史等。

（五）辅助检查　B 超对鉴别黄疸是否梗阻性原因引起很有效，胆管增宽多是因为梗阻性原因，而胆管正常宽度多为肝细胞性或溶血性。生化检查中胆红素升高的主要成分意义较大，直接胆红素升高基本除外溶血性，间接胆红素升高基本除外梗阻性。CT 有助于明确梗阻的位置与程度，血涂片有助于明确溶血的诊断。病毒学的筛查有助于明确是否有肝炎病毒的感染。

（六）特殊检查　毒理学检测有助于诊断毒物中度引起的肝衰竭。Coombs 试验、Ham 试验、蔗糖溶血试验、尿 Rous 试验等有助于溶血性黄疸的诊断。

三、黄疸病因分析

一般情况下，除了小儿因血脑屏障发育不完全，容易在胆红素极高（总胆红素 >342μmol/L 即 20mg/dl）时可能出现核黄疸外，黄疸本身很少危及生命，造成它的原因如胆道梗阻、继发感染，肝功能衰竭造成的凝血异常、肝性脑病，溶血造成的肾衰、贫血容易出现危及生命的情况，所以，在维持生命体征平稳的情况下对黄疸首先找到其可能的原因是很关键的。

黄疸病因分析主要思路：

1．辨别真性黄疸与假性黄疸。假性黄疸见于：进食过多胡萝卜、菠菜、柑橘、南瓜、木瓜；结膜下脂肪积聚等情况。

2．根据血中结合胆红素升高还是非结合胆红素升高为主进行分析。

3．再结合血常规、肝功能、腹部 B 超、尿胆原等辅助检查结果来综合判断，不难得出其可能病因。

4．肝细胞性黄疸、溶血性黄疸、梗阻性黄疸的鉴别诊断要点见表 29－1。

表 29－1　溶血性、肝细胞性和梗阻性黄疸鉴别要点

	溶血性黄疸	肝细胞性黄疸	梗阻性黄疸
病史特点	急性发作、家族史、类似发作史、溶血证据	肝炎接触史、输血史、肝损药物史、酗酒史	类似发作史、消瘦、体重明显下降
伴随症状	高热、寒战、贫血、腰痛、无腹痛、一般无瘙痒	恶心、食欲不振、乏力、肝区钝痛、无瘙痒	全身症状少、腹绞痛或持续性隐痛、瘙痒明显
黄疸颜色	浅柠檬色	金黄色	深黄色或暗黄色
大便颜色	正常	正常	一过性或持续白陶土色
直接胆红素	+	++	+++
间接胆红素	+++	++	++
尿胆红素	−	++	+++
尿胆原	+++	− ~ ++	− ~ +
转氨酶	− ~ +	+++	+
AKP 和 GGT	−	+	++ ~ +++
B 超/CT/ERCP	无特殊	无特殊	可有阳性发现

注：AKP：碱性磷酸酶，GGT：γ－氨酰转肽酶

（一）非结合胆红素增高为主

1．红细胞破坏增多　先天性或后天性溶血时，大量红细胞破坏，形成过量的非结合胆红素，超过肝脏的处理而潴留血中形成黄疸。此种黄疸属溶血性黄疸。见于地中海贫血，自身免疫性溶血性贫血、异型错误输血反应等。

2. 肝细胞摄取与结合能力障碍　如 Y、Z 蛋白及或葡萄糖醛酸转移酶活力减低缺如，使正常代谢所产生的非结合胆红素不能转化为结合胆红素，引起血中非结合胆红素增高，出现黄疸，此种黄疸属特发性黄疸。如 Gilbert 综合征，新生儿生理性黄疸等。

（二）结合胆红素增高为主　此因肝细胞胆汁分泌器原发性代谢性损害，使结合胆红素不能排泄至胆道，或因肝内的毛细胆管、肝外胆管、总胆管或壶腹部阻塞，胆红素反流入血，从而出现黄疸，此种黄疸属梗阻性黄疸。见于：

1. 肝外胆管阻塞　如胆结石、胰头癌、胆管及总胆管癌、胆道闭锁等。

2. 肝内胆管阻塞　如肝内胆管结石、华支睾吸虫病等。

3. 肝内胆汁淤积　如药物性黄疸、病毒性肝炎、妊娠复发性黄疸。

（三）结合与非结合胆红素均增高　为肝细胞对胆红素的摄取、结合、排泄功能均受损所致的黄疸，又称为肝细胞性黄疸。见于各种肝病如病毒性肝炎，中毒性肝炎、肝硬化、肝癌及钩端螺旋体病等。

四、急诊处理

黄疸病人的急诊处理见图 29－1。

（一）紧急处理　注意病人有无低血压或神志障碍，监测生命体征，观察有无出血倾向和有无活动性出血。如有腹痛，密切关注腹部体征的变化。

如病人出现下列情况，应考虑收入急诊抢救室：

1. 低血压。
2. 神志障碍。
3. 出血倾向。
4. 晕厥。
5. 尿少。

心电监护，建立静脉通路，吸氧；对症支持治疗。

（二）急诊处理　通常情况下，单纯表现为腹痛、黄疸的胆囊炎到急诊室首先要建立静脉通路，如果需要则予镇静、镇痛、止吐，准备收入院，一般不需要使用抗生素。如果病人体温大于 38.8℃，有中毒症状或败血症的表现，需要使用广谱抗生素以覆盖肠道病原菌。需要做影像学检查，请消化科或外科会诊。

胆总管结石超声不容易发现，但是可以通过许多胆道梗阻的症状和体征及胆道增宽 >6cm 等判断，这部分病人通常要住院行胆囊切除或内镜逆行胰胆管造影（ERCP）。如果怀疑胆囊炎，要马上做血培养，加用广谱抗生素覆盖革兰阴性需氧菌和厌氧菌。这部分病人需要急诊行 ERCP，可以显著改善生存率。

肝炎或淤胆性黄疸，只要病人没有意识障碍，生命体征平稳，可以经口进食，没有急性出血和感染的表现，则可以门诊就诊。在急诊可能需要静脉输液、用止吐剂，注意避免使用有潜在肝脏损害的药物，特别是对乙酰氨基酚。

有腹腔积液的病人要做诊断性腹穿以除外自发性腹膜炎。这种疾病可能表现不特异而漏过筛查。

单对化验检查而言，新发的黄疸如果 ALT 升高超过 1000U/L，胆红素超过 10mg/dl，或有凝血障碍时要考虑尽快住院治疗。这之中的每一项都代表肝功能受损严重。对于出血倾向严重的建议输注新鲜血浆。出现脑病的病人也需要住院。

免疫介导的溶血性黄疸，配血通常很困难，而且如果出错会导致致命性的后果。是否需要输血要看病人的氧合情况和对其他治疗的反应。建议血液科急会诊。对于药物导致的溶血，最主要的治疗是去除相关药物。对于有 G－6－PD 的病人，很少输血，主要的治疗是维持尿量和预防肾衰。血红蛋白病的病人也很少需要输血，除非病人严重贫血而没有足够的网织红细胞增生的表现。输液、吸氧和止

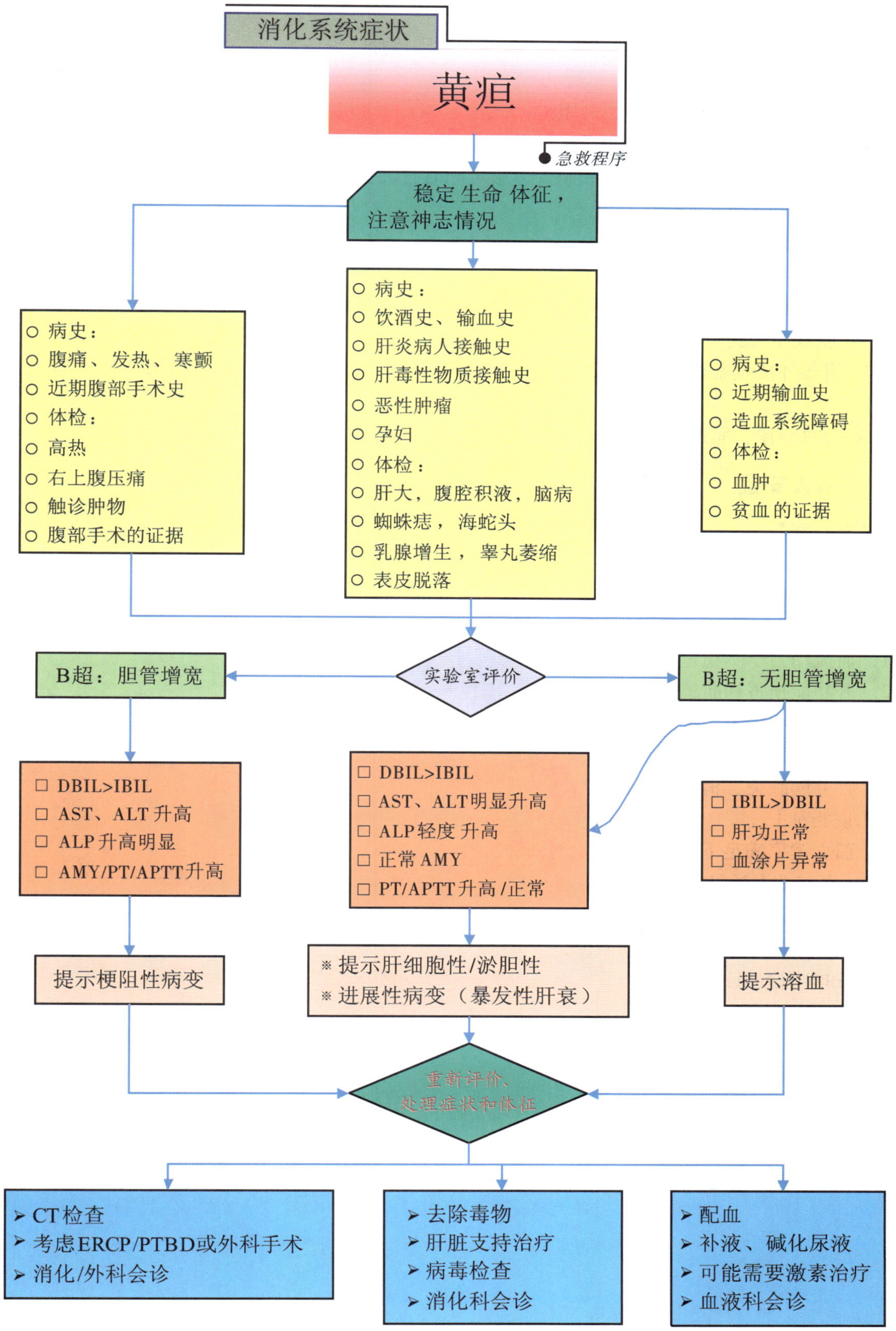

图 29－1　急诊黄疸病人的处理思路

痛通常会阻止危象的发生。

（三）病因处理 黄疸患者的急诊处理主要为对因治疗。

1．肝外胆管梗阻

（1）外科会诊：手术解除胆道梗阻。

（2）放射科会诊：经皮肝穿胆道造影和胆汁引流（PTCD）。

（3）消化科会诊：内镜下逆行胰胆管造影可同时行乳头肌切开取石术。

2．肝内梗阻性或非梗阻性黄疸

（1）停用致病药物或化学品。

（2）消化科和（或）感染科会诊。

（3）拟诊病毒性肝炎无转运禁忌者：传染病医院进一步诊治。

3．化脓性胆管炎

（1）胃肠外抗生素治疗：青霉素、哌拉西林、庆大霉素、甲硝唑或选用第二代、第三代头孢菌素。

（2）外科会诊：胆道梗阻因素。

五、病人安置

【留观指征】

1．肝功能不全。

2．B 超和检验提示胆道梗阻。

【住院指征】

1．血流动力学不稳定。

2．肝功能损害和胆道梗阻证据。

3．细菌性胆管炎。

4．伴顽固性疼痛和顽固性呕吐。

5．合并胰腺炎、消化道出血。

【出院指征】

1．孤立黄疸满足下列条件

（1）血流动力学稳定。

（2）无感染迹象。

（3）无肝功能损害和胆道梗阻证据。

2．安排门诊就诊。

（刘业成）

形态，大小及染色，有无红细胞碎片或有核红细胞，白细胞分类，有无幼稚细胞，血小板的分布及形态等。骨髓涂片常规及相关染色检查，必要时骨髓活检。也可依据需要行血清铁，叶酸，B_{12}的检测或溶血方面的试验。贫血虽有共同的临床特征，但由于贫血的病因与类型不同，常伴有各自不同的临床表现，见本节有关贫血常见的急危重症阐述。

五、诊断思路

1. 贫血的分析思路（图 30－1）。

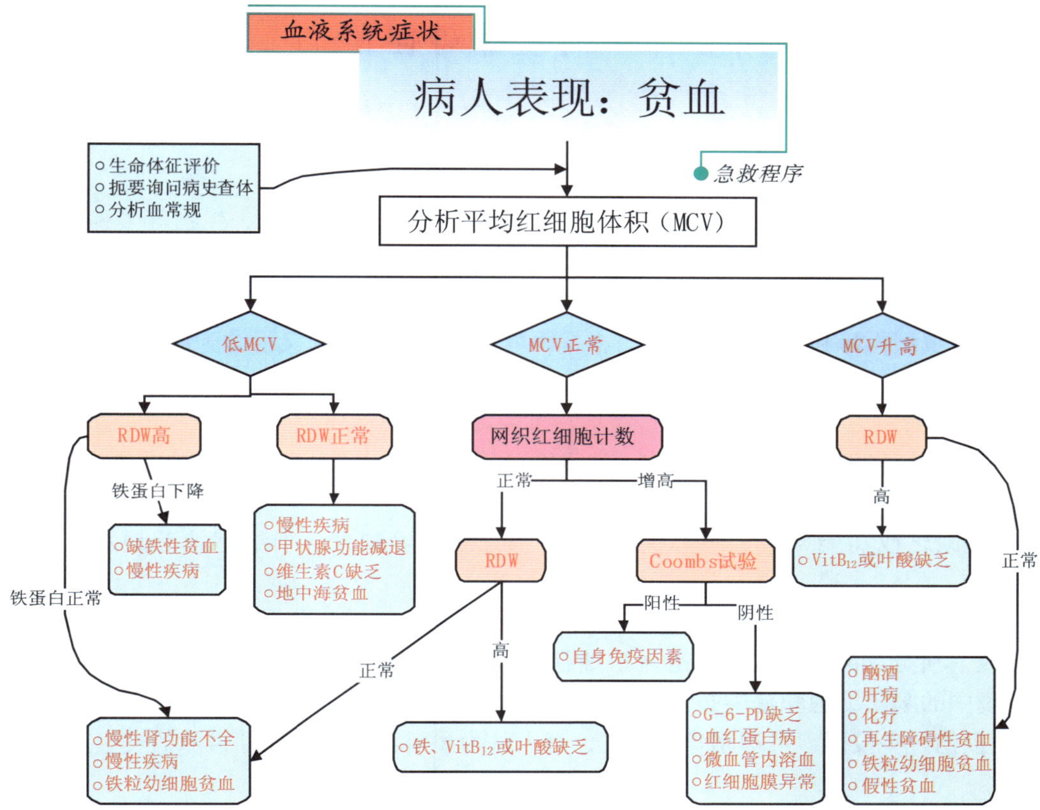

图 30－1 贫血病因分析思路

（注：RDW［red blood cell volume distribution width］——红细胞分布宽度）

2. 首先确立贫血的存在 在非高原地区成年人血红蛋白（Hb）含量，男性 Hb＜120g/L、女性 Hb＜110g/L、孕妇 Hb＜100g/L 并排除水肿等因素引起的血液稀释或脱水等因素导致的血液浓缩状态对血红蛋白浓度的影响时可诊断为贫血。

3. 常见贫血的病因诊断

（1）失血性贫血：为各原因引起的急、慢性失血后的贫血。急性失血为正常红细胞大小、正色素性贫血，但慢性、小量、长期失血可引起失血继发缺铁性贫血，此时多为小红细胞，低色素性贫血。外科、内科、妇产科等专业发生急、慢性失血的疾病很多，需通过病史，体检和化验以及参考跨专业的知识进行诊断。慢性失血性贫血尚需与铁粒幼细胞贫血鉴别。

（2）营养不良性贫血：以巨幼细胞贫血为多见，为大红细胞，正色素性贫血，常伴白细胞和血小板减少。

（3）溶血性贫血：不论获得性还是遗传性溶血性贫血均系红细胞破坏过多而引起贫血，不仅有贫血的表现还可有黄疸、脾大、网织红细胞增高，相关溶血试验异常等改变，溶血严重者可发生“溶血危象”。急性溶血导致骨髓造血功能衰竭时还可发生“再障危象”，此时，需与再生障碍性贫血进行鉴别。

(4) 再生障碍性贫血：不仅骨髓生成红细胞减少，同时伴白细胞和血小板减少，网织红细胞低减，骨髓象示增生低下。

(5) 骨髓异常造血或骨髓受到肿瘤侵占或低增生性白血病也可表现出贫血伴白细胞和（或）血小板减少。

以上是贫血常见病因，临床诊断时需依据病史，体征和血液学及相关化验进行鉴别诊断，以助查出确切的贫血病因，有利于病因治疗。

第二节　再生障碍性贫血

一、概述

再生障碍性贫血（aplastic anemia，AA，简称再障）是由化学、物理、生物等多种因素或尚未明确的原因引起的造血干细胞及造血微循环境的损伤，骨髓中造血细胞明显减少，红髓萎缩，被脂肪髓代替，以全血细胞减少为特征的一组骨髓造血衰竭性综合病征。临床表现为贫血，出血和感染。国内目前分为急性或重型再障和慢性再障两型。根据再障诱发的原因不同又可分为原发性和继发性再障。

二、病理生理机制

无论原发性或继发性再障，其干细胞、造血微环境和免疫因素是再障发生的主要机制，分述以下三个方面：

1. 干细胞缺乏或功能异常　再障病人的干/祖细胞培养减低，干细胞缺乏是发生再障的重要因素。

2. 造血微环境的损伤　造血微环境包括各种基质细胞（纤维母细胞、巨噬细胞、内皮细胞、脂肪细胞等）及其所分泌的体液因子，造血祖细胞的自我更新和增殖，各系血细胞的发育和成熟均依赖骨髓微环境中的基质细胞和提供必须的造血生长因子，所以造血微环境的损伤是发生再障的基础。

3. 免疫损伤　免疫因素可抑制骨髓造血，有人认为T淋巴细胞可介导再障的发生。

三、病因

原发性再障无明显病因可寻查，继发性再障可有如下病因：

1. 化学因素　药物致再障较为常见，如氯霉素、去痛片、磺胺类、抗肿瘤药物等可诱发再障。非药物性的化学物质如苯、油漆、杀虫剂等同样可致再障。

2. 物理因素　X线、放射性核素可引起再障。

3. 生物因素　病毒感染如肝炎病毒、EB病毒等感染，细菌感染如粟粒性结核，败血症等均是导致再障的病因。

4. 其他因素　席汉病等内分泌异常，系统性红斑狼疮（systemic lupus erythematosus，SLE）等自身免疫性疾病的免疫因素也能是发生再障的原因。

四、临床特征

再障可呈急性型（亦称重型再障Ⅰ型）病情危重，常危及生命。也可以是慢性再障（轻型再障），较长期生存，预后良好。慢性再障病程中病情恶化，临床、血象、骨髓象与急性再障相似称为重型再障Ⅱ型。

1. 急性再障或重型再障　临床表现起病急，贫血呈进行性加重，严重时头昏、耳鸣、心悸、气短、乏力等。皮肤可有紫斑，口腔与鼻粘膜出血，血尿或便血，咯血，女性病人阴道出血，严重者颅内出血。因血白细胞减少，本病易并发不同程度的感染，多为细菌性，如皮肤、呼吸道、泌尿系或胃肠感染较常见，重者易扩散形成败血症。化验血象示全血细胞减少，中性粒细胞绝对值 $<0.5\times10^9/L$，网织红细胞 $<1\%$，绝对值 $<15\times10^9/L$，骨髓象示多部位增生低下，三系造血细胞明显减少，非造血细胞明显增多，骨髓小粒中非造血细胞及脂肪组织也增多。

2．慢性再障　临床表现起病缓慢，贫血、出血或感染较轻。一般无淋巴结或肝脾肿大。化验血象示全血细胞及网织红细胞减少，程度较急性再障为轻。骨髓象示三系或两系减少，至少一个部位增生不良，如果增生尚好，红系中常有晚幼红比例增高，巨核细胞明显减少，同样骨髓小粒中非造血细胞及脂肪细胞也增多。全身骨髓扫描检查示造血细胞总体减少。

五、诊断思路

有引发再障的物理，化学，生物因素或免疫病，内分泌病或无明显原因出现了贫血，出血与感染的临床表现，但一般无肝脾肿大。化验全血细胞减少，网织红细胞绝对值减少，骨髓至少有一个部位增生低减或重度减低，必要时骨髓活检示造血组织减少，脂肪组织增加。一般抗贫血药治疗无效。虽然再障的特征性表现为全血细胞减少，及/或骨髓增生低下，但并非再障特异独有的改变，尚需排除其他类似疾病如：阵发性睡眠性血红蛋白尿并再障危象，骨髓增生异常综合征——难治性贫血，低增生性急性白血病，骨髓转移性肿瘤，脾功能亢进，重度巨幼细胞性贫血等。

六、鉴别诊断

1．阵发性睡眠性血红蛋白尿（paroxysmal nocturnal hemoglobinuria，PNH）AA 与 PNH 均系干细胞性疾病，有时 AA 与 PNH 并存，两者需仔细鉴别，甚至需予以追查。两者并存时虽临床表现相近，但 PNH 有发作性血管内溶血，可出现酱油色尿，除血象和骨髓的检查外，尚需查酸溶血试验，糖水试验，蛇毒溶血度等，阳性者有助 PNH 的诊断。

2．骨髓增生异常综合征－难治性贫血（myelodysplastic syndrome－refractory anemia，MDS－RA）本病的骨髓呈病态和无效造血，部分病人骨髓呈低增生性，与 AA 难以鉴别，需进一步做骨髓活检，必要时行染色体检查或基因的检测，对于 MDS－RA 与 AA 的鉴别有参考价值。

3．低增生性急性白血病　常呈现全血细胞减少的血象，但进一步行骨髓象的检查则两者各有所异。

4．骨髓转移瘤　肿瘤细胞侵占了正常骨髓，影响了骨髓的造血功能，骨髓涂片中可见到转移瘤细胞，骨髓象不同于 AA。

5．巨幼细胞贫血　严重者可出现全血细胞减少，但为大红细胞性贫血，粒细胞核呈多分叶，骨髓增生活跃或明显活跃，以红系增生为著，有较多巨幼红细胞，中性粒细胞巨幼变，巨核细胞也可巨样变，不同于 AA 的骨髓象，而且血清叶酸和 B_{12} 定量检查结果低减。

6．脾功能亢进　多有各种原因引起的脾脏肿大，破坏血细胞增多，故末梢血呈全血细胞计数减少，但 AA 一般无脾脏肿大，骨髓检查示增生低下，两者有所差异。

七、急诊处理

1．避免可疑的致病因素　如回避接触射线或放射性物质，对骨髓有抑制或损伤的药物或化学物质应避免应用或接触，对各种感染应尽早有效的治疗。

2．全身支持治疗，控制并发症

（1）一般措施：粒细胞 $<0.5\times10^9/L$ 者应给与保护性隔离，做好皮肤、口腔、鼻咽、肛门的清洁护理，增强病人的营养，保持休息与治疗环境的清洁卫生。

（2）输血治疗：依据病情需要酌情输新鲜全血或成分血，以减轻病人的症状，改善全身一般状态，但需注意不能输入有可能作为供髓者的血。

（3）防治感染：选用强有力的广谱抗生素，有效的尽早防治各种感染的并发症。

3. 急性重型再障的救治

（1）骨髓移植：对于40岁以下确诊为AA者，有合适的同胞供髓者行骨髓移植是治疗重型AA的最有效的方案。需注意应控制给拟行骨髓移植者输血，尤其是不应输家族成员的血。

（2）免疫抑制疗法

1）大剂量甲基强地松龙冲击治疗，按20mg/(kg·d)静滴，用于重型再障。

2）抗胸腺细胞球蛋白（ATG）按10～15mg/(kg·d)加入生理盐水250～500ml中静滴，持续4h以上，连用5天。用药前给苯海拉明和解热剂及泼尼松40mg/(m^2·d)口服，ATG过敏试验可采用10mg加入生理盐水100ml静滴1h，同时观察有无发热、皮疹、白细胞或血小板减少等副反应。本法对无条件采用骨髓移植的重型再障有效，若与大剂量甲基强地松龙或环胞素A或雄激素联合应用可提高疗效。

3）环胞素A（CSA）按2～10mg/(kg·d)口服，也可与雄性激素或ATG联合应用。

（3）刺激骨髓造血：

1）造血细胞因子　对于AA者严重粒细胞缺乏伴发热，感染时可用重组人类粒细胞集落刺激因子（G－CSF）或粒细胞－巨噬细胞集落刺激因子（GM－CSF）3～5μg/(kg·d)皮下注射，每日1次，可增加粒细胞。EPO 3000U/d，皮下注射，每日1次，可提高Hb。

2. 雄激素　临床常选用的有丙酸睾丸酮100mg肌注，每日1次。康力龙2mg口服，每日3次。丹那唑0.2g口服，每日3次。大力补10mg口服，每日3次。本类制剂单用对重型AA无效，对慢性再障可获70%左右疗效。

4. 慢性再障的治疗

（1）雄激素为首选有效药物，具体用药详见前述。

（2）山莨菪碱（654－2）10mg口服，每日3次。

（3）中医药治疗　以补肾为主，可与雄激素联合应用，能提高疗效。

5. 脾切除　可减轻出血，但不能改善骨髓的造血功能。

6. 治疗进展　胎肝及脐血输注或移植，对一些AA病人有效，以刺激造血的功效为主。

八、病因治疗

部分原因尚未明了的AA可重点从自身免疫方面进行调整与改善，配合综合性治疗。因接触或治疗或意外事故有放射性核素或射线损伤骨髓者应立即回避和停止接触放射损伤。因药物或化学物质过敏，过量或毒副反应致骨髓发生造血功能障碍者应立即停止应用此类药物，停止接触有关化学物质，辅以抗过敏或解毒、排毒等治疗。因病毒和细菌感染引起的再障，应及时选用抗病毒或抗菌素有效地控制感染。

第三节　溶血性贫血

溶血性贫血（hemolytic anemia）是由于红细胞的破坏增速，超过了造血补偿能力而发生的贫血。临床表现随其发生溶血的急与缓而有所差异，治疗措施也各有不同。

一、临床分类

溶血性贫血按先天与后天可分为两大类，即先天性（或遗传性）溶血性贫血和后天获得性溶血性贫血。也可按发病机制分为红细胞内异常和红细胞外异常两类溶血性贫血。临床多用于此种分类法，红细胞内异常溶血性贫血，包括红细胞膜结构与功能缺陷，珠蛋白异常也称血红蛋白病或红细胞酶的缺陷引起的贫血。红细胞外异常溶血性贫血，包括免疫、感染、化学、物理、机械或代谢因素引起的溶血性贫血及阵发性睡眠性血红蛋白尿。

二、病理生理机制

溶血性贫血者的红细胞寿命缩短，容易被破坏，其机制如下：

1. 红细胞膜的异常与损伤

（1）细胞膜支架异常，使红细胞呈球形或椭圆形，发生形态改变的红细胞容易在单核－巨噬细胞系统内破坏。

（2）细胞酶的缺陷，如丙酮酸激酶缺乏的红细胞膜阳离子通透性发生异常，使红细胞内 K^+ 漏出，而 Na^+ 增加，破坏了红细胞的稳定性。

（3）细胞膜吸附抗体和补体，使红细胞易在单核－巨噬细胞系统内破坏或在血管内溶血。

（4）细胞膜的化学成分发生异常变化也使红细胞容易破坏。

2. 血红蛋白分子结构异常　使红细胞硬度增加，难以通过微循环，易被单核－巨噬细胞系统吞噬。不稳定血红蛋白病者的红细胞易被脾脏阻滞而清除。

溶血性贫血者的红细胞破坏增加的主要病理生理变化是红细胞的异常现象，血红蛋白分解代谢加快及红细胞系统代偿性增生：

（1）红细胞的异常现象：红细胞可呈球形、椭圆形、镰形、棘形、靶形等形态改变。自身抗体和补体损伤红细胞的膜，引起巨噬细胞系统吞噬红细胞现象，当血内有冷凝集素，红细胞可发生自身凝集现象。在红细胞膜的边缘还可见到海因小体。球形红细胞的渗透性、脆性增加，然而靶形、镰形红细胞则对低渗盐水的抵抗力增强。红细胞有缺陷者红细胞的寿命是缩短的，容易被破坏。

（2）血红蛋白大量分解可致血浆游离血红蛋白增高，血清结合珠蛋白减少，可出现血红蛋白尿，含铁血黄素尿。而血胆红素增高，如果超过肝脏清除能力可出现黄疸，慢性溶血者肝功能异常或并发胆石症。血红蛋白大量分解可致尿胆原增加，粪胆原排出量也增多。

（3）红细胞代偿性增生表现为网织红细胞增多、周围血涂片中可见幼红细胞，骨髓中幼红细胞明显增生。

三、病因

先天或遗传因素致红细胞的结构与功能异常，红细胞酶的缺陷或珠蛋白的异常，使红细胞寿命缩短，容易破坏，发生溶血。后天获得性溶血主要引发因素有免疫因素介导的免疫性溶血性贫血，也可因药物引起，或其他化学物质或感染或毒素或物理或机械损伤或某些代谢因素或阵发性睡眠性血红蛋白尿均系红细胞外异常，引起微血管或大血管内溶血。

四、临床特征

发生溶血的急与缓不同，其临床特征也有差异。

1. 急性溶血性贫血　发病很急，腰背酸痛，体温升高，面色苍白，皮肤和巩膜黄染，严重者循环衰竭或急性肾功能衰竭或骨髓造血功能衰竭，也称之为“再障”危象。

2. 慢性溶血性贫血　发病缓慢，可有轻度贫血和黄疸，也可有肝脾肿大，血浆游离血红蛋白轻度增高，多无血红蛋白尿，常伴有肝功能异常或胆石症。

发生溶血时血红细胞计数与血红蛋白降低，网织红细胞增加，血涂片可能见到幼红细胞或红细胞碎片或红细胞形态异常。血游离胆红素增高，血浆游离血红蛋白增加，尿胆原增高，粪胆原增加，骨髓幼红细胞明显增生，某些溶血性贫血尚有相应的辅助检查，如直接或间接抗人球蛋白试验、酸溶血试验、糖水试验、红细胞脆性试验、蛇毒溶血试验等供临床参考。

五、诊断思路

1. 首先判断是否有溶血性贫血的存在，除有急、慢性溶血性贫血的临床特征外还有红细胞破坏过多及幼红细胞代偿性增生的依据，若幼红细胞明显增生，但仍存在贫血者伴有血红蛋白尿或其他血管内溶血征象时，均应考虑溶血性贫血的存在。

2. 确立溶血性贫血的类型与病因，识别是先天性（遗传性）溶血性贫血，如遗传性球形红细胞增多症，遗传性椭圆形红细胞增多症，海洋性贫血，镰形细胞性贫血或遗传性丙酮酸激酶或 G－6－PD 酶或谷胱甘肽合成酶缺陷等的溶血性贫血。后天获得性溶血性贫血则多由免疫、药物、化学物质、感染、机械损伤、物理因素等引发溶血。

3. 与其他非溶血性贫血或继发性溶血性贫血进一步鉴别。

六、鉴别诊断

1. 非溶血性、其他类型的血液病性贫血鉴别 如缺铁性贫血或巨幼细胞贫血，恢复期的早期也可能会有贫血和网织红细胞增加的表现，除细胞形态异常不同外，尚有血清铁或血叶酸，B_{12}的减低。再生障碍性贫血则全血细胞减少，网织红细胞减低，骨髓象示三系均减少，以上表现均不同于溶血性贫血。

2. 与其他骨髓肿瘤性疾病继发性贫血鉴别 如白血病、骨髓肿瘤转移，骨髓纤维化等并发贫血，临床无典型溶血的表现，而且骨髓可见白血病细胞或转移癌细胞或纤维组织增生。

3. 与其他系统疾病引起的继发性溶血性贫血鉴别 如系统性红斑狼疮等免疫性疾病引起的免疫性溶血性贫血与原发自身免疫性溶血性贫血不同，前者除有原发疾病的临床特征外，尚有特异的免疫化验异常。

七、救治程序

原则是尽快控制急性溶血，改善贫血状态，治疗病因。

1. 应用肾上腺皮质糖激素对控制急性溶血有益，可酌选琥珀酸氢化可的松，200～300mg 加入葡萄糖溶液中静脉点滴或选泼尼松，初始每日总量约 1mg/kg 体重，用药 1 周左右红细胞可回升，症状会好转，待红细胞及血红蛋白恢复正常后逐渐减肾上腺皮质激素的剂量，用维持量治疗约 6 个月。给药 3 周无效者改用或并用其他治疗。

2. 输血疗法在急性溶血时可暂缓贫血症状和改善病情，为减少输血和溶血反应，回避免疫因素干扰，可酌选生理盐水洗涤的红细胞。

3. 治疗进展

（1）免疫因素介导的溶血性贫血可选用免疫抑制剂，如环磷酰胺，2mg/（kg·d）或选硫唑嘌呤，2mg/（kg·d）体重，约半数有效。

（2）脾切除对重度遗传性球形红细胞增多症或免疫性溶血性贫血肾上腺皮质激素治疗无效者可切除脾脏，约有 60% 患者近期有效。

八、病因治疗

1. 因药物介导的药物免疫性溶血性贫血应立即停用本药，同时回避类似或容易致敏的药物。

2. 由病毒、细菌、疟原虫、支原体感染因素致病者，及时选用抗病毒抗菌素或控制疟疾，支原体感染的药物。

3. 因蛇毒毒素引起的急性溶血，应用抗蛇毒血清治疗。

4. 因苯、砷化氢的化学物质引起溶血时应立即停止接触此类化学物质。酌情进行解毒、驱毒等治疗。

5. 因大面积严重烧伤发生溶血者，努力治疗和控制烧伤。

（周玉淑）

第三十一章　皮肤粘膜出血

第一节　急诊评价与处理

一、定义

皮肤粘膜出血是指血液淤积于皮肤、粘膜下，形成红色或暗红色斑，压之不褪色。根据其面积大小可分为淤点（<2mm）、紫癜（3~5mm）和淤斑（>5mm），少数可表现为皮下血肿。皮肤粘膜出血在临床上十分常见，本文主要讨论因止血与凝血机制发生障碍导致的全身性或局部皮肤粘膜自发性出血，或损伤后难以止血的这类情况（即皮肤粘膜异常出血），严重者可合并颅内出血或呼吸道、消化道出血等。

导致皮肤粘膜异常出血的主要机制包括：血管壁异常，血小板数量或功能异常，凝血功能障碍等。通常血小板或血管壁异常引起粘膜出血（胃肠道出血、鼻出血）、皮肤淤点、切割伤后出血增加等，检查可发现出血时间增加、血小板异常。一般凝血功能障碍病人表现为：深部肌肉出血，中枢神经系统出血，PT 和 APTT 延长等。

异常皮肤粘膜出血最常见的病因：药物因素（如阿司匹林、华法林、噻嗪类利尿剂、雌激素、皮质类固醇、某些抗生素、苯妥英钠），肝功能衰竭，过敏性紫癜，血小板减少性紫癜，血友病，弥散性血管内凝血等。

二、临床分类

出血的种类很多，依其发病机制可分为以下 5 类：

1. 血管壁异常引起的皮肤粘膜出血。
2. 血小板的质和量异常引起的皮肤粘膜出血。
3. 凝血因子异常引起的皮肤粘膜出血。
4. 抗凝及纤溶亢进引起的皮肤粘膜出血。
5. 复合因素引起的皮肤粘膜出血。

三、病理生理机制

（一）血管因素引起的出血　先天遗传性毛细血管和小血管壁的发育与结构异常，可表现为皮肤、粘膜及内脏的毛细血管、小动脉和小静脉壁变薄，缺乏血管壁的弹力纤维及平滑肌成分，此种血管对交感神经与血管壁活性物质的刺激也失去生理的舒缩能力，在血流的冲击下，发育与结构异常的血管壁呈病态扩张或结节状，使其脆性增加，容易破损而发生出血。除此以外，某些因素可使机体致敏，引起变态反应，发生毛细血管及小动脉的免疫性病变，血管壁可有纤维素样坏死，血管周围浆液渗出，有炎细胞浸润，致使累及的皮肤、粘膜与内脏出血。

（二）血小板因素引起的出血　因血小板数量减少或血小板质量不佳，聚集、粘附及释放功能异常引起皮肤、粘膜与内脏出血。

（三）血液凝血障碍因素引起的出血　凝血因子异常可有凝血因子减少、缺乏或质的异常，无论是遗传性还是获得性的凝血因子异常，均可使血液凝固发生障碍而引起出血。如果血液循环中出现抗凝物质，也可影响血浆中凝血因子的活性，使血液凝固发生障碍。

四、病因

（一）血管性出血 遗传因素如遗传性毛细血管扩张症、家族性单纯紫癜等或非遗传因素如异常免疫、变态反应、感染、食物或药物致敏或血管退化等病因，均可使血管壁通透性或脆性增加，血流外渗而出血。

（二）血小板性出血 可有遗传因素或免疫因素或继发于其他疾病如白血病、再生障碍性贫血、系统性红斑狼疮、肝硬化、脾功能亢进等致血小板数量减少或功能异常而引起出血。

（三）凝血障碍性出血 可有先天遗传因素如血友病等或特发性病因如纤维蛋白溶解症或继发于其他病因引起凝血因子的量、质或活性异常，使凝血功能发生障碍而引起出血。

五、临床特征

以皮肤、粘膜或内脏的自发出血或轻微外伤受损后出血不易停止为主要特征，可有皮肤出血点、斑，肌肉、关节、口腔粘膜出血、齿龈渗血、鼻出血、咯血、尿血、便血、女性阴道流血、颅内出血等。

若皮肤、粘膜有散在出血点或淤斑，多为血小板或血管因素引起的出血，但血小板疾病的皮肤出血点不高出皮面，全身散在分布，而过敏性紫癜的血管因素引起的皮肤出血点、斑是分批、对称、反复出现于四肢，尤其以双下肢小腿为著，紫癜大小不等，高出皮面，有痒感，病人常有关节肿痛、腹痛、便血或尿血。

若自幼即有出血史或外伤或小手术后出血不易停止，多出现皮下或深部血肿，也可伴有大关节肿痛或畸形，此类出血多为先天遗传性血友病。

如果顽固性休克、产后或大手术伤口出血，同时伴全身皮肤、粘膜出血点、斑或注射部位渗血，周围有片状淤斑时应考虑弥散性血管内凝血之可能。

问诊要点：

1. 出血时间、缓急、部位、范围、特点（自发性或损伤后）、诱因。
2. 有无伴发鼻出血、齿龈渗血、咯血、呕血、便血、血尿等出血症状。
3. 有无皮肤苍白、乏力、头晕、眼花、耳鸣、记忆力减退、发热、黄疸、腹痛、骨关节痛等贫血及相关疾病症状。
4. 过敏史、外伤、感染、肿瘤、肝、肾疾病史。
5. 过去易出血及易出血病家族史。
6. 职业特点，有无化学药物及放射性物质接触史、服药史。

六、诊断要点

首先通过病史了解发病诱因、起病的情况、伴发的症状、出血的类型和期限、原发疾病病史、药物的接触情况、家庭遗传史等，尽可能找出一定线索以帮助判断。仔细查体，发现特征性的有价值体征，也有助于诊断。

依据病史和体征酌情选择一定的辅助检查，可通过血常规，血小板聚集和粘附功能，出、凝血时间，试管法凝血时间，凝血酶原时间及活动度，凝血活酶时间，束臂试验等，初步对出血性疾病进行归类。例如血管壁异常性出血，可出血时间延长、束臂试验阳性，但血小板计数与功能、凝血时间、凝血酶原时间及活动度均正常；血小板因素引起的出血，可有血小板计数、形态、聚集和粘附功能异常；凝血功能障碍性出血，可凝血时间延长或凝血项中某一项异常，而血小板检查、束臂试验、出血时间正常。除此以外，尚有血块回缩，凝血酶原时间、骨髓涂片、凝血活酶时间、凝血活酶生成及纠正试验、纤维蛋白原半定量或定量、纤溶酶原测定，优球蛋白溶解时间，纤维蛋白降解产物，鱼精蛋白副凝固试验等可供检测，以助诊断。

七、急诊处理

急诊处理思路参见流程图 31 －1。

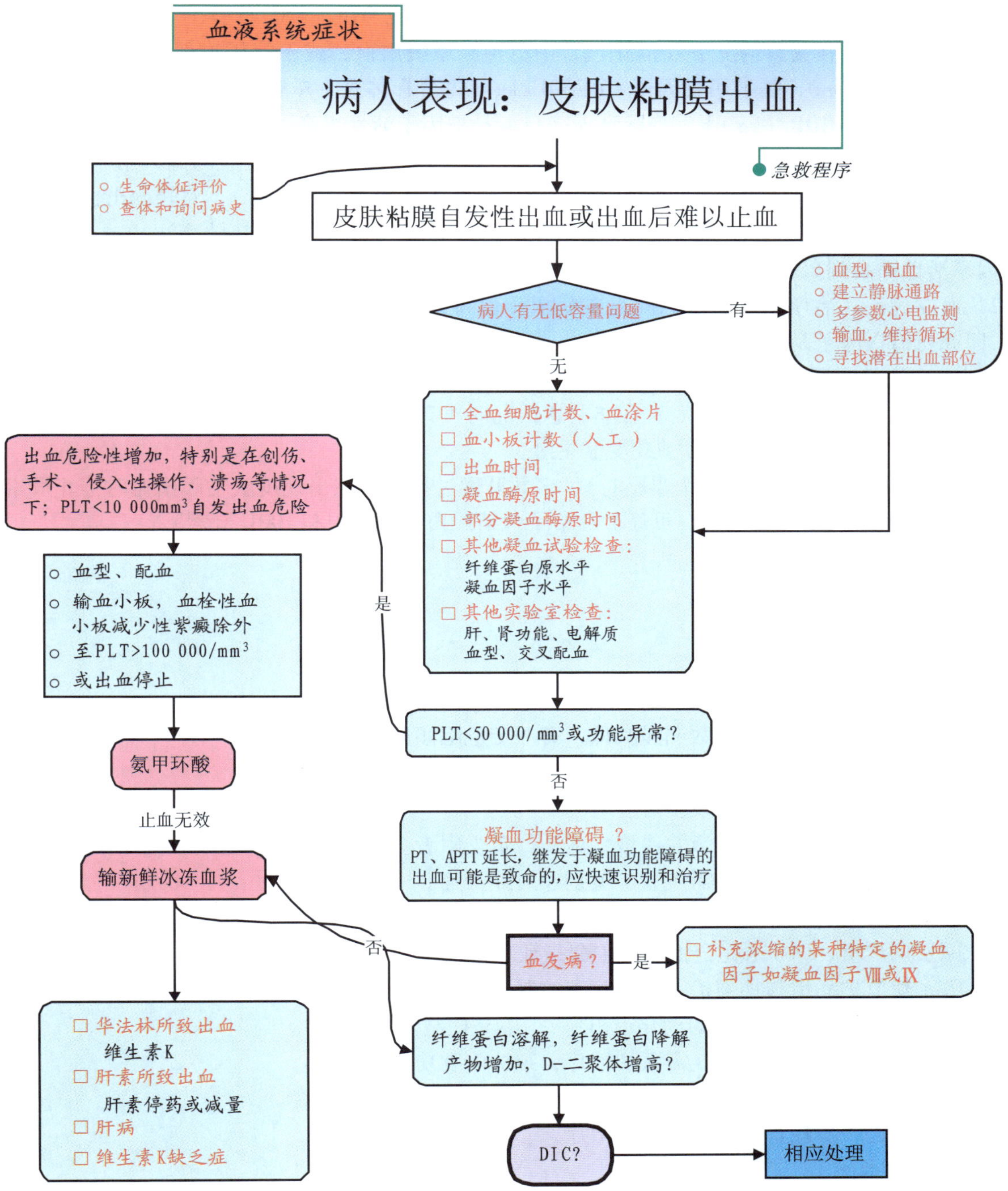

图 31 －1 皮肤粘膜异常出血处理流程

（一）急诊紧急处理 如病人出现重要脏器内出血或活动性出血导致低血容量和休克，应予紧急处理，进行生命体征的监测；分析病人可能的病因，予相应的处理；局部加压止血；请血液专科会诊。

（二）血小板减少相关出血［参考特发性血小板减少性紫癜（ITP）一节］常见于下列疾病：ITP、全身性感染、药物引起的血小板减少及血栓性血小板减少性紫癜（TTP）（主要表现：微血管溶血性贫血、血小板减少、神经系统异常、发热、肾功能损害，主要治疗手段：类固醇、血浆置换等）。

（三）血友病病人出血　血友病的治疗主要是静脉输注病人所缺乏的凝血因子，除非特别紧急情况（且不能马上获得凝血因子Ⅷ或Ⅸ），一般不考虑输血浆或冷沉淀物。

1. 血友病甲　在紧急情况下（消化道、中枢神经系统出血，或不能压迫部位出血，或大创伤）应假定Ⅷ因子活性为0，需给予Ⅷ因子40～50U/kg（每公斤体重1单位Ⅷ因子可提高因子活性水平2%），然后给予5～10U/(kg·h)静脉泵入（目标是把因子活性提高到80%～100%）。

对表现为深部肌肉出血、关节积血、鼻出血、口腔牙齿出血、肉眼血尿的病人给予Ⅷ因子20～25U/(kg·h)静脉滴注（或泵入）（目标是把因子活性提高到40%～50%）。对轻微出血的血友病病人（皮肤粘膜撕裂、组织和肌肉出血等）给予Ⅷ因子10～15U/(kg·h)静脉滴注（或泵入）（目标是把因子活性提高到20%～40%）。

2. 血友病乙　治疗原则和目标同血友病甲。但每公斤体重1单位Ⅸ因子可提高因子活性水平1%，因此所需Ⅸ因子是Ⅷ因子的两倍。

（四）华法林或肝素过量　口服华法林过量病人，如病症轻微者停服华法林即可，重症者需给予输注新鲜冰冻血浆和维生素K_1，后者在非紧急情况时可口服（10～15mg），在有生命危险时应10～15mg静脉注射（速度<5mg/min），或皮下注射。

肝素的半衰期比较短（约一个半小时），多数肝素过量病人在出现皮肤粘膜出血时停止肝素使用或减量即可。发生严重并发症者，可经静脉给予鱼精蛋白（1mg中和100U肝素）。

八、病人处置

（一）留观指征

1. 病情平稳，出血倾向不严重。
2. 需继续观察病情，维持和巩固治疗（纠正DIC）。
3. 有活动出血，血小板计数明显减低，有一定危险倾向者。
4. 活动的消化道出血尚未控制，明显的腹痛尚未完全缓解。
5. 严重的肉眼血尿，紫癜较多者。
6. 明显的关节肿痛，有关节腔渗液，活动严重受限者。
7. 非典型病例尚未确诊，需观察、鉴别及对症治疗。

（二）住院指征

1. 原发病严重，DIC未完全控制，生命指征不稳定。
2. 需密切监护病情与加强治疗原发病和控制DIC。
3. 严重的内脏活动出血（如消化道出血），不易控制。
4. 重症混合型过敏性紫癜，需系统治疗，维护内脏功能者。
5. 过敏性紫癜性肾病，严重肾功能受损，急性肾衰，病情危重者。
6. 需专科进一步检查，确诊与系统治疗。

（三）出院指征

1. DIC病人的原发病基本控制和稳定，诱发DIC的因素消除。
2. 血小板减少的病人血小板计数有回升或活动出血已基本控制。
3. 相应的症状和体征消失，腹痛消失，消化道出血或严重尿血已控制，关节肿痛减轻，关节腔渗液有一定吸收，病情平稳。

4. 可以专科门诊随诊与治疗者。

第二节　弥散性血管内凝血（DIC）

一、临床表现

1. 多发微血管栓塞症状　皮肤、皮下、粘膜微血管栓塞、坏死，早期易出现肾、肺、脑等脏器功能不全。

2. 多部位出血倾向。

3. 不易用原发病解释的进行性循环衰竭。

4. 实验室检查

（1）血小板计数 $<100\times10^9/L$ 或进行性降低。

（2）凝血酶原时间与部分凝血活酶时间异常。

（3）鱼精蛋白副凝固实验阳性。

（4）优球蛋白溶解时间缩短。

（5）纤维蛋白原半定量或定量降低。

（6）纤维蛋白降解产物增多。

（7）进一步判断或认识 DIC 的有关实验，如某些凝血因子的定量检测、血小板Ⅳ因子测定、蛋白 C 系统测定、纤维联结蛋白测定、纤溶酶原激活物及纤溶酶原测定、纤溶酶、纤溶酶抑制物的测定，局部组织病理活检微血管血栓等。

二、病因及病理生理变化

有效循环血量不足，微循环障碍，体外循环，严重组织创伤，库存血，输血或输液中污染的毒素，严重感染，恶性肿瘤，网状内皮系统功能低下，产科意外等诸多因素均可成为诱发 DIC 的病因。

DIC 的病理生理变化主要是血管内皮的损伤、组织损伤、血细胞的损伤以及机体发生免疫反应等，均可激活凝血系统，使血液凝固性增高，处于高凝状态，引起微循环内广泛性血小板聚集和纤维蛋白沉积，形成弥散性微血栓，从而导致血小板和凝血因子被大量消耗，使血液由高凝状态变为低凝状态，导致出血倾向。

三、急诊检查

1. 血小板计数。
2. 试管法测凝血时间。
3. 血浆凝血酶原时间。
4. 纤维蛋白原测定。
5. 优球蛋白溶解时间。
6. 血浆优球蛋白的副凝固试验。
7. 纤维蛋白降解产物测定。

四、诊断要点

1. 有诱发 DIC 的病因或因素。
2. 有多发微血管栓塞症状与多部位出血倾向，进行性恶化的循环衰竭难以用原发病解释。
3. DIC 的相关化验检查。

五、鉴别诊断

1．与严重肝病引起的凝血异常鉴别。

2．与原发纤溶症鉴别。

3．与其他出血性疾病鉴别。

六、急诊治疗

1．治疗和去除导致 DIC 的原发病。

2．早期 DIC 高凝血状态时采用肝素治疗，每次 0.5～1mg/kg 体重，每 4～6 小时 1 次，静脉滴注，控制凝血时间在 18min 左右，监测和参考凝血时间调整肝素的剂量、间隔、次数。注意采用本疗法时要严格掌握好适应证和禁忌证及并发症，并及时予以妥善处理。

3．DIC 处于低凝状态时依据检测结果给予止血药，凝血因子缺乏者，输新鲜血或血浆，纤溶亢进者可给予适量的 6－氨基己酸或对羧基苄胺等。

4．发生肾功能衰竭者须进行血液透析治疗。

5．支持疗法纠正缺氧、酸中毒、水和电解质失衡，防治急性肾功能衰竭、ARDS、呼吸衰竭、心力衰竭、脑水肿等。

第三节　过敏性紫癜

一、概述

过敏性紫癜（anaphylactoid purpura）系毛细血管变态反应性出血性疾病，也为免疫性血管性疾病，是机体对某些致敏因素发生变态反应，导致毛细血管的脆性和通透性增加，引起皮肤、内脏出血。临床表现主要有皮肤紫癜，可伴有腹痛、关节肿痛或肾脏等病变。

二、病理生理机制

本病与几种因素相关，例如某些食品、化学物质、药物或者上呼吸道有溶血性链球菌感染或其他细菌或病毒，可使机体发生变态反应或自体免疫反应，引起无菌性坏死性小动脉和毛细血管壁的炎性改变，以真皮层血管为著，血管周围有嗜酸性粒细胞和中性分叶核白细胞浸润，也可能有血管内纤维素样坏死或血小板聚集形成微血栓。毛细血管的炎性病变使血管壁通透性增加，血液及淋巴液向组织间渗出，引起皮下组织、粘膜及内脏渗出性出血和水肿。

其机制可能与致敏原进入机体后刺激浆细胞产生特异性亲细胞性抗体 IgE，可与再次进入机体的致敏原发生反应有关。进入机体的致敏原刺激浆细胞也可产生 IgG、IgM、IgA，形成抗原－抗体复合物，其中可溶性小分子量的复合物可使嗜酸性粒细胞释放一些活性物质，作用于血管壁，也可激活补体，释放过敏素，引发机体的变态反应或免疫反应。

三、病因

其病因尚未确切明了，可能与某些因素有关，其一：细菌或病毒感染，以溶血性链球菌感染为常见，约有半数以上过敏性紫癜病人发病前有上呼吸道感染史；其二：某些食物（如蟹、鱼、虾、蛋、奶类等）、药品（如磺胺、青霉素、链霉素、解热镇痛剂等）或化学物质可引起机体过敏反应；其三：过敏性紫癜病人可能发生对血管壁成分的自身免疫反应，此因素尚需进一步探讨。

四、临床特征

过敏性紫癜病人多在病前1～3周有上呼吸道感染或食物或药品或对某些化学物质过敏史，临床依据病变累及的部位不同分为5型：

1. 紫癜型　皮肤紫癜大小不一，高出皮面，有痒感，初为粉红色或红色，逐渐转为棕红色。紫癜可单发，也可融合成片，部分伴荨麻疹样改变，严重者可形成大血疱。皮损以四肢及臀部为著，呈对称分布，间隔2～3周分批出现新的紫癜。

2. 关节型　皮肤紫癜合并关节肿痛，严重者关节腔有渗出液，活动受限，但关节无畸形后遗症。

3. 肾型　常于发病1～2周出现血尿、蛋白尿或管型尿，严重者短期内发生肾型高血压、少尿、氮质血症甚至肾功能衰竭，多经数周后恢复，部分病例反复发作，少数病例迁延，转为紫癜性慢性肾炎表现。

4. 腹型　以脐周或下腹部阵发性绞痛或持续钝痛为主，可伴恶心、呕吐、腹泻或便血，腹部体检可有局限或弥漫性压痛，无明显肌紧张或反跳痛，肠鸣音活跃。部分病例紫癜出现在腹痛症状之后，容易延误诊断。

5. 混合型　以上4型的临床表现合并或交叉出现，少数病例有呼吸系统如肺炎、胸膜炎等症状，也有心包炎者，还可有头痛、精神状态异常、一过性颅神经瘫、身体轻瘫或惊厥等神经系统表现。

五、实验室检查

伴有尿血者尿常规异常，肾功能不全者血尿素氮和肌酐增高。便血者粪常规或潜血化验异常，严重者血红蛋白减低。部分病例血沉增快，抗链球菌溶血素O滴度增高，病人的毛细血管脆性试验阳性。

六、诊断思路

病前1～3周曾有上呼吸道感染或食物、药物等过敏史，出现典型的皮肤紫癜，高出皮面，大小不一，有痒感，呈对称分布，以四肢及臀部为著，每2～3周分批出现新的紫癜，可伴关节肿痛、腹痛、便血或尿血，检查病人的毛细血管脆性试验呈阳性结果，依据以上可初步诊断过敏性紫癜及其类型，但尚需通过病史、体征和相关的化验，与血小板因素或各凝血因子异常引起的出血性疾病进行鉴别。少部分病人首先有腹痛及关节肿痛症状，而典型的皮肤紫癜出现在前述症状之后，对此类病例也需与急腹症或关节炎等相关疾病鉴别。

七、鉴别诊断

1. 单纯皮肤紫癜型过敏性紫癜需与血小板减少性紫癜、体质性毛细血管脆性增加的皮肤紫癜、球蛋白增高性紫癜鉴别。过敏性紫癜是高出皮面，对称分布于四肢伸侧，可有痒感，分批出现的紫癜，化验血小板计数，出、凝血时间，血块收缩时间均正常。而后者紫癜不高出皮面，不痒，可全身散在分布，化验血小板计数减低或血免疫球蛋白增高。凝血功能障碍如血友病者，出血则多为皮肤淤斑，以关节和深部肌肉血肿为主，试管法凝血时间延长，复钙时间延长，凝血活酶生成异常。

2. 关节型过敏性紫癜需与风湿病性关节炎鉴别，后者无典型的皮肤紫癜出现，而且有AS“O”、RF或其他相关免疫化验异常。

3. 腹型过敏性紫癜需与肠炎、急性阑尾炎、肠梗阻、肠套叠、肿瘤等引起的急性腹痛相鉴别。腹型过敏性紫癜除腹痛外尚有典型的皮肤紫癜出现，而其他急性腹痛可有相应辅助检查的异常发现。

4. 肾型过敏性紫癜需与肾小球肾炎、肾病综合征、泌尿系结石等鉴别，后者四肢的皮肤无典型紫癜出现。

八、救治程序

（一）尽快缓解症状和控制并发症

1. 腹痛 可予阿托品或654－2或安腹痛等胃肠平滑肌解痉挛剂，力争减轻腹痛症状。

2. 有皮肤紫癜并消化道出血时可选用控制血管性出血的止血药，如安络血5mg，每日3次口服，伍用维生素C和路丁有助于保护毛细血管壁，消化道出血量偏大时，需适当予以输血，并选用止血定1～5g/d加入5%葡萄糖溶液500ml静脉滴注或选抗血纤溶芳酸0.4～0.6g加入5%葡萄糖溶液中静脉滴注。也可辅以中药如止血粉、云南白药等控制出血。

3. 尿量减少，出现水肿者予以利尿剂，发生急性肾功能不全时酌情血液透析，慢性肾功能衰竭时可考虑行肾移植。

4. 有神经系统脑的并发症时可予以脱水剂，如甘露醇，也可以应用肾上腺皮质激素和利尿剂。

（二）治疗和控制过敏性紫癜

1. 应用抗组胺药物抗过敏治疗 酌情选用苯海拉明25mg，2～3次/日或异丙嗪25mg，2～3次/日，或仙特明（二盐酸西替利嗪）10mg，1次/日或敏迪（特非那丁）60mg，2次/日或开瑞坦（氯雷他定）10mg，1次/日等，选其中一种即可。

2. 消除致敏因素 有病毒或细菌或寄生虫感染者，可予抗病毒药或抗生素或驱虫剂治疗，因食物致敏者停止继续摄入可疑食品，避免鱼、虾、蟹、蛋、乳等食物。因药物致敏者停止继续服用可疑的致敏药。

应用肾上腺皮质激素可抑制抗原－抗体反应，改善毛细血管通透性，强化控制过敏性紫癜急性期发生关节肿痛、水肿或腹痛症状。依据病情酌选强的松30～50mg/d，每晨顿服或分服，或用地塞米松10～15mg/d，加入5%或10%葡萄糖溶液500ml中静脉滴注，或选氢化可的松200mg/d，加入5%葡萄糖溶液500ml中静脉滴注，连用3～5天，病情好转后改换泼尼松口服，病情平稳时逐渐减量至维持量，治疗3～6个月。肾上腺皮质激素对过敏性紫癜的蛋白尿、血尿、肾功能损害的病期演变及转归无明显影响，对腹痛并消化道出血时应用肾上腺皮质激素需慎重和密切观察。对皮肤紫癜的分批出现和病程用肾上腺皮质激素难以控制，也不能完全防止其复发。

3. 中医药辨证施治 于急性期热毒发斑者以凉血解毒法治疗，选用犀角地黄汤加减。热证消除后酌用归脾汤加减。中医药既可治疗本病，也有助于控制部分并发症。

（三）治疗进展 有报道对紫癜的肾型或并发膜性、增殖性肾炎或有严重并发症如高血压者应用免疫抑制剂，可获一定疗效。常用的免疫抑制剂有硫唑嘌呤、环磷酰胺、苯丁酸氮芥等，常用的剂量：硫唑嘌呤50mg，2～3次/天，好转后改为50mg/d维持；环磷酰胺每日2mg/kg体重；苯丁酸氮芥4mg/d，用药期间需密切注意血象变化，有血细胞减少倾向时应立即停药。如果有肾损害，尿常规化验异常持续2个月以上者可采用肾上腺皮质激素与免疫抑制剂联合疗法。但也有报道用免疫抑制剂或细胞毒类药物治疗肾型过敏性紫癜未获疗效者。还有报道对肾型过敏性紫癜可使用预防性“3天肝素疗法”，能减轻肾脏病变的损伤程度。也有报道口服双嘧达莫可减少肾型紫癜病人的蛋白尿，出现少尿者可使用普鲁卡因肾囊封闭疗法。

（四）病因治疗 本病可能与细菌如溶血性链球菌、肺炎球菌等感染有关，应及时选用有效的抗生素控制细菌感染。还有流感、流行性腮腺炎、风疹病毒等感染也可致敏，引起过敏性紫癜，可酌情选用抗病毒药治疗。有肠蛔虫、钩虫等寄生虫感染者应予驱虫治疗。对过敏体质者，有药物或食物过敏者，应回避各类易致敏的药物与食物，以利控制本病。

第四节 特发性血小板减少性紫癜

一、概述

特发性血小板减少性紫癜（idiopathic thrombocytopenic purpura，ITP）是一种原因尚未完全明了的与自身免疫机制有关的血小板减少性紫癜，也称为免疫性血小板减少性紫癜（immunoyhrombocytopenic purpura，ITP），还有人称自身免疫性血小板减少性紫癜（autoimmune thrombcocytopenic purpura，ATP），是临床常见的出血性疾病之一。本病血小板的寿命缩短，多数病人血清中能检测出抗血小板抗体，导致血小板破坏增加，临床出现血小板减少及皮肤、粘膜或内脏出血的表现。依据血小板减少持续时间的长短、临床表现及治疗效果，临床上分为急性与慢性两型。

二、病理生理机制

急、慢性 ITP 发病机制均未明了，可能是某些抗原附于血小板表面，与其相关的抗体结合，使血小板受到破坏，寿命明显缩短，多数病人可检测出血小板表面相关的免疫球蛋白明显高于正常对照，此种血小板相关抗体可能是导致血小板破坏增速的主要原因。部分本病病人外周的血小板形态可有改变，血小板聚集、粘附、释放和血块收缩功能也可出现异常，病人血栓素 A_2、十七碳羟酸（HHT）及丙二醛（MDA）的水平降低，说明其花生四烯酸代谢发生障碍。

三、病因

特发性血小板减少性紫癜虽系与自体免疫有关的疾病，但其病因尚未阐明。急性 ITP 发病前 1～3 周常有急性上呼吸道感染或其他诱发因素如病毒或细菌感染，儿童常患的麻疹、风疹或水痘或近期预防接种等均可能是诱发急性 ITP 的因素。

四、临床特征

急性 ITP 起病急骤，可有寒战、高热、全身皮肤、粘膜广泛出血，严重者皮肤淤斑融合成片或形成血疱，甚至中心呈坏死性改变。口腔粘膜也可有血疱，齿龈渗血，鼻粘膜出血，部分病人有视网膜、泌尿道或消化道出血、咯血或颅内出血。本病死亡率约1%，多因颅内出血而死亡。化验血小板计数中、重度减少，血小板寿命明显缩短，骨髓中巨核细胞数量正常或增多，但成熟障碍。检测血小板相关抗体增高。急性 ITP 多数可自行缓解，儿童 ITP 有 60%～90% 为急性型，病程短者数日，病程长者半年左右，通常 2～6 周可好转，病程半年以上不能恢复者为慢性型，少数急性 ITP 自行缓解、痊愈后可因某些诱因而再发。

慢性 ITP 起病缓慢，无明显病因和前驱症状，临床主要表现为皮肤和粘膜出血，呈持续或反复发作状态，出血程度较急性 ITP 相对为轻，皮肤有紫癜或淤斑，鼻出血，牙龈渗血，女性病人月经过多，重症者可有消化道出血或尿血或颅内出血，反复发作者可有轻度脾肿大。

化验血小板计数减少，血小板可有体积增大，形态异常，染色过深，颗粒减少等改变，也有病人的血小板积聚和粘附功能减低，骨髓中巨核细胞正常或明显增多，但产生血小板的巨核细胞减少或缺如，巨核细胞胞浆中颗粒减少，出现空泡、变性。少数难治性 ITP 的骨髓中巨核细胞减少。检查病人的出血时间可延长，血块收缩不佳，测定血小板相关 C_3 及血小板相关 IgG、IgM、IgA 增多，但许多免疫性疾病或恶性肿瘤或再生障碍性贫血等也可 PAIg 及 PAC_3 增高，因此 PAIg 及 PAC_3 并非特异性的指征。

五、诊断思路

有皮肤、粘膜或内脏出血的临床表现，病前有上呼吸道感染等诱因或无明显病因，多次化验血小板计数减少，血小板的形态、粘附及聚集功能也有改变，骨髓巨核细胞常增多，伴形态异常、成熟障碍或产生血小板的巨核细胞减少，血小板寿命缩短，血小板相关 IgG 或 IgM 或 IgA 及血小板相关 C_3 增高。排除了继发性血小板减少的疾病，此时应考虑特发性血小板减少性紫癜。对不典型病例还需与血管因素和凝血功能障碍性出血进行鉴别。

六、鉴别诊断

1. 血小板减少性紫癜系血小板因素引起的出血性疾病，ITP 病前多有上呼吸道感染等诱发其自身免疫改变，可有血常规及骨髓象异常，PAIg 及 PAC_3 增高。血小板数量异常引起的出血需与血小板质量或功能缺陷引起的出血相鉴别，后者血小板的数量正常，但血小板的形态、粘附、聚集与释放功能异常。

2. ITP 需与许多疾病引起的继发性血小板减少相鉴别，如自身免疫性疾病（系统性红斑狼疮等），骨髓器质性疾病（白血病、再生障碍性贫血、多发性骨髓瘤等），溶血性贫血，巨幼细胞性贫血，DIC，尿毒症，化学物质，放射因素或各种感染导致的血小板减少等。

3. 以上各继发性血小板减少在病史、体征及辅助检查方面有各自的临床特征，不同于特发性血小板减少性紫癜。

4. ITP 应与血管因素的出血性疾病如过敏性紫癜进行鉴别，后者的皮肤紫癜高出皮面，有痒感，呈对称分布，分批出现，血小板检测正常，出、凝血时间也正常，但临床常伴有腹痛、关节痛、血尿等症状以及体征和相关化验的异常。

5. ITP 需与凝血功能障碍的出血性疾病如血友病等相鉴别，后者以关节出血和深部肌肉血肿为主，病人的凝血时间、相关的凝血因子检测与实验异常，但血小板计数、出血时间及血块收缩时间正常。

七、急诊救治

（一）对症支持治疗　对急性出血严重者，为防止颅内出血及外伤性出血，应安置病人静心休息。出血重者予以输入新鲜全血或血小板悬液，可应急补偿血小板及其活力，有助于减轻或控制出血。但采血超过一日的血不宜选用，因其血小板和活力明显减低，疗效不佳。也可同时予以一般止血剂对症治疗，如安络血、立止血、止血敏、止血芳酸、白药等。补充维生素 C 和路丁对保护毛细血管壁很有益处。

（二）应用肾上腺皮质激素　肾上腺皮质激素可减免被抗血小板抗体附着的血小板粘附或滞留在单核巨噬细胞系统被吞噬或破坏，也可抑制抗血小板抗体的生成及其作用，减少血小板的破坏。肾上腺皮质激素还可减低毛细血管的脆性，减轻出血倾向。用药方案如下：泼尼松 1～1.5mg/(kg·d)，口服，3 周后逐渐减量，已趋治愈者，再给药 2 周，酌情逐渐停药。未愈者的维持量治疗可延长至半年或一年，临床观察发现治疗越早，疗效越好，病程在 3 个月内者缓解率较高，病程越长，疗效越不理想。需注意较长时间应用肾上腺皮质激素期间，要防止激素的副作用和耐药性问题。

（三）免疫抑制剂的应用　经肾上腺皮质激素治疗及/或脾切除术后疗效不佳或无效，伴脾功能亢进的 ITP 或不宜激素或脾切除治疗者可选用免疫抑制剂治疗。选药及用法如下：硫唑嘌呤 100～150mg/d，口服，或选用长春新碱 1～2mg，每周静脉滴注 1 次，或选环磷酰胺 300～600mg，每 3 周静脉滴注 1 次。依据血象、肝、肾功能状态调整药物剂量与疗程的长短。因免疫抑制剂有抑制骨髓等副反应，故用药期间应予以严密观察和监测血常规变化。另外免疫抑制剂与肾上腺皮质激素联合治疗 ITP 可有协同作用。

（四）应用丙球蛋白 大剂量丙球蛋白，按50mg/（kg·d）给药，适用于急症手术前或严重出血者，一般连用5天左右。

（五）血浆置换法 一日换血浆3升，于3～5天内可换3天。此法能清除病人血浆中的抗血小板抗体。

（六）选用其他辅助生血小板药物 可选用达那唑100～200mg，每日2～3次口服，或氨肽素1g，每日3次口服，或利血生10mg，每日3次口服，或配合中医中药治疗，均可促进血小板的回升。

（七）脾切除治疗 多用于急、慢性ITP有重要器官出血危及病人生命，内科治疗无效者。脾切除术可作为应急的抢救措施之一。对某些慢性ITP经肾上腺皮质激素治疗半年以上无明显效果，或某些原因不能采用肾上腺皮质激素治疗，或应用较大激素量与维持量才能控制出血倾向者选用脾切除治疗，术后可有50%～70%的病人病情缓解。

（八）治疗进展

1. 难治性ITP 除用肾上腺皮质激素与免疫抑制剂联合治疗外，可酌情选用免疫抑制剂环孢素A，4～12mg/（kg·d）给药，注意追查肝肾功能。或选用免疫调节剂干扰素重组α－干扰素3mu/次，每周2～3次，可用十几次。或选用抗淋巴球蛋白，但需注意注射部位的肿痛，过敏者可发生过敏性休克。

2. 输注载药血小板 用载有长春碱或Vp16的血小板输入治疗。

3. 栓塞疗法 经皮从股动脉插入导管，达脾动脉末梢，注入栓塞剂。

4. 葡萄球菌蛋白A柱吸附病人血浆输注 取病人血浆200～300ml，通过葡萄球菌蛋白A柱过滤后再给病人输回，每周1～2次。

5. 试用抗人Fc－γ受体单克隆抗体或秋水仙碱或新鲜冰冻血浆输注加长春碱方法，但需注意防止粒细胞减少。

（九）病因治疗 急性ITP或儿童ITP多在病前有细菌或病毒引起的上呼吸道感染，应予抗生素或抗病毒药控制诱发ITP的感染因素。对其疾病本身的免疫异常应参考治疗程序予以调节和抑制，力争改善机体免疫状态，使病情好转和康复。

（周玉淑）

第三十二章 排尿困难

一、概述

排尿困难即指病人排尿不畅。由于梗阻（如良性前列腺增生阻塞尿道口导致尿液外流受阻）、神经精神性、药物等多种原因导致的排尿困难可导致急性尿潴留，尿液正常形成但潴留于膀胱内。

引起排尿困难的主要原因之一是膀胱颈部以下机械性梗阻，常见于前列腺增生症、尿道损伤、尿道或尿道口狭窄、晚期膀胱癌，也可见于前列腺或尿道肿瘤、精阜增生、输尿管囊肿脱垂、膀胱及尿道结石、膀胱颈挛缩、子宫肌瘤或子宫脱垂压迫膀胱颈等。另一主要因素是中枢或周围神经损害造成支配膀胱的神经功能失调，使膀胱逼尿肌张力减弱或尿道括约肌痉挛而引起排尿困难，常见于脑脊髓病变、脊柱裂、脊膜膨出、糖尿病、直肠癌或宫颈癌术后等疾病。

排尿困难时膀胱首先发生病理性改变，开始膀胱壁各层组织均代偿性增生肥厚，膀胱粘膜表面有小梁小室形成。如果排尿困难不能解除，将出现尿潴留，代偿功能失调，膀胱逐渐扩张，肌肉收缩无力，膀胱不能完全排空，残余尿形成，易继发尿路感染。同时膀胱内压升高，形成反压力作用，使输尿管排空不全或返流，最终出现肾积水及肾功能受损。

二、诊断

1. 病人可出现排尿延迟，尿分叉，尿流无力，射程变近，尿线变细，排尿中断，尿滴沥。病人每次排尿均需用力增大腹压，有时需用手按压小腹协助排尿。严重时病人不能排尿，引起急性尿潴留。

2. 尿频由下尿路梗阻所致排尿困难，早期因膀胱过度收缩而引起尿频，后期因膀胱肌肉收缩功能失代偿，膀胱残余尿增多，膀胱有效容量减少，尿频症状加重，重者出现充盈性尿失禁。

3. 中枢或周围神经损害造成的神经源性膀胱，除具有原发病各种症状外，可同时伴有各种类型的尿失禁及排便异常。

4. 反复发作的泌尿系感染可见尿频、尿急、尿痛、脓尿、血尿，单纯下泌尿系感染很少合并全身症状，存在返流时常合并全身感染症状。

5. 肾积水或继发感染影响双肾功能时，病人出现全身症状，可见食欲不振、恶心、上腹饱胀、消瘦、乏力、贫血、血压升高甚至尿毒症等。

6. 长期排尿困难可引起膀胱充盈所致下腹部肿块或肾积水引起上腹部肿块，合并感染则疼痛明显。前列腺增生病人肛诊可触及增大的前列腺。尿道触诊结合肛门直肠检查可触及尿道狭窄部位及其长度。尿道探子检查可确定狭窄的部位及程度。长期增大腹压协助排尿可引起疝、痔、脱肛等。神经源性膀胱病人可有多种神经系统异常体征。

7. B 超 膀胱内壁不光滑，可见小梁小室。膀胱肌肉收缩功能失代偿时，膀胱内可出现残余尿。B 超能清楚显示肾实质、肾盂及输尿管扩张的状态。前列腺增生病人可见前列腺增大，腺叶常突入膀胱。合并结石时，可见膀胱液性暗区内出现强回声光团并伴声影。B 超能清晰辨明尿道管腔、海绵体组织及尿道周围的层次，明确诊断尿道狭窄的长度、程度以及尿道狭窄周围瘢痕组织厚度。

8. X 线检查 腹平片可观察肾脏轮廓大小，膀胱区有无结石。前列腺增生时，膀胱尿道造影可显示膀胱底部抬高增宽，后尿道延长、变窄，有时膀胱底部出现光滑的负影。尿道狭窄时，尿道造影检查能清晰和确切地显示狭窄部位、程度及长度。不严重的前尿道狭窄，行逆行造影可满足诊断需要。严重病例及膀胱颈部痉挛等，造影剂通过困难，可行排尿性膀胱尿道造影，必要时结合逆行尿道造影。膀胱颈梗阻在排尿期尿道造影显示膀胱颈部不开放或不完全开放，排尿尚未结束即过早关闭。排泄性尿路造影及逆行肾盂造影可了解有无肾积水及肾功能。

9. 膀胱镜检查　膀胱壁小梁小室形成，输尿管口间距及膀胱颈距离增宽，输尿管间嵴肥厚。前列腺增生时还可有后尿道延长，膀胱底部下陷，尿道镜检查可直接观察尿道的情况。

10. 尿流动力学检查提示下尿路梗阻性病变或神经源性膀胱。另外，CT 扫描及磁共振检查对于了解病情也有一定帮助。

三、治疗

（一）紧急处理　排尿困难引起急性尿潴留时，病人异常痛苦，应积极采取措施解除尿潴留。最常见的方法是在无菌条件下，自尿道内置入导尿管。当导尿管进入过胀的膀胱时，尿液引流应缓慢一些，避免膀胱内压突然减小而引起出血，尿液引流完毕后应根据病情决定是否保留导尿管。如果导尿管置入失败，可在下腹部经皮肤行膀胱穿刺。按常规下腹部皮肤消毒铺无菌巾后，操作者戴无菌手套，于下腹正中耻骨联合上缘 3～4cm 处局部浸润麻醉后，用普通穿刺针直接通过皮肤穿刺入膀胱，吸出尿液，由于穿刺针不能保留，只是暂时措施。如果需要保留导尿，可用套管针穿刺膀胱造瘘，通过套管置入导尿管保持引流。

（二）原发病治疗

1. 前列腺增生治疗

（1）前列腺增生梗阻症状轻微，尚未引起临床并发症，或病人全身衰竭，合并其他严重器质性疾病，不能或不愿意手术者可采用药物治疗。①雌激素治疗：如己烯雌酚 2mg，3 次/d；甲基氯地孕酮 50mg，1 次/d；安宫黄体酮 20mg，2 次/d。适用于心功能正常，无明显器质性心脏病病人。②5a 还原酶抑制剂：可干扰双氢睾酮生成，如保列治 5mg，1 次/d。③α 受体阻滞剂：以降低膀胱颈部阻力，较快改善排尿症状。如竹淋胺 10mg，3 次/d；高特灵 2mg，1 次/晚；酚苄明 10mg，2 次/d；桑塔前列泰 2.5mg，2 次/d，同时对于功能性膀胱颈部痉挛者解除痉挛亦有效。

（2）有下尿路梗阻症状，尿流动力学检查有明显改变，残余尿量 60ml 以上；已引起上尿路梗阻及肾功能损害；多次发作急性尿潴留、尿路感染、血尿或并发结石等均为手术指征。结合肾功能及病人意愿选择合适治疗方法。

肾功能损害严重、尿路感染严重、病人全身情况衰竭，可先解除梗阻，待感染控制、肾功能恢复后再行手术。可保留导尿管开放引流。为预防感染也可行耻骨上膀胱穿刺造瘘。肾功能恢复，无严重器质性病变，可行前列腺摘除术。

（3）病人口服药物治疗效果不佳，不能或不愿手术治疗，可采用其他非手术治疗方法，如低温冷冻治疗、激光治疗、射频治疗、电切治疗以及电化学治疗等。

2. 尿道狭窄　治疗应根据不同情况，采用不同方法。

（1）尿道扩张术适用于轻症尿道狭窄，病人能坚持，效果较好。

（2）尿道外口狭窄经扩尿道治疗效果不佳时，可行尿道外口切开或尿道外口成型术。

（3）腔内手术通过内切开辅以电切电凝治疗，对单纯性环形尿道狭窄具有显著疗效。

（4）尿道对端吻合术即尿道狭窄切除对端吻合治疗球部尿道狭窄疗效满意。

（5）尿道拖入术治疗后尿道狭窄。

（6）尿道成型治疗复杂性尿道狭窄，狭窄段较长病例。

3. 精阜增生治疗　临床症状明显，可行经尿道精阜电切。

4. 膀胱颈部梗阻治疗　行经尿道膀胱颈部电切术。

5. 神经源性膀胱治疗　可采用间歇性导尿法，留置导尿管或膀胱造瘘，药物治疗，手术治疗如经尿道膀胱颈切除术、外括约肌切开术、骶前选择性去神经术、扩大膀胱术等。

（三）并发症处理 急性尿潴留常见并发症包括感染、出血和阻塞后多尿症（可导致严重的水电解质紊乱），应给予相应的处理。

四、病人安置

由于器官病损导致慢性梗阻性尿潴留的病人，如需要持续导尿时，应收住入院。神经性急性尿潴留病人需住院治疗。

如病人一般情况良好，生命体征稳定，无感染指征，梗阻缓解后无并发症，可留置导尿管和引流袋回家，泌尿外科门诊复诊即可。药物性急性尿潴留病人在梗阻缓解后拔除导尿管，停止致尿潴留药物后可安排出院，随诊。

（王亚轩）

第三十三章　少尿和肾功能衰竭

第一节　少尿病人的急诊评价和处理

一、临床判定

肾脏在受到缺血、肾毒素、梗阻等因素的作用下，可迅速出现尿量减少。少尿病人如没有合并其他症状，往往容易被病人和医生忽视，故一旦发现病人少尿要引起高度重视。

每日尿量少于400ml或每小时尿量少于17ml称为少尿（oliguria）；每日尿量少于100ml，或12小时内完全无尿者称为无尿（anuria）或尿闭。慢性少尿无尿见于尿毒症，在此不赘述。

二、病因

急剧出现少尿和无尿可见于多种病因，如急性肾小球肾炎、急性间质性肾炎、结缔组织病肾病、急性肾功能衰竭（肾小管坏死）、各种原因引起的尿路梗阻、有效血容量不足引起肾血流量急剧下降等数十种之多。

要注意那些能引起少尿和急性肾功能衰竭的药物或毒物：

1. 抗生素氨基糖甙类（庆大霉素、卡那霉素、托布霉素、丁氨卡那霉素、尼特霉素等）、万古霉素、头孢菌素、两性霉素等。
2. 化疗及免疫抑制药物，如顺铂、卡铂、丝裂霉素、氨甲蝶呤、环孢素A、雷公藤等。
3. 造影剂。
4. 重金属汞、铅、镉等。
5. 生物毒素鱼胆、蛇毒、蜂毒、马兜铃酸等。
6. 有机溶剂甲醇等。

三、诊断与鉴别诊断

医生常遇到的情况是病人来诊时已出现少尿和氮质血症，或住院病人由于外伤、手术、药物治疗后等出现少尿和氮质血症。迫切的问题是要求早期明确诊断，鉴别少尿首先要明确两方面问题：①是由于肾前性即肾脏灌注不足引起还是肾后性梗阻所致？②是由于慢性肾脏病肾功能急性恶化或急性肾功能衰竭所致？即分清是否有肾前性因素，排除肾后性因素。

诊断的要点有三方面，一是详细准确了解病史，二是依靠临床和实验室方法，三是根据病理生理等基础理论进行分析，确定病变部位和病因，必要时做肾穿刺活检以明确诊断。

现分述如下：

1. 详细询问病史　寻找有无梗阻线索：急性肾衰表现突然无尿的比较少见，如果病人突然无尿，应首先排除梗阻的可能。如果病人有排尿困难、排尿不尽感和尿流变细的病史，则提示存在尿路梗阻。

广泛创伤、失血、休克、脱水等引起血容量急剧下降情况，都应详细了解。

病人既往史中有无肾炎或慢性肾炎和慢性肾功能减退的症状，如夜尿增多、贫血等。如果有慢性肾炎或隐匿性肾炎，则当少尿、无尿时应考虑到慢性肾炎急性发作的可能，或肾功能急剧损害，或肾功能已失代偿。

如糖尿病病人出现无尿，伴有泌尿系感染，病情凶猛，BUN 上升迅速，应考虑肾乳头坏死可能。

病人如果有特殊用药史，如磺胺或庆大霉素等，此时少尿无尿应考虑药物引起急性肾小管坏死即急性肾衰所致。还有一些药物可以引起尿潴留，如抗胆碱能类药物和拟交感类药物。

总之，病史的详细了解是诊断的最重要一步。

2. 实验室检查　基本的尿常规方法很重要，为了结合临床，最好是医生亲自动手检测。首先看尿比重，在肾前性少尿时，由于肾小球与肾小管之间的平衡丧失，肾小球滤过减少，但肾小管水、电解质等回吸收作用正常或“矫枉”性加强，因此尿比重增高，常在 1.025 以上。而急性肾功能衰竭（肾小管坏死）或慢性肾功衰竭急剧加重，其尿比重多次检查常低于 1.015。同理，尿渗透压在肾前性少尿时，常在 400mOs/L 以上，急性肾衰则低于 400mOs/L。

尿沉渣镜检在肾前性少尿标本中只见少量腊样和颗粒管型。在急性肾小管坏死时，可见褐色颗粒管型、大量上皮细胞和上皮细胞管型。如果尿红细胞多，有红细胞管型，则提示肾小球肾炎。大量白细胞和白细胞管型伴无尿，应考虑肾乳头坏死。少尿但尿沉渣正常，应考虑尿路梗阻。

肾前性和肾小管坏死（急件肾衰）的少尿期，小管对钠的保留不一样，在肾前性少尿，肾小管回吸收钠活跃，相反，急性肾小管坏死，钠的回吸收受限。因此，尿钠浓度在这两种情况下不相同，急性肾衰时，常高于 40mEq/L，而肾前性则低于 20mEq/L。

一种简单的试验即滤过钠的排泄分数（FENa）能精确地表明小管调节钠的情况，因此近年来被认为是急性肾衰的有效鉴别指标。FENa 按公式计算 UNa 与 PNa 的比值乘以 PCr 与 UCr 的比值，再乘 100%（U 和 P 分别代表尿和血浆，Na、Cr 分别代表钠和肌酐浓度），此法无须计算尿量，比较方便。一般认为，在急性肾小管坏死，FENa >1；在急性肾炎和肾前性氮质血症，则 <1。由于 FENa 与肾小管回收钠的测定之间是反比关系，改变 Na 的转运条件都会影响 FENa，如利尿剂抑制钠的回收，可使 FENa 升高。慢性肾衰时，小管回吸收钠减少以维持体内钠平衡，FENa 也升高。

超声波检查可见双肾形态、大小，有无结石、肿物和梗阻。如果见到萎缩肾，则支持慢性肾衰晚期的诊断。膀胱超声检查还可提示膀胱是否存在病变。其他肾功能检查如肾图有重要参考价值。

对于少尿者，如各项措施都不能鉴别是由急性肾衰或慢性肾炎肾功能急剧恶化引起时，若情况许可，争取进行肾活检以做出病理诊断。近年来肾活检受到国内外的重视。我院有些急性少尿、氮质血症病人经过肾穿刺明确了诊断，或纠正了临床上的误诊，及时得到正确治疗。

四、急诊处理

少尿病人的处理流程见图 33－1。

对急诊少尿病人首先应判断和处理有无休克（感染性、低容量性休克等）、心力衰竭等肾前性少尿病因。年轻育龄期女性突然出现少尿，要警惕宫外孕，要注意部分病人因为尿少而无法配合查尿 HCG 和盆腔 B 超，这时切记不要为等检查结果而耽误判断和治疗。

若考虑是肾后性梗阻因素所引起的少尿，应予导尿，如梗阻未解除，请泌尿外科会诊，使用外科或放射介入的手段解除梗阻。

急诊常有一些少尿病人经过各项检查原因仍然不清楚，造成处理困难。如血容量不足，可以是少尿起始病因，但持续时间过长，即使对症处理后一般情况已好转，血压正常，少尿却仍存在，此时可能已形成急性肾小管坏死。在无心功能不全等禁忌证时，可先补充血容量，多为 500ml 生理盐水于 30 分钟快速输注；然后用 20% 甘露醇 100～200ml 或速尿 40mg 注射后尿量增多，则有助于血容量不足的诊断，此时应该继续补充液体。

如无反应，则肾性少尿即急性肾衰已形成。应注意限制液体入量，必要时进行血液替代治疗。

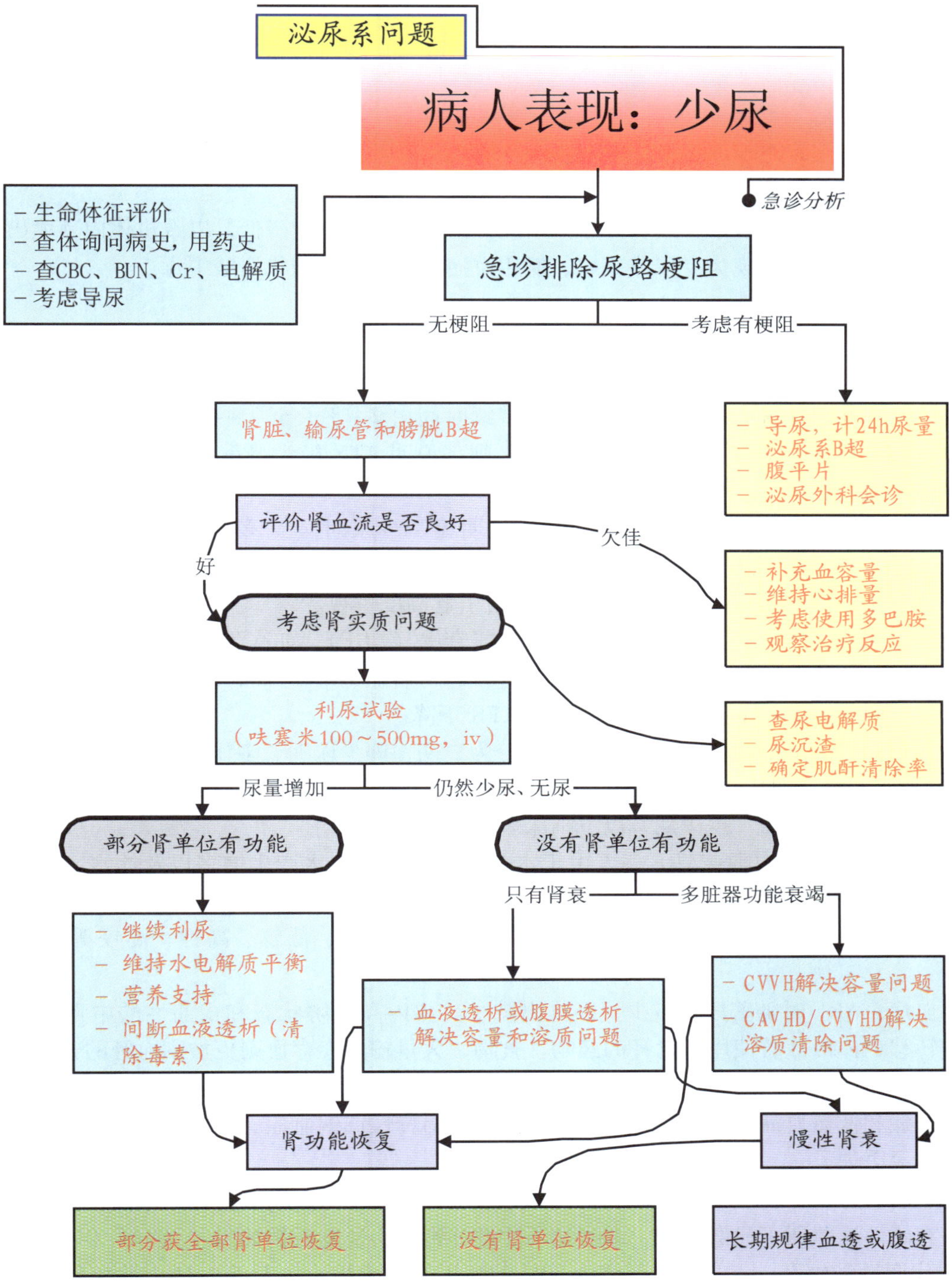

图 33－1　急性少尿处理流程图

五、病人安置

持续存在无法解释的少尿和无尿病人应考虑急诊留观。

有全身系统性症状（发热、寒战、顽固性呕吐等）的病人应收住入院诊治。那些需要额外诊断和处理的病人（氮质血症、全身性感染、水电解质紊乱等）也需入院进一步处理。

尿潴留病人置入导尿管后梗阻解除，无症状者，可出院，1 周后至泌尿外科门诊随诊。

第二节 急性肾功能衰竭

一、概述

急性肾功能衰竭是肾脏本身或肾外原因引起肾脏泌尿功能急剧降低，以致机体内环境出现严重紊乱的临床综合征。主要表现为少尿或无尿、氮质血症、高钾血症和代谢酸中毒。

二、临床表现

急性肾小管坏死（ATN）时极少出现绝对无尿。如果出现绝对无尿，则多为完全性尿路梗阻、急性肾小球肾炎和急性肾皮质坏死。少尿期的持续时间由2~3天至2~4周，平均10天左右。ATN的少尿期一般不超过1个月；如果超过1个月，则多说明ATN极为严重，肾功能难以恢复，或引起ARF的病因较为复杂。

需要指出的是，非少尿性ARF病人临床上无明显“少尿期”、“多尿期”，此类病人的平均尿量为1000ml/24h，其症状及血清肌酐、尿素氮升高的水平较少尿型ATN轻，预后相对较好。但是非少尿型ATN病人的死亡率仍在26%左右，因此仍应引起高度重视。

突发性少尿或氮质血症不一定都是急性肾功能衰竭（ARF），如高蛋白饮食、消化道出血和组织分解加快（感染、高热、外伤、使用皮质激素等）时可有血BUN升高，但无GFR降低，因此称为假性氮质血症；脱水时尿可浓缩到400ml/d而无GFR下降。

（一）少尿型临床表现 少尿型ARF临床分为三期，即少尿期、多尿期、恢复期。

1．少尿期 少尿期从每日尿量<400ml开始，一般持续7~14天。通常每日尿量越少，少尿期持续时间越长，病情越重。少尿期有以下临床表现：

（1）体液过多，水中毒：ARF病人由于水排出减少，内生水产生增多以及饮水、输液过多可引起体内水分的增加出现水肿、高血压、心衰，甚至肺水肿、脑水肿和稀释性低钠血症。

（2）电解质紊乱：少尿期病人常出现低钙、高磷、低钠、低氯、高钾、高镁等多种电解质的紊乱。

高钾血症：ARF时随着尿量减少，钾排出减少。体内高分解状态和代谢性酸中毒使大量钾离子从细胞内转移到体液。若使用了含钾的药物、食物，大量输入库存血则更加剧血钾的升高。严重高钾可危及病人生命。高钾血症是ARF第1周内导致死亡的主要原因。

低钠血症和低氯血症两者并存：可以是水潴留致稀释性低钠血症、低氯血症，亦可由于呕吐、腹泻导致钠、氯丢失。

低钙、高磷血症：临床常见，但由于代谢性酸中毒使血中游离钙浓度相对增高，低钙抽搐并不多见，在补充碱性液体纠正代谢性酸中毒时如不注意补钙则会诱发低钙抽搐。

（3）代谢性酸中毒：正常情况下体内80%的酸需经肾脏排出。ARF时体内非挥发性酸不能被肾排出可导致代谢性酸中毒，而且随病情发展日趋严重。

（4）氮质代谢产物潴留：ARF时体内分解代谢旺盛，氮质代谢产物增多，而肾脏不能将其充分排出，必然引起氮质代谢产物的潴留。尿素氮（BUN）每日可递增3.6~10.7mmol/L（10~30mg/dl），血浆肌酐可每日升高44.2~88.4mmol/L（0.5~1.0mg/dl），如不采取有效措施，几天后就可达尿毒症水平，出现恶心、呕吐、消化道出血、烦躁、嗜睡、抽搐、昏迷、进行性贫血等尿毒症综合征的临床表现。

2．多尿期 引起ARF的病因如能解除，病人则能度过少尿期，尿量可逐渐或突然增多。每日尿量>400ml即可认为是多尿期的开始，是肾功能开始恢复的信号。一般持续1~3周。多尿早期，GFR

仍很低，仍有高钾、氮质血症、代谢性酸中毒，其临床表现基本与少尿期相同。随病情发展尿量持续性甚至成倍增加，每日可达3000～5000ml甚至更多。血BUN、肌酐逐渐下降，如尿量过多又不及时补充水和电解质会出现血容量不足的表现，如血压下降、体重减轻、口渴等。大量利尿还可使电解质丢失增多，而且肾小管重吸收能力仍较差，可导致低钾血症、低钠血症。

3. 恢复期 尿量逐渐恢复正常，血BUN、肌酐接近正常，但只意味着有30%左右的肾功能得以恢复。ATN后肾功能完全恢复需要3～12个月。恢复期病人身体仍较虚弱。由于身体抵抗力低下常易合并感染。

（二）非少尿型 非少尿型ARF占ARF病人总数的25%～50%，较常发生在肾中毒、烧伤和外科手术后出现的ARF。一般认为非少尿型ARF临床经过较缓和，并发症较少，但如果原发病严重仍可致死。如在非少尿型ARF的基础上，几天后又出现少尿或无尿，预后常很严重。

（三）实验室检查

1. 尿常规检查

（1）尿量少、色深、混浊，有少量蛋白及红、白细胞，可见肾小管上皮细胞管型。

（2）比重低而固定，在1.015以下。

（3）尿渗透浓度<300mmol/L，尿/血渗透浓度<1。

2. 血液检查

（1）血常规检查血红蛋白含量降低。

（2）血浆肌酐、血BUN增高，随病情发展每日递增。

（3）血清钾浓度升高，CO_2CP下降，血pH值下降等。

3. 尿钠 肾前性氮质血症时尿钠升高，而ATN时尿钠降低，因此可以用尿钠作为肾前性氮质血症与ATN的鉴别手段。在少尿型ARF时，尿钠<20mEq/L提示肾前性氮质血症，而尿钠>40mmol/L时提示ATN。尿钠<20mmol/L对于诊断肾前性氮质血症的特异性>90%，但许多研究发现部分病人的尿钠在20～40mEq/L，因此其敏感性较差，进而提出了更为敏感的肾衰指数（RFI）。

4. 肾衰指数（RFI）和滤过钠排泄分数（FENa） Handa等人发现RFI（RFI＝尿钠÷尿肌酐/血肌酐）对肾前性氮质血症与ATN鉴别的特异性与敏感性较高，均>90%。当RFI<1mmol/L时支持肾前性氮质血症，而RFI>1mmol/L时支持ATN。

FENa是指尿排泄钠占肾小球滤过钠的百分数，公式为：

$$FENa = (\text{尿钠}/\text{血钠}) \times (\text{血肌酐}/\text{尿肌酐}) \times 100\%$$

FENa可以较准确地反映肾小管的功能，对肾前性氮质血症与ATN的鉴别诊断有较高的价值，其特异性及敏感性均>90%。当FENa<1%时提示肾前性氮质血症，而FENa>2%时提示ATN。

需指出的是，测定尿钠、RFI、FENa时均不能应用利尿剂，以免出现药物作用所引起的尿钠增多。对于过去已存在轻度慢性肾功能不全的病人来说，上述“尿诊断指标”的意义也很有限。

5. 肌酐清除率（Ccr） Ccr是指肾脏在单位时间内将血浆肌酐清除的体积（ml/min）。由于血肌酐水平受较多因素影响，而尿中的肌酐主要由肾小球滤过，仅极少部分由肾小管分泌，并且不被肾小管重吸收，因此可以较准确地反应GFR，是早期发现ARF的灵敏指标。其公式为：

$$Ccr\ (ml/mi) = (\text{尿肌酐}/\text{血肌酐}) \times (\text{尿量}/1440min)$$

三、鉴别诊断

ARF的诊断依据为GFR在短时间内（数小时至数周）下降50%以上，同时双肾体积无缩小。如果病人原有慢性肾功能衰竭的基础，则GFR下降20%以上即可诊断。如果尿量<400ml/d，则为少尿型ARF；如果无少尿，则为非少尿型ARF。病人血BUN升高速度连续两天>30mg/(dl·d)，则为高分解代谢型ARF。

ARF诊断明确后，应对肾前性、肾性及肾后性ARF进行鉴别诊断。

肾前性肾衰的特点如下：尿比重 >1.018；尿渗透压 >500mOsm/kg；尿钠 <15 ~20mmol/L；血浆 BUN/Cr >20；尿 Cr/血 Cr >40。

急性肾小管坏死的特点如下：尿比重 <1.012；尿渗透压 <500 mOsm/Kg；尿钠 >40mmol/L；血浆 BUN/Cr <15 -10；尿 Cr/血 Cr <20。

对于病史不清的病人还应首先除外慢性肾功能衰竭。下列特点有助于慢性肾衰的诊断：有肾脏病既往史（如蛋白尿、血尿等）；平时有夜尿增多现象；贫血严重；有严重的钙、磷代谢紊乱；影像学检查示双肾缩小；肾图显示为无功能型（a、b 段无明显上升，c 段平直）。对某些酷似 ARF 而肾功能不全出现较慢、病程相对较长（一般至少 3 个月以上，1 年以内）的病人，一般应诊为“快速进展性肾功能衰竭”（Rapidly progressive renal failure，RPRE）。此种特殊类型肾衰既不同于 ARF，也不同于慢性肾衰，其病因主要为原发性或继发性急进性肾小球肾炎、血管炎、多发性骨髓瘤等。

肾前性氮质血症是可逆的，但如果长时间肾灌注不足，则可造成 ATN。因此两者的鉴别诊断十分重要。由于肾前性氮质血症 GFR 降低，但肾小管功能尚未受损，因此尿比重增加，尿渗透压升高，尿钠及尿素氮的重吸收增加，使尿钠排泄减少，血尿素氮/血肌酐增高（见表）。对于诊断困难的病人还可以进行补液试验，在静脉压低的情况下快速补液，如果尿量增加则支持肾前性氮质血症的诊断，如静脉压升高而尿量无增加则支持 ATN 的诊断。

下列特点有助于肾后性 ARF 的诊断：尿量突然减少（绝对无尿意义更大）；肾脏影像学检查示双肾增大，肾盂肾盏及输尿管增宽；肾图示 C 段下降一半时间超过 8 分钟或 15 分钟以上无下降。

四、处理及病人安置

所有急性肾衰病人均应收住入院。

对于合并中毒/药物过量、高钾血症、肺水肿、低血容量性休克等病人，应入急诊抢救室加强治疗。

第三节 慢性肾功能衰竭

一、概述

尿毒症实际上是指人体不能通过肾脏产生尿液，将体内代谢产生的废物和过多的水分排出体外引起的毒害。现代医学认为，尿毒症是肾功能丧失后机体内部生化过程紊乱而产生的一系列复杂的综合征，而不是一个独立的疾病，称为肾功能衰竭综合征或简称肾衰。这个术语是 Piorry 和 Heriter 在 1840 年描述了肾功能衰竭以后提出的。

二、诊断

（一）症状和体征　肾功能衰竭早期的临床表现多不明显，易漏诊。但到了晚期，病变可累及全身各个脏器，可有多种表现。

1. 毒物及代谢产物蓄积引起的症状

（1）消化系统表现：消化系统症状是最早和最常见的表现之一，主要是纳差、消化不良。重症者可有舌炎、口腔糜烂。若消化道溃疡累及血管时可有呕血、便血。

（2）造血系统表现：慢性肾衰病人均有轻重不等的贫血，多由长期营养不良、促红细胞生成素减少和溶血所致。肾衰病人多有出血倾向，表现为皮下出血点、淤斑、牙龈出血、鼻衄，严重者可发生消化道大出血而死亡。此外，还可有白细胞异常，由于“尿毒素”的作用，使白细胞的生成和功能均有障碍，白细胞总数下降（其中主要是淋巴细胞生成减少），中性粒细胞的趋化性、吞噬和杀灭细菌的能力亦降低。

（3）心血管系统表现：常见的有高血压、尿毒症性心肌炎和心包炎、各种心律失常以及心力衰竭等。

（4）呼吸系统表现：呼吸系统一般可在有酸中毒时出现呼吸困难，也可由尿毒症产生支气管炎、肺炎和胸膜炎等表现。

（5）皮肤表现：可表现为皮肤苍白、干燥、瘙痒及“尿素霜”。

（6）骨骼系统：由于钙磷代谢紊乱，可以出现骨质疏松，骨软化或纤维性骨炎而出现疼痛假性骨折。

（7）神经精神症状：中枢性表现有反应迟钝、抑郁、烦躁、兴奋、抽搐、嗜睡及昏迷。周围性表现为周围神经变性等病变的表现，有皮肤过敏、灼痛、肢体乏力和活动障碍等。

（8）内分泌功能异常：①甲状旁腺功能障表现：主要为甲状旁腺功能亢进的表现，可出现钙磷代谢紊乱以及上述尿毒症性骨病改变。②甲状腺功能减退：由于 T_3 和 TT_3 指数下降，表现为甲状腺功能减退，如乏力、易疲劳、嗜睡、皮肤干燥、听力下降、腱反射减弱、低体温等。③性功能障碍：女子表现为月经不调，经量减少甚至闭经。男子主要表现为阳痿和精子活动力下降。小儿表现为性成熟期延迟。

2. 水、电解质和酸碱平衡失调　肾是调节水、电解质和酸碱平衡的重要器官，其损害可直接影响这些环节的正常进行，引起一系列的临床表现。

（1）脱水与水肿：肾衰病人可以出现水肿，也可以出现脱水。这是由于肾小管功能受损，浓缩功能丧失，即使不饮水也可以排出大量的稀释尿液，从而引起口渴、尿多等脱水表现，如不注意补充则会使肾血流量减少，肾缺血，加速肾脏的损害，所以这种情况下的补水比服药重要。另一方面，肾脏的排泄能力很差，如果摄水量超负荷时，水又排不出，潴留在体内，表现尿少、体重增加、水肿、肾血管肿胀而影响肾血流，也可加重肾损害。所以，应每日测体重，记录 24 小时尿量及其他额外排泄量，这都是重要的观察指标。

（2）钠、钾的变化：低钠血症的原因是肾小管重吸收钠的功能障碍，也与长期低盐饮食，应用利尿剂以及腹泻等有关。高钠则是由于尿毒症时尿量多而无水肿，因而未限制盐的摄入，使钠潴留并超出了肾脏排钠负荷。可以出现体重增加、水肿，甚至引起尿量减少。应常观察有无乏力、嗜睡、腱反射减弱等低钠表现以及前述的高钠表现，还应经常复查血中各种电解质的含量，以便及时调整。

少尿和长期使用保钾利尿剂是最常见的引起高钾原因。此外，尿毒症病人由于排泄功能下降和纳差，摄入热量不足，导致组织分解加速而释放出大量的钾，加之有酸中毒，肾脏的氢钠交换增加，钾钠交换减少等原因，均可使血钾骤然升高，临床上出现心肌抑制表现，如心音低、心率慢、心律紊乱甚至骤停；也常见骨骼肌症状，如肢体麻木、乏力、无力及麻痹、瘫痪，症状常由下肢向上发展；还可出现昏厥和神志障碍；有时也可以出现呼吸肌抑制，导致呼吸停止。

低钾血症的发生包括两个方面，一方面由于体内水的潴留出现稀释性低钾，此时有低钾表现，而钾的量并不少，主要是体内钾的重新分布所致；另一方面由于摄入过少，呕吐、腹泻，以及利尿的丢失造成了体内钾的缺乏，出现真正的低血钾。低血钾的表现除消化道麻痹症状（如腹胀、肠鸣音减弱）外，其余表现与高血钾症状相似。

（3）酸中毒：轻度的酸中毒可以无临床表现。当 CO_2 结合力低于 15mmol/L 时，可表现为呼吸加深加快、食欲不振、恶心、呕吐、无力、烦躁不安，重者出现意识障碍、昏迷等。

（二）血液检查

1. 尿素氮、肌酐增高。

2. 血红蛋白一般在 80g/L 以下，终末期可降至 20～30g/L，可伴有血小板降低或白细胞偏高。

3. 动脉血液气体、酸碱测定晚期常有 pH 值下降，AB、SB 及 BE 均降低，$PaCO_2$ 呈代偿性降低。

4. 血浆蛋白可正常或降低。

5．电解质测定可出现异常。

（三）尿液检查

1．尿常规改变可因基础病因不同而有所差异，可有蛋白尿，红、白细胞或管型，也可改变不明显。

2．尿比重多在 1.018 以下，尿毒症时固定在 1.010～1.012，夜间尿量多于日间尿量。

（四）肾功能测定

1．肾小球滤过率、内生肌酐清除率降低。

2．尿浓缩稀释试验均减退。

3．核素肾图、肾扫描及闪烁照像亦有助于了解肾功能。

（五）其他检查　泌尿系 X 线平片或造影、肾穿刺活检等均有助于病因诊断。根据慢性肾脏病史，有关临床表现及尿、血生化检查等可确诊。

三、鉴别诊断

尿毒症病人通过血肌酐的长期升高可以明确诊断。急诊就诊的尿毒症病人应注意有无导致肾功能恶化的因素，注意和这些疾病相鉴别。促使肾功能恶化的因素有：

1．血容量不足常见于水钠丢失的病人。

2．感染病人常见的是呼吸道感染，败血症伴低血压时对尿毒症影响很大。

3．尿路梗阻常见的为尿路结石。

4．心力衰竭和严重心律失常。

5．肾毒性药物如氨基糖甙类抗生素、造影剂等。

6．急性应激状态如严重创伤、大手术。

7．高血压降压过程太急、电解质紊乱等。

四、处理

对于有上述加重疾病进展的因素应积极给予治疗。对于循环等主要系统的情况应保持平衡，如出现肺水肿时应积极控制。

五、病人安置

当病人出现肺水肿、严重电解质紊乱、酸中毒等情况时应进入抢救室治疗。

慢性肾衰病人肾功能或临床症状逐渐恶化者；准备施行血液透析或腹膜透析的病人；腹膜透析腹腔感染者；透析效果不满意，需住院配合药物治疗者；严重多浆膜腔积液等病人须考虑留观进一步处理。

（李　毅）

第三十四章　血　尿

一、概述

血尿的定义是尿液中出现异常数量的红细胞。10ml 新鲜尿液离心后沉渣镜检，见每高倍镜视野红细胞数目大于 3 个或者非离心的尿液高倍镜下可见到红细胞，即称为血尿。出血量超过 1ml/L 可称为肉眼血尿。

血尿的来源可以是从肾脏到尿道的泌尿系统的任何部位。血尿的原因很多并被分成小球性和非小球性、与凝集功能有关、创伤性及伪装性等（表 34－1），据统计，感染（如膀胱炎、尿道炎、前列腺炎）占非创伤性血尿的 25%，结石占 20%，10% 为不明原因。其他少见的原因包括恶性肿瘤及肾小球肾病。急诊医师需要警惕的还有伪装的血尿。在儿童，急性感染以及随后出现的肾炎占病因的 50%。急性感染也是妊娠期间发生血尿的主要原因。

表 34－1　血尿原因

小球性	非小球性
IgA 肾病	肾小管性
感染后肾小球肾炎（链球菌感染后）	感染
全身性疾病导致的肾小球肾炎	肾盂肾炎
血管炎（如狼疮）	结核
过敏性紫癜	间质性肾炎（急性或者慢性）
血栓性血小板减少性紫癜	药物相关（青霉素，头孢霉素，利尿剂，NASIDs）
溶血尿毒综合征	感染（巨细胞病毒，EB 病毒）
家族性肾炎	全身性疾病（淋巴瘤，干燥综合征）
Alport 综合征	肾乳头坏死（长期 NASIDs 的使用）
薄基底膜肾病	家族性（多囊肾）
Fabry 病	血管性疾病（肾静脉血栓形成，恶性高血压）
指甲－髌骨综合征	代谢性（高钙尿症，高尿酸尿症）
急进性肾小球肾炎	腰痛血尿综合征
Goodpasture 综合征	孤立性肾囊肿
膜增殖性肾小球肾炎	肾外
亚急性感染性心内膜炎	感染（膀胱，前列腺，尿道，附睾）
运动相关	结石，肿瘤，异物，子宫内膜异位症，
出凝血相关的	良性前列腺增生，先天异常，运动
药物相关的（华法林/肝素）	创伤
继发于其他全身性疾病	伪装性

二、临床表现

（一）现病史/过去史/系统回顾　面对血尿的患者，应着重询问患者以下几个方面问题：

1. 血尿属于排尿的哪个阶段？　初段血尿提示位于前尿道病变（如炎症、结石、异物、息肉以及尿道损伤）；终末段血尿提示后尿道、精囊、膀胱颈或者三角区以及前列腺病变，常见的原因是后尿道炎、膀胱颈的肿瘤以及息肉、前列腺炎症、息肉、肿瘤等；全段血尿可能来源于膀胱或者膀胱以上的水平，包括膀胱、输尿管或者肾脏。

2．血尿的伴随症状？　尿急、尿频以及耻骨上区不适感加上白细胞尿往往提示泌尿系感染；结石常见的伴随症状是伴有恶心呕吐的剧烈腰部绞痛并伴有反射痛；输尿管部位疼痛多为输尿管结石或出血造成血块阻塞。

3．血尿与年龄性别的关系？　青壮年的血尿往往以尿路结石、泌尿系感染或者慢性肾炎多见；育龄女性出现血尿多见于尿路感染；40～60岁男性出现血尿以膀胱癌、肾及输尿管的结石、泌尿系感染多见，女性则是泌尿系感染、结石以及肿瘤；60岁以上男性以前列腺肥大或肿瘤、感染，女性为肿瘤或者感染常见。

4．其他　在女性，周期性的血尿提示泌尿系子宫内膜异位症的可能。是否存在其他部位出血，是否有水肿，腹泻等提示肾小球肾炎的表现。尿中是否有血凝块，既往是否有过类似发作，最近的饮食和用药史，是否从事剧烈的运动或者进行过器械的检查，女性患者还应该询问是否正处于月经期等。

（二）查体　对于血尿患者的查体应当注意有无水肿、高血压、贫血、腹部包块、肾区有无叩击痛以及肿胀。老年男性应作前列腺以及肛门的指诊。是否有新出现的血管杂音，身体其他部位是否有出血表现，是否存在链球菌感染的证据（如扁桃体炎以及皮肤脓疱病）以及结缔组织病和其他全身性疾病的表现。

（三）辅助检查

1．实验室检查

（1）尿常规：其发现血尿的原理是红细胞在试纸条上裂解释放出游离血红蛋白，后者催化过氧化氢释放新生态氧，进而显色。其对于大于3RBC/HPF的血尿敏感性>90%，但特异性较低。血红蛋白以及肌红蛋白均能呈现阳性反应。因此，除非有明确的有诊断意义的阳性体征，尿常规检查阳性的尿液均需进行沉渣分析以排除假阳性。

（2）尿沉渣以及红细胞形态分析：取10ml新鲜中段尿，离心1500r/min 5分钟后留取0.5ml沉渣镜检，不但可以明确血尿的存在，结合蛋白尿的有无还可以帮助判断血尿的来源。如镜下血尿伴尿蛋白大于0.5/24h或者肉眼血尿伴有尿蛋白大于1g/24h，则提示肾性血尿。异常形态为主的血尿提示肾小球来源，而正常形态为主提示非肾小球性血尿。但是如果血细胞数量较少以及检查人员的主观原因可能导致误差的出现，部分感染性血尿其红细胞也可能呈多形性，应当结合临床判断。

（3）尿细菌学检查：对怀疑泌尿系感染的患者，应当作清洁中段尿的培养。怀疑结核时还需要浓缩尿找抗酸杆菌，以及进行抗酸杆菌培养。

（4）尿脱落细胞学检查：对于40岁以上的患者应当考虑此项检查，连续3天可以提高阳性检出率。

（5）其他检查：如血常规、血沉、出凝血功能以及肾功能、尿蛋白定量以及有关免疫学方面的检查等。

2．影像学检查　包括B超、腹部X线平片以及静脉肾盂造影、逆行尿路造影、CT、MRI、数字减影血管造影，放射性核素肾图以及肾扫描。

3．特殊检查　包括膀胱镜加逆行上尿路造影、肾脏细针穿刺活检等。

三、病因诊断思路

血尿的诊断在详细询问病史及查体的基础上可按以下步骤进行（图34－1）。需要注意的是，经过上述检查，有部分患者仍然不能明确诊断，可能的原因有微小结石、小血管破裂、畸形、隐匿性肾炎、特发性血尿等，故应当密切随访。

四、急诊处理

对于急诊医生而言，血尿的处理通常并不困难，关键在于明确诊断。在诊断明确之前，需要注意的就是维持患者呼吸、循环及其他生命体征的稳定。

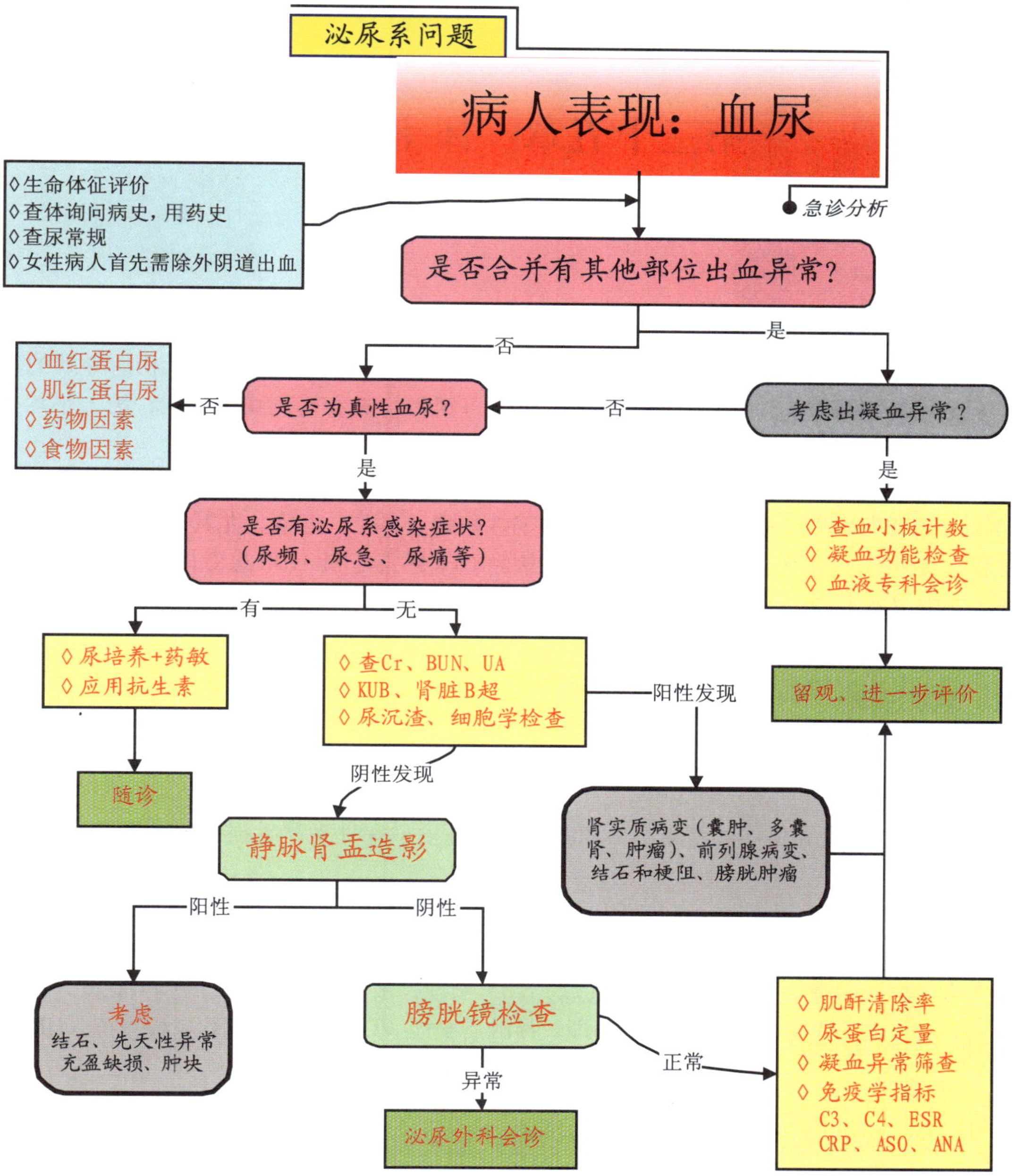

图 34－1 血尿诊断流程图

根据病因进行各项相应的治疗。

五、患者安置

血尿需要留观和急诊处理的情况包括：肉眼血尿伴有生命体征的不稳或者进行性血红蛋白的下降；尿脓毒症；与感染以及肾功能不全相关的泌尿系梗阻；进行性肾功能衰竭；与充血性心力衰竭、肾功能不全以及感染有关的肾小球性肾脏疾病；伴有其他部位出血的出凝血功能障碍；严重创伤。

（谭小月）

第三十五章　体液暴露

一、概述

医务人员在医疗保健环境中与各类感染患者体液直接接触的机会远多于普通人群，因而大大增加了职业性感染的潜在危险。其中最危险的是医务人员被带病原体血液的锐器刺伤所导致的职业性感染。据统计，在美国病房工作的医护人员中，医生每年平均被利器刺伤 1.8 次，护士平均 0.98 次。但另据报道，护士的职业获得性 HIV 感染的发生率是医生的两倍。

许多种病原体都可以通过接触体液传播，对医务人员来讲最重要的职业性感染是乙型肝炎病毒（HBV）、丙型肝炎病毒（HCV）和人类免疫缺陷性病毒（HIV）感染。尤其是感染 HIV 后，患者最终会发展成艾滋病（AIDS）而死亡，这在那些接触 HIV 感染者和 AIDS 患者体液后（即体液暴露后）的医务人员中引起了恐慌。而急诊医生受这一问题困扰更甚，我们是恐慌度过每一天，还是坦然面对，我们该怎么办？

二、临床表现

（一）病史　患者常具有体液暴露（body fluid exposures）史。通常的病因是事故性或不慎的暴露。

（二）体检　注意评估体液暴露的面积和伤口的深度。在处理严重损伤时，还要注意评估神经、血管损伤情况。

（三）实验室检查　受伤之后建议做 HBV、HCV 和 HIV 的相关实验室检查，以确认医务人员目前的身体状况。若作为传染源的患者同意，建议同时检查该患者以确定其感染状况。

如作为传染源的患者 HBV、HCV 和（或）HIV 阳性，被暴露的医务人员应当在 6 个月内进行血清学复查。对所有 HIV 暴露者，在接触当即、接触后 6 周、12 周、6 个月均应检查抗 - HIV 抗体。

三、危害

（一）肝炎病毒　事前未接种乙肝疫苗，事后也未采取乙肝病毒暴露后预防的医务人员，有 6% ~30% 感染乙肝病毒的危险性。被 HCV 感染者体液污染的锐器刺伤后，医务人员感染 HCV 的危险性有 2% ~7%。绝大多数 HCV 感染者会发展成为丙肝病毒慢性携带者，而且 2/3 会表现出肝酶的升高。

（二）HIV　艾滋病对医务人员的职业性危险问题已引起各方面的广泛关注。资料表明，医务人员的 HIV 感染多发生于徒手使用与安装注射针头，传递刀、剪等锐器，长期从事接触血液和急救、外伤处理等工作，以及一些产科、妇科、骨科、心胸及血管等疾病的操作。据统计，被 HIV 感染者血液污染的针头或其他利器损伤而感染 HIV 的危险性是 0.3%。但如果是被中空的针刺伤，或刺得很深，或在刺入时将 HIV 污染血液血注入，这一危险性会显著增高；此外，若作为传染源的 HIV 感染者或 AIDS 患者体内的病毒数量多和（或）CD_4^+ 细胞少，也将会增加医务人员获感染的机会。

虽然总的来说 HIV 感染的职业危险性很低，显著低于肝炎病毒感染的危险性（后者为 6% ~30%），但是 HIV 感染后的致死率很高，因此，从事高危职业的急诊医师仍应多加警惕 HIV 职业感染的危险性，切实做好防护工作。

四、急诊处理

（一）伤口处理 立即用水或消毒液对伤口进行充分地冲洗。受到暴露的黏膜应用盐水进行充分地冲洗。建议不要挤压伤口。

（二）忠告 告知所有体液暴露者其暴露于某病原体发生感染的危险性和接受抗病毒预防性治疗的指征。应对患者长期进行实验室指标的监测，以观察血清转化情况。

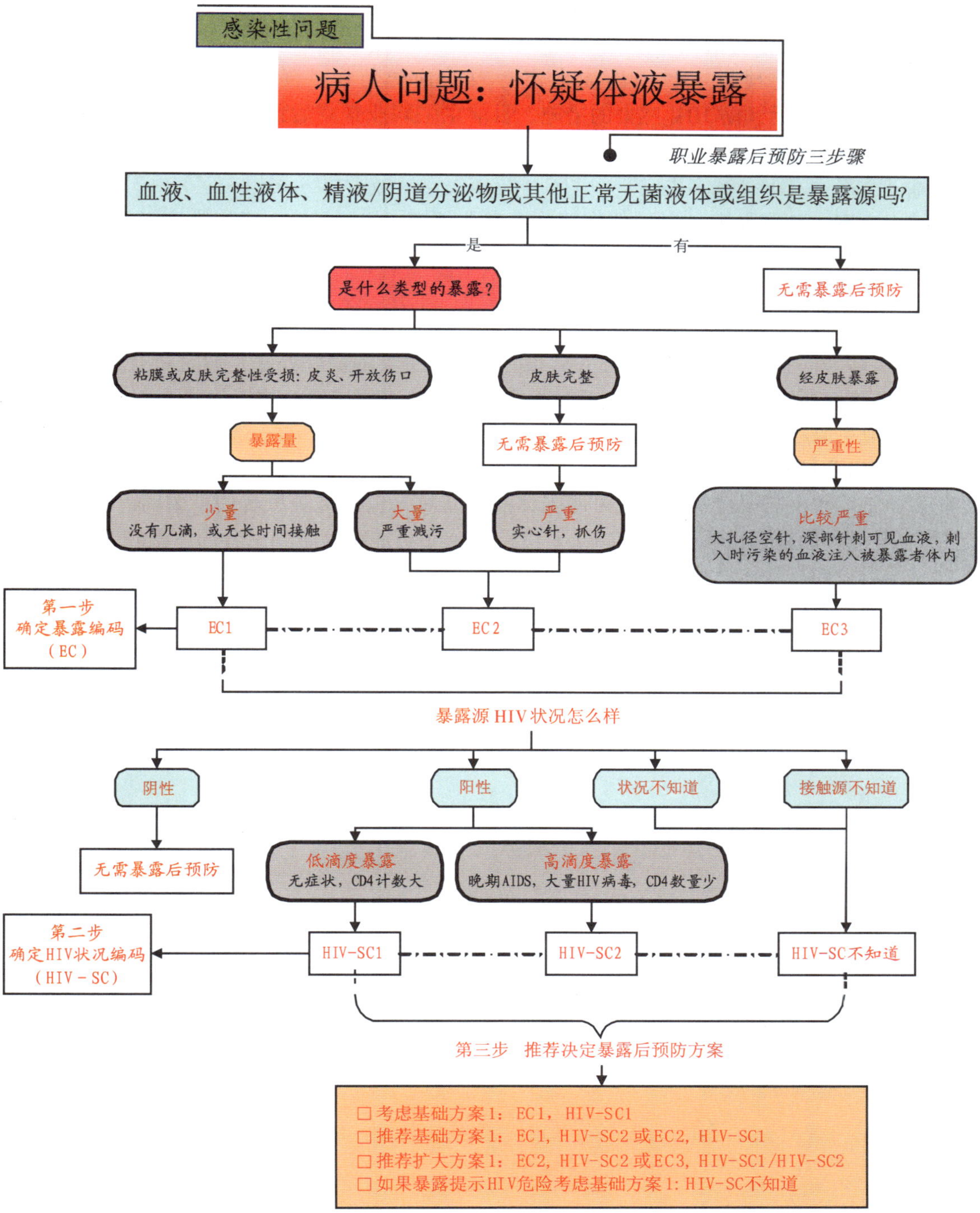

图35-1 怀疑体液暴露时处理流程

（三）会诊　将患者介绍给感染性疾病方面的专家进一步治疗。

（四）药物预防

1. 破伤风预防　如果患者近10年内未曾接种过破伤风类毒素，注意被锐器损伤的患者需行破伤风预防措施，如肌内注射破伤风类毒素和破伤风免疫球蛋白。

2. HBV和HCV暴露后预防　未接受过乙肝疫苗免疫而有HBV严重暴露的医务人员，应当接受乙型肝炎免疫球蛋白的被动免疫。可采取以下方法之一：①注射乙肝免疫球蛋白2次，暴露后立即给予第1次注射，1个月之后予第2次注射；②注射乙肝免疫球蛋白1次，加用一组乙肝疫苗，以给予更长期的免疫。

目前对HCV暴露无预防措施可推荐，主要是监测早期感染。

3. HIV暴露后药物预防　目前尚无肯定有效的预防药物，有些医护人员曾使用齐多夫定（zidovudine）作为接触后预防HIV感染的措施。目前主张职业暴露后预防三步骤法（图35－1），以确定预防方案（一般治疗4周，每2周监测药物不良反应）。

（1）基础方案：ZDV（齐多夫定）+3TC（拉米夫定）或D4T（司坦夫定）+3TC。

（2）扩大方案：基础方案+以下任一药物：奈非那韦（viracept）、洛皮那韦（kaletra）、利托那韦（norvir）、茚地那韦（crixivan）等。

五、预防措施

（一）要有职业防护意识　急诊医务人员预防职业性感染的最好办法是假定所有血液和某些体液（包括患者的脓液、痰液、泪液、鼻涕、唾液、汗液、尿、粪便或呕吐物等）都已经被感染，并根据一定的预防原则采取相应的预防措施。

（二）加强自身防护措施　在接触患者时，应当采用下列防范措施，包括：①在处理每个患者前后均要洗手；②工作中需要接触体液或可能受体液暴露时，包括接触患者的粘膜时，记住要戴手套，戴手套可将经人伤口的血液量减少一半以上；③当工作中可能被喷溅到患者的体液时，要注意穿保护性隔离衣；④当脸部有被体液喷溅的危险时，应戴口罩或保护性面罩、护目镜；⑤绝不再给针头盖针帽；⑥及时处理患者体液和被污染的被服、器械。

（三）暴露后防护措施　对HIV暴露后6个月内注意使用避孕套。

（徐腾达）

第三十六章　水　　肿

一、临床表现

（一）基本表现　水肿的基本特征是人体血管外组织间隙液体含量增加，临床上表现在以下几个方面：

1．水肿部位肿胀不适。

2．体重增加。

3．凹陷性水肿。

4．或非凹陷性水肿。

在病人出现明显凹陷性（或非凹陷性）水肿前可能已经在组织间隙潴留几升液体，当病人临床表现水肿时，体重可以明显增加。

根据水肿的分布，临床上可以分为：

1．全身性水肿　身体各部分的血管外组织间隙均有体液积聚，水肿也在体内各组织中成弥漫性分布。早期可无水肿表现，只有体重的增加。

2．局部性水肿　体液积聚于局部组织间隙。

（二）各类水肿特点

1．心源性水肿特点

（1）呼吸困难。

（2）心悸。

（3）颈静脉充盈。

（4）肺部啰音。

（5）负重部位水肿明显。

2．肾源性水肿特点

（1）眼睑水肿。

（2）全身水肿（如肾病综合征）。

（3）少尿。

（4）血尿，泡沫尿。

（5）高血压。

3．肝源性水肿

（1）腹腔积液，负重部位水肿。

（2）肝病面容。

（3）黄疸。

（4）蜘蛛痣。

（5）肝掌。

（6）男性乳房发育。

4．血管神经性水肿和过敏性疾病（参见荨麻疹一章）

（1）咽喉部、气管、面部和肢体末端水肿。

（2）腹痛、恶心、呕吐、腹泻。

（3）荨麻疹（前者不伴或后者可伴）。
（4）非凹陷性水肿。
5. 粘液性水肿
（1）胫骨前非凹陷性水肿。
（2）眶周水肿。
（3）畏寒，乏力。
（4）深肌腱反射减弱。
6. 局部感染性水肿
（1）畏寒、寒战等全身表现。
（2）局部红肿热痛。
7. 腹部叩诊移动性浊音患者
（1）发热。
（2）腹痛。
（3）黄疸。
（4）呕血、黑便。
（5）肝脾肿大。
（6）腹部包块。
（7）全身水肿。
（三）问诊要点
1. 年龄、性别、女性月经史。
2. 大小便情况。
3. 水肿特点，伴随症状。
4. 服药史，化学品接触史。
5. 药物过敏史。
6. 系统性疾病史（特别是心脏、肝、肾、内分泌系统）。
7. 外伤和感染性疾病史。
8. 家族史。

二、病因和主要病理生理改变

（一）全身性病因
1. 心脏　右心功能衰竭，全心衰，缩窄性心包炎。
2. 肾脏　急性肾小球肾炎，急性和慢性肾功能衰竭。
3. 肝脏　肝硬化失代偿，肝功能衰竭，肝癌。
4. 水钠潴留　非甾体类抗炎药，糖皮质激素，雌激素，锂。
5. 低蛋白血症　肾病综合征，蛋白丢失性肠病，重度营养不良，恶性肿瘤。
（二）局部性病因
1. 下肢深静脉血栓。
2. 蜂窝织炎。
3. 血管炎。
4. 血管神经性水肿。
5. 其他过敏性疾病。
6. 局部损伤　热、机械、放射、化学。
7. 淋巴回流受阻　丝虫病、淋巴切除术后、丹毒、肿瘤侵袭。

8. 妊娠，妊高症。

9. 不明原因。

（三）病理生理

1. 水肿部位血管内外液体静力因素

（1）静脉回流压力增加：充血性心力衰竭、深静脉血栓形成。

（2）淋巴回流阻力增加：丝虫病、丹毒等。

（3）血管内渗透压降低：低蛋白血症。

（4）局部毛细血管通透性增加：局部炎症。

2. 血管神经性水肿

（1）遗传性：C_1 抑制物缺乏。

（2）获得性：血液循环中存在 C_1 抑制物的抗体。

3. 其他

（1）粘液性水肿。

（2）特发性水肿。

临床上全身性水肿的主要病理生理基础是水钠的异常潴留，肾性水钠潴留是临床上水肿发生的主要原因；局部性水肿发生则取决于该处毛细血管的压力梯度。

三、诊断和鉴别诊断

（一）水肿诊断　根据临床表现和伴随症状、体征，水肿的诊断和病因诊断并不十分困难，关键是要早期发现水肿存在，如当病人主诉（晚上）穿袜子困难时，或病人描述手上的戒指较前戴得更合适时，或不明原因的体重增加时，要警惕水肿的可能。

分析水肿的病因时，首先要明确是全身性水肿还是局部性水肿。如果是全身性水肿，接下来要明确是否存在低蛋白血症，如果是要考虑肝硬化、严重营养不良、肾病综合征、蛋白丢失性肠病等诊断；如果没有低蛋白血症，接下来要分析是否有充血性心力衰竭，病人的尿量如何等。

全身性水肿的分析思路见图 36－1；局部性水肿的分析思路见图 36－2。

（二）水肿鉴别诊断

1. 肥胖

2. 水中毒　低渗性水过多；伴精神神经系统异常；血稀释现象；血钠降低，尿钠增多；上述情况均可伴水肿。

四、急诊处理

（一）基本检查　水肿病人的急诊基本检查包括血、尿常规、血清白蛋白等。当然最主要取决于临床上考虑水肿的病因是什么？然后再行相应的检查。

（二）备选检查

1. 怀疑心脏疾病　B 型尿钠肽，胸片，心电图，超声心动图等。

2. 怀疑肾脏疾病　肾功能，电解质，尿蛋白，肾脏 B 超等。

3. 怀疑肝脏疾病　肝功能，甲胎蛋白，腹部 B 超等。

4. 下肢深静脉血栓　D－Dimer，血管彩超等。

5. 低蛋白血症　血总蛋白/白蛋白，24h 尿蛋白定量等。

6. 粘液性水肿　甲状腺功能。

7. 浆膜腔积液

（1）浆膜腔（腹腔、胸腔）穿刺抽液。

（2）生化（糖、蛋白、氯化物、LDH、ADA 等），常规。

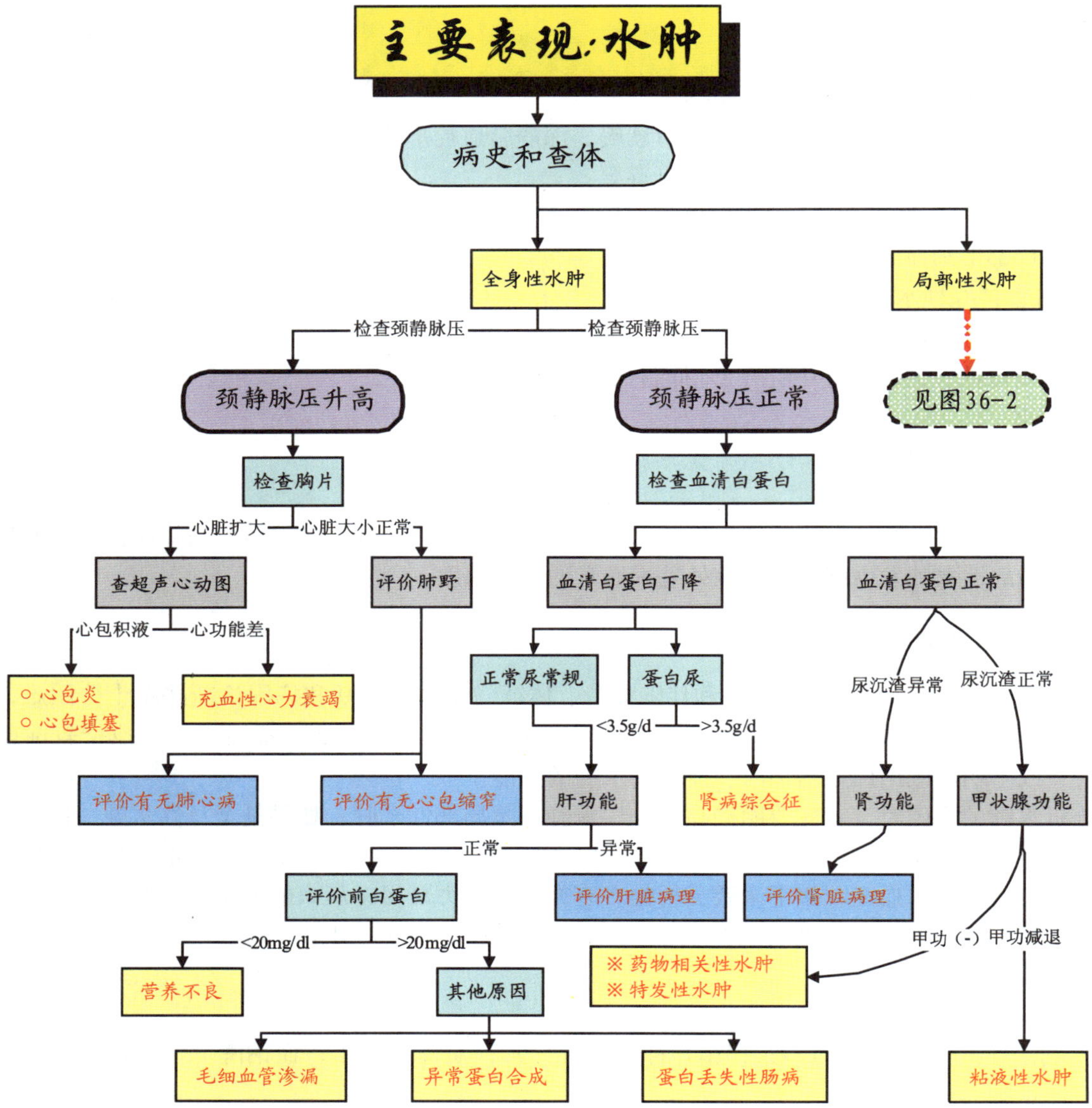

图 36－1　急诊水肿病人的临床评价和处理

（3）涂片，细菌培养。

（4）抗酸染色。

（5）找病理细胞。

（三）急诊治疗

1. 基本治疗

（1）绝大多数病例无需急诊紧急处理。

（2）血管神经性水肿病例：注意气道，必要时气管插管。

（3）水肿累及气道患者：吸氧，建立静脉通路，建议床边监护。

（4）全身性水肿：可适当给予利尿治疗。

（5）大量腹腔积液：卧床休息，低盐饮食，利尿治疗（首选安体舒通，利尿效果不佳加用双氢克尿塞或呋塞米）。

（6）纠正水电解质紊乱。

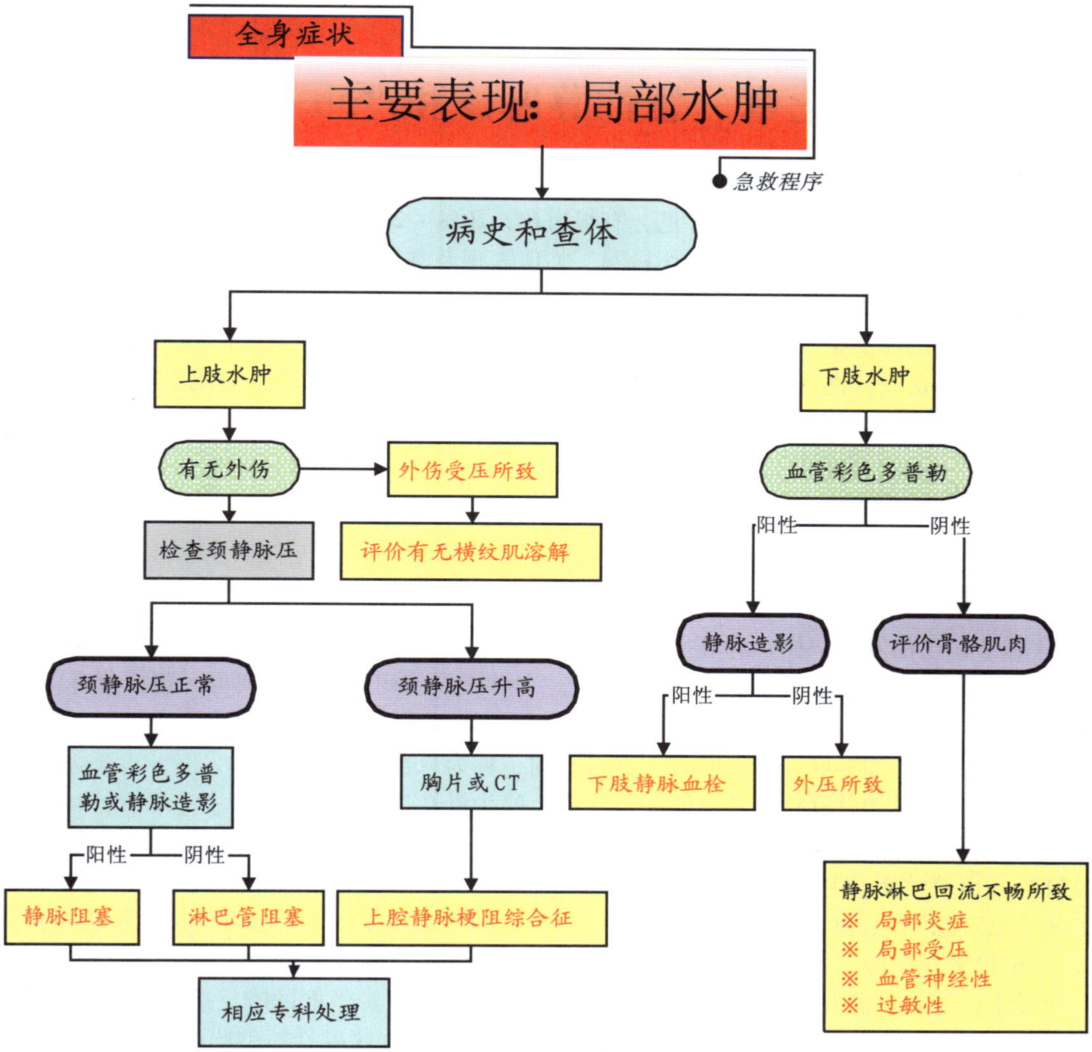

图 36－2　急诊局部性水肿病人的处理流程

2. 病因治疗　水肿病人处理的关键。

五、病人安置

（一）留观指征　全身性水肿病人应留观，以进一步评价病因。

（二）住院指征

1. 水肿累及气道，缺氧者。
2. 大量腹腔积液导致呼吸困难者。
3. 全身性水肿生活不能自理。
4. 基础疾病需要住院。

（三）出院指征　无症状，生命征稳定，门诊随诊。

（徐腾达）

第三十七章 急性荨麻疹和严重过敏反应

临床上患急性荨麻疹的病人非常常见，有报道称，10% ~20%的人一生中的某个时段会出现急性荨麻疹发作。但我们对急性荨麻疹的发病机制、临床表现及临床处理的认识尚嫌不足。急诊医生应掌握荨麻疹的临床判定和急诊处理要点。

严重过敏反应是速发型变态反应的临床表现，荨麻疹是其常见症状之一。严重过敏反应的发生发展非常迅速，常常是戏剧性（或悲剧性）和不可预知的。病人可因气道阻塞或不可逆性循环衰竭而突然死亡。

第一节 急性荨麻疹和严重过敏反应的紧急处理

一、临床概念

1．荨麻疹 正如发热一样，荨麻疹是一种症状而不是一种疾病。荨麻疹的临床表现多样，可以从短暂出现的少许风团红斑到大而多的环形红斑。多种皮肤疾病的临床表现也可包括荨麻疹，因为任何引起皮肤内组胺释放的疾病都可能出现皮肤水肿和荨麻疹。

2．急性荨麻疹 如荨麻疹持续时间不超过6周，称为急性荨麻疹。

3．慢性荨麻疹 如荨麻疹持续时间超过6周，称为慢性荨麻疹。

4．严重过敏反应（anaphylasix） 严重过敏反应是速发型变态反应中最严重的形式，可累及皮肤（荨麻疹和血管性水肿）、结膜（结膜充血）、呼吸道（鼻、眼、上颚痒、喷嚏、发音障碍、喘鸣、喉头水肿甚至窒息）、心血管系统和胃肠道。病人常可因气道阻塞或不可逆性循环衰竭而突然死亡。

5．严重过敏样反应（anaphylatoid reaction） 真正意义上的严重过敏反应是在免疫球蛋白E（IgE）介导下，肥大细胞和嗜碱性粒细胞释放组胺等介质所致。严重过敏反应样反应与严重过敏反应表现相似，但不由IgE介导，而是物质直接作用于肥大细胞和嗜碱性粒细胞引起介质释放或补体系统中的过敏毒素作用于组织所致。

因最后两类情况的临床表现完全一样，故急诊的临床诊断和处理上并不作严格的区分。

二、急性荨麻疹和严重过敏反应的判定

（一）急性荨麻疹的临床判定 根据典型的皮疹即可作出临床诊断。病人常全身皮肤剧烈瘙痒、皮肤红斑风团、局部皮温增高，情绪常烦躁不安；部分病人可出现血管性水肿。

（二）严重过敏反应的临床判定

1．病史采集 既往有类似发作史，起病前数小时内曾接触致敏物质（如药物食物和昆虫叮蜇等）。意识障碍的病人必须询问病人家属或陪同人员。另外，病人有可能无法提供明确的过敏原接触史。

2．临床症状 泛发性皮肤瘙痒，红斑，风团；心悸，大汗，焦虑不安，黑蒙，晕厥，意识丧失；呼吸道阻塞表现（吞咽和/或呼吸困难，胸闷，喘鸣，咳嗽），可伴喷嚏，流涕，腹痛、腹泻、呕吐。

3．查体 皮肤充血风团，血管性水肿，结膜充血，脉细速，低血压休克（收缩压<90mmHg），肺部可闻及哮鸣音。

4．辅助检查 常规的血生化、全血细胞计数和白细胞分类对荨麻疹和严重过敏反应的诊断意义不大。心肌同工酶和动脉血气检测可能对严重过敏反应的鉴别诊断有一定意义。

类胰蛋白酶（tryptase）测定对明确严重过敏反应诊断有意义，其为肥大细胞激活后释放的一种

介质。在严重过敏反应和系统性肥大细胞增多症的病人中血清类胰蛋白酶的浓度升高。由于类胰蛋白酶的半衰期是 2～6 小时，在发生过敏反应后的 1～2 小时才出现反应高峰，因此最适当的取血标本的时间是在发生严重过敏反应后的 6 小时内。测定发生严重过敏反应后 24 小时浓度也有临床意义，其结果如果大于 10mg/mL，则表示肥大细胞的活化。在取样后应及时冷冻，因为标本在室温或温暖的条件下，酶的浓度就会有明显的下降，容易导致漏诊。储存于肥大细胞中的 β 类胰蛋白酶可能是全身性过敏反应的更敏感的指标，也许可以更精确地鉴别急性严重过敏反应和肥大细胞病。但在将这个检测方法纳入常规检查之前还需要更多的临床研究。

值得急诊科医生注意的是，急性荨麻疹可能作为全身过敏反应组成部分，也可能是最早发生的症状，因此，对于急性荨麻疹病人，应密切关注其血压、心率等生命体征，必要时留观。

三、威及生命问题的紧急处理

急性荨麻疹病人的处理思路见图 37－1。

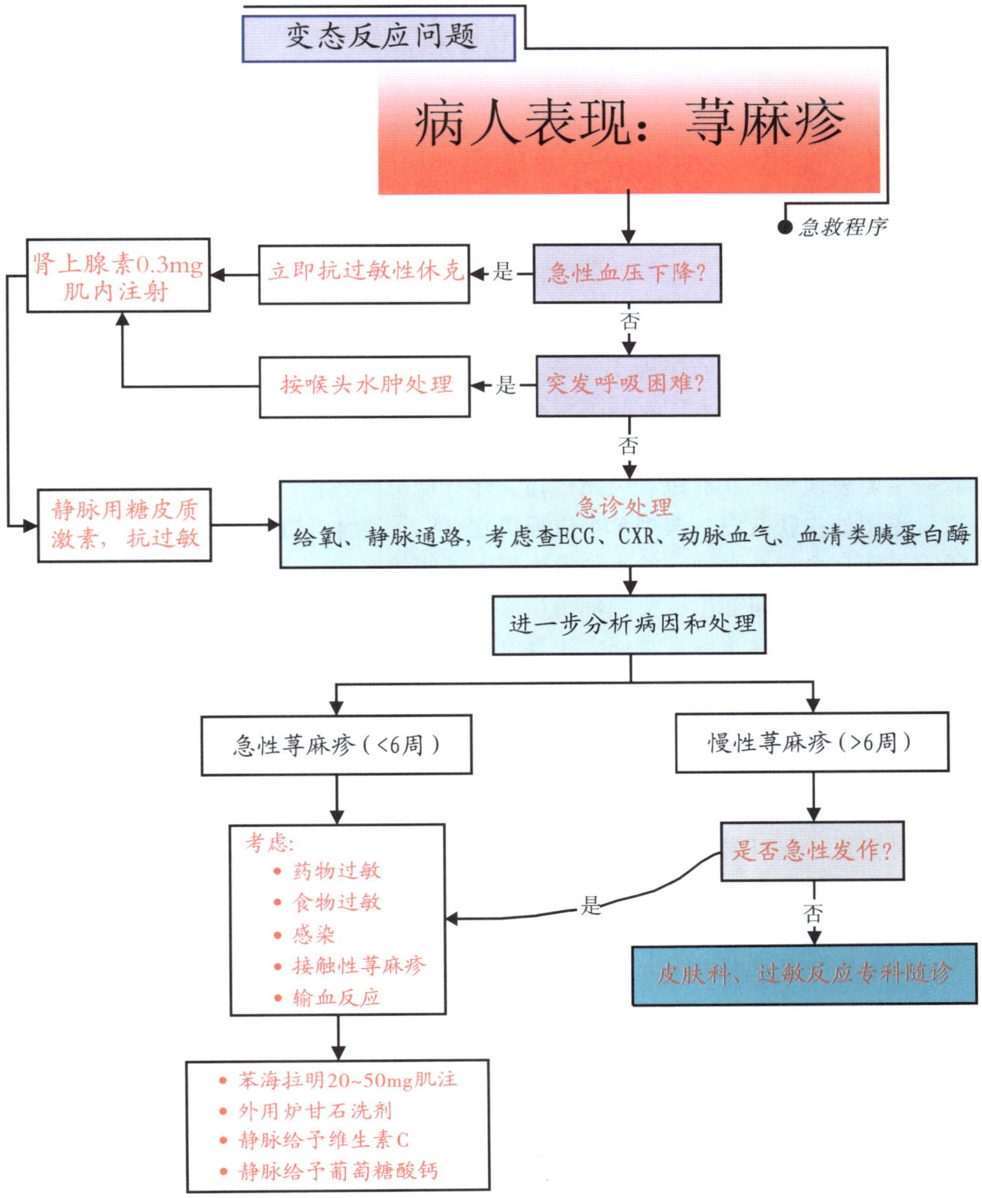

图 37－1　急诊荨麻疹病人处理思路

1. 如发生有喘鸣和水肿的上呼吸道梗阻，应给予高流量氧气，并通过肾上腺素肌内注射、静脉注射、气管内、骨髓腔内等途径给药。

2005年心肺复苏指南建议，如病人有系统性问题如低血压、气道肿胀、呼吸困难等，应优先考虑肌内注射途径给予肾上腺素（0.3～0.5mg，im，如症状无改善，可每15～20min重复给药。如过敏反应严重，危及生命，可静脉注射1∶10000肾上腺素（0.1mg，缓慢静脉注射5min）。

如果气道梗阻严重或加重，应进行气管插管或环甲软骨切开术、气管切开。

2. 急性支气管痉挛应当用肾上腺素治疗。对轻至中度哮鸣音的病人，其血压正常，可用1∶1000肾上腺素0.01mg/kg皮下或肌内注射。儿童病人剂量为0.01ml/kg体重（最大0.3ml）。如果病人有严重的呼吸困难或呼吸很弱，可静脉输入肾上腺素，以1mg肾上腺素加入250ml的液体中，开始以1μg/min的速度静脉滴注。

3. 表现为低血压的心血管衰竭应当建立两条或两条以上静脉通路通道，给予肾上腺素连续静脉滴注，滴注的速度以维持收缩压100mmHg或平均动脉压80mmHg为准。

4. 对心脏停搏的病人，给予1∶10000肾上腺素1mg（10ml）静脉推注，或通过气管内插管给药（2～3mg），另外要立即进行气管插管或环甲软骨切开术。

第二节　进一步评价和急诊处理

一、临床表现

急性荨麻疹/血管性水肿多发生于年轻病人，药物/食物过敏或感染等多种因素可引起，但约50%病因不明。急性荨麻疹的发病率尚不清楚，虽然有报道人群中10%～20%的人在一生中的某个时段会患急性荨麻疹，但在青年人中发病率最高。由于急性荨麻疹可自限，部分病人无需就诊，故所报道的荨麻疹患病率可能较实际人群患病率偏低。

急性荨麻疹主要表现为皮肤红斑、风团皮损，瘙痒明显，皮损可在原位渐渐自行消退，通常搔抓后加重，压迫后受压处皮肤变白。典型单个皮损可在24小时内消退且不留痕迹，但其他部位可出现新的皮损。50%可伴有血管性水肿，如水肿发生于上呼吸道时可引起致命的气道阻塞。

急性荨麻疹可发生在任何部位，头颈部单位面积皮肤肥大细胞的数量比其他部位多，因此是荨麻疹和瘙痒的好发部位。血管性水肿常常伴发于荨麻疹，但二者均可以单独发病。血管性水肿与荨麻疹很相似，但受累组织更深，通常分布不对称。由于深层组织肥大细胞和感觉神经末梢较少，血管性水肿瘙痒少见，部分表现为刺痛或烧灼感。虽然荨麻疹可以累及全身任何部位，但血管性水肿最常累及口周、眶周、舌、生殖器及四肢。

人类严重过敏反应的发生和发展过程差异很大。皮肤、结膜、上呼吸道和下呼吸道、心血管系统可单独受累或同时受累，偶可累及神经系统，呼吸系统和心血管最常受累。在因严重过敏反应死亡病例中，70%死于呼吸道并发症，24%死于循环衰竭。

一般暴露于过敏原后数秒钟到数分钟即出现症状，但也可延迟到暴露1小时后才出现症状。摄入过敏原所致严重过敏反应可立即出现症状，但通常也可在暴露后2个小时内出现症状并持续数小时。起始症状包括皮肤红斑和瘙痒，多发于手、足和腹股沟，可有抑郁感、“大祸临头”感、痉挛性腹痛、虚弱感或“头重脚轻”感。

荨麻疹和血管性水肿是最常见的临床症状，通常持续不到24小时。呼吸道症状是次常见的表现，从轻度气道梗阻到喉头水肿，更严重的情况是窒息。早期喉头水肿可表现为声音嘶哑、发声困难或喉部异物感。咽部、会厌或周围组织可表现为喘鸣、窒息。下呼吸道梗阻和支气管痉挛时，病人可主诉胸部发紧感、喘鸣。胃肠道表现包括恶心、呕吐，腹痛和剧烈腹泻，可能有血便。

值得注意的是，呼吸道症状与心血管症状可合并出现。临床表现可包括低血压和过敏性休克，随后出现窒息或心律失常，可并发心肌梗死。其他常见的表现包括鼻、眼、上颚痒，喷嚏，发音障碍，定向障碍，大小便急迫或失禁。有时严重过敏反应甚至可原发表现为意识丧失。由于大脑低灌注或介质释放的直接毒性反应，可出现头晕、晕厥、癫痫、意识模糊、意识丧失，数分钟内可死亡。有时死亡可发生于严重过敏反应后数周，但通常是严重过敏反应期间器官损伤的结果。总之，严重过敏反应发生得越晚，反应越轻。

二、病理生理机制和病因

组胺和肥大细胞在荨麻疹、血管性水肿及严重过敏反应的发病机制中起到核心作用。过敏反应发生时，存在于组织肥大细胞和周围血中的嗜碱性粒细胞在其细胞表面高亲和力的 IgE 受体桥联后被激活，迅速释放组胺，引起局部风团及深部组织血管性水肿。肥大细胞被激活数小时后，还引起嗜酸粒细胞、中性粒细胞、淋巴细胞等多种炎性细胞在局部组织的聚集，这种迟发的炎症可以在过敏性鼻炎和哮喘中观察到，是过敏反应迟发相的表现。这一机制可能与近期认定的有 IgG 自身抗体激活肥大细胞和嗜碱性粒细胞上高亲和力的受体引起的荨麻疹有关。

组胺是荨麻疹的核心介质：①注射组胺引发的皮肤反应；②对于各种类型的荨麻疹临床应用抗组胺药治疗往往有效；③据报道在某些类型的荨麻疹血浆组胺浓度增高，“风团化”组织可局部释放组胺；④明显的皮肤肥大细胞脱颗粒表现。除组胺外，其他介质如白三烯等也可能在荨麻疹的病理形成过程中发挥一定作用。

阿司匹林及非甾体类抗炎药（NSAIDs）能够通过改变花生四烯酸的代谢途径而引起荨麻疹，无需通过 IgE 及其他药理学介质的特异性反应介导。其他可引起荨麻疹的非特异性因素包括发热、受热、饮酒、运动、精神压力、月经前、月经后等。急性荨麻疹皮损活检表现为真皮水肿，不伴有细胞浸润，如为真皮浅层水肿则表现为荨麻疹，如果累及真皮深层，则表现为血管性水肿。进行皮肤活检对荨麻疹的发病机制和病因帮助不大。

最常引起急性荨麻疹的原因包括：食物过敏、药物过敏、昆虫叮蜇过敏、乳胶过敏、接触性过敏（如接触动物后）、物理性荨麻疹、感染（病毒、支原体、细菌、真菌、寄生虫）。常见的可以导致严重过敏反应的物质见表 37－1。

三、诊断和鉴别诊断

急性荨麻疹比较容易诊断，主要靠典型的皮疹。应与荨麻疹样皮疹为表现的疾病鉴别：

1. 荨麻疹性血管炎　单个病损常持续超过 24 小时，紫癜样皮损遗留色素沉着，伴有皮肤以外的症状（如关节疼痛关节炎、胃肠道症状、呼吸道症状）。

2. 多形性红斑　可能出现荨麻疹样皮损，而荨麻疹病人也可能出现多形性红斑常见的靶样多环状皮损，应注意鉴别。多形性红斑皮损常比普通荨麻疹持续时间长且肢端分布较多，如病名所示，多形性红斑是一种皮损多样的皮肤病，表现可能从荨麻疹到类天疱疮，皮肤活检有助于诊断。

3. 类天疱疮　是一种由免疫复合物沉积于表皮真皮交界处导致的自身免疫性疱疹，早期皮损常呈荨麻疹，并伴瘙痒。病程不再进展的类天疱疮病人，其荨麻疹样丘疹可能不会演变为水疱，此时取皮损周围皮肤活检后作免疫荧光染色，发现真皮与表皮交界处 IgG 和补体沉积有助于诊断。

4. 疱疹样皮炎　是另一种大疱性病变，早期有明确的荨麻疹样表现。皮损瘙痒明显，常见于肘部、膝部、肩及骶骨部位，易与丘疹性荨麻疹、胆碱能性荨麻疹相混淆。

5. 其他　如妊娠瘙痒性荨麻疹样皮损，Schnitzler 综合征（荨麻疹，单克隆球蛋白病），丘疹样皮损等。

如病人出现荨麻疹和/或血管性水肿，伴有心血管/呼吸系统症状，应考虑严重过敏反应的诊断，尤其是病人有既往过敏性休克病史和其他过敏性疾病如花粉症、支气管哮喘时。病人出现严重过敏反应后，需要与其他一些常见的疾病相鉴别，特别是能够引起急性低血压、意识丧失、呼吸困难和喘息等疾病：

表 37－1 人类严重过敏反应和严重过敏样反应的一些过敏原

物 质	免疫介质（IgE）	物 质	免疫介质（IgE）
抗生素		过敏原提取物	
青霉素	有	豚草	有
头孢菌素	有	草	有
四环素	有	霉菌	有
磺胺	是	动物表皮	有
链霉素	可能有	膜翅目昆虫	有
万古霉素	可能有	激素	
氯霉素	无	胰岛素	有
环丙沙星	无	促皮质素	有
两性霉素	无	甲状旁腺激素	有
各种药物/治疗药物		促肾上腺皮质激素	有
水杨酸	无	合成 ACTH	有
非甾体类抗炎药	可能有	胸腺刺激素	有
孕酮	不确定	酶	
氯琥珀胆碱	有	胰蛋白酶	有
琥珀胆碱	不确定	糜蛋白酶	有
硫喷妥钠	不确定	青霉素酶	有
d－筒箭毒碱	不确定	门冬酰胺酶	有
氮芥	不确定	木瓜凝乳蛋白酶	有
鸦片制剂	无	链激酶	有
疫苗	有	诊断试剂	
抗毒素（马）	有	脱氢胆酸钠	无
硫酸鱼精蛋白	多重复合	磺溴酞	无
OKT3 单克隆抗体	有	造影剂	无
食物		苄基青霉素－多熔素	有
坚果（以花生最常见）	有	青霉素皮试盒	有
贝壳类食物	有	血液制品	
鱼	有	全血	可能有
牛奶	有	γ 球蛋白	可能有
荞麦	有	血浆冷沉淀物	可能有
蛋清	有	IgA	可能有
甘菊茶（与豚草交叉反应）	有	血浆	可能有
斑豆	有	透析暴露	
大米	有	氧化乙烯气体	有
土豆	有	AN69 膜	无（缓激肽）
柑橘	有	毒液和唾液	
橘子	有	膜翅目	有
葵花籽	有	鹿虻	有
香蕉	有	蛇毒	有
芥末	有	火蚁	有
阿月浑子果	有	锥猎蝽	有
坚果	有	多糖/扩容药物	
食品添加剂		右旋糖苷	不确定
胭脂红	有	阿拉伯胶	不确定
		精浆	有
		乳胶	有

1. 血管迷走反射　常在静脉采血或注射后出现，或在情绪急剧变化时发生，病人通常表现为突发的颜面苍白、出汗、恶心以及低血压，缺乏典型的皮肤和呼吸道表现，一般伴有心动过缓，而严重过敏反应常表现为心动过速。

2. 心肌梗死　有的心肌梗死病人胸部异常表现较为轻微，而以呼吸困难和低血压的症状和体征为主，但没有皮肤及上呼吸道的症状，对于这些病人心电图和心肌损伤标志物（CK-MB、cTnI 等）的检测在诊断中起关键作用。

3. 胰岛素反应　由低血糖引起的胰岛素反应的特征性表现是虚弱、面色苍白、出汗及意识丧失等，但同样缺乏皮肤和呼吸道的症状，而且血压常维持不变。

4. 肺栓塞　可以表现为急性呼吸困难，如果是骑跨型的血栓，还会出现严重的低血压。但同样没有皮肤和上呼吸道症状。对于肺栓塞病人，常能根据下肢深静脉血栓作出准确诊断，动脉血气分析结果显示显著的低氧血症，最终需要通过影像学检查（肺部螺旋 CT 或通气血流显象）才能确诊。

5. 急性过度通气　常出现感觉异常，但没有皮肤表现，也没有呼吸道异常的客观依据，这类病人的血压通常是升高的。

6. 癔症　病人主观上感觉咽喉部有一种胀满或阻塞感，引起反复的吞咽动作，如果病人的症状长期单独存在且没有加重，咽喉部检查也正常，没有其他伴随的症状和体征，则有助于诊断。

7. Munchausen 综合征　常表现为复发性的严重过敏反应的发作。这些病人的严重过敏反应极可能是偶然诱发引起的，也可能是有意识的，故意使用自己已知的过敏原（如花生或青霉素）后引起的。这些病人都希望反复寻求医疗关注。识别这些病人是很重要的，如果条件允许，应该对其进行适当的精神病学的评价和治疗。

8. 肥大细胞增生病　这是一种相对罕见的疾病，最常见的表现是累计皮肤的肥大细胞聚集（色素性荨麻疹）。偶尔有些肥大细胞病病人也会表现为不明原因的复发性颜面潮红或严重过敏反应的发作。确诊必须依靠骨髓活检。

四、急诊处理

1. 拟交感类药物　特别是肾上腺素及麻黄碱，具有 α 受体激动剂活性，可引起皮肤浅层及粘膜表面血管收缩，直接对抗组胺对靶器官的作用。通常用于重症急性荨麻疹或与抗组胺药联合用药。成人病人可给予 1∶1000 肾上腺素 0.3～0.5ml 皮下注射或肌内注射。

2. 抗组胺药物的应用　给予羟嗪（克敏嗪）25～50mg，或苯海拉明 20mg，肌内注射，1～2 次/日，最大量 1～2mg/kg（建议不要超过 50mg）；或苯海拉明口服，25mg，3 次/日）；或西替利嗪 10mg 口服。

3. 激素的应用　短期给予皮质类固醇“冲击”治疗并适当留观，可予以静脉输注甲强龙 40mg/NS100ml。激素的应用主要是防止迟发反应的发生，起效时间一般为 4～6 小时。

对于起病数小时内被送到急诊室或内科医生诊所的多数病人如上处理可以及时、有效缓解症状。在对病人进行诱发因素（药物或食物）评估后，可让病人回家继续口服羟嗪或西替利嗪 24～48 小时。如病人已出现严重过敏反应的征象，应按照休克处理，予以呼吸循环支持。

4. 变态反应专科会诊　如怀疑急性荨麻疹病人的发作与过敏有关，可请变态反应专科医生会诊，努力查找和明确原因，应避免再次接触，可避免再次发生类似发作。避免接触过敏原是最有效的治疗方法。

五、病人的安置

（一）住院和留观标准

1. 危及生命的严重过敏反应（如过敏性休克、呼吸困难、喉头水肿）至少应留观 24 小时，警惕迟发反应问题。

2. 急诊科治疗期间病情恶化的病人（如循环不稳定，需药物维持血压等）应考虑收入 ICU。
3. 高龄、身体虚弱、有严重过敏反应的心血管疾病病人也应收住院治疗。
4. 经紧急处理后生命体征仍不稳定，或可疑致敏原依然存在的病人，应收入急诊监护病房治疗。
5. 正在服用 β 受体阻滞剂的严重过敏反应病人。
6. 怀疑是药物所致严重过敏反应的病人。

（二）安排病人出院

1. 初始抗过敏治疗很快见效，且持续观察 4 ~6 小时病情稳定的病人。
2. 出院带药　抗组胺药，继续服用 3 ~7 天。
3. 出院后至变态反应专科门诊随诊，查找过敏原。

第三节　变态反应相关的特殊问题

一、食物过敏

食物可能是引起严重过敏反应的最常见原因。一般根据病史即可确定诊断，难就难在有时医生和病人都没有怀疑到病人的病因是食物过敏。

任何食物均能引起严重过敏反应。最常见的引起严重过敏反应的食物包括花生、坚果、鱼、贝壳类食物、水果（例如猕猴桃）和各种植物的种子。在一些食物，微克级的量即可引起严重过敏反应。

如果严重过敏反应病人不能从病史中找到过敏性食物，可进行皮内试验或 RAST 试验，以确定特异性 IgE 的存在，从而找到病因。用食物过敏原进行皮肤试验可能可导致严重过敏反应，因此这种情况不要进行食物过敏原皮试，可应用过敏原稀释液，用皮肤点刺技术，并且有变态反应学专科医生在场，同时要准备好急救药物和设备。

食物经过烹调和加工后，其过敏原性可发生变化，从而可避免热不稳定性过敏原引起的严重过敏反应。对食物进行加工处理也可导致严重过敏反应，例如曾有猕猴桃加工过程中导致严重过敏反应的报道。食物之间也存在交叉反应，例如在豚草过敏病人家族，可同时存在葵花籽、甘菊茶过敏。据报道，进食某些食物后再进行运动，可导致严重过敏反应。非特异性食物依赖性严重过敏反应可发生于进食后运动；特异性食物严重过敏反应（食物依赖 - 运动诱发的严重过敏反应）发生于病人进食某种特殊的食物后进行运动。这类食物包括芹菜、贝类、小麦、葡萄、坚果、桃子、鸡蛋、橘子、苹果、榛子、奶酪和卷心菜等。进食这些食物后如果不运动，则病人可耐受。

食品物添加剂也可能导致严重过敏反应。肉类软化剂中的木瓜蛋白酶可引起严重过敏反应。木瓜蛋白酶或软化剂的皮肤点刺试验阳性，可用口服激发试验证实，为防止发生严重过敏反应可事先口服色甘酸钠。最好的措施为避免食用。据报道，焦亚硫酸盐可引起严重过敏反应样反应。研究表明，发病机制为非 IgE 介导，与严重过敏反应的关系也值得怀疑。亚硫酸盐用作食品保存剂已有数百年，比抗坏血酸便宜而且更有效，包括二氧化亚硫酸、亚硫酸钠或亚硫酸钾及焦亚硫酸盐。除了保存剂外，食品中还含有用于消毒食物容器的杀菌剂、防止食物褪色的抗氧化剂、保鲜剂。含有这类添加剂的食物包括牛肉、葡萄酒、贝类食物、沙拉、新鲜水果和蔬菜、土豆和鳄梨等。

二、青霉素过敏问题

由于食物过敏的发生率增加，青霉素已不再是严重过敏反应最常见的原因。非致死性过敏反应发生率在 0.7% ~10%，致死性过敏反应的发生率为 0.002% 或每 750 万次注射中出现一次死亡。

青霉素引起严重过敏反应的最常见给药途径是经肠道给药。口服给药、吸入及皮肤试验也可致严重过敏反应。不同种类的青霉素之间有交叉反应。如果病人对青霉素 G 过敏，必须考虑其对其他天然或合成青霉素过敏。青霉素与头孢菌素也存在交叉反应。

重要的青霉素半抗原有苯唑青霉素和半合成青霉素。青霉素与氨苄青霉素及 α－氨苄青霉素有交叉反应。青霉素治疗也形成针对苯唑青霉素来源的次要抗原决定簇的抗体。青霉素与第一代到第三代头孢菌素之间均存在临床交叉反应性，发生率为 16%（与第一代之间）和 5% 以下（与第三代之间）。氨曲南（菌克单）是一种单环 β－内酰胺结构的药物，可安全用于青霉素过敏病人。

三、麻醉剂所致的严重过敏反应

据报道，全身麻醉药物所致严重过敏反应的发生率为每 5000 到 15000 次手术发生 1 次严重过敏反应（其中一项研究提示发生率在 1/2200～1/980），死亡率在 0.05% 至 4%～6%。导入麻醉和肌松剂是引起过敏性休克的主要原因。这些药物引起反应的机制可以是 IgE 介导的严重过敏反应，也可以是严重过敏样反应。引起过敏反应的导入麻醉药物包括丙泮尼地、硫喷妥钠、美索比妥、异丙酚。肌松剂是导致全身麻醉过敏反应的主要原因，包括右旋筒箭毒碱、双烯肉毒马钱碱、琥珀酰胆碱（司可林）、加拉碘铵、琥珀胆碱、泮库溴铵、维库溴铵、阿曲库铵等。

琥珀胆碱的主要抗原决定簇为两个分子的四价铵，在其他肌松剂中也有这一基团。IgE 介导的过敏反应可用皮试、被动转移试验和嗜碱性粒细胞脱颗粒试验证实。典型严重过敏反应的特点为接触某种药物引起致敏后，再次接触同一药物或类似药物后可引起过敏反应。研究发现，亲水型 IgE 可能是引起非特异性交叉反应的原因，因此必须进行 IgE 抑制试验。在一些病例，导入麻醉剂异丙酚可与肌松药互相作用，通过某种未知机制释放介质。

其他麻醉药物导致介质释放机制包括组胺的渗透性释放、嗜碱粒细胞决定簇的补体活化、激肽－缓激肽系统、药物对细胞膜的直接作用等。这些药物存在交叉反应，在进行皮内试验或放射免疫试验时结果各异。全身麻醉所致严重过敏反应的皮肤表现提示过敏，可帮助与其他情况进行鉴别，例如支气管痉挛、低血压和心律失常。如果进行快速注射肌松剂，而不是 1 分钟以上注射，可发生速发型反应，与过敏反应没有关系。

四、其他原因导致的严重过敏反应

1．造影剂　根据国外统计资料，造影剂所致威及生命的反应发生率为 0.1%。造影剂静脉注射后致死性反应的发生率为 1/10 000～1/50 000。每年有大约 500 人在使用造影剂后死亡。造影剂注射导致速发型全身反应的临床表现与严重过敏反应相似，但不是 IgE 介导的。目前尚无法预测病人发生造影剂初次过敏的危险性。但是如果病人曾经发生过敏反应，则可发生过敏的可能性增高。因此，如果以前曾发生过敏反应的病人在应用造影剂时应进行预防性治疗，以降低发生过敏反应的危险性。一般只在必须使用造影剂的时候才使用。使用低渗造影剂可降低过敏的发生率，但不能完全杜绝过敏的发生。

2．异种血清　在青霉素和抗毒素频繁使用之前，马血清疗法的应用非常频繁，是引起严重过敏反应的最常见原因。在使用破伤风类毒素和狂犬病疫苗后，马血清的应用减少。异种抗血清不但被用于破伤风，也一度被广泛用于其他感染，例如肺炎球菌、链球菌、结核杆菌。另外，异种血清也被应用于治疗蛇咬伤、肉毒中毒、坏疽、白喉、蜘蛛咬伤和器官移植排异反应。马抗淋巴细胞球蛋白导致严重过敏反应的发生率为近 2%。在应用异种血清前应进行皮试，以确认是否有 IgE 的存在。

3．昆虫叮咬　目前国内尚无昆虫叮咬致全身性过敏反应发生率的确切资料。在美国，研究显示发生率为 3.3%，每年因昆虫叮咬所致的死亡大约为 40 例。最常见的昆虫为膜翅目昆虫和火蚁。昆虫叮咬的受害者可能并不能精确地辨别出昆虫的种类，需要用体外试验如酶联免疫吸附试验和 RAST 试验明确过敏。

病人外出去野外时应随身携带肾上腺素笔（Epi－Pen），并采取避免措施（避免穿鲜艳的衣服，避免用香水，避免去花草较多的地方）。

4．血液成分、生物制剂和化疗药物　输血治疗可导致严重过敏反应。一个非特应性体质者在接受供体的含较高滴度 IgE 的血液后可发生被动致敏。反之，过敏体质病人在输入含过敏原或药物的血液后，可发生血浆性严重过敏反应，这种情况较为罕见。选择性 IgA 缺乏症病人中，40% 有 IgA 抗体。这些病人在多次输血后可发生过敏反应，反应的严重程度由轻微的荨麻疹到致死性严重过敏反应不等。这些 IgA 抗体通常为 IgG，但也可有 IgE 介导者。预防这种反应的方法包括使用充分洗涤的红细胞或用 IgA 缺乏的供体血液进行输血治疗。

血清蛋白聚合物（非免疫复合物）如人白蛋白、人 γ 球蛋白、马抗人淋巴细胞球蛋白可导致严重过敏样反应。这些聚合物表面激活补体，可导致生物活性介质的释放。据报道，冷凝蛋白质和 VIII 因子浓缩物可导致严重过敏反应。在一项一例病人的研究中，通过白细胞组胺释放试验，阳性的 VIII 因子、IX 因子和冷凝蛋白质皮肤试验以及阳性的 VIII 因子 RAST 试验，证实发病机制为 IgE 介导。注射前使用皮质激素和苯海拉明无预防作用，试图进行的减敏治疗也不能防止以后发生类似反应。

扩容药物含修饰过的凝胶、血浆蛋白、右旋糖酐和羟基淀粉，据报道也可导致严重过敏反应。皮肤试验和嗜碱粒细胞脱颗粒试验可对有危险因素者进行预测，但发病的免疫机制尚不清楚。

鱼过敏的病人如使用从鲑鱼提取的硫酸鱼精蛋白可导致发生严重过敏反应，在无精症或输精管切除的男性则发生率可能更高。然而如果病人对鱼过敏，并不一定意味着发生鱼精蛋白过敏反应的可能性增加，因为后者并不总由 IgE 介导。从鲑鱼严重过敏反应病人的血清中提取的鲑鱼 IgE 抗体并不能被鱼精蛋白抑制，提示两者之间缺乏交叉反应性。由于可逆转肝素的抗凝效应以及抑制胰岛素的组织吸收，鱼精蛋白在血管外科或心导管治疗以及糖尿病胰岛素的治疗中的应用逐渐增加，包括低精蛋白锌胰岛素、鱼精蛋白锌和人胰岛素。如果每日接受含鱼精蛋白胰岛素皮下注射的糖尿病病人静脉注射鱼精蛋白，则发生威胁生命的严重过敏反应的危险性增加 40～50 倍。这一反应看起来是抗体介导的。在接受鱼精蛋白胰岛素治疗的糖尿病病人中，鱼精蛋白 IgE 抗体是发生急性鱼精蛋白反应的重要危险因素，同样，鱼精蛋白 IgG 抗体也是危险因素。以前未接受过鱼精蛋白胰岛素治疗的糖尿病病人无 IgE 抗体，发生的过敏反应可能为 IgG 所介导。在这些病人中，抗鱼精蛋白 IgG 抗体是发生鱼精蛋白反应的危险因素。

链激酶是 C 组 β 链球菌产生的蛋白酶，被用于溶栓治疗。链激酶过敏的发生率在 1.7%～18%，这包括体内和体外实验证实的严重过敏反应。在进行链激酶静脉注射前，建议用 100IU 进行皮内试验。这一剂量的链激酶可导致过敏个体产生皮肤速发型反应而不会导致严重的迟发反应。在皮试阳性的病人，应选择尿激酶或重组 rt－PA 进行替代，尽管这两种药物的价格要贵得多。重组 rt－PA 导致的严重过敏反应也有报道。

化疗药物也可导致严重过敏反应。有些反应为 IgE 介导，包括 α 门冬氨酰酶、顺铂、阿糖胞苷、环磷酰胺引起的过敏反应，氨甲蝶呤可能也通过这一机制引起过敏。鬼臼乙叉甙及其同属的替尼泊甙（teniposide）、paclitaxol 所致的过敏反应为非 IgE 介导的。如必须使用这些药物，则需要采取预防性治疗，有报道可采用脱敏试验。

5．木瓜凝乳蛋白酶过敏　用木瓜凝乳蛋白酶（糜木瓜酶）注射治疗椎间盘突出症的疗法称之为“化学溶核疗法”。木瓜凝乳蛋白酶是从番木瓜酶中获得的，后者是番木瓜（*carcia papaya*）粗制物中的成分。在工业上，木瓜凝乳蛋白酶用作肉类的软化剂，用来软化牛肉，在消毒软质接触镜的液体中也含有这种酶。通过这些途径的接触，使接受木瓜凝乳蛋白酶注射治疗者产生过敏反应。IgE 介导的木瓜凝乳蛋白酶过敏在职业过敏和非职业过敏中均有报道。木瓜凝乳蛋白酶皮试的阳性率为 1%。尚无皮试阴性者发生严重过敏反应的病例报告。木瓜凝乳蛋白酶注射疗法只有在皮试阴性者才能使用，可将严重过敏反应的发生率降低到 1% 以下。

6．氧化乙烯气体　氧化乙烯气体与严重的过敏性反应相关。这种气体用于血液透析仪器的消毒，已发现针对结合氧化乙烯的血清白蛋白的 IgE、IgG 抗体。Grammer 和 Patterson 的研究发现，针对结合氧化乙烯蛋白的 IgE 抗体可能是血液透析中出现的严重过敏反应的原因。氧化乙烯结合人血清白蛋白（ethylene oxide－human serum albumin，ETO－HSA）抗原可用免疫电泳、胶滤过色谱分析法和免疫抑制试验确定。病人透析期间出现的严重过敏反应样反应（可能由缓激肽介导）可能是由于使用AN69 膜所致，尤其是在接受 ACEI 药物治疗者。严重过敏样反应可由于各种类型的透析膜所致。

7. 胰岛素过敏　重组 DNA 技术生产的人胰岛素导致的过敏反应较少，但并未完全杜绝反应。这可能是由于内源性胰岛素和重组 DNA 胰岛素的三维结构存在差异所致。当有疑问时，皮肤试验可除外胰岛素过敏，并选择过敏反应最小的胰岛素进行治疗。在胰岛素过敏的病人，如无其他替代疗法而必须使用胰岛素时，可采用脱敏疗法。胰岛素过敏的发生率看起来在下降。在所有全身性过敏的病人中，注射局部均有风团、红斑。

8. 精液过敏　女性性交后也可发生严重过敏反应。病人血清中含有热不稳定性抗体，这种 IgE 抗体是针对其丈夫精液中的糖蛋白的。

9. 食物依赖 - 运动诱发的严重过敏反应　食物依赖 - 运动诱发的严重过敏反应（exercise induced anaphylaxis，EIA）在剧烈运动后发生可造成休克及意识丧失。其症状包括荨麻疹、血管性水肿、恶心、呕吐、肠痉挛、喉头水肿、支气管痉挛及呼吸窘迫等。症状可发生于运动中，也可发生于运动结束之后。少数病人只有餐后不久进行运动才会发生。有些食物与 EIA 相关，包括芹菜、虾、苹果、鱿鱼、鲍鱼、小麦、榛子、葡萄、鸡蛋、柑橘、卷心菜和鸡肉等，但是大多数病例在发生 EIA 前未进食这些食物。如进食后不运动，则可耐受这些食物；如只运动而不进食这些食物，也不会导致严重过敏反应。也可能发生非特异性食物依赖性 EIA。并非在每次运动后均发生 EIA，而且相同运动量也不一定都会导致严重过敏反应。大约 2/3EIA 病人有过敏性疾病家族史，1/2 病人有过敏性疾病个人史。家族性 EIA 也有报道。1 例因 EIA 而死亡。

EIA 发作期间，血清中的组胺、乳酸盐及肌酸磷酸激酶（CPK）浓度升高。EIA 的确切发病机制尚不清楚，据推测，可能与剧烈运动后过敏个体体内释放内源性类鸦片肽类物质，导致生物活性介质有关。皮肤活检标本中发现有肥大细胞活化的证据。在实验室进行塑料封闭服试验并不能重复 EIA，而在胆碱能性荨麻疹病人则可有核心体温升高。预防 EIA 最好的方法是限制运动，尤其是在温暖、潮湿的天气，或者在有前兆症状时应立即停止运动。用 H_1 受体拮抗剂进行预防可能无效。EIA 病人在进行运动时，需要身边有伙伴，并需要加强自律以避免剧烈的运动。如果发生严重过敏反应，则需要肾上腺素注射。

10. ACE 抑制剂　已明确能够引发血管性水肿的另一类药物是 ACE 抑制剂，该药主要用于治疗高血压及心衰。应用血管紧张素转化酶抑制剂引发的血管性水肿多于开始用药 1 周内出现，但用药后的任何时间亦可出现。新的一类治疗高血压药物——血管紧张素Ⅱ受体抑制剂被认为对缓激肽的合成没有影响。虽然从理论上讲，血管紧张素Ⅱ受体抑制剂应该不会引起血管性水肿，但已有血管紧张素Ⅱ受体抑制剂引起血管性水肿的病例报道。

五、遗传性血管性水肿

遗传性血管性水肿（HAE）是一种罕见的遗传性疾病。临床特征为反复发作的局限性体表水肿和/或粘膜水肿，不伴瘙痒。可累及身体任何部位，尤其是颜面、肢体。荨麻疹不是本病的特点。本病因 C_1 酯酶抑制物（C_1 INH）功能缺陷所致，约 80% 有阳性家族史。不同病人之间发病的严重程度及频率存在较大差异。可自发性发作，也可由创伤引起，多数情况下，微小的创伤即可引起发病，通常的诱因为有身体接触的运动、牙科治疗等。

本病具有自限性的特点，水肿多可自行消退。值得急诊科医生注意的是，该病可累及胃肠道粘膜。肠壁水肿常引起痉挛性腹痛、便秘、呕吐、腹肌紧张，容易误诊为肠梗阻、阑尾炎等急腹症，甚至有病人误以为急腹症而行剖腹探查手术。据报道，也有病人表现为腹腔积液甚至大量腹腔积液。最严重的并发症为累及呼吸道，导致喉水肿，引起窒息甚至死亡。

HAE 可分为两个类型：Ⅰ型 HAE 和Ⅱ型 HAE。Ⅰ型 HAE 表现为常染色体共显性遗传特性，表现为 C_1 酯酶抑制物缺乏；Ⅱ型 HAE 表现为 C_1 抑制物虽然含量不低，但是功能障碍，使补体活化，诱发级联反应，从而产生与Ⅰ型HAE相同的临床症状。另外，还有一种其他疾病导致C_1过度活化的获得性血管性水肿。详见表37－2。

HAE诊断通常是根据反复水肿发作史、家族史（有类似疾病或有因喉水肿引起死亡者）以及相应的补体检测结果。病人发作期C_4、C_2下降，C_1 INH功能低下伴或不伴水平降低。与获得性血管性水肿的鉴别要点是后者C_1q水平偏低。

值得特别注意的是，该症急性发作期对血管性水肿的常规治疗方法（包括肾上腺素）无效，如出现喉水肿窒息，必要时应进行气管切开术。为避免反复的急性发作和可能因此而导致的死亡及不必要的剖腹手术（因本病可表现为急腹症），应尽早明确诊断，并在缓解期进行维持治疗。达那唑及康力龙是HAE非发作期维持治疗的有效药物，可减少急性发作次数，降低急性发作的严重程度。但应注意副作用，包括肝功能异常、脂肪代谢异常、体重增加、闭经及多毛。

表37－2 遗传性和获得性血管性水肿分型

	发病机制	诊断
HAE Ⅰ型	常染色体共显性遗传 C_1抑制物（C_1 INH）缺乏	C_4偏低，发作期测不出，有症状时C_2偏低或缺乏，C_1q水平正常，C_1 INH含量降低
HAE Ⅱ型	C_1抑制物（C_1 INH）功能障碍	C_1q水平正常，C_4偏低，C_1 INH水平正常，但无功能
获得性血管性水肿	免疫球蛋白介导C_1过度活化，致使C_1q水平减低（如淋巴瘤）	C_1q水平偏低，C_1INH水平偏低

六、寒冷性荨麻疹和迟发性压力性荨麻疹

寒冷性荨麻疹是由于暴露于寒冷环境而引起的荨麻疹或血管性水肿。皮损一般局限在受冷部位，通常为良性过程，但也有病人突然全身接触冷水时如游泳时可出现大面积风团，血容量减少，引起血压下降，甚至死亡。因此，寒冷性荨麻疹的病人应避免在冷水中进行游泳等活动，以免诱发全身皮疹发作。

寒冷性荨麻疹可通过贴冰试验来确定。虽然寒冷性荨麻疹多为特发性的，但某些系统性疾病如冷球蛋白血症、支原体感染、传染性单核细胞增多症或血管炎等可能是继发性寒冷性荨麻疹的潜在病因。可选择下列检查：血常规、血沉、ANA、梅毒血清学试验、类风湿因子、总补体、冷沉淀纤维蛋白原、冷球蛋白等。

寒冷性荨麻疹的治疗包括：避免各种寒冷刺激，适当穿衣注意保暖；口服赛庚啶，其他抗组胺药如多塞平可能有效；如发生大面积受冷刺激，应立即采取有效的保暖措施和有效的抗休克处理；对于有原发病存在者，应治疗原发病。

另一种比较特殊的荨麻疹是迟发性压力性荨麻疹（DPU）。这种疾病是指皮肤较长时间受压后，如站立或提手包数小时后出现的足部或手掌软组织水肿。该病对病人的日常活动会产生一定影响，病人不能久站久坐，不能持握重物，甚至可能影响其生存能力。这种荨麻疹的皮肤活检显示中性粒细胞及嗜酸性粒细胞炎性浸润，提示皮肤肥大细胞释放组胺可能并非其惟一的机制，病人可能伴有低热、乏力。采肩部负重15～16分钟激发试验可明确诊断。阳性反应为红斑水肿及紧绷感。该病的治疗比较困难，抗组胺药并非总是有效，非甾体类抗炎药（如阿司匹林对等）对有些病人有效，但是对另一些病人则有可能诱发荨麻疹。尽管长期全身使用皮质激素可能出现不良反应，但少数病例可能仍需要长期使用皮质激素。

（文利平 王良录）

第三十八章　阴道出血

第一节　阴道出血病人的评价和处理

阴道出血是女性生殖器疾病最常见的一种症状，指来自生殖道任何部位的出血，如阴道、宫颈、子宫等处。关于阴道出血的常见病因见表 38－1。

表 38－1　阴道出血的常见病因

➢ 损伤性疾病	异物、骑跨穿透伤等
➢ 月经异常	无排卵性功血、有排卵性功血
➢ 妊娠相关疾病	流产、异位妊娠、滋养细胞疾病等
➢ 肿瘤	子宫肌瘤、子宫内膜癌、宫颈癌、子宫内膜不典型增生、宫腔息肉等
➢ 凝血功能异常	特发性血小板减少性紫癜等

鉴于导致阴道出血的病因多种多样，对急诊医师而言，尽量缩小诊断的范围以及采取适当的辅助检查和初步治疗是非常重要的。

一、病因

（一）功能失调性子宫出血（简称功血）　功能失调性子宫出血（DUB）是指和妊娠、外源性性激素、IUD 以及子宫组织结构异常均无关的子宫异常出血。据估计，超过 20% 的育龄期妇女曾患 DUB。如果出血呈周期性并可以预知，可归类为排卵性功血，即尽管子宫内膜暴露于周期性内源性孕酮，但仍发生大量出血。排卵性 DUB 可能是子宫内膜局部一种或多种止血机制发生改变的结果。

无排卵性 DUB 是雌激素相关的出血（例如无拮抗的内源性雌激素相关的出血）。出血特点是出血量和时间都毫无规则，包括频繁出血、间断少量出血（月经间隔 >35 天）甚至停经（无原因停经 6 个月以上）。在这些病例中，排卵后黄体分泌的孕激素不足以拮抗雌激素对内膜的增殖作用，随着腺体聚集，内膜线增厚，血管形成增加，内膜缺乏间质支持，从而不定期发生脱落。

应注意只有排除了其他原因（如感染、恶性肿瘤、创伤等），才能做出 DUB 的诊断。

（二）妊娠相关性阴道出血　对于育龄妇女，异常阴道出血应首选除外妊娠相关性疾病。应特别注意询问病人的月经史，区别正常的末次月经或不正常的阴道出血很重要，即使月经规律，也应常规进行妊娠的筛查。

（三）凝血障碍　青春期和成年女性出现大量月经出血时，在鉴别诊断时要考虑到凝血障碍的可能。在请血液科会诊的月经过多的妇女中，据估计隐匿性出血性疾病［如 von Willebrand 病（vWD）、凝血因子缺乏或血小板异常］的发生率是 10.7% ~20% 。

（四）继发于外源性性激素的出血　接受外源性性激素（雌激素、孕激素和/或雄激素）治疗的妇女可能某些时候会发生子宫出血，特别是在治疗初期。雌、孕激素联合用药广泛用于避孕和绝经后激素替代治疗（HRT）。使用复方口服避孕药（COC）的女性中有 30% ~40% 在用药前 3 个周期中会发生突破出血。

传统的激素替代疗法包括连续使用雌激素，同时连续或周期性使用孕激素。周期性添加孕激素常常导致可以预知的周期性撤退出血。这种出血发生于使用孕激素的晚期或停药早期。然而使用持续性孕激素替代如常规采用复合雌激素和安宫黄体酮结合方案（CEE/MPA）治疗的妇女中，有 60% 发生出血，其中 83% 的出血发生在治疗的前 3 个月。大约 90% 使用此方案的妇女在 1 年内停经。

只含有孕激素的避孕药物如注射用醋酸安宫黄体酮（DMPA）、口服孕激素和孕激素皮下植埋剂均可引起 AUB。性交后避孕药或紧急避孕药可能含有雌、孕激素两种成分或单含孕激素，而且和 AUB 也有关系。通常病人发生月经推迟，但是一项研究显示高达 70% 的用药病人主诉出现短时的月经紊乱。

（五）继发于局部病变的异常出血　有些妇女发生的异常阴道出血可能源自下生殖道而非子宫体。撕裂和异物造成的阴道损伤可能引起出血。阴道炎特别是伴有瘙痒、刺激感和脱皮的时候，可以在接触时或非接触时引起阴道点滴状出血。宫颈炎特别是继发衣原体感染时，能够使宫颈脆性增加而引起自发性或接触性（如性交或放入避孕隔膜时）阴道出血。

急性和慢性子宫内膜炎也经常引起阴道出血。在评估异常阴道多量或点滴状出血病人时，内膜增生、外阴癌、阴道癌、宫颈癌和子宫内膜癌也是必须考虑的重要局部病因。

在子宫体疾病中，子宫肌瘤（尤其是粘膜下肌瘤）被认为通过影响内膜的止血机制而造成大量月经出血。绝经后妇女除非使用 HRT，否则很少因为子宫肌瘤而发生异常出血。宫腔息肉和宫颈管息肉以引起不规则出血为特点，并且在绝经前或绝经后妇女中都可引起症状。

二、临床评价

即使是在育龄期内，随着病人年龄的不同，临床评价的内容也有所差异。很显然，对任何年龄组而言评价出血量是首要的。阴道出血造成血容量不足时要求采取适当的措施建立一条或多条静脉通路，恢复循环血量储备，监测机体对治疗的反应。这种情况下要及时准备血制品，并请妇科医师会诊。幸运的是，在绝大多数情况下病人都不会出现这样紧急的情况，接诊医师有足够的时间进行细致的诊断。

在育龄期，不管病人年龄大小，通过测定尿或血 β 绒毛膜促性腺激素（β－HCG）以排除妊娠是非常重要的。特别对于青少年，要考虑到在有父母或监护人陪同时往往否认性行为史。

1. 青少年　由于该组病人无排卵或少排卵状态较多见，所以问诊应强调了解病人的排卵状况，并注重细节。主要包括初潮年龄和月经史，包括月经间隔时间、是否规则和出血持续时间，以及排卵时是否有症状都应该询问。任何容易出现皮肤青紫和出血的病史都应该特别注意，因为大量月经出血可能是其他隐匿性系统性凝血障碍疾病的症状，在青少年尤其如此。

在查体时要注意病人是否有肥胖、进食障碍（如厌食症和贪食症）以及贫血的体征（如结膜或粘膜苍白或毛细血管再充盈延迟）。要注意第二性征发育的情况和寻找雄激素过多的证据，例如严重的痤疮和多毛症。在这一年龄组进行盆腔检查要慎重。盆腔检查的目的在于发现能够解释异常阴道出血的下生殖道疾病。进行检查时动作应小心轻柔。

2. 育龄期妇女　对于非妊娠育龄期妇女，月经史的询问和前面所述的青少年的询问方式是一样的。对这些病人也要考虑到先天性凝血障碍的可能。临床医师还要仔细寻找内分泌疾病的证据，包括有无泌乳、多毛以及甲状腺疾病的症状。该组病人既往用药史很重要。精神疾病也和不排卵有关，因为三环类抗抑郁药和酚噻嗪治疗时可以直接导致无排卵。手术史很关键，因为近期生殖道手术可造成子宫出血，这种出血可能是正常的，也可能是手术并发症。询问是否使用可能干扰卵巢功能的药物也很重要，这些药物包括中草药和避孕药。应记录性生活史和患性传播性疾病的风险，因为沙眼衣原体可以引起宫颈或内膜来源的异常子宫出血。

查体时要注意潜在的与不排卵有关的因素，包括厌食症或肥胖、痤疮、多毛症或甲状腺肿大。如果病人距上次巴氏涂片检查时间已超过一年，或者要利用巴氏涂片对有异常发现的病人进行随访，那么应该作巴氏涂片检查，同时取拭子作衣原体抗原检测。对下生殖道和宫颈要小心检查，以发现局部病灶如息肉、肿瘤或损伤。双合诊在检查异常子宫出血的原因时价值有限，因为内膜病灶不能触及；而子宫可触及的病灶常常没有症状，和子宫出血也没有关系。要注意任何子宫增大的情况（常是子宫肌瘤的第一个线索），或者宫颈、宫体和附件的压痛。直肠阴道检查也有用，特别是在检查后盆腔时。

3．绝经后病人　对绝经后病人的评估有别于青少年和育龄期病人。要了解病人临床表现的特点，包括出血开始和持续的时间，以及可能加重出血的因素。这一年龄组中肿瘤是引起阴道出血的常见原因，所以要注意病人的一般情况。在该组病人，使用外源性性激素有关的出血也很常见，但是进行合适的评估之前，不要想当然地认为这是出血的原因。要注意使用精神药物和该组病人的异常出血关系不大，因为没有正常的下丘脑－垂体－卵巢轴功能可以被干扰。绝经后妇女更容易患某些疾病，可能引起异常出血。如乳腺癌病人服用他莫西芬，该药具有雌激素样活性，经常导致异常子宫出血，可能和内膜肿瘤有关。绝经后妇女仍然会患性传播性疾病，所以应对这些病人进如前所述的追问和评价。

除了测定血或尿的 β－HCG 水平外，基本实验室检查还包括红细胞比容和血小板计数，如果病人病史有异常，可以行凝血功能检查。门诊随访时，还应该检查催乳素水平和测定甲状腺功能。

内膜活检常用于发现内膜肿瘤，对任何年龄大于 40 岁的慢性 AUB 病人都要考虑内膜活检或诊断性刮宫，因为这时发生内膜增生和内膜癌的风险增高。但是，对进行 HRT 的绝经后妇女，经阴道超声（TVUS）测量内膜回声复合物（EEC）的厚度是一种同样有效而且无创的技术。EEC <4mm 可以基本上排除内膜肿瘤的可能性。宫腔镜是进行宫腔结构评价的金标准。

三、急诊处理

（一）紧急处理　当一个病人因为异常子宫出血而到急诊室就诊时，原因通常是出血过多或者出现继发贫血的症状。所以，应首选评价病人的生命体征和一般情况，以决定病人是否需要复苏。当病人出现血容量不足的表现时，首要处理步骤是稳定病人的状况，并且评估其是否需要立即输血和住院；或者其贫血的严重程度只需门诊处理即可。治疗的首要目的是止血，避免因大量失血造成的贫血、休克，甚至危及生命。其次，应仔细询问病史并进行体格检查和实验室检查，尽量明确病人阴道出血的病因，必要时请妇产科医生会诊，根据病因进行有针对性的治疗（图 38－1）。

（二）功能性子宫出血的性激素治疗　应用性激素止血的措施可归结为以下 3 种：①子宫内膜脱落法：使子宫内膜完全脱落，通过正常的宫缩闭合螺旋小动脉而止血；②子宫内膜修复法：让部分脱落的内膜重新修复而止血；③子宫内膜萎缩法：使未脱落的内膜萎缩变薄而止血。能够执行上述措施的性激素疗法相应为：①采用孕激素治疗，使子宫内膜发生完全的分泌期改变，停药后子宫内膜完全脱落后止血；②采用相当大量的雌激素使子宫内膜快速生长，使内膜已脱落的部位修复，达到止血目的；③应用超大剂量孕激素使子宫内膜在短期内萎缩变薄止血。

在不同情况下如何选用性激素治疗主要依据病人血红蛋白水平、功血的类型、各种性激素制剂的可得性、病人的反应性、合并的其他情况等，其中前两者是关键因素。首先血红蛋白水平的高低决定了病人进一步失血造成的危险性大小，如果其值低于 70g/L，就达到重度贫血的程度，如果再继续失血则会造成生命危险，因此理论上应采用内膜修复法快速止血的方法。而 80～100g/L 属中度贫血，一般无明显失血征象，可以在短期用药后（5～7 天）允许内膜脱落而达到止血。而对于血红蛋白在 70～80g/L 的病人需要根据一般情况确定止血方法，如果一般情况差并且出血明显，建议快速止血；而一般情况好，出血量不多的病人可应用内膜脱落法。血红蛋白 >100g/L 的病人基本无失血征象，多建议采用内膜脱落法。但对于长期月经不规律合并有血液病或免疫系统疾病的病人建议采用内膜萎缩法达到减少月经量，调整月经或闭经的目的。

功血的类型是选择不同疗法的另一重要因素，通常国内的学者认同的分类为不排卵型与排卵型，前者往往是造成中重度贫血的主要原因，而后者通常无贫血的问题，只表现为月经周期的某个时段少量出血。

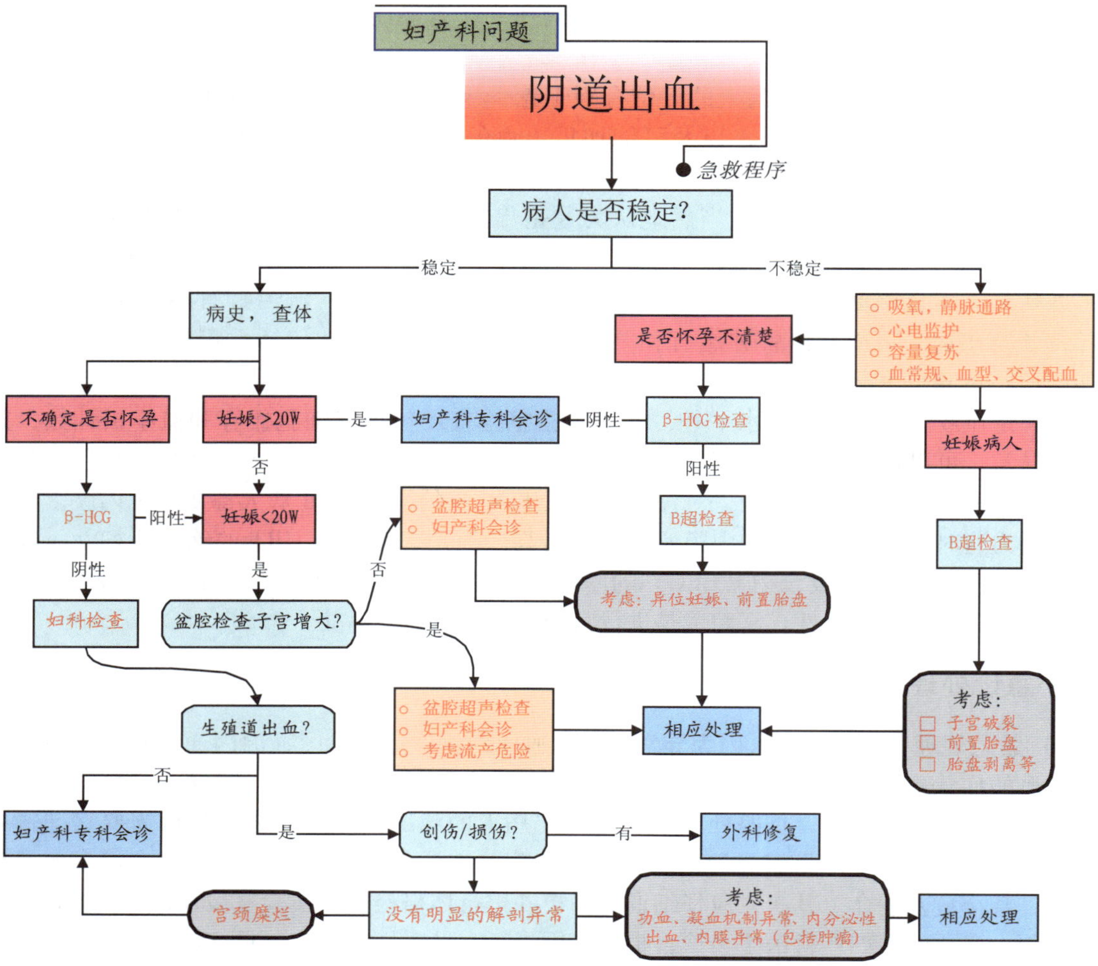

图 38－1　阴道出血病人的处理流程

（三）不排卵型功血和排卵型功血的处理　不排卵型功血主要在女性的两个时期出现：青春期与过渡期。青春期功血的治疗包括以下方法：

1. 用药方法　明确诊断的功血（需重点注意除外血液系统、免疫系统、肿瘤性因素等）根据血红蛋白水平选择以下方法，3 种方法的具体应用如下：

（1）子宫内膜脱落法：常用制剂为肌内注射用黄体酮，20 毫克/支，通常用法为每日 1 次，连用 3 天。但临床上因孕激素作用时间短，子宫内膜分泌期转化不完全，撤退出血量较多，需同时加用雄激素（例如丙酸睾丸酮 25mg，每日 1 次，连用 3 天）。可延长至 5～7 天，因使用孕激素后，病人很快出血明显减少或完全止血，使用时间稍长，可使病人血红蛋白水平进一步升高，减少失血带来的问题。但孕激素不能长时间使用，否则可能会引起再次出血。如需长期使用，则要数倍增加孕激素剂量，效果同内膜萎缩法。

另外，可以选用口服制剂如临床中常用的醋酸甲羟孕酮（商品名为安宫黄体酮）6～8mg/d，连续使用 7～10 天。或天然孕激素达芙通 10mg，每日 2 次，连用 7～10 天。其他口服制剂类似。

注意问题：①一般情况下，应用孕激素后，子宫出血即使不停止也会明显减少，如果出血无明显变化或增多，则首先除外妊娠的可能；其次要考虑内膜病变的问题，如子宫内膜癌变、不典型增生或粘膜下肌瘤或息肉及宫颈因素等。②停用孕激素后2~4天，通常会发生撤退性出血，并且在7天左右结束。如果撤退性出血超过10天未结束，则应进行仔细的妇科检查并进行内膜活检，重点除外子宫内膜病变，如癌变或不典型增生等。

（2）子宫内膜修复法：常用雌激素制剂为苯甲酸雌二醇，肌内注射用，1毫克/支，起始剂量从2mg开始，应用后4小时内观察出血量，一般雌激素在给药2小时后起效，如果4小时出血减少但未完全止血则再给予2mg苯甲酸雌二醇；如果4小时完全止血，可以观察至6小时或8小时，直至有再次出血的征象，再给予第二次药物2mg，并采用同样方法观察出血情况，至满24小时计算总用药量，而后按实际观察到的情况给予苯甲酸雌二醇2mg q4h（24小时总量12mg）或q6h、q8h等不同剂量，通常要求止血后维持该剂量3天后再减量，例如2mg q4h可以减到2mg q6h，但最多一次减量不能超过24小时总用药量的1/3，再维持3天，依此类推，直至血红蛋白>100g/L，可加用孕激素5~7天撤退出血。没有必要减量至1mg/天或维持至多长时间再停药。

有时为方便临床应用，可经验性给予苯甲酸雌二醇2mg q4h或q6h，能够在24小时内达到止血目的即可。

某些地区由于无法获得苯甲酸雌二醇针剂，只能用口服药物替代，但鉴于口服雌激素的药物代谢特点，血药浓度不能像肌内注射那样维持稳定，因此止血效果稍差。可以在临床中应用的口服制剂如倍美力片剂，0.625mg/片，起始剂量从2~4片开始，同样可4、6或8小时给药1次，待止血后，计算24小时总量，维持3日后减量，每次减量不超过前次用量的1/3，待血红蛋白水平升至100g/L，用孕激素撤退出血。其他天然雌激素制剂如戊酸雌二醇（商品名补佳乐，1毫克/片）、17-b雌二醇（1mg/片）等均可使用，方法同上。因口服药物方便，病人较易接受。

应用中注意事项：①保证该疗法有效性的基本条件是凝血功能正常，因此首先要除外血液系统疾病等，才能开始用药，需强调的是对于血红蛋白水平低于50g/L，一般情况差，出血发生在短期内的病人，即使不伴有血液系统疾病，但因失血丢失大量凝血因子也会发生凝血机制异常等问题，需先进行凝血功能方面的全面检查，或先给予400~800ml的新鲜血浆以补充丢失的凝血因子。②对于苯甲酸雌二醇剂量已达到12mg/24h，在48~72小时仍未能有效止血的情况，需反复检查是否有血液系统疾病如隐匿性血小板无力症等，或除外妇科其他引起出血的疾病如粘膜下肌瘤或息肉等，甚至妊娠的可能性。③在达到止血目的，雌激素剂量未改变，但又反复出血时，需核对在肌内注射时是否有漏药的可能（因苯甲酸雌二醇针剂为油剂，肌肉内推注较困难）。④止血后减量过程中，每次减量不得超过之前24小时总量的1/3，否则容易引起再次出血，如发生，则需恢复原用量。

（3）子宫内膜萎缩法：通常会选用高效或大剂量孕激素使子宫内膜发生萎缩性改变而达到止血。常用的制剂有18-甲基炔诺酮或左炔诺孕酮等，但目前市场上很少有上述制剂，临床中有时选用毓婷（一种紧急避孕药，其中含左炔诺孕酮0.75mg），起始剂量2~3片/d，通常3日内可止血。后可逐渐减量（主要为避免其对肝功能的影响），目前尚无统一的观点明确怎样减量，北京协和医院的经验为可借鉴内膜修复法中雌激素剂量的减少模式，将孕激素（毓婷）减低至1片维持，至血红蛋白水平至100g/L后停药撤退。该情况下停药后，撤退性出血量一般较少。

另外可选用的制剂有醋酸甲羟孕酮或醋酸炔诺酮等，如应用需数倍增加剂量，如醋酸甲羟孕酮，建议用量为30~60mg/d，止血后减量方法同上。

注意问题：①内膜萎缩法通常建议用于过渡期女性或合并有免疫系统疾病者，如红斑狼疮病人，极少用于青春期或育龄期女性，因部分病人可能发生月经量减少，甚至极少数可发生闭经。②治疗中需监测肝功能，以避免造成肝脏损害。

另外，可选用其他性激素制剂：

1. 雄激素的应用　功血治疗中可同时加用雄激素，其主要目的是收缩血管，减少出血，但单纯使用无法达到止血目的。一般选用剂型为丙酸睾丸酮，25或50mg/支，每周期内（1个月内）用量不超过300mg，分3天给予。青春期女孩一般给予25mg/d，连用3天，过渡期妇女可增加剂量。

2. 新型避孕药的使用 目前临床中部分医生除将避孕药用于控制月经周期外，也用于功血止血治疗。目前常用的两种新型避孕药妈富隆与敏定偶，都含有 35μg 的炔雌醇，但分别含有高效孕激素地索高诺酮与孕二烯酮。由于其高效性，可达到类似于内膜萎缩法中的部分作用。而且，低剂量雌激素可诱导孕酮受体的产生，加强孕激素的作用。临床使用的原理部分类似于内膜萎缩法，使月经量减少，但不会造成闭经。其如何应用目前国内尚未达成共识。选用血红蛋白水平在 60g/L 以上的病人，起始剂量从 2～4 片/次开始，q4h 或 6～8h 给予，通常在 48～72 小时止血，而后维持 3 日，减量模式类似于内膜修复法中雌激素的减量模式。至血红蛋白水平升高至 100g/L 后，可停药。

特殊情况的处理：

1. 在没有检查血红蛋白水平的情况下，即已给予子宫内膜脱落法，如果病人血红蛋白 >80g/L，撤退出血不会造成严重影响；但如果病人血红蛋白在 70g/L 以下，特别是那些血红蛋白水平已经非常低（例如 50g/L 左右）的病人，一次孕激素撤退出血后血红蛋白可降低 20～30g/L，会使本已重度贫血的病人病情进一步加重。如何进一步处理？如再加用雌激素治疗是不合适的（因内膜已经处于分泌期的改变中），合适的选择是给予支持疗法，如输血、补液、维持电解质平衡等，因撤退性出血一般在 7 天内结束（量多时为 2～4 天），即可止血。

2. 应用内膜脱落法之前，需与病人及家属说明在停药后可再次出血，但有时病人再次出血时因恐惧而要求医生再用药止血，或某些医生对此方法不了解而重复使用孕激素脱落法，导致病人反复出血、止血，最终导致血红蛋白水平极度低下，无法处理。

止血完成后，需要与病人及家属强调进一步治疗的重要性，主要目的是预防再次功血的发生。后续疗法为调整月经周期至基本规律。具体方法：①孕激素定期撤退出血；②避孕药控制月经周期；③有生育要求的病人，诱导排卵，调整周期。

过渡期功血的发病机制与青春期相似，但临床处理上有区别。因过渡期合并器质性病变的可能性较大，一般较少采用子宫内膜修复法，取而代之的为诊断性刮宫法，在病人血红蛋白 <70g/L 时推荐使用。如血红蛋白 >80g/L，建议采用孕激素内膜脱落法。另外，对于过渡期病人，可使用内膜萎缩法，选用指征如前所述。

有排卵型功血主要包括 3 种：①黄体功能不全；②黄体萎缩不全；③排卵期出血。对于这 3 种有排卵型功血目前尚无统一的治疗方法，多采用雌激素、孕激素、雌孕激素联合或避孕药治疗，疗效个体差异较大。具体用法如下：

1. 黄体功能不全 其对女性的主要影响是由月经前的少量出血带来生活不便与心理负担，因此主要目的是消除月经前因孕激素水平低落引起的少量出血，理论上应补充所缺少的那部分孕激素即可，临床上常用的方法之一是黄体中晚期给予适量的孕激素，通常如选用醋酸甲羟孕酮则按照 4～8mg/d 给予 10 天左右，停药后即月经来潮。但另外有人尝试采用避孕药或雌孕激素联合按人工周期的方式给予。

用药方法按照常规短效避孕药（如妈富隆、敏定偶等）的说明。人工周期则可给予雌激素（如倍美力 0.625mg/d，补佳乐 1～2mg/d）21～28 天，后 10～14 天加用孕激素（醋酸甲羟孕酮 4～6mg/d）。其他方法还有采用克罗米芬治疗，使用方法同促排卵治疗（月经第 1～5 天开始，每日 50mg，连续使用 5 天）。

2. 黄体萎缩不全 主要影响是由于正常月经后仍有少量出血导致女性的生活与心理的不适。治疗目的为消除经后低水平孕激素使内膜脱落不完全导致的出血。理论上如尽快修复子宫内膜，闭合破裂小血管即可止血。因此，常用的方法为加用少量雌激素以加速内膜的生长修复。通常从早卵泡期给药（月经第 5 天左右），如倍美力 0.3～0.625mg/d 或补佳乐 1～2mg/d，连续给药 10～15 天停药。其他方法包括单纯孕激素治疗、避孕药、雌孕激素联合治疗等。给药同黄体功能不全中的用法。

3. 排卵期出血 少数女性在排卵期可发生肉眼可见的出血，虽然量少，但病人心理有压力或恐惧感，如有治疗的要求，则临床需要处理，否则可观察。主要原因是由于排卵后各种激素水平的明显变化导致内膜不稳定所致。理论上加用雌或孕激素皆可解决该问题。或认为既然由排卵引起，如采用避孕药使其不排卵，则可达到治疗目的。但在使用短效避孕药的前3个月，避孕药本身可引起少量不规则出血，使用前须对病人说明。单用雌激素治疗通常从早卵泡期开始，小剂量给予（如倍美力0.3mg/d，补佳乐1mg/d），连续使用14~22天，主要目的是稳定因排卵期各种激素水平变化引起的内膜变化。使用时间可以在过排卵期后停药或持续至月经前。单用孕激素通常从排卵期前3~5天开始，持续10~15天。

（四）妊娠相关阴道出血（参见以下两节）。

四、病人安置

（一）留观和住院指征

1. 血流动力学不稳定的阴道出血病人。
2. 严重创伤需要外科修补者。
3. 自发性流产。
4. 怀疑异位妊娠者。
5. 子宫破裂。
6. 前置胎盘。
7. 胎盘早剥。
8. 凝血机制异常的阴道出血病人。

（二）出院指征　非妊娠妇女生命体征稳定，无严重贫血（Hb>70g/L）可门诊随诊。但要注意所有阴道出血的病人在离开急诊前，应留有妇产科专科医师的意见。

第二节　妊娠20周以前的阴道出血

早中孕期阴道流血的鉴别诊断有异位妊娠、先兆流产、难免流产、完全流产以及其他引起下生殖道或胃肠道出血的原因。有关评估需要做盆腔检查、尿常规、血细胞计数、血β-HCG检测和盆腔B超。如果病人有低血压、心动过速或体位性低血压，则应先进行复苏。如阴道持续大量流血需立即询问妇科病史。

一、病史和检查

（一）明确妊娠诊断　尽管很多表现为阴道流血的病人了解她们是否已怀孕，但仍有很多病人并不知道。首先需要询问有无可能妊娠的病史。否认妊娠的病史并不可靠，所有生育年龄的妇女有阴道出血的症状时，不管月经史如何都应该行妊娠试验。

（二）盆腔检查　盆腔检查对于鉴别诊断是极其重要的，包括经阴道窥具检查及双合诊。

阴道窥具检查对观察异常病变、分泌物或溃疡是必须的，可取宫颈分泌物培养以证实出血来自宫颈或阴道。在妊娠病人阴道流血发生的原因可与妊娠无关。如果点滴出血或流血并不像出自宫颈或阴道，应考虑低位肠道出血，观察肛门出血，直肠触诊，有无便血。

导致宫颈或阴道流血的原因与妊娠无关时，可能的原因有宫颈癌、阴道炎、宫颈息肉或宫颈外翻。

宫颈癌可引起水样、恶臭、血性分泌物，常发生在性交后。近期宫颈涂片检查正常不能明确排除肿瘤，任何可疑病变均应由妇科医师取活检确认。

淋菌性、衣原体、滴虫性宫颈炎和细菌性阴道病可引起一系列症状，也可无症状，或分泌异常分泌物，以及出现阴道点滴出血。全面检查有助于区别这些诊断。宫颈分泌物应作衣原体及淋菌培养。

宫颈外翻或息肉可引起出血，尤其是性交后出血。宫颈外翻在孕期常见，容易辨认。这种情况是正常的，可看到宫颈管内壁上衬附有较多易脱落的柱状上皮细胞。

宫颈息肉是良性的，呈粉红色芽状，突出外口表面。

阴道壁也应予以检查，看是否有溃疡、小的撕裂、感染引起的溃烂、外伤、异物或者引起阴道出血的肿瘤。

盆腔双合诊 检查包括检查宫颈内口是否关闭，子宫大小的估计，子宫和/或附件有无压痛。子宫一般无压痛，除非残留有妊娠组织或组织正排出宫颈口时，或合并感染时。

（三）实验室检查 早孕期阴道流血的病人需要检查尿常规、Rh 血型、全血细胞计数（CBC）、血 β－HCG，尽管血孕酮测定对临床诊断并非很有用，但有时也用于畸形检查。

1. 尿常规 妊娠期阴道流血的病人即使无症状也需要检查尿常规，以便诊断是否存在泌尿道感染（UTI）。UTI 是自然流产的一个危险因素，2% ～11% 的妊娠期妇女有无症状菌尿和脓尿，接近 1/4 可发展为上尿道感染。如果在阴道流血的病人不能得到干净未污染的尿标本，为进行有效治疗，必要时可通过导尿获取标本。

2. 血常规 对出血病人常规行全血细胞计数，以估计失血量，了解基数值。

3. 血 β－HCG 测定 血 β－HCG 测定是对滋养细胞组织活性的测量，β－HCG 是存活的滋养细胞组织体积的标志物、肾脏清除功能的参数。异位妊娠和宫内妊娠均产生 β－HCG，但二者 β－HCG 值增长的速度不同。在同样的妊娠周数时，异位妊娠和异常宫内妊娠（IUP）的 β－HCG 量比正常者低。因为在胚胎发育的各个时期 β－HCG 值的差异较大，单独的 β－HCG 水平对鉴别正常和异常宫内妊娠以及异位妊娠的作用不是很大。但是相隔 48 小时连续测定 β－HCG 可知道其增长速度。β－HCG 正常倍增时间是（1.9 ±0.5）天，平台期值约 10 000mlU/ml，在孕 8 ～10 周。85% 的正常宫内妊娠 48 小时增长≥66%，<66% 为增长异常，其对于某些异常妊娠诊断的敏感性为 75%，特异性为 93%。β－HCG 水平下降意味着妊娠胚胎不存活，或者为异位妊娠。异位妊娠和流产时 β－HCG 下降的速度有显著不同。异位妊娠 β－HCG 半衰期 >7 天，而宫内异常妊娠流产则 <1.4 天。β－HCG 下降不能排除异位妊娠的可能性。

4. 血孕酮 有许多文献提到另一种孕期升高的激素－孕酮，可利用其来鉴别正常和不正常妊娠及异位妊娠。孕酮水平不随孕周增长而改变。孕酮 >25ng/ml 提示 97% 为正常妊娠，而 <5ng/m1 则预示 100% 为异常妊娠。但是，31% 宫内妊娠、23% 异常宫内妊娠、52% 异位妊娠孕酮值波动在 10 ～20ng/m1。因此，由于在不同疾病中孕酮值重叠太多，故其临床应用受到限制。

5. 盆腔超声 盆腔超声在用于区别存活的宫内妊娠和葡萄胎、完全流产和不全流产、异位妊娠的诊断方面是很重要的。如果宫颈口是关闭的、流血少、盆腔检查子宫几乎无压痛，那么 B 超可根据子宫腔内空的图像证实临床诊断完全流产。B 超也可用于临床评价先兆流产的预后。在正常妊娠期，影像学的变化与 β－HCG 水平的变化是一致的。

由于孕期激素可致早孕期子宫内膜呈蜕膜样变，闭经后不久 B 超可见到这种改变。但由于子宫内妊娠和异位妊娠都可见，故无特异性。

与宫内妊娠相关的最早的影像标志是孕囊大小。距末次月经 4.5 周时即可用阴道 B 超看到孕囊，孕 5 周比较可靠。孕囊位于子宫内膜蜕膜内的偏心处，可看到明显的两层，即蜕膜包裹层和蜕膜壁层，在影像上这两层像两个环，称为“双环征”，即为宫内妊娠孕囊的诊断特点。在妊娠发育的过程中下一个特点是孕囊内出现卵黄囊，在第 5 周末可清楚地看到。在第 6.5 周时经阴道 B 超可同时看到靠近卵黄囊处的胎芽和胎心。

最能表明妊娠预后较好的影像学表现是胚胎胎心的出现。通过胎心影像的表现，可发现 35 岁以下至少孕 8 周的妇女自然流产率为 3% ～5%，而 35 岁以上可上升达 8%。影像表现如胎心率慢（<90bpm）、孕囊相对胎芽偏小、卵黄囊偏大（>6mm），可预示妊娠结局差。孕期绒毛下血肿大于绒毛周径的 2/3 时，其自然流产率（19%）是较偏小或中等大小绒毛血肿（9%）的两倍。

二、病因诊断和急诊处理

（一）异位妊娠 异位妊娠占妊娠的3%，阴道出血病人的诊断必须首先排除异位妊娠。

（二）植入性出血 如果出血发生在正常月经时或正好在其后，应考虑植入性出血。由于生理原因，这种现象相当常见。当胚胎植入有大量血管的蜕膜组织中时，血液可流入宫腔顺宫颈流出。可表现为阴道流出粉色的分泌物或相当于月经期的出血，持续1~2天，通常不会太长。常发生在末次月经后第5~6周，往往被误认为月经出血，因此也常导致孕期的推算错误。盆腔检查正常，宫口闭，子宫无压痛。盆腔B超的发现应与相应孕期的血β-HCG水平相符。植入性出血应是排除异位妊娠后首先考虑的诊断，主要根据出血时间进行诊断，没有治疗指征。

（三）流产 流产定义是孕28周以前人为或自然终止妊娠。表38-2列出了流产类型、临床特点、实验室检查和超声显像。

1. 完全和不全流产 盆腔检查对诊断进展期流产很重要，检查时可看到宫口张开，并有妊娠组织物在宫口处。用卵圆钳钳夹或轻柔吸宫可清除妊娠组织。

在检查病人时发现宫口张开并有活跃出血时，应详细询问，因可能有不全流产的宫内组织排出。如果不能确定自然流产是进展期流产或完全流产时，可用超声检查子宫腔内是否存在妊娠组织来协助诊断。如果疼痛和流血已改善，宫口闭合，子宫体无压痛，可诊断完全流产，病人可回家，1周后复查。

2. 胚胎停育 除非有大量出血或发热，胚胎停育的处理不需急诊清宫，如组织物残留过久，可导致严重的凝血功能障碍及DIC，应行凝血功能检查，在备血、输液的条件下行清宫术。

3. 先兆流产 先兆流产的特点是阴道流血或腹痛、宫颈口闭。诊断的要点是除外异位妊娠。如果病人血流动力学稳定，宫颈内口闭合，没有异位妊娠的证据，而且能保证妇科随诊，可回家观察。如不能明确除外异位妊娠，应随诊连续检查48小时内的血β-HCG水平。建议病人在阴道血止前避免剧烈活动或用力，包括性生活。告诉病人如有眩晕、发热、阴道大量流血、组织物排出等情况时应立即返回医院，因为这些症状意味着将发展为难免流产。

4. 感染性流产 感染性流产多为多重细菌联合感染，可采用抗生素和清宫治疗。应送血培养和宫颈分泌物培养。对轻度子宫内膜炎，建议口服奥氟沙星（400mg，每日2次），联合克林霉素（450mg，口服，每日4次）或甲硝唑（500mg，口服，每日2次），共用14天；或者头孢曲松（250mg，肌内注射）和口服多环西素（100mg，每日2次），共14天。如病人有发热、子宫压痛或腹膜炎，需住院静脉给予抗生素并清宫。有几种方案可供选择：头孢双硫唑甲氧（2g，静脉用药）或亚胺培南（500mg，静脉用药），这是常见的单药治疗。另外可选择克林霉素（900mg，静脉用药）加庆大霉素（5mg/kg，静脉用药）或头孢曲松（2g，静脉用药）。

表38-2 流产类型的鉴别诊断

流产类型	临床表现		妇科检查		
	出血量	下腹痛	组织物排出	宫颈口	子宫大小
先兆流产	少	无或轻	无	关闭	与孕周相符
难免流产	增多	加重	无	扩张	相符或略小
不全流产	多	减轻	有	扩张、有物堵塞	略小
完全流产	少或无	无	完全排出	关闭	基本正常

（四）妊娠滋养细胞疾病 尽管滋养细胞疾病（GTD）（通常为葡萄胎妊娠）少见，但其典型症状是早孕期出血。葡萄胎常见于亚裔，既往有过滋养细胞疾病，第一次生育年龄或小或大（<15或>35岁）。一般人群发病率为1/1000，而亚裔可高达1/100。虽然为良性肿瘤，但其有恶性潜能，需

长期密切随访。

滋养细胞疾病的基本病理表现为滋养细胞的异常增生。可分为两类：完全性葡萄胎和部分性葡萄胎。在完全性葡萄胎，缺乏胚胎组织，染色体核型为46，XX，为父系来源染色体复制（例如X染色体都来自精子）。在部分性葡萄胎，可有胚胎组织（甚至是存活的胎儿），由于双精子的原因，染色体核型常为三倍体（69，XXY）。完全性葡萄胎更容易发展为持续或转移性疾病。更严重的GTD发展为绒癌。绒癌可继发于葡萄胎，也可是足月妊娠，或来自与妊娠无关的卵巢。绒癌虽是恶性疾病，但对化疗敏感。GTD常表现为阴道流血，类似不全流产或先兆流产。其他症状有阴道排出水肿绒毛（外观像葡萄样）。子宫可大于妊娠月份（50%）或小于妊娠月份（25%），或者有增大的黄素化卵巢囊肿。另外常见的主诉有严重的恶心或呕吐。少数病人有先兆子痫或甲状腺功能亢进的症状。葡萄胎典型的B超图像为“雪片征”。β-HCG值常高于相应妊娠月份（经常大于100 000mIU/ml）。明确诊断需要依靠病理组织，而一般只在行手术清除后才能得到组织标本。术后随诊应监测β-HCG，以确定是否有持续性或转移性GTD。一旦疑诊GTD，应尽快清宫。某些葡萄胎可产生甲状腺素，从而病人可有相应的甲亢表现，故术前应化验甲亢的指标并治疗甲亢。

第三节　妊娠20周以后的阴道出血

妊娠20周后阴道出血占所有妊娠的3%～5%，必须同时考虑到母儿双方的情况并予以相应处理。决定是终止还是维持妊娠，需要仔细权衡各种处理方法对母体和胎儿的风险和利益，还应尽早请产科专家会诊参与制定决策。本章对妊娠后半期阴道出血的病因进行了综述，着重于介绍急诊室内对母儿进行评估和处理。

一、概述

人类妊娠的平均时长为自末次月经第一天算起的40周或280天。传统上分为三个阶段：早孕期为前13周，中孕期为14～28周，晚孕期指28周后的阶段。导致阴道出血的原因因孕龄而异。

本节涉及妊娠后半期阴道出血的情况，其原因与先兆流产大不相同。是否合并腹痛有助于初步判断出血的原因（表38-3）。本节其他部分分别介绍造成妊娠后半期出血的各种病变，以及如何在急诊室对其进行诊断和评估，并对孕妇和胎儿做相应处理。

表38-3　妊娠20周后阴道出血的常见病因

病　因	发病率	腹痛或宫缩	相关情况	DIC可能性
胎盘早剥	35%	有，经常为频繁宫缩	创伤、高血压、先兆子痫、服用可卡因	是
前置胎盘	30%	无	既往剖宫产史、多胎、多产	罕见
胎盘血管前置	<1%	无	胎膜破裂后出现	否
子宫破裂	<1%	通常有	既往剖宫产史或子宫肌瘤剔除术史、创伤	是
临产“见红”	10%～20%	有	——	否
下生殖道原因（如宫颈炎）	5%	无	宫颈涂片异常史	否
凝血功能异常	<1%	无	通常孕前确诊	否

二、病因诊断

妊娠后半期的出血既可以来自上生殖道，也可以来自下生殖道。上生殖道出血可来自子宫-胎盘间隙，如胎盘早剥或前置胎盘，或来自子宫，如子宫破裂。来自子宫或胎盘的出血可导致母儿灾难性的结局。下生殖道的出血可能来源于临产时宫颈的变化（“见红”），以及宫颈糜烂、宫颈息肉、创伤或宫颈癌。外阴静脉曲张在妊娠期很常见，也可导致出血。下生殖道的出血通常很轻，而且极少会马上危及生命。原发的系统性血液异常是导致出血的罕见原因。出血偶尔来自胎儿的血管，如前置血管，这种情况虽罕见但可危及胎儿生命。

（一）来自上生殖道的出血

1. 胎盘早剥　胎盘早剥是指妊娠20周后，正常位置的胎盘提前从子宫壁剥离。每80例妊娠中约有1例发生胎盘早剥。严重的胎盘早剥是导致胎儿死亡的主要原因，大约14%的死产归因于此。另外，此类妊娠由于各种早产相关的并发症，如呼吸窘迫综合征、脑室内出血和坏死性小肠炎，均导致很高的死亡率，因此围产儿死亡率高达25%。严重出血、凝血异常、急诊手术和麻醉的并发症也使中孕和晚孕期胎盘早剥的产妇面临很高的死亡率。

（1）危险因素：导致血管受损的病变（先兆子痫、慢性高血压、糖尿病、胶原血管病和慢性肾病）使胎盘早剥的危险增加。母体高血压是胎盘早剥最重要的危险因素。在胎盘早剥导致胎儿死亡的病例中，50%的孕妇合并有慢性高血压或妊娠高血压。

腹部的直接钝击伤或交通事故中加速－减速产生的切力等也可造成胎盘早剥。母体遭受严重创伤后胎盘早剥的发生率高达35%，而轻伤后发生胎盘早剥的几率仅为1%～4%。胎盘早剥还可以归因于性暴力等。非创伤性危险因素包括既往妊娠胎盘早剥、孕妇高龄、多产、吸烟和服用可卡因。

（2）临床表现：胎盘早剥的临床表现视胎盘剥离的程度而异。重度的胎盘早剥可导致胎儿死亡。其典型表现为突发的剧烈腹痛或背痛。此疼痛通常是局部的，不间断的，且常合并宫缩。可为子宫强直收缩，触诊时感“板状硬”。胎心听诊不清，超声亦见不到胎心活动。母体血流动力学不稳定，可能凝血异常，出现DIC的临床征象，如粘膜出血、穿刺部位出血、淤斑、血尿等。另外，随着低血压的出现，呼吸窘迫综合征和急性肾小管坏死等也会迅速发生。采取积极的抢救措施、纠正凝血异常、及时娩出胎儿和胎盘刻不容缓。

小面积的胎盘剥离表现轻微而多样。这种情况下，明确诊断胎盘早剥会有困难。局部腹痛或背痛合并宫缩或子宫易激惹（高频低幅宫缩或触诊后有宫缩）是最常见的表现。产程可能进展很快，即使是初产妇也可能如此。

（3）实验室检查：胎盘早剥是临床诊断，仅在疾病过程的晚期出现许多明显的表现。轻度胎盘早剥的轻微表现对明确诊断造成一定的困难，但应该提高作此诊断的警惕性。

轻度或中度胎盘早剥的亚临床凝血异常可表现为血小板减低、凝血酶原时间和部分凝血酶时间延长。纤维蛋白原被消耗可导致母体循环中血清纤维蛋白原减少而纤维蛋白降解产物如D－二聚体增加。纤维蛋白原低于250mg/dl则有意义。子宫胎盘界面的分离可导致胎儿血进入母体循环。随着母儿出血量的增大，胎心会出现异常。

鉴于可卡因与胎盘早剥的关系，检测尿中的可卡因水平可能有助于发现导致出血的潜在原因。

（4）影像学表现：超声诊断胎盘早剥的敏感性很低（不足40%）。尽管超声有时可以探及胎盘后的血块，但与正常的胎盘静脉池很难鉴别，而且经常看不到。对重度病例敏感度增加，但临床表现已能明确诊断。因此，超声对胎盘早剥的临床应用通常局限于对晚孕期阴道出血是否存在前置胎盘的鉴别诊断方面。

磁共振（MRI）对组织和血块的分辨率更强。这使其成为诊断胎盘早剥的供选手段之一。但MRI仪不能移动，而且检查耗时又昂贵。这些不实用性限制了其对急性产科出血的应用。MRI对阴道出血而生命体征平稳、诊断尚不明确的病人还有一定的价值。妊娠期间接受MRI检查是安全的。

2. 前置胎盘

（1）定义：胎盘附着于子宫下段或宫颈内口，位置低于胎儿先露部，称为前置胎盘。

（2）危险因素：大约每200例足月妊娠发生1例前置胎盘。既往剖宫产史、前置胎盘史和多产均是此妊娠合并症的危险因素。胎盘面积大，如多胎妊娠、胎儿成红细胞症和糖尿病等情况也容易发生前置胎盘。

前置胎盘根据胎盘与宫颈内口的关系可分为如下几类：①完全性前置胎盘：胎盘完全覆盖宫颈内口；②部分性前置胎盘：部分胎盘覆盖在宫颈内口上；③边缘性前置胎盘：胎盘靠近但未覆盖宫颈内口；④低置胎盘：胎盘种植于距宫颈内口 7cm 内的子宫下段。

胎盘边缘自子宫下段剥离可导致前置胎盘出血。子宫下段相对缺乏肌层组织，因此在这种情况下难以有效收缩而止血。出血可以是自发的，也可以由体力活动、阴道检查或性交诱发。子宫收缩伴有宫颈扩张和胎盘附着部位的下段展平，也可造成出血。

（3）临床表现：前置胎盘的典型表现是中孕或晚孕期突发无痛性出血。有时也可伴有疼痛。临床上发现胎头高浮或胎位异常，如臀位或横位，均支持诊断。前置胎盘的出血通常来自母体循环，由于胎盘的功能部分极少受累，因此除非血流动力学不稳定的情况，胎儿极少受影响。

（4）影像学检查：对前置胎盘的病人行阴道指诊可造成大出血。因此遇到妊娠道出血的病人，在行阴道指诊前必须先行超声检查以明确胎盘的位置。使用窥具仔细检查并非禁忌，但不可将窥具伸入宫颈。病人就诊时提供的妊娠早期超声检查结果价值不大。如果早期的检查未发现有前置胎盘，则进行阴道检查是安全的。但早期超声检查发现的前置胎盘中，大部分到后期复查就正常了。如果早期的超声检查报告报有前置胎盘或没有既往的超声检查结果，需要在阴道检查前做超声观察胎盘的位置。腹部超声于中线部位纵扫可观察胎盘结构与宫颈的关系。报道的假阳性率和假阴性率分别为 2% ~6% 和 2%，可能是由于胎先露骨化造成伪影、未能区分的位于子宫下段的新鲜凝血块、子宫下段收缩、母体肥胖、后壁胎盘或膀胱过度充盈等。膀胱过度充盈使子宫下段的前壁向后移位，类似于宫颈口。因此超声检查胎盘的位置应该先在膀胱充盈的情况下和排空膀胱后分别扫描，以减少子宫下段变形的影响。

尽管在明确胎盘位置之前禁忌做阴道检查，但当上述检查遇到技术困难时，可使用经阴唇或经阴道的超声探头。阴道探头在直接监视宫颈（靠近则停止）的情况下伸入阴道是安全的，不会造成出血。阴道探头距离宫颈和胎盘更近，有助于区分宫颈内口和胎盘边缘。但这项检查应由熟悉该技术和方法的有经验医生施行。

3. 子宫破裂　妊娠期间子宫的完整性破坏将造成严重后果。完全子宫破裂的孕妇死亡率为 10% ~40%，胎儿死亡率超过 50%。

（1）危险因素：当子宫壁薄弱或宫腔内压力过高时可发生子宫破裂。最常见的易发因素是既往子宫手术史，如刮宫术、子宫肌瘤切除术、子宫成形术、宫角切除术等。其他导致子宫壁缺陷的因素有胎盘植入异常（粘连、植入和穿透性胎盘）、侵蚀性葡萄胎或绒毛膜癌。多产亦增加子宫破裂的危险。子宫破裂还可发生于宫内压的急剧增加后，如严重交通事故导致的腹部钝伤等情况。

（2）临床表现：在许多导致胎儿和孕妇死亡的子宫破裂病例中，直到剖腹探查才明确诊断。子宫肌层裂开和子宫破裂在特异的解剖缺陷上有所差别，临床表现也有所不同。单纯的原子宫下段横切口瘢痕处的肌层裂开可以没有症状，而是在重复剖宫产时偶然发现。不过，据报道经常有局部的压痛。可表现为原本静息的子宫突然出现疼痛且易激惹；或者正相反，原本已有临产的宫缩突然停止了。胎心率的异常往往是分娩过程中子宫破裂最早的征象。伴有胎儿和胎盘钻出的大的子宫破裂可从腹部检查中发现异常，如胎先露退缩和胎心消失。

阴道出血量不一，几乎不能反映总失血量。由于同时有腹腔内出血，即使阴道出血很少，也可能出现胎儿窘迫、母体低血容量和休克的征象。

（3）影像学检查：对于胎心异常和母体出血的严重子宫破裂的病例，行超声检查试图证实临床的怀疑只能是延误治疗。对母体和胎儿均正常的子宫肌层裂开病例行超声检查，可见到胎膜的“气球征”。

4. 前置血管　前置血管的出血来自穿过胎膜的胎儿血管，其出血完全是胎儿来源，因此是上生殖道出血的一种少见原因，对母体几乎没有危害，但会导致胎儿迅速受损和死亡。

胎儿的脐血管通常插入胎盘的正中央。血管前置发生于脐带帆状附着于胎盘的绒毛膜板或存在副叶胎盘时。在这些潜在危险的变异情况下，胎儿血管在插入胎盘前走行于胎膜中。如果这些血管经过子宫下段而在胎先露前方，则容易在胎膜破裂时随之破裂。由于胎儿的循环血量小（300～500ml），相对不明显的阴道出血就很容易造成胎儿受损甚至失血过多。前置血管的发生率为每2000～5000例次分娩出现1例，围产死亡率据报道为50%～75%。

（1）临床表现：阴道出血和迅速出现胎心异常是前置血管破裂的特征。胎心曲线呈现正弦波形或突然出现心动过缓。偶尔，在选择性剖宫产中，超声检查时或阴道检查时触及胎先露部的血管走行而发现尚未破裂的异常血管。然而不幸的是，前置血管很少在破裂前被发现。自然或人工破膜以及胎先露下降均可造成这些血管破裂，随后出现无痛性的出血和胎心迅速恶化。不过，这种情况与其他来自上生殖道的出血不同，对母体血流动力学的影响微乎其微。

（2）影像学检查：超声检查偶尔可探及副叶胎盘或双叶胎盘，从而确认病人存在前置血管破裂的风险。尽管有报道经阴道彩色多普勒超声可直接看到异常的血管，但超声不应该用作急性前置血管出血的实用性或可靠的诊断工具。

（二）来自下生殖道的出血　妊娠后半期的阴道出血除来自子宫或胎盘外，还可来自下生殖道结构。轻柔地以窥具检查，可直接观察阴道和宫颈，从而发现局部的出血灶。与手法阴道检查不同，这种检查在明确胎盘位置前也是允许的。但必须小心勿将窥具伸入宫颈内。

1. 产科原因　足月或早产临产后，宫颈进行性扩张和展平，导致供应宫颈的小血管破裂，这种现象称为“见红”。出血量相对很少，而临产的征象通常较明显。

2. 非产科原因　下生殖道的出血还可以来自可见的病灶，如外阴静脉曲张、宫颈外翻、息肉或癌等。妊娠期间的宫颈息肉可表现为阴道出血，通过阴道检查很容易确认。妊娠期间激素水平的改变导致宫颈上皮化生而外翻或是宫颈管内的柱状上皮移至宫颈外口处。这样的组织相对较脆，容易出血，尤其在性交或阴道检查后。相似的，宫颈高度鳞状上皮内病变或原位癌在妊娠期间血管更丰富，更易出血。妊娠合并浸润性宫颈癌的情况尽管少见，但可表现为或多或少的阴道出血、阴道分泌物，晚期还可出现疼痛。

3. 血液系统疾病　是导致妊娠期间出血的更为少见的原因，包括Von Willebrand病、白血病、霍奇金病和特发性血小板减少症。这些病通常在怀孕前就已诊断，应由产科和血液科医生联合处理。

三、妊娠后半期阴道出血处理

（一）处理原则　以下是对妊娠后半期阴道出血的诊断评估和处理指南。处理的策略基于出血的原因、母体的平稳状况、胎儿的情况和孕周。

1. 所有妊娠后半期阴道出血的病人均有必要请产科会诊。如果胎儿有宫外存活的可能，应尽早通知儿科医生。

2. 对上述病人的处理应在具备护理可能受损或早产的新生儿条件的医疗单位进行。

3. 无论何时产科病人表现为阴道出血，均应立即开始评估和抢救。如果有胎儿受损的表现，对母体的抢救复苏是首要的任务，这样才能改善胎儿的状况。

4. 切记面对的是“两个”病人。任何评估和处理都应考虑到母体和胎儿两方面。

5. 在排除前置胎盘之前，不要做阴道或直肠检查，否则可能导致前置胎盘的病人出现严重的出血。

6. 尽量准确地核对所有病人的孕周，处理的决断很大程度上受此影响。

7. 还必须考虑到是否需要用Rh免疫球蛋白。

所有妊娠后半期阴道出血的病人都有必要请产科会诊。较大孕周的病人往往已经在产科医生那里开始产前检查，然而病情的严重性需要能及时到场的产科医生。对绝大多数怀疑上生殖道来源的产前出血病人，收入院分娩或观察都是必要的。

无论何时产科病人表现为阴道出血，均应立即开始评估和抢救。如果有胎儿受损的迹象，抢救母体可改善胎儿的状况。妊娠病人的体位明显影响心脏的搏出量，应尽量使病人左侧卧位。对所有病人实施ABC（气道、呼吸、循环）复苏，建立静脉通路，先补充晶体物质，通常每丢失1ml血液需补充2～3ml晶体液。

（二）母体血流动力学评估　目测阴道出血量往往低估实际的失血量。另外，母体的出血在胎盘早剥和子宫破裂情况下可以是封闭在内的。因此，必须用低血容量的临床体征指导抢救复苏。皮肤苍白、湿冷以及毛细血管充盈延迟是组织灌注受损的征象。母体的生命体征也可反映血容量的变化。然而，妊娠期间血流动力学的代偿机制（如血容量扩增）可使病人在危险的低血容量情况下，仍表现正常的血压和心率。因此，应慎重看待正常的生命体征表现。

注重其他反映器官灌注的指标，如尿量，通过放置尿管观察可更准确地反映容量状况。理想的尿量是30～60ml/h。尽管红细胞比积维持在30%以上是理想的状况，但最初的水平不能反映失血量。如果对血流动力学的评估仍存在困难，或尿量无法保持足够的量，建议使用中心静脉导管的有创血流动力学监测。

1．出血严重程度的评估　体重60kg的孕妇在妊娠30周时血容量大概为5L，与非妊娠期相比增加了40%。产科出血可分为4类：第一类，失血量少于15%或900ml；病人通常无症状。第二类，失血20%～25%，或1200～1500ml；可出现的症状和体征包括气短、头晕、直立位血压改变、毛细血管充盈延迟、心动过速和呼吸急促等。第三类，出血多至母体出现低血压，失血30%～35%，或1800～2100ml；此时病人可出现心动过速、呼吸急促以及外周血管收缩所致的皮肤湿冷等。第四类，出血超过40%或2400ml；出现低血容量休克伴有低血压，外周脉搏消失，尿少。如不及时处理，可出现器官衰竭、心脏骤停甚至死亡。

2．容量复苏　开始先用生理盐水或乳酸林格液扩容。但当出血量大时，大量的输注晶体液可造成血浆渗透压、携氧能力以及凝血因子浓度的下降。因此在大量失血的情况下，如第Ⅲ类和第Ⅳ类出血，输血是必要的。浓缩红细胞中不含有功能性的血小板和颗粒细胞，但具有与全血一样的携氧能力。无继续出血的情况下，每单位浓缩红细胞可提升红细胞比容3%。

3．纠正凝血功能异常　产科出血，尤其是胎盘早剥，可并发弥散性血管内凝血（DIC），其间凝血和纤溶系统被不适当地激活。当胎盘早剥、子宫破裂或出血严重的情况下，应考虑到凝血功能异常的问题。病人可表现出凝血异常的临床征象，如粘膜出血、穿刺部位出血过多、大量阴道出血、淤斑和血尿等。接诊时需做的实验室检查包括全血细胞计数和血型及交叉配血。疑有胎盘早剥或DIC时，应检测凝血功能，包括纤维蛋白裂解产物或D－二聚体和纤维蛋白原。由于凝血因子产物的增加，妊娠期间纤维蛋白原的正常水平是400～450mg/dl，低于300mg/dl则提示明显的凝血缺陷。

大量的输血和容量复苏可导致血小板和凝血因子的稀释。另外，出血可诱发DIC或危险的消耗性病理凝血。当临床见到不适当出血的征象或产科出血不止而实验室证实存在凝血异常，应给予相应处理。当严重出血的病人需要输注5个单位或更多的浓缩红细胞时，还应补充凝血因子和血小板。

新鲜的冰冻血浆（FFP）由全血中提取血浆制备而成，可用于纠正已知的或临床可疑的凝血因子缺乏。DIC、消耗性病理凝血和大量输注浓缩红细胞时均可选用FFP，其中含有第Ⅲ、Ⅴ、Ⅶ、Ⅷ、Ⅸ、Ⅻ、Ⅷ因子和纤维蛋白原。冷凝蛋白质可替代纤维蛋白原，Von Willebrand因子和第Ⅷ、Ⅲ因子也可用于DIC，通常辅助FFP应用。这样可在少输入FFP的情况下，补充大量的纤维蛋白原。

血小板减少伴有产科出血和病理凝血的情况下，应补充血小板。1个单位可大约提升血小板10000/μl。但当存在DIC的情况下，输入的血小板的半衰期将明显缩短。

最初根据临床改善的情况指导凝血异常的处理。对诊断DIC的病人，每1～2小时应复查1次凝血功能，包括血小板计数、纤维蛋白原、PT、FIT。血小板和纤维蛋白原对于评价凝血因子的补充是否充分更为有用，其目标是血小板高于100000/μl，纤维蛋白原大于150mg/dl。

产科出血后的低血容量可导致低血压。输液和补血是抢救复苏的关键步骤。血管加压剂用于低血容量的妊娠病人，可造成母体重要器官和胎儿的血供明显减少，因此只能在充分扩容后血压仍不回升的情况下使用。当有必要使用此类药物时，建议使用有创性的血流动力学监测。

（三）母体其他方面的评估

1．病史　准确的病史有助于产科出血的诊断和制定治疗决策并确认出血的原因。出血前是否受创伤或有性交？如果有疼痛，其程度和特征是什么？疼痛的感觉像宫缩吗？出血前有宫缩吗？出血后有胎动吗？

产前的病史同样重要。病人是否接受过产前检查？以前是否出现过阴道出血？是否知道预产期是什么时候，是如何推算的？以前是否做过超声观察过胎盘的位置？有无其他并发症，如高血压或提前出现宫缩？产前检查过程中是否发现过下生殖道的病灶？

既往的产科病史也可对病人发生不同并发症的风险评估有所帮助。病人的孕次和产次是多少？是否做过剖宫产或其他的子宫手术？既往的妊娠是否合并有胎盘早剥或前置胎盘？

最后，病人的既往史和个人史可明确提示出血病因的危险因素，并指导对母体的处理。病人是否有血管病变，如高血压或血管炎？有无肾病史？有无宫颈涂片异常的病史？是否吸烟或服用可卡因？

2．体格检查　除了上文提到的血流动力学的评估外，母体其他方面的检查对于产科出血的诊断和处理也十分重要。腹部检查可明确局部压痛的区域。坚硬、触痛或“板状硬”的子宫提示较大面积的胎盘早剥，应迅速了解胎心情况。另外，子宫触诊还可检查胎动、宫缩或明显的子宫强直。初产头浮和胎位异常在前置胎盘病例中常见。子宫破裂时，胎位也可异常，或者可从病人腹部摸到脱离宫腔的胎儿。

在排除前置胎盘之前，不要做阴道检查。如果以前或此次就诊做的超声未发现有前置胎盘，则行阴道检查是安全的。使用窥具检查可直视出血的部位。从宫颈流出的血液提示来自上生殖道。同时还可明确有无阴道和宫颈的病灶。

撤出窥具后，可行阴道指诊检查宫颈扩张和展平的情况。证实胎先露的类型和位置也是阴道检查的重要内容。切记胎盘早剥可导致迅速临产，这一点非常重要。

（四）胎儿方面评估

1．宫缩监测　评估子宫的活动度是诊断的一个重要方面。胎盘早剥后通常有频繁的宫缩，而在前置胎盘中却很少发生。如有可能，应对所有产科出血的病人行宫缩监护。

2．初始的胎儿评估　临床上对产科出血的处理决策很大程度上取决于胎儿的状况和孕龄。

3．孕龄的估算　尽量准确地核对孕周。这对于制定合理的决策至关重要。估算孕周有几种方法。如果记忆准确的话，临床上用末次月经（LMP）来推算孕周是可靠的。对于月经周期不规则或是服用激素类避孕药期间怀孕的病人，用 LMP 推算孕周则不可靠，此时可根据病人早孕或中孕期产科超声检查推算预产期。早孕期测量头臀长推算孕周的准确度为 ±5～7 天。用双顶径、腹围和股骨长估算孕周，中孕期的误差为 ±2 周，晚孕期 ±2～3 周。

4．评估胎儿的宫内状况　在产科出血情况下，胎盘血流的明显减少或胎儿直接失血可导致胎儿受损甚至死亡，因此应及时评估胎儿的状况。

在初始评估中，首先到胎心。在盆腔很容易接收到母体脉搏的信号，因此，一旦听到有节律的信号，应区分是胎心还是母体脉搏。如果多普勒听不到胎心，可行超声检查直接观察胎心的活动。

随着对出血的进一步处理，应采用更敏感的手段评估胎儿的状况。持续胎心监测可反映胎儿的状况，而且是评估胎儿是否安好的重要方法。遇有胎儿潜在可活的出血病人，应立即行持续胎心监测。

基线胎心率、基线变异性以及周期性的加速或减速是胎心监护图的重要分析指标。

（1）胎心率：正常的胎心基线介于 110～160 次/分（BPM）。胎儿心动过速是指胎心持续加快，大于 160BPM。胎动可导致胎心短期加快，超过基线 160BPM，称为加速，但这种胎心快不持续。延长的胎儿心动过速与母体发热、羊膜腔内感染、胎儿贫血或低氧有关。使用增加母体心率的药物也可导致胎儿心动过速。罕见情况下，可有胎儿本身心动过速的情况出现。

胎儿心动过缓指胎心持续减慢，低于110BPM。胎心减慢与胎儿低氧和酸中毒有关。如果在实施宫内复苏治疗措施后，胎心减慢仍不缓解，应立即请产科会诊，不可延误。因为如果病人已达胎儿可活的孕周，这种情况下紧急终止妊娠是适宜的做法。

（2）变异性：胎心基线的变异性代表胎儿大脑正常的心脏抑制和刺激中心的交替作用，是反映胎儿状况的敏感指标。短期变异性指整个胎心基线中胎心搏动的“搏”与“搏”之间的差异至少为6BPM。短期变异为5BPM或更少，提示胎儿受损。其他导致变异性减弱的原因包括监护时胎儿处于睡眠状态，胎儿CNS尚不成熟（应在28周以上评估胎儿心率基线的变异性）和母体使用阿片类镇痛剂等。

（3）胎心加速：胎心加速典型地见于健康胎儿的胎动后。一次加速定义为胎心较基线加快至少15BPM，且持续至少15秒。存在周期性的胎心加速是提示胎儿安好的另一标志。

（4）胎心减速：短暂的胎心减慢称为减速，根据其与宫缩的关系以及波形的特征分为早期减速、变异减速和晚期减速。早期减速常在晚活跃期或第二产程中见到，反映胎头在产道中受压后的迷走神经反射，通常不是病理性的。

变异减速和晚期减速可与胎儿低氧酸中毒有关，需要采取抢救措施，并迅速请产科会诊。

（五）针对性的处理方案

1. 胎盘早剥的处理　处理胎盘早剥的方法取决于三方面因素：①母体的血流动力学状态；②胎儿的情况；③胎儿的孕龄。通常，对此类病人的抢救应在对处理妊娠后半期出血经验丰富的医生的指挥下进行，必要时可立即施行手术分娩。

（1）胎儿宫内死亡：严重的胎盘早剥可导致胎儿宫内死亡，应立即分娩。只要胎儿和胎盘不娩出，出血和DIC的进展就会持续。阴道分娩是首选的途径。鉴于重度胎盘早剥时发生DIC的几率很高，手术可能会明显增加母体发病率，只有为控制出血而绝对必要的情况下才应该采用。进行性的出血可能很迅速，需要积极地输血治疗。由于一旦出现凝血功能异常可导致中心静脉置管困难，应尽早考虑建立可靠静脉通路的问题。阴道出血的量应在考虑到封闭性内出血的隐性出血的情况下连续估测。鉴于目测出血量不可靠，可收集病人的会阴垫，测量会阴垫的重量可较为客观地估计失血量（1g：1ml）。对于评估封闭性内出血的情况，连续动态的测量宫底高度可能会有所帮助。

重度胎盘早剥后通常很快发动分娩。宫缩可能很强，偶尔呈强直状。胎盘早剥伴有强直宫缩的病例，由于宫腔内巨大的压力亦面临子宫破裂的危险。人工破膜（羊膜切开术）以减小宫内压力通常可缓解过强的宫缩。减小过度的宫腔内压力也可减少DIC和羊水栓塞的危险。应密切监测产程，最好采用宫内压力导管。如果宫缩强度不够，应使用缩宫素加快产程。

如母体无既往病史或不发生低血容量和DIC的并发症，如急性呼吸窘迫综合征、急性肾小管坏死、脏器梗死或出血的情况下，凝血功能的缺陷通常在胎儿和胎盘娩出后4~6小时内恢复和纠正。

（2）胎心监护异常：小面积的胎盘剥离不会马上造成胎儿死亡，但可导致胎儿受损而表现为胎心曲线的异常。这种情况下，准确估算孕龄至关重要。如果胎儿可活，尽管胎盘早剥可使产程加快需评估宫颈扩张的情况，但紧急行剖宫产娩出胎儿对胎儿预后更有保证。准备手术过程中应积极纠正低血容量和凝血功能异常。

胎儿小而不可活的孕周发生胎盘早剥并不常见。但如果胎儿确无可活性（孕龄明确，小于23周），立即剖宫产不能挽救胎儿的生命，处理应着重考虑母体情况。如果母体出血多，有危及生命的可能，应及时分娩。此类病例经常可自然临产，但仍可能需要用缩宫素加强。如果母体出血不多或不至于危及生命，则容许密切观察下期待分娩。母体的复苏有时可改善胎儿的情况。但长时间的胎儿应激可导致其生长或健康受损。

（3）胎心监护正常：胎盘早剥也常表现为症状、体征不明显，其胎儿状况良好而胎心监护正常。但这些非急性病例的自然病史和进展很难预测。边缘窦破裂可出现一过性症状，缓解后无复发。小的胎盘剥离在初诊时可能未见明显异常，但有可能进展为大面积的胎盘剥离而后造成胎儿死亡。当有持续子宫压痛或宫缩时，应加强对病变进展的怀疑。到目前为止，尚无可靠方法分辨哪些病例注定要进展而哪些病例呈良性过程。如果胎儿已足月，使其经阴道分娩是适宜的。对于34~37周的病例，胎肺成熟试验有助于作出正确决策。如果病人远未及足月，期待观察是最好的策略。必须确保胎儿状况良好，从一开始就可采用连续宫外胎儿监护系统，除非胎儿已不可活。无论如何，胎盘早剥在期待治疗期间，发生再次出血、早产以及胎儿预后不良的风险仍然很高。

母体使用皮质类固醇激素治疗已被证实可改善早产儿的发病率和死亡率。因此，建议对34周前胎儿可活、期待治疗的病例使用皮质类固醇激素。通常，只有在专业产科护理情况下才给病人用药。

2. 前置胎盘的处理 与胎盘早剥一样，对前置胎盘的处理也取决于母体血流动力学状态、胎儿情况及其孕龄。如果选择分娩，对边缘性或完全性前置胎盘应行剖宫产。对于低置胎盘的病人，在胎儿情况良好、母体平稳、无明显进行性出血且做好手术分娩的人员和设备准备的情况下，可考虑经阴道分娩。

在前置胎盘的病例中，胎儿受损的情况较胎盘早剥少见。当胎儿达可活的孕龄而出现受损的征象时，应立即行剖宫产。

胎儿情况良好时，处理则基于母体血流动力学是否平稳以及胎儿是否成熟。

（1）母体血流动力学不平稳情况下的出血：前置胎盘造成可能危及母体生命的出血是紧急剖宫产的指征。手术准备过程中，补充适当的液体和血液制品是必不可少的。前置胎盘进行性大量出血，需待胎儿和胎盘娩出后才能停止失血。因此手术应在交叉配血的同时进行，不能延误。

（2）母体血流动力学平稳情况下的出血：过去，只要前置胎盘伴有阴道出血便是紧急分娩的指征，不考虑胎儿的成熟度。足月妊娠的病人，胎儿宫内生长已获得最大利益，及时分娩是正确的。当胎儿成熟度不明确而需要分娩时，胎肺成熟试验可有所帮助。这需要在专业产科护理的情况下，对相对平稳的病人行羊膜腔穿刺术，羊水行物理和生物化学检测。

早产并发症是导致前置胎盘妊娠中围产儿发病和死亡的主要原因。当根据孕龄提示胎儿明确未成熟或胎肺成熟试验提示发生呼吸窘迫综合征的风险高时，延迟分娩可显著改善围产儿结局。由于前置胎盘的母体出血可不影响胎儿的状况，期待疗法（绝对卧床，扩容，输血和选择性的谨慎使用宫缩抑制剂）已取得满意的效果。鉴于前置胎盘出血是子宫下段形成进而胎盘血管破裂的结果，通过抑制宫缩来减少出血是合理的。如果选择期待疗法，务必确保胎儿状况良好，可采用连续胎心监护。

许多前置胎盘的出血是自限性的。然而，再次出血也常见，且后来的出血往往更严重。不幸的是，即使在采取积极的期待疗法的情况下，不良结局（如早产、胎儿宫内生长受限和偶发的围产儿死亡）仍会发生。这些并发症的严重性似乎与产前出血的次数相关。由于早产的可能性大，在期待治疗期间应使用皮质类固醇激素。

3. 子宫破裂的处理 子宫破裂伴有母体出血时，即使胎心情况好，出于母体原因也需立即剖腹探查。在准备手术过程中，应刻不容缓地对出血、休克和可能存在的凝血异常进行治疗。

4. 前置血管的处理 在血管破裂前诊断有前置血管时，应行剖宫产分娩。前置血管已破裂的病例，如胎儿存活，应选择最快的分娩途径，通常是剖宫产。应预先考虑对新生儿进行复苏（包括输血治疗）等工作。

5. 宫颈和外阴病灶的处理 非妊娠期，如肉眼发现宫颈病灶，鼓励对其行切除或活检以明确诊断。但妊娠期的宫颈血运极其丰富，切除或活检均可能造成大出血。妊娠期用窥具检查发现宫颈病灶时，建议在组织取样前请专家会诊。宫颈糜烂不需治疗。外阴静脉曲张的出血通常可通过压迫止血，罕见情况下需手术处理。

（金 滢）

第三十九章 突发耳聋或视力丧失

第一节 突发性耳聋

突发性耳聋常发生于健康的成人，并无任何先兆而突然发生重度耳聋，是耳科常见急症之一，有时伴有不同程度的眩晕和耳鸣。

一、病因

突发性耳聋发病原因尚无定论，多数学者认为与下列病变有关：

1. 内耳供血障碍学说 包括血管痉挛、水肿、血栓、栓塞等。

2. 病毒感染学说 临床发现腮腺炎、麻疹、带状疱疹及风疹等病毒感染时可引起严重耳聋，因此认为特发性耳聋是由病毒感染引起。

二、临床表现

1. 听力下降 多为单侧。一般在数分钟或数小时内下降至最低点，少数病人听力下降较慢，在3天内达到最低点。听力损失为感音神经性。轻者在相邻3个频率内听力下降达30dB以上，而多数则为中度或重度耳聋。

2. 耳鸣 可为首发症状。病人突然发生一侧耳朵耳鸣，音调很高，同时或随后出现听力迅速下降。

3. 眩晕 约半数病人在听力下降前或听力下降后出现眩晕。

4. 耳内堵塞、压迫感。

5. 查体 全身及局部检查多无异常，鼓膜正常，咽鼓管通畅，听力曲线为感音神经性聋，可为上升型或下降型，听力损失严重者出现岛状听力曲线。耳蜗电图听性脑干诱发电位示耳蜗损害。

三、诊断

根据病史及实验室检查可初步诊断，尚需除外听神经瘤、梅尼埃病、圆窗膜破裂、耳毒性药物中毒、脑血管意外、自身免疫内耳病及多发性硬化等。

四、治疗

治疗开始的早晚与愈后有一定关系，因此，应当尽一切可能争取早期治疗。

（一）病因治疗 针对不同的病因，进行相应的治疗。

如感染性病因者使用抗感染治疗，肿瘤病人采取手术或其他相应治疗，药物中毒者停用耳毒性药物，并采用营养神经、改善微循环、激素等治疗。

请耳鼻喉科会诊。

（二）对症支持治疗

1. 糖皮质激素 地塞米松10mg，静脉注射，1次/日；或泼尼松60mg（成人），口服，1次/日，5天后逐渐减量，一般10天为1个疗程。

2. 利尿剂 部分突发性耳聋病例可能病因是内淋巴积液，迷路水肿，利尿剂氢氯噻嗪和氨苯蝶啶抑制远端小管重吸收钠，促进水、钠排泄，对这类病人可能有益。用法：氢氯噻嗪25mg和氨苯蝶啶50mg，口服，1次/d。

4．高压氧治疗　最近研究报告显示，早期高压氧（100% O_2，250kPa，60min）和糖皮质激素联合治疗可显著改善突发性耳聋病例的预后，建议尽可能早应用高压氧治疗。但对于慢性特发性耳聋和耳鸣的病例治疗有益的证据不足。

3．其他　疗效并不确定，仅供参考。

（1）10%低分子右旋糖酐500ml，静脉滴注，5～7天。可增加血容量，降低血液粘稠度，改善内耳的微循环。合并心衰及出血性疾病者禁用。

（2）血管扩张剂：倍他啶8mg，3次/d；敏使郎6～12mg，3次/d；复方丹参、川芎嗪、葛根素加入生理盐水中静脉滴注。

（3）抗血栓形成剂和纤维溶栓剂：东菱克栓酶、腹蛇抗栓酶等静脉滴注。

（4）维生素 B_1、维生素E。

五、病人安置

突发性耳聋的病人，如果听力下降不太明显，症状比较轻微者，可以在耳鼻喉科医生会诊后，门诊随诊；如若症状显著，耳聋严重，甚至伴有耳鸣、眩晕者，则需尽早住院治疗。

第二节　视 力 丧 失

一、临床表现

（一）症状

1．视力明显下降，直至光感或无光感。

2．有时会发生眼痛、头痛。

3．有时会出现眼球转动受累或疼痛。

（二）体征　不同原因引起的突然视力丧失会出现不同的体征。

1．眼前闪光感。

2．新出现的飞蚊症。

3．传入性瞳孔障碍。

4．视野缺损。

5．视神经乳头水肿、出血等改变。

6．视网膜颜色苍白伴后极部樱桃红小点。

7．视网膜广泛出血水肿。

二、病因及主要病理生理改变

不同病因引起的视力丧失会有不同的临床表现和特征。

（一）一过性（<24h）视力丧失　视神经乳头水肿可有持续数秒的视力丧失。

一过性视神经乳头或视网膜缺血发作、椎基底动脉供血不足可有持续数分钟的视力丧失。

（二）持续性（>24h）视力丧失

1．突发性无痛性视力丧失　原因可能为视网膜动脉或静脉阻塞、玻璃体出血、视网膜脱离、视神经乳头炎、球后视神经炎、缺血性前部视神经病变等。

2．渐进性无痛性视力丧失　原因可能为白内障、原发性开角型青光眼、黄斑变性、视网膜变性疾病、糖尿病性视网膜病变等。

3. 疼痛性视力丧失 原因可能为角膜炎症、葡萄膜炎、视神经炎、急性原发性闭角型青光眼等。

（三）与全身病变有关的视力丧失

1. 脑血管意外。
2. 垂体腺瘤或垂体卒中。
3. 颅脑动脉瘤。
4. 脑膜瘤。

（四）伪盲

三、急诊检查

应做全面的眼部检查。

1. 检查视力。
2. 以裂隙灯检查眼前节。
3. 检查瞳孔。
4. 面对面视野检查，如有必要需详细检查视野。
5. 检查眼底，必要时散大瞳孔后详细检查。
6. 测量眼压。
7. 眼球运动检查。
8. 测量血压。
9. 疑有糖尿病时，应检查尿糖和血糖。
10. 怀疑供血不足或缺血性病变时应选择适当的头颅影像学检查，如 CT 扫描、血管造影和多普勒检查等。
11. 视网膜动脉阻塞时，应进行心血管系统的检查。

四、诊断与鉴别诊断

（一）诊断要点

1. 根据病史、症状和体征可做出临床诊断。
2. 引起视力丧失的原因很多，除了考虑眼部情况外，应注意全身情况。

（二）鉴别诊断要点

1. 眼外伤。
2. 神经损伤。

五、急诊处理

急诊视力丧失病人分析流程见图 39－1。

1. 一旦确诊，应请眼科会诊，针对原发病变进行治疗。
2. 对于未确诊的病例，应转入眼科进一步诊断治疗。
3. 视网膜中央动脉阻塞、原发性闭角型青光眼急性发作应在接诊后几分钟内就开始治疗。

六、病人安置

（一）留观指征

1. 视网膜中央动脉阻塞。
2. 原发性闭角型青光眼急性发作。

（二）住院指征

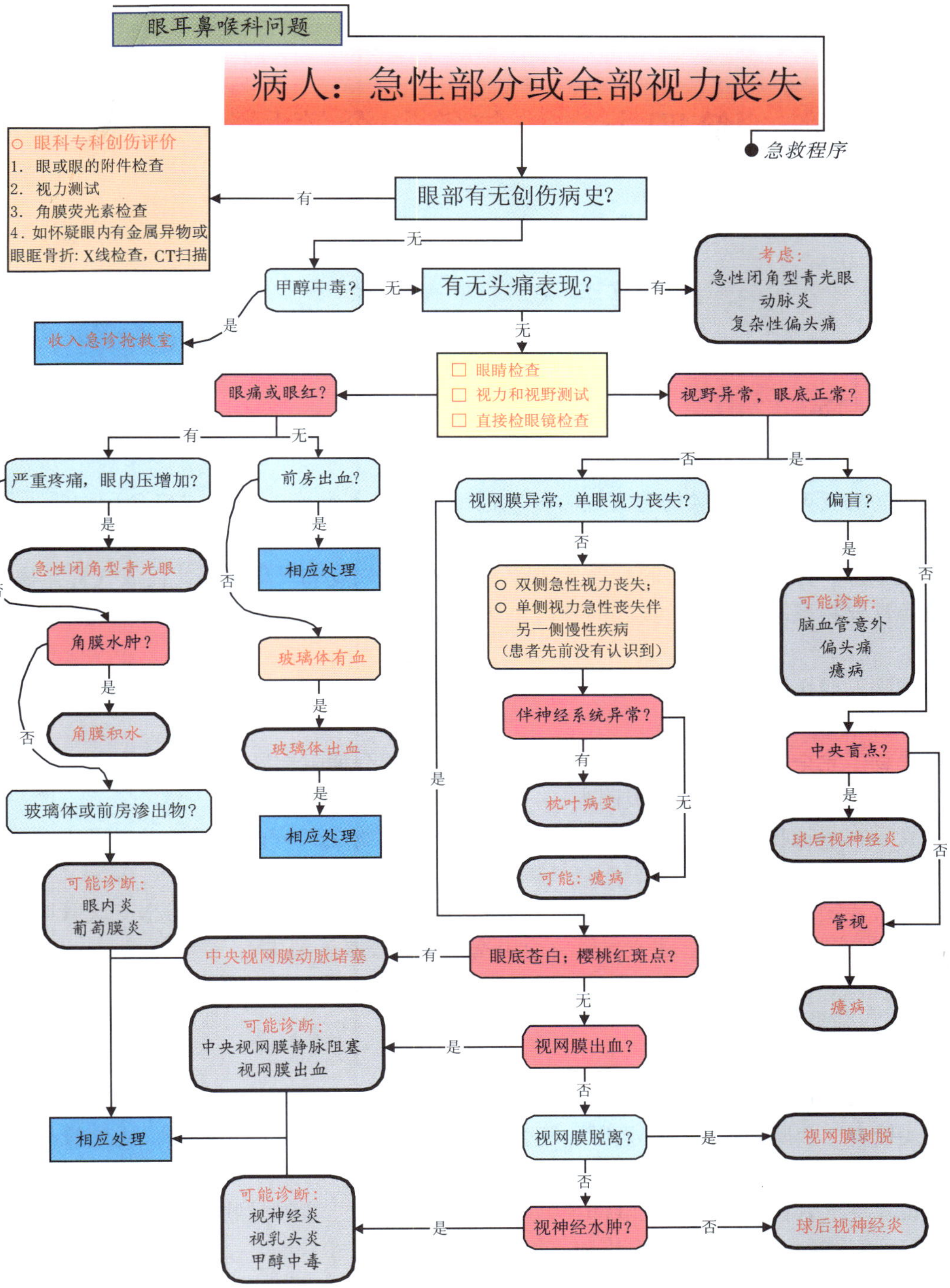

图 39－1　急诊视力丧失病人分析流程图

1. 原发性闭角型青光眼急性发作患者经急诊治疗后眼压仍不能控制者。

2. 严重视力损失不能明确诊断者。

（三）出院指征

1. 明确诊断。

2. 视力丧失不会进一步发展者。

（吴海燕　赵家良）

第四十章　气管和食管异物

第一节　气 管 异 物

一、临床判定

（一）病因

1. 儿童防御反射缺失是喉气管支气管异物的原因之一。儿童吃东西或口含玩物时大哭或大笑，异物吸入。

2. 酒精中毒、癫痫发作、沉睡、昏迷或全身麻醉导致知觉和反射减弱，促成气管异物。

3. 医源性异物事故　棉球、拔除的牙齿、切除的扁桃体、腺样体被吸入呼吸道，后果严重，甚至造成死亡。

4. 精神病人或企图自杀者。

（二）临床表现

1. 喉异物　完全梗阻性喉异物通常引起突然死亡。部分梗阻性异物引起声嘶、剧烈咳嗽、失音、咽痛、咯血、哮鸣和不同程度的呼吸困难。

2. 气管异物　呛咳、哮鸣、气喘、呼吸困难。小的异物在气管内上下活动时可听到拍击音，触诊时有振动感。

3. 支气管异物　右侧多见。异物尚能活动时，出现痉挛性呛咳；部分阻塞支气管腔，则可能发生轻度呼吸困难或胸部不适感。主支气管完全阻塞，患侧呼吸音消失。

4. 查体所见　听诊：拍击音，张口咳嗽时明显；触诊有撞击感；可闻及哮喘样哮鸣。支气管异物可有肺不张、肺炎、肺气肿体征。

（三）诊断

1. 异物吸入或接触史对诊断至关重要。

2. X 线检查　金属异物可直接显影；气管异物透视时可有心脏反常改变；支气管异物有梗阻性肺气肿、肺不张的 X 线表现。

3. 喉镜及支气管镜检查　成人喉部异物间接喉镜可见；儿童喉异物需经直接喉镜诊断。气管支气管异物的确切诊断常需依靠直接喉镜和支气管镜检查。

注意：不要没有陪护就去做辅助检查，更不要由于辅助检查而耽误治疗。

二、危及生命问题紧急处理

（一）尽早识别　及时识别气管异物梗阻是抢救成功的关键。不要因为识别不清，误将其当成晕厥、脑卒中、心脏病发作、药物过量及可以引起呼吸骤停的其他情况。

气管异物可能引起部分或完全梗阻。前者，病人在呼吸困难的基础上，尚可进行部分气体交换，能够有反应，用力咳嗽。随着梗塞缺氧加重，气体交换困难征象就越明显，微效、无效的咳嗽，吸气时有高调声音，进行性呼吸困难、发绀。大部分完全性的气管异物梗阻病人，在刺激性剧烈咳嗽、反射性呕吐后，声音嘶哑，说话极度困难或不能说话。由于异物吸入气管时感到极度不适，常常不由自主地以一手呈“V”字状紧贴于颈部，苦不堪言，成为一种特殊的典型体征。如在家中进餐时，家人问病人“是否有食物卡住了?”病人会点头示意。如嘱其张口，可以听到异物的冲击声。随着呼吸困难迅速加重，病人血氧饱和度迅速下降，如果不能成功地解除梗阻，则病人迅速陷入昏迷甚至死亡。

海姆立克法

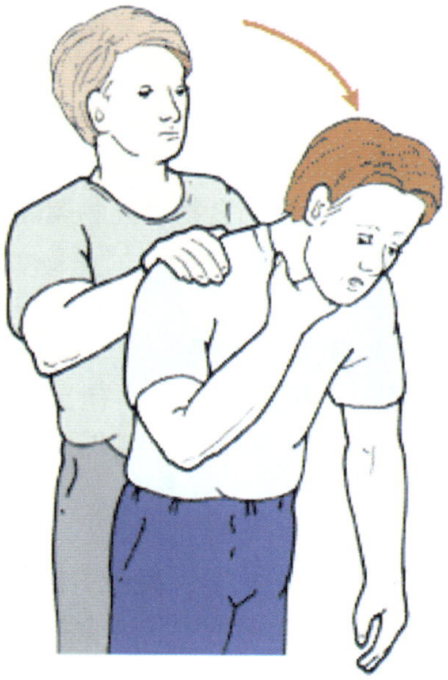

1. 站在病人后面，病人略向前倾，头部略低

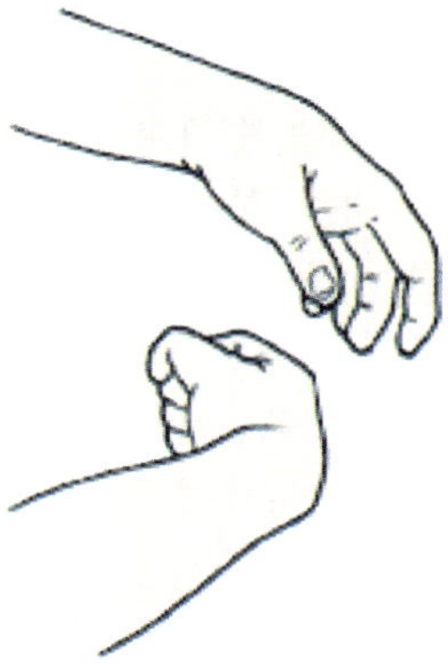

2. 施救者一手握拳

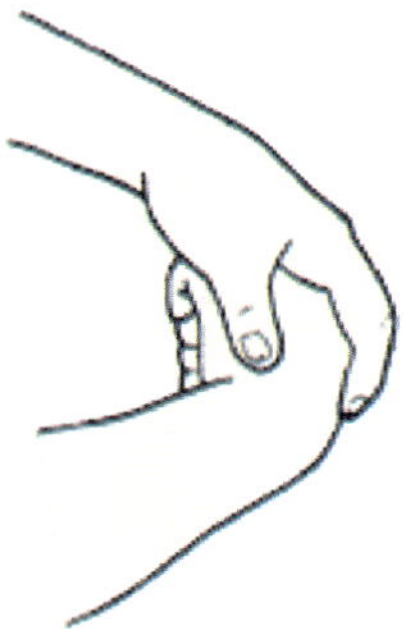

3. 施救者手臂环绕病人，另一只手握住拳头，拳头的位置在剑突和脐之间，脐上两横指

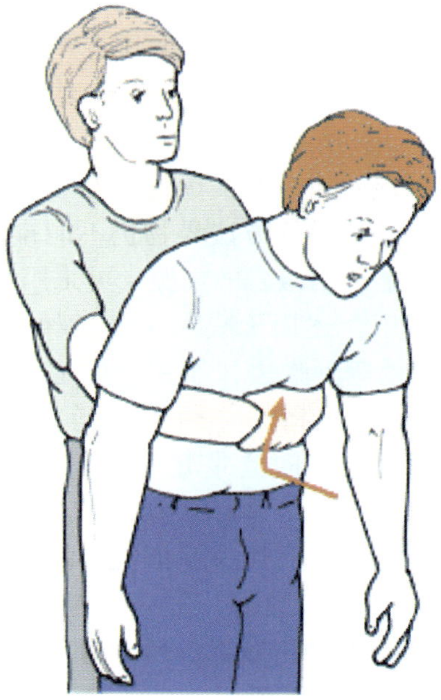

4. 快速有力，向上，向内冲击5～6次

图 40－1　海姆立克法急救示意图

（二）解除气管异物梗阻方法选择　解除气管异物梗阻的技术较多，因为气管异物在急救中长期并较广泛地存在于现实生活中。几十年前人们的焦点是在儿童尤其是幼儿的范畴，但自20世纪70年代后，大量的资料表明，中年人中45～64岁的年龄段已大大超过0～4周的幼儿阶段的发生率，75岁以上老年人的发生率几乎是扶摇直上。

美国及欧洲大多数复苏学会建议应用一种或几种方法，即海姆立克腹部冲击急救法（The Heimlich Maneuver），以及捶背或胸部冲击法。

海姆立克腹部冲击法是一项应用解除气管异物梗阻的成功方法，其理论、实践和研究已较成熟。在美国、加拿大及其他一些国家的“第一目击者”已得到较广泛的普及。所以海姆立克急救法被推荐用来对发生气管异物梗阻但神志尚未丧失的成年人（在2005年心肺复苏指南中定义为>8岁以上者）和儿童（1～8岁）进行急救。但对新生儿的气管异物梗阻不作推荐。

美国心脏学会（AHA）和其他国家的复苏协会也推荐此法用于对已丧失神志的成年人和儿童（不包括新生儿）进行急救。欧洲复苏协会推荐先给予超过5次的捶背作为初始手法，如果方法失败，则可用5次海姆立克腹部冲击法。捶背和腹部冲击的联合应用方式可反复循环使用。有些国家如澳大利亚，采用先捶背后胸部冲击方法来解除气管异物梗阻。

（三）海姆立克腹部冲击法　美国著名医学家亨利·海姆立克教授于20世纪70年代发明该急救法。其原理是利用冲击腹部膈肌下软组织，突然的冲击产生向上的压力，压迫两肺下部，从而驱使肺部残留空气形成一股气流，长驱直入气管，将堵塞住气管、口喉部的食物等异物驱除。

1．具体操作方法

（1）抢救者站在病人背后，用两手臂环绕病人的腰部。

（2）一手空心握拳，将拳头的拇指一侧放在病人脐上两横指的腹部。

（3）另一手握住握拳之手，急速地、冲击性地向内及向上压迫其腹部，有节奏、有力地反复进行5～6次，以形成的气流把异物冲击出。病人应配合救护人，头部略低，嘴要张开，以便异物受到气流冲击而出。

（4）重复以上手法直至异物排出。

2．婴幼儿急救　使患儿平卧，面向上，躺在坚硬的地面或床板上，抢救者跪下或立于其足侧。或取坐位，并使患儿骑在抢救者的两大腿上，面朝前。抢救者以两手的中指或食指放在患儿胸廓下和脐上的腹部，快速向上冲击压迫，但要很轻柔。重复之，直至异物排出 。

3．自救　该方法适合于成人，神志清醒，具有一定医学知识，而当时又无他人在场。发生了食物卡在喉部，经咳嗽等方法异物仍不能排出，打电话又困难，不能说话报告的情况，可采用自救法。

自救法采用上述用于成人4个步骤中的2、3、4三步，或稍稍弯下腰去，靠在一固定的水平物体上（如桌子边缘、椅背、扶手栏杆等），以物体边缘压迫上腹部，快速向上冲击。重复之，直至异物排出。

具体方法是：自己用一手握空心拳，将拇指一侧放在脐上两横指的腹部，另一手握住握拳之手，急速地向内及向上冲击腹部，反复有节奏、有力地进行5～6次。也可用椅背、桌角或其他适当物体将自己的脐上两横指的腹部位对准卡在这些坚硬物体的边缘上，快速冲击压迫，以便异物冲出。如果发生气管异物，室内有人但不会急救方法，而病人懂得海姆立克急救法，可以自己采用上述方法。同时示意周围的人照此法来协助进行急救。

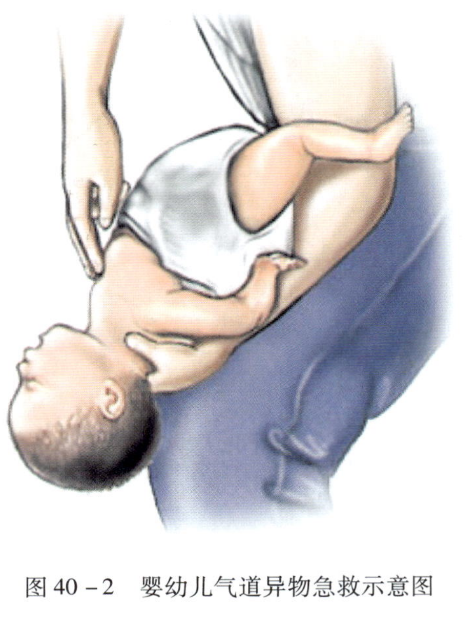

图40－2　婴幼儿气道异物急救示意图

4．用于无意识的病人　使病人平卧位，抢救者面对病人，跪于病人一侧或骑跨在病人的髋部，两手掌根重叠顶住病人脐上两横指的腹部，进行快速地、冲击性向上及向内压迫5～6次。然后，打开上颌，检查口腔，如异物已被冲出，救护人用拇指和其他四指握住病人的舌和下颌，另一手的食指沿着病人颊内侧伸入，钩取动作取出异物。注意切勿使异物入呼吸道更深部位。

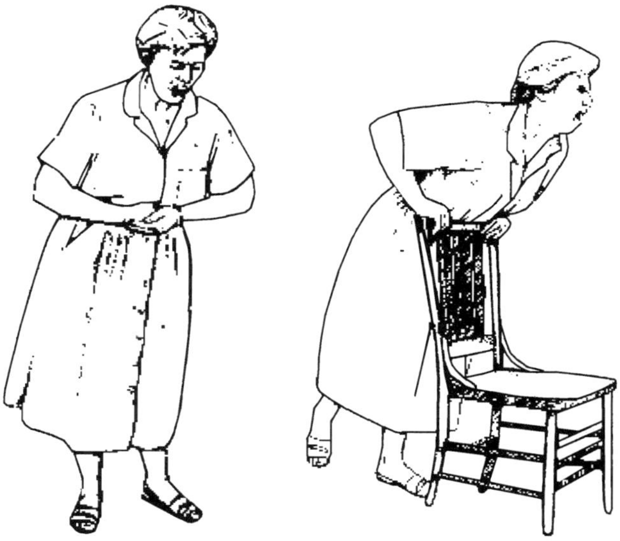

图 40－3　气道异物自救方法

5. 并发症　Heimlich 手法虽卓有成效，但也可产生一些严重并发症如肋骨骨折、腹部或胸腔内脏的破裂或撕裂，故除非必要时，一般不随便采用此法。如果病人呼吸道部分梗阻，气体交换良好，就应鼓励病人用力咳嗽，并自主呼吸；如病人呼吸微弱，咳嗽乏力或呼吸道完全梗阻，则立刻使用此手法。在使用本法成功抢救病人后应立即检查有无并发症的发生。

三、临床进一步评价

病人病情稳定后需进行进一步评价：

1. 详细询问病史。
2. 胸部 X 线检查以及喉镜、支气管镜检查。
3. 与急性哮喘、百日咳、肿瘤等鉴别。

四、急诊处理和病因处理

气道异物是十分可怕的急症，各医疗机构应不时进行气道梗阻急救的培训，并制订应急预案。

1. 吸氧。
2. 监测生命体征。
3. 建立静脉通路。
4. 完善术前检查。
5. 请耳鼻喉科会诊，协助取出气道异物。
6. 呼吸道异物以尽早取出为原则（参见图 31－1）

（1）如病情紧急，呼吸极度困难，可先行气管切开，以免发生窒息。

（2）喉和声门下或气管内活动性异物均可在直接喉镜下取出。支气管异物一般在纤维支气管镜下钳取 。肺上叶气管腔内的异物及细小异物可在纤维支气管镜下取出。声门下巨大异物通过声门取出有困难者，可经气管切开取出异物。对于上述方法不能取出的异物，可开胸取出。

7. 对症支持治疗　病人如有高热、脱水、酸中毒或合并严重并发症时，应先进行抗炎、输液、对症及支持治疗，以改善全身情况。

五、病人安置

（一）留观指征　经全麻取出异物，无严重并发症。

（二）住院指征

1．急诊取异物不成功，有症状。

2．X 线显示有气道异物、严重出血、肺不张的病人。

（三）出院指征　异物成功取出，症状、体征明显缓解。

第二节　食管异物

一、临床判定

（一）病因

1．进食匆忙或注意力不集中，食物未经仔细咀嚼而咽下，发生食管异物。

2．老年人牙齿脱落或使用义齿，咀嚼功能较差，口内感觉欠灵敏等，也易误吞异物。

3．小儿磨牙发育不全，食物未经充分咀嚼或有口含小玩物的不良习惯，是小儿发生食管异物的常见病因。

4．食管本身的疾病如食管狭窄或食管癌时引起管腔变细，也是发生食管异物的原因。

5．自杀、他杀行为所致。

（二）症状

1．吞咽困难　其程度与异物大小有关，小者虽有吞咽困难，但仍能进流汁食；异物较大或合并感染，可完全堵塞不能进食，严重者饮水也困难。小儿病人常有流涎症状。

2．疼痛　异物较小或较圆钝时，常仅有梗阻感。尖锐、棱角异物刺入食道壁疼痛明显，吞咽时疼痛更甚，病人常能指出疼痛部位。胸段食管异物痛常在胸骨后或背痛，圆形异物疼痛较轻。异物位于食管上段时，疼痛部位常在颈根部或胸骨上窝处。

3．呼吸道症状　异物较大，向前压迫气管后壁时，或异物位置较高，未完全进入食管内，外露部分压迫喉部时，均可出现呼吸困难。

4．食管异物致食管穿破而引起感染者可发生食管周围脓肿或脓胸，则可见胸痛、吐脓，损伤血管则可有呕血、黑便。

二、危及生命问题紧急处理

吞下较大而圆钝的异物，局部反应轻但堵塞症状严重，向前压迫气管，这时病人会出现咳嗽、喘鸣，甚至造成呼吸困难，如果吞下不规则、带棱角或尖刺的异物，则容易卡在食管里，这时病人的食管有明显的疼痛，吞咽时加剧，甚至刺透食管壁而引起食管周围炎症，或刺破大血管引起大出血，必须引起重视。应迅速进行术前准备，维持生命体征，急诊内镜取异物或紧急外科手术治疗。

三、临床进一步评价

1．异物史　吞咽异物的病史无疑对诊断非常重要。一般成人和儿童都能及时主动报告有异物吞咽病史，但婴幼儿或精神状态异常的人可能不能提供病史。了解异物的种类和形状对于选择合适的诊断方法非常重要。

2．临床症状及体征

（1）吞咽困难：取决于异物的大小、形状和性质，一般视异物所造成的梗塞程度而定。完全阻塞者吞咽困难，汤水难下，多在吞咽后即刻出现恶心、呕吐；异物较小，刺挂于食管腔者，仍能进流质或半流质。个别人吞咽困难轻或几乎没有，可带病数日或数年而延误治疗。

（2）疼痛：上段食管疼痛最显著，部位常在颈根部中央，吞咽加重，甚则不能转颈。中段疼痛可在胸骨后，有时放射到后背，不甚严重。下段疼痛更轻，可引起上腹部不适或疼痛。疼痛常提示食管异物对食管壁的损伤程度，较重的疼痛是异物损伤肌层的表现。

（3）呼吸困难、咳嗽、发绀等呼吸道症状：多发于婴幼儿，特别在食管上口、食管上段的异物，外露部分压迫喉部或造成炎症而引发呼吸困难。

（4）食管异物征：喉镜下可见梨状窝积液，食管镜下可见食管感染、溃疡、肉芽增生，甚至可有瘢痕组织形成。

（5）并发症体征：异物穿破食管形成颈间隙感染时，颈部肿胀变硬，呼吸困难；形成纵隔脓肿时，有胸骨上凹起，上纵隔影加宽；食管穿孔可出现纵隔气肿、气胸、皮下气肿等体征。

3. 辅助检查 通过间接喉镜、X 线、食管镜检查等方法可明确异物的大致性质及其在食管中的位置。

4. 诊断和鉴别诊断 根据病史和临床表现、辅助检查诊断食管异物并不困难。临床上需注意与下述疾病鉴别：癔球症、食管炎、上呼吸道感染、食管后脓肿等。

四、急诊处理和病因处理

1. 禁食。
2. 保持呼吸道通畅。
3. 吸氧。
4. 保持舒适体位。
5. 备选急诊检查

（1）间接喉镜检查。
（2）X 线检查。
（3）钡剂造影。
（4）食管镜检查。
（5）金属探测器。
（6）CT。

6. 治疗 取出异物（部分光滑物体可使其进入胃腔）

（1）食管镜检查并取出异物：食管异物确诊后，应及时经食管镜取出异物。①根据异物所在部位及其形状、大小，选用合适的手术器械。②合并感染或全身情况较差者，可先用抗生素治疗并给予补液，待病情改善后再行检查。③食管镜检查在局麻下进行；儿童、异物较大如假牙等，或因其他原因估计局麻有困难者，可选用全麻，使食管松弛，以利于异物的取出。④食管镜下窥见异物时，需查清异物与食管壁的关系。如异物刺入食管壁时应先使其退出管壁，再将异物转位后顺势取出；不可强行外拉，以免使管壁损伤加重。

（2）根据病情的需要给予抗感染和补液疗法。

（3）防治感染局部有感染需用足量抗生素。

7. 支持治疗 疑有食管穿孔者应鼻饲饮食；全身支持疗法需给予足量液体。

8. 外科治疗 异物合并颈段食管周围脓肿或咽后脓肿且积液较多时，应考虑施行颈侧切开术，充分引流脓液。异物已穿破食管壁，合并有纵隔脓肿等胸科病变或异物嵌顿甚紧，食管镜下难以取出者，宜请胸外科协助处理。

五、特殊情况（摄入纽扣、电池）

误吞入纽扣电池是一种临床急症。纽扣电池如卡在食管内可很快导致液化坏死及穿孔。因此，对于留置在食管内的纽扣电池要尽快经内镜取出，否则可能发生致命的并发症。可以在内镜下经特殊的拉网或球囊将电池取出，在此操作过程中要建立气道保护（如气管插管），避免异物进入气道。但一旦电池进入胃内，大部分最终可安全排出。除非病人有消化道损伤表现，或直径大于 20mm 的电池在胃内停留 48 小时以上。已通过食管的电池不需要取出。如果电池已通过十二指肠，85% 的病人在 72 小时内会将其排出。每 3～4 天有必要进行一次腹部 X 线检查。催吐药对排出电池没有帮助，甚至可能导致电池的逆移行。导泻及抑酸治疗也未被证实有益处。

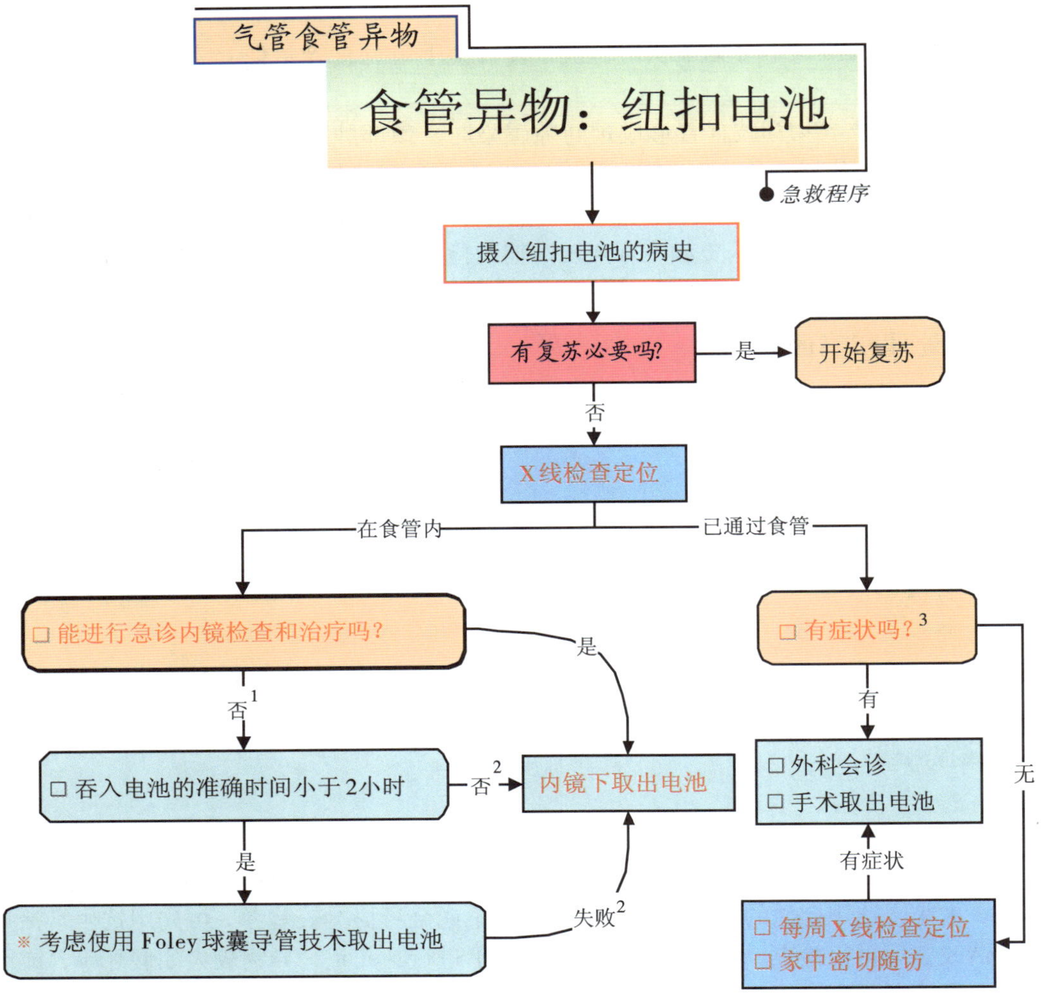

图 40－4　食管异物－摄入纽扣电池处理流程

1. 食管内电池必须取出，最好选用内镜取；如果摄入时间确定＜2h，可考虑用 Foley 球囊导管取出；如果＞2h，此操作增加损伤食管的危险。

2. 如果用 Foley 球囊导管取电池失败或吞入时间超过 2h，需要把病人转运至有急诊内镜手段的医疗机构。

3. 症状包括：腹痛，柏油样便或血便，发热，持续呕吐等。

六、病人安置

（一）留观指征　经全麻取出异物，无严重并发症。

（二）住院指征

1. 严重病例及有食管穿孔、异物透壁及严重出血的并发症。
2. 气道梗阻。

3．急诊取异物不成功，有症状。

（三）出院指征

1．异物取出顺利，无症状。

2．光滑异物进入胃腔，无症状。

（梁　璐　薛　华）

第四十一章 鼻 出 血

鼻出血是耳鼻咽喉急症中的常见症状，通常鼻出血指一侧或双侧鼻孔出血，或鼻血向后流入咽部。但其不是独立的疾病，而是多种疾病所表现的一个体征。大出血可导致心动过缓、低血压休克等危及生命的问题。

一、病因

1. 局部病因 外伤，鼻腔、鼻窦炎症，鼻中隔病变，鼻腔、鼻窦、鼻咽部肿瘤。

2. 全身因素 血液病，如血友病、血小板减少症、贫血症、白血病；循环系统疾病，如高血压、动脉硬化、慢性气管炎、肺气肿、二尖瓣狭窄；急性传染病，包括风湿热、白喉、猩红热、流感、麻疹、伤寒、百日咳、黑热病、回归热、疟疾等；维生素缺乏；内分泌失调等。

二、临床表现

血从一侧或双侧鼻腔流出，或经口吐出，量可多可少。

三、诊断

依据病史及体检所见可明确诊断。

四、急诊处理

（一）急诊检查

1. 鼻窥镜检查 出血不剧烈者以1%～2%麻黄素棉片收缩鼻腔粘膜后可见出血点、鼻中隔糜烂、溃疡及血痂等，有时可见喷射性小动脉出血。

2. 鼻咽镜检查。

3. 出血剧烈者应注意全身情况，尤其要注意生命体征和心脏查体。

4. 辅助检查 包括全血细胞计数、凝血功能、心电图等。

（二）急诊评估和一般处理

1. 安慰病人，稳定情绪；大出血者应建立两条或两条以上静脉通路。

2. 询问病史 以往有否血液病、循环系统疾病、有否受外伤，最近是否做过鼻或咽部手术，有否引起高热的急性传染病等。

3. 精确地估计出血量 一般来说，能步行来看急诊的病人，出血量常不超过100～200ml。若有面色苍白、口干、乏力，估计失血量在500ml左右。如病人冷汗淋漓、脉速无力、有休克现象，失血常在500～1000ml。原来患高血压者，在鼻出血过程中血压降至正常，说明已有严重大出血现象；若收缩压低于85mmHg，说明血容量已损失1/4。准确地估计出血量，可以及时作出相应处理。

4. 初步判断出血原因 小儿有鼻出血很可能是外伤、鼻腔异物或急性传染病、高热、血液病引起。青年病人应考虑到鼻咽部血管纤维瘤。成年人鼻出血多见于鼻中隔毛细血管扩张，鼻中隔穿孔，鼻中隔偏曲，萎缩性鼻炎，挖鼻外伤等。中年肥胖的病人须注意是否因高血压引起。40岁以上的病人应考虑到鼻腔、鼻窦的恶性肿瘤的可能。女性在青春发育期和停经期可能是先兆性鼻出血或代偿性鼻出血。妊娠期和产后有高血压或贫血者亦常引起鼻出血。

（三）急诊止血

1. 全面准备止血设备　在取出鼻腔填塞物以前，应准备和检查好再次填塞所需要的各种器材和药物，如干棉片、凡士林纱条、干纱条、明胶海绵、麻黄素液、肾上腺素液、后鼻孔填塞纱球、细导尿管等。同时还应准备好吸引器。为防止意外，应置备气管切开手术包一套。有条件的医院，可在鼻内镜下止血。

2. 迅速清理鼻腔以寻找出血点　嘱病人取正坐位，手拿弯盘，置于胸前。令其张口呼吸，然后将鼻腔内填塞物包括纱条、软纸或棉球等取出。部分病人取出填塞物后出血已止，也可能见鼻腔内有大血块阻塞，可用吸引器吸出；若无吸引器，嘱病人抬头做吸鼻咳痰动作，血块即从咽部落下吐出。但切忌深吸，以免堕入喉内引起窒息。亦可嘱病人低头擤鼻，血块虽可擤出，但因重力关系常再引起出血。一般在鼻腔血块清除后即可观察，为了解出血点先取浸有1%麻黄素或0.05%肾上腺素液棉片沿总鼻道置入，可对微小出血因收缩血管而起止血作用，经3～5分钟后取出棉片，观察棉片上渗透的血迹，可以由此初步估计出血点的位置，以便作进一步处理。

3. 止血法　应视病情轻重，出血部位而采取不同的方法。

鼻中隔前端粘膜糜烂或溃疡引起的反复小量出血，鼻中隔立特区小静脉点状出血，下鼻甲前端或中隔嵴突等处，只要能看清出血点亦可应用烧灼和电灼法。可先行鼻腔粘膜麻醉，然后用20%～30%硝酸银、铬酸珠、20%三氯醋酸烧灼，或电灼，多可止血。不论应用烧灼法或电灼法，都只限于出血点，不可伤及正常粘膜，亦不可深及骨膜，以免引起穿孔。

出血点不明确、出血较剧的病例，应用鼻腔填塞压迫治疗。填塞物一般为凡士林油纱条、橡皮指套等。前鼻孔填塞可放置48小时，后鼻孔填塞可放置72小时，应同时预防应用抗生素。医疗条件许可的医院，可在鼻内镜下检查出血点，并进行电凝止血，多可避免填塞之苦。

经过以上各种方法的止血，多可达到止血的目的，但亦有少数病例由于外伤或手术等原因，致大血管破裂，仍有反复出血，在此种情况下应考虑血管结扎或栓塞止血。

（四）辅助治疗　对于反复发作的鼻出血，除及时作局部对症止血外，还可给予大剂量维生素C，每天300～900mg；维生素K，每天12～24mg，口服。此外，立止血、止血敏、云南白药等亦可选择应用，以利止血。

（五）病因治疗　鼻出血血止后，应进一步寻找出血的原因，进行病因治疗，尤其是病人有全身性因素时。

五、特殊鼻出血情况

（一）鼻咽癌放疗后大出血　鼻咽部大出血是鼻咽癌常见并发症和死亡原因，通常认为1天连续出血在300ml以上，或一次出血100ml以上并反复发生称为大出血。

1. 病因　肿瘤复发深部浸润，侵犯大血管。

2. 临床表现

（1）出血前的主要症状：剧烈头痛、恶臭、面部肿胀、口鼻渗血。可有发热、张口困难、鼻塞和耳鸣。

（2）查体：鼻腔、口腔喷涌出大量新鲜血液。局部检查可见鼻咽部新生物及坏死组织、粘膜增厚，甚至可见坏死骨片。

（3）CT或MRI检查：可见颅底骨质破坏，肿瘤侵犯咽旁间隙，颈动脉鞘受累；或侵犯破裂孔，累及颈内动脉。

3. 诊断　依病史及典型临床表现即可诊断。

4. 急诊处理

（1）保持气道通畅，随时吸净咽喉部血液，勿使其进入气管；如出现呼吸异常，立即气管插管，必要时气管切开。

（2）大量补液、输血，应用抗生素及止血药。

（3）立即行前后鼻孔填塞。可选用凡士林纱球或水囊、气囊快速填塞鼻咽部，控制出血势头，前鼻孔纱条填塞。

（4）鼻前野照射：鼻腔填塞后出血不止的病人加用鼻前野照射。

（5）反复大量出血，填塞效果不佳，可行颈外动脉及区域动脉结扎或血管栓塞术。

（二）喉内手术出血

1. 病因　喉内手术出血一般并不严重，但个别病例即使小手术后也可发生危险性出血。

2. 临床表现　喉内手术后，自口中不断吐出大量新鲜血液，或病人不断作吞咽动作时，应予以警惕。可同时有疼痛等手术相关症状。

3. 急诊处理

（1）使病人安静，颈部冰敷和应用止血、凝血剂。

（2）若出血不止，而出血部位又是易于接近的，则试用局部烧灼，将出血部位凝固。

（3）在不得已时先作气管切开术，然后施行喉内填塞术止血，必要时切开甲状软骨，然后进行喉内填塞，或喉内插管，然后从上方在插管周围加以填塞。

（三）咽部自发性大出血　并发于颈深部感染的咽部自发性大出血提示颈深部大血管糜烂。这种并发症死亡率很高。

1. 病因　咽旁脓肿、小儿咽后壁脓肿腐蚀血管可引起致命性大出血；或形成假性动脉瘤，自发性出血。

2. 临床表现

（1）颈深部感染的临床表现：全身中毒症状如畏寒、高热、食欲不振、头痛、乏力；局部表现如咽部疼痛，吞咽疼痛，张口困难及头部活动受限。

（2）在大出血前常有咽部或外耳少量出血，应高度警惕。

（3）发病时自口腔或鼻腔喷涌出大量新鲜血液，血液迅速涌入气管，危及生命。

3. 预防与治疗　抗生素的临床应用，颈深部感染大出血的并发症已不多见。

（1）咽部感染尤其是咽部脓肿时应及时给予足量敏感抗生素及适量类固醇激素，防止感染及并发症的发生。

（2）脓肿形成，切开排脓时，务必谨慎，先作试验穿刺。

（3）咽部或外耳出血是危险的信号，必须立即施行探查术和血管结扎、血管栓塞术。

六、病人安置

（一）留观指征

1. 全身情况差。
2. 有凝血功能障碍。
3. 有血流动力学问题，需要容量复苏者。
4. 所有后鼻孔填塞病人。
5. 血管结扎术后者。
6. 急诊行止血治疗失败。

（二）出院指征

1. 前鼻道出血，出血控制后，观察 30～60 分钟可出院门诊随诊。
2. 前鼻道填塞病人，观察 24 小时未出血者可出院门诊随诊。
3. 合并传染性疾病需要转院者。

（韩　红　吴海燕　霍　红）

第四十二章 多发性创伤

第一节 危及生命问题的紧急处理

一、多发性创伤临床判定

多发性创伤是指在同一致病因素下，使两个或两个以上解剖部位或脏器受到严重损伤，其中有一处是危及生命的或合并休克。

凡具有以下两条或两条以上者均可诊断为多发性创伤：

1. 颅脑外伤 颅骨骨折、颅内血肿、脑挫伤或裂伤、颌面部骨折。
2. 颈部损伤 大血管损伤或颈椎损伤。
3. 胸部损伤 多发肋骨骨折、血气胸、心、肺、气管、纵隔、横膈和大血管损伤。
4. 腹部损伤 腹腔内实质、空腔脏器损伤、出血、后腹膜血肿。
5. 脊柱骨折伴有神经损伤。
6. 骨盆骨折伴有休克。
7. 上肢长骨干、肩胛骨骨折。
8. 下肢长骨干骨折。
9. 四肢广泛撕脱伤。
10. 泌尿、生殖系损伤。
11. 肾、膀胱、子宫、尿道、阴道破裂。

二、危及生命问题的紧急处理

（一）处理原则 首先考虑挽救生命、积极救治、不放弃任何救治可能，先处理威胁生命的窒息、严重出血和胸部开放伤，后处理休克和骨折，急救时必须操作轻柔，细致正确、避免增加创伤。

VIPC（ventilation infusion pulsation control bleeding）是适用于严重多发伤伤员的快速、易记、不遗漏的急救内容。

Ventilation：保持呼吸道的通畅、给氧和支持通气，在颅脑损伤、昏迷、颌面、颈部、颈椎损伤、胸部张力性气胸时，显得尤为重要。

Infusion：补液、输血扩充血容量补偿细胞外液。严重多发伤的失血性休克，应在充分估计失血量的前提下，予以快速大量的补充液体和血。

Pulsation：心电监护，心脏功能支持。严重多发伤伤员，除可能发生失血性休克外，也应考虑心源性休克可能，如心包填塞、张力性气胸等。

Control bleeding：控制出血。

（二）评估 对于急诊创伤病人，急诊外科医师应该能够在短时间内对病情危重程度作出准确的判断，分类病人，以便对不同病情的病人采取及时、适当的诊治。

在急诊室中，采用简单、有效的评估方法，按照标准化步骤进行判断，可以较好地明确病情、分类病人。创伤指数和CRAMS评分是简易、快速的评估方法。

创伤指数（trauma index，TI）是以解剖部位、创伤伤员生理变化为主，加上创伤类型估计测算的分数相加。分数越多伤情越重。9 分为轻伤，在门急诊治疗即可；10～16 分为中度伤；17 分以上为重伤，应收住入院。

表 42－1 创伤指数（TI）

项目	记分			
	1	2	3	4
伤部	四肢	背	胸或腹	头部
伤类	撕裂伤	刺伤	钝伤	火器伤
收缩压（kPa）	外出血	8～13	<10	<5.5
脉搏（次/分）	正常	>100	>140 次/分	触不到
呼吸	胸痛	呼吸困难	窘迫	停止
意识	倦怠	嗜睡	半昏迷	深昏迷

CRAMS 评分也是以解剖部位和生理变化为主的评分。评分的生理指标包括循环（C，circulation）、呼吸（R，respiration）、运动（M，motor）、语言（S，speech），解剖部位为腹（胸）部［A，abdomen（chest）］。其每一项正常为 2 分，轻度异常为 1 分，严重异常为 0 分。CRAMS 记分越小，伤情越严重。总分 <8 分为重伤，应收住入院。

表 42－2 CRAMS 评分

项目		记分
C	毛细血管充盈正常、收缩压 >11.3kPa	2
	毛细血管充盈延迟、收缩压 11.3～13.2kPa	1
	毛细血管充盈消失、收缩压 <11.3kPa	0
R	正常	2
	异常（急促、浅或 >35 次/分）	1
	无	0
A	无压痛	2
	有压痛	1
	腹肌紧张，连枷胸或有穿通伤	0
M	正常，运动自如	2
	对疼痛有反应	1
	无反应或不能动	0
S	自动讲话	2
	谵妄	1
	讲不清完整的词语	0

对于有较重损伤的病人，急诊外科医师应该迅速判断病变有无危及生命的危险及其发生的部位，并同时立即进行针对性治疗。

（三）紧急处理　以下是需要刻不容缓进行处理的情况：①大动脉搏动消失的创伤病人（图 42－1）；②伴有与原发缺氧相关并有生命危险的意识障碍，包括呼吸衰竭，心源性、循环性和低血容量性休克，中枢神经系统损伤；③有生命危险但无原发意识障碍，包括过敏反应，严重损伤和粉碎性损伤，体腔严重创伤，大血管附近的损伤。

虽为急症但尚未危及生命、可以延缓处理的病变：①腹部内脏损伤如膀胱或肠管损伤；②周围血管损伤；头部和脊柱损伤；开放性骨折；闭合性骨折。此类病变若与上述需刻不容缓进行处理的情况同时存在，则必须为其作出退让。

严重创伤病人的立即救治包括：呼吸支持和循环支持，以恢复和确保基本的呼吸及循环功能。

具体措施为：迅速诊查、插管、补充血容量；必要时进行胸穿、引流、加压包扎大的外出血伤口；夹板固定肢体骨折等。然后迅速进行进一步的检查，请相关专科医师会诊，决定下一步的诊治措施。

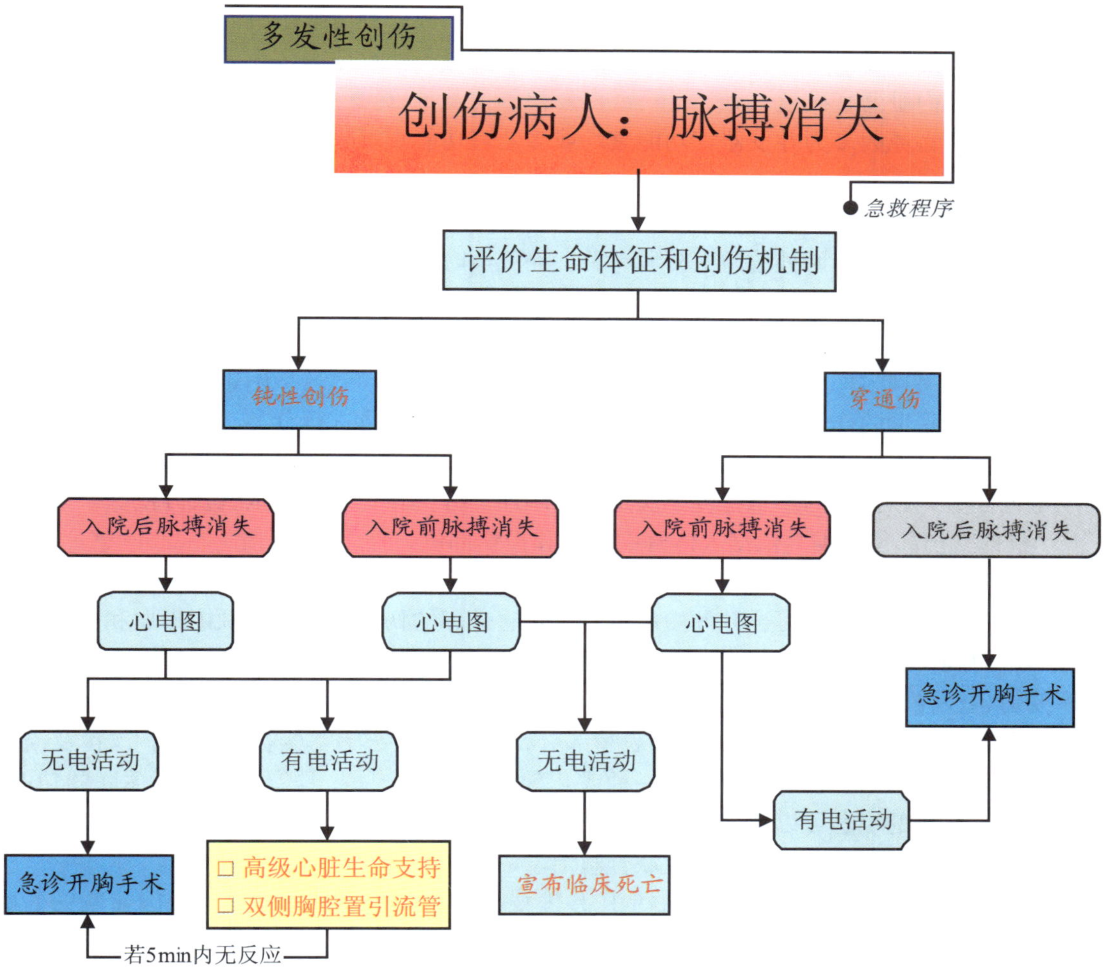

图 42－1　无脉搏创伤病人处理流程

第二节　创伤和高级创伤生命支持

一、概述

创伤是指机体遭受外力（机械、物理、化学等）直接或间接打击后在外力直接作用的局部造成组织破坏或在力的作用下继发远处组织、器官的损伤甚至发生全身反应。根据受伤的机制，临床上一般将创伤分为钝挫伤、挤压伤、跌坠伤、烧伤、切割伤、火器伤、蛰咬伤等几个类型。

创伤始终是困扰人类医学的基本问题之一。从理论上讲，社会越进步、科学越发达，创伤的发生率应该越来越低。然而，事与愿违，随着社会的进步，创伤的发生率呈不断上升的趋势。就拿我国的交通事故发生率来说，改革开放20多年来，伴随着交通运输事业的发展，每年交通事故的发生率都在上升，特别是特大交通事故时有发生。据有关资料显示，我国每年因车祸致死者约为5万人，伤者上100万，创伤已成为我国大城市人口的第五位死因，在农村则占第四位。而在这些创伤死亡患者中，有相当一部分是由于救护不及时或抢救措施不当而致死，因此，普及创伤救护知识已迫在眉睫。

创伤后有三个死亡高峰期。第一个高峰期为伤后即刻，即受伤后数秒至数分钟内。死亡原因多为重要生命器官的破坏，如大脑、脑干、高位脊柱、心脏、主动脉及其他大血管的严重损伤。这些伤员由于伤情严重，往往很难抢救。第二个高峰期为创伤发生后数分钟至数小时内，创伤生命支持的重点就是在这一阶段，这一阶段的死亡率与抢救措施有直接关系。死亡原因多为创伤后硬膜外或硬膜下出血、血气胸、腹部内脏器官破裂、骨盆骨折或多发性创伤及难以控制的大出血。第三个高峰期为创伤后数天至数周，死亡原因多为并发器官功能衰竭或多器官功能衰竭。

二、创伤分类

创伤的多发类型与人们所处的历史阶段有关。在战争时期以火器伤为主，在和平时期则以交通事故、各种工伤为主。其次是自然灾害导致的损伤，如上世纪我国发生的几次大的洪水、森林大火、地震，每次都造成成千上万的创伤患者，自然灾害因外力作用的类型与人群分布都呈现多样化的特点，所以创伤的类型也呈现多样化的特点，且伤情复杂，伤员众多，导致救护困难。为了实施高效率的救护，使最需要得到帮助的伤员优先得到诊断与治疗，必须对伤病员进行分类，根据伤情进行抢救。目前比较通用的创伤分类方法是将创伤部位、外力作用类型、受伤类型及伤情四者相结合，综合分析，为及时明确诊断、判断损伤的严重程度、决定救治顺序、分类转送等提供依据及方便。

（一）根据受伤部位分类　依据人体解剖特点和损伤部位，分以下几种：

1. 颅脑部　有完整的骨性保护层，保护着人体最重要而又最脆弱的脑组织。颅骨未损坏的伤员，可以出现脑震荡、脑挫伤，并可合并颅内出血；颅骨有破坏的伤员，一般有颅内出血和严重的脑挫裂伤，可立即威胁到伤员的生命，应立即抓紧时间治疗。硬脑膜是防御感染的主要屏障，脑实质对细菌感染的耐受力也较强，因此，在伤后48～72小时进行清创有时仍可达满意效果。

2. 颌面颈部　既是人体外貌的外露和表情部分，又是各特殊感觉器官和呼吸、饮食及语言等重要机能的集中表现部位。创伤后可以造成一种或几种器官如脑、眼、耳、鼻等相互关联的功能障碍，组织移位或出血造成的窒息可以立即威胁到伤员的生命，特别是口鼻腔的损伤。最好由神经外科、眼科、耳鼻喉科、口腔科和普通外科的医生联合救治。

3. 胸部　胸廓外形的完整和胸腔内的负压是维持呼吸循环机能的必要条件，因而胸壁的破坏或变形以及胸腔被血和气体压缩都可以立即造成心肺功能的紊乱。所以胸壁伤与胸腔内脏伤有同等的重要性，都应按重伤员对待。

4. 腹部　腹部创伤的主要危险是内出血造成的休克和内脏破裂造成的腹膜炎，两者均可致命。因此只要发现有腹腔内脏损伤，原则上都必须进行手术处理。

5. 骨盆部　特点是有骨性盆壁保护盆腔脏器，但在骨盆骨折时除有大量出血外也有继发或伴有内脏损伤。特别是部分泌尿生殖器和消化道末端同时遭受创伤时，可引起严重污染。

6. 脊柱脊髓部　创伤引起的最大问题是造成不同平面和不同范围的截瘫或偏瘫，能致终身残废。救治时必须防止附加损害。

7. 上肢　是人体生活和工作的重要运动器官，其特点是功能灵活，损伤的机会较多。治疗上肢的创伤时要把重点放在恢复其功能上。

8. 下肢　特点是移动身体与负重。伤后必须卧床治疗，治疗期长。治疗重点应使行动和负重功能恢复。据战伤资料统计，在战伤中头颈部伤一般在15%～20%；躯干伤也在15%～20%；上肢伤占25%～30%；下肢伤在30%～35%。按我国交通事故伤资料统计，依次为下肢（主要为小腿）85%；头部50%～80%；臂部25%～50%；其余部位则较少。由此可见平时和战时的创伤在部位上有一些差别。

（二）按致伤原因分类

1. 刺伤　因锐器所致的组织损伤，如刺刀、剪刀、铁钉、钢丝等所致的组织损伤。刺伤的特点是伤口小而深，有时可刺入深部体腔而皮肤仅有很小的伤口。刺伤内脏时可引起体腔内脏大量出血或穿孔；刺入心脏，可致立即死亡。

2. 火器伤　为常规武器伤，是以火药为动力的武器致伤。可以细分为枪弹伤、弹片伤以及冲击伤等。

3. 挤压伤或挤压综合征　肌肉丰富的四肢和躯干受重物较长时间的重压（1～6小时以上）所致的损伤。如伤员四肢被挤压，受伤部位明显肿胀者称四肢挤压伤。如胸部受挤压后胸腔内压力骤然升高，心腔和胸内大静脉受压，上腔静脉内的血液向头、颈部逆流，由于这些静脉无静脉瓣，就使小静脉和毛细血管内的压力骤然升高而破裂出血，在面、颈、肩和上胸部皮下，球结膜和颊粘膜等处出现广泛性淤斑和出血点，这种情况临床上又称之为创伤性窒息。如挤压伤后出现受压部位肿胀，并发肌红蛋白尿及高钾血症的急性肾功能衰竭时，则称之为挤压综合征。挤压伤和挤压综合征在平时多见于地震、房屋倒塌和建筑事故等。

4. 撕裂伤　因打击所致皮肤和软组织撕裂，常有明显的外出血，伤口周围组织有挫裂。

5. 撕脱伤　指高速旋转的机轮和马达纽带等将大片头皮撕脱或四肢皮肤皮下组织与肌肉剥脱分离。脱离的组织常失去活力而深层组织则损伤较轻。有时皮下广泛撕脱而皮肤表面却很完整，这种现象应当引起重视。

6. 钝挫伤　为钝性物打击后表面皮肤尚完整，而深部体腔却损伤严重。如腹部钝挫伤时腹壁无伤口，而腹腔内脏却发生破裂出血或穿孔等。

7. 扭伤　外力作用于关节，使其发生过度扭转，引起关节、韧带、肌腱等损伤，严重者可以发生断裂。常出现皮肤青紫、疼痛、肿胀和关节活动功能障碍。

8. 其他　如烧伤、冻伤等。

（三）按受伤类型分类

1. 按创伤有无伤口，可分为闭合伤和开放伤两类。

（1）闭合伤：皮肤保持完整，表面并无伤口。闭合伤伤情不一定很轻，原因在于难以确定有无体腔脏器损伤。如腹部闭合伤可引起腹腔内实质或空腔脏器损伤。胸部闭合伤可引起胸内器官损伤，造成肺破裂、血胸和气胸。颅脑闭合伤可发生脑挫裂伤和颅内血肿。

（2）开放伤：皮肤完整性遭破坏，有外出血，受伤时细菌侵入，感染机会多，如刺伤和撕裂伤等，也可同时有内脏或深部组织损伤。

2. 火器伤按伤道形态，可以分成切线伤、贯通伤、非贯通伤和反跳伤四种。

3. 按体腔（颅腔、胸腔、腹腔、脊髓腔和关节腔等）伤中的硬脑膜、胸膜、腹膜、椎管内壁以及关节囊是否被穿透，可分成穿透伤和非穿透伤。

（四）按损伤严重程度分类

1. 轻伤　没有重要脏器的损伤，不影响生命，无需住院治疗者。如小的挫伤或裂伤，小的单纯性骨折，10%以内的无碍行动的Ⅰ度烧伤（面部、手部、会阴部除外）。

2. 中等伤　因伤失去生活、工作和战斗能力，一般无生命危险，但治愈时间较长，治愈后可能留有功能障碍。如广泛的软组织挫伤，上肢的开放骨折，肢体挤压伤，创伤性截肢以及一般的腹腔脏器伤等。

3. 重伤　重要脏器或部位伤，伤势严重，有生命危险或发生严重并发症的危险，伤后早期既难以耐受手术，也不宜转运。治愈时间较长，治愈后可能有严重残废。如严重休克，内脏伤及广泛的烧伤等。

三、高级创伤生命支持的原则

ATLS 目的是为了能够迅速、正确地评估病情，及时抢救，提高创伤存活率。

1．迅速、准确地评估伤员状况。

2．按照一定优先顺序处理伤情，如复苏、止血、固定等。

3．根据伤情选择合适的医疗机构。

4．对群体上能够选择适当的时机、方式，按照优先顺序进行转送（What，Who，When，and how）。

5．提供理想的治疗。

通过学习 ATLS，急诊救护人员应能够准确地评估伤员病情并进行适当处理，并在“黄金时间”内发现最需要紧急处理的患者给予抢救。

1．明确“首次评估”与“二次评估”的概念与原则。

2．能够按照一定的“优先原则”对同一伤员的不同伤情或不同伤员的伤情进行处理。

3．在“黄金时间”内对威胁生命的伤情进行处理。

4．熟练掌握各种创伤抢救技术：

（1）对伤病员能够正确地评估病情。

（2）畅通呼吸道的操作方法及人工通气。

（3）经口或鼻气管插管技术。

（4）血氧及二氧化碳监测技术。

（5）紧急气管切开术。

（6）迅速发现休克、威胁生命的大出血并进行紧急处理。

（7）静脉切开术。

（8）气胸排气相关技术。

（9）X 线、CT 相关诊断技术。

（10）神经系统查体技术。

（11）骨骼肌肉系统损伤的诊断及处理。

创伤处理必须掌握三个原则：第一，群体伤时优先处理有生命危险的伤员，多发伤时优先处理威胁生命的伤情；第二，对没有明确创伤部位或程度的应严密观察病情变化，予以对症治疗；第三，应综合分析伤情，不要过分依赖病史。

为了不遗漏重要伤情，可按照下列顺序进行救护：

1．在确保不加重颈部伤情的前提下开放气道。

2．人工呼吸（如需要）。

3．循环支持——胸外心脏按压（如需要）、控制大出血等。

4．判断患者神经意识情况。

5．脱离危险环境。

四、高级创伤生命支持的基本程序

处理创伤患者需要及时准确地对病情进行评估，对威及生命的因素进行优先处理。基本程序如下：

1．准备。

2．分诊。

3．首次评估。

4. 复苏与急救。
5. 首次评估及复苏相关辅助检查。
6. 二次评估。
7. 二次评估相关辅助检查。
8. 复苏后处理及生命体征监测。
9. 专科治疗。

下面对以上的步骤进行详细描述：

（一）准备　创伤的救护准备分为两个阶段——院前阶段与院内阶段。院前阶段：院前阶段的准备重点是维持气道开放和通气，控制外出血，纠正休克以及固定骨折，做好转送医院的准备。院内阶段：①人员准备：急诊科在接到有关创伤的报告后应立刻通知创伤抢救相关科室和人员，做好抢救准备；②抢救器械：对可能需要的抢救器械如胸部固定带、胸腔穿刺包、吸氧管、吸痰器、气管切开包、静脉切开包、输血器、输液器及各种抢救药品、监护仪等准备就绪；③手术室准备。

患者到达医院后，为了及早进行专科治疗，在抢救室应根据患者情况做好下列工作：①维持气道通畅，必要时建立人工气道并行机械通气。②及时纠正休克。严重创伤由于疼痛、失血等原因常常导致休克，因此，针对患者情况要及时止血、补液。③严密观察病情变化，根据病情，每 15 ~ 30 分钟测 P、R、BP 1 次，并详细记录。④密切观察尿量、尿色。

（二）分诊　分诊是为了根据患者的伤情，合理利用抢救资源，使所有的伤员都能够得到及时正确的治疗。抢救程序应遵循 A、B、C 原则（Airway with cervical spine protection，Breathing and Circulation with hemorrhage control）。

分诊也适用于现场救护，根据患者伤情选择适当的救护医院。不管是院内还是现场，创伤评分系统有助于客观地评估伤情，指导分诊。根据创伤的伤情及受伤人数，一般存在两种情况：①群体伤：受伤人数众多，伤情不一。在此种情况下，要优先处理和转送那些有生命危险的患者，同时在转送伤员时要考虑到医院的承受能力，为了使所有的伤员都能够得到及时救治，可以根据患者伤情分送不同的医院。②多发伤：同一患者，多处部位受伤。相对群体伤来说处理要简单，优先处理威胁生命的大出血、呼吸心跳停止，及时转送有条件的医院。

（三）首次评估　首次评估的目的是为了正确地判断伤情与生命体征情况，确立抢救的优先顺序。在重伤患者，要优先处理威胁生命的因素，如心跳呼吸停止、大出血等。首次评估必须迅速有效，不可浪费时间，可按照 ABCDE 的顺序进行：

A——在保护颈部的情况下检查气道是否通畅、有无异物等。

B——呼吸状况。

C——循环情况以及大出血是否有效控制。

D——失能，意识状况。

E——暴露受伤部位，但避免冻伤。

以上程序是为了迅速发现威胁生命的因素，避免遗漏。实际上以上的检查步骤往往是同时进行的，如在开放气道的同时即可有效判断是否有自主呼吸。这些首次评估步骤同样也适合儿童患者和孕妇。

创伤是老年人的第五位死亡原因，低于心血管疾病和肿瘤因素。有趣的是，在同样创伤评分的患者中，男性患者较女性患者的死亡率要高。

A. 畅通呼吸道　在进行首次病情评估时，必须优先检查呼吸道情况，但在操作时不管颈部是否受到了外力的直接冲击，都要注意保护颈部，以免引起或加重颈部损伤，造成严重后果，最好对所有创伤患者都放置颈托。在确实对颈部有效保护的情况下，清除患者的口腔及气道异物，使呼吸道保持通畅。

B. 呼吸状况　创伤多累及呼吸系统，引起呼吸障碍。由于连枷胸、血气胸、出血、气道异物以及昏迷导致的舌后坠等情况，可致患者呼吸停止。判断呼吸是否存在，主要通过以下方法：在维持气道开放位置的情况下，抢救者将自己的耳贴近患者口鼻，面部侧向患者胸部，眼睛观察患者胸部有无起伏；面部感觉患者呼吸道有无气体排出；耳听患者呼吸道有无气流通过的声音。如面部感觉不到患者呼吸道有气体呼出，耳朵听不到气流出入患者呼吸道的声音，眼睛也看不到患者的胸廓起伏，则说明患者呼吸已经停止。

C. 循环及出血控制情况

1. 血容量及心输出量 未能控制的出血是导致创伤后死亡的主要原因之一。在判断伤情时必须考虑到创伤后由于失血引起的低灌注所致的进一步损伤。所以判断循环的一项任务就是正确地判断患者的血流动力学状态。血流动力学的有关情况可以通过以下检查获得：

（1）意识状态：当循环血量减少时，脑组织灌注受到影响，从而引起患者意识状态的改变。但是，患者意识状态良好并不说明患者失血量少。

（2）皮肤颜色及温度：皮肤颜色改变有助于判断创伤患者的血流动力学状况。患者皮肤红润温暖，不可能存在血流动力学障碍，相反，如患者皮肤颜色发灰、苍白，四肢末端湿冷，则可能存在组织供血不足。

（3）脉搏：创伤后应尽快检查患者的脉搏情况，最好是颈动脉或股动脉，通过脉搏的速率、是否有力、规则等情况来判读血流动力学状况。如脉搏规则、有力，则多半血流灌注正常，相反，脉搏细速、无力，则可能血容量不足。

2. 出血 在进行初次评估时就要明确外出血的部位、速度并及时采取措施止血。常用的止血方法有以下几种：①加压包扎法：用敷料盖住伤口，再用绷带加压包扎。这种方法急救中最常用。②填塞止血法：用消毒的纱布、棉垫等敷料填塞在伤口内，再用绷带、三角巾或四头带加压包扎，松紧度以达到止血为宜，常用于颈部、臂部等较深伤口。③指压止血法：用手指压迫出血的血管上端，即近心端，使血管闭合阻断血流达到止血目的。适用于头面颈部及四肢的动脉出血急救。④屈曲加垫止血法：当前臂或小腿出血时，可在肘窝、腘窝内放置棉纱垫、毛巾或衣服等物品，屈曲关节，用三角巾或布带作“8”字固定。注意有骨折或关节脱位时不能使用，因此法伤员痛苦较大，不宜首选。⑤止血带止血：适用于四肢大血管破裂出血多或经其他急救止血无效者。常用气囊止血带或三尺左右长的橡皮管；急救时可用布带、绳索、三角巾或毛巾替代，称绞紧止血法。

D. 失能 首次评估结束前可迅速判断患者神经系统状况。具体方法可参考 AVPU 法。A：alert；V：Responds to Vocal stimuli；P：Responds only to Painful stimuli；U：Unresponsive to all stimuli。

E. 暴露受伤部位 在进行初次评估时可将患者的衣服去掉，暴露受伤部位，但要注意保暖，不要冻伤。在进行救护过程中，随时注意患者的体温变化。

（四）心肺复苏 对呼吸心跳停止的患者，要及时采取复苏措施，包括畅通呼吸道、人工呼吸、循环支持（胸外心脏按压及控制出血）等。

（五）首次评估及复苏相关辅助检查

1. 心电监护 所有的创伤患者都需要心电监护，出现不能解释的心律失常情况如心动过速、房颤、早搏、ST 段改变等都提示可能存在心脏损伤。心脏电机械分离则提示可能有心包填塞、张力性气胸、缺氧及血容量不足等因素。

2. 留置导尿与持续胃肠引流 对需要复苏的患者都应考虑放置胃管和导尿管，所有创伤患者都要常规进行尿常规检查。

（1）导尿：尿量的变化可以准确地反映血容量及肾灌注情况。监测尿量的最好方法就是留置导尿。在下列情况下应该考虑泌尿系损伤：①尿道出血；②会阴淤斑；③阴囊出血；④阴囊骑跨伤；⑤骨盆骨折。需要注意的是，放置尿管应在行直肠及生殖器检查之后进行。如果怀疑尿道损伤，应通过尿道逆行造影进行确诊。

（2）持续胃肠引流：持续胃肠引流可以有效降低胃张力，防止误吸。但放置胃管不能完全防止误吸，因为很多胃内容物不能通过胃管，另一方面，放置胃管本身可以引起呕吐。所以，胃管的深度必须合适，并予以负压吸引。

3. 功能监测 复苏是否有效需要通过一些生理参数的改变来判断，如心率、血压、通气频率、动脉血气、体温、尿量等。以上监测内容应尽早进行。

（1）通气频率与动脉血气：在复苏过程中应进行动态监测。对于气管插管的患者，血气监测还可以帮助判断气管插管的位置是否正确，没有误入食管。

（2）脉搏氧饱和度监测：所有重伤患者都要进行动态脉搏氧饱和度测定。根据指氧的情况可以判断血氧饱和度，但不能提供准确的氧分压数据。

（3）血压：血压直接反映了血容量及组织灌注情况，而且操作简单易行。

4. X线及其他诊断性检查 X线检查应择期进行，不能影响复苏。X线检查对创伤的部位、创伤的程度等具有确定性的诊断价值。其他检查包括超声等，对内脏器官破裂、出血等可提供准确的诊断报告。所以，医务人员应根据患者的具体情况选择适当的检查。

（六）二次评估 二次评估应在首次评估完成、复苏成功，生命体征相对平稳的情况下进行。二次评估包括对患者进行从头到脚的全身检查、病史采集、生命体征、神经系统功能、GCS评分等内容。在二次评估阶段，根据需要可以进行X线、实验室等辅助检查。

1. 病史 完整的病历应包括病史部分，但创伤患者往往不能从患者直接获取。不管是院前还是院内，医务人员都应通过询问在场的其他人员尽可能获得详细病史。为避免遗漏，可按照AMPLE的顺序进行：

A——allergies。

M——medications currently used。

P——past illnesses/Pregnancy。

L——last meal。

E——events/Environment related to the injury。

患者的状况与受伤的类型、部位、程度密切相关。对受伤的详细过程院前救护人员大都能提供有价值的资料，院内医务人员要注意采集。根据外力的方向、力量大小、患者的受伤部位也能预测患者的受伤类型及程度。外伤一般分为钝伤和贯通伤两种类型。

（1）钝伤：钝伤多见于交通、跌倒、娱乐以及与职业相关的损伤。假如是交通事故（表42-3），通过询问事故发生时是否系着安全带、外力作用方向、车身是否乱撞、车身是否变形、乘客是否被抛出等情况对伤情的判断有很大帮助。

创伤类型一般可以通过外力作用机制进行预测，但也受到患者年龄和活动能力的影响。

（2）贯通伤：危险度取决于受伤的部位、范围和外来物体通过的速度。

（3）烧伤或冻伤：烧伤是创伤的一种常见类型，可以单独发生，也可以伴随钝伤或贯通伤发生。烧伤时多伴诱因吸入有毒气体而致呼吸道烧伤。所以，询问病史时要注意询问燃烧物、有无气体吸入等环节。在低温环境下未采取适当的保暖措施则可引起局部或全身冻伤。

（4）环境公害：暴露于化学、毒性或放射环境下则可以导致相关损伤。这些有毒物质可以引起心、肺及其他内脏器官的功能障碍。

2. 查体

（1）头部：二次评估体检从头部做起，要检查有无头皮的撕裂伤、挫伤、颅骨骨折等。在检查时由于眼周可能发生后期水肿，将妨碍进一步检查，所以在二次评估时要注意：①视觉清晰度；②瞳孔大小；③结膜、角膜出血；④眼睛贯通伤；⑤摘除隐形眼镜；⑥晶状体脱位；⑦眼球内陷。可以让患者辨别某样物体或读物而快速进行视力检查，让患者作不同方向的眼球运动来判断有无眼内、外肌肉的损伤及眼周骨折等。

表 42－3　交通事故与可能的损伤

外力作用机制	可疑损伤部位及类型
正面撞击（汽车）	颈椎骨折
方向盘扭曲、断裂	前侧连枷胸
保险杠扭曲、变形	心脏挫伤
挡风玻璃破裂	血气胸
	创伤性主动脉破裂
	肝、脾破裂
	髋关节脱位或骨折
	髌骨骨折
侧面撞击（汽车）	对侧颈部扭伤
	颈椎骨折
	侧面连枷胸
	血气胸
	创伤性主动脉破裂
	横膈撕裂
	肝、脾、肾破裂
	骨盆或髋臼骨折
后面撞击（汽车）	颈椎损伤
	颈部软组织损伤
弹射（从机动车中弹出）	依据落地的姿势不同，可以导致各种损伤
	死亡率明显增加
摩托车或自行车	头部受伤
	创伤性主动脉破裂
	腹部内脏损伤
	下肢及骨盆骨折

（2）颌面部：在不伴有气道阻塞、大出血等情况下，颌面伤的处理可以推迟到威及生命的因素处理完毕后，由于涉及美容问题，在情况许可的情况下最好由专科医师进行处理。

（3）颈部：对所有颌面部损伤和头部外伤的患者都应该假设存在颈部损伤（颈椎骨折、韧带损伤等），并对颈部进行固定，除非经详细检查排除了颈部损伤。神经系统功能正常不能排除颈部损伤，只有经有经验的放射科医师经 X 线检查后才能够最后排除。颈部外伤可伤及颈部的动脉、静脉、胸导管、喉、气管、咽和食管、颈部神经。颈部外伤伤及颈部大动脉时可引起短时间内大量出血，很快导致患者死亡。如伤道狭窄，血液在受伤局部形成血肿，严重时可以压迫气管，引起呼吸困难，最后可因窒息而死亡。如损伤颈部大静脉（颈内静脉、颈外静脉、锁骨下静脉），除大出血之外还可以发生空气栓塞而死亡。

（4）胸部：胸部损伤以直接暴力撞击胸部为多见，可以为开放伤或闭合伤。视撞击的力度及方向，易导致肋骨骨折和气胸、血胸。如为 刀伤、钝器、火器伤和车祸造成心脏区外伤，要注意检查有无心包出血及心包填塞征。还要注意到胸部外伤常合并腹腔脏器等身体其他部位的损伤。

（5）腹部：腹部外伤的主要危险是内脏破裂出血，尤其是交通事故中的腹部外伤，常常会因此而引起内脏受伤，甚至使内脏脱出。腹部外伤的轻重程度差别很大，轻者仅伤及腹壁层，表现为伤处疼痛、肿胀和血肿等。重者可累及内脏，如肝脾破裂引起大出血，表现为面色苍白、血压低、脉细弱，神志烦躁，主诉口渴；或有胃肠穿孔引起腹膜炎，伤员主诉全腹持续性疼痛，不敢深呼吸或翻身，腹部拒按，因均可加剧腹痛程度。

（6）会阴部：会阴部是身体的一个重要区域，此部位受到打击时可引起直肠、尿道及阴道的损伤。所以，在放置导尿管之前，对可疑会阴部损伤患者应行直肠指检，对女性患者则要视具体情况进行阴道指检。

（7）骨骼肌肉系统：创伤后多有骨骼肌肉的损伤，轻者为肌肉拉伤、韧带损伤等，重者可发生骨折，当不能确切判断时，可通过X线检查帮助诊断。

（8）神经系统：神经系统检查不单指四肢的感觉及运动功能检查，同时也要检查意识状态，进行GCS综合评分。

（七）二次评估有关辅助检查　在二次评估阶段为了对特殊的伤情作出判断可以做一些特异的检查，这些检查包括四肢与脊柱的X线检查，头、胸、腹、脊柱的CT检查，逆行尿道造影，经食管超声，支气管镜以及其他检查。以上检查通常需要到特定的地点方能进行，所以一定要待病情相对稳定后方可进行。

（八）复苏后处理及生命体征监测

1. 复苏成功后维持循环功能　继续给予心电监护，及时处理各种突发情况。根据患者情况，选用强心、抗心律失常及血管活性药物，适当输血补液，对血流动力学不稳定的心动过缓患者，应使用临时心脏起搏器，尽最大努力确保循环功能的相对稳定，以维持心、肾、脑等重要器官的血液灌注。

2. 维持呼吸功能　监测动脉血气变化情况，根据血气分析结果，调整有效通气指标及吸氧浓度，以保证组织的供气。对疑有吸入性肺炎、气胸、肺水肿或ARDS的患者应进行X线或CT胸部检查，并采取相应治疗措施。

3. 维持水、电解质平衡及酸碱平衡　心肺复苏成功后继续监测体内水、电解质及酸碱平衡变化情况，纠正可能出现的水、电解质失衡及酸碱失衡。

4. 监测肾功能　监测尿量及肾功能变化，以防发生创伤后急性肾功能衰竭，根据肾功能需要调整相关药物的剂量。

5. 监测颅压　对有头颅外伤的患者，应随时监测颅压变化，使其保持在15mmHg以下，必要时可静脉滴注甘露醇、呋塞米以降低颅压。机械通气时可通过调节通气，使PCO_2保持在20～25mmHg，以预防颅内压升高。必要时可给予一定量的皮质激素，通过稳定细胞膜防止脑水肿及促进水肿的吸收。

6. 胃肠系统　病情允许时应尽早恢复胃肠营养，必要时插管予以鼻饲。在不能进食时应通过胃肠外营养（PN）保证患者的营养。

（九）专科治疗　经采取以上措施患者病情相对稳定后，应及早对患者进行专科治疗，以早日恢复健康，避免遗留各种功能障碍后遗症。

第三节　多发性创伤进一步评价和处理

一、临床进一步评价

1. 迅速判断有无威胁生命的征象

（1）休克：常为大失血所致的临床表现，有神志淡漠、烦躁不安、皮肤湿冷、心率加快、血压下降、血红蛋白降低、尿量减少、中心静脉压下降，在无严重外出血可见时必须考虑胸、腹内脏的损伤，骨盆骨折、四肢长骨骨折等。

（2）呼吸困难：头、面、颈部的损伤、多发肋骨骨折、连枷胸、血气胸均有可能引起呼吸困难。

（3）意识障碍：常由于休克和（或）颅脑外伤所致。①脑震荡：意识丧失数秒至半小时，继而清醒（进行性健忘），有头痛、头晕、恶心、反应迟钝等。②脑挫裂伤：昏迷时间长，昏迷程度深浅不一，可有肢体偏瘫、失语，出现病理反射和生命体征的改变。③脑疝：昏迷加重，呼吸、心率变慢，血压增高（二慢一高），但是意识障碍伴有休克者，首先应考虑颅脑外伤合并有其他部位的出血，单纯的颅脑外伤很少出现休克。

2．病史的采集

（1）受伤机制：有利于发现一些“隐蔽”部位的创伤，例如高空坠落者，必须要了解跟骨、踝部、胸部和脊柱的损伤。如为驾车所致的驾驶员有可能导致脸部、胸部、膝部的受伤。

（2）有无昏迷史：有短暂昏迷史，应考虑有脑震荡。有昏迷－清醒－昏迷者要考虑脑内血肿的存在。持续昏迷者有脑挫裂伤可能。

（3）使用药物史、毒物接触史。

3．全身系统检查或 CRASH PLAN 反复检查

（1）系统检查：①一般情况：意识状况、呼吸、脉搏、血压、体位、皮色、皮温等；②头部：摸头皮、头颅骨（血肿、骨擦音）；耳鼻有无出血、脑脊液；眼球活动及瞳孔大小的改变；口腔内有无异物、出血、血块、脱落的牙齿等；颌面部的骨折；③颈部：活动受限、压痛以及动静脉情况；④胸部：胸廓挤压试验、胸廓畸形、伤口、呼吸运动、反常呼吸、呼吸音等；⑤腹部：腹式呼吸、腹部伤口、腹部隆起、压痛、反跳痛；⑥脊柱骨盆：棘突压痛、棘旁肿胀、脊柱叩痛、骨盆分离挤压试验阳性；⑦四肢：四肢疼痛、肿胀、畸形。

（2）CRASH PLAN：是一种便于记忆、突出重点、疏而不漏、快而简的快速检查方法，容易在严重多发性创伤的急救中被采纳。包括 C（circulation）、R（respiration）、A（abdomen）、S（spine）、H（head）、P（pelvis）、L（1imb）、A（arterio）、N（nerve）等内容。

4．必要的特殊检查　各种穿刺术、B 超、CT、血管造影、内镜检查等。

二、主要器官系统损伤的诊断

（一）颅脑损伤　多发伤中颅脑损伤的发生率较高，占 2/3～3/4，休克发生率高达 26%～68%，单纯颅脑损伤伴休克的占 2%～3%。

1．病史和临床征象分析　必须仔细分析病史、受伤机制、伤后意识及瞳孔变化。

（1）伤后意识变化：伤后有持续昏迷史，应考虑脑挫裂伤可能。有昏迷后清醒再昏迷者，应疑有颅内血肿存在。伤后有昏迷以后转为清醒的，脑震荡诊断可成立。

（2）GCS 评分：临床上常用 Glasgow 意识障碍程度量表来判定程度和预后，评分最高为 15 分，最低分 3 分，分数越高意识状态越好。

（3）瞳孔大小变化：双侧瞳孔缩小者应该考虑中、延脑损伤。单侧瞳孔大，提示同侧有硬膜下、外血肿。

（4）病理征：锥体束征存在（失语、痉挛性瘫痪、腱反射亢进、引出病理反射）提示脑挫裂伤、颅内血肿。

（5）去大脑强直：脑干损伤。

2．警惕有无多发伤存在　有下列情况者应疑有多发伤存在：

（1）颅脑外伤出现休克，尤其在外伤后 6 小时再逐渐出现休克，都应怀疑多发伤的存在。

（2）肢体出现肿胀、畸形、假关节、骨擦音及功能障碍。

（3）急性颅脑损伤可有短暂呼吸变慢，如有持续呼吸时间延长，出现呼吸窘迫或呼吸困难时应考虑有胸腔脏器或呼吸器官的损伤。

（4）伤后很快出现腹部膨胀，腹部肌肉紧张或伴有呼吸困难，此时应疑有腹内脏器出血可能。

（5）颅脑损伤后，同时有四肢运动功能障碍，要考虑脊柱或脊髓损伤可能。

3．颅脑外伤的预后判断

（1）意识障碍程度：CCS 小于 4 分预后不良，大于 8 分预后良好。

（2）颅内压：大于 60mmHg 预后不良，21～44mmHg 治疗率下降 1/4，小于 20mmHg 预后良好。

（3）损伤部位：脑干（桥、延脑）预后最差，死亡率大于90%；中、桥脑较前稍好，死亡率在90%左右；中脑部位的死亡率在60%左右。

（4）颅内血肿范围、年龄：多发血肿、双侧血肿、脑内外者，预后差。老年人预后差。

（二）胸部损伤 多发伤中胸部损伤的发生率仅次于四肢和颅脑损伤，约占52.3%，而因胸部损伤而死亡者占创伤的1/4，其中2/3是到医院以前就死亡，单纯胸部损伤的死亡率为4%～8%，胸部损伤合并单脏器损伤的死亡率为10%，合并多脏器损伤时死亡率为35%。胸部损伤特点是容易发生呼吸和循环功能的障碍，体征明显，容易被发现。胸部损伤的诊断主要依靠物理学检查结合其他检查。

1．症状与体征

（1）胸部外伤史。

（2）胸痛：胸部挫伤、骨折。

（3）呼吸困难：气道梗阻、血气胸、连枷胸、肺挫伤致低氧血症。

（4）休克：胸内出血、肺实质出血、肋间血管出血造成低血容量的症状与体征。

（5）心泵衰竭：胸部损伤、穿透伤、瓣膜破裂。

2．体格检查

（1）视诊：注意开放伤口的部位、大小、胸壁塌陷，反常呼吸提示连枷胸存在，大伤口容易引起纵隔扑动，小伤口可能有张力性气胸。

（2）触诊：创伤局部压痛，并触及骨擦音提示肋骨骨折，在注意皮下气肿捻发音同时，如发生在颈部皮下者，应高度怀疑食管破裂可能。

（3）叩诊、听诊：可以判明有无肺萎缩、血气胸等。

3．辅助检查

（1）胸腔穿刺：迅速、简单、可靠，用于血气胸的诊断。

（2）胸片：用于明确损伤部位、性质和严重程度，X线检查可诊断胸部骨折、血气胸、肺萎缩、气管纵隔移位及膈肌破裂等。

（3）胸腔镜：在用于诊断的同时可兼用于治疗，现已更多地被临床接受。

（4）CT和B超：无创、敏感、正确，可动态观察。

（三）腹部损伤 多发伤中的腹部损伤发生率占29%～63.9%。诊断较单纯的腹部损伤困难，尤其在有颅脑损伤时诊断更为困难，随着医学影像诊断技术的发展，对腹部损伤的伤情的判定有较为确切的评估，加上重症监护技术的应用和发展，使腹部损伤的诊治有明显观念上的转变，改变了传统上的一些诊治方案，如实质性脏器损伤可观察一段时间后再决定是否手术，并非一确立诊断就必须手术，而伤情严重的伤员先控制损伤后再行确定性的治疗等。

1．腹部损伤的特点 闭合性腹部损伤以实质性脏器损伤为主。伤情变化快，易发生重度失血性休克、感染、肾衰、呼衰和MODS，后果严重，死亡率高。腹内脏器损伤常合并两处或两处以上器官损伤。易遗漏腹内损伤脏器的诊断。

2．腹部损伤的诊断

（1）受伤史：获知确切的致伤原因、致伤部位、致伤方式和伤后表现，有助于正确诊断。

（2）体格检查：应包括意识、神志、皮肤、血压、脉搏、呼吸等以了解有无内出血和休克等情况的存在，认真仔细的腹部视、触、叩、听检查是发现腹部损伤的重要的措施。

（3）腹部损伤的实验室检查：①腹腔穿刺：快速、有效、正确率高；②腹腔灌洗：用于创伤早期的小量出血；③B超检查：是一种敏感、正确、特异、并可行动态观察的检查手段；④腹部CT检查：能正确判断伤情和出血量，可行动态观察；⑤腹腔镜检查：可用于检查、诊断、治疗，但需麻醉和制造气腹，在血流动力学不稳情况下，有加重伤情之忧，慎用；⑥血管造影和栓塞：能正确判断出血部位，同时也可行止血的治疗；⑦剖腹探查：判断正确、诊治结合、措施得力，但有加重伤情之忧。

（四）多发伤中骨盆骨折　多发伤中骨盆骨折的发生率较高，占40% ~60%。骨盆骨折主要表现为骨盆变形及髂骨部压痛，会阴部可见淤斑、血肿、撕脱伤、阴道出血，常伴腹腔内脏的损伤，如膀胱、直肠、阴道、尿道等。骨盆骨折诊断依靠X线检查。

（五）多发伤中四肢骨折　多发伤中四肢骨折是最多见的合并伤，占60% ~90%。四肢骨折大多有明显的临床症状和体征，如伤肢的功能障碍、肿胀、压痛、伤肢畸形、骨的异常活动和骨擦音等，X线检查可明确诊断。及时的骨折固定、伤口无菌敷料遮盖，可以减少并发症和血管神经损伤。

（六）多发伤中泌尿系统损伤　多发伤中泌尿系统的损伤是多见的，骨盆骨折合并膀胱破裂有15%，肾挫伤合并其他脏器的损伤为60% ~80%。血尿是诊断泌尿系统损伤的重要依据，多发伤中泌尿系统损伤约有80%伤员出现不同程度的肉眼或镜下血尿，但需注意的是，并非依据血尿的多少来衡量肾损伤的严重程度，全身检查时有腰部淤血斑、压痛及腰大肌刺激征，在膀胱破裂时有下腹压痛和腹膜刺激征，尿道口见血迹可推断有尿道损伤。

三、急诊多发性创伤处理

多发性创伤的急诊处理思路见图42-2。

1. 保持呼吸道的通畅　包括清除口腔内异物、血块和堵塞物、托起下颌、人工呼吸、环甲膜穿刺、气管内插管和及时处理血气胸和连枷胸等。

2. 止血　明显出血可用加压包扎，一般均能控制出血，除非有大血管出血才需使用止血带止血。隐匿性出血主要是找到出血处，才能有效控制出血。

3. 封闭胸部开放伤口　胸部开放伤口、连枷胸应及时予以遮盖敷料，可减少缺氧，避免死亡。

4. 抗休克治疗　严重多发伤性休克，补充血容量是成功的关键，因此可在半小时内输入1000 ~2000ml液体，包括平衡液、代血浆和右旋醣酐，为防止发生间质水肿，可输入血、血浆和白蛋白，而在有活动出血情况下，延迟液体复苏优于即时液体复苏。高渗溶液使用时，应注意会增高血压而加重出血。

5. 各器官系统损伤处理原则。

6. 创伤的再次评价　为防止遗漏诊断、伤情的动态观察，应反复检查伤员的伤情，以便及时诊治，减少并发症，降低死亡率。

7. 严重多发伤的营养问题　在创伤后机体发生了内分泌和代谢的改变，呈现高代谢，蛋白分解大于合成，机体呈负氮平衡，无足够的能量、氮源和其他营养物质来修复创伤，此时的营养支持实际上是治疗的一部分。

8. 并发MODS问题　随着医疗水平的提高，呼吸、循环等支持手段的完善和ICU的建立，相当一部分多发性创伤患者的生命得以延长，因而有较多的机会表现出MODS。这也成为当前临床中一个日益突出的问题。目前，对MODS还缺乏有效的治疗，主要方针是对受损的器官和系统给予支持和保护，为控制病因赢得时间，如病因不能消除，则死亡率相当高。预防MODS发生无疑是降低死亡率的最可靠的保证，应该从加强复苏和控制感染两方面入手，一方面恢复足够的氧输送量，保持有效的组织氧利用，减轻缺血-再灌注损伤，另一方面加强对感染源的控制，并注意对潜在感染源的管理（胃肠、呼吸、泌尿道等空腔脏器和各种人工管道），同时对严重创伤预防性使用抗生素是必要的。

9. 严重多发伤的手术治疗问题　多发伤的病情严重，发病机制错综复杂，病变相互影响，形成恶性循环，如及时手术可阻断恶性循环，使病人摆脱危重状态，若处理不当，手术能加重病情，因此，严格掌握手术适应证甚为重要。应及时掌握手术时机，合理安排手术先后顺序，一般按抢救、急诊和择期手术顺序进行，先颅脑、后胸腹、最后四肢脊柱；先无菌、后有菌；有时也可急诊手术与择期手术同时进行，其优点是免受再次手术的痛苦，减少术后牵引和卧床的并发症，减轻伤痛，方便术后护理，便于早期功能锻炼，减少医疗费用，缩短住院时间。抢救手术必须立即进行，不能拖延，如

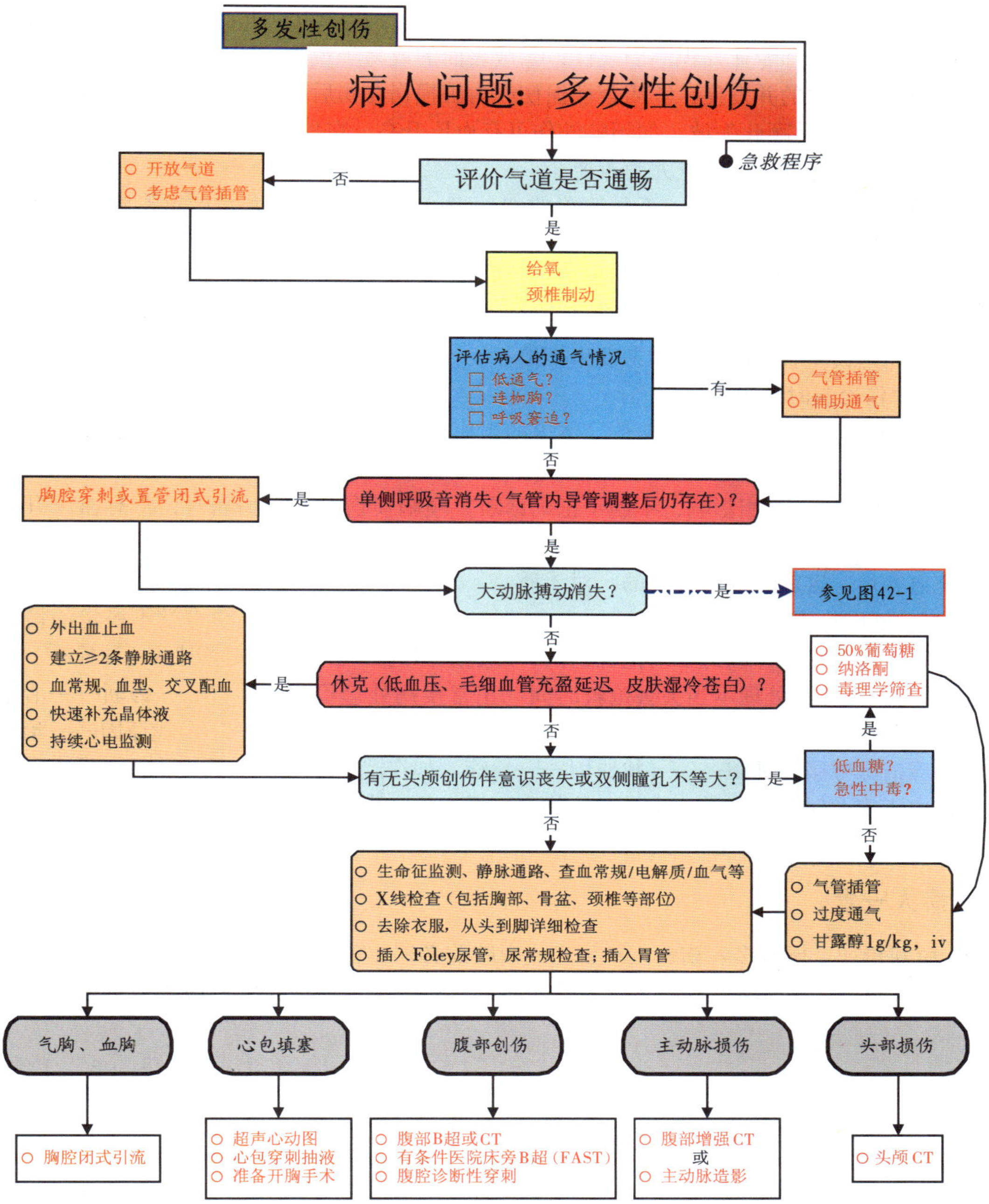

图 42－2　多发性创伤病人处理流程图

大中血管和实质脏器的出血，有血流动力学的不稳定等；急诊手术，如实质脏器的出血，但血流动力学尚稳定等；择期手术可安排在生命体征完全稳定后，如闭合性骨折的内固定等。

四、多发性创伤的临床特点和易犯的错误

（一）多发性创伤的临床特点

1．发生率高　从我国死亡顺因来看，1957 年创伤占第九位，到 1975 年上升到第七位，1995 年仅次于心脑血管疾病和肿瘤的死亡占第四位。20 世纪 90 年代初，世界上每年就有 70 万人丧生车轮下，在美国 34 岁以下人群中创伤死亡占首位。

2．发病者大多为青壮年　年青、健康、有劳动力的青壮年为高发人群，18～60 岁者约占 75%。

3．病情复杂，容易漏诊　其原因：①未能按多发伤处理程序重点进行；②多发伤者伤后有意识障碍；③接诊的临床医师专业知识的局限性；④被表面的或易于观察到的伤情所左右；⑤只知局部受伤，而不知局部所引起的并发症；⑥闭合性损伤或内脏损伤在伤后短期内缺乏明显的症状和体征。

4．处理复杂，常易顾此失彼　如颅脑外伤可有血压升高，在伴有内脏损伤时，可出现血压下降，此时严密观察伤情，仔细进行检查尤为重要。

5．受伤脏器对机体的打击大　不是简单的“1 + 1 = 2”的影响，而是严重影响全身状况，甚至危及生命。

6．并发症多，死亡率高。

7．易延误抢救时间　涉及多部位、多脏器的多发性创伤，专科医生知识面狭窄，在诊治中常由于过多的会诊而延误抢救时间，也容易发生推诿。

（二）多发伤诊断时易犯的错误

1．为表面现象所迷惑　肢体的畸形、体表的出血往往引起注意，而隐匿的出血和神经、血管的并发症极易漏诊。

2．伤情彼此交错、互相影响，不利于正确诊断　颅脑损伤在出现脑疝时，常有血压升高，从而掩盖了失血性休克时的低血压，影响了正确诊断，而颅脑损伤在治疗上要限制补液量，失血性休克则需快速补充血容量，这就构成治疗上的一对矛盾。

3．不当的辅助检查加重病情　在威胁生命的征象未得到控制、血流动力学不稳定的情况下，进行各种检查均可加重病情，因此必须把握伤情，经过适当的处理后才能按情况做各种检查。

4．检诊与急救关系处理不当失去抢救时间　正常疾病处理程序是检查——诊断——治疗，而在严重多发伤时，应急救——检诊——确定性治疗，在休克时，应抗休克——寻找原因——治疗，呼吸道梗阻时，应清除呼吸道梗阻——寻找原因——治疗。如在严重多发伤伤员中，按正常疾病处理顺序进行，往往由于未及时开放气道、未及时抗休克而增加死亡率。

5．对创伤早期并发症注意不够。

五、病人安置

（一）留观指征　所有多发伤病人在手术或入院前必须在急诊留观，严密监测生命体征。

（二）住院指征　所有多发伤病人在急诊手术或经抢救生命体征稳定后应收入重症监护病房或专科病房。

（梁　璐　薛　华　于学忠）

第四十三章　物理和环境因素相关损伤

第一节　冻僵、冻伤

一、概述

机体中心温度低于35°C称为冻僵，是寒冷环境引起的全身体温过低而发生的以神经系统和心血管系统损伤为主的严重的全身性疾病。寒冷引起的局部组织损伤称为冻伤，多发于颜面部、鼻尖、耳廓和肢体远端。

二、诊断

（一）症状和体征

1. 冻僵　冻僵时体温低于35°C（需用标有35°C以下刻度的特殊温度计测量），可有虚弱、乏力头痛、不安、四肢肌肉关节僵硬、皮肤苍白冰冷、反应迟钝、定向障碍。体温在33°C以下时，出现嗜睡、记忆丧失、心跳呼吸减慢或极度兴奋，随温度降低而进行性昏迷。此时，常无寒战，表明体温调节机制功能障碍。直肠温度30～32℃时，病人反应丧失，脉搏细弱缓慢，甚或摸不到。体温在30°C以下时，出现昏迷、心输出量锐减、血压下降、心律失常，甚至发生室颤和心跳停止。

低温程度可分为以下3度：①轻度（32～35℃）：皮肤苍白僵硬，寒战；②中度（30～32℃）：意识差，动作迟缓，瞳孔散大，脉搏细弱；③重度（低于30°C）：昏迷，心跳呼吸减慢，随后心律失常，心跳骤停。

2. 冻伤　冻伤时组织苍白或白中带蓝色，坚实无弹性，冰凉。轻度冻伤时麻木、瘙痒或感觉障碍，严重者运动受限，明显肿胀，可有重度水肿、血疱、坏死或坏疽。复温时呈切割或烧灼痛。

冻伤可分为以下4度：①一度：不伴水疱，偶有脱皮；②二度：有明显的水疱；③三度：伴随死皮，血疱，累及皮下；④四度：损伤累及全层，包括骨组织，最终可使部分肢体变形或缺失。

（二）辅助检查　冻僵者可有ECG各传导期延长，常有心房纤颤或病理性折返。常见低血糖、低血镁、低血磷，血钾、血钠可高可低。血气pH值减低，PaO_2、$PaCO_2$升高。

三、鉴别诊断

冻僵、冻伤常发生在低温环境中，故不难鉴别。有昏迷者应与心脑血管疾病相鉴别，头颅CT、ECG、心肌酶学检查有助于鉴别诊断。

四、处理

低体温病人处理程序见图43－1。

（一）紧急处理　迅速将病人移送温暖处，搬动时要小心轻放，以免骨折，有条件者以干毯包裹后送至最近的医院。

（二）进一步处理

1. 病人体温在32～33℃时，可在温暖环境中自行复温，低于31℃时，可用吹热风、电热毯、温水浴（40～41℃）等，复温速度1～2℃/h。积极的体表复温亦可因皮肤血管扩张而致血压下降。

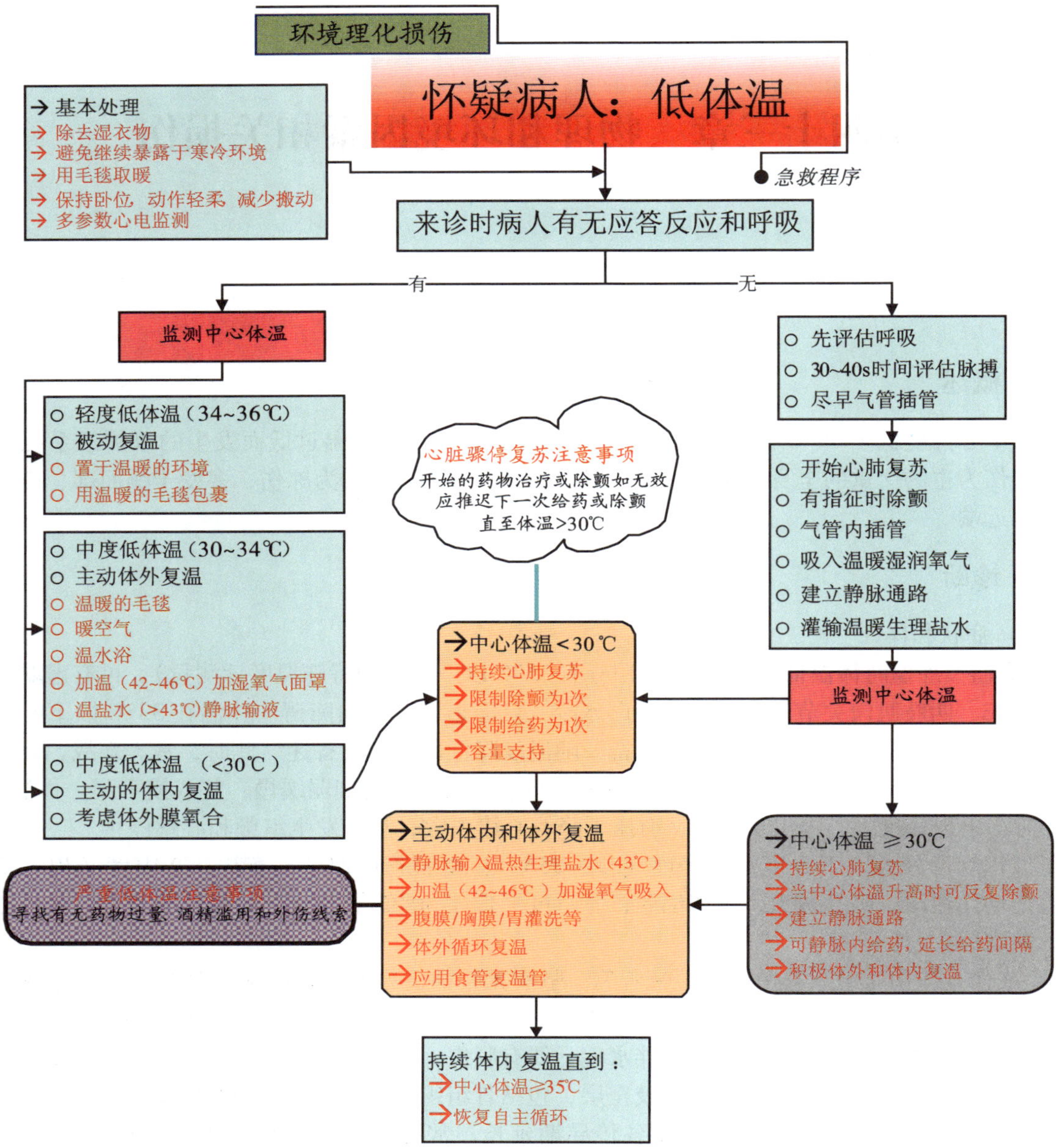

1. 中心体温监测部位：直肠、膀胱、鼓膜、食管、大动脉，建议检测2处或2处以上不同部位体温。
2. 主动体外复温方法包括：加热装置、热垫、辐射热源、温水浴、温热盐水静脉注射和温床等。
3. 重度患者进行中心主动复温：腹膜/胸膜灌洗、胃灌洗、血透/血滤、心肺分流等。
4. 电除颤：通常只有当中心体温大于30℃时电除颤才有可能成功。

图 43－1　低体温病人处理程序

2. 中心复温法　适用于严重冻僵病人，措施包括反复腹膜透析，温热液体胃内、肛内、膀胱内灌入。静脉输入温热液体（43℃温暖的生理盐水），湿热氧气吸入（42～46℃），条件好的医院还可用体外循环血流复温。

（三）特殊处理

1. 如发生心脏骤停则进行 CPR，建立通气道，应避免高通气，$PaCO_2$ 过低可触发心室纤颤，故应及时纠正酸碱平衡失调，若 pH 低于 7.1，可小心地给予碳酸氢钠，不可试图将 pH 调到中性，以免酸碱平衡的突然改变引起心室纤颤。纠正心室纤颤，中心温度低于 30℃者，电除颤罕有成功，利多卡因和阿托品对低温者常无效，溴苄胺常有较好的疗效。及时纠正水及电解质紊乱。有感染者给予抗生素，但不需要预防性给予抗生素。

2. 冻伤者　可使用常温复温，全层冻伤避免烘烤，或干燥加热，可将肢体浸泡于 40～42℃温水中。保护患处，避免摩擦、压迫和损伤，抬高患肢，预防感染，常规应用破伤风抗毒素，抗凝、扩血管治疗亦可试用。彻底坏死的肢体应考虑外科治疗。

五、病人安置

轻症病人经急诊处理病情稳定后可回家调治，重度者收住院，必要时入 ICU，监护心脑等重要脏器功能。

第二节　中　　暑

一、概述

中暑是高温环境引起的体温调节中枢功能障碍，汗腺功能衰竭，和/或水、电解质过量丢失所致的全身性疾病。在高温环境下，如有乏力、头晕、心悸、胸闷、注意力不集中、口渴、大汗、恶心等症状时为中暑先兆。如体温在 38.5℃以上，但无神经改变，仅见面色苍白、恶心、呕吐、血压下降、脉细数而无明显休克及昏厥时为轻度中暑。此外，伴有昏厥、昏迷、痉挛或一日内不能恢复者为重度中暑，可表现为热衰竭、热痉挛、热射病等。

二、诊断

（一）症状和体征

1. 热衰竭　是指高温引起大量汗液、电解质丢失和血管扩张所致血容量不足而致周围循环衰竭。病人可有头晕、头痛、血压偏低、面色苍白、皮肤冷汗、脉细缓、昏厥；脱水时伴口渴、虚弱、烦躁、手足抽搦、共济失调；失盐时可见乏力、恶心、呕吐、腹泻及肌肉痛性痉挛等。

2. 热痉挛　是指强体力劳动后大量出汗，氯化钠丢失所致阵发性四肢肌肉、腹肌等痉挛和疼痛。

3. 热射病（日射病）　头部直接受太阳强烈辐射时，可见光和红外线可使脑组织充血、水肿。病人初期表现为头痛、头晕、眼花、耳鸣、恶心，继而表现为呕吐、谵妄、昏迷。头部温度常较体温为高，称为热射病。典型的表现为高热、无汗和昏迷。先驱症状有软弱、乏力、头晕、头痛、恶心、出汗减少，体温继而高达 41C°以上，出现嗜睡、谵妄和昏迷，以及脉搏加快、血压下降、心律失常、呼吸浅快、潮式呼吸，四肢和全身肌肉可有抽搐。严重者可出现休克、心衰、肺水肿、脑水肿、肝肾功能衰竭及 DIC。

（二）辅助检查　中暑时病人均有不同程度的脱水。表现为血液浓缩，低钠、低氯。还可有低凝血酶原低纤维蛋白血症，白细胞计数减少，低钾、低磷血症亦不少见。肾衰时可有高钾，伴有少尿、蛋白质尿、管型、尿素氮升高。肝功能受损及骨骼受损时可有酶学改变：CK、ALT、GPT、AST 可有升高。心电图可见各种心律失常和 ST－T 段异常。

三、鉴别诊断

高热环境、临床症状和实验室检查血液浓缩有助于中暑的鉴别诊断。

四、处理

（一）紧急处理　应尽量迅速采取各种降温措施，降温迟早、快慢决定预后，体温超过 41.6℃时死亡率高达 20% 以上，昏迷超过 3 小时者预后更差。首先将病人转移至阴凉通风处，除去衣物，全身洒水后吹风扇，如靠近溪流或池塘，亦可将病人浸于水中，在医院，可将病人置于降温毯上，腋下、颈部、腹股沟处可置冰袋降温，但要防止冻伤。

（二）进一步处理

1．维护气道和通气量　导管或面罩给氧，流速6～10L/min，监测血气。

2．维持适当尿量（30～50ml/h）　碳酸氢钠和甘露醇（0.25g/kg）可能有助于利尿。循环功能不稳定时，应静脉给予补液，以晶体液为主，血压仍不升者，可予多巴酚丁胺5～10μg/（kg·min）。急性泵衰竭时，可予酚妥拉明5～30μg/（kg·min），或硝普钠1～2μg/（kg·min）静脉滴注。为防止脑水肿，可给予甘露醇、肾上腺糖皮质激素、白蛋白、呋塞米等。抽搐时可给予氯丙嗪或安定。小剂量肝素、鲜血浆、鲜血、极化液、碳酸氢钠的应用可能有助于防治肝功能损害、DIC、水、电解质、酸碱平衡紊乱。

（三）特殊处理

1．4℃水浴法　除头部外，全身浸入4℃水中，此法不适用于危重、昏迷、休克、心衰病人。

2．输液降温法　高热危重者，可试用动脉内向心快速冷液输入降温法，用动脉输液器以200mmHg压力在短时间内向动脉内输入5%葡萄糖盐水1000～1500ml，可立即改善周围循环衰竭，降低死亡率。

3．喷雾蒸发降温及腹腔灌洗降温　将病人裸体放置丝网上，喷洒15℃水雾，可得到最大限度的蒸发散热。中心温度超过42℃时，可用冷的无钾透析液进行腹腔灌洗，2L/（10～15）min。直肠温度低于38℃时，停止积极降温措施，但仍应继续监测体温。

五、病人安置

轻度中暑病人经急诊处理病情稳定后可回家调治，严重者应住院，必要时收住ICU，监护重要脏器功能。

第三节　化学烧伤

强酸类中毒

一、概述

强酸类主要指硫酸、硝酸、盐酸三种无机酸。硫酸为无色油状液体，不挥发，与水有很大的亲和力，高浓度硫酸在空气中产生三氧化硫烟雾，口服致死量为1～4ml。硝酸为无色液体，与空气接触后产生NO_2气体，口服致死量约8ml。盐酸为无色强刺激性液体，易挥发，可呈气态，口服致死量约15ml。硫酸、硝酸有强腐蚀作用，盐酸腐蚀作用较弱。此外，还可见氢氟酸和铬酸中毒。浓有机酸如醋酸、草酸、蚁酸腐蚀作用较无机酸弱。生产性酸类中毒常见于经呼吸道吸入大量酸雾，或皮肤接触所致的腐蚀性灼伤，生活性酸类中毒主要见于误服、自杀或他杀。

二、诊断

1．强酸接触史。

2．临床表现

（1）强酸与皮肤接触后引起细胞脱水，蛋白质凝固，导致凝固性坏死，故灼伤后皮肤边界清楚，创面干燥，肿胀较轻。不同的酸与皮肤蛋白形成不同的蛋白凝固物，故灼伤后所形成的焦痂颜色随酸的种类而异。如硫酸为黑色，硝酸为黄色，盐酸为灰棕色。氢氟酸可溶解脂肪并脱钙，造成持久性局部组织坏死，表现为长期溃疡不愈合，重者溃疡可深达骨膜，甚至引起无菌性骨坏死。草酸可结合钙质并使细胞浆灭活，造成皮肤、粘膜顽固性粉白色溃烂。铬酸接触引起溃疡及水疱，如不处理，铬经皮肤吸收，可致全身中毒。

（2）强酸雾可刺激呼吸道，引起呛咳、粉红色泡沫样痰或血丝，高浓度可引发喉头痉挛、支气管痉挛、呼吸困难及窒息等。眼部受到强酸或其烟雾刺激后，可发生结膜炎症，水肿，角膜混浊、溃疡，甚至穿孔，严重者可致全眼炎以致失明。

（3）口服强酸可致口腔、食管、胃粘膜腐蚀受损，口腔粘膜糜烂，呈现不同颜色焦痂。病人可表现剧烈的灼痛，反复恶心、呕吐，呕吐物中含有血丝及坏死粘膜组织，严重者可于1～2天内发生消化道穿孔，并发生化学性腹膜炎。

（4）强酸经局部组织大量入血，可产生酸中毒，肝肾功能损害。草酸口服可引起低钙血症，出现手足搐搦。广泛组织坏死及剧痛可导致休克，病人可逐步出现意识障碍，最终因呼吸麻痹而死亡。

（5）经积极抢救存活者，可因瘢痕收缩引起肢体功能障碍，食管、胃狭窄，粘连性肠梗阻等后遗症。

三、处理

1．皮肤灼伤可立即用清水冲洗，至少10min，然后，局部使用中和剂，如肥皂水、1%的氨水、2%～5%的重碳酸钠，最后用大量的清水冲洗。

2．眼部灼伤以清水、生理盐水彻底冲洗，然后给予可的松及抗生素眼药水交替点眼，疼痛明显者可给予0.5%丁卡因溶液点眼。

3．酸雾引起的呼吸道刺激伤的处理原则　迅速脱离中毒现场，将病人转移至空气新鲜处，通畅呼吸道，可用2%～4%碳酸氢钠溶液雾化吸入，如咳嗽频繁，有胸闷、气急者可以0.5%异丙肾上腺素1ml和地塞米松2mg，加生理盐水3ml雾化吸入，必要时加用解痉、镇咳药。

4．口服中毒者禁忌催吐、胃管洗胃及导泻，以免导致消化道穿孔。即刻口服润滑剂如生鸡蛋清60ml调水或牛奶200ml，再服植物油100～200ml。中和剂可采用10%氢氧化铝凝胶、2.5%氧化镁溶液或7.5%氢氧化镁混悬液60ml。禁忌服用碳酸氢钠，以免与酸发生中和时产生大量CO_2引起胃肠胀气，导致胃穿孔。

5．草酸及氢氟酸中毒应补钙，可静脉注射10%葡萄糖酸钙。铬酸中毒应静脉注射硫代硫酸钠。

6．严密观察病情，及时对症处理剧痛、恶心、呕吐、呼吸困难，纠正酸中毒、休克、肺水肿等并发症、合并症，并给予抗生素预防感染。

7．口服酸中毒第2天起可给予强的松口服，10mg/次，3次/d，共2周，以预防消化道瘢痕形成。对已形成瘢痕者可考虑外科治疗。

四、病人安置

中毒病人应留院观察治疗，重度病人宜收住ICU，监护心、脑等重要脏器功能。

强碱中毒

一、概述

包括腐蚀性最强的氢氧化钠、氢氧化钾，腐蚀性较弱的碳酸钠、碳酸钾、氢氧化钙、氧化钙、氢氧化胺等。碱类接触皮肤或进入消化道后，可与组织蛋白结合形成可溶性、胶样的碱性蛋白盐，并能皂化脂肪，使组织脱水。吸收后可引起机体碱中毒、肝肾损害。

二、诊断

（一）强碱接触史或误服史。

（二）临床表现

1. 皮肤接触者，可发生灼痛、充血、水肿、糜烂，局部开始为白色，后变为红色棕色，脱落后形成溃疡。严重者可因体液丢失而发生休克。

2. 口服者，可发生口、咽、食管和胃的严重灼伤，常有强烈灼痛，恶心、呕吐，呕吐物为褐红色粘液物质，伴腹痛、腹泻、血样便。严重者可发生食管、胃穿孔等。重者可出现休克，肾脏损害可出现血尿、蛋白尿、少尿甚至急性肾功能衰竭。

3. 眼部受侵害后可发生结膜炎、角膜炎和角膜溃疡，氢氧化胺可释放氨，吸入后可引起呼吸道刺激症状，可咳出大量痰和坏死组织并发生肺水肿。少数病例因反射性声门痉挛可致呼吸骤停。

三、处理

1. 皮肤灼伤 立即用大量清水冲洗，然后涂以1%醋酸以中和剩余碱，或硼酸溶液持续湿敷。冲洗前禁用中和剂，以防产生中和热而加重灼伤。

2. 口服中毒 严禁洗胃，催吐。可口服3%～5%醋酸或5%稀盐酸中和，但碳酸盐（如碳酸钠、碳酸钾）中毒后禁用，以免产生过多二氧化碳致胃肠胀气，应改服硫酸镁。然后给予蛋清，牛奶，豆浆，植物油等保护胃粘膜。如吞咽困难发生早，可先放置并保留胃管，早期应用1～2周的肾上腺皮质激素，以减少食道瘢痕狭窄的发生。

3. 眼部灼伤 立即用大量清水冲洗，不可用酸性液体。

4. 吸入氨中毒 予以吸氧，保持呼吸道通畅，必要时气管切开。

5. 对症处理 镇痛，防治休克，纠正水电解质酸碱失衡，预防感染，以及其他对症支持治疗。

四、病人安置

中毒病人宜留院观察治疗，重度病人宜收住ICU，监护心、脑等重要脏器功能。

第四节 电击和闪电击伤

一、概述

电击伤和闪电击伤是物理因素引起的一种损伤性疾病，是由于一定量的电流通过人体致使组织损伤或功能障碍甚至死亡。

二、诊断

（一）有触电史。

（二）症状和体征

1. 局部损伤 皮肤局部为电灼伤，电流入口较出口处严重，常炭化并伴组织坏死、出血、营养障碍。

2. 全身损伤 轻度电击时，病人有短暂的脸色苍白、心悸、头晕、乏力。重者立即出现昏迷、强直性肌肉收缩、休克、心律失常、心跳及呼吸微弱，呈假死状态或心跳呼吸骤停。闪电击伤后的存活者可发生急性癔病症状，也有短暂的双下肢迟缓性瘫痪。

3. 电击后综合征 表现为轻度胸部及手臂不适，个别有脱发及毛发过多，女性可有月经紊乱。

4. 并发症 耳聋，视力障碍，多汗，精神不宁，外伤，骨折，急性肾衰，继发性出血，气性坏疽，局部继发感染等。

（三）辅助检查

1. ECG 窦性心动过速或过缓，S－T段压低和T波倒置，呈缺血图形，传导异常和急性心肌梗死表现。

2. X线　外伤者排除骨折。

三、处理

（一）紧急处理

1. 立即使病人脱离电源，迅速切断电源，或用绝缘物使病人脱离电源。

2. 对呼吸心跳停止的病人取仰卧位，立即进行口对口人工呼吸及胸外心脏按压等肺复苏措施。有条件时可行气管插管，机械通气辅助通气，以及除颤及起搏等处理。可同时应用呼吸中枢兴奋剂，如尼可刹米、山梗菜碱等。肾上腺素及异丙肾上腺素必须有电除颤设备时才可使用，无除颤设备时发生室颤可用利多卡因等药物控制。对呼吸心跳停止者均应就地急救，要坚持不懈，不应轻易放弃，有时需6～8小时，甚至更长时间，直至病人清醒或出现尸僵、尸斑为止。

（二）进一步处理

1. 对症支持治疗　自主心律恢复后，脑水肿昏迷者用20%甘露醇脱水、冬眠等疗法促进脑复苏；用肾上腺皮质激素、镇静剂和能量合剂等改善脑细胞代谢及防治抽搐；休克时可用血管活性药物；纠正酸碱失衡及水电解质紊乱；继发感染时应用抗生素，特别要注意厌氧菌的防治。

2. 处理灼伤和其他外伤　包括清创植皮，筋膜松解术和截肢。伤面要特别重视消毒包扎，减少污染，注射破伤风抗毒血清，积极处理骨折。

3. 并发症的防治　包括急性肾衰、出血、坏死、坏疽等。

四、病人安置

1. 神志清醒的轻症病人　应留观卧床休息数天，严密观察。因少数病人可在几分钟至十天内出现迟发性“假死”现象，一旦出现则按照心肺复苏处理。

2. 重症病人　宜在ICU监护48～72小时。

第五节　放　射　病

一、概述

放射线（通常称电离辐射）作用于人体时与生物大分子和水分子间发生能量传递和吸收，引起分子激发和电离，化学键断裂和生成自由基等，造成细胞、组织、器官损伤，产生不同程度的临床症状，甚至形成遗传性危害。这种有放射线造成的损伤称为放射病（radiation　sickness）。根据受照剂量大小、受照时间的长短和发病的缓急，一般将放射病分为急性和慢性两类，急性放射病是指人体一次或短时间内分次遭受大剂量照射引起的全身性疾病，慢性放射病是指人体在较长时间内连续或间断受到超剂量当量限值的照射，达到一定累积剂量后，引起以造血组织损伤为主，伴有其他系统改变的全身性疾病。

本文主要讨论急性放射病。急性放射病主要发生在核武器辐射（核爆裂）、核电反应堆失控、放射源脱落或丢失、医疗性辐射装置事故等。

二、诊断

（一）临床表现　根据辐射剂量、基本病理改变和临床特点，急性放射病可分为骨髓型、肠型和脑型三种类型，且病程呈阶段性发展，可分为初期、假愈期、极期、恢复期四个阶段，肠型分期不如骨髓型明显，各期交叉，病情急转直下。

1. 骨髓型急性放射病　受照剂量在1～10 Gy。临床表现主要有白细胞下降、感染和出血，可分为轻度、中度、重度和极重度。

（1）轻度：照射剂量在 1～2 Gy。症状轻，分期不明。①初期：可有头晕、乏力、失眠、嗜睡、恶心等症状，外周血白细胞在正常范围或稍增加，淋巴细胞绝对值 3 日内维持在 1×10^9/L。②假愈期：症状消失。③极期：可有恶心、呕吐、低热，外周血白细胞轻度减少，最低值在 3×10^9 左右，血小板轻度减少，最低在 50×10^9/L，无明显出血症状。骨髓多改变轻，早期呈粒系造血活跃，粒红比例增加。一般经治疗和休息 1～2 个月可恢复。

（2）中度：照射剂量 2～4 Gy。症状明显，分期清楚。①初期：照射后 2 小时即可出现全身乏力、头晕、恶心、呕吐等初期症状。外周血白细胞照后反应性升高，24 小时恢复原来水平，淋巴细胞 3 日内绝对值减至 0.75×10^9/L。②假愈期：3～4 日进入假愈期，持续 3～4 周。③极期：脱发、高热、感染、出血等症状，出血多见于皮肤易摩擦的部位，皮肤毛细血管负压脆性试验阳性。外周血白细胞、血小板进行性减少，受照后 5 周时达最低，白细胞 2×10^9/L，血小板 30×10^9/L。④恢复期：经治疗 2 个月左右，进入恢复期，症状减轻，全身情况逐渐好转，轻度贫血恢复稍晚，生殖功能恢复需 1 年以上。

（3）重度：受照剂量 4～6 Gy，为半数致死剂量范围。症状明显，病程典型。①初期：除全身乏力、头晕、食欲减退外，腮腺肿大，严重呕吐，少数腹泻，一般在照后 1 小时即可出现。外周血白细胞照后反应性升高，后逐渐下降，1 周内减至 2.5×10^9/L，淋巴细胞 3 日内绝对值降至 0.5×10^9/L。②假愈期：2～3 周，仍可有中度发热。③极期：严重脱发、高热，有严重感染，口腔、呼吸道感染，甚至败血症，出血，皮肤粘膜出血，甚至柏油样便。严重出血和感染为死亡常见原因。外周白细胞急剧减少，照后 1 个月左右降至最低值，白细胞 1×10^9/L，血小板 10×10^9/L。经积极治疗，可存活。恢复期较长，可有中度贫血，生殖功能恢复需 2 年以上，甚至终生不育。

（4）极重度：照射剂量 6～10 Gy，绝对致死剂量。1 小时内即可出现头痛、乏力、频繁呕吐、腹泻等症状，3 日内淋巴细胞绝对值可减至 0.25×10^9/L，病情发展快，假愈期不明显，受照后第 2 周即进入极期，出现拒食、频繁呕吐、腹痛、腹泻、黑便或血尿，并可伴发严重感染、出血、水电解质平衡紊乱，第 2 周时白细胞和血小板下降至最低值，白细胞小于 0.5×10^9/L，血小板小于 10×10^9/L，通常死于严重感染或出血。经造血干细胞移植可能存活，病人恢复较差，常残留造血功能和免疫功能低下，终身不育等后遗症。

2．肠型放射病　一次遭受大于 10 Gy 的超致死剂量的全身照射。

照后半小时便出现频繁呕吐、腹痛、腹泻、水电解质酸碱平衡紊乱，外周血淋巴细胞急剧下降，症状加重，每日腹泻达 20 余次，血水样便，伴里急后重，并可见脱落的肠粘膜组织，易出现肠麻痹、肠穿孔、肠套叠等并发症，一周内白细胞下降至 1×10^9/L 以下，多死于循环衰竭、休克。

3．脑型放射病　一次遭受大于 50 Gy 的全身照射。

病情发展快，病程短，迅速出现中枢神经系统功能紊乱的症状，如意识障碍、定向力丧失、共济失调、肌张力增强、肌肉震颤、不规则抽搐等，一般在 1～3 天出现昏迷，因循环衰竭、休克而死亡。

（二）辅助检查

1．血象和骨髓象　观察造血抑制情况，并有助于判断病情轻重、进行分型、判断预后。

2．体表放射性监测　如佩带各种个人剂量笔仪，甲状腺放射线测定，收集口腔、鼻腔、皮肤沾染物、血、尿、便进行体表放射性的测量等。

3．生化测定　血尿淀粉酶、心肌酶、肾功能、肝功能、凝血因子等测定有助于诊断和病情判断。

根据受照状况，辐射剂量的估算（物理剂量、生物剂量等），病人初期症状体征，实验室检查，对病人的损伤类型、严重程度等作出早期诊断。

三、治疗

根据分型、分度、分期区别对待，针对主要矛盾进行治疗，尽早争取积极合理的治疗措施，其主要治疗对象为骨髓型中、重度、极重度急性放射病。近年来，随着造血干细胞移植治疗恶性血液病的成功，有效救治范围扩大到轻度肠型急性放射病。

（一）骨髓型放射病

1. 轻型　住院观察。安静休息，给予高热量、高蛋白、高维生素、易消化的饮食，并给予维生素 C、E 等自由基清除剂，根据病情酌情进行简易保护性隔离措施，工作人员戴口罩、帽子，穿隔离衣等。

2. 中度、重度　及早住院治疗。给予高热量、高蛋白、高维生素、易消化的饮食。

（1）初期：安静休息，并尽早给予抗辐射药物和清除自由基的药物，如雌三醇，10mg，肌内注射，或苯甲酸雌二醇，1mg，肌内注射。采用保护性隔离措施，有条件者可住进层流洁净病房进行保护。对烦躁、呕吐的病人可进行镇静、止吐等对症处理。改善微循环状态，可静脉滴注低分子右旋糖酐、复方丹参，以防止红细胞和血小板聚集。

（2）假愈期：预防感染、避免出血、保护造血功能、合理调配饮食。①保护造血功能：可用各种维生素、叶酸、肌苷、核苷酸、ATP、辅酶 A 等，以及生脉饮、六味地黄丸等益气补血的中药。②预防感染：采取严格的隔离措施，保持皮肤和口腔的清洁，可肌注丙种球蛋白，白细胞小于 3×10^9/L 时可预防性应用抗生素，以针对革兰阳性菌为主。③预防出血：维生素 C、路丁、止血敏等，女性月经前可用丙酸睾丸酮 50mg，肌注，白细胞小于 2×10^9/L，血小板小于 50×10^9/L 时，可输新鲜全血。

（3）极期：抗感染、抗出血、全身支持治疗等综合治疗。

根据细菌学检查或对感染源的估计，选用抗生素，且要注意防治霉菌和病毒感染，可选用氟康唑、酮康唑、无环鸟苷等，必要时输注丙种球蛋白，以提高机体被动免疫力。

白细胞小于 1×10^9/L，血小板小于 20×10^9/L，或严重出血，可输新鲜全血或血小板悬液；酌情应用维生素 C、路丁、止血敏等抗出血措施；另外，要注意维持水电解质酸碱平衡，加强全身支持治疗。

（4）恢复期：进一步促进造血功能恢复，防止再感染，提高免疫功能。

3. 极重度　在重度治疗措施的基础上，加强隔离及防护，强化全身支持治疗，适当放宽输血指征，尽早行 HLA 配型，寻找供者，考虑同种骨髓移植。

（二）肠型放射病　对于轻度肠型急性放射病人，应及时调整植物神经系统功能，禁食，尽早纠正脱水，维持电解质和酸碱平衡，进行严格的无菌隔离，积极抗感染、抗出血，有合适供者行骨髓移植。对于较重的肠型急性放射病人，主要采用支持治疗和对症治疗，以减轻痛苦，延长生命。

（三）脑型放射病　目前尚无有效的治疗措施，主要采用对症治疗。

第六节　高　山　病

一、概述

高山病又称高原病，是由急慢性高原缺氧引起人体各系统、各器官功能性或器质性改变而产生的一种轻重不一、或急或缓的缺氧综合征。

高山地区空气稀薄，大气压力低，空气和肺泡气分压也相应降低，导致人体缺氧。初进入高原者需经一定时间慢慢适应当地的低气压、低氧环境，一般需 1～3 个月可逐渐过渡到稳定适应，称为高原习服，其原因是在神经体液调节下，机体的各种功能发生相应的代偿，尤其是呼吸循环系统的代偿。个体适应差异极大，一般在海拔 3000 米以内能较快适应，3000～4000 米地区仍有大部分人能适应，4000～5000 米仅有少数人能适应，且需较长时间才能适应，5330 米左右为人的适应临界高度。

国外学者将高原病分为五类综合征：急性高原病、高原肺水肿、高原脑水肿、高原视网膜出血和慢性高原病。而我国学者划分高原病为急性高原病（急性高原反应、高原肺水肿、高原脑水肿）、慢性高原病（慢性高原反应、高原性脑病、高原红细胞增多症、高原高血压病、高原低血压病），现主要论述急性高原病的诊治。

二、诊断

（一）症状和体征

1. 急性高原反应　一般多发生在登山后24小时内，常见症状有头痛、头晕、乏力、胸闷、气短、心悸、恶心、呕吐、失眠、记忆思维能力渐退等，体检可有口唇轻度发绀及面部水肿等。多在进入高原后第1～2天最明显，1～2周内即能适应，症状逐渐消失。

2. 高原肺水肿　多在急性高原反应基础上，当海拔达4000米以上时发病，也可在2500米快速登山者中发病，发病时间多在登山后1～3天，也有延迟至3～10天者。

症状多是在急性高原反应的基础上，突然出现胸闷、咳嗽加重，呼吸困难、咳血或咳血性泡沫痰、不能平卧、少尿，甚至神志不清；体征有发绀，双肺呼吸音低、满布湿啰音，心率快等。

3. 高原脑水肿　又称高原昏迷，发病率低，但较易引起死亡。见于快速进入4000米以上的高原者，发病多在夜间，是在早期急性高原反应的基础上，出现颅压增高的表现，如剧烈头痛、恶心、呕吐、精神恍惚或烦躁不安、嗜睡、昏睡以至昏迷，个别有抽搐。体征有脉率增快，呼吸不规则，瞳孔对光反射迟钝或消失，出现病理反射，各种深浅反射迟钝或消失，眼底可见视乳头水肿等。

（二）辅助检查

1. 血液学检查　急性高原病病人可有轻度白细胞增多；高原肺水肿病人，动脉血气分析显示低氧血症、低碳酸血症和呼吸性碱中毒等。

2. 胸部X线检查　高原肺水肿时显示双侧肺野弥漫性斑片或云絮状模糊阴影。

3. 腰穿　脑脊液正常，压力升高。

三、鉴别诊断

不同类型的高原病应与下列疾病相鉴别：

（一）急性高原反应　应与晕车、急性胃肠炎等相鉴别。

（二）高原肺水肿　应与肺炎、肺栓塞、慢性肺心病、气胸及其他原因引起的肺水肿，如药物或中毒引起的肺水肿等相鉴别。

（三）高原脑水肿　应与脑血管意外、颅脑创伤、中毒性脑病等相鉴别。

四、治疗

（一）急性高原反应

1. 休息　一旦诊断为急性高原反应，症状未改善前不应继续登高，应卧床休息，补充液体。

2. 吸氧　1～2L/min，几乎全部病例均可缓解。

3. 乙酰唑胺　250～500mg，1～3次/d，上山前2日服用，至上山后2～3天。

4. 激素　强的松5～10mg，2～3次/d，上山后应用3～4天，有助于减轻症状。

5. 其他对症治疗　镇静剂、解热镇痛剂等。

6. 下高原　症状不能缓解甚至恶化者，应将病人转移至低海拔区。

（二）高原肺水肿

1. 吸氧　6～8L/min，酒精或消泡吸氧，有条件者可用便携式高压气囊治疗。

2. 休息　绝对卧床休息，保暖，防止感染。

3. 氨茶碱　0.25g+5%葡萄糖40ml静脉推注，以降低肺动脉压及解除支气管痉挛。

4. 心痛定　如无低血压，可舌下含服 5 ~ 10mg，以降低肺动脉压。

5. 利尿　呋塞米 20 ~ 40mg 静脉推注或入壶，然后口服，每次 40 ~ 80mg，2 次/d，直至肺水肿控制。

6. 激素　地塞米松 10 ~ 20mg 静脉注射，1 ~ 2 次/d，以减少毛细血管渗出及解除支气管痉挛。

7. 对症处理　有心衰、呼衰时对症处理。

8. 下高原　转海拔低处进一步处理。

（三）高原脑水肿

1. 吸氧。

2. 脱水　甘露醇、呋塞米、高渗糖、激素等。

3. 支持治疗　可酌情使用中枢兴奋剂如可拉明、洛贝林；抗感染，维持水电解质平衡；其他如脑细胞赋能剂等。

4. 下高原　转海拔低处。

第七节　淹　　溺

一、概述

淹溺（drowing）是指人淹没于水中，由于液体吸入肺内（湿淹溺占 90%）或喉痉挛（干淹溺占 10%）所致窒息。淡水淹溺者，除窒息外，大量淡水经肺泡进入血循环，使血液稀释，血容量增多和低血钠、低血氯、低血钙及溶血、高钾血症、室颤而死亡。此外，可出现代谢性酸中毒、反射性肺动脉高压等。海水淹溺者，高渗海水进入肺泡后，使循环中水分吸至肺，引起肺水肿，血液浓缩、电解质扩散到肺毛细血管内引起血钠、钾、氯增加，心脏骤停。无论吸入淡水或盐水，均因肺泡表面活性物质被破坏而出现肺不张、肺水肿、顺应性下降、低血氧、呼吸和/或代谢性酸中毒。心血管的变化是由于肺毛细血管床低氧性血管收缩引起肺动脉压增高，中心静脉压增高，左心室扩张，左心充盈减少，心排血量减少，内脏（肾）充盈不足。还可出现心力衰竭和脑水肿。

二、诊断

（一）症状和体征

1. 病人被救出水面时往往已处于昏迷状态，脉搏摸不到，心跳微弱或已停止，呼吸常停止。口鼻充满泡沫液体、泥沙或杂物，颜面青紫和水肿，眼结膜充血，四肢冰冷，发绀。

2. 轻者呼吸加快、咳嗽，重者有肺水肿，部分发生呼吸窘迫综合征。

3. 神经系统可有癫痫发作、精神症状、烦躁不安、言语或视力障碍。

4. 心脏复苏过程中随时停搏，常见室上性心动过速，但心力衰竭、心室纤颤并不多见。高血钾常有发生。

5. 其他有发热、肺部感染、胃扩张、肾功能衰竭等。

（二）辅助检查

1. 血气分析　见明显低氧血症及代谢酸中毒。

2. 电解质　淡水淹溺者血清钾增高，血清钠、钙、氯降低；海水淹溺者血清钠、钾、钙、氯、镁均增高。

3. 血常规　白细胞计数增高，红细胞压积改变。

4. 尿常规　见蛋白尿及管型，血红蛋白尿不多见。必要时行肾功能测定。

5. 心电图　可见心律失常。

6. X线检查 轻者有对称的肺门周围浸润阴影，重者可有两肺弥漫性肺水肿，其间可有不同程度的肺炎。

三、鉴别诊断

注意有无其他原因造成的落水，如外伤后、脑血管意外后、酗酒后等情况。

四、处理

（一）紧急处理

1. 病人从水中救出后，立即就地抢救，以最快的速度使其呼吸通道通畅，清除口鼻内的泥沙、呕吐物，取下义齿，松开衣服，开口有困难者，则用开口器启开，拉出舌头。

2. 有呼吸心跳者可先倒水，将病人腹部置于抢救者屈膝大腿上，使病人头部下垂，然后用手平压背部，使口咽及气管内积水倒出。动作要敏捷，切不可因倒水而影响其他抢救措施。

3. 万一呼吸已停止，立即持续进行人工呼吸，以俯卧压迫法较适宜，有利于肺内积水流出。但口对口或口对鼻的正压吹气法最有效，吹气量要大，足以克服肺内阻力。如心跳亦停止，应吹气后同时做胸外心脏按压，其与人工呼吸的节律比例为30:2。

（二）进一步处理

1. 转院后至急诊科仍昏迷者，按心肺复苏常规继续抢救，立即做气管插管，进行机械通气及吸氧，可使用自动人工呼吸机进行间断正压呼吸或呼气末正压呼吸，可改善和提高氧合作用。并建立有效血循环，在心跳未恢复期间，应持续作胸外心脏按压。

2. 保护脑组织 昏迷不醒者应尽早采用冰帽降温以保护脑中枢；由冰水中救出者应适当复温，以防因低温导致的心律失常，但头部最好使用冰帽或冰袋。还可使用冬眠疗法及高压氧治疗。

3. 急性肺水肿者，应及时采用加压吸氧，酌情应用毛花苷丙（西地兰）、呋塞米等药物。也可应用除泡剂（如吸入95%酒精的氧气）。

4. 脱水剂防治脑水肿 可用20%甘露醇250ml静脉滴注，以后每6～8小时1次，或地塞米松每日20～30mg，分次静脉注射，使用3～5日。如血压不能维持又需脱水时可输全血红细胞悬液。

5. 纠正代谢性酸中毒 碱化尿液可预防溶血导致的肾损害。

6. 纠正水电解质平衡紊乱 淡水溺水，可静脉输入3%氯化钠溶液500ml，必要时重复应用，以纠正血液稀释；海水淹溺者，可静脉滴注5%葡萄糖或低分子右旋糖酐500ml，以纠正血液浓缩。有低血钾或低血钙者，可给予相应处理。

7. 防治继发性感染及其他合并症的对症处理。

五、病人安置

所有溺水病人，经现场紧急处理后，均应送医院继续治疗。然后据溺水者症状严重程度和呼吸窘迫程度决定病人安置。溺水者可分为四种程度：①病人有落水史，但无淹溺的证据；②有淹溺史，但无症状；③轻－中度低氧血症；④呼吸窘迫者。第一种程度可短期在急诊室观察，动脉血气无异常后可回家。第二种程度需住普通病房。第三、四种程度需收入ICU密切监护。

第八节　减　压　病

一、概述

减压病（Decompression Disease）是指在高气压环境工作相当时间后，氧气和氮气在血液及其他体液、组织内的溶解相应增加，气压越高，溶解度就越大，溶解量也越多。当人体迅速脱离该环境时，由于气压降低太快，多溶解的氮气就释放成为气泡而在血管内成为气栓。其次为血液粘性增大，血浆容量降低，血小板数减少，抗凝因子减少，红细胞易凝集，体内脂肪栓形成，因而压迫神经、肌腱、骨髓，使栓塞部位引起各种病变。

二、诊断

（一）症状和体征

1. 轻型（Ⅰ型）　仅有疼痛症状。皮肤型：有瘙痒、烧灼感、蚁走感、麻木或刺痛；皮疹可为大小不一的斑疹或疱疹、青紫、淤血、苍白斑纹（如大理石），常见于胸、腹、腰等处。关节骨骼型：疼痛程度不一，剧烈时可有虚脱或不能动作，主要发生于上肢的大关节，其次为下肢。淋巴型：淋巴管阻塞后呈现凹陷性水肿。

2. 重型（Ⅱ型）　具有严重症状。视觉障碍型：视力模糊、视野缩小、暂时失明，这些症状往往比关节疼痛出现更早。迷路功能障碍型：眩晕、眼震、恶心呕吐、耳鸣、部分失聪。心脏型：冠状动脉栓塞引起心肌梗死，传导阻滞等。肺型：吸气受限，呼吸深度逐渐变浅、快速而表浅，胸骨下钝痛不适，发绀。神经型：中枢神经呈麻痹、昏迷，周围神经呈感觉麻木、针刺感，肢体环状疼痛甚至截瘫等。其他表现还有血液浓缩，低血容量性休克、少尿、体位性低血压等。减压性骨坏死常见于肱、股及胫骨上段。

（二）辅助检查

1. 多普勒超声波检测体内气泡，彩色扫描式 γ 照像摄影更为清晰，但实用意义不大。

2. X 线摄片，^{99m}锝核素扫描可及早发现减压性骨坏死。

由于治疗的紧迫性，禁忌特殊检查。

三、处理

（一）紧急处理　保持呼吸道通畅，必要时行气管插管、胸外心脏按压和心肌除颤，以保证有效的心搏和组织灌注，充分供应氧气。体位应左半身朝下侧卧、头低下 30°，可免呕吐物吸入和脑内气栓。

（二）特殊处理　应将病人尽快送入高压氧舱加压治疗，使气泡重新溶解在体液和组织中。并逐步将舱内压力增高到病人原来工作所处的压力水平，待临床表现缓解后再逐渐减压，减压所需时间一般不得少于 2～3 小时或更长。

（三）进一步处理

1. 药物治疗　应在高压下连续进行，给予抗凝治疗如静脉滴注低分子右旋糖酐，口服肠溶乙酰水杨酸和泼尼松，必要时给予肝素治疗，但前庭减压病时，因有引起内耳出血的危险，上述处理宜慎重。

2. 对症支持治疗　补液给氧，给予安定、氨茶碱、多巴胺、抗生素以及各种理疗、按摩、针灸等。骨髓减压病者可能需留置导尿管；无菌性骨坏死者，骨关节可进行一段时间固定，避免负重以及假肢置换术等。

第九节　晕　动　病

一、概述

晕动病俗称晕车、晕船，是由加速、摇摆、颠簸、旋转等运动所致视觉与内耳平衡机制间出现紊乱，产生头晕、恶心、呕吐为主要表现的病症。除运动之外，高压、特殊气味、精神紧张、睡眠不足、疲劳、饥饿或过饱、虚弱等也均易诱发和加重本病。

二、诊断

（一）病史　有乘车、船、飞机等病史，既往可有类似本病史。

（二）临床主要表现

1. 恶心，呕吐。
2. 厌食，头痛。
3. 冒汗，眩晕。
4. 面色苍白，无力。
5. 腹部不适，腹泻。
6. 唾液量增加。

多于乘车、船、飞机等数分钟或数小时后发生，每于变速或停车时症状加重，停止运行几小时后症状渐减弱或消失，亦有保持数天者。

三、鉴别诊断

头昏（病人常把虚弱、眼花、头重脚轻、站立不稳等不适描述为头昏）、眩晕、晕厥、昏迷、休克等症出现时，病人常描述不清，注意分析其症状。

内耳眩晕病、前庭神经炎、椎基底动脉供血不足等病症时有晕动病类似的症状，主要鉴别点在于不是运动发病。当然亦要注意两者同时存在的病人。

四、处理

运动中一旦发病，服药效果不佳，故有晕动病史者宜在乘车前 1～1.5 小时用药，可予晕海宁 25～50mg 口服，若是旅行时间长，可 8 小时 1 次。还可服用仁丹、晕动片、安定等药预防。

另外，还可以在太阳穴涂风油精或清凉油；在口中含话梅、陈皮或嗅桔子皮。取鲜姜 2 片，贴在内侧手腕的内关穴上，用胶布贴牢，或含在嘴里，也能够起到预防及减轻症状的作用。

运动中发病者可用冷毛巾敷面部，酌情使用胃复安、氯丙嗪等治疗。

五、预防

1. 分散自己的注意力，不要在车上看书，两眼平视或看远处。
2. 乘长途汽车旅行时，尽可能每小时都停下来休息片刻。
3. 打开车窗，保持空气流通。
4. 交通工具剧烈摇晃时，闭上眼睛，尽量保持头部不动。
5. 有晕车史者，乘车前不要饮酒和服食安眠药。
6. 保持身体温暖和舒适姿势，保持心平气和。
7. 病人平时可有意识地做些含有摇摆和旋转方式的运动，以增强内耳前庭器官对不规则运动的适应能力，逐渐减轻乃至克服晕动病。

（扈　琳　郭宪立　苏建玲　霍书花　梁　睿）

第四十四章　药物依赖

第一节　药物依赖的概述

一、概念

药物依赖（drug dependence）又称药瘾（drug addiction），是指对药物强烈的渴求（craving）。病人为了谋求服药后的精神效应以及避免断药而产生的痛苦，强制性地长期慢性或周期性地服用。可产生药物依赖的物质很多，ICD－10将其分为十大类，即：酒精类，鸦片类，大麻类，镇静催眠剂，可卡因类，其他兴奋剂包括咖啡因，致幻剂类，烟草，挥发性溶剂，其他精神活性物质。

1. 药品、麻醉药、麻醉药品和毒品　《中华人民共和国药品管理法》规定："药品是指用于预防、治疗和诊断人的疾病，有目的地调节人体生理功能并规定有适应证或者功能主治、用法和用量的物质，包括重要中药材、中药饮片、中成药、化学原料及其制剂、生化药品、抗生素、放射性药品、血清、疫苗、血液制品和诊断药品等。"

麻醉药是指有麻醉作用的麻醉剂，包括局部麻醉药和全身麻醉药，是药理学概念，不同于麻醉药品概念。麻醉药品是指连续使用后易产生身体依赖性，能成瘾癖的药品。国家对麻醉药品、精神药品、医疗用毒性药品、放射性药品实行特殊管理。

麻醉药品包括：①阿片类：阿片、吗啡、可待因、海洛因及其制剂；②古柯类：可卡因、古柯叶和古柯糊等；③大麻类：大麻、大麻脂、大麻成品等；④合成类药品：度冷丁（哌替啶）、美沙酮、芬太尼等。

精神药品包括：①中枢兴奋剂：如苯丙胺、亚甲二氧甲基苯丙胺（MDMA）；②致幻剂：如麦角酰二乙胺（LSD）、北美仙人球碱、苯环利啶（PCP）；③镇静催眠药（如安定、三唑仑）和抗焦虑药等。

毒品是指国际禁毒公约规定的受管制的能够使人成瘾癖的麻醉药品和精神药品（我国1996年颁布了《麻醉药品品种目录》和《精神药品品种目录》），一切列入国家管制的麻醉药品和精神药品，一旦被非法使用即为毒品。我国《刑法》第357条规定："毒品是指阿片、海洛因、甲基苯丙胺（冰毒）、吗啡、大麻、可卡因以及国家规定管制的其他能够使人形成瘾癖的麻醉药品和精神药品。"

当前急诊医师在临床工作时尤其要警惕一些新型毒品的危害。新型毒品是相对阿片、海洛因等传统毒品而言，主要为人工化学合成的精神药品（致幻剂、兴奋剂类毒品）。近年来，我国新型毒品不断增多，主要有冰毒（去氧麻黄碱或甲基安非他明）、摇头丸（MDMA）、氯胺酮（K粉）、咖啡因、安钠咖（苯甲酸钠咖啡因）、氟硝安定（俗称"十字架"）、LSD、安眠酮、三唑仑、γ－羟基丁酸（γ－Hydroxybutyate acid，GHB）、丁丙诺非、麦司卡林、PCP、止咳水、迷幻蘑菇、地西泮、有机溶剂和鼻吸剂等。如"冰毒"具有强烈的中枢兴奋作用，可引起焦虑和紧张，易产生错觉及被迫害的感觉而引发暴力行为，过量服用可引发全身性衰竭并死亡。

2. 药物依赖和药物滥用　药物依赖是某些药品或化学物质具有的一种特殊毒性，使人处在一种特殊的精神状态，出现欣快感（euphoria），对所用的物质产生渴求，并在这种渴求感驱使下出现"觅药行为（drug seeking behavior）"和频繁的"用药行为（drug taking behavior）"，这种特殊的精神状态和引发的行为即为"精神依赖性"；由于频繁滥用毒品，机体对毒品产生"躯体依赖性"，这时若中断毒品使用将会发生严重的反应，即“戒断症状”。

药物滥用（drug abuse）是指用药者采用自身给药的方式，非医疗目的反复大量使用具有精神作用、依赖作用、引发自杀企图或行为的药物（或其他物质）。在我国习惯称之为吸毒，滥用者对该药或物质产生依赖状态（无止尽追求用药），带来了严重的个人健康和公共卫生问题、社会问题。由于滥用的物质不单是药物，还包括其他许多非药物的化学物质，因此，近年来在国外文献上多数采用“物质滥用（substance abuse）”这一术语。

但也有一些专家定义“药物滥用”为使用或不恰当地使用医学上不必要的药物（如滥用抗生素等），ICD－10 称之为有害使用（harmful use）。为避免混淆，本文提到的药物滥用或物质滥用统指上一段所定义的 substance abuse。

3．耐药性和交叉耐药性　耐药性（tolerance）是指重复使用某种药物，其效应逐渐减低，如欲得到与用药初期的同等效应，必须加大剂量。交叉耐药性，是指某种药物形成的耐药性，在开始用其他药物时出现耐药性而言。吗啡及其他镇静剂、酒精和许多镇痛安眠药之间，可看到这种现象。

4．精神依赖和躯体依赖　药物依赖的含义比原先所说的药物成瘾性的含义要广，后者特指药物的精神依赖性。药物依赖则包含精神依赖（psychological dependence）和躯体依赖（physical dependence）两个方面。

精神依赖是指病人对药物的渴求，以期获得服药之后的特殊快感。精神依赖的产生与药物种类和个性特点有关。容易引起精神依赖的药物有：吗啡、海洛因、可待因、度冷丁、巴比妥类、酒精、苯丙胺、大麻等。机体方面的条件是：遗传素质，既往教育环境和现在的处境。一般认为性格或特定的精神状态对药物感受性有显著影响。

躯体依赖是指反复使用药物使中枢神经系统发生了某种生化或生理变化，以致需要药物持续存在于体内，以避免出现戒断综合征（withdrawal syndrome）。轻者全身不适，重者出现抽搐，可威胁生命。可引起躯体依赖的典型药物是：阿片类、巴比妥类和酒精等。

二、病因和发病机制

引起药瘾的因素不是单一的，与药物的可获得性、遗传素质和人格的易感性以及社会文化因素有关。部分药瘾者，特别是青年人，在服药前有某种程度的性格、品行障碍，如学习成绩差、逃学或违纪。有些家庭中有精神病或人格障碍者，或童年有不愉快经历。

社会文化对药瘾的发生有影响。社会对瘾药的应用呈宽容态度，药瘾容易泛滥，如大麻广泛流行于北美。群体内的社会压力也有影响，如亲密伙伴间的压力。

医护和药剂人员易获得药物，可成为高发阶层。

药物依赖形成的机制：①代谢耐药性和细胞耐药性：代谢耐药性是指因药代谢过程加快，在组织内浓度降低、作用减弱、有效时间缩短而言。细胞耐药性是指因神经细胞有了某种适应性的改变而引起，使神经细胞只有在血液中含有高浓度药物的情况下才能正常工作。这种细胞适应性改变的机制尚不清楚。②受体学说：脑内发现了对吗啡类药物有特殊亲和力的吗啡受体以及内源性吗啡受体激动剂，因此推测药物依赖性的迅速形成可能与外源性吗啡与吗啡受体的特殊亲和力有关，后者被阻断后，造成耐药性的急剧增高。③戒断综合征的废用性增敏假说：吗啡受体长期被吗啡阻断后出现耐药性增高的同时，也可由于瘾药阻断了受体，出现废用性增敏，以致在停药过程中出现戒断综合征。④生物胺学说：研究资料证明单胺类神经递质参与镇痛和成瘾机制。注射吗啡后脑内 5－HT 的更新率随着耐药性的出现而增高。

三、流行情况

第二次世界大战以来，欧美、亚洲许多国家中，海洛因、阿片等麻醉毒品成瘾者急剧增加，业已成为各个国家重大的公共卫生和社会问题。在国外药物依赖问题主要趋向是青少年海洛因成瘾者居多数，以享乐快感和娱乐为目的。此类成瘾者具有迅速扩散或流行性质。海洛因成瘾者，由于药物毒性大，引起自我中毒、自杀者大量增加，以致这类人群的死亡率很高。英国资料表明，这类人群的死亡率高出一般人群20倍以上。

我国阿片烟毒在建国后基本控制了流行；但自80年代后期，有死灰复燃之势，并有迅速蔓延的趋势。药物依赖的临床常见类型，70年代以镇静安眠药为主，80年代以来抗焦虑药物成瘾患者逐渐增多。吗啡类药物成瘾主要是度冷丁，多为医药滥用所致。90年代以来，转为海洛因成瘾临床多见。现阶段在我国新型毒品的危害应引起高度重视。

第二节　药物依赖临床评价

一、药物依赖常见类型

（一）吗啡类依赖　阿片类物质，包括阿片，阿片中提取的生物碱；吗啡，其衍生物海洛因，人工合成的度冷丁，美沙酮（methadone）和镇痛新（pantazocine）。此类药物除镇痛外还可引起欣快感，易成瘾。常用剂量连续使用2周即可成瘾，具有强烈的精神依赖、躯体依赖及耐药性。医用吗啡最高剂量每次0.03g，每日0.1g。文献资料表明，吗啡成瘾者每次用量可高达0.5～1.0g。

1．临床表现　改革开放以来，在我国医疗工作中，海洛因成瘾为常见类型。1992年以来，北京医科大学第六医院即收治20余例。男性较多，年龄19～38岁，其中个体户占70%。初次吸食海洛因多为朋友怂恿、出于好奇。90%病人报告第一次吸食海洛因后感头晕、恶心甚至呕吐。断续吸食3～6天后，全部病例体验到“快感”，吸入方式最初为抽吸，又称“打飞”，即将海洛因粉末加入香烟中吸食。随后绝大多数吸毒者均改为烫吸，又称“追龙”，即将海洛因粉末置于锡纸上加热，用吸管将烟吸入。成瘾时间与病人吸毒频率、量和方式有关，平均吸毒1个月后成瘾。此时病人生活中所渴求的只有一件事：千方百计搞到毒品。

精神症状表现为：情绪低落、消沉、易激惹；服用瘾药后情绪高、活跃。性格变化极为严重：自私、说谎、诡辩，不关心他人，对社会失去责任感。记忆力下降，注意力难以集中，创造能力和主动性减低。失眠，睡眠质量差，昼夜节律颠倒。智能障碍不明显。

躯体症状：一般营养状况差、食欲丧失、多汗、便秘、体重下降、皮肤干燥、性欲减退，男性病人出现阳痿，性欲丧失，女性月经紊乱、闭经。血管运动方面：可见脸红、头晕、冷汗、体温升高或降低、心悸、心动过速。

此外，还有白细胞升高，血糖降低。神经系统检查可见震颤、动作和步态不稳、言语困难、Romberg征（闭目难立征）阳性、缩孔缩小、腱反射亢进，也可发现吸吮反射、掌颏反射、霍夫曼征阳性及感觉过敏。部分病人脑电图轻度异常，β活动增加或θ活动增加。

2．戒断综合征　阿片类戒药症状十分痛苦。断药6～8小时后即出现焦虑不安、打哈欠、流涕、寒战和身体不同部位疼痛、失眠，病人完全不能入睡，安眠药无效。病人痛苦呻吟，哀求给药，不给则进行威胁、说谎。病人在撤药后均出现程度不等的短暂意识障碍，表现为嗜睡，重者出现短暂谵妄状态，一般在停药24～36小时较为突出，历时1～2天或2～3天后便显著减轻。在意识不清晰时常伴有精神运动性不安、躁动。有时可伴有鲜明生动的幻觉。

植物神经症状明显：恶心呕吐，全身痛觉过敏，瞳孔扩大，发热出汗。肌肉抽搐常见。以上症状一般在戒药72小时后减轻。但精神症状如焦虑不安、失眠等持续1～2周或更久。在躯体戒断症状明显减轻后，精神依赖症状“想瘾药”仍可十分明显。此时医护人员要十分警惕，勿让病人“有机可乘”。

（二）巴比妥类及其他镇静安眠药成瘾　随着安眠药、镇静剂在临床上的广泛应用，成瘾者不少见，其中以速可眠、安眠酮成瘾者多见。巴比妥类药物可解除紧张，易产生精神依赖，由于耐药性的出现，剂量日趋加大，反复长期使用后可产生躯体依赖。近年来随着苯二氮䓬类衍生物在临床上的广泛应用，由于使用不当，剂量过大，持续时间过长等原因，相继出现利眠宁、安定、阿普唑仑等成瘾病例。

1. 临床表现　长期大量服用安眠药的病人，均可出现程度不等的慢性中毒症状。一次大剂量服用巴比妥类药物，可引起意识障碍及轻躁狂状态，历时数小时至数天，伴有震颤、吐字不清、步态不稳等神经系统体征。长期大量服用，可出现智能障碍：记忆力、计算力、理解力均有明显下降，思考问题困难，工作学习能力均可有所下降。药物成瘾后均出现人格改变：不择手段偷药、骗药，置家人生活于不顾，否认成瘾，当面撒谎，直至戒断症状出现，无法忍受时才向家人和医生苦苦哀求给药。病人丧失进取心，对家庭和社会丧失责任感。

躯体症状：可见消瘦，无力，食欲下降，胃肠功能不良；面色青灰，易出汗，皮肤划痕反应阳性，性功能明显低下或消失。常伴有药物中毒性肝炎。神经系统体征：可见舌、手震颤，腱反射亢进，踝阵挛以及锥体束征、掌颏反射及噘嘴反射阳性等。

2. 戒断综合征　一般于停药 1 ~ 3 天后出现。成瘾剂量愈大，药物镇静作用愈强，戒断症状愈重。轻者出现全身难受、不适、心悸、眩晕等类似神经症症状，重者出现全身肌肉抽搐，癫痫大发作或幻觉，类似精神分裂症症状和意识障碍：兴奋、冲动、言语零乱、多疑和幻觉。苯二氮䓬类衍生物戒断可出现癫痫大发作。

（三）其他易成瘾药物　苯丙胺、印度大麻和可卡因等。

1. 苯丙胺　苯丙胺为中枢神经兴奋剂，可减少嗜睡及疲劳感。小量口服 5 ~ 10mg，可解除疲劳，提高精神及兴奋性。一般作用时间维持 4 小时。继之出现疲劳嗜睡。每日小量服用，很快产生耐药性。戒断综合征中以抑郁最常见，症状在停药 48 ~ 72 小时达最高峰，以后逐渐减轻。严重者精神症状持续数周之久。三环类抗抑郁药物治疗有效。长期、大量服用苯丙胺，可出现苯丙胺性精神病。临床症状与精神分裂症偏执型十分相似：在意识清晰情况下出现被害妄想，援引观念，但持续时间短，停药数天、最多数周即消失。抗精神病药物如酚噻嗪类及丁酰苯类治疗有效。

2. 印度大麻　印度大麻是一种仅次于阿片的古老致瘾剂，在近东及中亚细亚流行较普遍，服用方法有口服、吸烟和咀嚼。近十多年来北美大麻（marihuana）在美国和西欧也广为流行。大麻有中等强度的精神依赖，耐药性小；吸入 7mg 即可引起欣快感，14 ~ 20mg 出现明显精神症状。

吸大麻后，自身感到特别愉快，精力充沛，欣喜若狂，充满自信。可出现错觉和感知综合障碍，兴奋和恐惧。继之出现抑郁、不安、共济失调等，以睡眠告终。

3. 可卡因　可卡因（cocaine）是从南美灌木古柯叶中提出的生物碱，有局部麻醉作用，是一种中枢兴奋剂和欣快剂。当地居民嚼含这些树叶以解除疲劳，提高情绪。常用方法有皮下注射及吸入两种。临床表现与苯丙胺十分相似；有强烈的精神依赖。

二、药物依赖的诊断标准

1. 有长期或反复使用精神活性物质（麻醉药品和精神药品等）的历史。

2. 对精神活性物质有强烈的渴求及耐受性，故至少有下述情况之二：

（1）不能摆脱使用这种物质的欲望。

（2）对觅取这种物质的意志明显增强。

（3）为使用这种物质而经常放弃其他活动或爱好。

（4）明知这种物质有害，但仍继续使用，或为自己诡辩，或想不用或少用，但做不到或反复失败。

（5）使用时体验到快感。

（6）对这种物质耐受性增大。

（7）停用后出现戒断综合征。

三、戒断综合征的诊断标准

1. 有精神活性物质依赖史。
2. 在停用或少用有依赖的精神活性物质后，至少出现下列精神症状之三：
（1）情绪改变：如焦虑、抑郁、烦躁、易激惹等。
（2）意识障碍。
（3）失眠。
（4）疲乏，倦睡。
（5）运动性兴奋或抑制。
（6）注意力不集中。
（7）记忆减退。
（8）判断力减退。
（9）幻觉或错觉。
（10）妄想。
（11）人格改变。
3. 伴有以下躯体症状或体征至少二项：
（1）恶心呕吐。
（2）肌肉或身上各处疼痛。
（3）瞳孔改变。
（4）流鼻涕或淌眼泪或打哈欠。
（5）腹痛，腹泻。
（6）燥热感或体温升高。
（7）严重不适。
（8）抽搐。
4. 症状的性质与严重程度随精神活性物质的种类与剂量而定，再次足量使用，可使戒断综合征迅速消失。

四、治疗和预防

一旦病人对药物成瘾或病人渴求瘾药的意向如此强烈，一般很难自动戒药。因此应住院进行治疗。即使自觉住院，病人往往不惜用说谎、偷窃等手段骗取药物。故对入院病人必须详细检查其衣服、用品、书籍，并杜绝一切获取瘾药的可乘之机。这是保证治疗见效的关键。早期治疗，效果明显。

治疗原则：缓慢撤完瘾药。一般成人瘾药可在1周内撤完；体弱、成瘾久、药量大或老年患者，为避免断药过程中出现心血管意外、虚脱，可较缓慢减药，在10天至2周内减完。各种躯体支持疗法可改善病人营养，减轻戒药时的痛苦及急慢性中毒症状。可用大量维生素B族、维生素C、烟酸等。在有条件的情况下，可为病人进行促大脑代谢疗法：能量合剂、大量维生素C、烟酸、谷氨酸钠等加入5%～10%葡萄糖溶液200～500ml静脉滴注，每日1次，20次为1个疗程，对摆脱戒断症状、减轻各种植物神经反应有较好疗效。戒瘾过程中常见病人有失眠、焦虑等情绪反应。此时宜采用不成瘾镇静剂，如安他乐、小量奋乃静、氯丙嗪或泰尔登等。焦虑反应明显时，可适当用抗焦虑药物，如舒乐安定、安定等。硝基安定兼有抗癫痫作用，可以预防减药过程中出现癫痫大发作。

国外有采用替代疗法，即用成瘾性较弱的药物替代，特别在海洛因成瘾的治疗中，如用美沙酮替代吗啡、海洛因成瘾。国内若干单位亦在试用中。

在海洛因戒药过程中，易出现兴奋躁动甚至意识障碍，以戒药开始数天最为严重。必须及时控制兴奋冲动并注意保护病人安全。一般可肌内注射或口服氯丙嗪合并非那根各25～50mg，每日3次。兴奋躁动严重者，对心血管系统功能良好的成年患者可用氯丙嗪非那根合剂，用生理盐水稀释后，缓慢静脉滴注。此外还可肌内注射氟哌啶醇5～10mg，每日2～3次，亦有助于控制兴奋。当躯体依赖症状控制后，病人对药物渴求的心理依赖可在较长时间内存在。根据临床症状，宜以抗精神病药物或抗焦虑药物继续巩固治疗至少2～3个月。

支持性心理治疗十分重要。病人大多意志薄弱，对治疗缺乏信心。必须经常鼓励和支持病人坚持治疗，鼓励病人参加各项文体活动，转移其对瘾药的注意力。

家庭社会支持对病人出院后的巩固疗效十分关键。在康复阶段必须取得家庭和工作单位的支持和监督，切断瘾药的来源，切断与瘾药提供者的交往，否则即使在住院条件下戒瘾成功，出院后疗效不易巩固且有重染旧习的可能。出院后应坚持门诊观察两年，预防复发。

预防药瘾的发生需要采取综合性措施，实行多部门（卫生、公安、司法、商业等）的协作，控制易成瘾药物的生产、销售、临床使用。要在医务人员中普及有关知识，提高对安眠药、抗焦虑药、吗啡类成瘾的警惕和早期识别，以减少成瘾的产生。在已形成瘾药流行的地区，则需要在群众中广泛宣传药物成瘾的危害性，以动员社会力量协助有关部门实施各项措施。

第三节　酒精所致精神障碍

酒精是一种亲神经性物质，一次相对大量饮酒即可导致精神异常，如果长期饮用可以引起各种精神障碍，包括依赖、戒断综合征以及精神病性症状。除精神障碍之外，常出现躯体损害的症状和体征。

酒精由胃和十二指肠吸收，主要经肝代谢酶系统氧化生成乙醛，最后代谢为二氧化碳和水。饮酒后酒精能迅速进入血循环而分布全身，但酒精在各组织器官分布不均，以脑组织、脊髓和肝含量最高，均超过血浆酒精浓度的1/3以上。因此，酒精对神经系统和肝的损害也最为严重。急性酒精中毒时，大脑皮质首先受到抑制，继而扩展至皮质下部，严重时累及延髓，引起昏迷甚至死亡。在慢性酒精中毒的情况下，可出现一系列大脑病理改变，如脑组织炎症、脑血管硬化、基底神经节及中央灰质等部位出血，还可见神经元脂肪浸润、脱髓鞘变性以及不同程度的脑萎缩等。酒精对肝的损害也十分突出，长期大量饮酒常引起酒中毒性肝炎、脂肪肝和肝硬化。此外，多发性神经炎、心肌炎、胃炎和胃溃疡以及急、慢性胰腺炎等也与过度饮酒有关。

我国1982年12个地区流行病学调查所示慢性酒精中毒的患病率仅为0.16‰。但随着我国酒生产和酒消费的迅速增加，酒精所致精神障碍患病的绝对人数和比例也有上升趋势。1989年我国10个城市4种职业的流行病学调查发现，慢性酒精中毒的患病率平均为37‰。在某些少数民族聚集地区，如吉林延边朝鲜族自治县，慢性酒精中毒的患病率已达到83.5‰，远高于内地汉族人群的30.7‰。

在国外，酒精所致精神障碍已成为最常见的精神障碍。在德国、英国、瑞士、丹麦和瑞典等国家中，男性慢性酒精中毒的终生患病率为3%～5%，女性也接近1%。据近期文献报道，美国一般人群中慢性酒精中毒的终生患病率高达16%，其中男性为29%，女性亦达6%。调查资料还提示西方国家酒精所致精神障碍的发病年龄逐年下降，男性平均为22岁，女性为25岁。此外，不少患者还合并使用其他精神活性物质，如阿片、大麻和可卡因等，占全部酒精所致精神障碍患者总数的50%以上。

一、病因和发病机制

酒精所致精神障碍尤其是慢性酒精中毒的病因和发病机制非常复杂，一般认为是个体生物因素与社会环境因素相互影响、共同作用的结果，不能仅用某单一因素进行解释。

1．遗传因素　调查资料证实，酒精中毒的家族聚集性非常明显。嗜酒者子女患酒精中毒的风险率为正常对照组子女的3～4倍。双亲酒精中毒越严重，其子女患同病的风险性也越大。北欧国家双生子研究表明，单卵双生子慢性酒精中毒的同病率为58%，而双卵双生子仅为28%左右。寄养子调查发现，酒精中毒病人之子长大后患有同病者占22%～28%，是同为寄养他处的非酒精中毒子女的3～4倍。此外，神经心理学研究结果提示，嗜酒者的儿子多具有特征性的神经心理缺陷，如冲动性、过于自信、活动过多以及对伤害的回避能力差等。这些特点受到遗传影响，使得嗜酒者的儿子易发展为酒精中毒。

2．生化异常　酒精能引起大脑某些区域多巴胺（DA）系统功能的异常。研究结果表明，给予实验动物DA拮抗剂可引起其嗜酒增加，化学损毁DA神经元亦能强化动物的觅酒行为。上述研究提示实验动物需摄取酒精以代偿DA的功能不足。另有研究报道，嗜酒与5－羟色胺（5－HT）系统异常有关。嗜酒鼠额叶皮质、纹状体和海马等脑区5－羟色胺（5－HT）及其代谢产物5－羟吲哚乙酸（5－HIAA）含量比对照组显著下降，免疫染色检查发现嗜酒鼠5－HT神经元数目减少，并由此引起5－HT1A和5－HT3受体数目代偿性增多。

其他研究发现，人类摄入酒精之后引起内源性鸦片物质的释放。给实验动物注射吗啡后造成嗜酒量的增加，给予鸦片受体拮抗剂能控制动物的嗜酒行为以及能控制酒依赖动物因戒断而发生的惊厥。但目前尚未发现与嗜酒或酒依赖相关的特异性鸦片受体亚型，内啡呔在酒依赖发生和发展中的生化机制尚需进一步阐明。

3．社会环境因素　既往研究提示社会、家庭以及经济方面的种种问题与酒精引起的精神障碍关系密切。不少患者病前都曾企图通过饮酒来缓解应激造成的紧张和焦虑，从而促使饮酒行为不断强化。

社会文化因素也与酒精所致精神障碍的发生有关。北美和大部分欧洲国家慢性酒精中毒的患病率远高于中国、日本和以色列等国家。在我国，慢性酒精中毒高发的许多少数民族地区也有其特有的饮酒文化与习俗。据调查，长期生活于寒冷和潮湿地区的人群以及从事重体力劳动者中慢性酒精中毒的患病率也较高。另外，酒产量剧增以及相应的酒宣传亦是不可忽视的社会因素。

4．精神障碍　对酒精中毒先证者的研究发现，其他精神障碍常与酒精中毒共存。一些调查显示，近80%的酒精中毒患者至少同时合并一种其他精神障碍，以抑郁、焦虑和反社会型人格障碍最为常见。酒精中毒病人常有情绪低落和焦虑，或出现反社会性行为；相反，有抑郁、焦虑或反社会型人格障碍的患者也常常大量饮酒。上述结果提示酒精所致精神障碍与其他精神障碍的关系难以确定，可能互为因果。

二、常见类型和临床特点

因饮酒而引起的精神障碍大体上可分为急性和慢性酒精中毒两大类，按酒精中毒的性质及临床特征又可将急、慢性酒精中毒各分为若干亚型。

（一）急性酒精中毒

1．单纯醉酒（simple drunkenness）　单纯醉酒又称普通醉酒状态，是由一次大量饮酒引起的急性中毒，临床症状的严重程度与病人血液酒精含量及酒精代谢速度有关。在酒醉初期，醉酒者的自我控制能力减退，言语增多，内容流于夸大；情绪兴奋，出现与环境不甚协调的欢乐，但情绪颇不稳定，具有易激惹和发泄特点；动作也在酒醉时增多，行为变得轻浮，常显挑衅性，有时不顾后果。临床上也见部分醉酒者情绪消沉、少语、疏泄性悲泣，或者出现困倦。与此同时，绝大多数醉酒者发生构音不清、共济失调、步态不稳，并伴有心率加快、血压下降、颜面和全身皮肤潮红，有时有恶心或呕吐。若醉酒进一步发展，则出现意识障碍，如意识清晰度下降和（或）意识范围狭窄，乃至出现嗜睡、昏睡甚至昏迷。除重症者外，一般能自然恢复，且无后遗症状。

2．病理性醉酒（pathological drunkenness）　这是一种小量饮酒引起的精神病性发作。病人饮酒后急剧出现环境意识和自我意识障碍，多伴有片断恐怖性幻觉和被害妄想，临床上表现为高度兴奋、极度紧张惊恐。在幻觉妄想的支配下，患者常突然产生攻击性，往往是暴力行为，如毁物、自伤或攻击他人等。该醉酒状态一般持续数分钟、几小时乃至一整天，随病人进入酣睡状态而结束发作。在清醒后，病人对发作过程不能回忆。与单纯醉酒不同，病理性醉酒患者没有言语增多、欣快感和明显的中毒性神经系统症状。这类病人对酒精的耐受性极低，所饮用酒量对于大多数人不会产生中毒。另外，过度疲劳或长期严重失眠有时可能促使病理性醉酒的产生。

3．复杂性醉酒（complex drunkenness）　病人一般均有脑器质性病史，或者患有影响酒精代谢的躯体病，如癫痫、脑血管病、颅脑外伤、脑炎以及肝病等。在此基础上，病人对酒精的敏感性增高，小量饮酒后便发生急性中毒反应，出现明显的意识障碍，常伴有错觉、幻觉或片断被害妄想，有显著的情绪兴奋、易激惹，攻击和破坏行为多见，偶见无目的重复与刻板动作。此类发作通常持续数小时，缓解后病人对经过部分或全部遗忘。

（二）慢性酒中毒

1．依赖综合征（dependence syndrome）　这是由反复饮酒所引起的一种特殊心理状态，病人有对酒的渴求和不断需要饮酒的强迫感，可持续或间断出现，若停止饮酒则出现心理和生理戒断症状。该综合征有以下几个临床特点：

（1）对饮酒的渴求，无法控制。

（2）固定的饮酒模式，病人必须在固定的时间饮酒而不顾场合，以避免或缓解戒断症状。

（3）饮酒已成为一切活动的中心，以致明显影响工作、家庭生活以及社交活动。

（4）耐受性逐渐增加，病人为取得饮酒初期达到的效果，或者防止生理性戒断症状的发生而需要不断增加饮酒量。

（5）戒断综合征（Withdrawal syndrome）反复出现，如果病人减少酒量或延长饮酒间隔，即引起体内酒精浓度下降而出现戒断综合征。

（6）酒依赖患者经过一段时间的戒断后如重新饮酒则更为迅速地再现依赖综合征的全部症状。

戒断综合征最常见的症状是手、足、四肢和躯干震颤，共济失调，情绪急躁，易有惊跳反应；还可见多汗、恶心和呕吐。若及时饮酒，上述戒断症状能迅速消失。因夜睡时间较长，血浆酒精浓度下降明显，故戒断症状多发生于清晨。所以，绝大部分患者均在清晨饮酒，借以缓解戒断症状引起的不适。这种现象称做“晨饮”，对依赖综合征的诊断有重要的意义。病情较重的患者如若相对或绝对戒断，可出现严重惊厥、意识混浊或震颤谵妄。

2．震颤谵妄（delirium tremens）　病人在长期饮酒后骤然减少酒量或停饮可很快产生短暂的意识障碍。震颤谵妄也可由躯体疾病和精神刺激诱发，但较少见；某些病人在发作数日前即有情绪低落、焦虑紧张和失眠等前驱症状。发作时患者意识不清，有时间和地点定向障碍，出现生动而鲜明的幻视与被害妄想；因而表现为极端恐惧不安或冲动行为。同时可见病人四肢粗大震颤和共济失调，并常伴有发热、大汗、心率过速、血压升高以及瞳孔散大等。严重时可危及生命。震颤谵妄持续时间不等，一般为3～5天。恢复后患者对病情经过部分或全部遗忘。

3．酒精中毒性幻觉症（alcoholic hallucinosis）　这是一种因长期饮酒引起的幻觉状态。病人在突然减少或停止饮酒后1～2天内出现大量丰富鲜明的幻觉，以幻视为主。常见原始性幻视以及评论性和命令性幻听。在幻觉基础上，亦可出现片断妄想以及相应的紧张恐惧或情绪低落。发病期间，患者的意识状态清晰，亦无明显精神运动性兴奋和植物神经功能亢进症状。酒精中毒性幻觉症持续时间不定，少则几小时，最长一般不超过6个月。

4．酒精中毒性妄想症（alcoholic delusiveness）　病人在意识清晰的情况下出现嫉妒妄想与被害妄想，临床上以前者多见。患者无端怀疑配偶不忠，为此常有暴怒反应，也可导致对猜疑对象或配偶进行攻击，有时酿成凶杀恶果。以往也将其称作酒精中毒性嫉妒（alcoholic jealousy）。嫉妒妄想的发生通常与病人长期饮酒致使性功能下降有关。酒精中毒性妄想症起病缓，病程迁延，如长期坚持戒酒可以逐渐恢复。

5. 酒精中毒性脑病　这是慢性酒精中毒最为严重的精神病状态，是长期大量饮酒引起脑器质性损害的结果。临床以谵妄、记忆力缺损、痴呆和人格改变为主要特征，绝大部分患者不能完全恢复正常。

（1）柯萨可夫精神病（Korsakov psychosis）：又称柯萨可夫综合征，多数病人在一次或多次震颤谵妄后发生，也可在饮酒数十年以及营养缺乏的基础上缓慢起病。临床特点为近记忆缺损突出，学习新知识困难，常有虚构和错构，病人无意地编造经历与情节或远事近移以填补记忆的空白。除近记忆损害之外，许多患者有欣快表情、定向力障碍和感觉运动性失调。尽管病情较重，但多数病人无明显即刻记忆障碍、意识障碍和广泛的认知功能损害。

（2）酒精中毒性痴呆（alcoholic dementia）：由于长时间饮酒以及多次出现震颤谵妄发作后可逐渐发展至痴呆状态，呈现出多种高级皮质功能如记忆、思维、理解、计算、定向能力和语言功能的损害。严重者常影响日常生活，不能自理。人格的改变也非常显著，病人变得自私、控制能力丧失、行为粗暴和残忍等。

三、诊断与鉴别诊断

诊断酒精所致精神障碍的主要依据是有确定的饮酒史以及有充分的理由断定病人的精神症状直接由饮酒或戒断引起。急性酒精中毒与饮酒量密切相关，常在一次大量饮酒后急剧发生；但在某些脑器质因素基础上，少量饮酒即可产生与饮用酒量不相符的严重急性中毒反应。慢性酒精中毒则以长期饮酒为基础，各种临床综合征常在形成依赖之后逐渐出现，突然减少酒量或停饮能急剧产生症状。除精神症状之外，无论急性或慢性酒精中毒，病人均有短暂或持续存在的躯体症状和体征以及中毒性神经系统损害表现。在掌握酒精所致精神障碍的诊断要点的基础上，一般不难与其他精神障碍进行鉴别。

急性酒精中毒应排除：①某些脑器质性疾病急性发作，如癫痫、脑血管意外等；②躯体疾病引起的谵妄状态；③其他精神活性物质所致精神障碍；④情感性精神障碍的躁狂发作。

慢性酒精中毒引起的幻觉症与妄想症应注意与精神分裂症和偏执性精神障碍相区别。柯萨可夫综合征、酒中毒性痴呆应与其他原因引起的认知功能减退、痴呆状态以及人格改变等鉴别。

四、治疗和预防

对于酒精所致精神障碍，尤其是慢性酒精中毒的治疗多采用综合性疗法，其基本步骤在世界大多数国家均较接近。

1. 戒酒　戒酒是治疗能否成功的关键步骤。一般应让戒酒者在住院条件下接受治疗，以断绝酒的来源。临床上应根据病人酒依赖和中毒的严重程度灵活掌握戒酒的进度，轻者可尝试一次性戒断，而对酒依赖严重的病人应采用递减法逐渐戒酒，避免出现严重的戒断症状以至危及生命。无论一次或分次戒酒，临床上均要予以密切观察与监护。尤其在戒酒开始后第一周，特别要注意病人的体温、脉搏、血压、意识状态和定向能力，及时处理可能发生的戒断反应。目前尚无成熟的戒酒药物。

2. 对症治疗　针对患者出现的焦虑紧张和失眠症状，可用抗焦虑药如安定、甲基三唑氯安定、安泰乐等对症处理，宜给予能控制戒断症状的最低剂量。若病人出现抽搐，可肌内注射安定或利眠宁，剂量分别为10～20mg和50～100mg，必要时每4小时重复注射1次。利眠宁亦可口服，日剂量为40～100mg，分3次给药。因为上述药物均能引起依赖，故只宜短期使用。对于兴奋躁动明显的病人，可小剂量给予氯丙嗪或氟哌啶醇肌内注射或口服治疗。应用促大脑营养代谢疗法对减轻戒断症状也有较好的效果。

3. 支持治疗　因多数病人有神经系统损害以及躯体营养状态较差，应给予促进神经营养的药物治疗，同时补充大量维生素，尤其是B族维生素。对合并有胃炎和肝功能异常的患者，一般常规使用治疗胃炎药物和保肝药物。

4. 心理治疗 临床实践证明，行为疗法对帮助病人戒酒有一定的作用。戒酒硫是一种阻断酒精氧化代谢的药物，能造成乙醛在体内聚积。病人如在服药期间饮酒，可产生乙醛引起的恶心、头痛、焦虑、胸闷和心率加快等。使用戒酒硫是行为疗法中常采用的一种手段，能促使病人建立对饮酒的厌恶反射。该药有一定的毒性，不可长期使用，一般3～5天为宜，每日剂量500mg左右。此外，国内外应用阿朴吗啡的厌恶反射疗法也取得了较为满意的效果。其他心理治疗方法如支持性心理治疗和认知疗法等也有益于帮助患者戒酒和预防复发。

5. 预防 要积极宣传酒精对人体造成的危害，提高人群的整体认识水平。严禁未成年人饮酒，加强法律监督和检查工作。提倡生产低度酒，控制或禁止烈性酒的生产。

（刘 洁）

第四十五章　急性中毒

第一节　急性中毒病人判定

一、概述

急性中毒（Poisoning）是指化学物质进入人体，达到中毒量，在短时间内机体发生功能性和器质性改变后出现疾病状态甚至死亡。引起中毒的化学物称为毒物。随着全球工业技术的迅猛发展，生存环境的日益恶化，人类接触的有毒物质频度明显增加（据报道目前全球化学品数量达两千余万种之多），而化学品管理（包括药物和农药）和研究相对滞后，发生中毒的几率和危害也日益突出。据有关资料介绍，我国每年约有十余万人发生各种急性化学毒物中毒。

毒物根据来源和用途可分为：①工业性毒物；②药物；③农药；④有毒动植物。中毒可分为急性和慢性两大类，主要由接触毒物的剂量和时间决定。短时间接触大量毒物可引起急性中毒，长时间接触较小量毒物可引起慢性中毒。

本章主要讨论急性中毒。急性中毒发病急骤，症状严重，变化迅速，如不积极治疗，可能危及生命。因此，诊断要准确，治疗要迅速而恰当。慢性中毒起病较缓，病程较长，很多中毒都缺乏特异性诊断指标，容易误诊、漏诊。

二、急性中毒的诊断

急性中毒病情大多凶险紧急，诊断是一项严肃、有时涉及法律纠纷的工作，诊断应及时、准确。中毒诊断主要依据毒物接触史和临床表现。中毒经初步诊断后，毒物在体液中的存在以及毒物对人体的影响可通过实验室检查加以证实，也可通过环境调查了解毒物的存在。最后，经过鉴别诊断，排除其他有相似症状的疾病，可作出病因诊断。

1. 毒物接触史　对中毒的诊断至关重要，特别是不具备特征性临床表现的中毒及毒物分析手段时。毒物接触史记录必须确实全面。当怀疑中毒而接触史不明确时，应了解病人的工作生活情况、情绪精神状态、发病现场，寻找接触毒物的证据。当两种以上毒物混合中毒时，不要遗漏，注意可能的“增毒”现象。

怀疑中毒病人，下列资料必须记录：毒物名称（是否能确定？病史提供者是否可信？如有疑问，建议作毒理学鉴定）；毒物摄入的量和途径；毒物摄入时间和发现地点；病人来急诊时的临床表现；病人年龄；毒物接触后出现的症状体征；用药史（包括以前药物滥用情况）；最近的用餐情况；导致中毒发生的可疑事件；是否妊娠等。

2. 临床表现　急性中毒病人如有明确的毒物接触史，要分析症状的特点，出现的时间和顺序是否符合某种毒物临床表现的规律性，要进一步根据主要症状，迅速进行重点而必要的体格检查，注意意识水平、呼吸、脉搏、血压情况，给予紧急处理。在病情允许的情况下，再进行系统而细致的补充检查。

并非所有中毒病例都能（从病人、家属和旁观者中）准确地获得毒物接触史。出现下列情况时临床医生需考虑急性中毒的可能：

（1）突然出现发绀、呕吐、昏迷、惊厥、呼吸困难、休克而原因不明的病人。

（2）不明原因出血倾向。

（3）出现难以解释的嗜睡、神经症状或其他奇怪行为（尤其儿童）。

（4）无法解释的代谢性酸中毒。

（5）（年轻人）出现急性胸痛和心律不齐。

（6）从火灾现场或化学车间解救出来的病人。

（7）不明原因的多系统多脏器功能损害。

3. 无起始症状的“中毒” 很多病人因误服或自杀等原因摄入化学品来急诊，刚开始并没有出现中毒症状。病人可能：①接触的是无毒物者；②摄入不明物质；③摄入了危及生命的毒物。

（1）无毒物质的认定：①产品明确标定为无毒；②病人只接触过这一种化学品；③瓶内（包装内）产品为原装物；④产品服用剂量明确；⑤进入人体途径明确；⑥病史提供者可信可靠；⑦病人无症状和体征。

（2）摄入不明物质：①服毒自杀者不配合说明何时服药、何种药物（毒物）；②病人来诊时已经有意识障碍；③病人也不知道摄入何物（化学品标识不明确）。

前者建议及时给予活性炭治疗；如病人来诊时昏迷，可考虑应用葡萄糖和纳洛酮，如病情好转，则诊断明确；出现最后一项情况时，尽可能检查病人可能得到的药瓶，打电话与配制该化学品的厂家联系。对这类病人，详细查体非常重要，有时病人的身体信息能揭露中毒的本质。

（3）无起始症状型中毒：常见有：①对乙酰氨基酚过量（服用 12～48 小时后可出现肝功能衰竭）；②缓释药品过量；③抗肿瘤药品过量（致命性骨髓抑制往往在数日后才出现）；④口服降糖药过量（低血糖症状可能要在 2～12 小时后才出现）；⑤抗凝剂过量（如华法林）（24 小时到数日才出现出血症状）；⑥体藏包装药品（如贩毒时吞服整包海洛因、可卡因）；⑦纽扣电池（碎裂后可出现严重后果）；⑧甲醇和乙二醇（症状往往在 8～24 小时后出现）。

对这一类中毒应高度重视，对大多数中毒病例急诊医师缺乏足够知识，对后续的危害警惕性不高，医护人员产生不切实际的安全感，有可能在出现严重症状前令病人出院，导致不可挽回的损失。曾有一小孩，误服了 40 片“复合维生素”，刚开始没有任何症状，但到医院急诊科后出现了呕吐、腹泻、昏迷，最后确诊是铁中毒。

4. 毒理学筛查 虽然毒物筛查可发现大部分中毒毒物，但并非所有怀疑有中毒而毒物接触史不明确者都适合进行血清和尿液毒理学筛查。毒理学筛查费用昂贵，且常常不能给予临床医师所期望的全部信息，临床印象也经常与筛查结果不符。对大多数病人来说，毒物筛查和毒物水平没有多大作用，治疗主要依赖临床表现和中毒处理原则。

毒理学筛查主要指征包括：怀疑无起始症状型中毒；出现不明原因的意识障碍、出血倾向、休克、代谢性酸中毒、多脏器功能衰竭等临床表现时，毒物筛查明确诊断；自杀病人故意服用大剂量不明毒物等。

毒物筛查时注意事项：①标本来源——从容器、剩余毒物、可疑食物和水、染毒空气检查毒物；从中毒者呕吐物、洗胃液、血、尿检查毒物或其分解产物；②临床医生需与实验人员随时沟通信息；③毒理学筛查申请单上要仔细说明检查目的；④要知道哪些药物或化学制品不在该实验室筛查范围。

5. 临床检查 大多数中毒病因通过病史、查体和辅助检查即可明确，而无需毒理学筛查。

（1）体温：体温过低：乙醇、巴比妥、异丙醇、阿片类物质、酚噻嗪类药物；体温过高：羟氨苄青霉素、安非他明、可卡因、抗胆碱能药、甲状腺激素、铁、水杨酸盐等。

（2）呼气、呕吐物和体表气味：蒜臭味（有机磷农药、磷/砷化合物）；酒味（酒精及醇类化合物）；苦杏仁味（氰化物及含氰甙果仁）；酮味－刺鼻甜味（丙酮、氯仿、指甲油祛除剂）；辛辣味（氯乙酰乙酯）；香蕉味（醋酸乙酯、醋酸乙戊酯等）；冬青味（柳酸甲酯）；氨味（氨水、硝酸铵）；其他特殊气味（汽油、煤油、苯、硝基苯等）。

（3）皮肤粘膜：樱桃红（氰化物、一氧化碳）；潮红（酒精、阿托品类、抗组胺类）；发绀（亚硝酸盐、一氧化氮、氯酸盐）；黄疸（四氯化碳、砷/磷化物、蛇毒、毒蕈、其他肝毒物）；多汗（有机磷、毒蕈、毒扁豆碱、毛果芸香碱、吗啡）；无汗（抗胆碱能药物——阿托品、BZ 失能剂、曼佗罗等茄科植物）；红斑、水疱（芥子气、氮芥、路易氏剂、光气肟、硫酸二甲酯）。

（4）眼：瞳孔缩小（有机磷、毒扁豆碱、毛果芸香碱、毒蕈、阿片类、巴比妥类、氯丙嗪类）；瞳孔扩大（抗胆碱能药物、曼佗罗等、BZ 失能剂、抗组胺剂、三环类抗抑郁剂、苯丙胺类、可卡因）；眼球震颤（苯妥因钠、巴比妥类）；视力障碍（有机磷、甲醇、肉毒中毒、苯丙胺类）；视幻觉（麦角酸二乙胺、抗胆碱药、曼佗罗、BZ 失能剂）。

（5）口腔：唾液分泌增加（有机磷、毒蕈、毒扁豆碱、毛果芸香碱、砷/汞化合物）；口干（抗胆碱能药、曼佗罗、BZ 失能剂、抗组胺药物、苯丙胺类）。

（6）神经系统：嗜睡、昏迷（镇静安眠药、抗组胺药物、抗抑郁药、醇类、阿片类、有机磷、有机溶剂）；抽搐、惊厥（毒鼠强、氟乙酰胺、有机磷、毒扁豆碱、毒蕈、抗组胺剂、氯化烃类、氰化物、肼类化合物、士的宁、三环类抗抑郁药、柳酸盐、中枢兴奋剂）；肌颤（有机磷、毒扁豆碱）；谵妄（抗胆碱能药、BZ 失能剂、曼佗罗、安眠酮、水合氯醛、柳酸）；瘫痪（箭毒、肉毒中毒、高效镇痛剂、可溶性钡盐）。

（7）消化系统：呕吐（有机磷、毒蕈、毒扁豆碱、重金属盐类、腐蚀性毒物）；腹绞痛（有机磷、毒蕈、毒扁豆碱、板蝥、乌头碱、巴豆、砷/汞/磷化合物、腐蚀性毒物）；腹泻（有机磷、毒蕈、砷/汞化合物、巴豆、蓖麻子）。

（8）循环系统：心动过速［抗胆碱能药、BZ 失能剂、曼佗罗、拟肾上腺药、甲状腺（片）、可卡因、醇类］；心动过缓（有机磷、毒扁豆碱、毛果芸香碱、毒蕈、乌头、可溶性钡盐、毛地黄类、β 受体阻断剂、钙拮抗剂）；高血压［安非他明、可卡因、麻黄素、肾上腺素、大麻、苯环利定、抗精神病药、β 受体兴奋剂（如沙丁胺醇、克伦特罗）、有机磷农药］；低血压（巴比妥、β 受体阻滞剂、钙离子拮抗剂、肼苯哒嗪、硝酸盐、茶碱、氰化物、砷化合物、阿片类物质、有机磷农药等）。

（9）呼吸系统：呼吸加快（呼吸兴奋剂、抗胆碱药、曼佗罗、BZ 失能剂）；呼吸减慢（阿片类、镇静安眠药、有机磷、蛇毒、高效镇痛剂）；哮喘（刺激性气体、有机磷毒剂）；肺水肿［刺激性气体（光气、双光气、氮氧化合物、氯、氯化氢、二氧化硫、胺）、有机磷农药、毒蕈、硫酸二甲酯］。

（10）泌尿系统：尿色的改变：红色（肉眼血尿）（杀虫脒、磺胺、斑蝥）；葡萄酒或酱油色（溶血）（砷化氢、毒蕈、苯胺、硝基苯）；蓝色（美蓝）；棕黑色（酚、亚硝酸盐）；棕红色（安替比林、辛可芬、山道年）；绿色（麝香草酚）。

6. 其他辅助检查

（1）氧血红蛋白（一氧化碳中毒）。

（2）高铁血红蛋白含量（亚硝酸盐类中毒）。

（3）全血胆碱酯酶（有机磷中毒）。

（4）阴离子间隙和血渗透压（甲醇、乙醇、乙二醇等中毒）。

（5）低钾血症（肾上腺素、β 受体兴奋剂、咖啡因、茶碱、甲苯、钡等中毒）。

（6）高钾血症（α－肾上腺素能激动剂、β 受体阻滞剂、洋地黄、夹竹桃、锂等中毒）。

（7）ECG（三环类抗抑郁药物中毒）。

（8）CXR（水杨酸、阿片制剂中毒）。

（9）腹平片（纽扣电池、违禁药品整包吞入胃肠道，重金属、铁剂、钙片等定位）。

（10）猫眼散瞳试验（阿托品中毒）。

7. 急性中毒判定要点

（1）服用、接触过量毒物史。

（2）毒物中毒的临床表现。

（3）毒物检测（毒物、代谢产物或结合物）。
（4）其他辅助检查。

第二节　危及生命问题紧急处理

一、集体中毒事件的处理

在急诊有可能短时间内出现大量中毒病人，临床工作量可能远超出急诊值班的医护人员的能力范围，因此在急诊需要有发生群体伤亡事件的应急预案。各项急救措施须在统一指挥下有序进行，做到合理分工，忙而不乱，最大限度地利用现有的医疗资源，挽救更多人的生命。

发生集体中毒事件急诊处理流程见图 45－1。

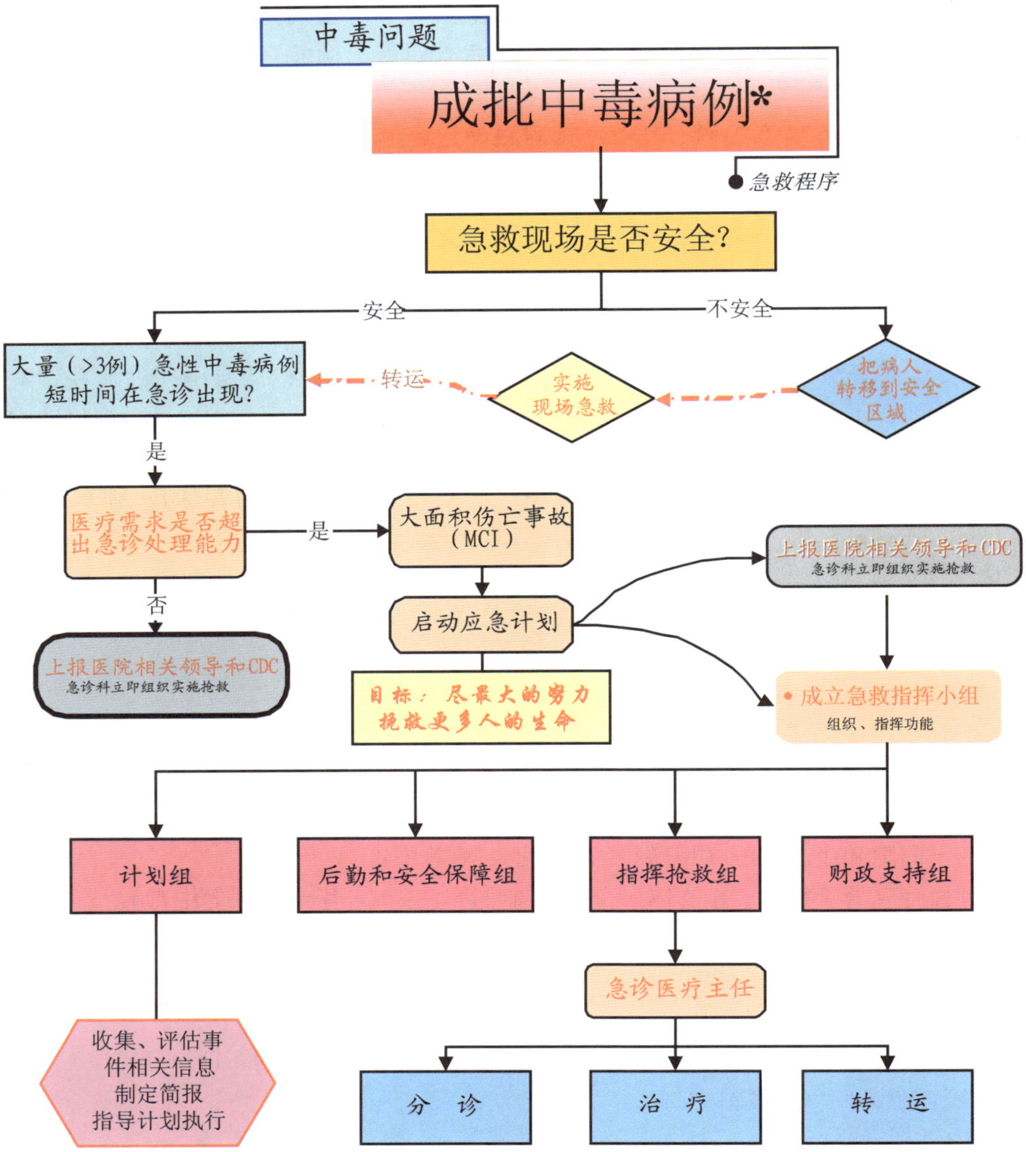

图 45－1　急诊成批中毒病例处理程序
（＊指 3 例以上中毒病例）

二、迅速处理危及生命的问题

中毒病人的紧急处理流程见图 45－2。

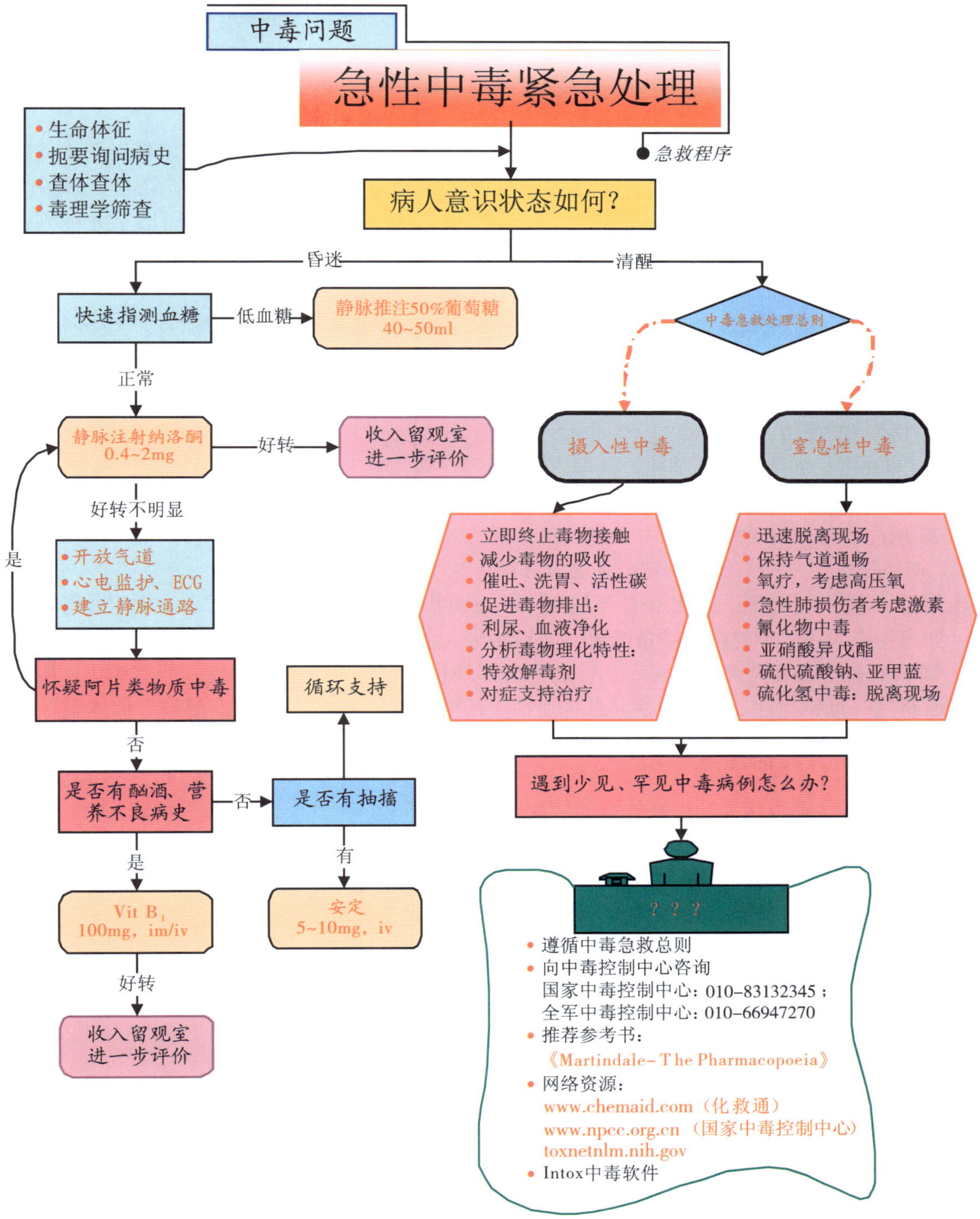

图 45－2　中毒病人紧急处理流程

A. 开放气道　保证病人气道通畅，给氧（Venturi 面罩给氧，6～12L/min）。如果病人咽反射消失，立即气管插管以保护气道，去除气道分泌物，改善氧合。如病人处于昏睡状态，但咽反射良好，这时可能不需要气管插管，病人可取侧卧位，保持气道通畅。

B. ECG 和心电监护 开始心电、血压、血氧多参数监护，获取 12 导联心电图，如怀疑三环类抗抑郁药过量，要反复查心电图。

C. 建立静脉通路 在外周或中心静脉置入大口径导管，建立静脉通路，同时抽血测 CBC、电解质、血糖、肝肾功能等。多抽 5ml 血备用（在需行毒理学筛查时用得到）。

D. 昏迷的迅速处理 首先给予 50% 葡萄糖 40 ~50ml 静脉推注 3 ~4 分钟。现在很多单位急诊科有条件行床旁快速血糖测定，这时可在快速测定指血血糖，明确有低血糖后再静脉推注葡萄糖。如没有低血糖，省去这一步。

给予纳洛酮 0.4 ~2mg 静脉注射。如给药后病人有部分反应但不明显，或高度怀疑病人有阿片类中毒，可每 1 ~2 分钟重复静脉注射纳洛酮 2mg，直到总量达 10 ~20mg。注意纳洛酮的起效时间为 2 ~3 小时，阿片类中毒病人给予纳洛酮后，如病人明显好转，但仍需观察 3 小时以上才能判定能否出院。

如病人有酗酒和营养不良病史，可予维他命 B_1 100mg 肌内注射或静脉注射。

E. 循环支持 如病人有低血压、休克，静脉滴注晶体液容量复苏和治疗休克。大量补液可导致容量负荷过度和肺水肿。如输液量超过 20 ~30ml/kg，血压仍未纠正，可予多巴胺 5 ~15μg/(kg · min) 静脉泵入。同时置入中心静脉（CVP 监测）和肺动脉导管（有创血流动力学监测），指导补液和血管活性药物的使用。

F. 控制抽搐 如果病人有抽搐，立即予安定 0.1 ~0.2mg/kg 静脉推注（1 ~2 分钟）。如安定无效，考虑予苯妥英钠 15 ~20mg/kg + NS 20ml 缓慢静脉推注（速度 <50mg/min），抽搐停止后予苯妥英钠 0.2g 肌内注射，以后 0.2g 肌内注射，q8h（如抽搐反复发作）。

G. 查动脉血气（ABG） 判定病人通气和灌注情况。

H. 置入胃管 所有怀疑有致命性毒物摄入或意识状态改变的病人，均需置入大口径鼻胃管或口胃管，如毒物摄入在 1 小时内，准备洗胃，如毒物摄入在数小时内准备给予活性炭。

I. 不要忽视中毒相关严重并发症 特别是头部外伤、创伤性或出血休克、严重感染、吸入性肺炎、代谢紊乱（低钠血症、高钾血症、低钾血症、低血糖、高血糖）、横纹肌溶解、低体温。

三、中毒病人救治注意事项

1. 应时刻关注中毒病人的生命体征的变化。
2. 应及时准确判断威及病人生命的主要问题是什么？
3. 对急诊一些不明病因的危重病病人，要多加考虑中毒的可能。
4. 在中毒的抢救过程中要时刻记住中毒急救黄金规则（将在下一节中详述）。
5. 集体中毒事件、食物中毒事件要及时上报中毒控制中心。

第三节 急性中毒治疗原则

中毒抢救必须争分夺秒，有的中毒病例无起始症状，切不可掉以轻心。

一、中毒急救黄金规则

1. 迅速处理中毒时最危及生命的问题。
2. 终止接触毒物，处理眼、皮肤、消化道毒物。
3. 查明化学物质的毒性，判断病情，分析有无特效解毒剂。
4. 特殊处理 促进毒物从体内排出。

5．对症处理。

其中第 1 条已在前一节中讨论，本节的重点是第 2～4 条。

二、立即终止接触毒物

抢救现场如有毒物（特别是气态毒物）继续溢漏时，应及时切断毒源（如关闭阀门），同时应迅速使病人脱离中毒现场，移至通风处、空气新鲜的上风向进行急救。如毒物经由皮肤侵入，脱去病人污染的衣服，清洗接触部位的皮肤。如由胃肠道进入的毒物应立即停止服用。

三、清除尚未吸收的毒物

当毒物污染皮肤及溅入眼内，一般均应用清水彻底清洗，通常不用拮抗剂，水的温度与体温相当，不可过热，以免增进毒物吸收，特别注意毛发及甲缝中的毒物残留。消化道进入的毒物，常用催吐、洗胃及导泻给予消除，愈早、愈彻底，效果愈好。

1．催吐　适用于神志清楚且能合作者。一般先让病人饮温水 300～500ml，然后用手指、压舌板等钝物刺激咽后壁诱发呕吐，如此反复进行，直到胃内容物完全呕出为止。目前不建议在急诊科进行药物催吐。

昏迷、惊厥状态，吞服腐蚀性毒物，食管静脉曲张病人禁忌催吐，严重心脏病及孕妇慎用。休克及有中枢抑制者禁用阿朴吗啡。

2．洗胃　现代观点认为，如毒物摄入在 1 个小时内可进行洗胃，摄入毒物在数小时内可给予活性炭，而不是我们传统所认为的观点——在服毒 4～6 个小时内洗胃。

但对于服毒量大，有机磷类农药，可嵌入胃粘膜皱襞的小颗粒毒物，由胃排出的毒物及酚和带肠衣的药物中毒，只要胃内仍可能存在毒物，无论时间多长都应洗胃，可最大限度地减少毒物吸收。

吞服强腐蚀性毒物、严重心脏病、主动脉瘤、食管静脉曲张病人通常不考虑洗胃，惊厥病人插管时可能诱发惊厥发作，昏迷病人插胃管易致吸入性肺炎，也应引起注意。

洗胃时病人通常取左侧卧位，头低偏向一侧，以免洗液误入气管内。选用粗大胃管，头部涂石蜡油，由口腔向下插进 50cm 左右（经鼻插管长度为鼻尖、耳垂、剑突三者间距离和），确定胃管在胃内，将胃内容物吸尽以备做毒理学筛查用。洗胃液一般可用温开水，儿童洗胃宜用生理盐水，若已知毒物种类，也可选用适当的洗胃液。每次注入量 200～300ml，不宜过多，以免毒物驱入肠内，反复灌洗直到回收液澄清，洗胃液总量至少 2～5L，必要时 10L 以上。拔胃管时，要先将胃管前部夹住，以免管内液反流进入气管。洗胃时应注意“先出后入、快入快出、出入相当”的原则，防止出现“只入不出”发生胃穿孔等严重并发症。

不同种类的中毒可选用不同的胃灌洗液：①保护剂：吞服腐蚀性毒物后，可用牛奶、蛋清等保护胃肠粘膜。②溶剂：饮入脂溶性毒物如汽油、煤油等有机溶剂时，可先用液体石蜡 150～200ml 使其溶解而不被吸收，然后洗胃。③解毒剂：与毒物起中和、氧化、沉淀等化学反应，改变毒物理化性质，使其失去毒性。如 1∶5000 高锰酸钾液，可使生物碱、蕈类氧化解毒。④中和剂：吞服强酸时可采用弱碱如镁乳、氢氧化铝凝胶等中和，不用碳酸氢钠，因可产生二氧化碳，使胃肠胀气，有造成穿孔危险。强碱可用稀醋、果汁等中和。⑤沉淀剂：有些化学物可与毒物作用，生成溶解度低、毒性小的物质。如乳酸钙或葡萄糖酸钙与氟化物或草酸盐作用，生成氟化钙或草酸钙沉淀。硫酸钠（2%～5%）与可溶性钡盐作用，生成不溶性硫酸钡。生理盐水与硝酸银作用生成氯化银。2%～4% 鞣酸溶液（或浓茶）适用于生物碱、某些金属（砷、汞、锑除外）和糖甙中毒。

3．活性炭　大量研究表明，对于急性中毒（经口摄入毒物）病例活性炭疗效优于洗胃。洗胃需要一定时间（清除毒物效果有限，也有一定风险），在洗胃过程中毒物正在被人体吸收，所以建议一旦发现急性中毒病人，应考虑立即予活性炭，这是避免病情恶化，减少消化道毒物吸收的最有效的方法。

活性炭用法：一般可用1g/kg 活性炭加水200～300ml，由胃管注入或自行摄入。

活性炭可用于绝大多数经口摄入的中毒病例，对昏迷的中毒病例、无起始症状型中毒病例、服毒自杀病例也应考虑使用活性炭。但并非所有毒物都能很好地被活性炭吸附，如金属（锂、钾、铁、汞等）、醇类、有机磷类、氰化物、非水溶性毒物等；另外，强酸强碱中毒病例也不考虑用活性炭，因为其会妨碍随后的内镜检查，影响对食管、胃粘膜的观察。

4. 导泻及灌肠　在催吐或洗胃后由胃管注入或口服泻药，清除进入肠道的毒物。泻药一般用硫酸钠15～30g，也可用硫酸镁，但对肾功能衰竭者应监测血镁浓度；对中枢抑制的病人不宜用硫酸镁。婴幼儿和心血管系统功能不稳定者慎用泻药，灌肠常用温水。可用生理盐水或肥皂水高位灌肠以清除毒物。新的肠道净化方法——全肠灌洗法使用非吸收性化合物，如聚乙二醇，引起大量腹泻，以快速、有效地清除毒物。在1～2小时内，需要4～6L液体，通常从鼻胃管滴入。此法适用于大量摄入毒物，又不能催吐或洗胃清除者，如缓释胶囊、含铁片剂等。腐蚀性毒物禁忌导泻；脂溶性毒物禁忌用油类泻剂。注意纠正导泻可能造成的水电解质失衡等副作用。

四、促进已吸收毒物的排出

1. 利尿　不常规作为中毒病例急救用药，对绝大多数化学品中毒治疗无效，且可导致病人水电解质紊乱。少数毒物如苯巴比妥、可卡因、水杨酸类、苯丙胺等可用强利尿剂，如呋塞米增加尿量以促进排出，改变尿pH可促使毒物由尿排出，如用碳酸氢钠使尿液碱化（pH可达8.0），增加弱酸性化合物如苯巴比妥和水杨酸类离子化，减少肾小管的重吸收，促进排出增加。对锂中毒，常用大量生理盐水解毒，保证病人有足够尿量和维持一定的血钠浓度很重要，但不清楚强迫利尿效果是否比保证尿量疗效更好。

2. 血液透析　可清除血中有毒物质及机体代谢产物，纠正代谢性酸中毒，尤其在抢救肾功能受损的中毒时，可收到较好疗效。透析效果与毒物的分布容积及脂溶性有重要关系，同时还与毒物从组织到血液的转移有关。一般在中毒12小时内进行人工透析效果较好，如中毒时间过长，毒物与血浆蛋白结合，则不易透出。血液透析适用于治疗可析性毒物中毒及肾毒性物质中毒。可析性毒物包括苯巴比妥、水杨酸类、抗组胺类、甲醇、乙醇、乙二醇、茶碱、氯酸盐、重铬酸盐等，还有短效巴比妥类、导眠能等。有机磷杀虫药因具有脂溶性，透析效果不好。

3. 血液灌流（hemoperfusion）　血液流过装有活性炭或树脂的灌流柱，毒物被吸附后，血液再输回病人体内。此法能吸附脂溶性或与蛋白质结合的化学物，能清除血液中巴比妥类、丙嗪类、酚噻嗪类、毒鼠强、百草枯等毒物。应注意血液的正常成分如血小板、凝血因子、二价阳离子也能被吸附，因而需要监测和补充。血液灌流适用于中毒严重，虽经积极支持疗法而病情日趋恶化者。

血液灌流也可清除一些解毒剂和对抗剂，在治疗过程中，应酌情调整解毒剂的用量。血液灌流不能有效清除水分、水溶性小分子物质或代谢产物，不能取代血液透析，有些中毒及有肾功能衰竭的中毒病人，血液灌流和血液透析串联使用效果更好。

4. 血浆置换及换血疗法　将中毒病人体内含有毒物的血浆分离出来弃去，补充以正常的血浆，为血浆置换法。适用于与蛋白质紧密结合，又不易被透析法清除的毒物和药物所致的严重中毒。换血疗法是去除病人体内含有毒物的血液，补充以同等数量的新鲜全血。换血疗法对于引起高铁血红蛋白的各种毒物效果较好。两者主要的并发症有感染、出血、溶血、电解质紊乱、过敏反应，如液体出入量不平衡，还可导致心血管并发症。

五、特效解毒治疗

临床所用解毒剂分为一般性解毒剂及特异性解毒剂，其解毒作用的机制可分为物理性、化学性、生理拮抗性。特异性解毒剂有针对性，解毒效果好，如纳洛酮治疗阿片类中毒；氟马西尼（flumazenil）治疗苯二氮草类中毒；胰高血糖素用于β－受体阻滞剂中毒；解氟灵（乙酰胺）用于氟乙酰胺中毒等。

特效解毒剂有其局限性和毒副作用，应掌握时机，合理应用，防止不恰当的应用造成严重后果。如在有机磷农药中毒治疗时，盲目应用大量阿托品可造成阿托品中毒，使临床表现复杂化，增加病死率；汞中毒用巯基类络合剂治疗时要恰当，过分积极反而可能加强汞对肾脏的毒性。

以下为常见中毒特效解毒药物应用简介：

（一）金属中毒解毒药 此类药物多是螯合剂（chelating agent），常用的有氨羧螯合剂和巯基螯合剂。应用螯合剂原则：急性中毒者需早用药，增加促排剂量要足，病情好转后及时减少药量。慢性中毒者用药量少，疗程不宜过长，应注意锌、钙、镁、铜的缺乏，并予补充。

1. 依地酸二钠钙（disodium calcium ethylene diamine tetraacetate，Ca Na_2EDTA） 本品是最常用的氨羧螯合剂，可与多种金属形成稳定而可溶的金属螯合物排出体外。首选用于治疗铅中毒，但排汞无效。

用法：每日0.5～1g，加入5%葡萄糖液250ml稀释后静脉滴注。用药3天为1个疗程，休息3～4天后可重复给药。

副反应：类组胺反应，如流泪、鼻塞等；一过性低血压；肾小管变性致肾损伤；皮炎。

注意事项：应用本药的中毒者必须有尿。长期用药者可缺锌，需补锌。

2. 二巯基丙醇（Dimercaprol，BAL） 此药含有活性巯基，巯基解毒药进入人体内可与某些金属形成无毒的难解离、但可溶的螯合物由尿排除。此外，还能夺取已与酶结合的重金属，使该酶恢复活力，从而达到解毒目的。

用于治疗砷、汞中毒。

急性砷中毒治疗剂量：第1～2天，2～3mg/kg，每4～6小时1次，肌内注射；第3～10天，每日2次。

副作用较多，包括恶心、呕吐、腹痛、头痛、心悸等。

3. 二巯基丙磺酸钠（sodium dimercaptopropylsulfonate，Na－DMPS） 作用与二巯基丙醇相似，但疗效较高，副作用较少。

用于治疗砷、汞、铜、锑等中毒，汞中毒治疗首选。

急性汞中毒时，用5%二巯基丙磺酸钠5ml（250mg），第1天3～4次，肌内注射，第2天2～3次，以后每日1～2次，共7天。

慢性汞中毒：250mg，肌内注射，1次/d，用药3日，停药4日；或100mg，口服，3次/天，共10天。

副反应：头晕、恶心、口麻、心悸，少数人有发热、皮疹。

4. 二巯基丁二酸（dimercaptosuccinic acid，DMSA） 用于锑、铅、砷、汞、铜等中毒。

用法：每日1.5g，分3次服用，连服3天后停药4天为1个疗程。

急性锑中毒出现心律失常时，每小时静脉注射1g，可连用4～5次；再酌情减量使用数日，至症状缓解为止。

副反应：胃肠的恶心、腹泻、纳差等反应；一过性血转氨酶升高；皮疹等。

5. 青霉胺（penicillamine） 用于驱铅、汞，但效果欠佳，治疗铜中毒和肝豆状核变性效果较好。

副反应：血细胞减少、肝功能异常、肾毒损害。

用法：青霉胺0.3g，每日1～3次，口服。

注意：对青霉素过敏者忌用。

（二）高铁血红蛋白血症解毒药 亚甲蓝（美蓝）：小剂量亚甲蓝可使高铁血红蛋白还原为正常血红蛋白，用于治疗亚硝酸盐、苯胺、硝基苯等中毒引起的高铁血红蛋白血症。

剂量：1%亚甲蓝5～10ml（1～2mg/kg）静脉注射，如有必要，可重复使用。

注意：药液注射外渗时易引起坏死，大剂量（10mg/kg）效果相反，可产生高铁血红蛋白血症，适用于治疗氰化物中毒。

（三）氰化物中毒解毒药　一般采用亚硝酸盐－硫代硫酸钠疗法。

中毒后立即给予亚硝酸盐，适量的亚硝酸盐可使血红蛋白氧化，产生一定量的高铁血红蛋白；后者与血液中氰化物形成高铁血红蛋白，高铁血红蛋白还能夺取已与氧化型细胞色素氧化酶结合的氰离子；氰离子与硫代硫酸钠作用，可转变为毒性低的硫氰酸盐排出体外。

用法：

1．亚硝酸异戊酯 0.2～0.4ml，有外壳包装，用纱布包好压碎经鼻吸入。

2．3% 亚硝酸钠溶液 10ml 缓慢静脉注射。

3．随即用 25% 硫代硫酸钠 50ml 缓慢静脉注射。

（四）有机磷农药中毒解毒药

1．肟类胆碱酯酶复能剂　对有机磷类 1605、1059 复能效果较好，对 DDV、乐果、氧化乐果、敌百虫、马拉硫磷等复能效果不理想。

（1）氯磷定：首选。肟基含量约 79.5%，水溶性高，溶液稳定，毒性低，可静脉注射或肌内注射给药，使用方便，复能效果较解磷定强 1.5 倍。有效血液浓度 4mg/L，最高浓度 17mg/L。

（2）解磷定：也有效，可选用，但只能静脉注射。

（3）双复磷：对 DDV、敌百虫也有效，其含 2 个肟基，复能作用强，持久，可通过血脑屏障改善中枢神经系统症状，肌内注射较方便。但毒性大，临床很少应用。

（4）其他：另外有 HI6 等肟类复能剂在血中和效应部位需达一定浓度才起作用，半衰期短（1～1.5 小时），需重复给药。

注意：超大剂量可抑制膈肌和呼吸功能。

2．抗胆碱药

（1）中枢抗胆碱药：苯那辛、开马君、东莨菪碱、苯甲托品。

（2）周围抗胆碱药：阿托品、山莨菪碱。

（3）新型抗胆碱药：长效托宁（盐酸戊乙奎醚）系中枢抗胆碱药，对心脏无副作用。

3．复能剂与抗胆碱药联合　用药原则：早用，足量，重复用药。

（1）复方制剂：解磷注射液：含苯那辛（贝那替辛）4mg（3mg），阿托品 3mg，氯磷定 0.5g（0.4g）。

（2）苯克磷注射液：含开马君（丙环定）8mg，苯扎托品 2mg，双复磷 0.3g。

（3）氯磷定与阿托品联用：氯磷定：轻：0.5g，im 或 iv（稀释后）；中：1.0g，im 或 iv（稀释后）；重：1.5～2.0g，im 或 iv（稀释后）。

氯磷定半衰期 1～1.5 小时，酌情重复用药。每 30～60 分钟测 1 次 ChE，争取达到 50%～60%。

用药一般 3 天，需要时延长数日或选用解磷定静脉注射给药，1g 氯磷定相当于 1.5g 解磷定的作用。

阿托品：轻：1～2mg，iH 或 im，1～2h 重复；中：2～3mg，im 或 iv，20～30min 重复；重：5～10mg，iv，5～10min 重复。

阿托品化后减量维持用药数日。

3．新型抗胆碱药长效托宁　长效托宁：轻：首剂 1～2mg，使总量达到 2.5mg；中：首剂 2～4mg，重复用 1～2mg，使总量达到 6mg；重：首剂 4～6mg，重复用 2mg，使总量达到 12mg。

4．注意事项

（1）足量的标准：口干、皮肤干燥、呼吸道分泌物消失。

（2）药物调整：依病情及血胆碱酯酶活力和肌颤等表现酌情调整复能剂，每 30～60 分钟测一次 chE。

（3）注意：防止肟类胆碱酯酶剂量过大抑制呼吸与膈肌运动的功能；防止阿托品过量引起抑制胆碱酯酶的活性，神经末梢释放乙酰胆碱，加重有机磷中毒；防止阿托品中毒与有机磷中毒共同引起脑水肿、肺水肿与呼衰。

（五）杀鼠剂中毒

1. 抗凝血杀鼠剂（华法林）中毒　用维生素 K_1，每日总量 $<120mg$；同时输新鲜血或血浆或凝血酶复合物补充凝血因子。

2. 致惊厥杀鼠剂中毒

（1）毒鼠强中毒（四二四、没鼠命）：目前尚无特效解毒剂。

（2）有机氟杀鼠剂中毒（氟乙酰胺、鼠甘伏等）：解毒剂——乙酰胺：商品名解氟灵，在体内水解成乙酸，干扰氟柠檬酸的生成，产生保护作用。

用法：每次2.5～5.0g，肌内注射，每6～8小时1次，首次可给全日量的一半，危重病人首次给5.0～10.0g，一般连续用药5～7天。

（六）中枢神经抑制剂解毒药

1. 纳洛酮（naloxone）　纳洛酮是阿片类麻醉药的解毒药，对麻醉镇痛药引起的呼吸抑制有特效的拮抗作用。纳洛酮是吗啡受体拮抗剂，能拮抗β-内啡肽对机体产生的不利影响。目前纳洛酮主要用于阿片类物质中毒的解毒剂。

近来发现纳洛酮对急性酒精中毒有催醒作用，也有人试用于其他镇静催眠药如地西泮（安定）等中毒，也取得了一定效果。但在酒精中毒时应用纳洛酮尚缺乏充足的依据。

用法：0.4～0.8mg，静脉注射。重症病人必要时可1小时后重复用1次。

2. 氟马西尼（flumazenil）　是苯二氮䓬类中毒的拮抗剂，用法详见本书有关章节。

（七）钡盐中毒解毒剂　硫酸钠：本药与钡作用后，可生成不溶解的硫酸钡。

用法：洗胃后将10%硫酸钠150～300ml内服或灌入胃管内，1小时后可重复1次；中毒严重者可用10%硫酸钠10ml缓慢静脉注射或1%～2%硫酸钠500～1000ml缓慢静脉滴注，连续2～3天。

（八）铊中毒

1. 急性中毒

（1）1%碘化钾或碘钠口服，形成不溶的碘化铊，再用活性炭吸附。

（2）普鲁士蓝胺：每日250mg/kg体重，分4次口服，可形成普鲁士蓝-铊，再给15%甘露醇50ml口服，促进毒物经粪、尿排出。

注意：氯化钾虽然促进铊排出，但动员组织内铊入血，使血铊增高，影响病情，应慎重。络合剂治疗尚未肯定效果。重症者血流灌注较好，加上血透疗法更好，因单独应用血透疗法欠佳。

2. 慢性中毒　试用胱胺酸、半胱胺酸有一定疗效。

六、对症支持治疗

在几千万种化学物质中，人类做过动物毒性实验的不过35万种，具有人类中毒经验的化学品仅千种。临床实践中发现，许多化学物质仅有动物的毒性实验结果，专家们只能提供“对症处理”之类的建议，这就告诉我们不要寄希望于特效解毒药，应当争取时间进行积极的对症治疗。

（一）中毒性呼吸衰竭　是一种严重的呼吸功能不全，往往是导致中毒者死亡的主要原因。其病变可分为中枢性呼吸衰竭和周围性呼吸衰竭。前者多见于镇静催眠药、全身麻醉药、中枢兴奋性药物、阿片类药物、窒息性气体中毒等；后者则可由某些药物（如肌肉松弛剂等）中毒引起。有些毒物如有机磷类既可引起中枢性呼吸衰竭也可造成周围性呼吸衰竭。

1. 维持呼吸道通畅　中毒病人特别是消化道吸收的中毒常有恶心呕吐，为防止洗胃液或呕吐物误吸入呼吸道，在病人仰卧位时头偏向一侧。及时清除口腔及鼻腔分泌物。如中毒者已昏迷，则应将其头部尽量后仰，托起下颌，有义齿者应取出；抽搐、牙关紧闭者，应使用开口器，用舌钳拉住舌头，以免阻塞呼吸道或咬破舌头。若呼吸道分泌物粘稠，应用 α - 糜蛋白酶及沐舒坦雾化吸入或气管内滴药。当有呼吸道平滑肌痉挛时，可应用氨茶碱及肾上腺皮质激素静脉推注或静脉滴注。当中毒严重，呼吸道分泌物多不易清除，或气管痉挛引起窒息时，应及时行气管插管或气管切开，呼吸道的护理在中毒抢救中至关重要。

2．氧气疗法　对绝大多数急性中毒者而言，在保持呼吸道畅通的前提下，应及时给氧。一般氧流量为：成人 2 ~ 4L/min；儿童 1 ~ 2L/min；有条件者可行高压氧疗法。

3．呼吸兴奋剂的应用　特别适用于存在中枢性呼吸衰竭者。常用的呼吸兴奋剂有尼可刹米（可拉明）、山梗菜碱（洛贝林）、哌醋甲酯（利他林），可酌情静脉推注或静脉滴注，应用呼吸兴奋剂有效时，可出现呼吸幅度加深，频率不增加或减慢，肺部呼吸音增强。对于呼吸衰竭者，不能过度依赖呼吸兴奋剂，因其剂量过大时可引起惊厥，或因过度兴奋而转为更严重的抑制。应用呼吸兴奋剂后病情无改善或继续恶化而出现呼吸暂停者，应给予人工呼吸器辅助呼吸，且不宜再用呼吸兴奋剂。

4．人工呼吸　中毒病人若呼吸变浅、慢而弱，有明显发绀、烦躁或呼吸停止时，应立即行人工呼吸。口对口（或口对鼻）人工呼吸简便有效，可作为应急措施，有条件者应采用人工呼吸器进行人工呼吸。

5．其他　对于某些吸入性毒物（尤其具有刺激性、腐蚀性毒物）中毒并发呼吸衰竭时，常有呼吸道粘膜肿胀、炎症、分泌物增多，甚至假膜形成，在抢救中要注意保持呼吸道通畅。严重中毒病人可并发 ARDS，应及时给予呼吸机 PEEP 辅助通气。东莨菪碱能解除心、脑、肺血管痉挛，改善微循环，减少分泌物，对于肺水肿、支气管痉挛所致的周围性呼吸衰竭有良好效果。用法：首剂 0.6 ~ 0.9mg，1 ~ 2 小时后酌情给予 0.3 ~ 0.6mg，静脉给药。

（二）中毒性心肌损伤和心律失常　毒物可直接或间接损害心肌组织，造成心肌细胞的变性甚至坏死，影响心脏的泵血功能，使冲动的发放和传导出现障碍，产生心律失常。

1．保护心肌功能与处理心力衰竭　中毒病人出现心肌损害时宜卧床休息，有烦躁及精神紧张者应予镇静，选用营养和保护心肌药物如 ATP、辅酶 A、肌苷、维生素 C 以及糖皮质激素。当出现心力衰竭时宜采取合适的体位，减少静脉回心血量，必要时轮流结扎四肢，有肺水肿时用消泡沫吸氧，对刺激性气体引起者禁用乙醇溶液。强心剂选用作用快又排泄快的西地兰、毒毛 K，用洋地黄有禁忌证时可用环磷酸腺苷（CAMP）依赖性正性肌力药物、利尿剂，如呋塞米 20 ~ 40mg 静脉注射，血管扩张剂可用硝普钠、酚妥拉明等。

2．纠正心律失常与防治心室颤动　不同中毒所致心律失常有相应的机制和特点，在纠正心律失常时要注意去除致病因素和电解质紊乱，特别是低血钾和低血镁。单纯房性早搏一般无需处理，应注意其可能为心房颤动、心房扑动的前兆。室性过早搏动常是室性心动过速、心室颤动的先兆，特别是出现在心动过缓时尤为危险，应积极处理。非心动过缓的室性早搏可选用利多卡因及胺碘酮，如心动过缓时出现早搏，首选阿托品 0.5 ~ 1mg 静脉注射，以提高基础心律，使室性早搏消失。禁止使用影响传导的药物，如普罗帕酮、美心律、普鲁卡因酰胺等。当出现快速心律失常如阵发性室上性心动过速或室性心动过速，可选用胺碘酮，出现血流动力学不稳定时，及早使用同步直流电复律。在出现Ⅱ度莫氏Ⅱ型及Ⅲ度房室传导阻滞，药物治疗无效时，可使用起搏治疗，对双束支阻滞或多束支阻滞也应该及早进行起搏治疗。一旦出现心室颤动，应立即行 CPR。

（三）中毒性脑水肿　毒物可直接或间接作用于中枢神经系统，使脑组织微小血管及血脑屏障通透性增加，脑细胞水分增多，形成弥漫性脑水肿，导致一系列神经精神症状，也称为中毒性脑病。一些毒物所致的脑水肿具有顽固性、渐进性等特点，应及时采取相应措施。

1．维持呼吸道通畅　吸氧 有条件者可行高压氧治疗，头部垫高 15° ~ 30°。

2．降温疗法　保持头部低温，可减少脑组织代谢耗氧量，并预防和减缓脑水肿的发生。降温可采用物理降温和人工冬眠疗法，使肛温维持在 32 ~ 34℃。

3．脱水剂的应用　甘露醇 250ml/次（或按每次 1 ~ 2g/kg 计算），于 20 分钟内注射完，每 6 ~ 8

小时1次，也可应用山梨醇、高渗葡萄糖、尿素以及细胞内脱水剂α-七叶皂甙钠。当合并有肾功能损害时，可用速尿及甘油果糖脱水。

4．激素疗法　在应用脱水剂的同时，可给予肾上腺皮质激素，常用药物为地塞米松，先静脉注射10mg，以后每4～6小时给予5mg，一日总量为40～50mg。

5．过度通气疗法　用人工呼吸器行人工过度通气，同时吸氧，使二氧化碳排出增加，引起低碳酸血症，导致颅内压降低。一般 $PaCO_2$ 维持在3.3～4kPa为宜。

6．促进脑细胞代谢，控制惊厥　可选用能量合剂，如α-酪氨酸、肌苷等药物静脉滴注，也可选用中药治疗。由于惊厥能加重脑缺氧和脑水肿，故控制惊厥甚为重要。可用安定10～20mg缓慢静脉注射，苯巴比妥钠0.2肌内注射，每6～8小时1次。

（四）中毒后高血压和低血压处理　急性中毒病人常因药物或毒物及情绪的波动出现血压变化，多为一过性高血压，也可因毒物作用及体液丢失而出现低血压，当血压剧烈波动并有临床症状时，应及时处理，以保护心脑肾的功能。

1．高血压处理　轻症病人可用硝苯地平10mg，咬碎后舌下含化，重症病人可用硝普钠静脉滴注，开始可予0.2～0.5μg/(kg·min)，最大剂量不得超过6μg/(kg·min)，以免引起氰化物中毒，该药作用快，消失也快，便于临床掌握。当有脑水肿合并高血压时，应慎重降压，以保持合适的脑灌注压。

2．低血压及休克　当收缩压低于80mmHg及舒张压低于50mmHg，若病人循环良好，心跳不快，脉搏有力，肢端温暖，无发绀，无少尿者，为低血压。此种情况可能是机体的一种保护性反应，可以暂时观察。对有血压低并脉压差小于2.7kPa（20mmHg），脉搏细弱无力，肢端冷并有发绀等血流动力学不稳定者，应积极抗休克治疗。怀疑有低血容量者，可做扩容试验：用生理盐水或5%葡萄糖液200ml，静脉推注，10分钟内注完，对血压回升者，则用同法注射200ml，直至血压恢复正常范围为止，然后持续静脉滴注以维持血压。若第一次注药后，血压继续下降，提示心功能不良，应使用血管活性药物；若第一次注药后无反应，可再给予200ml，血压上升则可继续扩容，直至血压正常，若血压下降，应给予血管活性药物。

（五）中毒后的高热及低体温的处理　一些毒物可作用于体温调节中枢，影响机体的代谢，使产热和散热过程失衡，出现高热或低体温，使病情恶化，应予处理。高热常见于三环类抗抑郁药物、单胺氧化酶类及抗胆碱类等药物中毒，甚至可引起热休克及恶性神经抑制综合征。单纯药物中毒引起的低体温为轻度，常在32～35℃，极少见中度低体温（29～32℃）和重度低体温（25～29℃），多见于镇静药物、酚噻嗪类药物中毒。在低体温时可发生电解质、体液及酸碱失衡，血浆钾、钠降低，低体温抑制心肌收缩，使心率减慢，容易发生室性心律失常，甚至心室颤动，特别是原有心脏病病人。

1．高热的处理　首选物理降温，可采用大血管走行处体表皮肤放置冰块、冰袋，有条件行冰帽、冰毯降温效果更好，也可把病人放在水池内，补液、利尿也有助于降温应使肛温尽快降至39℃以下才安全。避免使用抗胆碱药物，血管收缩剂或去极化肌肉松弛剂如琥珀酰胆碱。热抽搐可用安定静脉推注或静脉滴注。有应用冬眠疗法的指征时可用冬眠药物。

2．低体温的处理　①被动性体外回温：可作为首选，使用棉毯或棉被包盖病人，回温速度为0.2～0.5℃/h，使中心体温接近正常，2小时无效者，改为主动体外回温。②主动性体外回温：在用棉被包盖病人的同时，用热水袋（42℃以下）给病人回温。主动体外回温过程中，容易发生回温休克及室颤阈下降，同时适当补充液体可防止休克发生。③主动体内回温：用40～42℃的氧气经气管插管或面罩吸入，也可用42～45℃的液体洗胃或静脉滴注37℃的液体。该法只适用于重度低体温者，回温速度为0.5℃/h，当中心温度达到32～35℃时即应停止。

（六）其他　大多数中毒至今尚无特效解毒治疗，一般采用维护重要脏器（如肝肾功能）的功能，积极合理的对症和支持疗法，急性中毒病人应卧床休息，保暖，注意观察病人神志，呼吸循环等情况。定期翻身以免发生肺炎和褥疮，纠正水电解质及酸碱平衡紊乱，防治感染，鼻饲或静脉营养以增强机体抵抗力，脏器功能不全时给予积极抢救。

七、中毒病人安置

不管什么类型的毒物中毒，对病情危重者均应留院观察，有条件者应在急诊科 ICU 进行抢救，持续监测关键的生理生化参数，以判断治疗效果。特别是毒物成分不明时，应对重要器官功能进行监测，了解其对机体的损害情况。对开始病情表现较轻，有较长潜伏期的毒物中毒病人，应留院观察，直至渡过危险阶段，毒物损害作用消失。合并有严重疾病的中毒病人，也应住院治疗。对服毒病人需细心做好工作，注意心理护理。

第四节　有机磷农药中毒

一、概述

有机磷农药（organophosphate pesticides）是我国目前使用最广、用量最大的农业杀虫剂，在各类农药中毒和死亡病人中，国内外均以有机磷农药引起者占绝大多数。有机磷农药品种很多，根据大鼠急性经口 LD_{50}分为四类：①剧毒类：LD_{50} < 10mg/kg，如甲拌磷（3911）、内吸磷（1059）、对硫磷（1065）等；②高毒类：LD_{50}10 ~ 100mg/kg，如甲基对硫磷、甲胺磷、氧乐果、敌敌畏等；③中毒类：LD_{50}100 ~ 1000mg/kg，如乐果、乙硫磷、敌百虫等；④低毒类：LD_{50}1000 ~ 5000mg/kg，如马拉硫磷等。剧毒类即使少量接触也常引起严重的临床后果。

在急性有机磷农药中毒中，生活性中毒远比职业性中毒多见，有机磷农药可经胃肠道、呼吸道、皮肤和粘膜吸收，吸收后迅速分布全身各脏器，其中以肝内浓度最高，大多数有机磷农药在肝进行生物转化，一般氧化后毒性增强，经水解后可降低毒性。毒物的肠肝循环是造成反跳的因素之一。

有机磷农药可抑制体内多种酶的活性，中毒的主要机制是对胆碱酯酶的抑制作用，普遍存在于各种有机磷农药中的杂质尤其是硫代磷酸酯类以及溶酶的毒性作用使临床表现更为复杂。有机磷农药中毒的症状和体征按出现时间可分为三种临床表现，即中毒后即刻出现的急性胆碱能危象、中毒后 1 ~ 4 天出现的中间综合征和 2 周后出现的迟发性多发神经病。

1. 急性胆碱能危象（acute cholinergic crisis，ACC）中枢神经系统 M 受体和 N 受体受到过度激动可表现为先兴奋后抑制，出现头痛头晕、共济失调、烦躁不安、谵妄、抽搐和昏迷，严重时可有呼吸循环中枢衰竭。外周性神经毒性表现为毒蕈碱样（M 样）和烟碱样（N 样）症状，M 样症状主要是腺体和绝大多数平滑肌兴奋所表现的腺体分泌增加和平滑肌收缩（膀胱括约肌松弛），如大汗、流涎、缩瞳、视力模糊、恶心呕吐、腹痛、腹泻、胸闷气短、呼吸困难、肺部湿啰音、大小便失禁和心率减慢、血压下降。N 样症状主要表现为横纹肌的先兴奋后衰竭，全身横纹肌发生肌纤维颤动，甚至全身肌肉强直性痉挛，病人常有全身紧束和压迫感，而后发生肌力减退和瘫痪，呼吸肌麻痹还可引起周围性呼吸衰竭。ACC 的分度如下：

（1）轻度中毒：有头晕、头痛、恶心、呕吐、多汗胸闷、视力模糊、无力、瞳孔缩小。全血胆碱酯酶活力在正常的 50% ~70%。

（2）中度中毒：除上述症状外，还有肌纤维颤动、瞳孔明显缩小、轻度呼吸困难、流涎、腹痛、腹泻，但意识清楚。胆碱酯酶活力在正常的 30% ~50%。

（3）重度中毒：除上述症状外，还出现昏迷、肺水肿、呼吸麻痹、脑水肿。胆碱酯酶活力在正常的 0 ~ 30%。

2. 中间综合征（intermediate syndrome，IMS）一般发生在中毒后 1 ~ 4 天，个别发生在 7 天内。由于发生在急性胆碱能危象消失之后，迟发性多发神经病出现之前，其主要特点为肌无力，轻者主要累及肢体近端肌肉或屈颈肌和第 Ⅱ ~ Ⅶ对颅神经支配的肌肉，重者第Ⅸ ~ Ⅹ对颅神经支配的肌肉以及呼吸肌常受累。可表现为意识清楚、肩外展和屈髋困难、抬头无力、睁眼及眼球活动受限、复视、面肌呆板、声音嘶哑和吞咽困难，呼吸肌无力和麻痹，严重者昏迷和呼吸停止，神经肌电图检查发现，高频率持续性刺激周围神经可引起肌肉诱发电位波幅递减，类似重症肌无力表现，也称为中间期肌无力综合征（intermediate myasthenia syndrome），可能与早期胆碱酯酶复能剂用量不足有关。

3．有机磷致迟发性多发性神经病（organophosphate induced delayed polyneuropathy，OPIDP）　多见于重度有机磷农药中毒，一般在 ACC 消失 2～4 周后出现，严重病例也可在 1 周内出现，表现为感觉和运动障碍，感觉障碍以肢体麻木多见，运动障碍以肢体无力多见，可见肌肉塌陷、行走困难、站立不稳，严重者肢体弛缓性瘫痪，肌电图呈失神经样表现。病理可见运动神经脱髓鞘变性。有人认为是因神经靶酯酶（neuropathy target esterase，NTE）失活，并进而老化所致。

二、诊断

1．确切的有机磷农药接触史　包括有机磷农药的品种、浓度、接触方式、接触时间及有无其他农药成分，还应注意有无误服或摄入被有机磷污染饮食的可能。不能仅根据病史陈述而定，更不能一听说是误服农药就按有机磷农药中毒进行治疗。

2．典型的症状和体征　有机磷农药中毒后，缩瞳、大汗流涎和肌颤是三项相对特异的体征。常伴有的消化道症状、呼吸困难和神志改变是三项非特异的症状、体征。如前三项中有任意二项同时发生，加上后三项中任一项伴发，则应当考虑有机磷中毒可能。

3．实验室检查　①全血胆碱酯酶活力的测定是较专一的辅助诊断方法，对早期诊断、中毒程度分度和指导重活化剂的使用都很有意义。②血、胃内容物及可疑污染物的有机磷测定。③尿中有机磷代谢产物的测定：如接触敌百虫时，尿中三氯乙醇含量增高；对硫磷等其他含有对位硝基苯的毒物中毒时，尿中可排出对位硝基酚。

4．阿托品试验　静脉注射阿托品 2mg，如系有机磷中毒，可见症状减轻，如不是有机磷中毒，则出现口干、皮肤干燥、颜面潮红、心率加快及瞳孔散大，但昏迷病人往往反应不敏感，易致错误判断。

有机磷农药中毒诊断内容应包括：农药名称、中毒途径、中毒程度、并发症。

三、鉴别诊断

在农药使用季节，往往易将其他病症误诊为有机磷农药中毒，或将其他农药中毒误诊为有机磷农药中毒，特别是氨基甲酸酯类农药中毒临床表现与有机磷农药中毒相似，有时鉴别很困难。

1．与常见病鉴别　见表 12－2。

表 12－2　有机磷农药中毒与常见病鉴别要点

鉴别项目	有机磷农药中毒	急性胃肠炎	食物中毒	中　暑
病史	接触农药史	暴饮暴食不洁食物	吃腐败变质食物	高温影响
体温	多正常	轻度升高	增高	多 38.5℃以上
皮肤	潮湿多汗	正常	重症时脱水	干热重症时脱水
瞳孔	缩小	正常	正常	正常
肌颤	纤维颤动为主	无	无	可有腓肠肌痉挛
流涎	有	无	无	无
呕吐	多见	明显	明显	无
腹泻	少见	明显	明显	无
血 ChE	降低	正常	正常	正常
阿托品试验	症状减轻	阿托品化	阿托品化	阿托品化

2．与氨基甲酸酯类农药中毒鉴别　见表 12－3。

表 12－3　有机磷农药中毒与氨基甲酸酯类农药中毒鉴别要点

鉴别项目	有机磷农药中毒	氨基甲酸酯类农药中毒
接触史及毒物分析	有机磷农药	氨基甲酸酯类农药
呕吐物及洗胃液	有明显蒜臭味	无蒜臭味
作用方式及作用时间	磷酰基与胆碱酯酶结合时间长	整个分子与胆碱酯酶结合时间短
血浆胆碱酯酶活性	明显降低且恢复慢	降低但恢复快
病程	长	短
阿托品用量	大	小
肟类解毒剂	疗效好	无效且可能增强毒性

四、救治（图 12－1）

机制和主要环节	急救措施	救治药物	救治性质
有机磷进入体内中毒 ←	①切断毒源，防治继续		治本
↓ 与 chE 结合导致酶活力下降或消失 ←	②使酶活力重活化或升高 ←	胆碱酯酶重活化剂	治本
↓ Ach 大量蓄积作用于胆碱受体 ←	③阻断 Ach 对受体作用 ←	抗胆碱药物	治标
↓ 胆碱能危象 呼吸衰竭 循环衰竭 惊厥昏迷 ↓ 死亡 ←	④维持呼吸循环功能，控制惊厥		治标或对症治疗

图 12－1　有机磷中毒机制和主要环节及其相应的主要急救措施

1．清除毒物，防止继续吸收　立即使病人脱离现场，脱去污染衣物，污染部位（皮肤、头发、指甲）彻底清洗，水不宜太热，以免促进毒物吸收。眼部污染也应迅速用清水或 2% $NaHCO_3$ 液冲洗 20 分钟，口服中毒者立即催吐洗胃，且应注意如下事项：

（1）只要有机磷中毒症状存在，未行洗胃，即使时间超过 12 小时，均应彻底洗胃。重症病人应保留胃管 2～5 天，间断洗胃，以彻底清除毒物，防止"反跳"。

（2）首次洗胃可用温清水或 1%～2% $NaHCO_3$ 溶液（敌百虫禁用），间断反复洗胃时宜用 1%～2% $NaHCO_3$ 盐水溶液，以防出现低渗综合征。

（3）洗胃必须彻底，直至流出的液体清亮、无味为止，首次洗胃液一般需 2×10^4ml 以上。插入胃管后先将胃内容物抽尽，再注入洗胃液，每次注入量不超过 300ml，过多时易将毒物驱入肠腔。应注意"先出后入，出入相当"的原则，防止胃破裂等并发症。

（4）昏迷病人更应彻底洗胃，同时要稳定生命体征，可用直接喉镜协助插入气管插管和胃管，在洗胃同时应用特效解毒剂肌内注射或静脉滴注，不可偏废。若胃内充满食物不易洗出，可考虑手术造瘘洗胃。

（5）洗胃后可注入活性碳吸附毒物，可给硫酸钠 30g 或 20% 甘露醇 250ml 注入胃内，关键要做到“导”而“泻”，才能有排毒作用。

2. 特效解毒剂的应用 早期足量应用复能剂及适量阿托品应作为急救治疗的基础原则，具体应用方法见表 12－4。

表 12－4 有机磷杀虫药中毒解毒药剂量表

药名	用药阶段	轻度中毒	中度中毒	重度中毒
氯磷定	首剂	0.5～1.0g,im	1～2g,im	2～2.5g,im
	以后	0.5g,im,q2～8h	0.5～1.0g,im,q2～6h	1.0g,im,q1～4h(＜10g/24h)
解磷定	首剂	0.5～1g,缓慢 iv	1～2g,缓慢 iv	2～3g,缓慢 iv
	以后	需要时2小时后重复	需要时2小时1次每次1g,iv共3次	半小时后视情况重复0.5g/每小时静脉滴注酌情调整
双复磷	首剂	0.125～0.25g,im	0.5g,im 或稀释后 iv	0.5～0.75g,稀释后 iv
	以后	需要时每2～3小时1次重复	2～3小时后可重复0.25g,重复1～3次	半小时后可重复0.5g,每2～3小时1次,每次0.25g,共2～3次
阿托品	开始	1～2mg,im 或静脉注射 q15～30min	3～5mg,静脉注射 q15～30min	5～15mg 静脉注射,q5～15min
	阿托品化后	0.5mg,im,q2～8h	1～2mg,静脉注射 q2～6h	1～2mg,静脉注射,q1～6h
	首剂以后	1.0～2.0mg,im	2.0～4.0mg,im 需要时1.0～2.0mg,im	4.0～6.0mg,im 2.0～3.0mg,im

（1）胆碱酯酶复能剂：肟类化合物使被抑制的胆碱酯酶恢复活性的原理是其吡啶环中的氮带正电荷，能被磷酰化胆碱酯酶的阴离子部位所吸引；而其肟基与磷原子有较强的亲和性，因而可与磷酰化胆碱酯酶中的磷形成结合物，使其与胆碱酯酶的酯解部位分离，从而恢复乙酰胆碱酯酶的活力，也可直接对抗中毒后引起的肌颤、肌无力和肌麻痹等烟碱样症状，也有较弱的阿托品样作用。常用药物有碘解磷定（pyraloxime Iodide，PAM－I）和氯解磷定（pyraloxime chloride，PAM－Cl），还有双复磷（obidoxime chloride，DMO_4）。

肟类复能剂是治“本”措施，PAM－CC 应早期、足量、持续应用，特别是氯磷定副作用少，复能效果好，应作为首选。首次给药应于中毒后 2 小时之内的“黄金时间”达到有效的治疗浓度而不引起毒副作用，只要有机磷及其活性代谢产物存在，就可继续应用，根据病情及胆碱酯酶活力调整剂量，直到症状消失或胆碱酯酶活力稳定在正常值 70% 以上才可停药。肟类化合物在碱性液中可生成有剧毒的氰化物，故严禁与碱性液配伍，应用量过大可出现毒副作用，甚至抑制胆碱酯酶活力。大剂量 PAM－I 可引起口苦、咽痛、恶心、血压升高等，注射过快可抑制呼吸；PAM－CL 可引起短暂眩晕，视物模糊或复视，血压升高及癫痫样发作等。DMO_4 可有口周、四肢及全身发麻与灼热、恶心、呕吐、颜面潮红，室性早搏，房室传导阻滞，中毒性肝炎等。复能剂对不同的有机磷品种效果不完全相同。

（2）阿托品：对抗乙酰胆碱药物，对毒蕈碱样症状及呼吸中枢的抑制有良好的对抗作用，但对烟碱样症状和恢复胆碱酯酶活力没有作用。

阿托品的应用应遵循早期、适量、反复、高度个体化的原则，由于中毒途径、量、品种的差异，不能千篇一律。在 ACC 时阿托品用量不足可导致严重后果。阿托品的致死量为 80～130mg，有机磷中毒病人对阿托品的耐受量提高，实际用量可超过一般用量，但以达到“阿托品化”（颜面潮红、口干、皮肤粘膜干燥、心率加快至 90～110 次/min、肺部啰音消失）为度，切勿盲目加大用量，特别是复能剂应用足量后，阿托品用量明显减少。阿托品中毒时可出现神志模糊、狂躁不安、抽搐、昏迷、高热等表现，严重中毒时表现为皮肤由潮红转为苍黄，瞳孔回缩，心率减慢，中枢抑制。当阿托品中毒与有机磷中毒并存时可使临床表现复杂化，增加病死率。

（3）解磷注射液：每支2ml，含阿托品3mg、苯那辛3mg、氯磷定400mg，中、重度中毒时应追加氯磷定。

3. 对症及支持治疗

（1）血液净化支持治疗：危重病人可用输血疗法、血浆置换等，对病人行血液灌流时应持续给予阿托品及胆碱酯酶复能剂，防止解毒药的吸附造成病情反复。

（2）积极防治并发症：①呼吸衰竭：是有机磷杀虫药中毒的主要死因，特别是中、重度中毒病人应常规备气管插管等辅助通气设备，以维持正常呼吸功能为重点。良好的通气支持是危重病人抢救成功的关键。由于有机磷造成的中枢抑制出现的中枢性呼吸衰竭宜重用阿托品，当病人出现颅神经支配的肌肉、颈肌及四肢肌力减弱时应警惕中间综合征的发生，一旦出现呼吸肌麻痹应立即给予气管插管，机械辅助通气，突击量氯磷定疗法（首剂lg，im，q1h，连用3次；lg，im，q2h，连用3次；lg，im，q3h，连用3次；以后改为4～6h肌肉注射1次，酌情调整，直至脱机后2～3天）可明显缩短支持通气时间，恢复呼吸肌功能。②脑水肿及昏迷：有机磷中毒病人一旦出现视乳头水肿常提示脑水肿严重，治疗方法同一般脑水肿，如吸氧、头部降温，应用糖皮质激素、脱水及利尿、改善脑功能药物的使用等，必要时使用高压氧治疗。中枢性抗胆碱药如东莨菪碱、苯那辛、苯甲托品等能缩短昏迷时间，减轻和消除呼吸中枢抑制和惊厥。有惊厥时可用地西泮，但要注意其对呼吸中枢的影响。③中毒性心肌损害：应纠正缺氧，应用营养心肌药物，维持水电解质平衡，特别要纠正低血钾，以防诱发严重心律失常。有心律失常时按内科心律失常处理原则治疗。④上消化道出血：多见于有刺激性的有机磷农药，如敌敌畏等，用正渗盐水洗胃既可治疗出血又可减少毒物吸收，处理原则同一般上消化道出血。⑤对OPIDP的治疗可用维生素B_1、B_{12}等神经营养药物，可辅以针灸或电针疗法。

五、病人安置

急性有机磷中毒病人要留观治疗，特别是中、重度病人应安置在急诊ICU，行心电、血压、血氧饱和度监测，在中毒4天之内应时刻备好通气器械，以及时有效地治疗可能出现的呼吸衰竭，定期复查chE活力，及时调整解毒药的剂量，防治“反跳”。

出院指征：①临床症状体征消失，停药2～3天后无复发；②血清ChE活力稳定在正常值的70%以上；③精神、食欲正常；④一般无严重后遗症。

第五节　杀虫脒中毒

一、概述

杀虫脒（chlordime form）又称氯苯脒、杀螨脒，是一种高效广谱有机氮农业杀虫药和杀螨药，杀虫脒具有中等毒性，大鼠经口的LD_{50}为265～355mg/kg，经皮的LD_{50}为400mg/kg。可经消化道、呼吸道和皮肤吸收，吸收后主要分布于肝、肾和皮下脂肪，肝是主要代谢场所，由于其在体内迅速代谢和排出，因此组织内无明显蓄积，主要发病机制可能是直接的麻醉作用和对心血管的抑制作用。杀虫脒及其代谢产物的苯胺活性基因能使血红蛋白中的Fe^{2+}转变为Fe^{3+}，形成高铁血红蛋白血症（导致机体缺氧，发绀和出血性膀胱炎）。杀虫脒抑制血清单胺氧化酶和其他酶，影响交感神经而不影响副交感神经，对胆碱酯酶无抑制作用，而能抑制线粒体内的氧化磷酸化，影响能量合成，干扰细胞的代谢功能，导致错综复杂的临床表现。

二、诊断

（一）症状和体征　生产性中毒主要经皮肤和呼吸道吸收，一般在接触杀虫脒后2～4小时出现症状；皮肤粘膜接触者，局部可有灼热感及粟粒性丘疹，愈后呈片状脱屑；口服中毒在半小时至1小时内发病，一般先有短暂的兴奋，随后很快转为抑制。急性中毒的临床表现以神经系统症状，高铁血红蛋白血症，出血性膀胱炎为主要特点。另外，还可出现心血管系统表现。心力衰竭，脑水肿及呼吸衰竭是常见的致死原因。根据中毒的程度分为轻、中及重度中毒。

1. 轻度中毒　常有头痛、头晕、精神萎靡、倦怠无力、胸闷、恶心、嗜睡等症状；轻度发绀，高铁血红蛋白含量为10%～30%；或有镜下血尿。

2. 中度中毒　除上述症状加重外，出现浅昏迷或皮肤粘膜发绀，高铁血红蛋白含量为30%～50%；或有尿频、尿急、尿痛、血尿等出血性膀胱炎症状，有些病人有发热、血压降低或升高、心动过速、心律失常。

3. 重度中毒　出现昏迷、瞳孔扩大、休克、呼吸衰竭和心力衰竭；明显发绀，高铁血红蛋白含量>50%；少数病人出现肺水肿、急性肾功能衰竭、上消化道出血、溶血性贫血、弥散性血管内凝血、脑水肿和心脏骤停以及局部皮肤红肿和粟粒样皮疹，可伴有灼痛或瘙痒。

（二）辅助检查

1. 尿液检查　常规可出现红细胞、蛋白、少量白细胞和管型，尿中杀虫脒及其代谢产物4-氯-邻甲苯胺增高［正常值总量为（0.02±0.025）mg/L，其中杀虫脒为（0.01±0.023）mg/L，4-氯-邻甲苯胺为（0.01±0.16）mg/L］。

2. 血中高铁血红蛋白增高　中毒后4～8小时在血液中产生变性珠蛋白小体（Heinz小体），持续3～7天，阳性者可提示诊断，但无特异性。

3. 肝功能　少数病人血清ALT增高，严重中毒时血清单胺氧化酶降低。

4. 血常规　可见白细胞总数及中性粒细胞增高，重度血钾可降低。

5. ECG　窦性心律不齐，ST-T改变，Q-T间期延长，可出现心律失常。

（三）诊断依据

1. 有确切的皮肤接触，吸入或口服毒物史。

2. 出现不同程度的意识障碍，发绀，出血性膀胱炎等为主的全身中毒症状和体征。

3. 测定尿中杀虫脒及其代谢产物4-氯-邻甲苯胺增高，血中高铁血红蛋白增高。

4. 排除有类似表现的其他疾病后即可诊断。

三、鉴别诊断

1. 有机磷农药中毒　多有有机磷农药接触史，口腔洗胃液有特殊蒜臭味，瞳孔缩小、大汗、流涎、肌颤、胃肠道症状和昏迷、呼吸困难、肺水肿，重者可有呼吸衰竭、血胆碱酯酶活力下降，阿托品、复能剂治疗有效。

2. 其他　还需与肠原性紫绀病、中暑、食物中毒、乙型脑炎、泌尿道感染和其他农药中毒进行鉴别。

四、处理

原则是清除毒物，阻止毒物吸收，促进毒物排泄，治疗高铁血红蛋白血症和对症处理。

1. 清洗毒物　职业接触者应迅速脱离现场，脱下被污染的衣服，用肥皂水清洗皮肤。经口中毒者应迅速洗胃，采用1%～2%碳酸氢钠反复洗胃，洗毕用50%硫酸镁60ml导泻。

2. 亚甲蓝及其他还原剂的应用　高铁血红蛋白血症引起的发绀可用亚甲蓝治疗，剂量为每次1～2mg/kg，加葡萄糖静脉滴注或静脉注射，需要时在1～2小时后可重复半量，亚甲蓝剂量过大会使血红蛋白的二价铁氧化为三价铁，从而形成高铁血红蛋白，使发绀加重或出现亚甲蓝的副作用，故每次用量不宜超过200mg，24小时总量不宜超过600mg，无发绀的病人勿需注射亚甲蓝，对轻度高铁血红蛋白血症可用大剂量维生素C和葡萄糖作为还原剂应用。

3. 加速毒物排泄　加强输液和利尿，使杀虫脒及其代谢产物尽快排出体外。烟酰胺可促进杀虫脒降解，亦可试用。

4. 对症处理

（1）有脑水肿征象者：给予氟美松（10～20mg/d），脱水剂（20%甘露醇或25%山梨醇250ml快速静脉滴注），必要时及早气管插管或切开，辅助通气给氧。

（2）出血性膀胱炎：可予止血敏、安络血及维生素K等止血，碳酸氢钠碱化尿液，选用抗生素防治感染。

（3）中毒性心肌炎与中毒性肝炎的处理：卧床休息，适当给予能量合剂，GS－KCL－RI液（极化液）及小剂量肾上腺皮质类固醇等。

（4）如出现周围循环衰竭、四肢厥冷等现象时，可使用阿托品或莨菪类药物治疗。出现呼衰则吸氧，保持呼吸道通畅，应用呼吸兴奋剂，必要时气管插管或切开，机械通气。同时注意维持水、电解质酸碱平衡。

第六节　拟除虫菊酯类杀虫药中毒

一、概述

拟除虫菊酯类是模拟天然除虫菊素的化学结构，用人工合成的拟除虫菊酯类杀虫药（pyrethroide insecticides）。目前常用的有溴氰菊酯（敌杀死）、氰戊菊酯（速灭杀丁）、氯氰菊酯（兴棉宝、灭百可、安绿宝）、二氯苯醚菊酯、氟氯氰菊酯等。对光、热稳定，在碱性环境中易分解失效。这类杀虫药对昆虫的杀灭力大而对人畜毒性很小，是一种广谱高效的杀虫剂。主要通过消化道和呼吸道吸收，皮肤吸收甚微。吸收后迅速分布于全身，主要在肝脏进行代谢，溴氰菊酯在人体内被肝脏中的酶水解和氧化。代谢物排泄很快，8天后几乎完全排出。拟除虫菊酯类杀虫药对人畜的毒性主要作用于中枢神经系统的锥体外系统，以及小脑、脊髓和周围神经。其作用机制尚未明确，目前认为是选择性地减慢神经膜钠离子通道“M”闸门的关闭，使钠离子通道保持开放，动作电位的去极化期延长，引起感觉神经反复放电，使脊髓中间神经和周围神经兴奋性增强，导致肌肉持续收缩，最终由兴奋转为抑制。在发生有震颤和运动共济失调时，小脑环鸟苷酸水平和葡萄糖利用率都有增高。此外，该类药物对皮肤粘膜有刺激作用。

二、诊断

（一）症状和体征　急性中毒主要由于在生产加工和使用过程中接触大量本类杀虫药或自服、误用所致。急性中毒的潜伏期为2～24小时，多数为6～8小时，也有报道即刻发病者。接触后，可有局部刺激症状，但以神经系统和消化系统表现为主，因拟除虫菊酯类在消化道吸收不完全，故服毒量与中毒表现不一定平衡，溴氰菊酯和杀灭菊酯等中毒常死于呼衰，而苄氯菊酯及戊酸醚酯等中毒多死于全身衰竭。

1. 局部刺激症状　经皮肤中毒的临床症状较轻，首先出现在面部，可有烧灼感、刺痛、瘙痒、紧缩感、粟粒样红色丘疹，严重的有大疱、出汗、水洗时症状加重，皮损还见于胸部和暴露部位的皮肤；入眼后引起眼睛红肿、疼痛、畏光、流泪，重者可有头晕、头痛、恶心、呕吐、视物模糊、腹痛、腹泻、肌束震颤等症状，严重者可发生肺水肿、昏迷、抽搐，皮疹一般在停止接触24小时后消失，大疱需3天自愈。

2. 消化道症状　经口中毒者可有上腹部烧灼感、恶心、呕吐等症状，随后出现眩晕、头痛、食饮不振、精神萎靡、全身乏力、心悸、视力模糊、口腔分泌物增多、肌束震颤、心律失常，大量摄入者可产生昏迷和惊厥、溶血、肺水肿、脑水肿、休克、上消化道出血及呼衰等。

3. 分型　根据杀虫剂的不同，其症状分为两型：

（1）Ⅰ型：不含氰基的拟除虫菊酯杀虫剂中毒，如丙烯菊酯、苄呋菊酯等，主要表现为兴奋不安、震颤、抽搐及虚脱等中毒症状。

（2）Ⅱ型：含氰基的拟除虫菊酯杀虫剂中毒，如溴氰菊酯、氯氰菊酯、戊氰菊酯等，主要表现为大量流涎、舞蹈样扭动、痉挛、强直性和阵发性抽搐等中毒症状。

（二）辅助检查

1. ECG检查　可有一过性异常。

2. 肌电图，脑电图　表现为重复放电的异常现象。

3. 血液和尿液　其中可发现拟除虫菊酯原型及代谢产物。

（三）诊断依据

1. 短期内密切接触较大量的拟除虫菊酯类农药，如生产、分装及喷洒本类农药，误服或服毒。

2. 出现以神经系统兴奋性异常为主的全身性中毒表现。

3. 尿液、血液、胃液中可查出毒物成分或其代谢产物。

4. 诊断分级（国家统一标准）

（1）观察对象：接触本品后出现面部异常感觉（烧灼感、针刺感或紧麻感），皮肤粘膜刺激症状或接触性皮炎，而无明显全身症状者，列为观察对象，不属于中毒。

（2）轻度中毒：具有明显的全身症状包括头痛、头晕、乏力、食欲不振及恶心，并有精神萎靡、呕吐、口腔分泌物增多或肌束震颤者可诊断为轻度中毒。

（3）重度中毒：除上述表现外，具有阵发性抽搐或意识障碍或肺水肿其中一项表现者，即可诊断为重度中毒。

三、处理

1. 清除毒物　迅速使病人脱离中毒环境，注意适当保温，脱去染毒衣物，彻底清洗体表染毒部位。①皮肤污染用清水或肥皂水清洗后，局部涂以羊毛脂凡士林或可的松软膏以保护皮肤，避免光照。②药液溅入眼中应立即用大量清水冲洗，然后用弱蛋白银液或四环素可的松眼膏滴眼。③口服中毒者应予2%～4% $NaHCO_3$ 溶液洗胃，洗胃后可用活性炭（1～2g/kg制成悬液）以吸附毒物，并可用盐类泻药，如50% $MgSO_4$ 或硫酸钠50～60ml导泻。④吸入中毒者，可给予半胱氨酸衍生物（如甲基胱氨酸）雾化吸入15分钟。

2. 对症治疗

（1）抗流涎症状药：流涎、多汗、腹痛等是拟除虫菊酯类杀虫剂中毒最早出现的症状之一，主要对抗药物为阿托品，不仅可减少腺体分泌，防止体液过多丢失，避免窒息，还可减缓胃排空，减慢毒物的吸收，但阿托品的用量不宜过大，不必强求阿托品化。

（2）抗运动症状药：实验性治疗表明中枢性肌松剂唛酚生和舒筋灵能选择性抑制脊髓多突触反射，对有痉挛、扭曲、抽搐等症状者可缓解其发作，唛酚生半衰期短，需重复给药或静脉滴注，且口服及静脉给药均有明显刺激作用，故应用受限，临床疗效尚待证实。舒筋灵作用与唛酚生相似，累计用量可达600mg/kg，可完全解除震颤及阵挛性发作。其作用时间较长，副作用较少，但不宜与全身麻醉剂、催眠药及安定合用，孕妇及肾功能不良者禁用。

安定10～20mg肌内注射或选用巴比妥类药物治疗运动性症状有一定效果，但需要使用及时，一旦抽搐症状出现，则疗效较差。

（3）脱水降颅内压：脑水肿病人应予以对症治疗，可应用甘露醇脱水疗法。

（4）适当补液、利尿、促进毒物排泄：可静脉注射高渗葡萄糖及维生素C、维生素B，适当应用激素、能量合剂，重度中毒者加强支持治疗。保持呼吸道通畅，吸氧，保持水、电解质平衡，防治感染等。

（5）混用农药者：对因混用拟除虫菊酯及有机磷农药而发生急性中毒者，如有有机磷中毒征象（如瞳孔缩小，ChE下降），应先按急性有机磷中毒进行处理，密切观察治疗反应。

（6）其他药物治疗：葛根素、复方丹参分别可提高本品LD_{50}5倍和2.4倍，经临床证实应用葛根素静脉注射和静脉滴注均有较好疗效，另外普萘洛尔可减少抽搐和扭动症状。

第七节 氨基甲酸酯类杀虫药中毒

一、概述

氨基甲酸酯类杀虫药（carbamate insecticides）（呋喃丹、西维因、叶蝉散、涕灭威）及常见的除草剂（灭草灵、禾大壮、燕麦灵）中，以呋喃丹最为常用，又名卡巴呋喃、虫螨威。具有选择性强、作用迅速、对人畜毒性低等优点。可经消化道、呼吸道和皮肤吸收，吸收后分布于肝、肾、脂肪和肌肉中，在肝脏进行代谢，24小时可排出90%以上。此类药与有机磷相似，可与体内胆碱酯酶结合，形成氨基酰化胆碱酯酶，使其失去水解乙酰胆碱的能力，引起乙酰胆碱蓄积，从而引起相应的临床表现。但氨基甲酰化胆碱酯酶易水解，使胆碱酯酶活性于4小时左右自动恢复。临床症状很轻且恢复得较快。

二、诊断

（一）症状和体征 与有机磷中毒相似，只是其临床症状的出现比有机磷农药中毒时急骤而严重，但消失快。经呼吸道和皮肤吸收者，中毒后2～6小时发病。口服中毒发病较快，可在10～30分钟内出现中毒症状，根据临床表现不同分为三度：

1. 轻度中毒 有头痛、头晕、胸闷、无力、腹泻、恶心、呕吐、流涎、出汗、瞳孔缩小、视力模糊和食欲不振。

2. 中度中毒 除上述症状表现外，还有肌束震颤。

3. 重度中毒 除上述表现外，可有昏迷、二便失禁、肺水肿、呼吸衰竭、脑水肿、心肌损害和肝、肾功能损害。

皮肤粘膜吸收中毒者，症状出现迟且较轻，可致局部炎症反应，出现风疹块、瘙痒、刺痛、充血灼热等，愈后皮肤留下色素沉着。

（二）辅助检查

1. 血液CHE 活力降低，转氨酶升高。

2. 尿中可检出原药或其代谢产物 如西维因在体内主要水解为1－萘酚，尿中萘酚排出量增高。

3. ECG 提示ST－T段改变。

三、鉴别诊断

需与有机磷农药中毒、中暑、乙型肝炎和急性胃肠炎鉴别。

四、处理

1. 清除毒物，迅速脱离中毒环境 除去染毒衣物。局部用肥皂水彻底清洗。经口中毒者用2% $NaHCO_3$溶液洗胃。必要时，口服50% $MgSO_4$ 30ml导泻。

2. 拮抗剂 及早应用阿托品类药物，重症者应达阿托品化，首先东莨菪碱 0.01～0.05mg/kg 肌内注射或静脉注射，每 20～30 分钟 1 次，直至阿托品化，也可阿托品 0.5～1mg 肌内注射或静脉注射，1～2 小时 1 次，直至阿托品化，然后减量，维持时间不宜太长，一般 2～3 天，以免过量。

3. 对症治疗及防治并发症 中毒严重者可选用糖皮质激素，以抑制过激反应，防治肺水肿、脑水肿、支气管痉挛及休克，保持呼吸道通畅，必要时行气管切开，维持水、电解质及酸碱平衡，选用适当的抗生素。

4. 注意事项 救治过程中，禁用肟类复能剂，因其可抑制 ChE 活性的自然恢复，并降低阿托品的疗效。但与有机磷混合中毒时，可先用阿托品使 ChE 经过一段时间（有人主张 24 小时）的复活后，再加用肟类复能剂。

第八节 除草剂中毒

近年来，随着农业和经济的发展，我国应用除草剂的数量和品种逐年增加，在各种除草剂中，以百草枯及 2,4-滴类除草剂毒性较大，常有中毒发生，特别是百草枯中毒呈不断上升趋势。

百草枯中毒

一、概述

百草枯（克芜踪、对草快，paraquat，paraquation）为联吡啶类除草剂，易溶于水，在酸性条件下稳定，碱性条件下水解。可通过呼吸道及皮肤吸收，严重中毒多因口服引起。吸收后迅速经血液分布到全身，以肺脏和肾脏含量较高，且维持时间较久。其经口参考致死量 3g，曾有 1g 致死的报告。中毒机制主要是在体内产生的自由基引起肺、肝等脏器细胞膜脂质过氧化，从而造成组织细胞损害。

百草枯中毒的常见临床表现：

1. 对皮肤粘膜的刺激和腐蚀作用 接触组织出现糜烂、溃疡及出血，特别是口服者，出现口咽部烧灼感、恶心、呕吐、腹痛、腹泻、血便等明显的消化道症状。

2. 肾肝功能损害 通常 2～5 天后出现肾肝功能损害。可表现肾区叩痛，血 BUN、Cr 升高，严重者出现肾功能衰竭；肝区疼痛、肝大、黄疸，肝功能异常甚至肝功能衰竭。

3. 呼吸系统 肺损伤是最突出和最严重的临床改变，表现为胸痛、咳嗽、呼吸困难、两肺干湿啰音等。严重者 24～48 小时内出现肺水肿、肺出血，常在 1～3 天内因 ARDS 而死亡。一些病人急性中毒控制后，几天内可发生肺纤维化，也可 6 周后发生，通常于 1～2 周内发生，呼吸衰竭是其主要的死亡原因。

二、诊断

1. 确切的百草枯接触史。

2. 多器官损害的临床表现，对局部组织的腐蚀作用，肝肾功能不全，特别是肺损伤。

3. 接触生物样品中百草枯的测定 尿中百草枯排出 1mg/h，或血浆中含量超过 0.1μg/ml 者为严重中毒。

三、救治

目前尚无特效治疗，病死率很高。

1. 防止毒物继续吸收 皮肤污染后立即用肥皂水彻底清洗；眼污染后立即用流动清水冲洗 15 分钟以上；经口中毒者应催吐、洗胃、灌肠、导泻。可用清水或 1%～2% 碳酸氢钠溶液彻底洗胃，也可在洗胃及灌肠液内加入吸附剂，如30%漂白土、皂土或活性炭粉以吸附毒物，导泻可用硫酸镁、硫酸钠或甘露醇。

2．加速毒物排泄　应用利尿剂如呋塞米等，血液灌流和血液透析可使百草枯排出，特别血液灌流清除率更高，两者联用效果更好。应用越早，效果越好。

3．竞争剂　如普萘洛尔（心得安）可与肺组织中的毒物竞争，促其释放。

4．减轻毒物损伤

（1）及早用自由基清除剂：可用维生素C、E、A，SOD等。

（2）避免氧疗：在低于大气含氧量情况下可降低肺组织受氧自由基的损害，应尽量避免氧疗。仅在 PaO_2 <5.3kPa，或出现ARDS时才用>21%氧气吸入，或用PEEP机械通气。

（3）糖皮质激素及免疫抑制剂：早期应用可能对病人有效，可选用地塞米松、硫唑嘌呤、环磷酰胺或争光毒素。

5．其他　保肝，护肾，抗感染，对症支持治疗。

第九节　杀鼠剂中毒

杀鼠剂（rodenticides）种类较多，根据其作用机制、化学结构大体分为如下几类：①抗凝血杀鼠剂：这是使用最广泛的一种杀鼠剂。根据化学结构分为：茚满二酮类如敌鼠、氯鼠酮、杀鼠酮、异杀鼠酮；羟基香豆素类如杀鼠灵、克灭鼠、氯杀鼠灵、杀鼠醚、溴敌拿鼠、敌拿鼠等。②痉挛剂：氟乙酰胺、氟乙酸钠、氟乙醇、甘氟、甲基鼠灭定、毒鼠强、强鼠硅。③取代脲类：安妥、捕灭鼠、抗鼠灵。④有机磷酸酯类：毒鼠磷、除鼠磷、溴代毒鼠磷。⑤氨基甲酸酯类：灭鼠安、灭鼠腈。⑥无机化合物：磷化锌、磷化铝、碳酸钡等。⑦天然植物性杀鼠剂：红海葱、马钱子碱。

杀　鼠　灵

一、概述

杀鼠灵又名华法林（warfarin）、灭鼠灵等。不溶于水，易溶于乙醇。经胃肠道、呼吸道（粉尘）及皮肤吸收。中毒机制是干扰肝脏对维生素K的利用，抑制凝血因子Ⅱ、Ⅶ、Ⅸ、Ⅹ，影响凝血酶原合成，使凝血时间延长。分解产物中亚苄基丙酮有破坏毛细血管壁的作用。人口服最低致死量为50mg/kg。

潜伏期较长，中毒的早期表现可有恶心、呕吐、腹痛等消化道症状，通常1～3天出现不同程度、不同部位的出血，如皮下出血、齿龈出血、鼻出血、咯血、便血、尿血甚至颅内出血等，严重者发生休克、昏迷。

二、诊断

1．有本品接触或食入史。

2．临床主要表现为全身性广泛性出血，可伴消化系统及全身症状。

3．凝血时间和凝血酶原时间延长，第Ⅱ、Ⅶ、Ⅸ、Ⅹ凝血因子减少或活性降低。可取呕吐物、胃内容物及血尿进行毒物分析。

4．诊断性治疗试验　给病人肌内注射或静脉注射维生素 K_1 5～10mg，凝血酶原时间在24～48小时显著改善。

三、鉴别诊断

需要鉴别的疾病有严重肝病、血友病、血小板减少性紫癜、弥散性血管内凝血、流行性出血热等。特别是中毒史隐匿，误诊率较高。

四、救治

1. 清除毒物　皮肤接触者用肥皂水彻底清洗，眼部污染者用清水彻底冲洗。口服者需催吐、洗胃、导泻，可用0.02%高锰酸钾液洗胃，注入活性碳吸附，硫酸钠20～30g导泻。

2. 早期足量使用维生素K_1　轻度中毒者，维生素K_1 10～20mg肌内注射，每日3～4次。严重中毒者，可选10～20mg，iv然后60～80mg静脉滴注，日用总量可达120mg以上，出血现象好转后，逐渐减量，一般维持用药12～15天，待凝血酶原时间正常，出血倾向消失后方可停药。维生素K_3、K_4对本品中毒无效。

3. 血浆和凝血酶原复合物　对严重出血者，可静脉滴注全血、新鲜冷冻血浆或凝血酶原复合浓缩物（含Ⅱ、Ⅶ、Ⅸ、Ⅹ因子）。

4. 肾上腺皮质激素及大剂量维生素C。

5. 对症与支持治疗。

溴敌拿鼠

溴敌拿鼠（brodifacoum）又名大隆（talon），是第二代抗凝血杀鼠剂，较杀鼠灵毒力强200倍，半衰期长60倍，治疗时间应适当延长，其他见“杀鼠灵”。

敌鼠与敌鼠钠盐

敌鼠（diphacinone）又名双苯杀鼠酮，其钠盐又称敌鼠钠盐，均属高毒类，可发生二次中毒，如狗猫吃了中毒鼠后发生二次中毒，人再食中毒的畜肉也可中毒，临床表现及救治参见“杀鼠灵”。

毒鼠强

一、概述

毒鼠强（tetramine）又名没鼠命、四二四、三步倒，化学名为四次甲基二砜四胺。属剧毒杀鼠剂，易引起二次中毒，我国已命令禁用。但时有中毒发生。人口服最低致死量5mg/kg。本品经胃肠道、呼吸道吸收，入血后很快在体内分布均匀，在体内代谢慢，以原型从尿排出。其为中枢神经系统刺激剂，具有强烈的脑干刺激作用，其机制可能是拮抗γ-氨基丁酸（GABA）的结果。

口服中毒者通常于数分钟到30分钟发病，表现为头痛、头晕、胸闷、恶心、呕吐、上腹烧灼感以及躁动不安。特征性表现为阵发性强直性抽搐，类似癫痫大发作，可伴意识丧失，口吐白沫，尿失禁，可因剧烈抽搐致呼吸衰竭而死亡。可在3～10日抽搐症状缓解，间隔一段时间后又有发作，心电图示心肌损伤改变，心肌酶不同程度升高，脑电图异常。

二、诊断

1. 毒物接触或食入史。
2. 以阵发性强直性抽搐为特征的临床表现。
3. 呕吐物、胃内容物及病人血尿毒物分析。

三、鉴别诊断

当中毒史不明确时，应与脑炎、中暑、食物中毒特别是其他致痉挛的杀鼠剂鉴别。

四、救治

1. 口服中毒者立即催吐、洗胃及导泻。生产性中毒者立即脱离现场。

2. 血液灌流疗法　中毒严重者应及早进行，即使中毒已达48小时，采用活性碳血液灌流仍然效果显著。

3. 对症与支持疗法　特别是脑、心、肝的保护，若出现癫痫样抽搐，可采用安定、苯妥英钠或苯巴比妥等抗癫痫药物。

4. 可试用二巯基丙磺酸钠　0.25～0.5，im，q8h，大剂量维生素 B_6 也可试用。

氟乙酰胺中毒

一、概述

氟乙酰胺（fluoroacetamide）又名敌蚜胺、氟素儿、1081，市售“气死猫”常含此成分。易溶于水和有机溶剂，化学性质稳定，长期存放或高温高压处理毒性不变，我国政府命令禁止生产和使用，但在不少地方仍作为杀鼠剂使用，中毒常见。口服致死量为0.1～0.5g。主要经胃肠道吸收，也可经皮肤吸收，氟乙酰胺进入体内后脱胺形成氟乙酸，与三磷酸腺苷及辅酶A起作用，形成氟乙酰辅酶A，再与草酰乙酸作用，形成氟柠檬酸，抑制乌头酸酶活性，使三羧酸循环中断，影响正常的氧化磷酸化过程，最终造成神经系统及心肌的损害。氟乙酸与氟柠檬酸可直接刺激神经系统，并对心肌产生损害。

口服中毒的潜伏期一般为2～15小时，严重者可为1小时左右。主要表现为神经系统和心血管系统功能障碍，消化道症状常见。国内报告本品中毒以中枢神经系统为主，称为神经型，以心血管症状为主的称为心脏型，国外报道较多。根据临床表现可分为轻、中、重三度。

1. 轻度中毒　头晕、头痛、肢体小抽动、窦性心动过速；口渴、恶心、呕吐、上腹部灼烧感；体温下降等。

2. 中度中毒　在轻度中毒基础上出现下列任何一个或几个症状，如烦躁不安，阵发性抽搐，心肌轻度损害，血压下降；有消化道出血，呼吸困难等。

3. 重度中毒　在中度中毒基础上出现下列症状：如昏迷，阵发性强直性痉挛；心律失常，心力衰竭，严重心肌损害；肠麻痹，大小便失禁，呼吸衰竭等。

二、诊断

1. 氟乙酰胺接触史　宜详细询问直接和间接接触史，劳动条件及个人防护。食用本品毒死的禽畜可造成二次中毒。

2. 症状和体征　注意神经和心血管系统表现，反复抽搐是本品重度中毒的突出特点，经口中毒者多伴消化道刺激症状，中毒早期常有体温下降。

3. 实验室检查　残余食物、呕吐物或胃内容物进行氟乙酰胺测定，可有血氟、尿氟含量常增高，心肌酶升高，肝肾功能损害的实验室资料。

三、鉴别诊断

对病史不明确者，要进行现场调查及实验室检查，并排除有机磷中毒、中暑、食物中毒、脑炎以及其他鼠药特别是毒鼠强中毒。

1. 毒鼠强中毒　①发病急，口服中毒者通常半小时内发病；②特征性表现为阵发性强直性抽搐，类似癫痫大发作，发作间歇可意识清楚；③胃内容物及血尿进行毒物分析，可测出毒鼠强；④血液灌流效果显著。

2. 毒鼠碱（strychnine）中毒　①一般服毒后半小时发病；②临床表现为强直性惊厥，角弓反张，牙关紧闭，颜面肌内痉挛呈“苦笑”状，轻微刺激可诱使发作，病人多数神志清楚；③可在血、尿、胃内容物中测出本品。

四、救治

1. 阻止毒物吸收　皮肤污染者，应脱去污染的衣服，彻底清洗皮肤。口服中毒者应立即催吐，彻底洗胃，并注意保护胃粘膜及进行有效的导泻。

2. 解毒剂的应用

（1）乙酰胺（acetamide）：商品名解氟灵，在体内水解成乙酸，干扰氟柠檬酸的生成，产生保护作用。每次2.5～5.0g肌内注射，每6～8小时1次，首次可给全日量的一半，危重病人首次给5.0～10.0g，一般连续用药5～7天。

（2）乙醇：进入体内可氧化成乙酸，在没有乙酰胺情况下，可用乙醇抢救。方法是将无水乙醇5ml溶于10%葡萄糖液100ml中，静脉滴注，每日2～4次，轻度中毒者适量饮白酒有助于治疗。

3. 对症治疗　抽搐者可用安定肌内注射或静脉注射，也可用苯巴比妥钠0.2g，肌内注射，或亚冬眠疗法。应用脱水剂防治脑水肿，早期足量应用肾上腺皮质激素，有条件者可用高压氧治疗。同时注意维持水、电解质及酸碱平衡，防治感染，保护心肌。

第十节　急性酒精中毒

一、概述

急性酒精（乙醇）中毒是临床上最常见的中毒性疾病，仅次于安眠药、镇静剂等精神药物中毒。通常是一次大量饮酒引起的一种暂时性神经精神功能障碍。酒在饮用后绝大部分以原型在胃肠道吸收。乙醇的蒸气可通过肺泡吸收。通过皮肤的吸收很少。胃内吸收20%～25%的乙醇，小肠吸收75%～80%的乙醇。乙醇的吸收速率与乙醇饮料的浓度、容积、胃内容物、内容物的性质及生理差异等有关。一般来说，乙醇浓度越高，吸收越快，胃内容物特别是脂类食物和牛奶可延缓乙醇的吸收。乙醇自饮用2～5分钟开始入血，30～90分钟在血中达到最高浓度。乙醇入血后即可随血液循环分布到各组织以及脊髓液、尿液、肺泡，也可进入胎盘。乙醇主要在肝通过氧化氢分解代谢，然后变成二氧化碳和水，约10%的乙醇以原型自尿、汗液和呼吸中排出。纯乙醇的致死量，婴儿为6～30ml，儿童约为25ml；成人引起中毒的乙醇量个体差异很大，一般为70～85ml，致死量为250～500ml，血中乙醇浓度达0.35%～0.4%时可导致死亡。

二、诊断

（一）症状和体征　根据症状和体征，成人急性酒精中毒可分为三期，各期界限不很分明，由前一期转向后一期的快慢亦不同。

1. 兴奋期　眼部充血，颜面潮红或苍白，眩晕，欣快感，兴奋，躁狂，情绪不稳定和易激惹，易感情用事，无忧无虑，有时行动天真，有时粗鲁无礼或谈论滔滔，或寂静入睡。

2. 共济失调期　兴奋后，病人表现为行动上步态不稳，共济失调，语无伦次，含糊不清和行为失控。体征有面部潮红，心率增加、血压增高或降低，可伴有嗜睡。

3. 抑制期　部分病人可进一步发展进入抑制期。此时病人昏睡或昏迷，呼吸缓慢而有鼾声，颜面苍白，皮肤湿冷，瞳孔正常或散大，心率快，血压、体温下降，或有呕吐，大、小便失禁等。此种情况如果持续8～12小时，则可能发生肺炎、呼吸衰竭、脑水肿及电解质紊乱等并发症，甚至引起死亡。

小儿摄入中毒剂量后，很快进入昏睡中，不省人事，一般无兴奋期。但由于有严重低血糖，可发生惊厥。患儿可出现高热、休克、继发性、坠积性肺炎和颅内压升高等。

（二）辅助检查 急性酒精中毒的诊断比较容易，主要根据酗酒史及病人症状、体征即可诊断。必要时可测定血尿、脑脊液和呼气中乙醇的浓度，脑电图检查亦有异常表现。

三、鉴别诊断

急性酒精中毒应与下列疾病鉴别：

（一）糖尿病昏迷 糖尿病酮症酸中毒昏迷呼出气体中有酮味，易误诊为重度酒精中毒。根据糖尿病病史、血糖、尿酮体等可作出诊断，糖尿病高渗性非酮症昏迷、低血糖昏迷也能据病史、血糖等作出诊断，必要时测定血或尿中乙醇的浓度。

（二）药物中毒 据服药史和临床表现，如镇静催眠类药物表现为早期嗜睡、瞳孔缩小等，胃内容物、尿液中查到中毒药物及血液中药物浓度的检测等可诊断。

（三）心脑血管意外 有特有的心电图表现或神经系统体征。

四、处理

（一）紧急处理

1. 饮入大量酒精或酒类中毒，应迅速刺激咽部催吐，用1%碳酸氢钠或0.5%药用碳混悬液或清水反复洗胃，但必须小心防止胃内容物回流吸入肺内。

2. 如果出现呼吸抑制，必须采取措施保护呼吸道以防止异物吸入，应用呼吸兴奋剂如尼可刹米、回苏灵等，必要时进行气管切开和人工呼吸。

3. 如果出现脑水肿所致颅内压升高，可选用50%葡萄糖60～100ml，20%甘露醇200ml静脉滴注，同时限制入水量，必要时可用速尿剂缓慢静脉滴注。

（二）进一步处理

1. 保持病人适当温暖，如有脱水现象，应立即补液。

2. 低血压时，用升压药物及其他抗休克疗法。

3. 严重者，静脉滴注50%葡萄糖100ml，正规胰岛素20U，同时肌内注射维生素 B_1，维生素 B_6 及烟酸各100mg，以加速酒精在体内的氧化，促进清醒，以后根据病情，可每6～8小时重复注射1次。

4. 如病人处于躁狂或极度兴奋状态，可用利眠宁，有惊厥者可酌情选用安定、10%水合氯醛等。勿使用吗啡及巴比妥类药物，以防止加重呼吸抑制。

5. 可用酚噻嗪类治疗有粗暴行为的病人，此类药物可产生肌肉松弛，控制病人过分活动，但不会增加中枢抑制。

6. 应用纳洛酮 急性酒精中毒与吗啡中毒有相似之处，推测其内在联系可能是通过释放内啡肽引起。纳洛酮为阿片受体拮抗剂，可使病人恢复清醒。国外20世纪70年代就有人应用纳洛酮治疗酒精中毒引起的昏迷，国内80年代中期开始应用，治疗效果满意。常用量为：0.4～0.8mg加50%葡萄糖20～40ml静脉注射；每0.5～1小时可重复使用，直至清醒。

7. 经过以上处理若病人无明显好转，可做血液透析，以清除血液中乙醇。

五、病人安置

兴奋期、共济失调期急性酒精中毒病人可在急诊室观察，抑制期病人需住院治疗。

第十一节　急性镇痛镇静药中毒

急性镇静镇痛药中毒为临床常见的药物中毒。包括镇痛药物、巴比妥类、苯二氮䓬类以及其他类镇静催眠药中毒。

镇痛药中毒

镇痛药中毒包括具有强力镇痛作用的阿片类中毒及解热、镇痛抗炎药中毒，以下分别介绍。

阿片类中毒

一、概述

阿片类为镇痛、止咳、止泻、麻醉、解痉及治疗心源性哮喘的有效药物。阿片系来自罂粟未成熟蒴果的乳汁，其中含有25种以上的生物碱类，含吗啡约为10%，其次为可卡因（codeinum），含量为0.5%，罂粟碱约为1%，人工合成镇痛药如哌替啶（杜冷丁 pethidi，dolantin）、芬太尼（fentanyl）、美散痛（methadone）、镇痛新（戊唑星，pentazocine）和颅通定（rotundine）常用。中毒原因常为误用过量，吸毒者吸入过量。吗啡的中毒量为0.06g，口服与皮下注射分别为0.3～0.4g和0.15～0.2g，致死血药浓度值0.05～4g/ml，干阿片致死量1.5～2g。哌替啶的成人致死量约1.2g，中毒血药浓度值5g/ml，致死血药浓度值300g/ml。镇痛新的中毒血药浓度值2～5g/ml，致死血药浓度值10～20g/ml。

二、诊断

（一）症状和体征 急性中毒临床表现可分为四期：

1. 前驱期　面色潮红、头晕、心动过速、有舒服感，此期甚短。

2. 中毒期　面色苍白、发红，皮肤温暖而知觉减退，肌肉无力，昏睡，呼吸深而慢（8～10次/分），有阿片臭，瞳孔缩小似针尖样，对光反射可存在。可有口干、恶心、呕吐，有时剧烈呕吐，近喷射性。此期尚能唤醒，醒后呼吸可稍增快，发绀也可略减轻。

3. 麻痹期　昏迷状态，呼吸极慢（2～4次/分），可出现潮式呼吸，脉搏细弱，血压下降，皮肤湿冷，排尿困难，各种反射消失，瞳孔对光反射消失，锥体束征阳性。最后可发生呼吸衰竭。

4. 恢复期　经积极治疗而恢复时，有疲惫感，可见顽固性便秘及尿潴留。

（二）辅助检查　胃内容物或尿中可检出阿片类药物。

三、鉴别诊断

与巴比妥类、氯丙嗪、一氧化碳等急性中毒及其他疾病所致的昏迷鉴别。

四、处理

（一）紧急处理　如为误服中毒，立即用1:2000高锰酸钾溶液或药用碳混悬液洗胃，也可用碘酊1ml加水500ml自胃管内缓慢注入，然后用5%硫酸钠溶液60ml灌入导泻。并保持呼吸道通畅，必要时行气管切开或气管插管，使用人工呼吸机。适当应用呼吸中枢兴奋剂，尼可刹米、山梗菜碱、回苏灵等联合应用或交替使用。

（二）进一步处理　吸氧，注意保暖，静脉补液以促进毒物排泄，应用抗生素控制感染，维持水、电解质及酸碱平衡，加强护理及其他对症和支持治疗。

（三）特殊处理 应用吗啡拮抗剂。纳洛酮肌内注射或静脉注射，每次0.4～0.8mg，此药为阿片受体拮抗剂，可与阿片受体呈立体专一性结合，亲和力比吗啡大，用药后迅速翻转阿片碱的作用，呼吸抑制者1～2分钟内呼吸频率即可增加，并能使血压上升以及时对抗阿片类药物的镇静作用。可应用纳洛芬（烯丙吗啡，nalorphine），也有对抗吗啡的作用，肌内注射或静脉注射5～10mg，如有效，则1～2分钟内即可出现呼吸增快、瞳孔散大，否则，可再注射10mg。如症状开始减轻，可每15～20分钟注射15mg，直至清醒为止，但总量不得超过40mg。

五、病人安置

严重阿片类中毒需住院治疗，处于昏迷状态或呼吸衰竭者最好在ICU治疗，密切监护呼吸血压等，做好人工呼吸的护理。

盐酸吗啡中毒

一、概述

盐酸吗啡（morphine hydrochloride）为白色有绢丝样光泽的针品或晶末，无臭，味苦，能溶于水，遇光变色。本品1mg加甲醛硫酸试液1滴呈紫堇色。其致死血药浓度值0.005～0.4mg/ml。

二、诊断

（一）症状和体征

1. 中枢神经系统的深度抑制导致昏迷，针尖样瞳孔，呼吸高度抑制，脊髓反射增强。至缺氧时，瞳孔又显著扩大。

2. 中毒病人在因窒息而发生虚脱之前，脊髓反射增强，出现肌肉抽搐、惊厥、牙关紧闭和角弓反张等。

3. 一般中毒症状有头晕、恶心呕吐、兴奋或抑郁、口渴，呼吸有阿片味。肌张力先增强后弛缓，可有出汗、皮肤发痒、幻想、便秘、肠鸣音减弱、少尿、尿潴留、血糖增高、血压下降等。

4. 严重中毒时，病人先出现呼吸减慢、叹气样呼吸或潮式呼吸，肺水肿、发绀、瞳孔极度缩小，迅速进入昏迷状态，继而脉速、弱而不规则，最终出现呼吸中枢麻痹而死亡。

（二）辅助检查

1. 血尿定性试验呈阳性。有条件者可作血药浓度测定，治疗浓度为0.01～0.07mg/L，中毒浓度为0.1～1.0mg/L，致死浓度值>4.0mg/L。

2. 呼吸抑制者动脉血气示低氧血压，呼吸性或混合性酸中毒。

三、鉴别诊断

与其他药物中毒或其他疾病引起的昏迷鉴别，针尖样瞳孔应与有机磷中毒鉴别。并注意与心源性休克或其他原因引起的休克鉴别。

四、处理

（一）紧急处理 口服中毒者立即洗胃，用1:2000高锰酸钾溶液或药用碳混悬液洗胃。洗胃完毕，灌入15g硫酸镁导泻。呼吸困难时吸氧，用尼可刹米、戊四氮等呼吸兴奋剂，必要时气管插管，人工呼吸。

（二）进一步处理 注意保温，给予抗感染药物，防治吸入性肺炎。静脉输入适量高渗透葡萄糖和电解质，以促进解毒、排泄。

（三）应用拮抗剂 反复静脉注射纳洛酮或烯丙吗啡（参见阿片类中毒）。

五、病人安置

参见阿片类中毒。

哌替啶中毒

一、概述

哌替啶（度冷丁、唛啶，Pethidine Meperidine，Dolantin）的盐酸盐为白色结晶性粉末，无臭，能溶于水及乙醇，在氯仿中溶解，乙醚中几乎不溶，水溶液呈微酸性。其中毒血药浓度为5g/ml，致死血药浓度为30g/ml。

二、诊断

（一）症状和体征　大剂量应用有阿托品样中毒症状，如过量出汗、剧烈兴奋、瞳孔扩大、心跳过速，定向力障碍、幻觉、味觉及嗅觉迟钝，偶有高热反应，其他有运动失调、反射亢进、震颤、惊厥或者精神病和癫痫样发作等。严重中毒者，可有呼吸障碍（如呼吸减慢、节律不齐等）、深度昏迷、休克、反射消失、肺部满布湿啰音等。在中毒的兴奋后期，往往出现严重的呼吸抑制，最后可出现呼吸衰竭而死亡。

（二）辅助检查

1．血和尿中哌替啶定性试验阳性。

2．血药浓度测定。

三、鉴别诊断

参见阿片类中毒。

四、处理

（一）紧急处理　以1∶2000高锰酸钾溶液洗胃，50%硫酸镁导泻，呼吸衰竭者给氧，应用呼吸兴奋剂，必要时进行人工呼吸。

（二）进一步处理　输液、保肝，以加快药物的代谢和排泄。保温、预防吸入性肺炎，尿潴留时行导尿术。

（三）特殊处理　注射烯丙吗啡，以消除哌替啶引起的呼吸和循环抑制，出现惊厥时需配合应用巴比妥。

五、病人安置

参见阿片类中毒。

美沙酮中毒

一、概述

美沙酮（美散痛，Methadone，Phenadon）为无色结晶品或白色结晶性粉末，无臭，在乙醇或氯仿中易溶，在水中可溶解，在乙醚中几乎不溶，熔点为230～234℃，其中毒血药浓度为0.048～0.086mg/ml，致死血药浓度值>0.4mg/ml。

二、诊断

（一）症状和体征　超剂量用药可出现头晕、呼吸表浅、频繁的阵发性抽搐、四肢厥冷、昏迷。在恢复过程中可能发生下肢运动障碍，双下肢瘫痪及双目视皮质盲。其他与吗啡类相同，表现为呼吸抑制的衰竭。

（二）检查 胃内容物及尿中可找到美散痛。可行血和组织中美散痛浓度测定。

三、鉴别诊断

参见阿片类中毒。

四、处理

（一）紧急处理 误服中毒立即用1∶2000高锰酸钾液洗胃，用硫酸钠15g导泻，吸氧，适当应用呼吸兴奋剂，必要时进行人工呼吸。

（二）进一步处理 注意保暖，静脉补液以促进毒物排泄，维持水、电解质酸碱平衡。

（三）特殊处理 重症病例应用烯丙吗啡或纳洛酮，对双目失明者可用维生素 B_1、维生素 B_{12}，烟酸及静脉滴注能量合剂治疗。

五、病人安置

参见阿片类中毒。

芬太尼中毒

一、概述

芬太尼（fentanyl）的常用制剂为枸橼酸盐，为白色结晶粉末，无臭，易溶于水，稍溶于乙醇。本品为阿片受体纯激动剂，常用于全身静脉麻醉及术后镇痛，其作用强度是吗啡的75～125倍。

二、诊断

（一）症状和体征 大剂量或快速静脉滴注，可出现颈、胸、腹壁等肌肉僵直，严重呼吸抑制，肺顺应性降低，且影响通气功能。偶尔出现心率减慢、血压下降、瞳孔极度缩小等。

（二）辅助检查 可行血或尿中芬太尼检测。

三、鉴别诊断

参见阿片类中毒。

四、处理

（一）紧急处理 立即输液扩容，无效时应用升压药，但不得应用肾上腺素，呼吸抑制时采用吸氧、人工呼吸等急救措施。

（二）特殊处理 心动过缓者应用阿托品，肌肉僵直者应用肌松药或吗啡拮抗剂纳洛酮对抗。

五、病人安置

参见阿片类中毒。

麦角胺中毒

一、概述

常用麦角胺（ergotamine）酒石酸盐，为无色或白色或淡黄色晶粉，溶于水和乙醇（均为1∶500），不稳定，遇空气和光易变质。

二、诊断

（一）症状和体征　急性麦角胺中毒表现为头痛、头晕、恶心呕吐、腹泻，严重时精神错乱、惊厥、共济失调、局灶性瘫痪、感觉障碍、体温调节障碍，甚至出现昏迷，呼吸与心脏麻痹而死亡。

（二）辅助检查　血或尿中麦角胺检测阳性，可行血药浓度测定。

三、处理

（一）紧急处理　由于麦角胺中毒无特效解毒剂，需立即停药。口服中毒时，立即洗胃并予硫酸钠 30g 导泻。

（二）进一步处理　出现恶心呕吐或肠痉挛时可肌肉注射硫酸阿托品或氯丙嗪。发生惊厥时应用抗惊厥和其他对症支持治疗。

（三）特殊处理　周围血管舒张不全为重要中毒表现，可应用血管舒张药与神经节阻滞药。

四、病人安置

参见阿片类中毒。

巴比妥类药物中毒

一、概述

巴比妥类曾经是常用的镇静药，其中毒较多见，多由于误用、过量、自杀而引起中毒。现在苯二氮䓬类为最常用镇静药，因而巴比妥类中毒逐渐少见，常见巴比妥类包括苯巴比妥（鲁米那）、司可巴比妥（速可眠）、异戊巴比妥（阿米妥）、巴比妥等。急性巴比妥类中毒时由于巴比妥类急性中毒的致死量受多种因素影响，故不很确定。一般人认为一次吞服 10 倍镇静剂量的巴比妥类可引起中毒，15～20 倍时，可引起严重中毒，甚至危及生命。半衰期短、脂溶性大的巴比妥类比半衰期长、脂溶性低的巴比妥类毒性大，如苯巴比妥的致死量为 6～10g，而司可巴比妥、异戊巴比妥为 3g，长效巴比妥如苯巴比妥最低致死血浆浓度为 80g/ml，而短效的戊巴比妥和异戊巴比妥为 30g/ml，如与乙醇或其他中枢抑制剂同服，其致死量降低。

二、诊断

（一）症状和体征　急性巴比妥中毒的临床症状体征主要表现在中枢神经系统和心血管系统。

1. 轻度中毒　嗜睡、意识模糊、语言不清、呼吸减慢、感觉迟钝、判断及定向障碍、瞳孔缩小、对光反射存在。

2. 中度中毒　近似醉酒时的酩酊状态，昏睡、呼吸减慢、发绀，可有手指和眼球震颤，瞳孔缩小、对光反射迟钝。

3. 重度中毒　昏迷，呼吸系统首先被抑制，呼吸变慢或浅快，或呈潮式呼吸，早期四肢强直，对光反射及深部反射尚可存在一段时间，巴宾斯基征阳性，后期全身松弛，瞳孔散大，各种反射消失，血压下降，少尿或无尿，可因肾功能、呼吸和循环衰竭而死亡。

（二）辅助检查　血液中药物的定性定量检测，胃内容物、尿液中可查到巴比妥类药物。

三、鉴别诊断

主要与其他原因引起的昏迷如肝性脑病、尿毒症、糖尿病、脑血管意外、酒精中毒等鉴别，各有其特有的病史及指征。

四、处理

（一）紧急处理

1. 对于服用巴比妥类药物未超过3小时者，可用大量温水或1∶2000高锰酸钾溶液洗胃。洗胃完毕后用10～16g硫酸钠导泻，注意忌用硫酸镁导泻，因镁离子可能被部分吸收而加重中枢神经系统的抑制。亦可给予活性碳混悬液，以吸附未被吸收的药物。

2. 如有休克应及时抗休克治疗，巴比妥类中毒引起的休克为中枢抑制所致，缩血管药物常常有效。如去甲肾上腺素或新福林等。对严重休克者可行血流动力学监测，以防输液过度引起肺水肿。

3. 保证气道畅通和充分的换气，由于换气不良所致的呼吸性酸中毒可促进巴比妥类药物透过血脑屏障而加重中毒，因此，必须保证气道通畅和换气，可给氧，必要时行气管插管和人工呼吸。

（二）进一步处理

1. 利尿剂的应用　巴比妥类由肾小球滤过后，部分由肾小管吸收，但肾脏对巴比妥类的廓清随尿量增多而增加，利尿可缩短所有巴比妥类中毒病人的昏迷时间，并使血浆中巴比妥类浓度下降较快，可用20%甘露醇，成人首次可静脉注射0.5g/kg，注射后第1小时内尿量达180ml（3ml/min）以上时，可继续静脉滴注20%甘露醇，以维持最大尿量，对于所丧失的水分及盐类应及时补充。

2. 碱化尿液　碱化尿液有利于巴比妥类由周围组织释放并经肾脏排泄。对长效药物作用较大，对短效者作用较差。动物试验发现，通过碱化尿液（pH 7.8～8.0）可使苯巴比妥的排出增加10倍。碱化尿液可采用乳酸钠及碳酸氢钠溶液。首剂给予5%的碳酸氢钠80ml静脉滴注，以后再以0.5%的碳酸氢钠维持静脉滴注，滴速以能保持最大的pH值（8.0）为宜。若同时加用乙酰唑胺（0.25g，每6小时1次），可能会使尿液最大限度地碱化。

3. 纳洛酮治疗　纳洛酮与阿片受体有很强的亲和力，主要用于吗啡、哌替啶等中毒的治疗，但临床上发现对非麻醉药品过量、休克、脑梗死、新生儿呼吸抑制、镇静催眠等中毒亦具有较好的治疗效果。常用方法为0.4～0.8 mg（儿童为0.01mg/kg）皮下注射、肌内注射或静脉注射，必要时每30分钟重复1次，或4mg加入5%葡萄糖100ml中，以每小时0.4mg的速度静脉滴注。

4. 中药醒脑静注射液也有一定的催醒作用。

5. 对症治疗可给予保护肝脏药物及给予抗生素预防继发感染，尤其肺部感染。

6. 对特殊严重病例可采用透析方法。此法被认为是目前治疗急性巴比妥类中毒最有效的方法。一般认为6小时人工肾透析所排出的巴比妥类总量与24小时持续利尿或腹透析所排出的总量相当。长效巴比妥类药物较短效者更易透出，原因之一可能是与血浆蛋白结合的量比短效巴比妥类多。

（三）特殊处理　如有深度昏迷、反射消失、呼吸浅而慢，或已发生呼吸衰竭时，可适当应用呼吸兴奋剂。

1. 印防己毒素　巴比妥类药物的毒性作用主要表现在脑和延髓受抑制，而印防己毒素对中枢和延髓有兴奋作用，印防己毒素和巴比妥类呈互相抵抗作用，故印防己毒素对巴比妥类药物中毒具有生理解毒功能。用法为每次1～3ml，静脉注射或肌内注射，每15分钟至1小时1次。

2. 美解眠（贝美格）　每次静脉注射50mg，间隔视病情而定。

对于一般巴比妥类药物中毒的病人，经静脉补液、利尿和其他对症治疗，病人可能恢复，呼吸兴奋剂并非必需。对重症病人，适当配合呼吸兴奋剂是必要的，目的在于维持有效呼吸，以等待机体自身消除足量的巴比妥类。但应避免过量，以免发生惊厥和心律失常。

苯二氮䓬类药物中毒

一、概述

苯二氮䓬类（benzodiazepines，BZD）是目前临床应用最多的一类镇静催眠类药物。中毒原因多数是自杀吞服过量，其次是犯罪分子在作案时投入茶水或饮料中引起人中毒。常见药物有安定、利眠宁、氯硝安定、舒乐安定、三唑仑等。其中安定的最小致死量为 0.1～0.5g/kg，成人中毒血浆浓度值 1～30g/ml，致死血药浓度值 >30g/ml。利眠宁成人口服 2g 可致中毒，中毒血药浓度值 5g/ml，致死血药浓度值 20g/ml。氯硝安定的中毒剂量 >5g，致死血药浓度值 >100g/ml。

二、诊断

（一）症状和体征　苯二氮䓬类药物急性中毒临床表现主要在肌内和中枢神经系统方面，出现肌无力，肌张力低下，共济失调，发音困难，嗜睡。个别病人可发生兴奋躁动，精神错乱或谵妄。严重中毒者可出现昏迷、瞳孔散大、呼吸抑制、休克、脉搏快速、尿少、腱反射消失，多见于合并其他精神药物中毒者。

（二）辅助检查　主要是毒物分析，特别是血样品的定性定量分析可以作为安全中毒的客观依据并提供中毒的严重程度。

三、鉴别诊断

应与其他原因引起的昏迷如糖尿病、尿毒症、肝性脑病等鉴别，各有其特有病史及其他临床表现和实验室检查。若怀疑安定类中毒，注射氟马西尼的病人立即恢复反应或清醒。

四、处理

（一）紧急处理　立即用 1:5000 高锰酸钾溶液洗胃，用 15～30g 硫酸钠导泻。出现呼吸抑制时可给氧、人工呼吸及适时给予呼吸兴奋剂。

（二）进一步处理

1. 促进排泄　用 5% 葡萄糖 500～1000ml 加入维生素 C 2.5～5g 静脉滴注，并给予呋塞米 20～40mg 肌肉注射或静脉注射。

2. 药物治疗

（1）纳洛酮：纳洛酮主要通过兴奋交感—肾上腺髓质系统，增强儿茶酚胺类物质的作用，改善细胞 ATP 代谢而使细胞内 AMP 水平增高，降低血乳酸水平，解救 β－内啡肽对循环与呼吸中枢的抑制作用，兴奋心肌，增加心输出量，改善呼吸。同时，能迅速通过血脑屏障，竞争性阻止吗啡样物质与受体结合，表现为较强的催醒和解除镇静催眠药对呼吸、循环的抑制作用，从而有效地改善病人的呼吸及心血管功能。

（2）胞二磷胆碱：是脑代谢激动剂，通过促进卵磷脂的合成而促进脑组织代谢，并降低脑血管阻力，增加脑血流，改善大脑物质代谢，从而改善大脑功能。同时，可增强脑干网状结构上行激活系统功能，促进苏醒。

（3）中药醒脑静注射液：对安定类中毒也有一定效果。

3. 透析治疗　对于大剂量严重中毒且血中浓度已超过致死量的病人可采用腹膜透析或血液透析。过去认为此类药物脂溶性大，透析效果不好，但通过对透析病人透出液中安定浓度的测定发现，其透出量较高，因此严重中毒者可以采用。

（三）特殊处理　氟马西尼为苯二氮䓬受体拮抗剂，小剂量就可快速逆转苯二氮䓬类的镇静作用，起效快，但作用时间短，应多次重复给药。给药可静脉注射，用 0.9% 氯化钠或 5% 葡萄糖稀释，并在 24 小时内使用，输液应缓慢，不加入其他药物。建议使用剂量为开始时 0.3mg，如 1 分钟内未达到要求的清醒度，可重复给药，直到达到要求，或总剂量达 2mg。静脉滴注可控制速度在 0.1 ~ 0.4mg/h，并根据情况调整，直至病人清醒。

其他镇静催眠药物中毒

该类药物系指巴比妥类和苯二氮䓬类以外的镇静催眠药，有水合氯醛、安眠酮、导眠能、安定等，由于各种药物的理化性质不同，因此中毒和抢救存在一定差异，以下分别予以介绍。

甲喹酮中毒

一、概述

甲喹酮（安眠酮、海米那，methaqualone）为白色或类白色粉末，无臭，有苦味，不溶于水，溶于乙醇（1∶12）、氯仿（1∶1）、乙醚（1∶50）。甲喹酮中毒原因多为自杀吞服过量，人经口服大于 8g 可引起严重中毒，致死量估计 >20g，中毒血药浓度值 10 ~ 30g/ml，致死血药浓度值 >30g/ml。

二、诊断

（一）症状和体征　内服超剂量可发生严重的急性中毒，引起明显的呼吸抑制，有窒息性惊厥、肺水肿，最后出现昏迷状态，眼球固定，瞳孔散大，对光反应迟钝，膝反射亢进，呼吸困难，缺氧状态或有躁动及强直性惊厥。体征有体温正常，脉搏、呼吸增快，血压先升后降，常见皮下水肿，鼻、胃出血。

（二）辅助检查　血中毒物定性定量分析是可靠的诊断依据。

三、处理

（一）一般毒性反应如烦躁不安或明显精神兴奋，可内服或肌内注射冬眠灵 25mg，或冬眠灵与非那根合用，亦可口服 10% 水合氯醛 10ml。

（二）超量中毒时，可采用下列急救措施：

1. 首先应用温水洗胃以排出毒物，后灌入活性炭（10g）混悬液，再灌入 25% 硫酸钠 100ml 促进毒物吸着后，由肠道排出。
2. 静脉注射葡萄糖或生理盐水以促使利尿排泄。
3. 如病人处于昏迷状态，可选用安钠咖、美解眠等中枢兴奋药。
4. 适当给予抗生素以预防继发感染。
5. 严重中毒者可进行血透。
6. 可用纳洛酮或醒脑静静脉注射治疗。
7. 对症治疗。

水合氯醛中毒

一、概述

水合氯醛（chlora hydrate）为无色棱形结晶，有穿透性臭气和腐蚀性苦味，易溶于水、乙醇及醚，遇碱性溶液分解，遇碘化钾溶液易发生化学变化。水合氯醛中毒常见原因为误服、自杀吞服过量和给药过量引起的中毒。人急性中毒量为 4 ~ 5g，最小致死量约 7g，中毒血药浓度值 100g/ml，致死血药浓度值 250μg/ml。

二、诊断

（一）症状和体征

1. 内服大剂量高浓度时可发生胃肠道刺激及胃粘膜腐蚀现象，引起恶心。

2. 中毒症状 与巴比妥类相似，常见昏迷、呼吸抑制、血压下降、针尖样瞳孔等，致死原因多为中枢衰竭和呼吸衰竭。

3. 神经系统症状 可见头晕、沉睡、谵妄、醉酒样表情、知觉消失、肌肉松弛、腱反射消失等。严重时有昏迷、抽搐、瞳孔散大及对光反射消失等。

4. 肝、肾功能损害症状 可见肝大、黄疸、肝功能改变、尿少、蛋白尿、血尿等。

（二）辅助检查 血样及胃内容物经气相色谱法定性可作为重要诊断依据。

三、处理

1. 口服急性中毒时，可用温茶水或1:2000高锰酸钾溶液洗胃，由直肠给药引起的中毒者应即时洗肠。

2. 用硫酸钠导泻。

3. 静脉滴注10%葡萄糖液以促进排泄，血压下降可静脉滴注去甲肾上腺素，静脉注射0.3mg毒毛旋花子甙K可以解除水合氯醛对心脏的抑制。禁用肾上腺素。

4. 用葡萄糖、维生素C、肝泰乐等保护肝脏，神志清醒后给予高糖、高蛋白饮食。

5. 对症治疗 包括保温给氧，治疗心脏衰竭和休克等。

甲丙氨酯中毒

一、概述

甲丙氨酯（安宁、氨甲丙二酯、安乐神、眠尔通，meprobamate）为白色结晶性粉末，味微苦，几乎无臭，微溶于水，易溶于醇、氯仿、丙酮。甲丙氨酯中毒原因多为自杀吞服过量。成人口服中毒量约为8g，最小致死量约12g，中毒血药浓度值为60～100g/ml，致死血药浓度值>200g/ml。

二、诊断

（一）症状和体征

1. 超量中毒时可发生昏迷、反射消失、血压降低、瞳孔先缩小后扩大、呼吸麻痹、呼吸有鼾声且节律慢而不整，渐至停止。亦可发生心律失常，心脏循环衰竭。

2. 急性血小板减少性紫癜，血管神经性水肿，支气管痉挛，高热晕厥等。

3. 慢性肾上腺功能不全的病人，可促发肾上腺危象，出现高热、恶心、呕吐、腹泻、失水，继而导致循环衰竭、血压下降、心率增快、脉搏细弱、精神失常、昏迷等症状，如不迅速抢救，可危及生命。

（二）辅助检查

1. 用气相色谱法作血中甲丙氨酯的定性检测。

2. 用化学鉴别作血或尿中药物的定性检测。

三、处理

1. 立即洗胃，并用硫酸钠导泻。

2. 静脉滴注10%葡萄糖以促进排泄。如因呕吐腹泻发生水、电解质失衡，可适当滴注含电解质溶液。

3. 中枢抑制症状较重者可用硫酸苯丙胺、利他林等。

4. 有心脏及周围循环衰竭情况，可用苯甲酸钠咖啡因、麻黄碱等，严重血压下降时，静脉滴注去甲肾上腺素或阿拉明等。

5. 呼吸抑制者可注射呼吸中枢兴奋剂，给氧，必要时做人工呼吸。

6. 对症治疗及支持疗法。

第十二节 解热、镇痛抗炎药中毒

此类药物应用广泛，其中水杨酸类药物包括阿司匹林、抗炎松、水杨酸、水杨酰胺、氟苯水杨酸、精氨酸乙酰水杨酸、水杨酸甲酯（冬绿油）、水杨酸苯酯等。还有对乙酰氨基酚、安乃近、保泰松、吲哚美辛等解热镇痛抗炎药物。中毒时主要表现为神经系统、消化系统、循环系统的损害，呼吸系统和泌尿系统也有不同程度的受损。

乙酰水杨酸中毒

一、概述

乙酰水杨酸（阿司匹林，acetylsalicylic acid，aspirin）为白色结晶性粉末，纯品无臭，味微酸，微溶于水（1∶300），易溶于酒精。成人经口最小致死量为5～15g，可能致死量为25～30g，中毒血药浓度为150～300g/ml，致死血药浓度值500g/ml。常见中毒原因为长期大剂量服药的风湿病病人，服药过量、误服或外用经皮肤大量吸收而中毒。

二、诊断

（一）症状和体征

1. 消化系统 食欲不振、恶心、呕吐、腹痛、腹泻；严重者发生出血性胃炎和中毒性肝炎。

2. 神经系统 头痛、头晕、耳鸣、耳聋、视觉紊乱、复视、烦躁不安、恐惧；可有幻觉、震颤、高热、惊厥、大量出汗。严重中毒者转入抑制、昏迷、喘息性呼吸、发绀，最后发展为呼吸和循环衰竭，有时在临死可出现窒息惊厥。

3. 心血管系统 轻度中毒有面红、出汗，严重中毒有心肌损害、面色苍白、血压下降、心力衰竭和休克等。

4. 呼吸系统 有呼吸增快、喘息性呼吸、发绀、肺水肿、呼吸衰竭。

5. 泌尿系统 开始表现为多尿，以后可出现少尿、蛋白尿、氨基酸尿，严重者可发生急性肾小管坏死而致肾功能衰竭。

6. 代谢性酸中毒及呼吸性碱中毒。

7. 其他 偶有血尿，皮肤粘膜紫癜或其他部位出血，可发生高血糖或低血糖。

（二）辅助检查

1. 胃内容物水杨酸盐测定 取胃内容物加1mmol/L盐酸数滴，煮沸、冷却、中和、过滤，加5%～10%三氯化铁溶液3滴，如变为红葡萄酒色表示有水杨酸盐存在。

2. 尿液水杨酸盐测定阳性。

3. 动脉血气常见呼吸性碱中毒和代谢性酸中毒。

4. 血小板减少，凝血酶原时间延长。

5. 肝肾功能检查 ALT、AST、BUN、Cr升高，尿中出现蛋白、管型、酮体和肌红蛋白。

三、鉴别诊断

与其他药物中毒及其他疾病引起的昏迷鉴别，与急性胃肠炎引起的消化系统症状鉴别，及与其他原因引起的惊厥、过度换气及血小板减少等鉴别。

四、处理

（一）紧急处理　口服中毒者立即用吐根制剂催吐，然后用1%～2%碳酸氢钠溶液或1∶5000高锰酸钾溶液或温开水洗胃，给予活性碳4～5g加水250～300ml吸附残余毒物。并可用50%硫酸钠50～60ml导泻。

（二）进一步处理

1．酸中毒时，静脉滴注5%碳酸氢钠或口服碳酸氢钠片每小时3～5g，直至尿液呈碱性为止。

2．呼吸过快者用纱布或纸袋罩于鼻部，以改善呼吸性碱中毒症状。

3．中枢过度兴奋者，可给予适量溴化物，禁用巴比妥类、水合氯醛及吗啡等呼吸中枢抑制剂。中枢过度抑制者可用中枢神经兴奋剂咖啡因、麻黄碱等。

4．抽搐时静脉注射钙剂。

5．高热者物理降温。

6．昏迷病人加压给氧，注意保温。

7．注射维生素K以预防出血。

8．应用抗菌药物预防感染及其他对症支持疗法。

（三）特殊处理　人工透析净化血液，一次摄入阿司匹林20g以上，肾功能障碍、昏迷或呼吸、循环受抑制、血液中水杨酸浓度达500mg/L以上或碱化尿液不佳时，应做血液透析。

对乙酰氨基酚中毒

一、概述

对乙酰氨基酚（扑热息痛，acetaminophen，paracetamol）为非那西丁在体内代谢的产物，为白色结晶或晶粉，无臭，味微苦，易溶于热水及醇中，微溶于水。成人一次口服10～15g可发生严重的急性中毒，致死量13～25g。中毒血药浓度为400g/ml，致死血药浓度大约为1500g/ml。中毒原因多为用药过量或误服，或由于几种抗感冒药同时服用引起过量中毒。

二、诊断

（一）症状和体征

1．中毒者可出现恶心、呕吐、消化道出血、肝功能损害，严重者可出现急性肝功能衰竭、高热、药疹、面部水肿、多汗，偶见黄视、白细胞减少、粒细胞减少。

2．严重中毒可发生中枢神经系统兴奋、烦躁、幻觉、谵妄和惊厥，后转为抑制，昏睡甚至昏迷。

3．由于高铁血红蛋白血症或因红细胞寿命缩短，引起溶血性贫血或缺铁性贫血，严重贫血时出现呼吸困难、心率加快、心绞痛、眩晕等。

4．因缺氧和中枢神经系统的抑制，使血管扩张，心排血量降低，引起血压下降、体温降低、脉搏增快、心律不齐、呼吸浅快等休克表现。

（二）辅助检查

1．毒物检定　取尿1ml加10%盐酸2滴，冷却，加1%亚硝酸钠2～3滴，立即加入10%新鲜氢氧化钠2～3滴，呈红色，表示有对乙酰氨基酚存在，血浆或胃内容物也可以用高压液相（HPLC）分析定性。

2. 血尿检查　血氨升高，血钾下降，红细胞减少，血小板减少，血淀粉酶升高，血糖升高或降低，并可见血尿、蛋白尿。

3. 肝功能检查　转氨酶升高，ALT、AST升高一般开始于摄药24小时后，黄疸指数升高，凝血酶原时间延长，如超过对照的2倍，则表示预后不良。

三、鉴别诊断

与其他原因引起的休克、昏迷、肝功能不全及贫血等鉴别。

四、处理

（一）紧急处理　立即催吐并用温盐水或1∶2000高锰酸钾溶液洗胃，50%硫酸钠50～60ml导泻。出现血压下降立即给予升压药。

（二）进一步处理

1. 有出血倾向及血小板减少时，给予维生素K，消化道出血者应予止血，并给予相应的外科治疗。

2. 给予碳酸氢钠口服或静脉滴注，使尿液呈碱性。同时还可促进高铁血红蛋白的恢复。

3. 有心律不齐，呼吸困难者给氧并予相应治疗。

4. 其他对症治疗，注意保温，必要时行人工呼吸。

（三）特殊处理

1. 过敏反应者应用抗组胺药，严重者可应用肾上腺皮质激素。

2. 处理高铁血红蛋白血症，用美蓝静脉滴注（1～2mg/kg）或口服（3～5mg/kg），并静脉滴注大量维生素C及高渗葡萄糖。

3. 保护肝肾功能　严重者可给予胱氨酸、甲硫氨酸，及早进行血液透析。

4. 应用解毒剂　N－乙酰半胱氨酸（N－Acetylcystein，NAC），即痰易净，是最有效的特异性解毒剂，强调早期应用。在摄药后10小时内应用能有效预防肝损害发生，16小时效果差，24小时后肝毒性已发生则无效，用药指征：摄入量>7.5g或140mg/kg且就诊距摄药<10h；首次血药浓度：摄药后4h>150mg/L或6h>110mg/L或12h>35mg/L；用法：首剂140mg/kg，继之70mg/kg，每4小时1次，共17剂，用果汁稀释成5%溶液口服。副作用主要为恶心、呕吐。如口服在1小时内呕出，应再次给药或经胃管缓慢注入。其他解毒剂还有蛋氨酸（methionine），但效果不及NAC。

保泰松中毒

一、概述

保泰松（布他唑立丁，butazolidin，phenylbutazone）为白色或微黄色结晶性粉末，无臭，味略苦。难溶于水，能溶于乙醇，易溶于碱或氯仿中，性质较稳定。一次摄入4～40g可致严重中毒，曾有致死的报告。

二、诊断

（一）症状和体征　轻度过量仅引起困倦、恶心、腹痛等轻微症状。严重过量则可导致多系统损害和呼吸循环衰竭。

1. 消化系统　恶心、呕吐，上腹部疼痛，腹泻或便秘，胃肠道溃疡出血或穿孔，黄疸，肝功能损害。

2. 神经系统　头痛、眩晕、失眠、欣快感、视力模糊、耳鸣、过度通气，定向障碍，共济失调，四肢抽搐，昏迷或惊厥。

3. 急性肾功能衰竭　可有腰痛、少尿、蛋白质及血尿，因水、钠潴留而致水肿、血压升高，甚至发生心力衰竭和肺水肿。可伴有代谢性酸中毒。

4. 肝功能损害　可引起肝炎，出现肝区不适，转氨酶升高，黄疸甚至肝坏死。

5. 凝血机制障碍　抑制粒细胞生成，发生白细胞减少，粒细胞减少，亦可出现血小板减少。偶有再生障碍性贫血。

（二）辅助检查

1. 血常规　全血细胞减少，凝血酶原时间延长。

2. 尿中可见蛋白、管型及红细胞，大便潜血阳性。

3. 动脉血气　可见代谢性酸中毒或呼吸性碱中毒。

4. 肝、肾功能检查　ALT、AST、总胆红素、BUN、Cr 升高。

5. 血或尿中保泰松测定阳性。血药浓度与临床症状相关性差，很少进行检测。

三、处理

（一）紧急处理　误服大剂量时，应立即催吐，用温开水或高锰酸钾洗胃，硫酸钠导泻。监护并稳定生命体征，保持呼吸道通畅。低血压者应在静脉输液基础上应用升压药物。

（二）进一步处理

1. 静脉滴注 10% 葡萄糖液或糖盐水；肌内注射呋塞米 20mg，注射维生素 C 及肝泰乐等，注意水、电解质平衡。

2. 惊厥者给予安定或水合氯醛。

3. 粒细胞减少可用维生素 B_6，维生素 B_4、利血生、鲨肝醇等药物，同时可用青霉素预防感染。全血细胞减少者酌情输新鲜血。

4. 防治消化道出血，可给予西咪替丁口服或静脉滴注；对大出血者可酌情输血。

5. 对症处理，保温，给氧，必要时人工呼吸。

（三）特殊处理　对重症病人或者合并肾功能衰竭者可行血液透析或血液灌流治疗。

四、病人安置

重症病人应住 ICU。

吲哚美辛中毒

一、概述

吲哚美辛（消炎痛，indomethacin，inteben）为白色结晶状粉末，不溶于水，易溶于乙醇、丙醇、热苯中。口服后 30～120 分钟达血药峰值浓度，主要经肝脏代谢，5%～20% 以原型经肾脏排泄。

二、诊断

（一）症状和体征

1. 消化系统　恶心、呕吐、厌食、胃烧灼感、腹泻等，发生率为 3%～9%，与食物合用可降低。严重者可见胃肠道出血、溃疡、穿孔、肝功能损害。

2. 神经系统　困倦、头痛、头晕，在治疗的前数周常见，约有 10% 以上病人出现早晨为重的头痛。另外可见惊厥，周围神经痛，晕厥，精神错乱，昏迷。

3. 造血系统　可见粒细胞减少，溶血性或再生障碍性贫血，紫癜，骨髓抑制，血小板减少较少见。

（二）辅助检查

1. 肝、肾功能检查 ALT、AST、BUN、Cr 升高。
2. 全血细胞减少。
3. 血或尿中吲哚美辛测定阳性。

三、处理

以对症支持治疗为主，具体措施可参见保泰松中毒。

第十三节 有害气体中毒

刺激性气体中毒

一、概述

刺激性气体主要对呼吸道粘膜、眼及皮肤有直接刺激作用，呼吸道是有害气体侵入人体的主要途径，吸入后，轻者表现为上呼吸道刺激或支气管炎的症状；重者产生中毒性肺炎或中毒性肺水肿，且可发展成为 ARDS。损害的严重程度主要取决于化学物的理化特性、吸入浓度、持续时间。

较常见的刺激性气体有：①硝酸及含氮氧化物：如一氧化氮、二氧化氮等；②硫酸及含硫化合物：如二氧化硫、三氧化硫等；③盐酸及含氯化合物：如氯气、光气、三氯化锑、三氯化砷等；④氨气；⑤氟化氢及氟化烃类化合物：如八氟异丁烯、氟光气等；⑥卤烃类：如溴甲烷、氯化苦等；⑦酯类：如醋酸甲酯等；⑧醛类：如甲醛、乙醛等；⑨其他：如羟基镍、氧化镉等。

二、诊断

（一）症状和体征 据病情轻重，可有以下临床类型：

1. 中毒性呼吸道炎症 大多由高水溶性刺激性气体引起。吸入后立即出现粘膜刺激症状，临床表现有鼻炎、咽炎、声门水肿及气管、支气管炎等呼吸道症状；长期反复吸入低浓度刺激性气体，可引起慢性支气管炎；少数病人可发生喘息型支气管炎，经常出现气喘、胸闷、咳嗽，偶有痰中带血，慢性喘息型支气管炎较难恢复。

2. 中毒性肺炎 刺激性气体进入呼吸道深部，到达肺泡，易引起肺实质的炎症反应，此外，锰、镉、烟尘等吸入及汽油呛入肺内而引起肺炎亦是常见原因。中毒性肺炎症状除上述呼吸道刺激症状外，主要表现为胸闷、胸痛、气急、剧咳、咳痰，有时痰中带血丝，吸入汽油引起的吸入性肺炎，胸痛尤为突出，表现为患侧刺痛或刀割样疼痛，一般 4 ~ 5 日后症状减轻。

3. 中毒性肺水肿及 ARDS 吸入水溶性大的刺激性气体后，则立即出现明显的眼、上呼吸道粘膜刺激症状，如呛咳、流泪、咽痛、胸闷、气短等，检查可见眼粘膜、鼻咽部充血，肺部诊断有呼吸音粗或干鸣音；吸入水溶性小的刺激性气体，粘膜刺激症状较轻，随后病人可能有一段时间症状暂时缓解，之后病人症状突然加重，呼吸极度困难，端坐呼吸，发绀，烦躁不安，咳嗽，咳粉红色泡沫痰，心率快，大汗，可出现血压下降，神志障碍，双肺可闻及弥漫性湿啰音，部分病人呼吸困难进行性加重，演变为 ARDS，危重者可伴发休克、代谢性酸中毒、纵隔气肿、气胸、喉头水肿等。

（二）辅助检查

1. 血常规 白细胞升高，核左移，胞浆中可见中毒颗粒。

2. X 胸线片 中毒性肺炎表现为局部片状阴影或密度不高的点状阴影，肺纹理增粗，边缘不整；肺水肿早期可见两肺纹理模糊，有广泛的网状阴影或散在细粒状阴影，肺野透亮度下降，随着病情发展，出现大片均匀密度增高阴影或大小密度不一，边缘模糊的片状阴影，广泛分布于两肺野，少数呈蝴蝶翼状。

根据吸入毒物史，出现上述中毒性支气管炎、中毒性肺炎、肺水肿的临床表现及相应X线胸片表现，一般可以诊断。

三、治疗

（一）紧急处理

1. 立即脱离刺激性气体环境，安静休息。

2. 保持呼吸道通畅　吸痰，必要时气管切开。

3. 吸氧　有肺水肿者可用有机硅消泡剂吸氧。

4. 早期、足量应用激素　氟美松可用20～30mg/d，或氢化可的松200～300mg/d，或甲基强的松龙40mg，每日2～3次，待症状好转即减量或停用。

5. 雾化吸入　对成酸性气体可用5%碳酸氢钠溶液雾化吸入，成碱性气体可用3%硼酸性溶液雾化吸入，达到中和毒物的目的，以减轻呼吸道刺激症状；亦可用β－受体兴奋剂和激素雾化吸入或直接喷雾治疗。

（二）进一步处理

1. 卧床休息。

2. 保持气道通畅，加强呼吸道管理，发生ARDS者，给予加压给氧或用呼气末正压呼吸。

3. 预防和抗感染治疗。

4. 应用解痉祛痰剂，如氨茶碱、必嗽平等。

5. 维持水、电解质酸碱平衡。

6. 监测病情变化，防治ARDS、休克、气胸、纵隔气肿等各种并发症，并给予积极处理。

四、病人安置

一般需留院观察，吸入水溶性小的刺激性气体后即使当时临床表现轻微亦应卧床休息，保持安静，密切观察48～72小时；对于发生中毒性肺水肿、ARDS的病人应收入ICU，密切观察并积极处理。

一氧化碳中毒

一、概述

一氧化碳是含碳物质不完全燃烧的产物，是一种无色、无臭、无味的气体，其比重为0.967，与空气混合达12.5%时有爆炸性。在工业上，接触一氧化碳的作业甚多，如冶炼、矿井放炮、合成氨气和甲醇、内燃机排放废气等，如防护不当或通风不良时可发生急性一氧化碳中毒，而日常生活中，一氧化碳中毒最常见的原因是家庭中煤炉取暖及煤气泄露。

一氧化碳中毒的机制主要是引起组织缺氧。一氧化碳经呼吸道吸入后，立即与血中血红蛋白结合形成稳定的碳氧血红蛋白，二者的亲和力比氧与血红蛋白的亲和力大240倍，而其解离速度仅为氧合血红蛋白的1/3600，碳氧血红蛋白的存在还能使血红蛋白氧解离曲线左移，故碳氧血红蛋白的形成不仅使红细胞丧失携氧能力，还影响了氧合血红蛋白的解离，从而造成组织缺氧。另外，一氧化碳还与肌球蛋白结合而损害线粒体功能，抑制组织呼吸。

中枢神经系统对缺氧最敏感，故首先受累，脑部血管先痉挛而后扩张，严重者有脑水肿，血栓形成、缺血性坏死、脱髓鞘变等则是急性一氧化碳中毒后迟发性脑病的病理基础。

二、诊断

根据一氧化碳接触史，急性缺氧性中枢神经系统损害的临床表现，结合血液中碳氧血红蛋白的测定，并排除其他脑病即可确诊，集体发病有助于一氧化碳的诊断。

（一）症状及体征 中毒程度随吸入一氧化碳浓度的高低和时间的长短而异。轻度中毒者可有头晕、头痛、乏力、恶心、呕吐、胸闷、心悸等症状，少数可有短暂的轻度意识障碍；病情较重时，除上述症状外，中毒者皮肤、粘膜、甲床可出现特征性樱桃红色，并可出现浅至中度昏迷；重度中毒者可出现深昏迷或去大脑皮层状态，同时，并发脑水肿、休克、心肌损害、肺水肿、呼吸衰竭等临床表现。部分病例可并发筋膜间隙综合征、挤压综合征等，如受压部位出现皮肤大、小水疱和红肿及感觉运动障碍等症状。少数病人抢救苏醒后，经2～60天“假愈期”后，可出现“迟发性脑病”症状，表现为精神障碍、偏瘫、震颤麻痹、癫痫、痴呆、失语、失明等。

（二）辅助检查

1．碳氧血红蛋白的定性测定

（1）加碱法：取病人血3～5滴，加等量蒸馏水稀释后，加入10%氢氧化钠1～2滴，混匀，如血液中有碳氧血红蛋白，仍呈淡红色不变，而正常对照血液则呈棕褐色。

（2）煮沸法：取蒸馏水10ml，加入病人血3～5滴，如血液中有碳氧血红蛋白，煮沸后仍呈红色，而正常血液呈褐色。

2．碳氧血红蛋白定量测定 采用分光光度计法，正常人不吸烟者碳氧血红蛋白 $<5\%$，吸烟者 $<10\%$，轻度中毒 $<10\%$，中度中毒 $<30\%$，重度中毒 $<50\%$。

3．其他检查 心电图、脑电图、头CT、心肌酶、电解质、血气分析、肾功能、血糖等都有助于诊断和鉴别诊断。

三、鉴别诊断

急性一氧化碳中毒应与脑血管意外、脑膜脑炎、糖尿病酮症酸中毒昏迷以及其他中毒引起的昏迷相鉴别，既往史、体检、实验室检查有助于鉴别。

四、处理

（一）紧急处理

1．现场救治 进入中毒现场后迅速打开门窗，进行通风换气，断绝一氧化碳来源。迅速将病人转移到空气新鲜的地方，卧床休息，保持呼吸道通畅，注意保暖。如呼吸心跳已停止立即行体外心脏按压及人工呼吸，之后，立刻送医院继续救治，行心肺复苏者，途中仍坚持心脏按压及人工呼吸。

2．纠正缺氧

（1）吸氧：给予吸氧可提高动脉血氧分压，从而加速碳氧血红蛋白的解离，增加一氧化碳的排出。吸氧的方法以面罩大流量吸氧为佳，单纯鼻导管吸氧效果较差。

（2）高压氧治疗：一般用2～3个大气压给予纯氧吸入。进行高压氧治疗可迅速提高动脉血氧分压，加速碳氧血红蛋白解离及一氧化碳排出。对于中、重度一氧化碳中毒而无禁忌证者，均应急诊尽快行高压氧治疗。首次高压氧时间应根据治疗压力而定，既要达到清除一氧化碳的目的，又要防止氧中毒。

（3）呼吸支持：呼吸停止者，立即进行人工呼吸，甚至立即气管插管或气管切开进行机械通气和加压供氧。

（4）其他方法：在无氧气设备或无高压氧设备的医院，可以采用静脉滴注双氧水的方法提高血氧分压，但较少用，还有报道自血光量子法可改善组织缺氧，对一氧化碳中毒有一定疗效。

3．降颅压，防治脑水肿 重症一氧化碳中毒均伴有脑水肿、颅内压力升高，一般24～48小时达高峰，应采用脱水剂：

（1）20%甘露醇：250ml，静脉内快速滴入，每6～8小时1次，待2～3天后颅压增高现象好转，可逐渐减量，但肾功能不全者慎用。

（2）速尿：20～40ml，静脉注射，每日2～4次，可与甘露醇交替使用，对于合并心衰的病人尤为适用。

（3）糖皮质激素：可以减轻脑组织水肿，降低颅内压力，还具有抗炎、抗过敏、抗休克、降低体温的作用，一般用氟美松 10～30mg/d，分次静脉滴注，亦可用氢化可的松 200～300mg/d，静脉滴注，还可用甲基强的松龙 40mg，每日 2～3 次。脱水期间注意水、电解质平衡。

4. 镇静及冬眠　对于连续抽搐者应用镇静剂，如安定 10mg，肌内注射或静脉推注；鲁米那 0.1～0.2g，肌内注射；冬眠灵 25～50mg，肌内注射或静脉推注。癫痫大发作或抽搐不止者可用安定持续静脉滴注。对于高热不退者，可行物理降温，用冰毯、冰帽等，亦可采用人工冬眠，以降低病人耗氧量，有利于脑组织的恢复。

（二）进一步处理

1. 纠正水、电解质、酸碱失衡。

2. 预防及控制感染　昏迷期应注意护理，防止肺部感染、褥疮及全身感染，如有褥疮、放置导尿管、气管插管者应用广谱抗生素预防感染，如已发生肺、泌尿道、褥疮感染者，首先选用广谱抗生素，同时行细菌培养，以选择敏感抗生素。

3. 应用脑组织赋能剂及苏醒药物　可加用 ATP、辅酶 A、细胞色素 C、胞二磷胆碱等药物，昏迷者可选用氯酯醒、醒脑静等，还可加用安宫牛黄等。

4. 并发症的治疗　包括脑水肿、肺水肿、心衰、休克、急性肾功能衰竭、挤压综合征等的治疗。

5. 高压氧治疗的疗程　年龄 40 岁以下，昏迷时间短于 4 小时者连续进行高压氧治疗 5～20 天；年龄 40 岁以上，昏迷时间超过 4 小时，应连续进行高压氧治疗 3 个疗程（30 天）；病情严重，昏迷时间过久，较长时间处于植物人状态者，应间断行高压氧治疗，连续 2～3 个疗程后休息 2 周，再连续 2 个疗程，再休息 2 周。

（三）特殊处理　急性一氧化碳中毒迟发性脑病的治疗。由于本病病程长，治疗困难，故应长疗程高压氧治疗，再加常规药物治疗及康复治疗。

1. 高压氧　首次 3 个疗程，休息半个月，然后再连续 2 个疗程，休息半个月，间断进行，每 2 个疗程结束后休息半个月。

2. 持续药物治疗

（1）扩血管：烟酸 0.2～0.3g/d；罂粟碱 30～60mg/d；川芎嗪 160mg，静脉滴注；维脑路通 0.2～0.3g，3 次/天，等。

（2）抗凝：腹蛇抗栓酶、肝素等。

（3）抗血小板：阿司匹林、潘生丁等。

（4）脑细胞赋能剂：脑复康、ATP、辅酶 A、胞二磷胆碱、脑活素等。

3. 物理治疗。

4. 肢体活动及功能锻炼。

5. 坚持治疗，不能中途停止。

五、病人安置

1. 轻度中毒，症状不严重的病人，呼吸新鲜空气或常压吸氧后症状消失者可回家或留观 2～3 天。

2. 中度中毒病人，住院留观 1 周左右，并行高压氧治疗。

3. 重度中毒病人经急诊处置后尽快转入 ICU，监护心电、血压、血氧饱和度，并尽早行高压氧治疗，且要坚持足够的疗程。

急性硫化氢中毒

一、概述

硫化氢（HS）是具有刺激性和窒息性的有害气体。接触低浓度时仅有呼吸道和眼的局部刺激症状，高浓度时有明显的全身症状。硫化氢有臭鸡蛋味，但高浓度可引起嗅觉疲劳而不能察觉其存在。硫化氢很少用于工业生产，多为生产过程中所产生的废气。生产性硫化氢中毒多见于化学工业和石油、造纸等工业。生活性硫化氢中毒常见于有机腐败场所，如阴沟、化粪池、污物沉淀池等处。

硫化氢易溶于水，经呼吸道进入机体后，很快溶于血液，并与钠离子结合形成硫化钠。其毒性作用机制为对眼和呼吸道粘膜的强烈的局部刺激作用；与呼吸链中的氧化型细胞色素氧化酶的高铁结合，抑制了酶活性，引起细胞内窒息，造成组织缺氧；与谷胱甘肽结合，促使脑和肝中的三磷酸腺苷活性降低；极高浓度的硫化氢可强烈刺激颈动脉窦，反射性引起呼吸停止，或直接麻痹呼吸中枢，引起窒息，产生"电击样死亡"。

二、诊断

（一）硫化氢接触史。

（二）临床表现　可分为三度：

1．轻度中毒　仅表现为粘膜刺激症状，如畏光、流泪、眼刺痛、视物模糊、咽喉部灼热感、流涕、呛咳、胸骨下压迫感等。

2．中度中毒　上述症状加重，可出现角膜水肿、角膜溃疡等。肺部可有弥漫性干啰音，且出现中枢神经系统症状，如头晕、头痛、恶心、呕吐、乏力、嗜睡及共济失调等。

3．重度中毒　在上述表现的基础上，很快出现烦躁、谵妄、惊厥、昏迷，最后因呼吸麻痹而死亡。此外，尚可并发弥漫性细支气管炎、肺炎、急性肺水肿、心衰及心律失常等。

存活的中毒者，少数出现中毒性肝肾功能损害，并有不同程度的后遗症，如严重头痛、眩晕、步态不稳、记忆力减退等。

（三）辅助检查　中毒者血和尿中硫化盐含量增高，硫化血红蛋白增多是确诊的证据。

三、鉴别诊断

需与其他原因引起的昏迷相鉴别。

四、处理

（一）现场急救　迅速脱离中毒环境，将病人转移至空气新鲜处，卧床休息，通畅呼吸道，吸氧，促进毒气经呼吸道排出。严重中毒者常有呼吸停止，应坚持做人工呼吸，不可轻易放弃。必要时给予呼吸兴奋剂。及时进行气管插管，气管切开，有条件者可给予机械通气。可用5% $NaHCO_3$ 溶液喷雾治疗上呼吸道刺激症状，用2% $NaHCO_3$ 溶液或生理盐水冲洗眼部。抢救过程中，医护人员应十分注意自身安全，必要时配带防毒面具，以保证抢救工作的顺利进行。

（二）进一步处理

1．进一步维持呼吸及供氧，有条件者应尽早给予加压供氧及高压氧舱治疗。

2．解毒　10%美蓝20～40ml静脉注射，或10%硫代硫酸钠20～40ml静脉注射，以促进硫化血红蛋白的解离。

3．促进脑细胞代谢，保护脑细胞　用药方法具体见CO中毒。

4．保护眼部　每日滴入可的松和抗生素眼药水，直至眼部症状消除。

5．及时处理各种并发症，合并症　如控制感染，抢救脑水肿、肺水肿、休克等。

五、病人安置

中毒病人应留院观察治疗，重度病人宜收住 ICU，监护心、脑等重要脏器功能。

氰化物中毒

一、概述

氰化物是指各种含氰基的化合物，可分为无机氰化物和有机氰化物，后者称为腈类。各种氰化物的毒性取决于代谢过程中析出氰基的速度和剂量。氢氰酸、氰化钠、氰化钾、丙烯腈等在体内能迅速析出氰离子，毒性很大，而亚铁氰化物和铁氰化物通常不易析出氰离子，毒性即较低。氰化物是化工原料，也应用于电镀、淬火、选矿、合成橡胶等工业。某些植物果实中，如苦杏仁、枇杷仁、桃仁、白果、木薯等均含有氰化物。职业性中毒主要是经呼吸道和皮肤吸收进入体内所致，而生活性中毒主要见于自杀和误服。

当氰化物进入人体析出氰离子后，迅速与氧化型细胞色素氧化酶的三价铁结合，变成氰化高铁型细胞色素氧化酶，失去传递氧的作用，使组织细胞不能利用氧，形成内窒息，此时血液中虽有充足的氧，但不能为组织细胞利用，故静脉血呈鲜红色。某些腈类化合物分子本身具有直接对中枢神经系统的抑制作用。

二、诊断

（一）临床表现

1. 大量吸入高浓度氰化氢或吞服氰化钠、氰化钾，可于 2～3 分钟内造成呼吸停止而猝死。

2. 非猝死中毒者，根据临床特征，可分为以下四期：

（1）前驱期：呼气中有苦杏仁味，轻度的眼和上呼吸道刺激症状，乏力、头痛、头晕、恶心、胸闷、呼吸加快，经口中毒者尚有舌尖、口腔和咽喉部发麻、灼热感，流涎，偶有呕吐。除轻症病例外，该期短暂。

（2）呼吸困难期：胸部压迫感，呼吸困难，心悸，步态不稳，轻度意识障碍，皮肤、粘膜呈鲜红色。

（3）痉挛期：此期以惊厥为特征，意识丧失，强直性或阵发性抽搐，甚至角弓反张，呼吸变浅、慢或暂停，心率减慢，血压下降，常伴有大、小便失禁，可并发呼吸衰竭。

（4）麻痹期：全身肌肉松弛，反射消失，最后呼吸、心跳停止而死亡。

（二）辅助检查

1. 用 Conway 微量扩散法可测定血液或组织液中的氰离子的浓度。

2. 尿中可检出硫氰酸盐。

根据氰化物吸入史或食入史，呼气或口腔内有苦杏仁气味，急骤发生的意识障碍，呼吸困难而口唇及指甲无发绀现象，皮肤、粘膜呈鲜红色，血液中可检出氰离子，尿中可检出硫氰酸盐，即可诊断。

三、鉴别诊断

氰化物中毒后，中毒症状在某些方面与一氧化碳、硝基化合物、有机磷农药等中毒有相似，故需进行鉴别，其中工作性质、周围毒物容器、口腔或呼出气味、临床特征、实验室检查等均有助于鉴别。

四、处理

（一）紧急处理

1. 脱离中毒现场，脱去污染衣物，静卧休息，吸氧。

2. 重建呼吸与循环 呼吸停止者立即进行人工呼吸，心跳停止者立即进行人工胸外心脏按压。

3. 应用解毒剂

(1) 立即给予亚硝酸异戊酯（每支0.2ml）1~2支，放于手帕中折断后立即吸入，每次吸入15秒，每隔2~3分钟可重复吸1支，直至开始静脉注射3%亚硝酸钠为止，但应用过程中要严密注意血压。

(2) 3%亚硝酸钠10~20ml缓慢静脉注射（每分钟2~3ml），静脉推注过程中注意血压，如有休克发作，停止应用本药。

(3) 4-DMAP（4-二甲基氨基苯酚）：为高效高铁血红蛋白生成剂，可应用10% 4-DMAP 2ml肌肉注射，必要时1小时后可重复半量。本药不可与亚硝酸制剂合用，以防止出现高铁血红蛋白形成过度；可与硫代硫酸钠合用，对于低血压者尤为适用。此药目前广泛应用，并逐渐替代亚硝酸类抗氰药。

(4) 硫代硫酸钠：在给予4-DMAP或亚硝酸钠后静脉推注25%硫代硫酸钠20~40ml，缓慢静脉推注，每分钟不超过5ml，必要时可在1小时后重复注射半量或全量。

4. 口服中毒者在应用解毒剂的同时，立即进行洗胃，皮肤和眼污染时，立即用大量清水冲洗。

（二）进一步处理

1. 继续吸氧，亦可行高压氧治疗。

2. 保持呼吸道通畅，呼吸衰竭者行机械辅助呼吸，加强呼吸道管理，预防感染。

3. 维持水、电解质酸碱平衡。

4. 应用改善脑细胞代谢的药物，如ATP、辅酶A、胞二磷胆碱等。

5. 加强生命体征监护，防治肺水肿、脑水肿等并发症。

五、病人安置

一般需住院观察，严重者收入ICU，监护生命体征变化。

第十四节 工业物中毒

一、概述

（一）工业性毒物的概念、来源和存在形态 工业性毒物指工业生产过程中存在或产生的化学毒物。由工业性毒物引起的中毒，称为工业物中毒。根据病因，工业物中毒又可分为生产性及生活性中毒。前者指在工业生产、制造、运输、保管、使用等环节中接触毒物引起的中毒，后者指生活中意外接触毒物、误服、自杀、他杀等发生的中毒。

工业性毒物可能存在于工业生产过程中的各个环节，包括生产中的原料、辅料、中间产物、杂质、成品、副产品以及废弃物等。

常温常压下，工业性毒物可能是固体、液体或气体。可以气体、蒸气、雾、粉尘或烟等形态存在于生产或生活环境中。悬浮于空气中的粉尘、烟和雾，可统称为气溶胶。了解工业性毒物的存在形态，有助于了解其可能进入人体的途径，以便采取有效的防护措施和检测方法。

（二）工业性毒物进入人体的途径 工业性毒物主要经呼吸道和皮肤进入人体，经消化道进入者较为少见。

1. 呼吸道 是最常见且最重要的途径。凡呈气体、蒸气和气溶胶形态的毒物都可经呼吸道进入人体。整个呼吸道都能吸收毒物。通常空气中的毒物浓度越高，毒物粒子越小，毒物在体内的溶解度越大，经呼吸道吸收的量也越多。毒物经呼吸道吸收后，不经肝脏转化即直接进入血液循环，分布于全身。

2. 皮肤 有些工业性毒物可经无损伤的皮肤进入人体。如汞、砷等无机盐类可经毛囊、皮脂腺和汗腺吸收，而苯胺、硝基苯等脂溶性化合物，同时又具有一定水溶性，可通过表皮屏障进入血液循环。通常毒物的浓度越高，脂溶性越大，污染皮肤的面积越广，经皮肤吸收的量就越多。高温高湿的环境条件以及皮肤有损伤、破溃及皮肤病等，均可促进毒物的经皮吸收。毒物经皮吸收后可不经肝脏转化而直接进入血液循环。

3. 消化道 工业性毒物经消化道进入人体较为少见。可因误食，或因呼吸道吸入并粘着于口腔及鼻咽部而被吞入。经消化道进入的毒物，大部分经肝脏转化后，才进入血液循环。

了解工业性毒物进入人体的途径，对于采取相应的防治措施具有重要意义。

（三）工业性毒物在体内的代谢

1. 分布 工业性毒物被吸收入血后，随血液、淋巴分布到全身各组织中。由于毒物的理化特性及各组织的生理特点不同，往往表现出毒物对某种组织、器官具有选择性，而在其中分布较多。如脂溶性毒物多分布于骨髓等富有脂肪及类脂质的组织，并可通过血脑屏障作用于中枢神经系统。

2. 蓄积 某些毒物，尤其是重金属，持续性接触时可不断贮存在某些组织或器官中，导致这些组织或器官中毒物的含量逐渐增多，这种现象称为物质性蓄积。而由于每次接触毒物的间隔时间较短，或毒物的后续作用时间较长，虽然组织器官中未能检出毒物含量的增高，但仍然存在着毒性作用的逐渐积累而发生慢性中毒，这种情况称为功能性蓄积。一般认为，毒物在体内蓄积是发生慢性中毒的基础。当机体抵抗力降低时，蓄积的毒物可一次大量入血，也能引起中毒的急性发作。因此，有计划地使蓄积的毒物排出体外，是防治急慢性工业性中毒的重要措施之一。

3. 转化 毒物进入机体后，参与体内生化过程，使其化学结构发生变化，称为毒物的生物转化。毒物经生物转化后，毒性减低乃至丧失的，称为解毒；毒性增强的，称为活化。体内的主要转化过程包括氧化、还原、水解和结合几种方式。结合是人体内重要的一种解毒方式。大部分毒物经氧化、还原、水解反应后，再进一步与体内葡萄糖醛酸、硫酸、乙酸、谷胱甘肽等结合，形成毒性小，易溶于水的物质而解毒并排出。人体的解毒功能是人体防御功能的重要组成部分，但这种解毒功能是有限的，进入体内的毒物超过一定限量时即引起中毒。毒物在体内的转化主要在肝脏进行，肝肾的功能状态可影响毒物在体内的转化。此外，动物的不同种属、遗传特点、年龄、性别和营养状态等，都可对毒物在体内的转化过程产生一定影响。

4. 排出 进入体内的毒物可不经转化或经过转化后由呼吸道、泌尿道和消化道等途径排出体外。在体内不易分解的气体或挥发性毒物，主要经呼吸道排出体外。因此，发生急性中毒时，应立即将病人转移到有新鲜空气的环境中，不仅能停止继续吸入毒物，还可促进其排出。有些毒物可经肾脏随尿排出。测定尿中毒物的含量，可间接衡量一定时期内接触和吸收该毒物的情况，但有时与中毒的临床表现常无直接关系。有些毒物可经毛发、皮脂腺、汗腺、唾液、乳汁和月经排出，且在排出过程中可引起排出器官的损伤。如汞随唾液排出时可引起口腔炎，砷经肠道排出时可引起肠炎，经汗腺排出时可引起皮炎。了解毒物的排出途径及其规律，对于工业物中毒的诊断、防治以及生物监测都有重要意义。

（四）工业物中毒的发病机制

1. 直接刺激 皮肤及呼吸道、消化道、眼等的粘膜接触刺激性或腐蚀性毒物时，可引起组织的变性、坏死、出血和功能障碍。

2. 干扰酶系统活性 如氰化物中的氰离子能迅速与氧化型细胞色素氧化酶中的高铁离子结合，使酶失活。因而组织不能利用氧，产生细胞内窒息。

3. 使血红蛋白失去携带氧的能力 如 CO 中毒时形成碳氧血红蛋白，亚硝酸盐中毒时形成高铁血红蛋白，砷化物中毒时导致溶血。

4. 作用于细胞水平 如乙醚可直接作用于细胞膜，抑制氧和葡萄糖的转运，使细胞功能受抑。

（五）影响工业性毒物对机体毒性作用的主要因素

1．工业性毒物的理化特性　主要包括毒物的化学结构、粒子大小、溶解度、挥发性及比重等。

2．工业性毒物的剂量　毒物进入人体后要达到一定的剂量才会引起中毒。毒物进入人体的剂量常与毒物的浓度和接触时间有密切关系。

3．毒物的联合作用　即接触多种毒物时，毒物之间的相互影响。这种作用可以是协同的，即增毒作用，如 CO 可增强 HS 的毒性；也可以是拮抗的，如镉能影响汞的分布，使之蓄积于非作用部位而降低其毒性。有些毒物在毒理学上虽然是互不相关的，但一种毒物可降低机体抵抗力，即降低机体对另一种毒物的解毒功能，也是十分危险的。

4．个体状态　人体的健康状况、年龄、性别及肝肾功能等个体因素，对毒物的毒性作用均有影响。

5．环境条件　中毒现场的温度、湿度、通风情况，直接影响毒物的挥发及在空气中的散布，并影响毒物的吸收及机体对毒物的反应。

（六）工业物中毒的临床表现

1．急性中毒　指短期内大量毒物进入机体后引起的中毒。较常见的表现如下：

（1）皮肤粘膜症状：灼伤见于腐蚀性毒物中毒，发绀见于亚硝酸盐中毒所致的高铁血红蛋白血症，刺激性气体所致的肺水肿以及毒物引发的呼吸抑制等。黄疸见于急性溶血及肝毒性毒物中毒。

（2）神经系统症状：如四乙基铅等可引起神经失常，自主神经功能紊乱，周围神经炎，甚至昏迷、抽搐。

（3）循环系统症状：如心律失常，心衰，心跳骤停等。

（4）消化系统症状：呕吐、腹痛、腹泻等胃肠炎症状见于吞服腐蚀性毒物，砷中毒等。肝脏损害见于四氯化碳、黄磷等中毒。

（5）呼吸系统症状：咳嗽、气促、肺水肿见于吸入刺激性气体，作用于呼吸中枢的毒物可导致呼吸衰竭。

（6）泌尿系统症状：如汞中毒所致的急性肾小管坏死，可致少尿或无尿，砷化物等毒物引起的溶血可致游离血红蛋白堵塞肾小管，亦可引起少尿、无尿。

（7）血液系统症状：溶血见于砷化氢、苯胺、硝基苯等中毒，苯亦可引起白细胞减少。

2．慢性中毒　指较长时间内少量毒物反复经常地进入人体后引起的中毒。可表现为原因不明的白细胞减少、贫血、震颤、周围神经炎、慢性肝病以及“神经衰弱”的症状。

急性甲醇中毒

一、概述

甲醇（CH_3OH）又名木醇或木酒精，是一种无色透明，易燃易挥发，略带酒精气味的液体。易与水、酒精、酮、酯和卤化氢类混溶。甲醇通常由木材干馏或人工合成，工业上用于制造甲醛及甲基化反应或用作有机溶剂。生产性甲醇中毒主要由吸入甲醇蒸气所致，比较少见；生活性甲醇中毒主要见于用含有甲醇的工业性酒精配制成白酒饮用所导致的急性甲醇中毒。

甲醇进入机体后，在体内经醇脱氢酶及醛脱氢酶等作用，先生成甲醛，继而形成甲酸。甲醇作用于中枢神经系统，具有明显的麻醉作用；甲醛干扰视网膜细胞的氧化磷酸化过程，使之不能合成 ATP，致使细胞发生退行性变，最终导致视神经萎缩；甲醇在体内抑制某些氧化酶系统，使糖的需氧代谢发生障碍，致使体内乳酸及其他有机酸堆积，引起代谢性酸中毒。

一般误服 5～10ml 甲醇即可引起严重中毒，最低 7～8ml 即可引起失明，30ml 可致死。

二、诊断

1. 病史　有饮用甲醇或大量接触甲醇蒸气的病史。

2. 临床表现　以中枢神经系统和眼部症状以及酸中毒为主。甲醇中毒潜伏期较短，通常在12～24小时内发病。潜伏期内可有轻度醉酒感，吸入中毒者还有呼吸道刺激症状及口苦感。发病时以中枢神经系统症状为主，表现为头晕、头痛、表情淡漠、昏睡，严重时可出现意识不清，共济失调，甚至谵妄或不同程度的惊厥；胃肠道症状以恶心、呕吐及上腹痛为主，有时可并发急性胰腺炎；眼部症状最早表现为视力模糊，较重者有眼球压痛、畏光流泪、视力减退、复视，眼前有跳动的黑点、飞雪、闪光点，严重者可致双侧永久性失明。眼部检查可见瞳孔散大，眼球固定，光反射迟钝或消失。眼底检查可见视神经乳头充血，视网膜水肿，视神经萎缩。也有急性甲醇中毒出现迟发性视力损害者。代谢性酸中毒是急性甲醇中毒的又一全身表现，严重者可出现深而快的呼吸。

3. 血或尿中甲醇、甲醛或甲酸含量测定　对诊断具有一定的参考价值。若潜伏期血中甲醇含量在50g/L以上，即有早期诊断价值，尿中甲酸含量在0.5～2g/L，血中甲酸在26～76g/L，也有诊断意义。有条件者可测定呼气中甲醇含量，也有助于早期诊断。

三、鉴别诊断

甲醇中毒需与脑血管意外、糖尿病酮症酸中毒及其他原因引起的中枢神经系统损伤、视神经损伤及代谢性酸中毒相鉴别。

四、处理

（一）现场急救　中毒人员应立即脱离现场中毒环境，转移至空气新鲜处，解开衣扣，保持呼吸道通畅，促进甲醇经呼吸道排出。吸氧，洗胃，导泻。口服中毒者应用3%～5%的碳酸氢钠洗胃，然后在胃内留置4% $NaHCO_3$ 100ml。无条件者，可用温开水洗胃。导泻可用15g硫酸钠口服。无论病人视力如何，均应以纱布覆眼予以保护。现场处理心肺功能衰竭、休克等并发症，尽早将病人转移至有条件的医院进一步处理。

（二）进一步处理

1. 清除毒物　进一步洗胃，导泻。已吸收入血者，无论病人有无症状，均用腹膜或血液透析加以清除。早期透析可减轻症状，挽救生命，减少后遗症，是较好的驱毒治疗方法。

2. 乙醇抗毒治疗　目前尚无理想的甲醇抗毒治疗特效药。文献报道可用乙醇作抗毒治疗。其理论依据为乙醇与醇脱氢酶的亲和力是甲醇的20倍，由此阻断甲醇代谢，并促进其排出。方法为95%医用乙醇按1ml/kg稀释于5%葡萄糖或生理盐水中，配成10%的乙醇溶液，30分钟内滴完，然后按0.166ml/kg同样稀释后静脉滴注维持。神志清醒者可用50%乙醇按1.5ml/kg稀释至不大于5%的浓度，首次口服或经胃管滴入，然后按0.5～1ml/kg口服，每2小时1次维持。务必使血中甲醇浓度降低至0.5g/L以下，无酸中毒为止。一般需要4～7天或更长。由于乙醇本身具有一定毒性，使用剂量较大，故对这一疗法尚存在争议，如病人已处于严重的抑制状态，则不宜应用乙醇治疗。

3. 迅速纠正酸中毒　酸中毒不仅可使病情恶化，危及生命，且影响并加重眼部病变。应根据血气分析纠正酸中毒。可应用5% $NaHCO_3$ 100～200ml静脉滴注，然后根据复查结果，口服 $NaHCO_3$ 维持，直至pH值恢复正常。

4. 眼科治疗　急性期应以油纱条覆眼，予以保护。视网膜病变可应用肾上腺糖皮质激素及脱水剂治疗。视神经萎缩按眼科治疗原则处理。

5. 对症治疗　根据病人病情，控制感染，纠正心衰、呼衰、脑水肿、肺水肿、高热惊厥等合并症、并发症。

6. 支持疗法　可给予吸氧，营养神经的药物，给予高蛋白、高碳水化合物饮食，对于昏迷不能进食者，可给予静脉营养。

五、病人安置

中毒病人应留院观察治疗，重度病人宜收住 ICU，监护心、脑等重要脏器功能。

铅　中　毒

一、概述

铅及其化合物在生产、生活中应用十分广泛。常见的铅化物有一氧化铅，包括黄丹和密陀僧两种；二氧化铅、四氧化三铅，包括铅丹、红丹、广丹、樟丹、红铅等；氯化铅、硫化铅（黑锡丹）；硫酸铅、硝酸铅、醋酸铅（乙酸铅、铅糖）及碱式碳酸铅等。急性铅中毒多因口服可溶性无机铅化合物或含铅药物黑锡丹、樟丹引起，慢性铅中毒常见于长期吸入铅尘、铅烟的工人。近年来，由于环境污染的日益严重，含铅的废水、废气、废渣等污染大气、水源及农作物，危害居民，引起急慢性铅中毒。此外，生活中长期应用含铅锡壶亦可引起慢性铅中毒。

铅吸收入血后，主要以磷酸氢铅、甘油磷酸化合物、蛋白复合物或铅离子状态分布于全身各组织器官，主要以细胞核、细胞质的胞浆内及线粒体、溶酶体、微粒体为多，最后，95%的铅以不溶性磷酸铅的形式沉积在骨骼系统。铅排泄主要经肾脏，少量随粪便、唾液、乳汁、月经排出。

铅可引起血红素合成障碍，造成贫血；高浓度铅对成熟红细胞膜有直接损伤作用，可引起溶血。铅进入细胞内可抑制各种巯基酶，导致细胞代谢障碍，细胞损伤。在脑组织，铅可阻断 γ－氨基丁酸功能，降低细胞色素 C 浓度，加速多巴胺释放，减少细胞外钙离子浓度，影响乙酰胆碱释放，最终引起各种行为和神经效应的改变。严重中毒可引起神经细胞退行性变，导致脑病。在周围神经组织，铅可引起雪旺氏细胞肿胀，节段性脱髓鞘和轴突改变，导致周围神经病变。在肾组织，铅可引起近曲肾小管重吸收障碍，继而发生肾小球病变、间质性肾炎，最终发生肾功能衰竭。此外，高浓度铅还能损伤肝细胞。铅通过对肾素-血管紧张素-醛固酮系统的作用，引起小动脉痉挛，导致高血压。

四乙铅在肝脏的微粒体中转化为三乙铅，后者抑制脑的葡萄糖氧化，并使 5-羟色胺在大脑中积聚。四乙铅抑制胆碱酯酶活力，影响肾上腺素能神经和胆碱能神经。轻者使大脑皮质功能失调及植物神经紊乱，重者损害脑细胞，导致脑水肿和弥漫性脑损伤。

二、诊断

1．铅及其化合物接触史　急性铅中毒毒物接触史往往较明确，慢性铅中毒接触史常较隐匿，需详细询问及调查。

2．临床表现　铅中毒以神经、消化、造血和肾脏损害为主要表现。

（1）急性铅中毒时病人口服含铅化合物，可出现恶心、呕吐、腹胀、腹绞痛，血压升高，少数病人出现消化道出血及麻痹性肠梗阻。严重者发生休克，数日后发生中毒性肝炎、中毒性肾炎及贫血。

（2）急性四乙铅中毒以神经系统症状为主。早期表现为头晕、头痛、失眠、焦虑、噩梦，病情恶化出现幻觉、妄想、狂躁、谵妄、全身抽搐、瞳孔散大、意识丧失。发作呈间歇性。间歇期间，病人可表现为表情痴呆、动作迟缓、话语含糊或呈木僵状态。

（3）慢性铅中毒的典型症状为贫血、腹绞痛、周围神经炎、腕下垂、脑病。轻度中毒者，仅表现为头昏、乏力、食欲不振、腹胀、脐周痛、便秘及关节肌肉痛。

3．辅助检查　血铅增高提示新近铅接触，尿铅增高与血铅意义相同，但尿铅易为环境因素污染，且受尿量及肾功能影响，故波动较大。

三、鉴别诊断

急性铅中毒需与急性胃肠炎、出血性肠炎、急腹症相鉴别，急性四乙铅中毒需与脑血管病、脑炎、脑膜炎等神经系统疾病及其他中毒引起的神经病变相鉴别。慢性铅中毒的诊断较为困难，铅绞痛需与急腹症鉴别，周围神经炎、肾损伤要除外药物副作用、糖尿病等代谢性疾病及其他血管病变。

四、处理

1. 催吐洗胃　误服铅化物应立即催吐、洗胃、导泻。用1%硫酸镁或硫酸钠溶液洗胃，以形成不溶性硫酸铅而免于吸收。导泻可口服硫酸镁20～30g。

2. 阻止进一步吸收　口服生蛋清或牛奶，保护胃粘膜。亦可口服活性炭以吸附胃内毒物。

3. 给予解毒剂

（1）依地酸二钠（解铅乐）：用法：1g/d，用50%葡萄糖注射液或生理盐水20～40ml稀释后静脉注射，或加入5%葡萄糖500ml中静脉滴注，连用3天。间隔3～4天重复使用。应注意本药不宜口服，因其在胃肠道与铅络合成依地酸二钠铅，增加吸收。

（2）二乙烯三胺五乙酸三钠钙（促排灵）：用法：0.5～2g/d，溶于生理盐水250ml中静脉滴注，或配成25%的溶液肌内注射。疗程同依地酸二钠。

（3）巯基络合剂：①二巯基丁二酸钠：1g加入生理盐水或5%葡萄糖溶液20ml中缓慢静脉注射，1～2小时1次，共4～5次，3天为1个疗程，间隔3～4天重复给药。应注意本药水溶液不稳定，久置毒性增加，故不宜静脉滴注。②二巯基丙磺酸钠：用量为5mg/kg/次，第1日每6小时肌内注射1次，第2日每8小时肌内注射1次，以后每日1～2次，疗程5～7天。

（4）青霉胺：1g/d，分4次口服，5～7天为1个疗程，共服用1～3个疗程。用药前需做青霉素皮试。

（5）碳酸氢钠：30g，口服促进排铅。

（6）10%葡萄糖酸钙：10ml加入25%葡萄糖液体50ml中静脉滴注，4～6小时1次，以促进血中游离铅进入骨中，降低其毒性，并可缓解腹绞痛。

（7）巯乙胺（半胱胺）：用于急性四乙铅中毒，可减轻神经症状。用法：200～400mg加入5%葡萄糖溶液中静脉滴注。

4. 对症及支持疗法　腹绞痛可肌内注射阿托品0.5～1mg或654－2注射液10mg。急性铅中毒性脑病应绝对卧床休息。及时处理脑水肿，纠正水、电解质、酸碱平衡失调等，增加营养。应注意铅中毒性贫血可随铅中毒的纠正而自行恢复，不宜用铁剂治疗。

五、病人安置

中毒病人应留院观察治疗，重度病人宜收住ICU，监护心、脑等重要脏器功能。

第十五节　急性食物中毒

植物性食物中毒

急性白果中毒

一、概述

白果又称银杏，秋后结果，其肉质、外皮含白果酸，均对人体有害。加工成可熟食的白果后，这些毒物多被破坏。白果主要作用于神经系统，使中枢神经先兴奋后抑制，可引起末梢神经功能障碍。

此外，对皮肤及胃肠粘膜有刺激性。

二、诊断

1. 病史　进食史。

2. 消化系统表现　食后 1～12 小时出现恶心，呕吐，腹痛，腹泻，食欲不振。

3. 神经系统表现　如烦躁不安、头晕、头痛、恐惧惊叫甚至惊厥，轻微刺激即能引起抽搐，少数病人逐渐出现四肢无力，迟缓型瘫痪。重者可出现皮肤紫绀，发热，昏迷，瞳孔散大，光反应迟钝或消失，呼吸困难或肺水肿。

4. 皮肤表现　接触核仁和肉质、外皮可发生接触性皮炎。

三、治疗

（一）洗胃和导泻　用 1∶5000 的高锰酸钾洗胃，并用硫酸钠 15～30g 加水 200ml 口服进行导泻，食入时间超过 6 小时者，可高位灌肠。

（二）积极补液，纠正水、电解质失衡，促进毒物排泄。

（三）将病人置于安静室内，避免各种刺激引起惊厥。

（四）对症处理　惊厥时可肌内注射安定 10mg，或给予 10% 水和氯醛 20ml 灌肠，严重者可用氯丙嗪肌内注射或采用人工冬眠。必要时吸氧，应用皮质激素。

四、病人安置

中毒病人经急诊处理病情稳定后可回家调治，重度者收住 ICU，监护心、脑等重要脏器功能。

急性四季豆中毒

一、概述

四季豆也称扁豆，芸豆，菜豆，小刀豆等。四季豆中所含的豆素是毒蛋白，具有凝血作用，加热可被破坏；皂甙对胃粘膜有刺激作用并可引起溶血。食入大量未熟透的扁豆可致中毒。

二、诊断

1. 食未熟透的四季豆史，集体发病，症状相似。

2. 潜伏期 1～15 个小时。

3. 胃肠道刺激症状　胃部烧灼感、恶心、呕吐、腹痛、腹泻及乏力、头晕、肢体麻木，重者可引起脱水及酸中毒。

4. 体温　一般正常，病程短，恢复快。

5. 辅助检查　有条件时可检验四季豆中的红细胞凝集素。

三、治疗

1. 通常无需治疗。吐泻之后，迅速痊愈。早期可给予催吐，洗胃，导泻。

2. 对症治疗　吐泻严重者，可予以补液，积极纠正水、电解质酸碱平衡紊乱，腹痛明显者可给予阿托品，并可予以吡哌酸等口服预防消化道感染。有凝血紊乱现象时，可予低分子右旋糖酐、肝素等。

四、病人安置

中毒病人经急诊处理病情稳定后可回家调治，有严重水、电解质紊乱即酸碱平衡失调者宜住院观察治疗。

发芽马铃薯中毒

一、概述

马铃薯又称土豆，含龙葵素（茄碱），其为甾苷生物碱，对粘膜有腐蚀性，能破坏红细胞，重者引起脑水肿，导致中枢神经系统尤其是呼吸中枢麻痹。每100g马铃薯中约含龙葵素10mg，未成熟的马铃薯或贮藏时接触阳光，可引起表皮发紫和发芽。此时每100mg马铃薯中龙葵素含量可达500mg，以芽、芽孔、皮和溃烂处尤多。

二、诊断

1. 病史　食入未成熟或发芽马铃薯史。食后10分钟或几小时发病。

2. 临床表现　咽喉部瘙痒、烧灼感、呕吐、腹痛、腹泻、严重者出现中枢神经系统受累症候群，表现为头痛、头晕、烦躁不安、谵妄、意识障碍、瞳孔散大、抽搐等，最后可死于呼吸中枢衰竭。

3. 辅助检查　将进食的马铃薯切开，在芽附近滴入浓硝酸或浓硫酸，如变为玫瑰红色，即说明有龙葵素存在。

三、治疗

1. 目前尚无特效解毒剂。发现中毒后立即催吐，用1∶2000高锰酸钾溶液或浓茶水彻底洗胃，也可用5%鞣酸溶液或碳酸氢钠溶液洗胃。

2. 服硫酸钠或硫酸镁导泻，或高位灌肠。

3. 输液，及时纠正脱水及酸碱失衡。

4. 对症治疗，维持血压稳定及呼吸功能，防治呼吸衰竭。

四、病人安置

中毒病人经急诊处理病情稳定后可回家调治，重度病人尤其有严重中枢神经系统功能紊乱者宜住院留观，必要时收住ICU，监护心、脑等重要脏器功能。

急性毒蕈中毒

一、概述

毒蕈俗称毒蘑菇，一些有毒蕈与食用蕈形态相似，易误食而中毒。

二、诊断

1. 病史　食毒蕈史，集体发病。

2. 临床分型

(1) 胃肠炎型：由误食毒粉褶菌、毒红菇、黑汁鬼伞等毒蕈引起，潜伏期10余分钟至6小时。表现为剧烈呕吐、腹泻、腹痛等，经治疗可迅速恢复，死亡率低。

(2) 神经型：由误食毒蝇伞、豹斑毒伞等引起，其毒素为类似乙酰胆碱的毒蕈碱。潜伏期1～6小时，临床表现除类似胃肠炎外，尚有副交感神经兴奋症状，如多汗、流涎、流泪、瞳孔缩小、脉搏缓慢，严重者可因肺水肿、呼吸抑制、昏迷而死亡。早期应用阿托品有良好的治疗效果。

(3) 精神异常型：由误食牛肝蕈引起，除胃肠道症状外，以精神异常为主，多有幻觉，部分有迫害妄想，类似精神分裂症；误食角磷灰伞蕈等引起者，除胃肠道症状外，尚有头晕、精神错乱、神志不清、昏睡等。经治疗后可恢复，死亡率低。

（4）溶血型：马鞍蕈等毒蕈含马鞍蕈酸，有溶血作用，误食后除引起胃肠炎外，尚可引起溶血，导致贫血、肝脾肿大、黄疸、血红蛋白尿等。

（5）肝坏死型：由误食毒伞、白毒伞、鳞柄毒伞等所引起，其所含毒素含有 a、b、y 瓢蕈毒，直接作用于细胞核，抑制 RNA 聚合酶，并能显著减少肝糖元的合成而导致肝细胞坏死。此型病人病情凶险，变化较多。一般在食后 15 ~ 30 小时突然出现吐泻等胃肠炎表现，常在 1 日内进入“假愈期”，继之在 1 ~ 2 日内出现肝损害，表现为肝大、黄疸、出血、烦躁不安或淡漠嗜睡，呈急性肝坏死表现。此型病例经积极治疗可在 2 ~ 3 周进入恢复期。少数病人呈暴发型经过，在发病 1 ~ 2 日内死亡，可能为中毒性心肌炎和中毒性脑病所致。

三、治疗

1. 及时排除尚未吸收的毒蕈　催吐，立即用 1∶2000 或 1∶5000 高锰酸钾溶液或 0.5% 鞣酸液等反复洗胃，腹泻次数不多的病人可予硫酸镁导泻，有中枢神经系统抑制的病人不宜用硫酸镁，可用温盐水或肥皂水高位结肠灌洗，每次 200 ~ 300ml，连续 2 ~ 3 次。

2. 阿托品　适用于含毒蕈碱的毒蕈中毒，可解除症状，对中毒性心肌炎所致的房室传导阻滞和中毒性脑炎所致的呼吸中枢衰竭具有治疗作用。可根据病情用 0.5 ~ 1mg 皮下注射，每 0.5 ~ 6 小时 1 次，必要时加大剂量，并改用静脉注射。

3. 巯基解毒药　用于治疗肝坏死型毒蕈中毒者，可与瓢蕈毒结合使其毒性减弱。由于病人肝损害较严重，故不宜使用二巯基丙醇，常用二巯基丁二钠和二巯丙磺钠。前者首剂 1 ~ 2g，稀释后静脉注射，以后每小时 1 次，每次 1g，连用 4 ~ 5 次；后者 5mg/kg/每次，肌内注射，第 1 日 6 ~ 8 小时 1 次，第 2 日 8 ~ 12 小时 1 次，第 3 日开始每日 1 ~ 2 次，连用 2 ~ 4 次。

4. 肾上腺皮质激素　适用于严重毒蕈中毒，发生溶血反应、中毒性心肌炎、中毒性脑病、肝损害和出血倾向时。

5. 抗毒蕈血清　给予 40ml 肌内注射。

6. 对症治疗　卧床休息，保护肝肾功能，纠正和维持水、电解质酸碱平衡，处理休克、脑水肿，抗感染等。

四、病人安置

中毒病人应留院观察治疗 1 周左右，神志不清及肝坏死型病人宜收住 ICU，监护心、脑等重要脏器功能。

急性木薯中毒

一、概述

木薯在我国南方种植和食用很普遍，其所含毒质为氰甙类。木薯中毒多为木薯生食，误食或加工不当进食引起。一般生食木薯 400g 即可中毒，进食 1000g 可致死。木薯中毒主要由于氢氰酸的作用。其氰离子能抑制细胞内许多酶的活性，尤其是细胞色素氧化酶受抑后，失去传导氧的作用，引起组织缺氧。由于中枢神经系统对缺氧最为敏感，因此最先受累，尤以呼吸和血管运动中枢最严重，表现为先兴奋后抑制。

二、诊断

1. 进食木薯史。
2. 洗胃或呕吐物中有木薯残渣。
3. 进食后 2 ~ 3 小时，发生恶心、呕吐、腹痛、腹泻等胃肠刺激症状，伴头痛、头晕、心悸、无力、倦怠。

4. 严重病例可出现呼吸加快，继之变深变慢，面色苍白，出冷汗，抽搐。

5. 因血液中氧不能充分利用，动静脉血均呈鲜红色。

6. 病人最后可死于抽搐、休克、昏迷和呼吸循环衰竭。

7. 辅助检查 尿液化验可有氰酸盐或硫氰酸盐。

三、治疗

1. 立即催吐，洗胃 洗胃可用1%硫代硫酸钠溶液或1:2000高锰酸钾溶液或3%过氧化氢溶液，以使胃内氰化物生成无活性的氰酸盐。洗胃后给予硫酸亚铁溶液以使氰化物生成无毒的亚铁氰化物。

2. 特效解毒剂

(1) 亚硝酸异戊酯：立即吸入，每分钟吸入15～30秒钟，以使氧和血红蛋白变成高铁血红蛋白，恢复细胞色素氧化酶的活性。该药药效发挥快，适用于现场急救。用药时密切观察病人血压，血压过低时立即停止吸入。

(2) 亚硝酸钠：紧接着亚硝酸异戊酯应用，以增加高铁血红蛋白的形成。用3%亚硝酸钠10～15ml缓慢静脉注射，5～10分钟注完。

(3) 硫代硫酸钠：注射完亚硝酸钠后，紧接着缓慢注入25%～50%硫代硫酸钠50ml（至少注射10分钟）。根据病情，1小时后可重复应用。该药能使氰离子变为无活性的硫酸氰盐排出体外。亚硝酸钠和硫代硫酸钠联合应用，可产生明显的协同作用。

(4) 亚甲蓝：较大剂量（10mg/kg）的亚甲蓝静脉滴注也能使氧合血红蛋白转变为高铁血红蛋白，但疗效较差。

3. 其他治疗

(1) 高浓度给氧：血氧张力增高，不仅能提高组织细胞对氧的摄取能力，并且可激活失活的细胞呼吸酶。

(2) 高渗葡萄糖：不仅可排毒利尿，增加营养，还可将氰化物转化成无毒的羟氰衍化物排出。

(3) 呼吸支持：呼吸衰竭予呼吸兴奋剂，呼吸停止时立即人工呼吸或机械通气。

(4) 控制抽搐：给予安定或水合氯醛。

(5) 积极防治休克。

四、病人安置

中毒病人应留院观察治疗1周左右，重度病人宜收住ICU，监护心、脑等重要脏器功能。

动物性食物中毒

急性鱼胆中毒

一、概述

青鱼（皖鱼）胆生吃或熟吃最易引起中毒。草鱼、鲤鱼等的鱼胆也有毒性。进入胃肠道后首先到肝脏，肾脏是主要排泄途径，在肾脏浓度最高，故主要损害肝、肾实质，部分病人有心肌损害。

二、诊断

1. 毒物接触史 有生吃或熟吃鱼胆的病史，食鱼胆后半小时至12小时甚至可长达24小时才发病。

2．胃肠道症状　为首发症状，表现为呕吐、腹痛、腹泻，多为黄色水样便或稀烂粥样便，无脓血，每日达10余次。

3．中毒性肝病症状　起病后2～3日出现肝大、肝区压痛、黄疸、谷丙转氨酶升高等，持续1～2个月可恢复。

4．中毒性肾病症状　如蛋白尿、镜下血尿及颗粒管型，重者可发生少尿、水肿、尿血，甚至可发生急性肾功能衰竭。

5．中毒性神经症状　常见的如口唇、四肢远端麻木、异物感，双下肢周围神经瘫痪，病初可出现嗜睡、神志模糊、抽搐甚至昏迷。

6．中毒性心脏病症状　如心动过速、心音低钝、心脏扩大、血压下降、心力衰竭甚至发生阿－斯综合征。

三、治疗

1．早期给予洗胃，口服活性炭、蛋清、牛奶等。

2．应用维生素类，供应充足的热量，以维护肝功能。

3．积极防治急性肾功衰竭　一旦出现则经一般内科治疗无效，血尿素氮和肌酐进行性上升，应尽早做血液透析。可短期应用肾上腺皮质激素，以降低机体对毒素的敏感性。同时可消除肾小管及肾间质水肿，有利于肾功能恢复。

4．抗休克，抗心力衰竭，预防或治疗感染。

5．对症支持治疗　注意治疗脱水、低血钾等的水、电解质紊乱和酸碱平衡失调。

四、病人安置

中毒病人应留院观察治疗1周左右，有急性肾功能衰竭及重度心脏病症状者宜收住ICU，监护重要脏器功能。

河豚毒素中毒

一、概述

河豚鱼为近海底层杂鱼，种类繁多，又名鲀鱼，其生殖器官和内脏如卵巢、睾丸、肝、肠及血液和皮肤等均含有毒素。河豚鱼的毒素主要有河豚毒素和河豚酸两种。河豚毒素相当稳定，盐腌、日晒、煮沸，甚至高压、高温均不能使毒素完全消除。

河豚毒素具有箭毒样毒作用，能阻断运动神经肌肉接头的传导和阻滞神经轴索去极化过程的离子转运，导致神经末梢麻痹。先是感觉障碍，后引起运动神经麻痹、脑干麻痹后，可致呼吸循环衰竭。河豚毒素对胃肠道有刺激作用。

二、诊断

1．毒物接触史　有进食河豚鱼史，或进食与河豚鱼混合存放的其他鱼史。

2．潜伏期　进食后0.5～3小时发病。

3．胃肠道症状　胃部不适、恶心、呕吐、腹痛、腹泻、便血等。

4．神经系统表现　口唇、舌尖及肢体麻木、四肢无力、痛觉迟钝或消失，以致神经麻痹、眼睑下垂、共济失调、腱反射消失等，甚至出现瘫痪。

5．呼吸系统　浅而不规则，严重者呼吸困难甚至呼吸衰竭。

6．循环系统　心律失常，心电图显示不同程度的传导阻滞，血压下降甚至休克。

三、治疗

河豚毒素中毒无特殊解毒剂，但由于其在肝内解毒和排泄较快，若中毒8小时之内未死亡，多能康复。因此，一旦发现中毒，应尽快予以急救措施。

1. 催吐，洗胃和导泻 中毒后立即口服1%硫酸铜50～100ml催吐，亦可物理刺激咽部催吐；给予1∶5000高锰酸钾溶液洗胃，也可用0.5%活性碳悬液洗胃；并给予硫酸镁导泻。中毒超过6小时者，给予高位灌肠以促进毒素排出。

2. 静脉补液 每天补液4500ml以上，以促进毒素排泄。

3. 肾上腺皮质激素 氢化可的松200～300mg静脉滴注，以提高组织对毒素的耐受性。

4. 士的宁 2mg肌内注射，也可皮下注射，可改善肌肉麻痹。

5. 呼吸支持 呼吸困难者给予呼吸兴奋剂，呼吸肌麻痹时及时行人工呼吸，气管切开或用人工呼吸器。

6. 抗胆碱药物 有一定的对抗毒素作用，可予以阿托品或654－2肌内注射或稀释后静脉注射，直至阿托品化，呼吸正常稳定。

7. 其他治疗 吸氧，纠正电解质紊乱及对症治疗。

四、病人安置

一般中毒病人留院观察治疗8小时以上病情稳定者可回家调治，重度病人宜收住ICU，监护心、脑等重要脏器功能。

细菌性食物中毒

葡萄球菌性食物中毒

一、概述

葡萄球菌性食物中毒主要由金黄色葡萄球菌的肠毒素所致，此种毒素具有抗热性，即使经加热煮沸30分钟仍能致病。

肠毒素引起胃肠症状的原因主要为其作用于肠壁上皮细胞，激活细胞内腺苷酸环化酶，在该酶催化下，细胞浆内三磷酸腺苷转化为环磷酸腺苷，后者促进胞浆内蛋白质磷酸化过程，激活细胞内有关酶系统，抑制肠壁上皮细胞对钠和水分的吸收，促进肠液和氯离子分泌，从而引起腹泻。

二、诊断

1. 夏秋季进食可疑食物史，集体发病。

2. 进食后1～5小时（平均3小时）迅速发生流涎、恶心和剧烈呕吐、中上腹痛、腹泻，以呕吐为著，严重者可有脱水表现。

3. 大便呈黄水样或呈粘液便，每天20～30次，量较少，可有恶臭。

4. 体温正常或稍高，病程1～2日，预后一般良好。

5. 辅助检查

（1）从可疑食物和病人粪便及呕吐物中分离出同一噬菌体型的致病性葡萄球菌可以确诊。

（2）检测肠毒素。

三、治疗

1. 轻者不需治疗。

2. 重者或有明显菌血症者，除对症治疗外，应据药物敏感试验结果予以有效的抗生素，不可远用广谱抗生素。

3．对症治疗　腹痛剧烈者可予阿托品皮下注射。呕吐腹泻严重者予以补液。

四、病人安置

一般中毒病人经急诊处理后可回家调治，重者宜留院观察治疗。

毒素中毒

一、概述

肉毒杆菌为带蓝色的阳性厌氧菌，有芽胞，对化学剂和热力有极强的抵抗力，煮沸 6 小时或加热 120℃ 30 分钟才被杀灭。在缺氧的情况下，肉毒杆菌在适合的基质上产生外毒素，即肉毒毒素，是一种强烈的神经毒素。肉毒杆菌可产生 A、B、C、D、E 五种外毒素，引起人中毒的主要为 A、B 两种，部分病例可由 E 毒素引起。这些毒素也可经呼吸道吸入而使人中毒。毒素进入人体后主要抑制神经传导介质——乙酰胆碱的释放。

二、诊断

1．凡有进食罐头等各类食品史，进食后 12 小时至几日发病。

2．最初为头晕、无力、恶心、呕吐、腹胀、腹痛、便秘或腹泻等，不一定发热，随即出现眼肌麻痹症状，继之张口、伸舌困难，进而发展为吞咽困难，各种腺体分泌先兴奋后抑制，意识知觉改变不大。严重者可因呼吸、循环衰竭或因呼吸道感染而死亡。

3．轻症病人可于 4～10 日内恢复，但全身乏力、眼肌麻痹可持续数月之久。

4．辅助检查　对可疑食物作细菌学检查及动物接种试验。

三、鉴别诊断

需与重症肌无力、格林－巴利综合征、周期性麻痹、脊髓灰质炎等鉴别。

四、治疗

应将抗毒治疗放在首位，而且越早越好。

1．去除和破坏抗毒素　在病人进食可疑食物 4 小时之内，可用 5% 碳酸氢钠溶液或 1∶4000 高锰酸钾溶液洗胃，洗胃后注入 50% 硫酸镁或 33% 硫酸钠导泻。高位灌肠或服泻剂以促进排泄。

2．抗毒素治疗　在发病后 24 小时内或肌内麻痹发生前，一次给予多价抗毒血清（A，B，E 型）100 000U，静脉注射和肌内注射各半，必要时 6 小时重复 1 次。起病 48 小时后应用抗毒血清的疗效甚差或无效。抗毒血清注射前，应先做皮内过敏试验。

3．盐酸胍　可促进末梢神经纤维释放乙酰胆碱的作用，约半数病人可改善症状，但对严重呼吸衰竭者无效。

4．对症治疗　吸氧，保持呼吸道通畅，必要时气管切开或应用人工呼吸器。继发感染时予以抗生素。

5．早期应禁食，静脉补液以维持水、电解质平衡，病情缓解后仍吞咽困难者予以鼻饲。

五、病人安置

中毒病人应留院观察治疗，重度病人宜收住 ICU，监护心、脑等重要脏器功能。

变形杆菌性食物中毒

一、概述

变形杆菌是革兰染色阴性腐败菌，分布广泛，食物受其污染的机会很多，尤其是动物类（如肉、蛋、鱼、蟹等）食品。

二、诊断

1．病史　进食被污染食物，集体发病。较沙门菌食物中毒来势更急，发生更集中，但病程短，恢复快。

2．临床分型

（1）胃肠炎型：潜伏期 10～12 小时，主要表现为恶心、呕吐、头晕、头痛、乏力、阵发性剧烈腹痛、腹泻、发热等。腹泻为水样便，伴有粘液，有恶臭，无脓血，每日数次至十数次。

（2）过敏型：潜伏期短，一般 30～120 分钟。主要表现为全身发热、头痛、瘙痒、醉酒状、皮肤潮红、荨麻疹等。病程短，多在 24 小时内恢复。

（3）混合型：同时具有上述两型的表现。

3．辅助检查

（1）血清凝集实验：恢复期血清对变形杆菌 OX_{10}或全身分离的菌株凝集效价 1∶80 以上，即有诊断意义。健康人效价仅为 1∶9～1∶20。

（2）细菌学检验：粪便培养和残留食物培养可查到变形杆菌。

三、治疗

本病多自限，1～2 日可恢复，临床上一般采取对症治疗。

1．腹泻失水重者，可予补液；腹痛者可予解痉剂；重者可服抗生素。

2．过敏型可予抗组胺类药物如扑尔敏或苯海拉明。

四、病人安置

一般中毒病人经急诊处理后可回家调治，重者宜留院观察治疗。

沙门菌食物中毒

一、概述

沙门菌食物中毒最常见的致病菌为鼠伤寒沙门菌，猪霍乱沙门菌和肠炎沙门菌。沙门菌属不耐热，煮沸即可杀灭。一般随同食物摄入 10 万～10 亿个沙门菌才会出现临床症状。

二、诊断

1．病史　进食可疑食物史，集体发病，潜伏期短，常于夏秋两季发病。

2．潜伏期和临床分型　6～72 小时，起病突然。以发热、呕吐、腹泻为特征。大便呈糊状或水样，偶尔有粘液或血便，次数不等。可分为五型：

（1）胃肠炎型：发病突然，发热，体温可达 38～40℃，伴寒战、恶心、呕吐、腹痛、腹泻。吐泻严重者可有脱水现象，严重者可出现感染性休克。由鼠伤寒沙门菌、肠炎沙门菌等引起，在临床上较为常见。

（2）类伤寒型：可有高热，体温高达 40℃以上，头痛、全身乏力、四肢痛、腓肠肌痛或痉挛、腰痛及神经系统功能紊乱，胃肠炎症状不明显。大多由甲、乙、丙副伤寒沙门菌引起。

（3）类霍乱型：有剧烈的呕吐、腹痛、腹泻，大便呈米汤样。体温升高、恶寒、全身乏力，可有明显脱水以致循环衰竭，严重者有昏迷、抽搐、谵语等神经系统症状。

（4）类感冒型：可有体温升高、恶寒、全身不适、四肢腰部疼痛、鼻塞、咽喉炎等上呼吸道症状。

（5）败血症型：起病突然，高热、恶寒、出冷汗和轻重不一的胃肠炎症状。此型主要由猪霍乱沙门氏菌引起，临床上少见。

3．辅助检查　大便和残留食物及呕吐物中可分离出同一血清型沙门菌。

三、治疗

1．中毒后立即用0.05%高锰酸钾溶液反复洗胃；机械性或催吐剂催吐；中毒时间长者可予硫酸镁15～30g导泻。

2．抗生素一般无需使用，重症病人可用氯霉素或头孢噻肟。

3．补液和纠正水、电解质酸碱失衡。

4．对症治疗　腹痛者可予阿托品0.5mg肌内注射；重症者要注意防治休克。

四、病人安置

一般中毒病人经急诊处理后可回家调治，重者宜留院观察治疗。

第十六节　动物咬伤

一、概述

在人们日常生活和工作中，有时毫无防备的人们会被突如其来的动物咬伤。生活中常见的有狗、猫、鼠、兔等，野外常见的有狼、狐、毒蛇、毒蜘蛛、毒蜂、毒蝎子等，既便是一种动物，也会有不同品种。动物伤人后通常很快逃脱，被伤的人也往往来不及辨清具体是什么动物伤害了自己，这样就给诊断和治疗带来一定的难度，医生对此要有充分的思想准备，要掌握诊断和治疗的基本原则：早期诊断及时清创，尽可能选用特异性治疗药物，对症处理，注意全身病情变化。

二、诊断

（一）病史　明确的动物咬伤（或蜇伤）病史。

（二）咬痕　局部组织缺损或者有齿痕。

1．狗、鼠、猫、兔、狼、狐等咬伤或抓伤，由于人群对此等动物较熟悉，多描述准确。

2．蛇咬伤　普通人对蛇的种类及是否有毒知道甚少。一般来讲，毒蛇咬伤的伤口处有一针尖大的毒牙痕，且伴有局部和全身症状；而非毒蛇咬伤的伤口多有2～4行锯齿状浅表均匀的细小牙痕，且无局部和全身症状。毒蛇的分布区域亦可帮助判断，长江以南多见眼镜蛇、金环蛇、银环蛇，两广地区、福建、台湾多为蝰蛇，近海多见海蛇，平原、丘陵多见腹蛇。

（三）全身症状　狗、猫、鼠、兔等咬伤，当时除伤口外无其他明显的全身症状。毒蛇、毒蜘蛛等能通过毒牙向人体注入毒素的动物咬伤会出现明显的全身症状。

1．神经毒表现　金环蛇、银环蛇、海蛇、毒蜘蛛咬伤后1～3小时出现的全身症状为头晕、无力、流涎、言语不清、惊厥甚至昏迷，海蛇主要损害横纹肌，引起瘫痪。神经毒一般病程短，进展快，咬伤后1～2天症状最严重，若能平安度过，以后逐渐缓解。

2. 血液循环毒表现　主要由腹蛇、五步蛇、竹叶青蛇咬伤所引起，局部剧痛、肿胀，淤斑扩展、坏死，并有已溶解的血流出。全身症状为：因多部位出血溶血而出现贫血、黄疸甚至休克、肾衰等。

3. 混合毒表现　如上两种表现均出现，只是程度不同，如眼镜王蛇、眼镜蛇、腹蛇等。

（四）辅助检查　一般动物咬伤无需辅助检查，对于毒蛇咬伤，有条件者应作毒物鉴定，常用的有：

1. 乳胶试验　用不同蛇毒出现不同的抗原、抗体反应，检测病人为何种毒蛇咬伤。

2. 乳凝试验　测定病人血清中相应抗体，用于蛇咬伤较晚期的病人。

三、处理

（一）局部处理

1. 犬、猫、鼠、狐、狼等咬人后均有可能发生狂犬病，但主要是犬，特别是流行区的犬，咬人后应设法将其捕获，隔离观察10天，仍存活的动物可确定为非患狂犬病者并解除隔离，然而，近年来已发现被犬咬伤发生狂犬病而死亡的病例，其犬却安然无恙，经证实，该犬的唾液内带毒，故对外表“健康”的犬亦不应放松警惕。

（1）早期伤口处理极为重要，若部位适合，应立即在伤口上拔火罐或用负压吸引器吸去染毒血污，并用2%肥皂水或0.1%洁尔灭反复彻底清洗伤口至少20分钟。

（2）局部麻醉下行伤口周边皮肤、皮下组织及基底环形切除，使伤口边缘整齐、对位准确缝合。若有组织缺损，可暂不缝合，而局部换药，待伤口感染控制后将伤口环切，邻近皮瓣转移修复，对位缝合。

（3）同时在伤口周围注射免疫血清，伤口较深者应同时注射破伤风抗毒素等。上述处理应尽量在2小时内进行。

2. 毒蛇咬伤、毒蜘蛛螫伤的处理争取在1小时内进行。

（1）立即在伤口近心端缚止血带或代用品，每隔20分钟放松1分钟，以免肢体坏死。

（2）即刻用水冲洗伤口，野外不方便时甚至可用小便冲洗或用火柴烧伤口以破坏蛇毒。检查是否有毒牙并拔除，同时近端用带结扎。

（3）以十字形切口扩创伤口，深达真皮下者用拔火罐、吸乳器或吸引器反复抽吸，必要时可用口吸，边吸边吐，清水漱口，但龋齿及口腔有破口者禁忌。

（4）在冷2% NaCl中浸泡患肢，并自上而下向伤口挤压排毒30分钟，但咬伤大于24小时者则不宜用此法，同时局部冷敷，以减慢毒素吸收。

（5）伤口局部注射胰蛋白酶2000～4000U，并用0.5%普鲁卡因加5mg地塞米松，伤口周围环形封闭。

（6）其他毒虫咬伤，蜂类、蝎子、蜈蚣螫伤：蜜蜂、蝎子的毒液呈酸性，螫人后毒刺留于伤处，蜈蚣的毒液也呈酸性，螫人时毒液注入人体，黄蜂的毒液呈碱性，螫人后毒刺缩回，可继续刺人。螫伤后，可用弱酸或弱碱中和毒液并局部冷敷，氢化可的松可减少过敏症状，10%葡萄糖酸钙10ml可缓解肌痉挛等。严重者可按毒蛇咬伤处理。

（二）特异性药物的应用

1. 狂犬病疫苗　凡被狼、狐等野兽咬伤，被下落不明的犬、猫所咬伤，特别伤口在头部，伤口大且较深者均应注射疫苗。考虑到狂犬病目前基本属于无法治愈的疾病，同时外表健康的犬咬伤人后亦有发病可能，故有条件时，凡被咬伤者无例外地预防接种仍不失为一种稳妥的方法。目前国内主要是应用精制的鼠肾细胞疫苗，轻度咬伤者于当天、第7、14天各肌内注射2ml，重度者于当天、第3、7、14和30天各肌内注射2ml。因臀部注射易将疫苗注入脂肪，故以三角肌注射为宜。WHO推荐使用的人用精制vero细胞狂犬病疫苗，我国1995年已能生产，少部分城市已开始应用。暴露后0、7、28天，三角肌肌内注射1ml，以后每2年加强1次，或0、3、7、14、30（90天）三角肌肌内注射

1.0ml，15 岁以下儿童剂量减半，2 岁以下用成人量的 1/4。3 个月内再咬伤者，不必再注，3～6 个月咬伤者要加注 2 针，大于 6 个月以上咬伤者，全程注射。

2. 免疫球蛋白　严重者应于暴露当天应用人或马狂犬病免疫球蛋白肌内注射，先作皮试，阴性后伤口局部注射 10ml，另 10ml 肌内注射。

3. 蛇药

（1）上海蛇药：用于各种毒蛇咬伤，首次 20ml 口服，每 6 小时口服 10ml，重者可肌内注射 1 支，q4h。

（2）南通蛇药：20 片捣碎，加入 50ml 酒中服用，10 片，q6h，同时服少量解毒片。

（3）湛江蛇药：用于金环蛇、银环蛇咬伤。

（4）红卫蛇药：用于五步蛇咬伤。

（三）对症治疗

1. 应用抗生素控制伤口感染。

2. 大剂量氢化可的松可减少全身中毒症状及炎性损害。

3. 保护心、肝、肾功能，维持水、电解质平衡等。

4. 营养支持等。

（石汉文　佟　飞　苏建玲　李星海　田英平　霍书花
郭宪立　李金鹏　扈　琳　徐腾达　周玉淑）

第四十六章　急诊行为异常病人的处理

行为异常在急诊科是一个常见但未引起足够重视的问题。与其他各科不同的是，精神科的急诊病人常常以行为异常为主要甚至唯一的临床表现，体格检查和实验室检查可能为阴性结果，诊断和鉴别诊断建立在对异常行为的观察和归纳之上。因此，在急诊室内遇到行为或精神异常的病人，常常使得精神科急诊训练不足的急诊科医生手足无措，不知如何处理。然而，行为异常的急诊病人往往问题复杂，而又极为严重。病人可以有思维的严重异常和/或情感上的极大痛苦，伴有威胁自我（如自伤/自杀）或他人（如冲动/攻击）的行为。

上述问题的产生，既可能是由于大脑本身的功能紊乱所致，也可能伴发于其他躯体疾病。图46-1为急诊没有精神病史而表现出精神症状病人的初步评价。

因为我国大多数综合性医院没有设立精神科，缺乏接受过专科培训的精神科医生，也没有与精神专科医生建立长期联络，因此急诊科医生有必要掌握急诊行为异常病人的相关知识，迅速识别这些异常的行为，并进行及时、正确的处理。

精神障碍和行为异常的基本诊断思路是：首先，通过精神状况检查收集在一定时间范围内出现的所有精神和行为方面的临床表现，明确症状；其次，将这些症状组合为具有临床意义的一个或者多个症状群；最后，结合病前人格、病程特征、体格和实验室检查等多方面因素，进行诊断和鉴别诊断。

由于行为异常病因复杂，涉及大量专业知识，很难让非精神科专业的急诊科医生在急诊室迅速做出明确的精神科诊断，而且很多时候对于行为异常病人的治疗和处理都是基于对症的原则，因此，本章第一节主要从精神症状学的角度对急诊室常见的行为异常进行分类，从病因学的角度解释这些行为异常的常见原因，并描述对于这些行为异常的紧急处理。此外，许多精神科专科药物中毒（如锂盐中毒）和药物不良反应（如急性肌张力障碍）并不为急诊科医生所熟悉，因此，第二节主要描述与精神科药物有关的急诊，包括药物中毒、药物不良反应等。

第一节　急诊病人行为异常的诊断与分析

一、谵妄状态

谵妄属于意识状态的改变，其病理基础是整个大脑皮层功能的障碍。病人有明显的意识障碍和精神活动异常，需要紧急处理。

（一）临床特征　谵妄状态有以下临床特征：

1. 意识水平降低　主要表现为定向障碍，包括时间、地点和人物定向障碍。病人不能分辨当时的时间，自己身处何地，周围是何人。其意识障碍在一天之内有波动，昼轻夜重，晚上意识障碍较重或仅在晚上表现出意识障碍。

2. 精神运动性兴奋　病人表现为兴奋，不停扭动身体，或循衣摸床。对提问多不回答或回答不切题。

3. 感知觉障碍　主要表现为幻觉或错觉，尤以幻视多见。典型的症状为大量、生动、鲜明的恐怖性幻视，如看见地上有许多蟑螂，天花板上全是老鼠。病人可因逃避或攻击假想的敌人而产生冲动或攻击行为，造成意外事故。

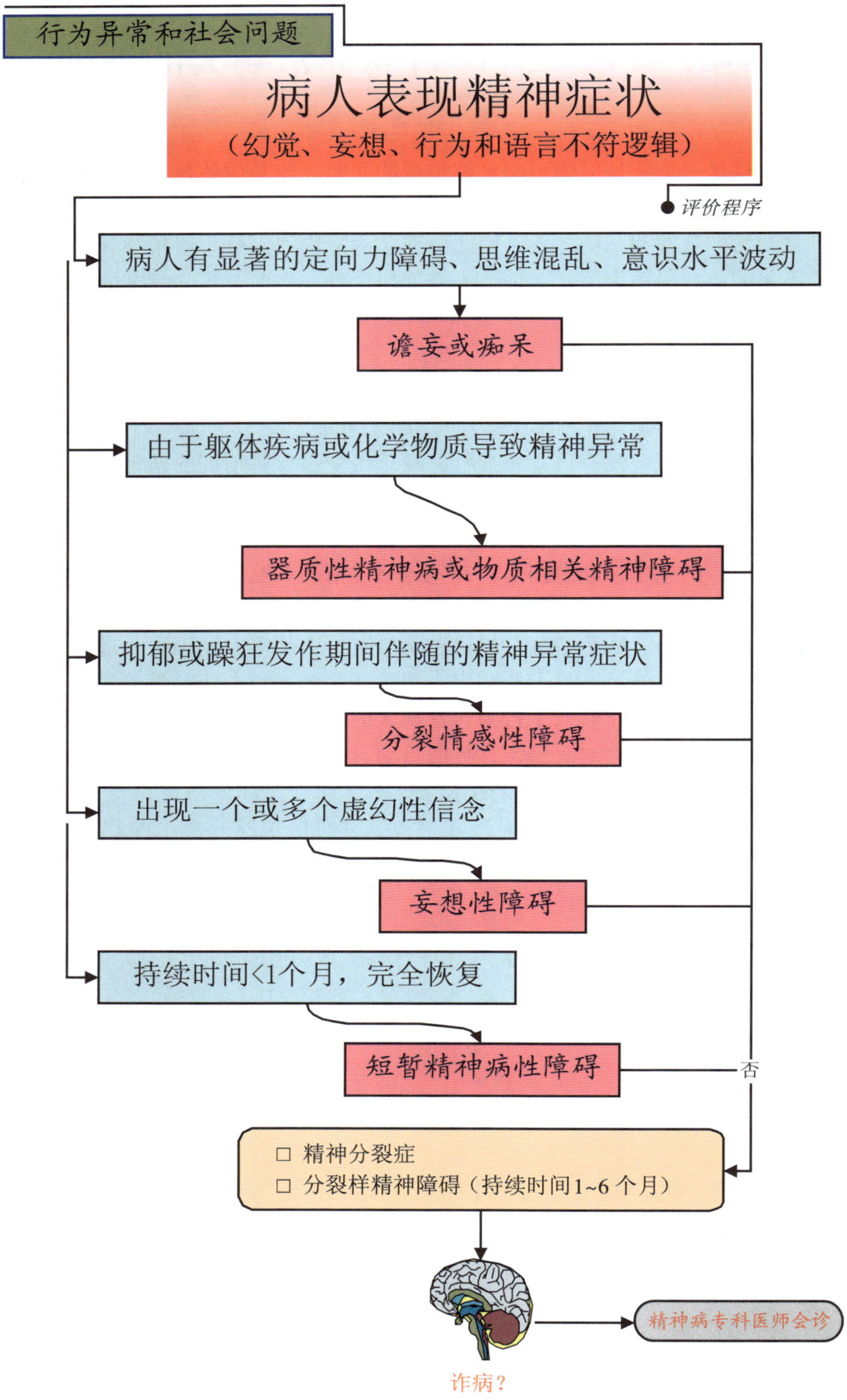

图 46－1　急诊精神症状表现病人的初步评价

（二）原因　几乎所有可以引起昏迷的躯体或大脑疾病均可引起谵妄。

1. 感染性疾病　细菌感染、病毒感染、螺旋体感染等。

2. 颅内疾病　脑出血、脑梗塞、颅内肿瘤、颅脑损伤、癫痫等。

3. 代谢和内分泌疾病　尿毒症、肝性脑病、肺性脑病、水电解质失衡、甲状腺功能减退、垂体功能减退、肾上腺皮质功能减退等。

4. 心血管疾病　阵发性室性心动过速、房室传导阻滞、阿－斯综合征等。

5. 中毒　药物（抗精神病药、镇静催眠药、抗抑郁药、抗躁狂药等）、化学物质（有机磷农药、一氧化碳、甲醇等）中毒。

6. 戒断反应　长期大量饮酒导致酒精依赖的病人，在突然停止饮酒 3～5 天后可出现震颤谵妄。除谵妄的表现以外，还伴有全身、手指和唇舌的粗大震颤。

（三）诊断和鉴别诊断

应尽快从病史、体格检查和实验室检查来查明导致谵妄状态的主要原因。

1. 病史　应注意既往的癫痫病史、心、肺、肝、肾等内脏病史、内分泌病史或精神疾病病史；有无外伤；有无长期大量饮酒史和/或吸毒史；有无有毒物品接触史。

2. 体格检查　应注意生命体征是否平稳；呼出气体的气味；神经系统检查应注意眼球运动、瞳孔大小、对光反射和眼底情况、脑膜刺激征、肌张力、肌肉抽动、震颤以及反射和病理反射。

3. 实验室检查　血、尿常规；血糖、血气分析和肝肾功能；对怀疑为颅内病变者应行脑 CT/MRI 检查，腰穿取脑脊液检查对炎症有肯定诊断意义，脑电图对癫痫有肯定诊断意义；怀疑为中毒的病人应检测血液、尿或呕吐物中的毒物。

（四）处理　图 46－2 为急诊精神错乱/谵望病人的处理思路。

1. 首要的处理原则是注意安全，防止意外事故的发生。由于病人有意识障碍，受到错觉和/或幻觉的影响，不能正确判断其周围环境，有可能发生攻击、冲动、伤人、自伤等意外，需要特别防范。

2. 病因治疗　对于病因明确的病人，采取针对病因的治疗。

3. 支持治疗　无论是否明确病因，都应尽快对病人开始支持治疗。首要的是维持病人生命体征平稳，纠正水、电解质和酸碱失衡。

4. 对症治疗　对于谵妄的病人，需要选用精神科的药物来控制兴奋躁动，避免意外的发生。用药的原则是安全且作用迅速。

（1）巴比妥类药物：可以加重意识障碍，应避免使用。

（2）苯二氮革类：安全有效，可以首选。如最常用的是安定 10mg 静脉注射。但应注意安定静脉注射过快可能引起呼吸抑制，对于中枢性呼吸衰竭的病人应该禁用苯二氮革类药物。安定肌内注射起效缓慢，且生物利用度低，不宜使用。其他可选择的苯二氮革类药物包括氯硝安定 2～4mg 肌内注射，罗拉 2～4mg 肌内注射，阿普唑仑 0.8～1.6mg 口服。

（3）抗精神病药物：可选用氟哌啶醇 5～10mg 肌内注射或静脉滴注，或奋乃静 4mg 肌内注射。如出现锥体外系不良反应，可加用安坦 2mg，2～3 次/天口服。氯丙嗪、氯氮平等影响血压的抗精神病药物应该慎用，因为躯体疾病病人对这些药物更加敏感，容易出现严重不良反应。

（4）联合用药：可联合应用苯二氮革类药物和抗精神病药物，但要减少抗精神病药物的剂量。

二、暴力/攻击行为

暴力/攻击行为可由正常人所为，本书仅讨论与精神障碍有关的暴力/攻击行为。暴力/攻击行为是一种严重的紧急情况，可对自己、他人和周围环境造成威胁，需要立刻处理。

（一）临床特征　暴力/攻击行为可以指向他人或物体，指向他人的暴力/攻击行为可以为言语攻击、躯体攻击或性攻击，言语攻击常常是躯体攻击和性攻击的先兆。指向物体的暴力/攻击行为则为破坏性的，可引起经济损失。

（二）诊断和鉴别诊断　暴力/攻击行为最常见于精神分裂症、情感性精神病、酒精和毒品滥用以及器质性精神障碍。

1．精神分裂症　与暴力/攻击行为有关的精神症状包括敌意、冲动、激动、幻觉妄想。由于精神分裂症病人大多有明显的幻觉、妄想或其他思维和行为的异常，诊断一般不太困难。

2．情感性精神病　与暴力/攻击行为有关的精神症状包括躁狂状态、易激惹、激越。病人表现为明显的情绪异常。躁狂的诊断相对比较容易，而激越性抑郁症则可能与精神分裂症混淆。

3．酒精和毒品滥用　大量使用酒精/毒品（包括可卡因、苯丙胺类兴奋剂、致幻剂等）导致的意识障碍、冲动、情绪不稳定与暴力/攻击行为有关。其诊断依靠病史。

4．器质性精神障碍　谵妄状态、癫痫等器质性精神障碍与暴力/攻击行为的发生有关。病人常常有明显的意识障碍，其暴力行为往往是无目的的。癫痫大发作以后的意识模糊状态也可能发生伤人、毁物。实验室检查有助于确定诊断。

5．其他　人格障碍（尤其是反社会人格障碍、边缘性人格障碍）、间发性暴怒障碍、病理性激情、精神发育迟滞等与暴力/攻击行为有关。

（三）处理　紧急处理的首要目的是保证病人及其他有关人员（包括周围其他病人、病人亲属、医务人员等）的生命安全。可运用的方法包括言语、保护性约束和药物治疗。无论运用何种方法，安全都是最优先的考虑。

1．安全措施　如果暴力/攻击行为的病人处于某种危险境地，应采取措施保证其安全，如处于高处或高楼窗边的病人，应想办法防止其从高处坠下；必要时疏散急诊室内的其他病人；规劝周围的围观者离开；说服暴力/攻击行为的病人家属不要单独行动，而是配合现场医护人员解决危机；参与处理暴力/攻击行为的工作人员很容易受到病人的伤害，这就要求工作人员掌握暴力行为的处理技巧，包括言语诱导技巧、身体保护性约束技巧，必要时要有适当的人员（如保安）参与暴力/攻击行为的处理。

2．言语安抚　通过对话劝诱病人停止暴力行为。理解病人的情绪和想法，答应病人的要求，提供饮料和食品，尽可能用和平的方式使病人停止暴力/攻击行为。一般来说，脑器质性疾病病人、意识障碍者和严重的精神疾病病人难以通过言语安抚的方式解决其暴力/攻击行为。

3．身体保护性约束　如言语安抚无效，只能采用适当的武力制服并约束病人。医务人员必须时刻牢记，约束不是一种对于病人的惩罚，而是为了保护病人自身以及他人的安全，因此行动中不应该使病人受到伤害。保护性约束的行动要点包括：①至少 4 个人同时行动，每个人负责固定一个肢体；②尽快使病人处于仰卧位；③将病人安置在保护床上，四肢用约束带固定，必要时还可以附加腰带、胸带；④约束带不宜过紧，约束时间不宜过长，否则可能造成躯体损害。

病人被约束以后，应清除其随身携带的危险物品，如小刀。对被约束的病人应定时巡视，加强监护，特别要注意被约束带绑住的肢体部位的血液供应情况，避免意外。待病人平静下来以后可以解除约束。

4．药物治疗　对于病因不明的暴力/攻击行为病人，应谨慎地使用药物治疗，避免出现严重不良反应。对症治疗同“谵妄状态”。

三、惊恐发作

惊恐发作是一种急性焦虑发作状态，病人常常因此就诊于急诊科。

（一）临床表现　惊恐发作的临床表现包括：

1．焦虑　惊恐发作的焦虑常为迅速出现，程度非常严重，但又迅速缓解。病人突然感觉惊慌、恐惧、紧张不安，常有濒临死亡体验，或感到自己会失去控制，或感到会发疯。也有病人诉说感到马上就要心脏病发作，或立刻就会窒息。常因此奔走、大声呼救。这种体验通常在 10 分钟内到达顶峰，并在 30 分钟内自行缓解，很少超过 1 个小时。

2. 心血管系统症状　表现为胸痛、心跳加快、心悸。

3. 呼吸系统症状　表现为气短、呼吸困难、窒息感。

4. 神经系统症状　表现为出汗、发抖、头痛、头昏、眩晕，甚至晕厥。

（二）原因　惊恐发作可以见于：

1. 精神障碍　惊恐障碍、恐惧症、精神分裂症、抑郁症。

2. 躯体疾病　二尖瓣脱垂、低血糖、嗜铬细胞瘤、甲状腺功能亢进。

3. 药物所致　咖啡因、苯丙胺类兴奋剂。

4. 撤药反应　如巴比妥类撤药反应。

（三）诊断与鉴别诊断

1. 惊恐障碍/恐惧症　诊断惊恐障碍或恐惧症需要排除其他精神障碍（如精神分裂症或抑郁症），并排除躯体疾病或药物引起的惊恐发作。

2. 躯体疾病　二尖瓣脱垂可以出现典型的惊恐发作，低血糖、嗜铬细胞瘤、甲状腺功能亢进可以出现类似惊恐发作的表现。体格检查和有关实验室检查，包括心电图、B超、血糖、血儿茶酚胺及其代谢产物测定，可以鉴别。

3. 药物所致　服用过量咖啡因或苯丙胺类兴奋剂（如摇头丸）可以出现类似惊恐发作的表现。巴比妥类药物成瘾在突然停药时也可以出现类似表现。病人的服药史有助于诊断。

（四）处理

1. 对症治疗　惊恐发作首选苯二氮䓬类药物。立即给予安定10mg静脉注射，或罗拉2～4mg肌内注射或口服，可以迅速缓解惊恐发作。

2. 针对原发病的治疗　完善实验室检查，明确诊断。对于躯体疾病采取相应治疗；对于大量服用咖啡因或苯丙胺类兴奋剂的病人，嘱其减少或停止使用这些物质；对于巴比妥类撤药反应，应逐步撤药；对于惊恐障碍或恐惧症，应转诊至精神科接受专科治疗。

第二节　精神科药物有关的急诊问题

由于作用于多个受体，精神科药物可导致不同系统、不同表现的不良反应，病人可能因此而就诊于急诊室。此外，精神科病人是自杀的高危人群。而精神科药物对于这些病人来说很容易获得，因此许多病人采用过量服用精神科药物的方式自杀。急诊室医生对这些药物的不良反应或过量急救问题并不熟悉，因此在本节中介绍精神科药物有关的急诊问题。

一、精神科药物常见不良反应及其处理

（一）急性肌张力障碍　为抗精神病药物尤其是哌嗪类和丁酰苯类治疗早期常见的不良反应，胃复安亦可导致。表现为个别肌群的持续性痉挛，根据受累肌群不同可以表现为痉挛性斜颈、动眼危象、角弓反张、咬肌痉挛、躯干或四肢扭转性痉挛，同时伴有焦虑、烦躁、惊恐等情绪。需要与癫痫、破伤风、脑炎、癔症相鉴别。

处理：首先肌内注射东莨菪碱0.3 mg，症状一般于数分钟后缓解。为预防以后发作，应同时加用安坦2mg，2～3次/天。

（二）静坐不能　为抗精神病药物治疗第2～3周常见的不良反应。病人表现为坐立不安，烦躁，不能静坐，来回走动。有的病人因为严重静坐不能而自杀。

处理：首选苯二氮䓬类药物（如阿普唑仑0.8mg）口服，或普萘洛尔10mg口服。如无效，可考虑按照急性肌张力障碍处理。

（三）排尿困难　为精神科药物的抗胆碱能不良反应。有较强抗胆碱能作用的精神科药物均可能

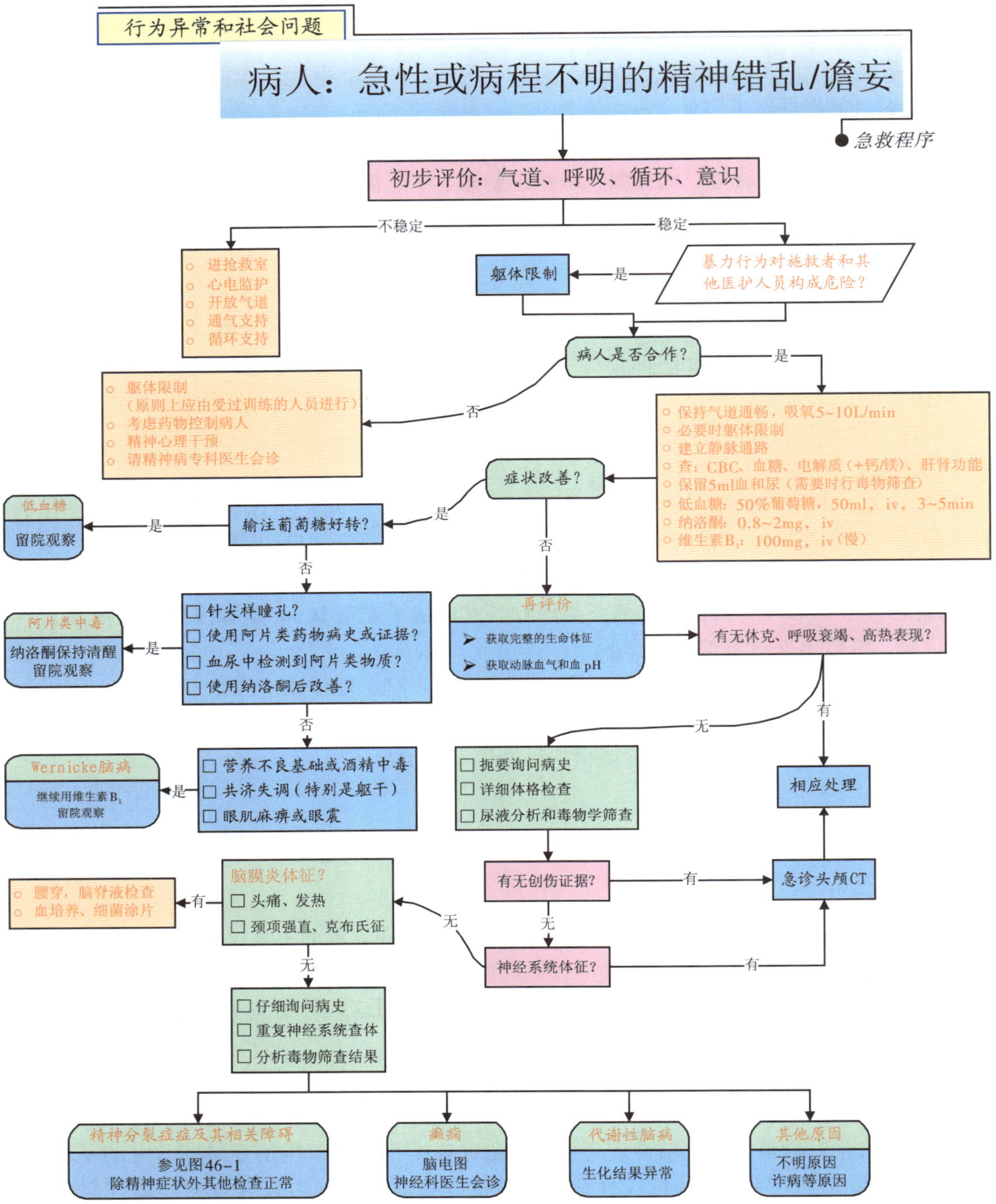

图 46-2　急诊精神错乱/谵妄病人处理流程

导致。原本患有前列腺疾病的男性病人更容易发生。

处理：首选新斯的明 0.5 ~ 1mg 肌内注射。如反复出现，应换用其他抗胆碱能作用较弱的药物。

（四）麻痹性肠梗阻　亦为精神科药物的抗胆碱能不良反应。机制是肠壁平滑肌的收缩被抗胆碱能药物所抑制。表现类似其他原因所致的麻痹性肠梗阻。需要与机械性肠梗阻鉴别。

处理：停用所有具有抗胆碱能作用的药物，包括安坦；禁食；胃肠减压；纠正水、电解质、酸碱失衡。其他处理同肠梗阻的内科处理。

（五）体位性低血压　为发生于治疗初期的不良反应。机制为外周肾上腺素受体被阻断。常见于氯丙嗪、氯氮平。表现为体位突然改变时病人由于血压降低出现头昏、眼花、心悸，甚至晕厥、跌倒。

处理：大多数病人就地平卧几分钟后血压即可回升。若血压持久不回升，可应用去甲肾上腺素升压。禁用肾上腺素，因其可能导致血压进一步降低。

（六）恶性综合征　一种少见但严重的不良反应，多发生于治疗开始阶段，可能是一种特殊的变态反应。病人表现为高热、全身肌张力增高、肌肉震颤、吞咽困难，不同程度的意识障碍，并伴有明显的植物神经症状如心动过速、出汗、排尿困难和血压升高等。实验室检查可见白细胞增高，肌酸磷酸激酶升高。未及时处理可迅速发生心力衰竭或死亡。

处理：立即停用所有抗精神病药物；支持和对症治疗，包括物理降温，纠正水、电解质紊乱；立即应用硝苯海呋因 2～3mg/kg；也可用溴隐亭，开始时 2.5～5mg，每 8 小时口服 1 次，以后每 24 小时增加 7.5mg，直至病情稳定或每日 60mg。

（七）粒细胞减少/缺乏　抗精神病药物治疗引起粒细胞减少/缺乏的发生率为 0.1%～0.7%，最常见于氯氮平，发生率可达 1%～2%。机制不明。如不及时处理，可导致严重感染而死亡。因此，临床见到服用氯氮平等药物治疗的发热病人，必须常规检查血象，以及时发现，及时处理。

处理：如白细胞计数低于 $2.0\times10^9/L$，立刻停用所有抗精神病药物；给予升白细胞药物，如维生素 B_4、利血生、集落刺激因子（如“惠尔血”等）；将病人单独安置在消毒间，并给予抗生素预防感染；给予皮质激素；必要时输入白细胞。

二、常见精神科药物中毒及其处理

（一）镇静催眠类药物　巴比妥类药物曾是常用的镇静催眠药物，现在最常使用的为苯二氮草类药物。大量服用可造成中毒。单一镇静催眠类药物中毒死亡率较低，但如果和抗精神病药物或酒精同时使用，则死亡率明显升高。由于用量不同，临床表现可为由嗜睡到昏睡直到昏迷的程度不同的意识障碍。

处理：催吐，但严重意识障碍者不宜催吐；洗胃，以服药后 1 小时内洗胃效果最佳，但有时超过 1 小时仍需洗胃；导泻；补液、利尿，以促进药物排泄；深度昏迷且伴有中枢呼吸衰竭者，可使用中枢兴奋剂和呼吸兴奋剂；透析治疗是抢救严重中毒者非常有效的治疗措施。

（二）抗精神病药　由于精神障碍病人常需要长期服药，故抗精神病药成为精神障碍病人容易获得的自杀手段。其临床表现与所服用药物种类有关。服用氯氮平或氯丙嗪的主要表现是程度不等的意识障碍，同时有低血压、心动过速、瞳孔缩小、反射迟钝或消失，可有癫痫发作。服用丁酰苯类或哌嗪类药物在轻度意识障碍的同时出现严重的急性锥体外系反应，如角弓反张、动眼危象和扭转痉挛。

处理：低血压时应补充血容量，可应用多巴胺、间羟胺或去甲肾上腺素等升压药，但氯丙嗪中毒禁用肾上腺素。因此，在确定所服用的抗精神病药之前，注意不要使用肾上腺素；癫痫发作可用安定静脉注射或静脉滴注；给予护肝治疗，因为氯丙嗪和氯氮平中毒都可严重损害肝功能。

（三）三环类抗抑郁药　三环类抗抑郁药中毒较抗精神病药物中毒更危险。临床表现包括：①程度不同的意识障碍，可以表现为意识模糊，嗜睡，伴有共济失调或激越兴奋，谵妄状态，或昏迷；②肌肉阵挛，腱反射亢进，癫痫发作；③抗胆碱能作用，包括瞳孔散大、心动过速、尿失禁或尿潴留、肠麻痹等；④三环类药物的心脏毒性，可导致不同类型和不同严重程度的传导阻滞、心律失常，甚至引起心跳骤停。三环类药物的心脏毒性是引起死亡的主要原因。

处理：药物中毒的一般处理，如洗胃、催吐等；心电监护；抗胆碱能药物的使用，可选择毒扁豆碱 2mg 或新斯的明 2mg 静脉注射，必要时重复应用，直至意识恢复。禁用可能延长心内传导或加重心律失常的药物，如奎尼丁。

（四）锂盐　锂盐是用于治疗躁狂抑郁症的心境稳定剂，因其治疗剂量和中毒剂量很接近，故在治疗中常见锂盐中毒，亦偶见顿服大量锂盐中毒者。有慢性肾功能不全者和老年人较易出现锂盐中毒。其临床表现可以分为三期：①不良反应加重（血锂浓度 1. 2 ~ 1. 5mmol/L），表现为恶心、腹泻、细小震颤、多饮多尿；②早期中毒（血锂浓度 1. 5 ~ 2. 0mmol/L），表现为嗜睡、呕吐、眼球震颤、发音含糊、腱反射亢进直至粗大震颤；③中重度中毒（血锂浓度 2. 0mmol/L 以上），表现为发热、共济失调、肌阵挛、癫痫发作、意识模糊，直至昏迷。

处理：锂盐中毒无特效拮抗剂，活性炭也无效，主要是对症和支持治疗。①大量补液，碱化尿液，促进锂离子的排泄。每日补液可达到 2500 ~ 3000ml，其中盐水量应达到 1500ml 以上，以促进锂的排出。还可使用甘露醇促进排泄，但要注意水、电解质平衡。②透析治疗：对于严重中毒者（血锂浓度 3. 0mmol/L 以上）以及肾功能不全者，应采用透析治疗。

（周　亮）